Schattauer

Eckhard Roediger | Matias Valente

Schematherapie

Kontextuell – prozessbasiert – interpersonal

4. Auflage

Schattauer

Dr. med. Eckhard Roediger
Frauenlobstr. 64
60487 Frankfurt am Main
Deutschland
kontakt@eroediger.de

Dr. Matias Valente
Im Loh 118
74523 Schwäbisch Hall
m@psychotherapiepraxis-valente.de

Besonderer Hinweis:
Die in diesem Buch beschriebenen Methoden sollen psychotherapeutischen Rat und medizinische Behandlung nicht ersetzen. Die vorgestellten Informationen und Anleitungen sind sorgfältig recherchiert und nach bestem Wissen und Gewissen weitergegeben. Dennoch übernehmen Autor und Verlag keinerlei Haftung für Schäden irgendeiner Art, die direkt oder indirekt aus der Anwendung oder Verwertung der Angaben in diesem Buch entstehen. Die Informationen sind für Interessierte zur Weiterbildung gedacht.

MIX
Papier | Fördert gute Waldnutzung
FSC® C083411

Schattauer
www.schattauer.de
Rotebühlstr. 77, 70178 Stuttgart
Fragen zur Produktsicherheit:
produktsicherheit@klett-cotta.de

Gestaltungskonzept: Farnschläder & Mahlstedt, Hamburg
Cover: Bettina Herrmann, Stuttgart
unter Verwendung einer Abbildung von © shutterstock/igor gratzer
Gesetzt von Eberl & Koesel Studio, Kempten
Grafiken S. 40 und S. 175: © Christine Lackner, Ittlingen
Gedruckt und gebunden von CPI – Clausen & Bosse, Leck
Lektorat: Marion Drachsel
Projektmanagement: Dr. Nadja Urbani
ISBN 978-3-608-40189-9
E-Book ISBN 978-3-608-12340-1
PDF-E-Book ISBN 978-3-608-20688-3

1. Nachdruck, 2025

Bibliografische Information der Deutschen Nationalbibliothek
Die Deutsche Nationalbibliothek verzeichnet diese Publikation in der Deutschen Nationalbibliografie; detaillierte bibliografische Daten sind im Internet über http://dnb.d-nb.de abrufbar..

Geleitwort

Die Entwicklung immer neuer Verfahren und Techniken der Psychotherapie, die in der Tendenz zur gegenseitigen Abgrenzung zu dogmatischen Konstrukten geworden sind, hat den Blick getrübt für das Wesentliche: den psychotherapeutischen Prozess. Klaus Grawe hatte dies als einer der ersten Psychotherapieforscher erkannt und eine »neue«, »Allgemeine« Psychotherapie gefordert, die auf empirisch nachgewiesenen Wirkfaktoren beruht. Auch wenn sein Entwurf vorwiegend im deutschsprachigen Raum bekannt wurde, so ist die Grundidee in den letzten Jahren auch in der internationalen Psychotherapieforschung in das Zentrum des Interesses gerückt worden. Nicht zuletzt durch den Befund, dass die Entwicklung neuer Psychotherapieverfahren nicht zu einem Zuwachs an Wirksamkeit geführt hat, ist die Erkenntnis gewachsen, dass der Fortschritt vor allem durch eine bessere Abstimmung vorhandener Methoden an die individuellen Probleme der Patienten und Patientinnen erzielt werden kann.

Diese Grundidee wurde von Stefan Hofmann und Steve Hayes in dem Prozessbasierten Therapieansatz aufgegriffen und vordergründig in einer Integration von kognitiver Verhaltenstherapie und Akzeptanz- und Commitment-Therapie umgesetzt. Sie wenden sich gegen die holzschnittartige Anwendung von Therapiepaketen für spezifische Diagnosen und postulieren eine konsequente Personalisierung von Diagnostik und Behandlung. Dabei greifen sie die Netzwerk-Theorie als systemisches Gegenstück zum medizinischen Krankheitsmodell auf, das psychische Probleme nicht durch ein latentes Krankheitskonstrukt erklärt, sondern als dynamische Netzwerke individueller, sich wechselseitig beeinflussender psychologischer Prozesse. Ausgangspunkt ist ein individuelles, gemeinsam erarbeitetes hypothetisches Netzwerkmodell der Störung wie auch der adaptiven Ressourcen. Die Digitalisierung hat es möglich gemacht, diesen hypothetischen Entwurf durch Smartphone-basiertes EMA auch empirisch zu überprüfen. Durch Abstimmung der therapeutischen Interventionen auf dieses Netzwerk wird eine weitere Verfeinerung der Therapieplanung ermöglicht, indem eine Passung von Wirkfaktoren und individuellen Veränderungsprozessen angestrebt wird.

Diese Grundidee einer Konzentration auf Störungs- und Veränderungsprozesse findet sich auch in der Schematherapie. Die Prozessorientierung ist zum einen in dem Moduskonzept gegeben, das die Aktivierung stabiler, maladaptiver und adaptiver früher Schemata im Hier-und-Jetzt beinhaltet. Zum anderen hat Young in die Schematherapie, ursprünglich verwurzelt in der kognitiven Therapie von Beck, auch psychodynamische Grundprinzipien und erlebnisorientierte, insbesondere gestalttherapeutische Techniken integriert, die auf die Veränderung individueller Schema-Modi als zentralem Wirkfaktor gerichtet sind. So stellt Schematherapie ein Musterbeispiel für Prozessorientierte Therapie dar, indem nicht nur die flexible Anwendung von wirkungsvollen Techniken und Behandlungsprinzipien, sondern auch die Berücksichtigung interaktioneller Prozesse in der therapeutischen Beziehung fundamentale Bedeutung haben.

Das Konzept des vorliegenden Buches stellt in verschiedener Hinsicht eine Weiterentwicklung von Schematherapie vor, indem eine breitere Einbettung in moderne psychologische Theorien und empirische Ergebnisse vorgenommen wird als bisher. Dreh- und Angelpunkt der Personalisierung ist die Fallkonzeption, die in der Schematherapie einen großen Raum einnimmt. Dabei wird in dem vorliegenden Buch die funktionale Bedingungsanalyse nach dem SORKC-Modell, neben dem Modusmodell, wieder ein wichtigerer Ausgangspunkt für eine Individualisierung und Fokussierung der Behandlungsplanung. Im Gegensatz jedoch zur traditionellen Verhaltenstherapie, die bis heute das erste, von Kanfer (Kanfer & Saslow 1965) vorgelegte SORKC-Modell als ein lineares, behavioristisches Konzept verfolgt, beziehen sich Roediger und Valente auf das modernere Selbstregulations-Modell (Kanfer & Karoly 1972), das ganz im Sinn des Netzwerkmodells systemische Wechselwirkungen berücksichtigt. Die hierin enthaltene sogenannte Organismus-Variable, ursprünglich auf biologische Prozesse bezogen, wird zu einer umfassenden Dimension, die auch alle zeitstabilen psychologischen Faktoren wie motivationale und Gedächtnisprozesse, Emotionsregulationsstrategien und »Persönlichkeit« enthält.

Das Spektrum der vorgestellten Techniken ist sehr breit und reicht von kognitiv-behavioralen Ansätzen über die Akzeptanz- und Commitment-Therapie bis zu psychodynamischen Vorgehensweisen. Gemeinsamer Ausgangspunkt aller Techniken ist die Wahrnehmung von aktivierten Schemata, die in einem strukturierten Ablauf (BEATE-Schema) eingeübt wird und die zu behavioralen Techniken wie Verhaltensaktivierung und Verhaltensexperimenten überleitet. Besonders hervorzuheben sind jedoch, gewissermaßen als ein Alleinstellungsmerkmal von Schematherapie, die erlebnisaktivierenden Techniken, insbesondere imaginative Verfahren und Stuhldialoge. Mittlerweile gibt es eine wachsende Zahl von Studien, welche die Wirksamkeit dieser Ansätze belegen und die im Sinne Grawes auf die große Bedeutung von Emotionsaktivierung als Grundprinzip der Problemaktualisierung in der Psychotherapie hinweisen.

Breiten Raum nimmt in dem vorliegenden Buch auch eine Neukonzeptualisierung der Beziehungsgestaltung in der Schematherapie ein, die sich aufgrund des Interesses von Young traditionell auf das transaktionsanalytische bzw. psychoanalytische Konzept der Nachbeelterung konzentrierte. Zwar behalten die Autoren in ihrem Konzept der vier Positionen im therapeutischen Beziehungsfeld die Nachbeelterung bei, interpretieren sie jedoch stärker als wertschätzende Unterstützung und ergänzen sie durch die Perspektiven der Konfrontation, Beobachtung und Erlebnisaktivierung (Imagination). Ein interessanter Ansatz ist hierbei das gezielte Wechseln zwischen diesen Perspektiven innerhalb einer Sitzung, um eine größere Flexibilität in der Beziehungsgestaltung zu erzielen, ein Ansatz, der an den »hexaflex dance« von Steve Hayes erinnert. Weiterhin beschreiben die Autoren eine Vielzahl von Techniken, die eine hilfreiche Sammlung von Tools für die Beziehungsgestaltung darstellen. Somit unterstreicht dieses Kapitel die Prozessperspektive nicht nur in der Analyse von Störungsprozessen oder dem Aktivieren von Veränderungsprozessen, sondern auch in der wirksamen Steuerung von Interaktionsprozessen.

Die Schematherapie ist durch ihre Integrationsfähigkeit zu einer der wichtigsten psychotherapeutischen Konzeptionen geworden, die helfen wird, die einseitige Orientierung an dogmatischen Schulen zu überwinden. Das vorliegende Buch wird durch die starke Orientierung an wissenschaftlichen Konzepten und praxisnahe Vermittlung von evaluierten Grundprinzipien einen wesentlichen Anteil daran haben, dass die Weiterentwicklung der Schematherapie nicht nur im wissenschaftlichen Kontext bleibt, sondern in die psychotherapeutische Praxis einfließen kann. Patientinnen und Patienten ist zu wünschen, dass das hier vorgestellte Konzept eine große Verbreitung findet und zur Verbesserung der Versorgung und Förderung der seelischen Gesundheit beiträgt.

Herbst/Winter 2024
Prof. Ulrich Stangier, Frankfurt a. Main

Vorwort

Liebe Leserinnen und Leser, vielen Dank für Ihr Interesse an der inzwischen 4. Auflage dieses Buches. Wir freuen uns sehr! Sie werden es bemerkt haben: Wir sind inzwischen ein Autoren-Team geworden. Zum einen konnten wir nur gemeinsam die sehr komplex gewordenen Entwicklungen überblicken. Zum anderen arbeiten wir seit fast 20 Jahren zusammen und unsere Sicht- und Arbeitsweisen stimmen sehr stark überein. Obwohl die moderne Verhaltenstherapie (VT) unser therapeutisches »Zuhause« ist, haben wir in unseren Werdegängen beide die tiefenpsychologische und analytische Psychotherapie kennengelernt. Das fließt in unser Verständnis der Schematherapie ein. Innerhalb der VT teilen wir das Interesse an akzeptanzbasierten Therapien wie der Akzeptanz- und Commitment-Therapie (ACT), an der Dialektisch-Behavioralen Therapie (DBT) sowie der Traumatherapie. Wir haben uns bemüht, unser Wissen und unsere Erfahrung in ein homogenes, integratives und umfassendes therapeutisches Vorgehen zu verschmelzen. Es ist der Geist dieses Buches, Schematherapie (ST) nicht als ein »stand alone treatment«, sondern als ein für die Arbeit mit Persönlichkeitsstörungen entwickeltes und mit anderen Methoden sehr gut kombinierbares psychotherapeutisches Vorgehen darzustellen, das sowohl spezifische Techniken als auch eine besondere Form der Beziehungsgestaltung in die sich weiterentwickelnde Psychotherapie einbringen kann. Daher haben wir uns für einen neuen Untertitel entschieden: **Kontextuell** bedeutet, dass wir die Schematheorie kongruent zur 3. Welle der Verhaltenstherapie und insbesondere zur Akzeptanz- und Commitment-Therapie weiterentwickeln. **Prozessorientiert** bezieht sich historisch auf Klaus Grawes Suche nach allgemeinen Wirkfaktoren, die heute in der Prozessbasierten Psychotherapie von Hofmann, Stangier und Hayes eine Renaissance erfährt. **Interpersonal** weist auf das essenziell interaktionelle Verständnis der Schematherapie bezüglich der Entstehung und Bewältigung von zwischenmenschlichen Interaktionsproblemen hin, welche das zentrale Problem bei Persönlichkeitsstörungen darstellen.

Der **Anspruch des Buches** bleibt unverändert: Wir wollen (1) eine fundierte Darstellung der für unser therapeutisches Vorgehen relevanten Grundlagen, eine Einbettung in bestehende neurobiologische, psychologische und soziale Konzepte im Sinne eines bio-psycho-sozialen Modells mit einem starken Fokus auf soziale Interaktionsprozesse bis hin zur Einbeziehung der Partnerpersonen, (2) eine umfassende und differenzierte Darstellung des Schemamodells, nun erweitert durch einen dimensionalen Blick, und (3) eine sehr detaillierte Darstellung des Therapieablaufs, insbesondere der erlebnisaktivierenden Techniken, geben. Dabei haben wir uns bemüht, das Standardvorgehen einerseits zu systematisieren und in zusammenfassenden Anleitungen übersichtlich zu halten, aber auch vielfältige Optionen für besondere Zielgruppen und schwierige Therapiesituationen anzubieten – also eine gute Mischung aus Struktur und Details.

Neu sind der verstärkte **Bezug zur Verhaltensanalyse** (SORC-Schema) sowie die systematisierte Darstellung der **Beziehungsgestaltung** und der entsprechenden Interventionen, um die gewünschten Prozesse steuern zu können. Das so entstandene Beziehungsfeld ist gewissermaßen die Bühne, auf der die Therapie stattfindet. Wir versuchen konsequent – ähnlich wie in der Gestalt- oder in der systemischen Therapie –, die konventionellen Interaktionsmuster zu unterbrechen und neue Erlebnisse herbeizuführen.

Wir bieten eine Fülle an Details und Querverbindungen an. Um das Buch dennoch übersichtlich und benutzerfreundlich zu halten, stehen die Kapitel für sich und können unabhängig voneinander gelesen werden. Verweise stellen die Bezüge zwischen den Kapiteln her. Die ersten drei Kapitel beschäftigen sich mit der Theorie: Kapitel 1 fasst die für uns relevanten neurobiologischen, lerntheoretisch-psychologischen und interpersonalen Konzepte zusammen. In Kapitel 2 finden Sie die Grundlagen der kontextuellen und Prozessbasierten Therapie und im Kapitel 3 die Modelle der Schematherapie bis hin zu unserer integrativ-kontextuell-dimensionalen Perspektive des Schema- und Moduskonzeptes. Im zweiten Teil des Buches beschreiben wir die praktische Anwendung: in Kapitel 4 die Therapie als Ganzes, in Kapitel 5 die Beziehungsgestaltung im therapeutischen Feld, in Kapitel 6 die erlebnisaktivierenden Techniken (Imagination und Stühle-Dialoge) und in Kapitel 7 die Anpassungen an besondere Problemstellungen. Den Abschluss bilden Hinweise zu Studien und spezielle Settings (Online, Paare, Supervision) und auf Fortbildungsmöglichkeiten.

Das Buch hat jetzt eine konsequent Gender-neutrale Sprache. Wir haben verstanden (und es ist ein wichtiges Axiom unseres therapeutischen Verständnisses), dass das Denken und Sprechen nicht nur unsere Bewusstseinsinhalte ausdrückt, sondern auch unser Bewusstsein formt. Und es ist an der Zeit, tradierte Rollenungerechtigkeiten zu überwinden und zu einer wirklichen Gleichberechtigung zu finden. Das fordert den Preis, die Sprache bewusst einzusetzen. Wir sind aber nicht bereit, sie zu deformieren. Daher haben wir keine Binnenzeichen verwendet und auch keine substantivierten Verben. Stattdessen verwenden wir geschlechterneutrale Umschreibungen, manchmal beide Geschlechter und wechseln stellenweise zwischen der männlichen und weiblichen Form ab. Das ist unser Kompromiss, für den wir auf Verständnis hoffen.

Bleibt uns noch, all denen zu danken, die zum Entstehen (und hoffentlich auch Gelingen) des Buches beigetragen haben. Das sind vor allem die von uns behandelten Menschen, die sich uns anvertrauen und uns tiefe Einblicke in ihr Erleben und damit ein intimes Verständnis dafür geben, wie unsere Arbeit auf sie wirkt. Es sind auch die Menschen, die an unseren Kursen und der Supervision teilnehmen und uns mit ihren kritischen Fragen auf Lücken in unserem Verständnis hinweisen. Wissenschaftlich fundierte Arbeit lebt von kritischen Fragen! Natürlich sind es auch unsere Familien, die über ein Jahr lang die »Dreiecksbeziehung« zwischen ihnen und dem Laptop tolerieren mussten. Wir danken auch unseren Korrekturleserinnen Claudia Stromberg und Gesa Janssen-Schauer und natürlich Dr. Nadja Urbani und Marion Drachsel für die geduldige Unterstützung von Verlagsseite. Ganz besonders auch für die Bereitschaft, farbige

Abbildungen zu drucken, ohne die das »Zwei-Beine«-Modell mit den entsprechenden Farben nicht sinnenfällig darstellbar ist. Verlage machen ja so etwas nicht gerne! Das ist aus unserer Sicht ein großer Gewinn! Und natürlich danken wir alle Jeffrey Young, dass er dieses lebendige und zentrale Konzept konsequent und mutig entwickelt hat und vor allem dafür, dass er es nicht »festschreibt«, sondern für Weiterentwicklungen offen ist; zudem Heinrich Berbalk, der die Schematherapie 2004 nach Deutschland brachte und in der Verhaltenstherapie verankerte. Das wollen wir nicht vergessen!

Ich, Eckhard Roediger, möchte – wie in den vorherigen Auflagen – den Menschen besonders danken, die mich wesentlich zu meiner psychotherapeutischen Entwicklung inspiriert haben. Das sind vor allem der inzwischen leider verstorbene Therapeut Bryn Jones, dem ich das Verständnis der körperlichen Prozesse verdanke, sowie Markus Pawelzik, der mich erst zur Verhaltenstherapie und dann zu einer Zeit zur Schematherapie »brachte«, als diese in Deutschland kaum jemand kannte. Erst das gab mir die Möglichkeit, die Entwicklung der Schematherapie in Deutschland maßgeblich mitzugestalten. Außerdem fühle ich mich meinem psychologischen Mentor Ralf Schneider verbunden, der mich in die zentralen psychologischen Konzepte einführte und mir auch als Leitungsperson ein Vorbild wurde, sowie Klaus Grawe, der bei einer Fortbildung in der salus Klinik 1998 den Gedanken einer »allgemeinen Psychotherapie« tief in meine Seele pflanzte, dem dieses Buch verpflichtet ist.

Ich, Matias Valente, möchte an erster Stelle meinen Mentoren Alfred »Freddy« Ehret und Joachim Romeis herzlich danken, denn ohne sie und ihre geduldig-liebevolle Anleitung in den ersten Jahren meines psychotherapeutischen Werdegangs am Zentrum für Psychiatrie Weinsberg hätte ich weder die Schematherapie noch die Akzeptanz- und Commitment-Therapie kennengelernt. Unser damaliger Chefarzt Prof. Dr. Friedebert Kröger motivierte und unterstützte uns sehr bei der Implementierung der damals kaum bekannten Schematherapie in der Klinik, wofür ich ihm noch heute sehr verbunden bin. Während Mentoren im Laufe unserer (beruflichen) Entwicklung sinnbildlich eine elterliche Funktion übernehmen, finden wir manchmal auch symbolische Geschwister auf diesem Entwicklungsweg. Von Beginn an war für mich Yvonne Reusch, mit der ich gemeinsam seit über zehn Jahren das Institut für Schematherapie Stuttgart leiten darf, diese Schwester. Für ihre Unterstützung, die gelegentlich notwendige empathisch-konfrontative Kritik, vor allem jedoch für ihre bedingungslose Freundschaft gilt ihr ein ganz herzlicher Dank. Abschließend möchte ich besonders Eckhard Roediger meinen Dank aussprechen, der mich seit zwanzig Jahren auf meiner »Schematherapie-Reise« kontinuierlich anleitet und begleitet und mir die Möglichkeit gab, dieses Werk mit ihm mitzugestalten.

Nun wünschen wir Ihnen viel Spaß beim Lesen sowie viel Erfolg und Zufriedenheit bei der Anwendung.

Frankfurt am Main und Schwäbisch Hall im Herbst 2024
Eckhard Roediger und Matias Valente

Inhalt

Einleitung

Die Einordnung der Schematherapie in die psychotherapeutische Landschaft

Innerhalb der großen Verfahren in der Psychotherapie wird die Schematherapie in Deutschland der Verhaltenstherapie zugerechnet. Sie kann dort auch als Teil eines verhaltenstherapeutischen Gesamtbehandlungsplan mit den gesetzlichen und privaten Krankenkassen abgerechnet werden (Köhler & Grünwald 2011). Die Einbettung der Schematherapie in die Kognitive Verhaltenstherapie findet ihren Ausdruck auch darin, dass sie als Methode der Verhaltenstherapie in die aktuellen Auflagen praktisch aller wichtigen Lehrbücher und Manuale Einzug gehalten hat und zunehmend wertschätzend rezipiert wird (z. B. Fiedler 2010, S. 341 ff.). International wird Schematherapie eher als eine eigene Methode wahrgenommen. Sie bildet unseres Erachtens konzeptuell und thematisch eine Brücke zwischen den großen »Therapieschulen«. Wir haben den Begriff in Anführungszeichen gesetzt, da sich inzwischen starke Bemühungen abzeichnen, die Schulenorientierung zu überwinden. Das war bereits das Anliegen Klaus Grawes in den 1990er-Jahren, dessen Ansatz sich dieses Buch immer verpflichtet gefühlt hat. Auf der praktischen Anwendungsebene ist inzwischen eine deutliche Annäherung zu beobachten. So erlaubt beispielsweise der strukturelle Ansatz im Sinne Rudolfs (2020) eine recht aktive Therapeutenrolle, während die Bedeutung der frühen Erfahrungen aus der Bindungsforschung mittlerweile Teil des Störungsverständnisses in der Verhaltenstherapie ist (und zwar nicht nur bei Traumafolgestörungen). Ebenso haben Imaginationstechniken (auf die bereits Beck verwies) inzwischen breiteren Einzug in die Verhaltenstherapie gefunden (Hackmann et al. 2011). Auch die zentrale Rolle der Therapeutinnen und Therapeuten (als »common factor« im Vergleich zu den angewandten Techniken; Wampold et al. 2018) wird gesehen und in der Ausbildung berücksichtigt.

> Die Unterschiede zwischen den Methoden bestehen deutlicher auf der Ebene der (festgeschriebenen) Konzepte als auf der Ebenen des (flexibleren) konkreten Tuns.

Wie psychodynamische Theorien geht auch die Schematherapie von der Bedeutung früher Beziehungserfahrungen aus, die ihren Niederschlag in Schemata finden. Der Diskurs über die Konzeptualisierung des kindlichen Erlebens und der therapeutische Umgang damit braucht aber eine konsistente Begriffsbildung (Epistemologie) und exakte Prozessbeschreibungen, die an bestehende, wissenschaftlich bereits fundierte Konzepte »anschlussfähig« sind (Gauggel 2006, S. 135): zum einen, damit ein wissenschaftlich-kritischer Diskurs möglich und das Vorgehen lehrbar ist, zum anderen, um die Konzepte z. B. in Studien empirisch überprüfbar zu machen. Daher beziehen wir uns in der Konzeptualisierung stark auf das SORC-Schema und verzichten weitgehend auf eine schematherapeutische Terminologie, sondern benutzen eingeführte Begriffe (und setzen die Schematherapie-Termini in Klammern; siehe Tuschen-Caffier & Hoyer 2014). Auch leiten wir die Interventionen aus den zuvor dargestellten Grundlagen ab und beschreiben sie sehr detailliert, um das Vorgehen transparent, nachvollzieh- und empirisch überprüfbar zu machen.

Schematherapie bildet eine Brücke zwischen den Therapieschulen. Sie versteht sich als Beitrag für den Bereich der Interaktions- bzw. Persönlichkeitsstörungen und erweitert das Technikrepertoire und das therapeutische Interaktionsverhalten.

Pawelzik (2013b) definiert die Kernprobleme von Menschen mit Persönlichkeitsstörungen wie folgt:

- anhaltende innere Anspannung
- undifferenzierte negative emotionale Selbstzustände
- Neigung zu impulsivem bzw. inkonsequentem Handeln
- mangelnde Selbstberuhigungs- und Selbstregulationsfähigkeit
- sich und andere nicht verstehen können (Mentalisierungsdefizite)
- anhaltendes negatives Beziehungserleben

Für all diese Problembereiche bietet die Schematherapie Antworten bzw. Lösungen. Das wird der Gegenstand dieses Buches sein. Da das Störungsmodell störungsübergreifend-unspezifisch ist, kann es auf *alle* Interaktionsstörungen angewendet werden, was in dieser Breite (außerhalb der psychodynamischen Therapien) bei keiner anderen Methode der Fall ist. Das gilt zum einen für konkrete Persönlichkeitsstörungen, für die inzwischen eine gewisse Evidenz nachgewiesen ist (siehe Kap. 8), zum anderen aber auch für alle Störungsbilder, bei denen die vordergründige Symptomatik durch maladaptive Interaktionsmuster mitbedingt oder aufrechterhalten wird. Das ist bei vielen chronischen bzw. rezidivierenden Störungen der Fall. Auch dazu gibt es erste Evidenzen (siehe Kap. 8).

Die Schematherapie ist kein störungsspezifischer Ansatz, sondern bietet ein strukturiertes Vorgehen für alle Persönlichkeitsstörungen bzw. Persönlichkeitsstrukturen, die Achse-I-Symptome aufrechterhalten.

Bei der Antragstellung im Rahmen einer Richtlinienpsychotherapie ergänzt die schematherapeutische Fallkonzeption die auf die aktuelle Symptomatik bezogene horizontale Verhaltensanalyse und die daraus abgeleiteten störungsbezogenen Maßnahmen, kann sie aber nicht ersetzen. Entsprechend können schematherapeutische Elemente mit störungsspezifischen Techniken bei der Behandlung chronifizierter Symptomatiken integriert werden. Beispiele geben das »Praxisbuch Verhaltenstherapie« von Gerhard Zarbock (2008), die Bücher »Störungsspezifische Schematherapie« (Reusch & Valente 2015), »Selbstregulation und Impulskontrolle durch Schematherapie aufbauen« (Valente & Reusch 2017) sowie »Emotionale Regulation bei psychischen Störungen« von Stromberg & Zickenheiner (2021). Dabei wird im Rahmen der Makro- bzw. vertikalen Verhaltensanalyse die Behandlung der inneren Struktur der Patienten unter schematherapeutischen Gesichtspunkten dargestellt (Köhler & Grünwald 2011).

Schematherapie als integrative Methode

Die Entwicklung der Psychotherapie im Allgemeinen und der Verhaltenstherapie im Besonderen vollzieht sich in einer Polarität zwischen Abgrenzung und Integration. Die Abgrenzung ist notwendig, um neue und innovative Elemente differenziert in ihrer Besonderheit darzustellen. Dadurch wird das Besondere einer Methode für die Allgemeinheit wahrnehmbar. Erstarrt eine Methode in der Abgrenzung, läuft sie Gefahr, über die Zeit marginalisiert zu werden und in der Bedeutungslosigkeit zu verschwinden; insbesondere nach dem Ableben der Pioniere, die die Methode einst begründeten und meist charismatisch vertraten. Langfristig überleben daher nur die Elemente einer spezifischen Methode, die den Anschluss an den sich weiterentwickelnden Strom der Psychotherapie halten und in das allgemeine Repertoire integriert werden.

> Schematherapie war vom Anbeginn an integrativ (Young 2011).

Auf der konzeptuellen Ebene versucht die Schematherapie, eine große Anzahl vorhandener therapeutischer Techniken in ein konsistentes Theoriemodell zu integrieren, »damit die Fülle relevanter Erkenntnisse *[…]* in ein griffiges, handhabbares Konzept eingeordnet und so eine (handlungsleitende) Ordnung und Übersicht hergestellt wird« (Caspar 2010, S. 16). Schematherapie versteht sich daher sensu Young nicht als eklektizistisch, sondern als »assimilative Integration« (Messer 2001), da ihr »eine zusammenhängende Theorie zugrunde liegt« (Young et al. 2005, S. 83). Um Bezüge oder auch Anleihen zu anderen Ansätzen transparent zu machen, werden in diesem Buch immer wieder diese Konzepte und Autoren zitiert. Das Ziel ist, auf der Basis der verhaltenstherapeutischen Grundlagen weitere Techniken und Haltungen im Sinne eines *kontextuellen Metamodells* (Wampold et al. 2018) konzeptuell zu integrieren, um möglichst alle bewährten therapeutischen Möglichkeiten zu nutzen. In dieser 4. Auflage werden wir sowohl die neueren Entwicklungen innerhalb der 3. Welle der Verhaltenstherapie mit dem Schematherapiemodell verschmelzen als auch den Körper in der Therapie berücksichtigen, indem wir Elemente des sogenannten Somatic Experiencing (Levine 2011) zur Vertiefung des emotionalen Erlebens verwenden. Es ist uns wichtig, zu betonen, dass diese Weiterentwicklungen explizit im Sinne des Begründers der Schematherapie Jeffrey Young sind. Um das zu verdeutlichen, haben wir an vielen Stellen seitengenaue Verweise eingefügt. Entsprechend seiner grundsätzlich wissenschaftlichen Orientierung sagte Young wiederholt, dass das Modell nicht festgeschrieben, sondern immer wieder überprüft werden muss. So bestätigte er explizit in dem Abschlussinterview des ersten »Schematherapie Online Summit 2020«, dass er unseren Ansatz der kontextuellen Schematherapie als legitime und erwünschte Weiterentwicklung begrüßt. Dafür sind wir ihm dankbar und das ist für uns keinesfalls selbstverständlich, verhalten sich doch andere Menschen, die neue Therapiemethoden begründen, häufig weniger freilassend und deutlich kontrollorientierter.

Die kontextuelle und prozessbasierte Schematherapie trägt den Geist der Schematherapie einen Schritt weiter. Das soll auch das neue Titelbild ausdrücken.

Der Beitrag der Schematherapie zu einer Prozessbasierten Therapie

Grawes Idee einer »allgemeinen Psychotherapie« (Grawe et al. 1994) erscheint ganz aktuell in einem neuen Gewand in dem Ansatz einer Prozessbasierten Psychotherapie (Hayes & Hofmann 2018). Stangier (2019) formuliert dessen wesentliche Elemente so:

1. Abkehr von psychiatrischen Störungsmodellen, störungsspezifischen Manualen und Therapieschulen (»protocols for syndroms game«; Hofmann et al. 2021)
2. Hinwendung zu transdiagnostischen Therapiekonzepten, die auf überprüften Veränderungsprozessen basieren
3. Rückkehr zur individualisierten Therapieplanung auf Grundlage einer idiografischen funktionalen Analyse der Faktoren, die problematisches Verhalten und Erleben aufrechterhalten

Diesem Ansatz wollen wir bei der Darstellung der Schematherapie in diesem Buch folgen. Wir versuchen, für den Bereich der Interaktions- bzw. Persönlichkeitsstörungen mit folgenden in der Schematherapie entwickelten Prozessen beizutragen:

- detaillierte Darstellung umfassender intrapsychischer Verarbeitungsprozesse (z.B. beim Imagery Rescripting)
- Systematisierung von Interaktionsprozessen als Common Factor
- detaillierte Darstellung emotionsfokussierter Veränderungsprozesse vor dem Hintergrund eines kontextuellen Schema- und Modusverständnisses

Doch was soll der spezifische Beitrag der Schematherapie sein? Aus unserer Sicht liegt die Expertise der Schematherapie auf folgenden Feldern:

- Die Schematherapie wurde entwickelt, um die maladaptiven Interaktionsmuster von Menschen zu verstehen, konzeptuell zu erfassen und zu modifizieren. Damit erweitert sie das Repertoire der Verhaltenstherapie für den Bereich der Interaktions- bzw. Persönlichkeitsstörungen.
- Mit dem neurobiologisch abgeleiteten Konstrukt des Schemas lassen sich die frühen Erfahrungen von Menschen fassen und in ihren Auswirkungen auf das heutige Leben einfach (und damit für uns in einer Behandlung anschaulich) schulenübergreifend konzeptualisieren.
- Das in diesem Buch beschriebene Vorgehen führt zu einer dimensionalen Fallkonzeption, um Persönlichkeitsstörungen im Sinne des alternativen Modells des DSM-5 einzuordnen.
- Die sehr genau ausgearbeiteten erlebnisaktivierenden Techniken können im Rahmen dieser Fallkonzeption zielgerichtet eingesetzt werden, um die Prozesse zu aktivieren, die unsere Patientinnen und Patienten brauchen, im ihre interaktionellen Verhaltensexzesse und -defizite auszugleichen. Diese Techniken (z. B. Imaginationen und Stühle-Dialoge) können auch in psychodynamischen Therapien eingesetzt werden.
- Die schematherapeutische Beziehungsgestaltung erzielt im Vergleich zu anderen Vorgehensweisen hohe Haltequoten und wird auch Menschen gerecht, die interaktionell als herausfordernd gelten. Das gibt uns in der Therapie Sicherheit und mindert die emotionale Belastung. Diese aktivere Beziehungsgestaltung kann auch in psychodynamischen Therapien eingesetzt werden.

Beziehungsgestaltung in der Schematherapie

Grawe (2004) betont die Notwendigkeit der Aktivierung emotionaler Prozesse in der therapeutischen Beziehung. Er führt damit eine Entwicklung der Kognitiven Verhaltenstherapie weiter, die zunehmend auch auf »hot cognitions« fokussiert (Goldfried 2003). Die Schematherapie versucht in diesem Sinne, die negativen frühen Beziehungserfahrungen im Schutz der therapeutischen Beziehung durch einen spezifischen Einsatz von Techniken gezielt zu aktivieren, um sie mit den im Erwachsenenalter verfügbaren weiterentwickelten Ressourcen, unterstützt von einem anfangs sehr supportiven Therapeutenverhalten, zu modifizieren.

> Dazu muss sich die verhaltenstherapeutische Arbeitsbeziehung abschnittsweise zu einer »Arbeit in der therapeutischen Beziehung« verändern.

In diesem Sinne fordert z. B. Laireiter (2009, S. 193), dass »Psychotherapeuten außer in der Anwendung therapeutischer Methoden [...] vor allem im Aufbau, der Aufrechterhaltung und der Arbeit mit der therapeutischen Beziehung, nicht nur mit der Arbeitsbeziehung, sondern vor allem auch mit der sogenannten ›Schemabeziehung‹, d. h. mit den Beziehungsmustern, die Klienten und auch Therapeuten in die therapeutische Beziehung einbringen«, trainiert werden sollen, besonders wenn man davon ausgeht, dass das in der Therapie gezeigte Verhalten des Patienten repräsentativ ist für das außerhalb gezeigte (Wendisch 2000). Entsprechende Konzepte schematherapeutisch basierter Supervision und Selbstreflexion wurden inzwischen entwickelt (Neumann et al. 2013).

Auch unter einem weiteren Aspekt bildet die Schematherapie ein fortschrittliches Konzept: In der medizinethischen Diskussion werden zunehmend Transparenz und Partizipation für die Patienten und Patientinnen bei der medizinisch-therapeutischen Entscheidungsfindung gefordert. Die Schematherapie erfüllt diese modernen Forderungen nach einer partnerschaftlichen, kontraktualistischen (d. h. vertragsartigen) Beziehungsgestaltung bzw. dem *shared decision making* (Beauchamp & Childress 2001). Alle Hintergründe und Vorgehensweisen werden erklärt und miteinander abgestimmt. In der Schematherapie-Fortbildung wird in der Supervision mittels Videoanalysen anhand der von Young entwickelten Competence-and-adherence-Skalen ausdrücklich das Therapeuten- und Therapeutinnenverhalten hinsichtlich des Eingehens auf die Bedürfnisse der behandelten Person, der Transparenz, der Abstimmung des Therapiefokus und der Art der Entscheidungsbildung trainiert und in der Zertifizierung beurteilt.

Es ist das Anliegen dieses Buches, die Beziehungsgestaltung und ihre differenzierte Handhabung in den emotionsaktivierenden Techniken detailliert darzustellen. Lassen Sie uns beginnen!

1 Theoretische Grundlagen

Einführung

In diesem ersten Kapitel beschäftigen wir uns mit den tragenden Theoriesäulen schematherapeutischer Konzepte, insbesondere unseres prozessbasierten und kontextuellen Verständnisses von Psychotherapie im Allgemeinen sowie im Kontext der Schematherapie. Um diese Konzepte zu ordnen, orientieren wir uns am **SORC-Modell** (ursprünglich 1988 eingeführt von Kanfer & Schefft). Diese Betrachtung des menschlichen Verhaltens stellt nicht nur das Herz der Verhaltenstherapie und der Lerntheorie dar, sondern in unseren Augen auch eine **transdiagnostische**, **individuelle** und **dynamische Systematik wesentlicher Kernprozesse**, mit denen komplexe Handlungen und Reaktionen erklärt werden können.

Meist wird das SORC-Schema in linearer Form dargestellt (siehe Abb. 1-1). Schauen wir uns das Beispiel einer typischen SORC-Analyse zum Verständnis impulsiven Verhaltens einer Patientin mit einer Borderline-Persönlichkeitsstörung an:

BEISPIEL

Eine Patientin, nennen wir sie Frau Müller, unterhält sich mit ihrem Freund über die Arbeit und dieser erwähnt, dass es eine neue Kollegin im Büro gebe, die sehr nett sei (S). Vor dem Hintergrund unbeständiger Beziehungserfahrungen in der Kindheit und einer erhöhten emotionalen Reaktivität (O) denkt die Patientin: »Dieser Kerl wird bestimmt fremdgehen« (R kog.), fühlt kurz Angst, dann aber starke Wut (R emot.) mit starker psychovegetativer Aktivierung (R phys.). Sie springt auf und schreit ihn an: »Dann hau doch ab und geh gleich mit der Tussi in die Kiste!« (R mot.). Dadurch kommt es kurzfristig zu einer emotionalen Entlastung (Ȼ-), die Beziehung wird jedoch längerfristig stark belastet und ihr negatives Selbstbild verstärkt sich (C–).

Diese lineare Darstellung S → O → R → C suggeriert ein eher **mechanistisch-reduktionistisches Verständnis** von Verhaltenssteuerung.

Wie würde die Mikroanalyse dieser impulsiven Reaktion unserer Patientin aussehen, wenn wir das **SORC**-Schema nicht als lineare Kette, sondern als **dynamischen Rückkopplungskreis** darstellen würden?

BEISPIEL (FORTSETZUNG)

Während die Patientin die ersten Worte über die neue Kollegin hört (S), fühlt sie vor dem Hintergrund der eigenen belastenden Kindheitserfahrungen (O) bereits erste körperliche Anzeichen von Angst/Misstrauen (R emot./phys.), wobei sie unbewusst auf bestimmte lerntheoretisch relevante Hinweisstimuli achtet (R mot. und S) und prüft, ob ihr Freund Interesse an der Kollegin hat. Sie hat nämlich bereits in früheren Beziehungen gelernt, auf gewisse Nuancen der Stimme zu achten (O), was alleine durch die Fokussierung der Aufmerksamkeit nach außen für eine kurze Angstreduktion sorgt (Ȼ–). Gleichzeitig denkt sie vor dem Hintergrund der Übungen in der Therapie und anderer positiver Beziehungserfahrungen (O), dass ihr Freund treu und verlässlich ist (R kog.) und sie liebt, was sie auch sehr freut (R emot./phys.), woraufhin sie erneut aufmerksam zuhört und interessiert nachfragt (R mot.), bis er erwähnt, wie nett die Kollegin sei (S). In dem Moment imaginiert sie, wie er mit ihr im Büro flirtet (S int.), was sowohl mit Traurigkeit und Schmerz in der Brust als auch mit Wut und Herzrasen einhergeht (R emot./phys.). Sie versucht zunächst, sich mit Selbstinstruktionen zu beruhigen, und sagt nichts (R kog., R mot.), was ebenfalls für einen Moment zu einer kurzen Reduktion der aversiven Emotionen führt (Ȼ–). Bei einem erneuten Kommentar von ihm, die Kollegin sei sehr gut in ihrem Job (S), nimmt jedoch die Tendenz zu Misstrauen und Wut überhand (R emot./phys.).

Wie schon Fred Kanfer beschreibt, befinden wir uns anhaltend in derartigen Selbstregulationsschleifen, die man mikroanalytisch betrachten kann, bis hin zu einem impulsiven Verlassen des Raums und der Selbstverletzung mit einer Nagelschere im Bad (Kanfer et al. 2012).

Den Umgang mit diesen Schleifen und die wissenschaftlichen Hintergründe wollen wir in diesem Kapitel detailliert betrachten. Wer direkt zur daraus resultierenden Anwendungspraxis fortschreiten möchte, lese gerne in den folgenden Kapiteln weiter.

Unser Nervensystem funktioniert nicht wie eine lineare »Input-Output-Maschine«, sondern wie ein hochkomplexes und anpassungsfähiges System mit ständigen Feedback- und Feedforward-Schleifen, um eine möglichst effektive Anpassung an und Interaktion mit der Umwelt zu ermöglichen (Abb. 1-1).

SORCK, SORKC oder SORC? Sowohl im Sinne der pragmatischen Vereinfachung als auch in Anlehnung an Fred Kanfers Selbstregulationsformel entscheiden wir uns für die Variante »SORC«, denn wir stellen prinzipiell die unmittelbar wirkenden Verstärkermechanismen (C+, C–, Ȼ–, Ȼ+) in den Vordergrund. Die Verwendung des Begriffs »Kontingenz« ist in der Literatur uneinheitlich. Im englischsprachigen Raum spricht man beispielsweise über das »3 term contingency ABC-Model« (Skinner 1953), wobei die Relation zwischen »antecedents« (Ereignisse vor dem Verhalten), »behaviour« (das Verhalten an sich) und »consequences« (Folgen) die sog. drei Elemente der Kontingenz darstellen. In der deutschsprachigen Literatur wird Kontingenz häufig als *Regelmäßig-*

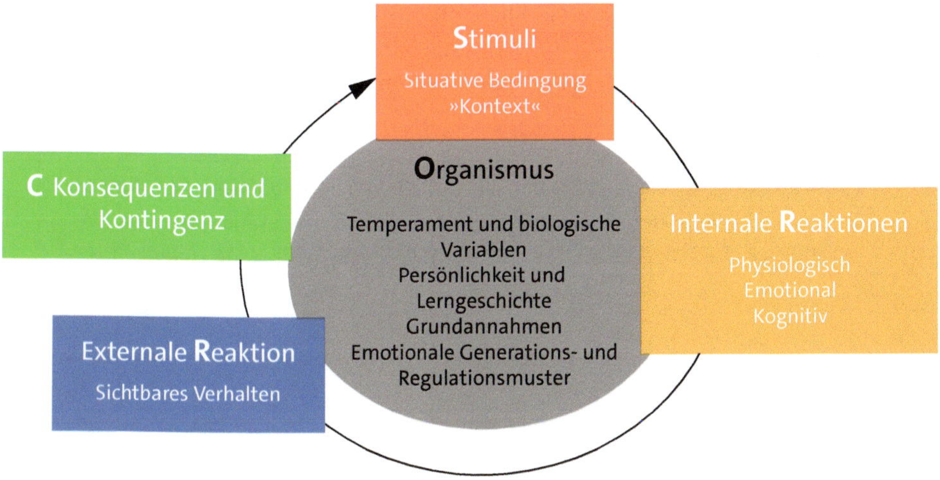

Abb. 1-1: Der SORC-Kreis (mod. nach Valente 2021).

keit des Auftretens einer bestimmten Folge auf eine bestimmte Reaktion definiert, was unseres Erachtens in der O-Variable als vertikale Achse der funktionalen Analyse bereits gut abgebildet wird. Anders als von Kanfer ursprünglich definiert, wird die *Kontiguität* zwischen Situation, Reaktion und Folge nicht immer als Gesamtphänomen dargestellt und betrachtet. Wenn wir wiederum über *Kontingenzmanagement*, beispielsweise im Sinne der Dialektisch-Behavioralen Therapie (DBT) (Linehan 1996), sprechen, meinen wir jedoch auch die bewusste Beeinflussung der Bedingungen sowohl im Sinne von (diskriminativen) Stimuli als auch von Konsequenzen/Verstärkern.

Die Verwendung der vereinfachten Variante SORC ist für unsere Zwecke und unter Betrachtung der Gefahr von konzeptuellen Missverständnissen am einfachsten. Dies entspricht nicht nur Fred Kanfers Grundgedanken, sondern auch unserer kontextuellen 3. Welle-Haltung. Denn mit dem Begriff »Kontext« meinen wir sowohl externe Kontingenzen (unmittelbar vorausgehende und folgende Stimuli/Bedingungen) als auch innere Bedingungen einer Handlung. Das erklären wir ausführlich im Kapitel 2 im Rahmen der Einführung in das Erweiterte Evolutionäre Meta-Modell von Prozessen nach Hayes et al. (2020) (siehe Kap. 2.6.1).

Diese dynamische Darstellung der Verhaltenssteuerung ermöglicht ein tiefes und gleichzeitig geordnetes Verständnis als Grundlage therapeutischen Handelns. **Dies gilt natürlich nicht nur für problematische Verhaltensweisen**, denn die beteiligten kognitiven, emotionalen und verhaltenssteuernden Kernprozesse sind immer die gleichen, unabhängig davon, ob das Outcome dieser Prozesse dann als krankheitswertiges Symptom oder als adaptives Verhalten angesehen wird.

Wir möchten die Schematheorie in dieses übergeordnete Verständnis der Verhaltenstherapie einbetten. Konsequenterweise orientiert sich unsere Darstellung der wichtigsten Grundlagen an den Ebenen Stimulus, Organismus, Kognition, Emotion, sichtbares Verhalten und interpersonale Kontingenzen. Wir werden daher im Therapieprozess immer wieder die Elemente des SORC-Kreises abfragen, mit der O-Variable (d. h. dem Schemahintergrund) in Beziehung setzen und nach einer möglichst funktionalen Reaktion suchen.

Es ist aus unserer Sicht eines der wesentlichen Charakteristika der Methoden der »3. Welle der Verhaltenstherapie«, den Fokus stärker auf positive psychologische Prozesse anstatt auf pathologische Symptome zu lenken.

1.1 Stimulus

Die systematische Beobachtung von Stimulus-Reaktion-Beziehungen markiert Anfang des 20. Jahrhunderts die Geburtsstunde der Verhaltenstherapie. Inspiriert von den tierpsychologischen Experimenten des russischen Physiologen Iwan Pawlow überträgt der US-amerikanische Psychologieforscher John Watson die **Prinzipien der klassischen Konditionierung** auf Menschen und begründet damit den **Behaviorismus**. Der historische Kontext spielt bei dieser Entwicklung eine entscheidende Rolle, denn auf der anderen Seite des Atlantischen Ozeans finden zur gleichen Zeit tiefenpsychologische Theorien und insbesondere die Psychoanalyse von Sigmund Freud sehr hohe akademische Akzeptanz. Als fast ideologischer Widerspruch lehnt der Behaviorismus zunächst die Beschäftigung mit intrapsychischen, nicht beobachtbaren Prozessen ab und konzentriert sich nur auf messbare, von außen objektivierbare Phänomene. So stehen von Anfang an Stimulus-Variablen und insbesondere die Suche nach replizierbaren Möglichkeiten, diese zu kontrollieren (Stimuluskontrolle), im Herzen klassischer behavioristischer Theorien. Und auch wenn Burrhus Skinners **operante Konditionierung** den Fokus vor allem auf die Folgen einer Handlung legt, spielen externale Stimuli sowohl im Sinne diskriminativer (Hinweis-)Reize als auch im Sinne verstärkender Bedingungen weiterhin eine wesentliche Rolle in seiner Lerntheorie.

Mit der **kognitiven Wende** der Verhaltenstherapie in den 1970er-Jahren verliert die Stimulus-Variable in der funktionalen Analyse den deterministischen Charakter und wird vielmehr als zu prozessierende Information verstanden, wobei der Fokus primär auf die kognitive Informationsverarbeitung gelegt wird. In weiteren Entwicklungen und insbesondere im Rahmen der **3. Welle der Verhaltenstherapie** werden Stimuli häufig im Sinne von äußeren Bedingungen, als »Kulisse« des Verhaltens oder als Kontext verstanden.

Lassen Sie uns diese unterschiedlichen Perspektiven genauer anschauen:

- **Stimuli als Außenreize.** Diese Betrachtung entsteht im Kontext (neuro-)physiologischer Forschungstradition. Dabei werden Stimuli als Reize verstanden, **die von außen auf einen Organismus einwirken und bei ihm eine Reaktion hervorrufen**. Bei der Übertragung auf komplexere menschliche Reaktionen verliert sich in der Regel die eher deterministische und unidimensionale Kausalitätsbeziehung zwischen Stimulus und Reaktion, dem reagierenden Organismus wird jedoch implizit weiterhin eine tendenzielle Passivität unterstellt. Der Fokus liegt dabei auf der Wahl passender Stimuli, um Reaktionen hervorzurufen bzw. zu verstärken im Sinne der operanten Lerntheorie, wie etwa beim Training eines Hundes. Auch Begriffe wie »Trigger« und »Stressor« sind in ähnlichem Sinne in unserem alltäglichen Gebrauch.

- **Internale Stimuli.** Die Anerkennung der **Fähigkeit** eines Organismus **zur Selbststimulation** lässt sich im lerntheoretischen Kontext auf Skinner zurückführen. Damit werden Prozesse im Organismus deutlicher in den Vordergrund gestellt und als Auslöser einer Kette weiterer innerer Reaktionen sowie Handlungen verstanden, z. B. bei Symptomstörungen wie Angst- und Zwangsstörungen, somatoformen Störungen oder bei der Erklärung posttraumatischer Reaktionen, welche durch Intrusionen in Gang gesetzt werden, aber – und daher im Kontext dieses Buches besonders wichtig – auch bei der Entwicklung und Aufrechterhaltung von Persönlichkeitsstörungen. In der Regel konzeptualisieren wir dann im Rahmen der Verhaltensanalyse ein Zusammenspiel sowohl external-situativer als auch internaler Elemente als komplexes Gefüge der S-Variable.
- **Stimuli als zu verarbeitende Information.** Mit der kognitiven Wende Ende der 1960er-Jahre wird der Fokus dezidiert auf die **aktive Rolle des Organismus** bei der Wahrnehmung, Selektion und dem Erwerb von Informationen aus der Umgebung im Sinne von Wissenserwerb (Niesser 1967) gelegt. Damit wird aktive Reaktion des Individuums, welche sich vor allem auf kognitive Verarbeitungsprozesse zurückführen lässt, wichtiger als der Stimulus selbst.
- **Stimuli als Anforderung an den Organismus.** Diese Formulierung wird im Rahmen der Prozessbasierten Therapie (PBT) von Svitak & Hofmann (2022) gewählt. Eine Anforderung ist kein kausaler Faktor für eine bestimmte Reaktion, denn der Organismus hat gewissermaßen **Freiheitsgrade** hinsichtlich möglicher Reaktionen, welche dann als Prozesse verstanden werden. Ohne diese Anforderungen würde der Organismus jedoch keine entsprechenden Prozesse in Gang setzen. Auch hier wird zwischen externalen und internalen Anforderungen unterschieden.
- **Stimuli als situative Bedingungen oder Kontext.** Mit der 3. Welle der Verhaltenstherapie und insbesondere im kontextuellen Verständnis der Akzeptanz- und Commitment-Therapie (ACT; Hayes et al. 2012) entsteht eine neue Sichtweise auf die Stimulus-Variable. Äußere Faktoren werden bei der Entstehung komplexen Verhaltens als situative Bedingungen und damit als Teil des Kontextes verstanden. Der Fokus wird noch stärker auf **intrapsychische, motivationale Prozesse** bei der Entstehung konkreter Entscheidungen und Handlungen gelegt. Im erweiterten Sinne besteht der Kontext der Entscheidung zu einer bestimmten Handlung nicht nur aus den unmittelbaren situativen Bedingungen und den erlernten (konditionierten) Reaktionen, sondern auch aus individuell aktivierten, reaktiven emotionalen und kognitiven (inneren) Prozessen (Harris 2019).

Welche Betrachtung der Situation oder Stimuli ist nun die Richtige? Lassen Sie uns mit einer Metapher antworten. Stellen Sie sich vor, wir sind Fotografen vor einer weiten Berglandschaft und haben eine Kamera mit einem sehr flexiblen Zoom-Objektiv und verschiedensten Brennweiten. Wir können sowohl die ganze Szene (Ultraweitwinkel) als auch kleinste Elemente in hoher Auflösung (Telezoom) und alles dazwischen ablichten. Wir schauen durch das Visier, zoomen fast spielerisch rein und raus, explorieren die Landschaft vor uns und die verschiedenen Betrachtungsmöglichkeiten, bevor wir uns für ein Motiv entscheiden. Die Fotografie eines einsamen Baumes im Tal und das darauffolgende Bild der großen Berge links und rechts mit dem kaum sichtbaren Baum in der Mitte ergänzen sich, geben einander Kontext und Bedeutung.

Das ist die Essenz einer kontextuellen Haltung: kein »entweder – oder«, sondern ein »sowohl als auch«. Das gilt auch für die Analyse der situativen Elemente eines Verhaltens. Verschiedene Perspektiven und Betrachtungsweisen führen zu mehr Flexibilität sowohl in der diagnostischen Konzeptualisierung als auch in der Wahl der Interventionen. Mikro- und Makroebene bilden eine Dimension, ebenfalls das Zusammenspiel zwischen Situation und Organismus.

1.2 Organismus

Introspektion als ein Zugang zum Störungsverständnis wurde in den ersten behavioristischen Modellen zunächst kategorisch abgelehnt. So spricht Watson (1913) über die »Black Box«, deren Inhalt seines Erachtens nicht wissenschaftlich zugänglich gemacht werden kann und entsprechend ignoriert werden solle. Das ist für unser heutiges Verständnis undenkbar. Würden Sie sich nicht für frühe Erfahrungen, Selbstbild, Grundüberzeugungen und emotionale Wahrnehmungs- und Regulationsmuster interessieren? Ein Wissen über wesentliche **Organismus-Prozesse** gibt uns neben der Analyse situativer Bedingungen den **Rahmen**, in dem **Reaktionen** verstanden werden können. Entsprechend ergänzten Caspar & Grawe (1982) die horizontale Bedingungsanalyse durch die vertikale Verhaltensanalyse. Die O-Variablen beantworten im Wesentlichen die Frage: *»Wie ergeben Frau Müllers Reaktionen in dieser spezifischen Situation motivational betrachtet Sinn?«*

Anders formuliert: Die Organismus-Variable im SORC-Denkmodell bringt jenseits diagnostischer Klassifikationen wieder die wertschätzende (ideografische) Betrachtung der Einzigartigkeit eines Individuums ins Bild.

Die Organismus-Variable im funktional-analytischen Sinne umfasst **viele relevante Prozesse**, mit denen wir uns auf den nächsten Seiten beschäftigen möchten. Aus schematheoretischer Sicht steht das Schemakonstrukt im Mittelpunkt der O-Variablen. Bevor wir in Kapitel 3 zu einer detaillierten Darstellung des Modells kommen, laden wir Sie zunächst ein, sich mit uns gemeinsam mit Persönlichkeitstheorie und Bindungsforschung, einem modernen Verständnis von Gedächtnis und Informationseinspeicherung sowie mit Situationsbewertungsmechanismen als neurobiologischem Hintergrund von Schemaentstehung und -aktivierung zu beschäftigen.

1.2.1 Das Persönlichkeitskonstrukt

Im Kern der Organismus-Variable steht das **theoretische Konstrukt der Persönlichkeit**. Eine klassische Definition dazu wurde von Eysenck (1967) formuliert:

DEFINITION

»Persönlichkeit ist die Gesamtsumme der aktuellen oder potenziellen Verhaltensmuster des Organismus, wie sie durch Anlage oder Umwelt determiniert sind. Diese Muster entwickeln sich durch die Interaktion von vier Hauptbereichen: dem kognitiven Bereich (Intelligenz), dem konativen Bereich (Charakter und Motive), dem affektiven Bereich (Temperament) und dem somatischen Bereich (Konstitution).«

Eine modernere Definition ist bei Fiedler (2012) nachzulesen:

DEFINITION

»Persönlichkeit und Persönlichkeitseigenschaften eines Menschen sind Ausdruck der für ihn charakteristischen Verhaltensweisen und Interaktionsmuster, mit denen er gesellschaftlich-kulturellen Anforderungen und Erwartungen zu entsprechen und seine zwischenmenschlichen Beziehungen auf der Suche nach einer persönlichen Identität mit Sinn zu füllen versucht.«

In der Literatur finden sich zahlreiche Kontroversen hinsichtlich der transsituativen Konsistenz und der transtemporalen **Stabilität** von Persönlichkeitseigenschaften. Und in der Tat erleben wir bezüglich des Persönlichkeitskonstrukts und insbesondere im Hinblick auf das Konzept von Persönlichkeitsstörungen einen Paradigmenwechsel. Die wesentliche Annahme des im 20. Jahrhundert dominierenden **Eigenschaftenparadigmas** (trait paradigma) besteht darin, dass unsere Persönlichkeit aus stabilen, zum Teil konstitutionell angelegten Eigenschaften bestehe (Kuhl 2001), deren Entwicklung bis zu Beginn des Erwachsenenalters weitestgehend abgeschlossen sei. Den Systematiken im DSM-IV und in der ICD-10 liegt entsprechend ein taxonomisches Verständnis von Persönlichkeitsstörungen zugrunde.

Aktuelle Forschung belegt jedoch, dass die Stabilitätsrate von Persönlichkeitsstörungen sehr gering (Skodol et al. 2005) und ein taxonomisches Verständnis unzureichend valide und reliabel sind. DSM-5 und ICD-11 verändern dieses Verständnis hin zu einem dimensionalen (und ideografischen) Verständnis von Persönlichkeitsstörungen.

Das **»neue« dimensionale Verständnis der Persönlichkeitsstörungen** ist an sich nicht wirklich neu und hat eine sehr lange Tradition in der Persönlichkeitspsychologie. Forscher führten bereits in den 1930er- und 1940er-Jahren zahlreiche faktorenanalytische Studien durch, um die sehr lange Liste an Persönlichkeitseigenschaften auf wenige Faktoren zu reduzieren. So entstanden beispielsweise die **16 Persönlichkeitsfaktoren** von Cattell (1946) und das bekannte **zweidimensionale Temperamentkonzept** von Eysenck (1947). Eysenck postuliert ein dimensionales Verständnis von Temperamentseigenschaften entlang der beiden Dimensionen **Extraversion** und **Neurotizismus**: Die erste Dimension besteht aus der Polarität **Introvertiert** (verschlossen, schwer durchschaubar, mit intensivem Fantasie- und Gefühlsleben bei wenig Gefühlsausdruck) und **Extrovertiert** (zugänglich, freundlich, ablenkbar, mit starkem Gefühlsausdruck). Die zweite Dimension bewegt sich zwischen **Instabilität** (labile Stimmungslage, Ängstlichkeit, Impulsivität) und **Stabilität** (ruhig, zuverlässig, sorgfältig). So ergeben sich die folgenden vier Kombinationen:

1. **introvertiert-labil** (das melancholische Temperament) – schweigsam, ungesellig, zurückhaltend, pessimistisch, rigide-beeindruckt, ängstlich, launisch
2. **extrovertiert-labil** (das cholerische Temperament) – empfindlich, unruhig, aggressiv, reizbar, wechselhaft, impulsiv, optimistisch, aktiv
3. **introvertiert-stabil** (das phlegmatische Temperament) – passiv, sorgsam, nachdenklich, friedlich, beherrscht, zuverlässig, ausgeglichen, ruhig
4. **extravertiert-stabil** (das sanguinische Temperament) – gesellig, aus sich herausgehend, gesprächig, teilnehmend, lässig, lebhaft, sorglos, tonangebend

Das »neue« dimensionale Verständnis verlässt die Annahme einer zeitstabilen und statischen Persönlichkeit, löst sich von den pathologisierenden (in Klammern gesetzten) konventionellen Bezeichnungen, betont damit unser grundsätzliches Veränderungspotenzial hin zu einem höheren Funktionsniveaus (auch noch im Erwachsenenalter) und öffnet symbolisch die Tür für positiv-psychologische, ressourcenorientierte und prozessbasierte Perspektiven auch im Bereich der Persönlichkeitsentwicklung und der Persönlichkeitsstörungsbehandlung. Dazu kann und will die Schematherapie einen Beitrag leisten.

Allgemein akzeptiert und auch die Basis für das dimensionale Verständnis von Persönlichkeitsstörungen im DSM-5 ist das **Fünf-Faktoren-Modell** oder **»Big Five«** (Fiske 1949). Dieses Modell erweitert das Zwei-Faktoren-Modell von Eysenck (1947) mit den zusätzlichen Dimensionen *Offenheit für Erfahrungen*, *Verträglichkeit* und *Rigidität/Gewissen-*

Faktor	Hohe Ausprägung	Niedrige Ausprägung
Neurotizismus (negative Affektivität)	Ängstlichkeit, Reizbarkeit, Impulsivität, Verletzbarkeit	Emotionale Stabilität, Entspannung, Selbstsicherheit und Zufriedenheit
Extraversion (Enthemmung)	Geselligkeit, Aktivität, Herzlichkeit, Personenorientiertheit, Frohsinn	Zurückhaltung bei sozialen Interaktionen, Bevorzugen des Alleinseins, Ungeselligkeit
Offenheit für Erfahrungen (Distanziertheit)	Offenheit für Fantasie, Ästhetik, Gefühle, Handlungen, Ideen, Offenheit des Werte- und Normsystems	Neigung zu konventionellem Verhalten und zu konservativen Einstellungen
Verträglichkeit (Dissozialität)	Altruismus, Vertrauen, Freimütigkeit, Verständnis und Entgegenkommen, Bescheidenheit, Gutherzigkeit	Antagonistische und egozentrische Tendenzen, Misstrauen, kompetitive Tendenzen
Rigidität/ Gewissenhaftigkeit (Zwanghaftigkeit)	Kompetenz, Ordnungsliebe, Pflichtbewusstsein, Leistungsstreben, Selbstdisziplin, Besonnenheit	Tendenz zu Unordnung, Lustprinzip, Spontaneität, Ungenauigkeit

Tab. 1-1: Das Fünf-Faktoren-Modell der Persönlichkeit.

haftigkeit. Tabelle 1-1 zeigt diese Dimensionen, angelehnt an den Skalen und Facetten des »NEO-Personality Inventory« von Costa und McCrae (1992).

1.2.2 Die Rolle der frühen Beziehungserfahrungen

Wie werden wir die Person, die wir heute sind? Selbst wenn wir das Potenzial haben, uns bis ins spätere Erwachsenenalter zu verändern, scheinen unsere Beziehungserfahrungen in der Kindheit eine sehr prägende Rolle bei der Entwicklung unserer Persönlichkeit zu spielen. Sie geben uns eine Art »Bedienungsanleitung« für den Aufbau und die Gestaltung weiterer Beziehungen im Laufe unseres Lebens (internal working model; Bowlby 1969).

Die Pioniere der **Bindungsforschung** (Ainsworth et al. 1978; Bowlby 1969) versuchten in den 1960er- und 1970er-Jahren eine Systematisierung von **Bindungstypen** zu erstellen. Dafür führten sie Untersuchungen an Kindern mittels der **Fremden Situation** (Ainsworth et al. 1978) durch, in der die Kinder nach einem festen Ablauf vorübergehend von der Mutter getrennt und bis zu deren Rückkehr von einer Ersatzperson betreut wurden. So beschrieben sie folgende Bindungstypen (die Prozentangaben beziehen sich auf eine nicht-klinische Population):

- **Unsicher-vermeidend gebunden (Typ A, ca. 25 %).** Das Kind weint bei der Trennung nicht, ignoriert den Elternteil beim Wiedersehen und konzentriert sich die ganze Zeit auf sein Spielzeug, ohne dabei unter Stress zu geraten.
- **Sicher gebunden (Typ B, ca. 60 %).** Das Kind kann (ausgehend von der Mutter als sicherer Basis) den Raum erkunden und spielen, weint bei der Trennung, freut sich bei der Rückkehr, das heißt, es kann sich auf wechselnde Bezugspersonen einstellen.
- **Unsicher-ambivalent gebunden (Typ C, ca. 15 %).** Das Kind wirkt schon vor der Trennung angespannt und »auf der Hut«, erforscht die Umgebung wenig und hält sich während des ganzen Tests bis zur Trennung eng an den Elternteil, ohne jedoch in einen konkreten Kontakt zu gehen (»Beschattungssyndrom«). Es lässt sich auch von der fremden Person nicht beruhigen, sondern rennt zur Tür und hämmert dagegen, sobald die Mutter weg ist, und spielt kaum. Bei Wiederkehr der Mutter wechseln Anklammerung und Aggression ab.
- **Desorganisiert gebunden (Typ D, 30 % von Typ A und Typ C).** Die Anwesenheit des Elternteils destabilisiert das Kind eher, es zeigt ein zwiespältiges bzw. bizarr-ungerichtetes Verhalten von Anklammern und gleichzeitigem Weinen und Wegstoßen, von ziellosem Jammern bis hin zur dissoziativen Apathie. Es kann weder Nähe herstellen noch sich ablenken und findet keine stabile Verarbeitungsstrategie für die Trennung.

Die Benennungen und Inhalte der Bindungstypen bei Kleinkindern (erfasst mit der Fremden Situation) und Erwachsenen (kategorisiert mittels des »Adult Attachment Inventory« [AAI]; George et al. 1985) variieren etwas (Tab. 1-2). So entspricht der desorganisierten Bindung bei Erwachsenen die Kategorie »unverarbeitetes Trauma«, die aber auch bei sicher Gebundenen auftreten kann. Gillath et al. (2016) sehen **Parallelen** zwischen **Bindungstypen**, dem resultierenden **inneren Arbeitsmodell** und dem **Schema-Modus-Konzept**, denn die Aktivierung der schemaverbundenen Erinnerungen führt zu starken emotionalen Aktivierungen, zu deren Moderation **Bewältigungsmodi** eingesetzt werden (siehe Spalte 3 in Tab. 1-2).

Mikulincer & Shaver (2020) postulieren, dass feinfühlige und resonante Bezugspersonen eine gute Balance zwischen einem »sicheren Hafen« mit schutzgebender Bindung (safe haven) und einer sicheren Basis (secure base) als Grundlage anbieten, die Welt zu erforschen.

> Sicher gebundene Menschen können zwischen Nähe und Distanz wechseln und haben eine sichere Basis, von der aus sie die Welt erforschen und sich frei in Richtung Komplexitätssteigerung entwickeln können.

Welche Relevanz haben diese Erkenntnisse für unsere Praxis? Viele Menschen, die zu uns in Behandlung kommen, wurden in der Kindheit vernachlässigt oder gar misshandelt und zeigen entsprechende Bindungsstile. Sroufe (2021) sieht in einem unsicheren Bindungsstil einen Faktor, der verschiedenste Störungen vom internalisierenden,

Kinder (»Fremde Situation«)	Erwachsene (AAI)	Bewältigungsmodi bei Erwachsenen
sicher gebunden	sicher autonom	Erwachsenenmodus
unsicher-vermeidend gebunden	bindungs-distanziert	vermeidende Beschützer oder Selbstberuhiger (Bindungsvermeidung, Pseudoautonomie)
unsicher-ambivalent gebunden	bindungs-verstrickt	eher dominant-kontrollorientierte Modi (überaktivierte Bindungsstrategien)
desorganisiert gebunden	unverarbeitetes Trauma	rasche Moduswechsel (Mode-Flipping)
AAI = Adult Attachment Interview; Gillath et al. 2016		

Tab. 1-2: Bindungstypen und Bewältigungsmodi bei Kindern und Erwachsenen.

externalisierenden oder Borderline-Typ mit einer Wahrscheinlichkeit von 0,4 vorhersagen kann. Bei Menschen mit Borderline-Störungen wurden als gemeinsames Ergebnis in 13 Studien ein unsicher-verstrickter Bindungsstil und Hinweise auf ein unverarbeitetes Trauma gefunden (Agrawal et al. 2004), was zu den Ergebnissen der Langzeitstudie von Zanarini et al. (2003) passt, in der mehr als 90 % der Borderline-Patientinnen in der Kindheit einen sexuellen Missbrauch oder emotionale Vernachlässigung angaben.

Welche Bedeutung hat das für die therapeutische Beziehungsgestaltung? Reagieren wir in einer Behandlung auf dysfunktionales Verhalten ausschließlich im Sinne des Kontingenzmanagements (Linehan 1996) mit einer Unterbrechung der Beziehung (z. B. durch ein »Time-out«) oder im Sinne einer Konfrontation im Rahmen der Übertragungsfokussierten Therapie nach Kernberg (2020), können durch eine Re-Aktivierung früherer Erfahrungen Ängste und Anspannung ansteigen und im Sinne einer maladaptiven Beziehungschemie (bzw. im psychodynamischen Modell einer projektiven Identifikation) zu Beziehungsabbrüchen führen. Sofern diese Ängste Ausdruck der persistierenden Bindungsstörung sind, sollten sie gezielt Gegenstand einer spezifischen, bindungsorientierten Behandlung sein (Fonagy et al. 2022).

In der Schematherapie versuchen wir dem Rechnung zu tragen, indem wir auch bei der Konfrontation dysfunktionaler Verhaltensweisen immer die Bindung schützen. Jeffrey Young spricht in diesem Sinne von *empathischer Konfrontation*.

1.2.3 Gedächtnissysteme und Informationsspeicherung

Wie werden Informationen wie etwa Beziehungserfahrungen gespeichert und später im Leben aktiviert? Gedächtnisprozesse sind dynamische und hochkomplexe Leistungen unseres Gehirns, die auch mit modernster bildgebender Technik nur teilweise erklärt werden können. Bevor wir ins Detail gehen, möchten wir um Verständnis dafür bitten, dass unsere Diktion in diesem Abschnitt des Buches etwas biologistisch ist. Wir werden verschiedenen Strukturen relativ spezifische Funktionen zuweisen, was reduktionistisch ist, denn wie die Analyse von **Konnektomen** (also gleichzeitig aktivierten Hirnregionen) und neuronalen Netzwerken zeigt, sind Aktivitäten häufig über das ganze Gehirn verteilt und in MRT-Abbildungen werden zum Teil kleine Unterschiede zwischen verschiedenen »regions of interest« sehr deutlich sichtbar gemacht. So entstehen schnell lokalisatorische »Neuromythen« (Hasler 2012). Dieser Gefahr sind wir uns bewusst. Dennoch versuchen wir, die komplexen Prozesse in eine gewisse Verständlichkeit zu bringen, denn wir möchten im Sinne des erweiterten bio-psycho-sozialen Modells der Prozessbasierten Therapie (Hofmann et al. 2021) unsere Interventionen darauf aufbauen.

Für unsere Arbeit ist im Hinblick auf die Betrachtung der O-Variable das **Langzeitgedächtnis** mit seinen über lange Zeiträume abrufbaren Informationen von besonderer Bedeutung. Funktional werden vor allem zwei Ebenen unterschieden:

- Das **non-deklarative** oder **implizite Gedächtnis** schließt nonverbale Inhalte ohne bewusst abrufbare Repräsentanzen ein. Dazu gehören das *prozedurale Gedächtnis* (motorische und implizit-kognitive Fertigkeiten), die automatisierte *assoziative Bahnung* oder *Priming*, die *klassische Konditionierung*, die *Stimulushabituation* und die *Stimulungssensibilisierung*.
- Das **deklarative** oder **explizite Gedächtnis** umfasst hingegen explizite – also bewusst zugängliche – und verbal definierbare Inhalte. Im Wesentlichen unterscheidet man hier zwischen dem *episodischen Gedächtnis*, in dem autobiografische Inhalte in einem bestimmten zeitlich-räumlichen Kontext gespeichert werden, und dem *semantischen Gedächtnis*, in dem kontext-unabhängiges Faktenwissen gespeichert wird.

Wie entsteht unser Gedächtnis? Förstl et al. (2006) beschreiben Wege der Informationsspeicherung und differenzieren die folgenden verschiedenen Verarbeitungsebenen:

- **Physiologische Aktivierungen** im Hirnstamm und Mittelhirn stellen die niedrigste Regulationsebene für die Aufrechterhaltung von Körperfunktionen dar. Es wird angenommen, dass auch auf dieser basalen Ebene diffuse Erinnerungen physiologischer Zustände mit dem Charakter eines Körpergedächtnisses abgespeichert werden, welche als eine Art Resonanzboden für spätere emotionale Aktivierungen dienen könnten.
- **Subkortikale, emotional gesteuerte Aktivierungen.** Durch die Amygdalae und den orbitofrontalen Kortex (OFC) erfolgt eine erste schnelle, implizite emotionale

Bewertung von Aktivierungszuständen (lower pathways; LeDoux 1998). Die Aktivierung dieser Ebene wird subjektiv als diffuse grob orientierende Reaktion mit innerer Anspannung und einer positiven oder negativen emotionalen Tönung sowie ohne bewusste bildhafte Erinnerung erlebt, wie etwa beim Hören eines positiv besetzten Musikstückes.

- **Einspeicherung in bewusstseinsfähige, kortikale Aktivierungen** (über den Hippocampus). Die Weiterverarbeitung über den Hippocampus im limbischen System erfolgt etwas verzögert. Inhalte aus dem Arbeitsgedächtnis im präfrontalen Kortex scheinen dabei bevorzugt eingespeichert zu werden. Das Arbeitsgedächtnis stellt dann Verbindungen zu verschiedenen Repräsentationen her und kann dementsprechend die aktuelle Wahrnehmung einordnen. Im parietalen und temporalen Kortex scheinen sich kognitive Repräsentationen für einzelne Module (wie etwa Objekte, Raum, Wörter, Zahlen, Gesichter) zu befinden.
- **Einspeicherung in das episodische Gedächtnis** im sogenannten Default Mode Network (DMN; siehe Abschn. 1.2.6). Die Verarbeitung erfolgt schnell, parallel und holistisch in nonverbalen Empfindungen bzw. Erinnerungsfilmen (Szenen) ohne eine exakte räumlich-zeitliche Einordnung. Diese Einspeicherungen mit verschiedenen Sinnesmodalitäten (Modalitäten) schaffen komplexe Repräsentationen vor dem Hintergrund der eigenen Lebensgeschichte. Im Modell der Schematherapie sind das eher die *unkonditionalen Schemaanteile* (siehe Kap. 3.2). Dieses Erleben kann als *Selbst als Prozess* beschrieben werden (Hayes et al. 2012). Allerdings geht dieses Selbsterleben noch nicht mit einem Bewusstsein einer eigenständigen, kontinuierlichen Identität bzw. Vorstellungen von sich selbst oder gar der Fähigkeit, sich selbst zu reflektieren, einher. Um diese Fähigkeiten zu entwickeln, bedarf es einer sprachverbunden (semantischen) Informationsverarbeitung, aus der das *narrative Selbst* (bzw. *Selbst als Inhalt*; Hayes et al. 2012) entsteht.
- **Versprachlichung des Erlebensflusses im semantischen Gedächtnis** (ebenfalls im DMN) in Verbindung mit einem parieto-temporal gespeicherten kulturellen Wissen bezüglich der Welt, in der man lebt – wohlgemerkt in sprachlich repräsentierbarer Form (Nelson 2003) und damit durch die Einflüsse der sozialen Umwelt vermittelt (siehe Abschn. 1.4.4). Im Schematherapiemodell sind das eher die konditionalen Schemaanteile. Auch die Interpretation der sozialen und emotionalen Signale anderer Menschen erfolgt auf dieser Weise, was Siegel (2007) als »mind-reading« bezeichnete. Die Verarbeitung erfolgt langsamer, sequenziell, digital. Diese Prozesse ermöglichen eine rationalere und weniger emotionale Reaktion auf die o.g. spontaneren emotionalen Aktivierungen sowie die abstrakte Symbolisierung, die systematische Auswertung von Lernerfahrungen und die Regelextraktion.

Die Arbeit mit und die Forschung zu **Traumafolgestörungen** hat vermehrt zum Verständnis dieser Informationsverarbeitungsprozesse beigetragen. So erleben viele Traumatisierte in einem sogenannten Flashback das Trauma heute so wieder, als ob es jetzt stattfindet. Das ist die Erlebensqualität in der episodischen Informationsverarbeitung im DMN. Hier gibt es kein räumlich-zeitliches Gitter. Hier passiert alles »jetzt«. Und wenn es vorbei ist, können wir uns kaum daran erinnern. Im Rahmen eines Flashbacks sind – ebenso wie in der ursprünglichen traumatischen Situation – der Stress und die damit verbundene Cortisol-Ausschüttung so hoch, dass der Hippocampus im Sinne einer Notabschaltung vorübergehend blockiert wird (van der Kolk 1994). In Funktionsaufnahmen des Gehirns konnte beobachtet werden, dass in diesen Aktivierungssituationen das Sprachzentrum inaktiv ist (van der Kolk et al. 1997). Dadurch können keine Kontext schaffenden kognitiv-sprachlichen Verarbeitungsschritte des Erlebten erfolgen. Das ist auch das Erleben des Kindes, bevor die semantische Informationsverarbeitung diese Einordnung möglich macht.

> Genau diese Verknüpfung des episodisch gespeicherten Erlebnisinhaltes mit der sprachlich-kontextuellen Ordnungsstruktur scheint aber die Voraussetzung dafür zu sein, dass episodisches Erleben als »alt« eingeschätzt werden kann.

Entsprechend besteht die Therapie bei Traumatisierten darin, diese Verknüpfung nachträglich durch eine sprachlich-gedankliche Nachbearbeitung des Erlebten aufzubauen (van der Hart et al. 1995). Metaphorisch gesprochen muss für die traumatischen Bilder eine erklärende Tonspur aufgezeichnet werden. Aber auch außerhalb des Traumkontextes sind die Hirnaktivierungsmuster in den vorderen und mittleren Hirnregionen bei einer Außenwahrnehmung und einem intensiv innerlich vorgestellten (imaginierten) Bild praktisch identisch (Ganis et al. 2004). Daher lassen wir uns auch im Alltag durch (schemabedingte) innere Vorstellungen stärker in unserem Erleben beeinflussen als durch tatsächliche Wahrnehmungen. Auf dieses Problem werden wir immer wieder zurückkommen und es ist ein Grund, viel mit imaginativen Techniken zu arbeiten, um diese Strukturen zu erreichen, was durch einen verbalen Zugang nicht geht (Arntz 2011a).

1.2.4 Die Bedeutung der sprachlichen Verarbeitung

Das situationsübergreifende (de-kontextualisierte) »Lesen« von Emotionen und die funktional-kontextuelle Einordnung erfordern die vom frontal gelegenen Arbeitsgedächtnis koordinierte, **synchrone Aktivierung verschiedener Prozesse**. Erst dadurch wird die Übersetzung bzw. Symbolisierung des unmittelbaren Erlebens in kommunizierbare Sprachbilder möglich (Damasio 2004). Die erinnerten Episoden werden im Kontext der persönlichen Geschichte in Beziehung zu Vergangenheit, Gegenwart und Zukunft memoriert und in das Default Mode Network (DMN) als Konzept des Selbst in der Welt eingespeichert (siehe Abschn. 1.2.6). Wir organisieren unsere autobiografischen Erinnerungen in einer kanonischen, kulturvermittelten sprachlichen Form (Vygotski 2002). Diese so entstandene »Geschichte« macht uns für uns selbst wie für die anderen zu dem, was wir sind. Nur Subjekte können sich an Begebenheiten ihres Lebens erinnern.

Im Alltag sind die Funktionen verschiedener Hirnregionen so gut miteinander verknüpft, dass gar nicht auffällt, dass es verschiedene Systeme sind. Das episodische Gedächtnis liefert in diesem Modell die Intensität und Farbigkeit des Erlebten, das semantische Gedächtnis den einordnenden Kontext.

Wir können hier eine kleine Selbsterfahrungsübung machen, um die Interaktion zwischen diesen Systemen praktisch zu verdeutlichen.

ÜBUNG

Versuchen Sie sich einmal an die Situation zu erinnern, in der Sie das letzte Mal verliebt waren, und beobachten Sie, was Sie dabei tun. Sie werden zunächst, gedanklich geführt (top-down), in Ihrem zeitlich geordneten, semantischen Gedächtnis nach der Situation suchen und dann vermutlich versuchen, über Bilder aus dem episodischen Gedächtnis an emotionale Aspekte der Situation heranzukommen. Die **Bilder** stellen gewissermaßen die **Brücke** zwischen den Gedächtnissystemen dar. Noch intensiver werden die Gefühle, wenn Sie das entsprechende Fotoalbum aus Ihrem Schrank holen und die Fotos aus dieser Verliebtheitssituation anschauen. Es wird eine Vielzahl von Erinnerungsaspekten assoziativ aus bottom-up getriggerten Repräsentanzen in Ihnen aufsteigen, an die Sie vorher gar nicht gedacht haben. Parallel dazu wird sich Ihr emotionales Erleben deutlich intensivieren und möglicherweise wieder das gleiche positive Gefühl entstehen wie damals.

Die unterschiedliche Qualität der beiden Verarbeitungsprozesse kann man auch beim Aufwachen aus dem Schlaf erleben: Zunächst befindet man sich noch in einem traumähnlichen, gelockerten Denkzustand, bis sich der klare analytische Verstand einschaltet, was mit einem verstärkten Aufwachgefühl verbunden ist. Diesen Wechsel kann z. B. ein assoziativer, besorgniserregender Gedanke auslösen, der auf der limbischen Ebene eine emotionale Aktivierungsreaktion startet. Mit dem Wieder-Einschlafen ist es dann zunächst vorbei.

Erst die Synchronisation der beiden Verarbeitungsmodi ermöglicht ein optimales, flexibles Zusammenwirken zwischen den verschiedenen Systemen.

1.2.5 Predictive Coding

Eine weitere Perspektive hinsichtlich der Rolle unseres bereits erworbenen und im Gedächtnis abgespeicherten Wissens bei der aktiven/selektiven Stimuluswahrnehmung stellt das Predictive Coding dar. Auch als Predictive Processing bekannt, entwickelt sich diese Theorie auf der Basis der Computer-Metapher, nach welcher das Gehirn als hochentwickelter Rechner mit Hardware (Organe und Strukturen) und Software (die verschiedenen Prozesse) verstanden wird. Die Haupthypothese beim Predictive Coding besagt, dass das Gehirn im Wesentlichen mit der Wahrnehmung hochkomplexer Umgebungen überfordert wäre, wenn es nicht nach einem **Effizienz-Prinzip** arbeiten würde: Ausgehend von bereits **vorhandenen/gespeicherten Daten** untersucht das Gehirn sensorische Information nach **Abweichungen** und leitet nur diese abweichenden Daten an höhere Bewertungsinstanzen des Systems weiter.

Das Hirn funktioniert demnach wie eine Vorhersagemaschine (Clark 2023).

Das Konzept geht im Prinzip auf Attneave (1954) und Barlow (1961) zurück, die über die Notwendigkeit der Komprimierung sensorischer Informationen als Redundanzreduktion im visuellen Wahrnehmungssystem sprechen. Predictive Coding geht jedoch einen Schritt weiter und versucht, dieses Prinzip auf die gesamte Informationsverarbeitung anzuwenden (Abb. 1-2). Das Fundament des Predictive Coding finden wir im sogenannten **bayesianischen Gehirn** (bayesian brain), einer Erkenntnistheorie, basierend auf dem mathematischen Theorem von Thomas Bayes zur Wahrscheinlichkeitsberechnung. Im Wesentlichen unterscheidet man zwischen

- **Prior** im Sinne des bereits vorhandenen Materials und einer Wahrscheinlichkeitsprädiktion des Gehirns aufgrund bestehenden Wissens,
- **Likelihood** als Plausibilität aufgrund sensorischer Informationen und
- **Posterior** im Sinne einer aktualisierten Wahrscheinlichkeitsprädiktion nach Abgleich der neuen sensorischen Information mit dem vorhandenen Wissen.

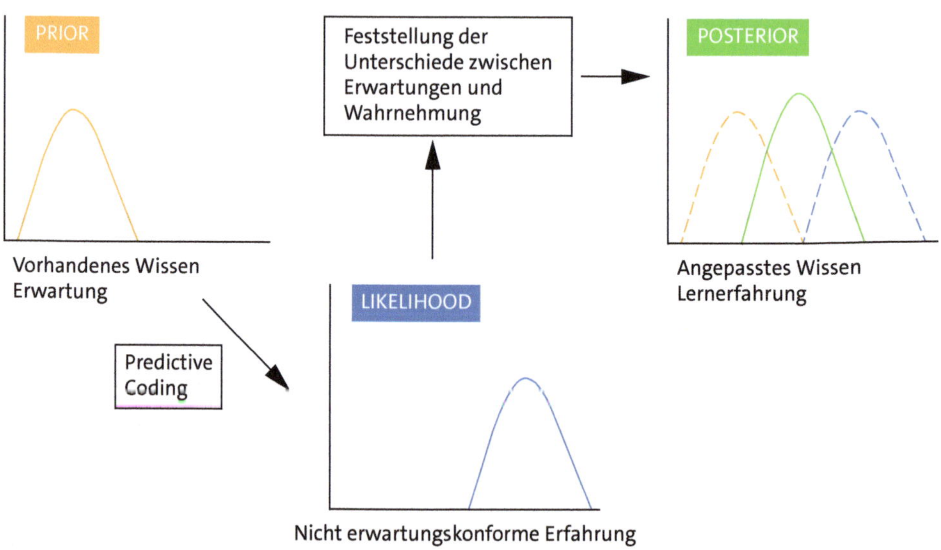

Abb. 1-2: Predictive Coding.

Sterzer et al. (2018) sprechen im Kontext der Psychose-Forschung über das **Inferenzprinzip** und vergleichen die Ausgangslage des wahrnehmenden Gehirns metaphorisch mit der Situation eines Menschen, der in einem Raum ohne Fenster eingesperrt ist und von außen aus verschiedenen Richtungen nur Klopfsignale hört. Aus diesen versucht er sich ein Bild der Welt draußen zu machen. Der Vergleich macht deutlich, wie anspruchsvoll und störungsanfällig dieser Prozess ist. Durch einen Abgleich der neu eintreffenden Signale mit den bereits angelegten Mustern (Priors) wird das Bild immer differenzierter.

> Unser Bild der Welt entsteht laut dieser Theorie durch den ständigen Abgleich von Vorhersagen mit neuen Daten als ein »best guess« über den Zustand der Welt.

Dabei spielen Informationsverarbeitungsfehler eine Moderator-Rolle. Passen die neu eintreffenden Signale nicht zu den vorhandenen Vorannahmen (Priors), müssen Letztere an die neue Situation angepasst werden. Diesen Prozess nannte Piaget (1976) **Akkommodation** (manche Konzepte kommen nach einiger Zeit in neuem Gewand und aktualisiert wieder). Umgekehrt: Sind die neu eintreffenden Signale z. B. zu undifferenziert bzw. werden nicht genau genug wahrgenommen, wird das Gehirn an den vorhandenen Priors festhalten und die neuen Signale »abschleifen« bzw. in die vorhandenen Schemata einpassen (was Piaget **Assimilation** nannte). Das ist z. B. der Fall, wenn das genaue Wahrnehmen des Umfeldes nicht genug gefördert wurde, wenn Menschen zu erschöpft oder angespannt sind, sich durch die Reize rasch überflutet fühlen und entsprechend »abschalten«. Das ist aber auch der Fall, wenn vorhandene Schemata (als Prior) die aktuell eintretenden Wahrnehmungen verzerren bzw. blockieren. Daher ist ein wichtiges Element unseres Ansatzes, Menschen immer wieder weg von den Schemaaktivierungen und hin zur Wahrnehmung im Hier-und-Jetzt zu bringen (present moment awareness).

> Aversive Emotionen (auch Schema-bedingte) führen zu einer verzerrten Wahrnehmung, zu falscher Einordnung und nachfolgend zu Vorhersagefehlern (Clark 2016).

Die Vulnerabilität durch schemabasierte Wahrnehmungsverzerrungen als Folge belastender Kindheitserfahrungen könnte in Beziehung zum Neurotizismus-Faktor (*P-Faktor*) als allgemein pathogener Persönlichkeitszug stehen. Je verletzbarer sich Menschen fühlen, desto weniger trauen sie ihrer Umgebung (epistemic mistrust; Fonagy & Campbell 2023) und umso weniger können sie flexibel auf die Umwelt reagieren.

1.2.6 Das Netzwerkmodell

Das Netzwerkmodell (Menon 2023) beschreibt sehr ähnliche Prozesse wie das Predictive Coding, versucht diese allerdings auf miteinander agierende Netzwerke zu beziehen. Das modifiziert die oben dargestellten Informationsverarbeitungsprozesse etwas. Wir versuchen nun, diese Modelle als Grundlage unserer später dargestellten Interventionen zusammenzuführen.

> Eine Gruppe von synchron aktivierten Hirnregionen wird in diesem Kontext als »komplexes neuronales Netzwerk« oder »large scale brain network« bezeichnet.

Uddin et al. (2019) fassten in einer ausführlichen Metaanalyse zahlreiche Forschungsergebnisse zusammen und postulierten, basierend auf rs-fMRI (resting state functional MRI), eine **Taxonomie des Gehirns** mit **sechs Netzwerken**. Menon (2023) fokussiert in seinem lesenswerten Übersichtsartikel auf drei dieser Netzwerke (siehe Abb. 1-3):

1. das lateral-frontoparietale **Kontrollnetzwerk** (Executive Control Network, **ECN/FPN**; blau)
2. das dorsomediale-präfrontale **Ruhezustandsnetzwerk** (Default Mode Network, **DMN**; grün)
3. das mediocingulare insulare **Salienznetzwerk** (Salience Network, **SN**; gelb)

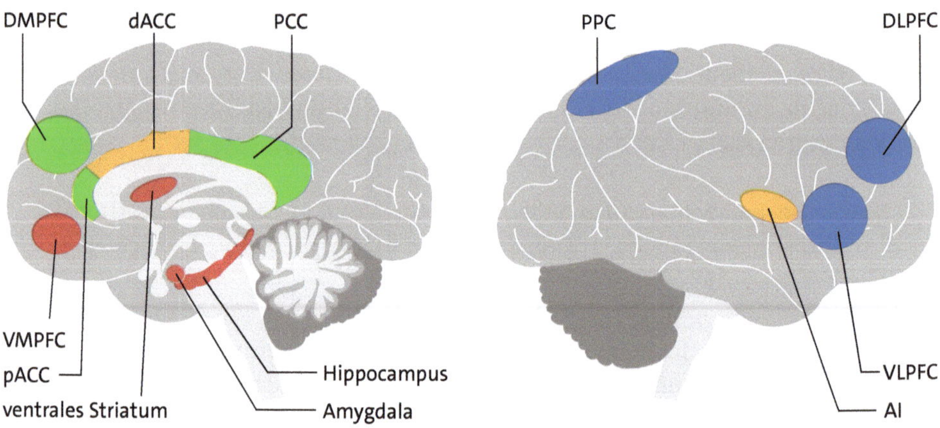

Abb. 1-3: Das menschliche Gehirn (mod. nach Smesny & Reichenbach 2024). Erläuterung der Abkürzungen im Text.

Bevor wir in die Forschungsergebnisse eintauchen, möchten wir Sie zu einer erneuten **Selbsterfahrungsübung** einladen.

ÜBUNG

- Sie werden dieses Buch gleich für ca. eine Minute weglegen dürfen, wobei Sie dabei nicht auf die Uhr schauen, sondern *einen Punkt an der Wand fixieren* mögen. Wir geben Ihnen keine weiteren Anweisungen. Legen Sie das Buch unbedingt weg! Wir sehen uns wieder in ca. einer Minute …
- Jetzt werden Sie den gleichen Punkt an der Wand fixieren, dabei aber im Kopf diese mathematische Rechnung lösen: *123 x 123*. Bitte noch eine Minute »üben«!

Was haben Sie beobachtet? Welche Bilder, Erinnerungen und Assoziationen erlebten Sie, während Sie die Wand anstarrten? Mit welchen emotionalen Veränderungen gingen diese Assoziationen einher? Und was erlebten Sie, als Sie die Kopfrechnung machten? Wie fühlten Sie sich dabei?

Nun wollen wir uns das Zusammenspiel dieser drei Netzwerke genauer anschauen.

Default Mode Network (DMN). Das Ruhezustandsnetzwerk, auch »resting state activity« genannt, ist aktiv, wenn der Fokus der **Aufmerksamkeit** nicht nach außen, sondern **nach innen** gerichtet wird und der Mensch sich in einer Art **Ruhezustand** befindet, in dem er selbstreflektiert in Kontakt mit eigenen Gedanken, Emotionen, Motivationen und autobiografischen Erinnerungen kommt sowie seine Zukunft plant und verschiedene Perspektiven visualisieren kann. Während Sie bei der Übung die Wand anstarrten, dürften Sie entsprechend diesem Funktionsmodus spontan (d. h. bottom-up) emotionale Assoziationen generiert haben. Die zentralen Strukturen sind der dorsomediale präfrontale Kortex (dmPFC) und der posteriore cinguläre Kortex (PCC). Nach Menon (2023) erfüllt das DMN fünf zentrale Funktionen: Selbstreflexion, soziale Kognitionen, episodisches Gedächtnis (mit persönlich wichtigen Details), semantisches Gedächtnis, Tagträumen (mind wandering). Mit diesen Funktionen baut es ein **konsistentes narratives Selbst** auf (grüne Felder in Abb. 1-3).

Diese Zusammenstellung zeigt, dass das DMN verschiedene der weiter oben dargestellten Einzelfunktionen in einem komplexen Netzwerk zusammenfasst. Dieses Netzwerk werden wir im Praxisteil als den **Autopiloten** (Kabat-Zinn 1990) bezeichnen.

Durch externe Einflüsse bzw. Kontrollparameter hat sich das Gehirn so weit differenziert, dass kognitive Prozesse als emergente Funktion möglich geworden sind (Roth 2001). Dadurch ist das **menschliche Gehirn** im Vergleich zu dem anderer Säugetiere **entwicklungsoffener** geworden. Den auf emotionaler Ebene »von unten« (bottom-up) organisierten Prozessen können »von oben« (top-down) überformende bzw. regulierende Prozesse gegenübergestellt werden. Im Sinne der **Kontrolltheorie** von Powers (1973) ist damit eine höhere Kontroll- bzw. Regulationsebene über der autonomen Selbstregulationsebene erschlossen. Diese Reaktionsebene ist das Executive Control Network.

Executive Control Network (ECN) bzw. Frontoparietales Netzwerk (FPN). Exekutive Kontrollnetzwerke sind aktiv während **Tätigkeiten** und kognitiv anspruchsvollen Aufgaben, welche **nach außen gerichtete Aufmerksamkeit**, zielgerichtetes Denken, Verwendung des Arbeitsgedächtnisses und emotional-impulsive Hemmung benötigen (Uddin et al. 2019). Die ECN-Aktivierung spielt eine entscheidende Rolle bei der Entstehung **lösungsorientierten** außen-gerichteten **Verhaltens**. Im antikorrelierenden Sinne hemmt die Aktivierung von ECN die DMN-Aktivierung. Uddin et al. (2019) sehen als zentrale Strukturen des ECN den dorsolateralen und den ventrolateralen präfrontalen Kortex (DLPFC/VLPFC) und den posterioren parietalen Kortex (PPC) an. Dieses Netzwerk ist die Grundlage dessen, was wir im Praxisteil den *Erwachsenenmodus* nennen. In diesem Zustand sind wir in der Lage, uns selbst und andere Menschen aus der Vogelperspektive zu betrachten. Diese Selbst- und Fremdreflexion befähigt uns, sowohl unser Denken, Fühlen und Handeln zu hinterfragen als auch unsere Rolle innerhalb einer Gruppe zu finden (blaue Felder in Abb. 1-3).

Dies könnte erklären, wie sich Ihre Erfahrung während des zweiten Teils der Übung veränderte. Sie waren vermutlich deutlich weniger emotional und frei-assoziierend. Und in der Tat wird dieses Netzwerk in Verbindung mit top-down-regulatorischen Strukturen gebracht, die das DMN hemmen. Aber wie funktioniert der Wechsel zwischen diesen beiden Netzwerken?

Salience Network (SN). Das Salienznetzwerk (Frontale Insel und anteriorer cingulärer Kortex; ACC) scheint eine wesentliche Rolle beim Wechsel zwischen DMN und ECN zu spielen. Insbesondere der frontale bzw. anteriore insuläre Kortex (AI) reagiert deutlich schneller (0,5 s) als die beiden anderen, alternierend aktiven Netzwerke, die beide erst nach ca. zwei Sekunden reagieren (Menon 2023). Das Salienznetzwerk scheint in Zusammenarbeit mit den Amygdalae, welche die emotionale Valenz prüfen, im Sinne der Predictive-Coding-Theorie zu entscheiden, ob der Stimulus ignoriert bzw. assimiliert werden kann oder sich das System intensiver mit ihm beschäftigen und sich ggf. akkommodieren muss. Laut Moscovitch et al. (2023, S. 1417) wird der über den Hippocampus eintretende Stimulus mit den vorhandenen Einspeicherungen (Schemata bzw. prior) im DMN verglichen. Wird kein ausreichender Unterschied (Inkongruenz) festgestellt, besteht die Dominanz des DMN fort und die bestehenden Schemata werden konsolidiert. Andernfalls dominieren die Aktivierungen des lateralen präfrontalen Kortex des ECN/FPN und das DMN wird vorübergehend gehemmt, um (top-down) vorhandene Schemata bzw. das Narrativ anzupassen und eine modifizierte Verhaltensantwort zu entwickeln. Menon (2023, S. 12) nennt das den Übergang in einen neuen »Frame« (Bezugsrahmen), der dann vom DMN (z. B. durch Tagträume) weiterverarbeitet werden kann, sobald dieses wieder die Führung übernommen hat (DMN rebound).

> Im Zusammenspiel dieser drei Netzwerke entwickeln wir eine funktionale Balance zwischen stabilem Selbst und Anpassungsfähigkeit an eine sich verändernde Umwelt. Das nennt Schiepek (2006) **Homöodynamik** (im Gegensatz zur Homöostase), denn sie kombiniert Stabilität und Adaptivität.

Die **höhere Regulationsebene** zeichnet sich vornehmlich durch **Hemmungsprozesse** der spontanen DMN-Prozesse aus. Der Aufbau der dazu notwendigen Strukturen dauert ungefähr bis zum Alter von 18 bzw. 21 Jahren. Entsprechend ist die Top-down-Regulation bei Jugendlichen noch schlechter ausgebildet (Casey & Caudle 2013), was sich in den erhöhten Versicherungsprämien für jüngere Autofahrende zeigt. Diese Hemmung wird zunächst durch externe Kontrollparameter, z. B. Erziehungspersonen, vermittelt. Die unter diesem Einfluss angelegten Bahnen bauen einen inneren Attraktor auf. Psychologisch spricht man von Internalisierung bzw. Introjektion (Vygotski 2002). Die Internalisierungsfähigkeit unterscheidet die menschlichen Lernprozesse von Dressurprozessen bei Tieren. Durch Dressur bedingtes Verhalten bleibt nur so lange erhalten, wie die Verstärkungsbedingungen bestehen bleiben. Ist beim Menschen durch eine Internalisierung ein innerer Attraktor aufgebaut, wirkt dieser weiter, auch wenn die äußeren Kontrollbedingungen nicht mehr bestehen (Lewis 1990). Erst dadurch sind umfassendere Kulturleistungen möglich (Grawe 2004, S. 314). Diese unterschiedlichen Wege zeigen sich auch in fMRT-Bildern: Während Psychopharmaka direkt auf die Mandelkerne einwirken, wirkte eine Psychotherapie indirekt über einen vom präfrontalen Kortex ausgehenden hemmenden Regelkreis auf die Mandelkerne, die sogenannte fronto-limbische Feedbackschleife (DeRubeis et al. 2005).

1.2.7 Das Attraktorenmodell und die Konsistenztheorie von Klaus Grawe

Das Attraktorenmodell geht zurück auf den Physiker Hermann Haken (1983) und stellt ein als **Synergetik** bekannt gewordenes **multidisziplinäres Denkparadigma** dar. Seine *Chaos-Theorie* bietet theoretische Grundlagen, um komplexe selbststabilisierende Prozesse und Systeme zu verstehen, und stellt die Annahme auf, dass sich ein zunächst chaotisches System dank der Bildung sogenannter Attraktoren als ordnende Elemente aus sich selbst heraus organisiert.

> Attraktoren haben die Tendenz, Bewegungen innerhalb eines Systems in die eigene Richtung zu lenken, um dadurch einen energieärmeren Zustand herbeizuführen.

Entsprechend der **Entropie** (Verlaufsrichtung von Wärmeprozessen) versuchen Systeme, in einen möglichst energiearmen Zustand zu kommen. Vor diesem Hintergrund entstehen unter dem Einfluss von Attraktoren Potenziallandschaften, in denen Teilchen die Neigung haben, sich von einem Ort höherer Spannung zu einem Ort niedrigerer Spannung zu bewegen. Unter dem Einfluss von **Kontrollparametern**, welche von außen auf das System einwirken, werden Fluktuation und der Wechsel zwischen Attraktoren eingeleitet. Aus der Perspektive der Synergetik betrachtet ist das **Gehirn** auf der Ebene der emotionalen Prozesse zunächst **selbststabilisierend** (Abb. 1-4). Die Ein-

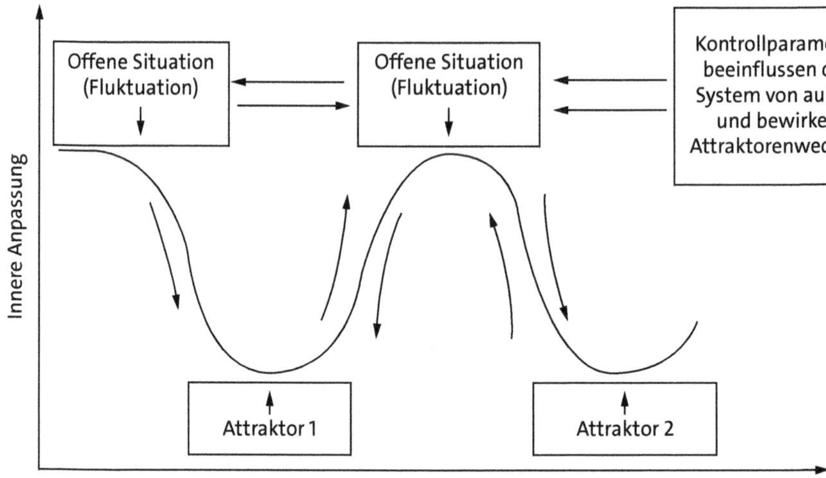

Abb. 1-4: Energetische Potenziallandschaften.

wirkung der Kontrollparameter (z.B. unsere therapeutische Intervention) muss so stark sein, dass sie im Salienznetzwerk (SN) einen Wechsel vom Default Mode Network (DMN) in das Executive Control Network (ECN) bewirken.

Im Kontext der Psychotherapie erklärt diese Schlussfolgerung den Widerstand, welcher in einem Veränderungsprozess überwunden werden muss. Im Sinne eines **Kontrollparameters führt eine therapeutische Intervention zu einem Spannungsanstieg**, der vom Gegenüber in der Regel als unangenehm erlebt wird. Ein auf kortikaler Ebene im ECN neu angelegter Attraktor (z.B. ein top-down einwirkender Gedanke) kann daher evtl. nicht stark genug sein, dem »Sog« eines auf der subkortikalen Ebene im DMN gebildeten (Gewohnheits-)Attraktors entgegenzuwirken. Patienten sagen dann oft: *»Ich verstehe, was Sie meinen, aber ich kann das nicht fühlen.«*

> In der Psychotherapie muss daher durch uns eine ausreichend starke emotionale (d. h. energetische) Aktivierung erreicht werden, damit der Übergang von einem alten Ordnungszustand im DMN in einen neuen vom SN als ausreichend »salient«, (d. h. belohnend) eingeschätzt und eingeleitet wird.

Durch weiteres Üben entsteht so im Rahmen von **Bahnungsprozessen** eine nachhaltigere Veränderung der Potenziallandschaft, welche dem neuen Attraktor im DMN ausreichend Kraft verleiht, um eine neue Verhaltenslenkung im Autopilotenmodus zu erreichen. Klaus Grawe (1998) entwickelt auf dieser Grundlage sein **konsistenztheoretisches Modell**. Er postuliert, dass auch wir Menschen die Tendenz aufweisen, spannungsarme und stabile Zustände aufzusuchen. Externe Stimuli, welche nicht zu den bisher entstandenen und vom Organismus entwickelten Attraktoren passen, führen zu einer sogenannten **Inkongruenzspannung**. Die Spannung zwischen zwei innerpsychischen Attraktoren nennt Grawe dagegen **Inkonsistenzspannung**. Ein solch instabiler Spannungszustand (sog. Fluktuationszustand) wird als unangenehm erlebt und das System (der Organismus) sucht demzufolge nach Lösungen, die es zurück in einen spannungsärmeren Zustand bringen. Erfolgreiche Lösungsversuche, welche zur **Spannungsreduktion** führten, werden vom Organismus erlernt und in Zukunft häufiger gezeigt.

Alle intensiven, wiederholten oder lange anhaltenden, emotional bedeutenden Erfahrungen prägen sich als neuronale Erregungsbereitschaft (d. h. als Attraktor) in das Nervensystem ein. Ein Attraktor entspricht einem Schema.

Grawe (1998) spricht dann im Kontext psychischer Störungen von einem **Störungsattraktor** (wie etwa das situative Vermeidungsmuster bei einer Angststörung) als einem automatisierten Reaktionsmuster, mit welchem die Entstehung psychischer Störungen erklärt werden kann. Durch den **Aufbau neuer Attraktoren** vergrößert das System hingegen seine Anpassungsfähigkeit, stabilisiert sich auf einem höheren Funktionsniveau und gewinnt im Sinne der *Broaden-and-Built-Theorie* von Barbara Fredrickson (2003) an Komplexität. Es kann dann flexibler auf Außenreize reagieren und dadurch seine Überlebensfähigkeit verbessern.

Der Aufbau neuer, funktionaler Schemata im DMN erhöht die Flexibilität unserer Reaktionen und gibt uns eine Wahl: Wir können somit aus dem Autopiloten des Störungsattraktors aussteigen.

EXKURS Emotionale Exposition

Wenn die Betroffenen ihr spannungsreduzierendes Bewältigungsverhalten unterbrechen, müssen sie zunächst einen Spannungsanstieg tolerieren und sich wieder den unangenehmen Emotionen einer Schemaaktivierung aussetzen (Arntz 2011a). Dabei benötigen sie unsere Unterstützung. Analog einer Angstexposition mit Reaktionsmanagement (Craske et al. 2008) brauchen sie unsere Begleitung, um sich im Erwachsenenmodus den vermiedenen Emotionen stellen zu können und funktionale Reaktionen aufzubauen. Wir exponieren aber nicht gegenüber äußeren Stimuli, sondern gegenüber inneren. Ziel ist auch nicht Habituation, sondern eine Neubewertung und Einordnung der emotionalen Aktivierung in den biografischen Kontext und eine Einspeicherung neuen Problemlöseverhaltens im DMN (Abb. 1-5).

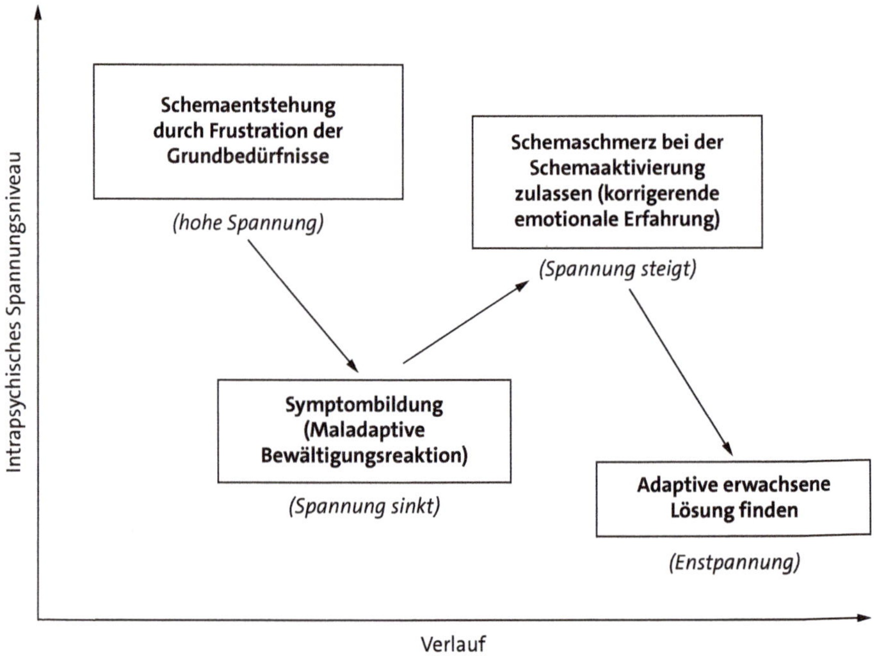

Abb. 1-5: Spannungsverlauf bei einer emotionalen Exposition.

Eine Selbsterfahrungsübung zur Wirkung von Attraktoren. Bevor wir uns dem Schemakonstrukt direkt widmen, lassen Sie uns gemeinsam wieder eine kleine Selbsterfahrungsübung machen und Abbildung 1-6 anschauen.

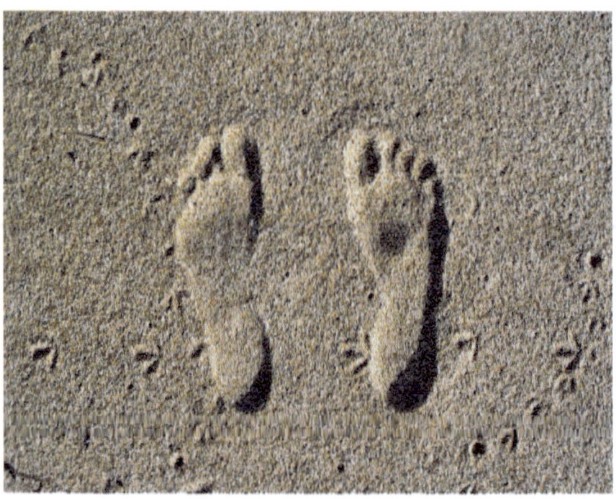

Abb. 1-6: Was sehen Sie hier?
(Abdruck mit freundlicher Genehmigung von Elines Hoffmann)

Was sehen Sie auf diesem Bild? Vermutlich werden Sie antworten: *Fußabdrücke.* Bevor exakter auf die Art der Fußabdrücke eingegangen wird, eine Vorbemerkung: Genau genommen sehen Sie nur das *Bild* von Fußabdrücken. Menschen sind geneigt, das Bild für eine Realität zu halten. Noch deutlicher als bei einem Foto entsteht dieses Erlebnis bei einem Film. Der Wahrnehmungsprozess erzeugt den Eindruck, das Bild auf der Leinwand sei die äußere Realität. Neurophysiologisch werden Wahrnehmungsinhalte nur zu einem kleinen Teil durch Einwirkungen der äußeren Welt bewirkt.

Kosslyn et al. (1995) konnten zeigen, dass nur etwa 10 % dessen, was von einem Bild wahrgenommen wird, tatsächlich in dem Bild begründet liegt. 90 % werden durch den Wahrnehmungs- und Beurteilungsprozess individuell ergänzt.

Das ist die Ursache dafür, dass Menschen ein Bild bzw. eine Situation völlig unterschiedlich wahrnehmen können, abhängig von ihrem persönlichen Wahrnehmungshintergrund. Neuroanatomisch sind nur etwa **3 % der Nervenendigungen überhaupt mit Sinnesorganen** verbunden. 97 % der Verbindungen führen zu anderen Nervenzellen im Gehirn (Spitzer 2002a). Roth (2001) schätzt sogar, dass auf eine einzige nach außen gerichtete Nervenfaserverbindung fünf Millionen gehirninterne Verknüpfungen kommen! *»Das Gehirn ist also überwiegend mit sich selbst beschäftigt«*, wie es Roth (2001, S. 214) anschaulich formuliert.

Diese sogenannte **Selbstreferenzialität** ermöglicht ein **stabiles Innenerleben** bzw. **Identitätsgefühl.** Durch wiederholte synchrone Aktivierung komplexer Verschaltungen in verschiedenen Hirnregionen (sog. laterale Integration im DMN über verschiedene Modalitäten hinweg) entsteht ein stabiles und kohärentes Selbsterleben (Singer 2002). Die Kehrseite dieser Medaille ist, dass äußere Einflüsse nur zu einem geringen Ausmaß das innere Erleben beeinflussen, auch wenn das subjektiv anders eingeschätzt wird. Bedingt durch den Aufbau unseres Gehirns hängen wir alle in einer **Subjektivitätsfalle** fest: Wir glauben, die Welt sei (objektiv) so, wie wir sie wahrnehmen. Faktisch nimmt aber jeder Mensch die Welt – gefiltert durch seine Schemata – subjektiv war. Das soll durch eine Metapher illustriert werden, die wir auch sehr erfolgreich in unseren Paartherapien einsetzen (unter www.schematherapie-frankfurt.de/index.php/materialien/videos/tutorials finden Sie ein Tutorial dazu).

DIE SMARTPHONE-METAPHER

Stellen Sie sich vor, Sie schauen auf die eine Seite eines Smartphones, Ihr Gegenüber auf die andere. Sie wissen aber nicht, dass das ein Smartphone mit zwei Seiten ist, sondern Sie kennen und sehen nur Ihre Seite. Sie sehen also z. B. das Display. Ihr Gegenüber behauptet nun steif und fest, das sei völliger Unsinn, denn er oder sie sähe eindeutig die Kamera(s). Es sei schon eine ziemliche Zumutung, dass Sie ihm oder ihr weismachen wollen, da sei ein Display. Er bzw. sie sei ja schließlich nicht blöd und wisse, was er oder sie sähe. Sie können sich vermutlich vorstellen, wie schnell sich hier ein unüberbrückbarer Streit entwickeln könnte. Folgen wir nur unserer Wahrnehmung, sind wir Menschen dazu verurteilt, uns **misszuverstehen**. Erst wenn wir grundsätzlich bereit sind, unsere Sicht der Dinge zu relativieren und uns für die Wahrnehmung anderer Menschen zu öffnen, kommen wir zum **Nicht-Verstehen**. Von da aus können wir nachfragen und uns dadurch »auf die andere Seite des Smartphones begeben«, eine neue Perspektive einnehmen und dadurch unser Bild der Welt erweitern. So kommen wir vom Missverstehen über das Nicht-Verstehen zum **Verstehen**. Deshalb spielen Perspektivwechsel und das Mentalisieren der Welt der anderen eine so bedeutende Rolle. Das üben wir übrigens systematisch in den Therapien.

Doch kehren wir zur Abbildung 1-6 zurück. Sie sehen also genau genommen das »Bild von Füßen«. Die meisten werden die Füße als erhaben wahrnehmen und sich dieses Urteils ziemlich sicher sein. *Nehmen Sie ruhig einmal bewusst zur Kenntnis, mit welcher Sicherheit Ihnen Ihr eigenes Wahrnehmungsurteil entgegentritt. Wechseln Sie nun bitte von dieser unmittelbaren Erlebensebene auf die kognitive Ebene und stellen Sie sich die Frage, wie wahrscheinlich es ist, dass sich ein Mensch die Mühe gemacht hat, diese Füße aus dem Sand herauszuplastizieren!* An dieser Stelle können Sie recht deutlich die innere Spannung zwischen dem gefühlsmäßig gefassten Wahrnehmungsurteil im DMN und den rationalen Überlegungen im ECN erleben. Grawe (1998) nennt das eine **Inkonsistenz**. Wer hat nun recht – das unbewusst gebildete Wahrnehmungsurteil oder die rationale Überlegung? Auch wenn Sie kognitiv den Attraktor aufbauen, dass vermutlich diese Füße doch eingedrückt sein müssen, wird sich innerlich eine Stimme melden, die sagt: *»Aber ich sehe sie doch eindeutig erhaben!«* In einem ähnlichen Zwiespalt erleben sich die Menschen, die uns (z.B. bei einer Exposition) kognitiv folgen möchten, aber auf einer gefühlsmäßigen Urteilsebene doch den alten Attraktoren verhaftet bleiben. Durch diese Übung kann man etwas mehr **Verständnis** für die innere **Ambivalenz unserer Patienten und Patientinnen** gewinnen.

Gehen wir noch einen Schritt weiter: Von der Person, die dieses Foto angefertigt hat, wissen wir, dass es sich definitiv um Fußabdrücke an einem Strand kurz vor Sonnenuntergang handelt. Es müsste also möglich sein, die zunächst als erhaben gesehenen Füße doch als abgedrückt zu sehen (was ein kleinerer Teil von Ihnen vielleicht sogar spontan getan hat). *Versuchen Sie jetzt bitte, die jeweils andere Wahrnehmungsperspektive einzunehmen. Wenn Sie die Füße zunächst erhaben gesehen haben, versuchen Sie jetzt, sie abgedrückt zu sehen (bzw. umgekehrt). Sie werden merken, dass Ihnen das erstaunlich schwerfällt.* Um von der einen Wahrnehmungsperspektive in die andere zu kommen, müssen Sie nämlich – in der Sprache der Synergetik – von einem Ordnungszustand in den anderen wechseln. Dazwischen liegt jedoch der bereits erwähnte Spannungsanstieg. *Der zuerst gebildete Attraktor ist stärker und versucht, die Wahrnehmung unbewusst immer wieder in die vertraute Bahn zu lenken. Der kognitiv vorbereitete neue Attraktor ist zunächst schwächer und nicht salient genug.*

Die folgende Beschreibung soll diesen Übergang für diejenigen erleichtern, welche die Füße erhaben gesehen haben. Sie stellt gewissermaßen den Kontrollparameter dar, der den Übergang herbeiführen soll. *Wenden Sie sich dazu bitte der Ferse des rechten Fußes zu. Nähern Sie sich von rechts mit dem einfallenden Licht auf der Ebene der Kante, an welcher der Fuß den Sand zusammengedrückt hat. Hinter der Kante wird es dunkel, weil der Fußabdruck im Schatten liegt. Sie sehen also in das Tal hinein, das durch den Fußabdruck entstanden ist. Der linke Rand dieses Tals ist hell, weil dort die Sonne noch hineinleuchten kann. Wenn Sie sich intensiv genug in diese Vorstellung hineindenken, wird es Ihnen eventuell möglich sein, den neuen Zustand zu erreichen. Was passiert, wenn Sie jetzt mit Ihrem Blick nach oben in den Bereich der Zehen wandern?* Bei vielen wird das Bild wieder zurückspringen. Sie können erleben, wie instabil ein solch neu aufgebauter Attraktor ist. So geht es auch den Patienten und Patientinnen, die sehr schnell aus dem neuen Verhalten in das alte zurückfallen.

Aber was ist mit Ihnen, wenn Sie es gar nicht geschafft haben, die Perspektive zu wechseln? Bei Ihnen müssten wir noch einmal ernsthaft über Ihre Therapiemotivation sprechen! Mit etwas gutem Willen müsste das doch zu schaffen sein, finden Sie nicht? Die anderen schaffen es doch auch!

Wenn Sie sich jetzt zu Unrecht kritisiert fühlen, haben Sie recht. Diese kleine Übung soll lediglich die Empathie für die Patientinnen und Patienten stärken, die in der gleichen Weise an der vermeintlichen Realität ihrer erlebten Gefühle festhalten und sich schwertun, die gewohnten Erlebens- und Verhaltensmuster im DMN zu verlassen.

Als kleiner Trost für diejenigen, die das Wechseln nicht geschafft haben: Positiv gewendet könnte man sagen, dass Sie die Charakterstärkeren sind. Wenn Sie einmal eine Haltung eingenommen haben, behalten Sie sie zuverlässig bei. Sie sind niemand, der sein Fähnchen nach dem Wind hängt! Möglicherweise ist diese innere Beweglichkeit ein biologisch angelegter Persönlichkeitszug mit Vor- und Nachteilen.

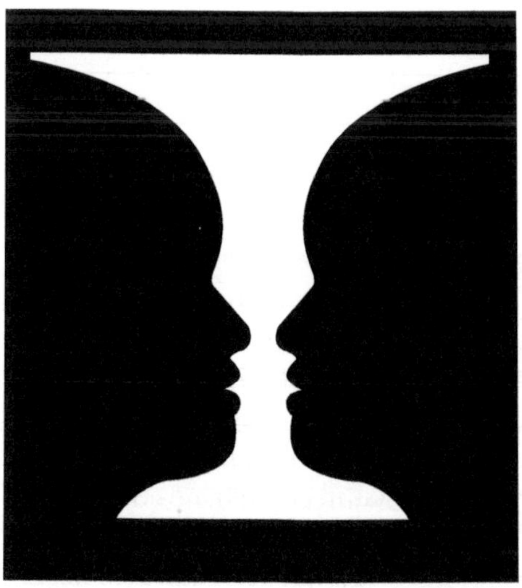

Abb. 1-7: Und was sehen Sie hier?

Als zusätzlichen Trost finden Sie in Abbildung 1-7 ein vertrautes Kippbild, bei dem das Wechseln der Perspektiven durch die stärkeren Kontraste und die schärferen Konturen leichter fällt. Aber auch bei diesem Bild können Sie bei genauerer Betrachtung beobachten, wie beim Wechseln zwischen den Gesichtern und dem Kelch ein minimaler innerer Widerstand überwunden werden muss. Das entspricht dem Spannungsanstieg beim Wechseln zwischen den Ordnungszuständen. Auf den Therapieprozess übertragen kann »Widerstand« bzw. das Prinzip der *sich selbst erfüllenden Prophezeiung* (Watzlawick 1976) als das Verharren in einem bereits bestehenden Ordnungszustand im DMN konzeptualisiert werden.

Aus der Perspektive der Synergetik betrachtet ist das Gehirn auf der Ebene der emotionalen Prozesse zunächst selbststabilisierend und muss aktiv (z. B. durch intensive, therapeutische Interventionen) in neue Ordnungszustände, d. h. neuronale Verknüpfungen, gebracht werden.

Ein auf der gedanklichen, d. h. kortikalen Ebene im ECN momentan gebildeter Zustand ist keinesfalls von sich aus stark genug, einen auf der Ebene des DMN gebildeten Attraktor zu schwächen. Der evolutionäre Vorteil der Reaktionsträgheit des biologischen Systems könnte darin bestehen, dass nicht jede auf der »herausgehobenen« Ebene der abstrakten Gedanken gefasste Idee sofort umgesetzt wird. In der Psychotherapie müssen daher emotional ausreichend intensive Erlebnisse induziert werden, die so salient sind, dass der Übergang von einem Ordnungszustand in den anderen gebahnt wird. Erst dieser **Bahnungsprozess** verändert die Potenziallandschaft dahingehend, dass die Kraft des neuen bzw. veränderten Attraktors ausreicht, das Verhalten in seine Richtung zu lenken. Die **bildhafte Vorstellung des angestrebten Zielzustandes** unterstützt die Aktivierung des Belohnungssystems im Salienznetzwerk (SN). Wir werden in den späteren Kapiteln sehen, wie wir diese Grundlagen in emotionsaktivierenden, insbesondere imaginativen Techniken konsequent umzusetzen versuchen.

1.2.8 Das Schemakonstrukt

Auf Grundlage dieser Selbsterfahrungsübung wollen wir uns jetzt dem zentralen Konzept der Schematheorie widmen. Der Begriff »Schema« ist im psychotherapeutischen Kontext nicht neu. Aaron Beck verwendete den Begriff bereits im Jahr 1967 im kognitiv-therapeutischen Kontext, verstand Schemata jedoch primär als kognitive Komplexe von Grundannahmen. Auch Piaget (1976) verwendet den Begriff »Schema« im Sinne von kindlichen Verhaltensmustern. Grawe macht dann mit seiner **»Schematheorie«** (1986) das Schemakonstrukt im deutschsprachigen Raum populär. Aus Grawes Perspektive korrespondiert das subjektive bzw. objektiv beobachtbare Erleben mit der synchronen Aktivierung eines spezifischen Neuronenverbands, den Grawe (1998), mit Bezug auf Edelman (1987), als **neuronales Erregungsmuster (NEM)** bezeichnet. Ein solcher momentaner Erlebenszustand mit seinen kognitiven, emotionalen, vegetativen und handlungsimpulsierenden Komponenten ist Ausdruck der Aktivierung eines oder mehrerer Schemata. Diesen momentanen Aktivierungszustand nennen Young et al. (2005) einen **Modus**. Ein Modus (state) kann auch eine Reaktionstendenz bzw. ein sichtbares Verhalten beinhalten. Die Schemata selbst stehen dabei als neuronal verankerte Reaktionsbereitschaften (bzw. traits) im DMN implizit im Hintergrund. Grawe bezeichnet das als eine **neuronale Erregungsbereitschaft (NEB)**. Auch Rainer Sachse (2008) verwendet ein ähnliches Schema-Verständnis.

Jeffrey Young definiert ein frühes maladaptives Schema als ein *»weitgestecktes und umfassendes Thema oder Muster, welches in der Kindheit oder Adoleszenz entsteht und sich im Laufe des weiteren Lebens verstärkt, welches stark dysfunktional ist und aus Erinnerungen, Emotionen, Kognitionen und Körperempfindungen besteht, die sich auf den Betreffenden selbst und seine Kontakte zu anderen Menschen beziehen«* (Young et al. 2005, S. 36).

> Ein Schema ist ein abstraktes Konzept, ein von Menschen geschaffener theoretischer Rahmen, um beobachtete Phänomene zu erklären.

Wir versuchen, das **Schemakonstrukt** von den verschiedenen Konzepten und neurobiologischen Erkenntnissen her abzuleiten, die wir Ihnen auf den letzten Seiten präsentiert haben.

Hier eine kurze **Zusammenfassung** der wichtigsten Aspekte:

- Schemata sind individuelle **Persönlichkeitseigenschaften** (Traits). Schemata bezeichnen konzeptuell individuelle Muster, die unsere Erwartungen, unsere subjektive Wahrnehmung einer bestimmten Situation, unsere emotionalen, kognitiven und behavioralen Reaktionsimpulse sowie auch unsere Pläne, Ziele und unsere übergeordneten Motive beeinflussen. Laut Moscovitch et al. (2023; S. 1413) formen sich Schemata aus Gemeinsamkeiten zwischen verschiedenen persönlichen episodischen Erlebnissen (bzw. Szenen). Er lokalisiert diese im vmPFC/DMN. Wäre es möglich, die Summe unserer aktiven Schemata zu einem bestimmten Zeitpunkt zu eruieren, so würde das Ergebnis vermutlich eine detaillierte Beschreibung unserer Persönlichkeit ergeben.
- Schemata sind der **Niederschlag unserer Beziehungserfahrungen**. Im Sinne neuronaler Erregungsbereitschaften prägen sich intensive und emotional bedeutsame Erfahrungen in unser Default Mode Network (DMN) ein und bilden den Ausgangspunkt automatisierter Reaktionen. Insbesondere (jedoch nicht nur) die früheren Prägungen aus Kindheit und Jugend scheinen einen sehr tiefen Eindruck zu hinterlassen. Vor dem Hintergrund dieses »Beziehungsfotoalbums« schauen wir heute auf die Personen und sozialen Situationen vor uns.
- Entsprechend dem Konzept des »appraising brain« von Brosch & Sander (2013) stellen Schemata die psychologische Basis von komplexen **Bewertungsprozessen** dar. In einer modernen Metapher gesprochen: Unsere Schemata sind die **Augmented-Reality-Brille**, mit der wir die Realität schemageleitet **selektiv wahrnehmen**.

- Schemata funktionieren wie unbewusste **Attraktoren** und bringen gewissermaßen Ordnung in das emotionale Erleben. Sind sie aktiviert, dringt aber auch immer wieder die Vergangenheit unbemerkt in die Gegenwart ein (**erinnerte Gegenwart**; Edelman 1995). Das Schemakonzept verbindet im Sinne der O-Variable unsere aktuellen Wahrnehmungs- und Reaktionsmuster mit unserer Lerngeschichte.
- Schemata entsprechen den Priors im Predictive Processing, denn mithilfe unserer Schemata erfolgt nicht nur die »passive« Wahrnehmung und Prozessierung von Signalen aus dem Umfeld, sondern auch eine aktive Prädiktion des unmittelbar zu Erwartenden. Starke Schemaaktivierungen können die Balance zwischen Assimilation und Akkommodation (Piaget 1976) hin zu einer **Haftung an vorhandenen Priors** und unflexiblen Reaktionen auf aktuelle Stimuli verschieben. Dann sitzen wir in einer **Lebensfalle** fest (Young et al. 2005).

1.2.9 Der kontextuelle Charakter von Schemata

- Jeffrey Youngs Schematheorie kann als Versuch angesehen werden, pathologisch-problematische Reaktionen bei Personen mit Persönlichkeitsstörungen systematisch zu erfassen und für die Behandlung zu operationalisieren. Sie verfolgte nie das Ziel, Persönlichkeitseigenschaften im Allgemeinen zu erklären. Aus diesem Grund finden wir in Youngs postulierter Systematik nur maladaptive Muster (siehe Kap. 3).

Wir möchten jedoch **ein allgemeines Schemakonstrukt** verwenden, das mit unserem kontextuellen Verständnis kompatibel ist. Aus dieser Perspektive ist die Unterscheidung zwischen positiven und negativen bzw. adaptiven und maladaptiven Schemata vor allem eine Frage der psychologischen Flexibilität und Fähigkeit zur Gegenwärtigkeit und Achtsamkeit (Hayes et al. 2022). Flexibilität führt im Sinne der Balance zwischen Assimilation und Akkommodation zur schnellen Situationsbewertung einerseits, bei gleichzeitiger Anpassungsfähigkeit und Offenheit für neue Lernerfahrungen andererseits. Die entscheidende Frage ist: Sind wir in der Lage, einen vorhandenen Prior anzupassen bzw. eine alternative Bewertung der Situation zuzulassen? Und das kann nur individuell und in Bezug auf eine konkrete Situation (d. h. kontextuell) beurteilt werden.

> Ein allgemeines Schemakonzept unterscheidet nicht a priori zwischen adaptiv und maladaptiv. Ob ein Schema adaptiv ist oder nicht, ergibt sich erst aus dem Kontext. Menschen zu töten ist im Krieg adaptiv, im Zivilleben maladaptiv. Evolutionär betrachtet ist die Fähigkeit zur Schemaentwicklung grundsätzlich adaptiv und in der Theorie gibt es im Prinzip eine unbegrenzte Zahl von Schemata.

Lassen Sie uns dazu eine weitere, konkretere **Selbstreflexion** machen.

ÜBUNG

Stellen Sie sich vor, Ihr Partner bzw. Ihre Partnerin möchte eine Person treffen, mit der er/sie früher eine romantische Beziehung hatte. Wie reagieren Sie emotional? Welche Bilder kommen Ihnen in den Sinn? Welche Gedanken können Sie im Kopf »hören«? Wie würden Sie konkret handeln?

Nehmen wir an, Sie tendieren zum Pol »vertrauensvoll« und sind dabei eher gelassen und überzeugt, er/sie würde Sie niemals betrügen – was im Allgemeinen eine durchaus hilfreiche Einstellung im Kontext einer Beziehung ist. Wissen Sie eventuell auch, in welchem historischen Kontext Sie diese Tendenzen entwickeln durften? Wie waren Ihre frühen Beziehungserfahrungen? Sie entscheiden sich vor dem Hintergrund dieser alten Erfahrungen und entsprechend Ihrem Schema, zu vertrauen und nicht zu kontrollieren oder eifersüchtig zu recherchieren. Ihr Partner/Ihre Partnerin freut sich sehr über diese Freiheit. Wie finden Sie Ihr »Vertrauensschema« bisher?

Jetzt ändern wir den Kontext und erzählen Ihnen in diesem Moment, dass er/sie seit Monaten eine Affäre mit besagter Person führt. Wie reagieren Sie jetzt? Sie haben diesem Menschen entsprechend Ihrem Schema sehr vertraut. Wie finden Sie Ihr Vertrauensschema jetzt? Möglicherweise gab es zahlreiche Indizien, die Sie vor dem Hintergrund Ihres Schemas bewusst oder unbewusst ignorierten. Jemand mit einer Tendenz zum Misstrauenspol hätte unter Umständen früher gehandelt und sogar verhindert, dass der Kontakt zwischen Ihrem Partner bzw. Ihrer Partnerin wieder zustande kommt, und die Affäre wäre eventuell gar nicht passiert.

Lassen Sie unsere Fantasie und Kreativität in die andere Richtung spielen. Sie tendieren eher zum misstrauischen Pol und haben vor dem Hintergrund Ihrer Kindheitserfahrungen historisch gute Gründe dafür. Sie misstrauen Ihrem Partner bzw. Ihrer Partnerin und verbieten ihm/ihr, sich mit der alten Liebe zu treffen. Dies führt zu so vielen Konflikten, dass die Beziehung ernsthaft belastet wird und möglicherweise in die Brüche geht. Dabei hätte sie/er niemals eine Affäre angefangen. Wie finden Sie jetzt Ihr »Misstrauensschema«?

Unabhängig von unseren bisherigen Erfahrungen ist vor allem unsere **Flexibilität** im Hier-und-Jetzt der vermutlich entscheidende Faktor. So könnte ein eher zum Misstrauen tendierender Mensch in der Therapie lernen, zu vertrauen, und ein sehr vertrauensvoller Mensch in mancher Situation vorsichtiger sein. Denn fehlende Flexibilität kann auch bei vermeintlich positiven Schemata zu Schwierigkeiten führen, wie das Beispiel verdeutlichen sollte.

Ein Mangel an kontextueller Flexibilität hat zur Folge, dass sich ein System (bzw. der betroffene Mensch) schlecht weiterentwickeln kann und in einer *Lebensfalle* sitzt (Young et al. 2005).

Rigidität führt zur Erstarrung und verhindert Weiterentwicklung im Sine von »no pain – no gain« bzw. etwas wissenschaftlicher formuliert im Sinne der bereits erwähnten Broaden-and-Built-Theorie von Barbara Fredrickson (2003). Unsere Schemata werden bei fehlender Flexibilität scheinbar immer wieder bestätigt und im lerntheoretischen Sinne verstärkt: Menschen mit dem Schema »Negatives hervorheben« werden aufgrund ihrer selektiven Wahrnehmung immer »ein Haar in der Suppe« finden und Menschen mit dem Schema »Unerbittliche Ansprüche« werden sich unabhängig von der erreichten Leistung immer weiter antreiben und kaum eine Pause gönnen. Die Begründungen werden nach außen projiziert, aber im Grunde hängen die Betroffenen »wie eine Schallplatte in ihrer Rille fest«. Schemata werden häufig metaphorisch wie »Knöpfe« definiert, die von anderen Menschen »gedrückt werden«. Lassen Sie uns bei der Metapher bleiben:

»KLINGEL«-METAPHER

Wenn ein Mensch unbeabsichtigt auf einen falschen Klingelknopf drückt und der Bewohner der Wohnung, der sich gerade nach einer langen Nachtschicht schlafen gelegt hatte, sich über diesen aufregt, erlebt dieser den klingelnden Menschen durch einen kausal orientierten, unbewusst schemaorientierten Denkprozess spontan als den Verursacher seines Leidens. Faktoren wie die lange Nachtschicht davor, sein nicht leserlich genug geschriebener Name neben dem Klingelknopf oder sogar die eigene Entscheidung, die Klingelanlage nicht deaktiviert zu haben, werden in dem Moment völlig vergessen. Damit soll gesagt werden: Der Klingelnde ist zwar der **Anlass**, aber nicht die **Ursache** für das Klingeln.

Der aktuelle Interaktionspartner bei einer Schemaaktivierung ist nicht der *Verursacher*, sondern nur der aktuelle *Kontext*, in dem sich ein altes Muster aktiviert.

1.3 Das Reaktionsdreieck

Emotionale, kognitive und behaviorale Prozesse

Aus neurobiologischer Sicht ist es beinahe unmöglich, die emotionalen, kognitiven und behavioralen Reaktionsanteile zu trennen. Sogar wenn wir einen dieser Prozesse einzeln betrachten (was wir natürlich auch tun werden), beziehen wir uns zwangsläufig auf die anderen Reaktionsebenen.

Als wir uns in der obigen Übung mit Ihnen über die vermeintliche Affäre Ihrer Frau bzw. Ihres Mannes unterhielten, schauten wir uns mögliche Emotionen, Gedanken und die Handlungsebene an. So sprachen wir über eine starke misstrauische Angst, einhergehend mit alten Erinnerungsbildern aus Kindheit oder Jugend sowie der Überlappung mit der bildhaften Vorstellung dessen, was sie/er beim Treffen mit der/dem Ex tun könnte. Die eifersüchtig-kontrollierende Handlung kann nur vor dem Hintergrund dieser emotionalen und kognitiven Prozesse verstanden werden. Im Sinne von Rückkopplungsschleifen (feedback-loops) stehen die verschiedenen Komponenten in enger Verbindung zueinander.

Emotionen, Kognitionen und Handlungen sind Elemente einer komplexen Reaktion und keinesfalls losgelöste eigenständige Prozesse. Entsprechend behandeln wir sie auch mit den gleichen, erlebnisaktivierenden Interventionen und nicht getrennt.

Im Kontext psychologischer Modelle der Emotions- und Verhaltensregulation wird diese »Unzertrennlichkeit« jedoch häufig als Kettenreaktion dargestellt. Ein mit dem SORC-Modell sehr gut kompatibles Modell ist das **Prozessmodell der Emotionsregulation** von James Gross (2007). Er postuliert eine regulatorische Sequenz, die mit einer realen oder imaginierten emotional bedeutsamen Situation beginnt, auf die in einem zweiten Schritt die Aufmerksamkeit durch das Individuum gelenkt wird (attention), was bereits die erste Reaktionsebene darstellt. Anschließend erfolgt die emotionale Deutung oder Bewertung der Situation (emotional appraisal), welche zu einer komplexen Reaktion führt (response), bestehend aus Emotionen, physiologischen Veränderungen und motorischen Handlungen. Die Reaktion wirkt sich auf die auslösende Situation im Sinne einer Rückkopplung aus. Dabei unterscheidet Gross grundsätzlich zwischen verschiedenen Strategien entlang der Sequenz **Situation – Aufmerksamkeit – Bewertung – Reaktion**. Zu den **Strategien vor dem Aufkommen der emotionalen Reaktion** (antecedent-focused emotion regulation) mit dem Ziel der Neubewertung zählen die Wahl der Situation (situation selection), die Kontrolle oder Umgestaltung der Situation (situation modification), die Aufmerksamkeitslenkung zur Berücksichtigung neuer Aspekte der Situation (attentional deployment) und die kognitive Modifikation (cognitive change). **Strategien zur Modulation bereits vorhandener emotionaler Reaktionen** (response-focused emotion regulation) verfolgen die Veränderung von Erleben, Handlung und physiologischen Reaktionen.

1.3.1 Das emotionale Toleranzfenster

Wir haben in Abschnitt 1.2.7 das Zusammenspiel zwischen den Bottom-up-Aktivierungen aus dem Default Mode Network (DMN) und der Top-down-Regulation aus dem Executive Control Network (ECN) beschrieben. Voraussetzung dafür, dass das Arbeitsgedächtnis im ECM die Kontrolle über das Verhalten behält und emotionale Reize umfassend verarbeiten kann, ist, dass die emotionale Anspannung das Toleranzfenster nicht verlässt. Das Toleranzfenster markiert den Bereich einer hohen, bewusst gesteuerten Selbstregulationsfähigkeit. Im Sinne der umgedrehten U-Kurve des Yerkes-Dodson-Gesetzes (Yerkes & Dodson 1908) steigt diese zunächst mit der emotionalen Aktivierung an (Abb. 1-8). Wird die Anspannung aber zu stark, wird der im DMN erzeugte Handlungsdruck so groß, dass die selbstreflexiv-kognitiven Prozesse (sog. *cortical override*) nicht mehr Schritt halten können. In diesem Zustand »zieht sich das System zurück« auf automatisierte, weniger komplexe Funktionen und die Selbstregulationsfähigkeit fällt wieder ab. Die präfrontal vermittelte Reaktionsflexibilität geht verloren, die inneren Prozesse werden bottom-up organisiert. Goleman (1995) nennt das **emotional Hijacking**. In diesem Zustand werden die aktuellen subjektiven Interpretationen des Erlebten zwingend, Interpretationsalternativen werden unbewusst ausgeblendet und ein innerer Überstieg in eine andere Perspektive zunehmend unmöglich. Die archaisch-reflexhaften »Notfallprogramme« dominieren das Verhalten (LeDoux 1998). Die Patienten erleben sich in einem emotionalen Sog, sie spüren die Kraft des alten Attraktors, der sich selbst erhalten möchte. Young benutzt die Formulierung: *»Die Schemata kämpfen um ihr Überleben«* (Young et al. 2005, S. 37). In dieser gefühlsdominierten Verfassung bewerten Menschen Situationen dramatisch falsch: *»Wenn es mir Angst macht, muss es auch gefährlich sein«* (sog. emotional reasoning;

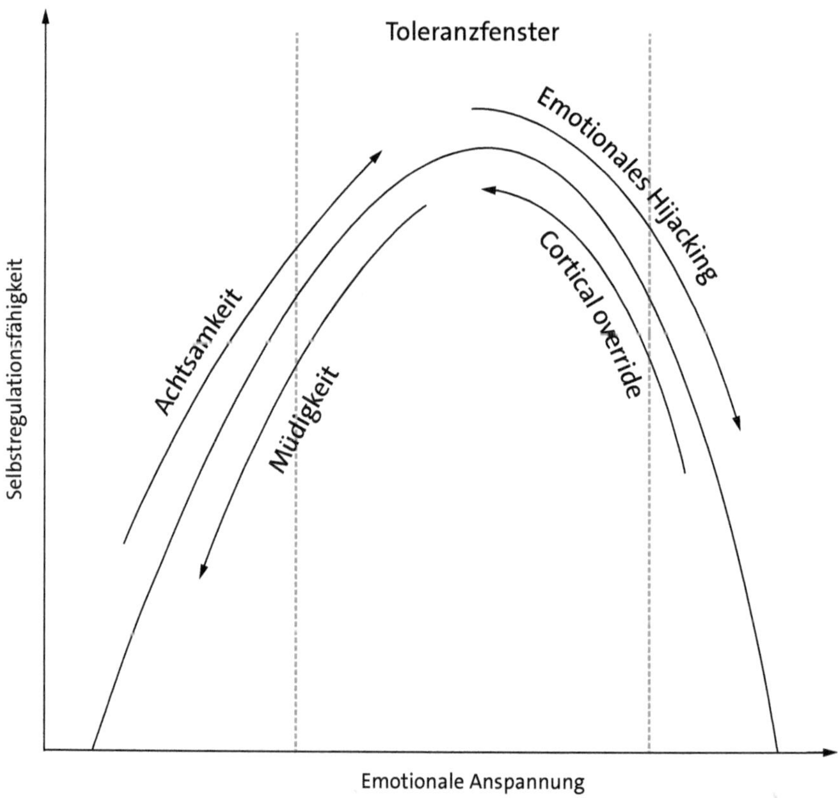

Abb. 1-8: Das emotionale Toleranzfenster nach dem Yerkes-Dodson-Gesetz.

Arntz et al. 1995). Aber auch (z.B. bei Suchtverhalten): *»Wenn es sich gut anfühlt, muss es auch gut sein.«* Diese Überbewertung der eigenen Gefühle und Gedanken kann so weit gehen, dass ihnen mehr getraut wird als den Wahrnehmungen (Predictive Coding). O'Connor et al. (2005) nennen das »inverse inference« (d.h. gegensinnige Beeinflussung) und beschreiben, wie Zwangspatienten z.B. denken: *»Gut, ich habe gehört, wie die Tür ins Schloss gefallen ist, aber vielleicht ist da so viel Staub drin, dass der Riegel doch nicht ganz drinnen ist und man die Tür wieder aufdrücken kann.«* Die Patienten glauben nicht den Wahrnehmungen, sondern ihren im Sinne der kognitiven Fusion (Hayes et al. 2012) gefangenen Gedanken. Hier zeigt sich die in der menschlichen Denkfähigkeit angelegte Erkrankungstendenz.

1.3.2 Zur Neurobiologie von Achtsamkeit und Meditation

Bremer et al. (2022) konnten im Rahmen einer klinischen Studie mit fMRT-Bildgebung zeigen, dass ein systematisches Achtsamkeits- und Meditationstraining bereits nach 30 Tagen die funktionale Konnektivität zwischen DMN und SN stärkt. Ebenfalls konnte eine bessere Konnektivität zwischen SN und ECN festgestellt werden. Sezer et al. (2022) stellten zusätzlich eine Besserung der funktionalen Konnektivität zwischen DMN und ECN fest. Smith et al. (2021) führten ein ähnliches Trainings-Protokoll über acht Wochen und stellten ebenfalls via fMRT eine bessere funktionale Konnektivität zwischen DMN und SN fest. In diesen neuen Studien finden sich neurobiologische Erklärungen für die positiven Effekte von Achtsamkeit und Meditation auf Aufmerksamkeitsregulation, Selbstwahrnehmung und emotionale Regulation insgesamt.

Bauer et al. (2019) verglichen Probanden mit hoher Meditationserfahrung mit Meditationsanfängern und stellten fest, dass Anfänger dank der Antikorrelation zwischen DMN und ECN in der Lage waren, die Aufmerksamkeit aktiv nach außen zu fokussieren und dadurch die frei-assoziierende Funktion des DMN zu hemmen. Erfahrene Mediationsübende erlebten hingegen insgesamt deutlich seltenere Aktivierungen des DMN, sodass eine aktive Hemmung gar nicht mehr notwendig war. Letztlich sind bei ALLEN Gefühlen Schemata bzw. das DMN latent aktiviert.

> In der Meditation entwickeln wir eine gesunde Distanz zu allen Emotionen und können offen bleiben für inkongruente Signale und damit für eine Korrektur des »predicton error«. Diese Fähigkeit gleicht die konstitutionelle Tendenz zur Selbstbezogenheit aus und hilft uns, aus der Subjektivitätsfalle auszusteigen.

Diese Effekte waren nicht nur während der Meditationspraxis zu beobachten, sondern auch im Alltag, wobei diese stärkere Verankerung im Hier und Jetzt mit weniger Emotionsgeneration einherging.

Gleichzeitig zeigen zahlreiche Studien, dass sich Meditation positiv auf das allgemeine Wohlbefinden und die psychische Gesundheit eines Menschen auswirken kann (Bostock et al. 2019; Gál et al. 2021; Hilton et al. 2017). In manchen Studien konnten jedoch nur kleinere Effektstärken nachgewiesen werden, was sich möglicherweise auf die erbliche Komponente der Tendenz zum Erleben von Wohlbefinden (happiness) zurückführen lässt; diese lag in einer Metaanalyse mit 56 000 Teilnehmenden nämlich zwischen 34 und 38 % (Bartels 2015). Insgesamt legen diese Befunde nahe: Je besser wir unsere Emotionen regulieren und im Hier-und-Jetzt sein können (z. B. durch Meditation und Achtsamkeitstraining), umso zufriedener sind wir. Tendenziell fühlen wir uns dabei von den **Emotionen weniger stark beeinflusst**.

> Wohlbefinden bedeutet in diesem Sinne nicht, starke positive Gefühle zu erleben, sondern sich durch eine größere Distanz zu den spontan im DMN entstandenen Emotionen stabiler zu fühlen.

1.3.3 Basisemotionen

Wie Sie bereits gemerkt haben, fokussieren wir stark auf die Betrachtung der emotionalen Elemente im Reaktionsdreieck, denn die neurobiologischen Erkenntnisse der letzten 30 Jahre bestätigen den starken Einfluss emotionsverbundener Bottom-up-Einflüsse auf unser Verhalten (LeDoux 1998).

> In der Schematherapie – so wie in den meisten Methoden der 3. Welle der Verhaltenstherapie – findet die Arbeit mit Emotionen einen zentralen Platz im Therapiegeschehen.

Wissenschaftliche Theorien zu Emotionen können nach Arias et al. (2020) in zwei Gruppen unterteilt werden:

- biologisch-evolutionspsychologische Theorien
- psychologisch-konstruktivistische Theorien

Aus einer **biologisch-evolutionspsychologischen Perspektive** haben Emotionen eine Art **Signalcharakter**, sowohl für uns als auch für unser Umfeld. Insbesondere Basisemotionen stellen eine »intrapsychische Informationsquelle« dar. Sie weisen uns darauf hin, inwieweit Grundbedürfnisse in der aktuellen Interaktion mit der Umwelt befriedigt bzw. frustriert werden. Zudem signalisieren unsere Emotionen (insbesondere deren Ausdruck in Mimik und Gestik) der Außenwelt, wie es uns gerade geht und wie wir uns mit anderen in Beziehung setzen wollen. Grundsätzlich energetisieren uns Emotionen und bewegen uns zur Handlung. Davis & Montag (2019) zitieren verschiedene Studien, die belegen, dass beispielsweise Kinder mit Hydranenzephalie in der Lage sind, ohne Kortex emotionale Regungen zu fühlen und entsprechende Gesichtsausdrücke oder sogar Handlungstendenzen zu zeigen.

Paul Ekman (2003) beschreibt vor dem Hintergrund der Forschung kulturunabhängiger emotionaler Ausdrücke (insbesondere Mimik) fünf Basisemotionen: **Angst, Traurigkeit, Ekel, Ärger** und **Freude**.

Diese fünf Grundemotionen bilden unseres Erachtens nicht nur die Essenz nonverbaler zwischenmenschlicher emotionaler Reaktionen sehr gut ab, sondern ermöglichen nach unserer Erfahrung eine gute Differenzierung in der Psychoedukation und in der direkten Arbeit mit Einzelnen, Paaren und Gruppen.

Während die ersten vier Basisemotionen Angst, Trauer, Ekel und Ärger als Alarmzeichen für den Organismus bzw. Signale im Sinne der Frustration emotionaler Grundbedürfnisse angesehen werden können und in engem Zusammenhang mit den anschließenden Reaktionen auf der Handlungsebene stehen, stellt die fünfte Basisemotion »Freude« ein Zeichen der Entwarnung bzw. der Befriedigung emotionaler Grundbedürfnisse dar (unter https://atlasofemotions.org finden Sie eine sehr anschauliche und differenzierte Beschreibung von Ekmans Taxonomie).

Basisemotionen sind sowohl phylo- als auch ontogenetisch primitiv und instinktiv. Sie sind angeboren und nicht spezifisch für uns Menschen. Sie sind selbstzentriert, reaktiv auf die Interaktion mit unserem Umfeld (real oder imaginiert) und werden nonverbal als körperlich-physiologische Zustände erlebt.

Wager et al. (2015) präsentieren eine sehr große Metaanalyse aus 148 fMRT- und PET-Publikationen mit Daten von 2159 Probanden, in denen es den Autoren gelang, die **»Hirnsignaturen«** (brain signatures) der einzelnen **Basisemotionen** mit spezifischen Aktivierungsmustern darzustellen. Diese Signaturen bilden Schaltkreise (brain circuits), die sowohl subkortikale als auch kortikale Regionen und Netzwerke verbinden. Dabei ist keine Struktur und kein Netzwerk isoliert für die Generation oder Regulation einer einzigen Aktivierungsform zuständig, wie früher in Paul Macleans »emotional brain systems« angenommen wurde (Maclean 1952). Anders formuliert: Die gleichen Strukturen und Netzwerke können in unterschiedlicher Art und Weise an verschiedenen emotionalen Aktivierungen beteiligt sein.

Klaus Grawe (2004) verwendet das Bild der Christbaumkerzen. Eine bestimmte Anzahl von Kerzen kann in unterschiedlichen Mustern gemeinsam aufleuchten. Jedes Muster steht für eine bestimmte Aktivität bzw. Funktion. So kann mit einer begrenzten Anzahl von Nervenzellen eine praktisch unbegrenzte Anzahl von Inhalten codiert werden (sog. Frequenzcodierung).

Hinsichtlich der Aktivierung kortikaler Prozesse postulieren Wager et al. (2015) eine **Polarität** zwischen den Basisemotionen.

- Zielgerichtete Aktivierung mit Fokus auf externale Objekte: Das lässt sich bei Angst und Ärger feststellen und geht eher mit Aktivierungen des ECN einher.

- Reaktive Aktivierung mit Fokus auf interner Homöostase: Diese Aktivitätsmuster werden bei Ekel, Trauer und Freude beobachtet und nutzen eher das SN und das DMN.

Ärger kann mit Aggressivität einhergehen, führt jedoch nicht zwangsläufig zu aggressivem Verhalten. Die Energie des Ärgers kann auch funktional zur Selbstbehauptung eingesetzt werden (*constructive anger*; Greenberg et al. 2003). Aggressivität hingegen ist eine Coping-Handlung, um sich **dominant-kämpferisch** durchzusetzen.

Angst bewirkt ebenfalls einen Aufmerksamkeitsfokus auf die Außenwelt, jedoch weniger zielgerichtet als bei Ärger. Nicht kontextualisierte Angst kann in einem interpersonalen Kontext mit **Flucht** oder **Erstarrung** als Coping-Strategien einhergehen. Moderat ausgeprägte *»konstruktive Angst«* hingegen mobilisiert in uns kooperative, prosoziale Verhaltensimpulse, weil wir unsere **Verletzbarkeit** spüren. Das kann eine zu starke Tendenz zur Selbstbehauptung ausgleichen.

Ekel wird in der Regel als eine evolutionär primitive Reaktion des Organismus beschrieben, welche das Ziel hat, auf potenziell pathogene, krankheitserregende, kontaminierte Substanzen oder auch gefährliche Parasiten präventiv zu reagieren (Kavaliers et al. 2022). Die zu erwartende Reaktion ist eine sicherheitsorientierte Suche nach **Abstand**, was auch im interpersonalen Bereich zu beobachten ist. Dabei erleben wir die Emotion Ekel eher als »**Genervt sein**« mit der Tendenz, andere zurückzuweisen. Im Modusmodell ist das ein ärgerlicher Beschützermodus. Adaptiv-kontextualisiert signalisiert uns diese Emotion hingegen, dass uns etwas »zu viel« ist und wir selbstfürsorglichen Abstand zur Situation brauchen (Details siehe Kap. 3.8.3).

Trauer führt zu einer emotionale **Rückzugtendenz**, möglicherweise zu einer geringeren kontextuellen Wahrnehmung und zu Schwierigkeiten bei der differenzierten Selbstwahrnehmung mit deutlich geringerer Aktivierung des Gesamtsystems. Trauer geht daher auf der Handlungsebene mit **Passivität** einher. Als automatisierte zwischenmenschliche Coping-Strategie führt das oft zu passivem Rückzug und Isolation, was in der Literatur im Sinne der pathologischen Trauer als Depressionssymptom (Arias et al. 2020) und in der Schematherapie als »distanzierter Beschützer« beschrieben wird. Wenn wir Trauer jedoch als Warnzeichen unseres Körpers wahrnehmen und konstruktiv kontextualisieren, entsteht in uns vor allem der Wunsch nach Kontakt zu anderen Menschen. Und sie signalisiert auch unserem Umfeld, dass wir Hilfe brauchen. Dafür müssen wir uns aber erlauben, unsere Verletzbarkeit zu zeigen. Aus dieser Perspektive ist Traurigkeit eine zentrale **Bindungsemotion**.

Freude wirkt ebenfalls **weniger handlungsorientiert** als Ärger oder Angst und wir gehen eher mit dem Geschehen mit (z. B. im Flow-Erleben; Csíkszentmihályi 2008). Wir handeln spontaner und ohne lange Überlegung bzw. Planungsphase. Sind wir mit der unmittelbaren Situation zufrieden, dann gibt es schlicht nichts zu signalisieren. Das ist der Fall, wenn wir intra- und interpersonal ausbalanciert und unsere individuellen und sozialen Bedürfnisse gut befriedigt sind. Dann sind wir im *»Modus des glücklichen Kindes«* (Young et al. 2005, S. 343). Freude als Basisemotion geht über ein Gefühl von allgemeiner Zufriedenheit oder Wohlbefinden hinaus und steht in Verbindung mit Aktivierungen des SN.

Die Rolle des **autonomen Nervensystems bei Aktivierungen der Basisemotionen** wurde in der Vergangenheit, teilweise auch in unseren Publikationen, deutlich überschätzt. Eine große Metanalyse von Siegel et al. (2018) mit 202 Studien unter Beobachtung von Herzfrequenz und -variabilität, Atemfrequenz und Hautleitfähigkeit zeigte **keine eindeutigen Zuordnungsmöglichkeiten** zwischen dem autonomen Nervensystem und spezifischen Emotionen.

1.3.4 Selbstreflexive Emotionen

Selbstreflexive Emotionen (self-reflective oder self-conscious emotions) wie Scham, Schuld und Stolz setzen voraus, dass sich der fühlende Organismus seiner Selbst bewusst ist und über entsprechende **Selbstrepräsentanzen** verfügt. Denn bei diesen Emotionen kommt der Stimulus vor der emotionalen Reaktion nicht aus der Außenwelt, sondern aus dem innerlich aufgebauten Selbstbild bzw. unseren verinnerlichten Bewertungsmustern. Anders als die Basisemotionen sind diese Bewertungsmuster nicht angeboren, sondern werden durch **soziales Lernen** aus der Umwelt übernommen bzw. internalisiert. Selbstreflexive Emotionen beinhalten also immer eine **Wertekomponente** (Leahy 2001), welche die bottom-up aktivierten Basisemotionen top-down modifiziert.

An dieser Stelle kann eine verwirrende Verwechslung entstehen: Basisemotionen können auch durch das eigene Gehirn initiiert werden, wie etwa bei panischer Angst während einer posttraumatischen Intrusion. Dabei erlebt man jedoch sehr präsent die Erinnerung an eine frühere Interaktion mit der Außenwelt, bei der panische Angst aufkam und noch aufkommt. Ähnliches gilt bei zukunftsbezogenen Sorgen und Ängsten, wie etwa im Falle generalisierender Ängste.

> Bei selbstreflexiven Emotionen findet eine Art Aufteilung des Selbst statt, indem wir als wahrnehmendes *Subjekt* uns selbst und unser Verhalten als wahrzunehmendes *Objekt* beobachten und darauf reagieren.

Dies ist bereits ein wesentlicher Unterschied zu Basisemotionen, die in einem viel breiteren Bereich der Tierwelt zu finden sind. Basisemotionen sind vor allem reaktiv auf die Interaktion mit unserem Umfeld (real oder imaginiert) und **nonverbal** ausgerichtet. Selbstreflexive Emotionen sind wesentlich stärker mit sprachlich vermittelten Bewertungen verbunden und entsprechend **verbalisierbar**.

> Es gibt in der Literatur zu selbstreflexiven bzw. selbstbezogenen Emotionen keine einheitliche Systematik. Wir arbeiten primär mit **Scham, Schuld, Stolz** und **Neid**, denn diese Emotionen sind verhältnismäßig gut untersucht und auch bei anderen selbstbewussten Tierarten zu finden.

Scham und Schuld. Diese selbstreflexiven Emotionen werden von den meisten Menschen als aversiv erlebt, spielen aber eine wichtige Rolle bei der **Regulation von Sozialverhalten**. Wir erinnern noch einmal an das Prinzip der psychologischen Flexibilität und die Macht des Kontextes. Angelehnt an Schoenleber et al. (2023) und Tangney & Dearing (2004) können Scham und Schuld phänomenologisch differenziert werden, wie in Tabelle 1-3 dargestellt.

	Scham	**Schuld**
Subjektives Erlebnis	Erleben von schmerzhafter Minderwertigkeit und Wertlosigkeit mit Abwertung der ganzen Person	unangenehme Angespanntheit und Reue in Verbindung mit der gedanklichen Beschäftigung mit einem spezifischen Verhalten, wie etwa einem (vermeintlichen) Versagen oder einer sozialen Grenzüberschreitung
Attributionsstil	stabile, nicht kontrollierbare, globale Attributionen (»ich bin nicht gut genug dafür«, »mit mir stimmt etwas nicht«, »ich bin dafür zu doof«)	instabile, kontrollierbare, spezifische Attributionen (»ich gab mir nicht genug Mühe«, »ich war zu wenig bei der Sache«, »ich war zu langsam«)
Handlungstendenz	Vermeidung einer Situation, in der man aufgrund der eigenen Wertlosigkeit versagen könnte	prosoziale Wiedergutmachung

Tab. 1-3: Scham und Schuld.

Nicht nur in der Theorie, sondern auch in der empirischen Forschung zeigt sich eine **Korrelation** zwischen Intensität und Häufigkeit von **Scham- und Schulderleben** und dem Risiko, **psychopathologische Symptome** zu entwickeln. Kim et al. (2011) zeigten in einer Metanalyse mit 22411 Probanden eine sehr hohe Assoziation zwischen Scham und depressiven Symptomen ($r = .43$), wobei die Scham, bezogen auf die angenommene Sichtweise anderer Menschen auf die eigene Person, als Subkategorie die höchste Effektgröße erreichte ($r = .56$). Sowohl Scham als auch Schuld wiesen in einer Metanalyse von Cândea & Szentagotai-Tătar (2018) mit 29001 Probanden eine hohe Assoziation mit verschiedenen Angstsymptomen auf; die Autoren sprechen bezüglich dieser überschießenden Scham, die nicht innerlich kompensiert werden kann, von »toxic shame«. Scham und Schuld sind auch mit Posttraumatischen Belastungsstörungen (Congrong et al. 2021) und Essstörungen (Craven & Fekete 2019) assoziiert.

Interessanterweise werden auch in der Schematheorie diese zwei Emotionen unterschiedlich konzeptualisiert, denn während das Schema »Unzulänglichkeit/Scham« zur Domäne 1 (Abgetrenntheit) gehört, gehört das Schuld-Schema »Versagen/Erfolglosigkeit« zur Domäne 2 (Autonomiebeeinträchtigung) (siehe Kap. 3).

Schoenleber et al. (2023) untersuchten weiterhin die Rolle von Scham und Schuld bei selbsterhöhenden Tendenzen unter narzisstischen Probanden. Dabei arbeiteten sie mit der Dimension *Vulnerabilität vs. Grandiosität*, wobei Vulnerabilität mit Angsterleben, Misstrauen und Vermeidung einhergeht und Grandiosität mit einem Mangel an Bescheidenheit, Selbstsucht und Überheblichkeit. Die Ergebnisse ihrer Studie (N = 668) zeigten, dass eine hohe Schuld-Anfälligkeit (guilt-proneness) eine negative Korrelation mit Grandiosität aufwies, jedoch nur, wenn Probanden gleichzeitig eine niedrige Aversion gegenüber Schuldgefühlen zeigten.

In anderen Worten: Selbstbezogen-überkompensatorisches Denken und Handeln setzen voraus, dass sich ein Mensch tendenziell weniger schuldig für seine Handlungen fühlt und ihm diese Gefühle wenig ausmachen.

Vulnerabilität korrelierte jedoch positiv mit Scham-Tendenzen. In anderen Worten: Scham und Schuld scheinen ähnlich wie die bereits erwähnte »konstruktive Angst« hilfreich zu sein, um mit narzisstischen Menschen therapeutisch einen besseren Zugang zum vulnerablen Pol und damit eine bessere interpersonale Handlungsregulation zu erreichen.

Stolz. Anders als Scham oder Schuld wird Stolz von den meisten Menschen als angenehm bzw. positiv erlebt. In vielen Fällen kommt es zu einer sekundären aversiven Scham/Schuld-Reaktion, wenn wir beispielsweise die Erfahrung machten, dass die Reaktionen unseres Umfeldes auf Stolz-Äußerungen negativ waren – ganz nach dem Motto: »Einbildung ist auch eine Bildung« oder »Nicht geschumpfen ist gelobt genug«.

Lassen Sie uns dazu gemeinsam eine Selbsterfahrungsübung machen.

ÜBUNG

Wann waren Sie zuletzt richtig stolz auf sich selbst? Denken Sie möglichst bildhaft über die Situation nach und versuchen Sie zunächst, den Fokus auf Ihre Empfindungen zu legen. Erlauben Sie sich, noch einmal die Situation zu erleben, als fände sie jetzt statt. Sie teilen sich ab jetzt imaginär in ein »Situations-Ich« und ein »Beobachter-Ich« auf, sodass Sie sich selbst wie von außen beobachten können.

Wie bewerten Sie gerade die Person, die Sie sehen, bzw. ihre Handlungen und ihr Auftreten? Sie sind stolz auf sich? Vermutlich fällt das Urteil eher positiv aus. Würden Sie hingehen und sich selbst in der Situation gratulieren? Würden Sie jetzt dieses Buch zuklappen und einen Freund anrufen und ihm erzählen, wie stolz Sie auf sich selbst sind, und die Situation ausführlich beschreiben? Beobachten Sie sich bei dieser Vorstellung bitte noch einmal genau, wie Sie gerade jemanden anrufen und berichten, wie toll Sie die Situation gemeistert haben und wie gut Sie sind. Was fühlen Sie jetzt? Und was denken Sie dabei?

Möglicherweise empfinden Sie jetzt gerade ein kleines Schamgefühl, falls Sie nicht mitgemacht haben. Stolz fühlen wir aus der Identifikation mit uns selbst heraus. Beim Wechsel in die Außenperspektive überwiegen hingegen die selbstkritischen Bewertungen.

Stolz ist genauso wie Scham stark abhängig von unseren Bewertungen, sodass wir sie nicht definieren können, ohne über kognitive Prozesse zu sprechen. Liao (2023) unterscheidet zwischen einem »authentischen« und einem »überheblichen« Stolz. Beim **authentischen Stolz** steht eine konkrete Zielerreichung im Vordergrund. Dabei geht es eher um die Zielerreichung an sich als um die Bedeutung für andere, was möglicherweise erklärt, wieso diese Emotion sowohl von einem selbst als auch vom Umfeld als angenehm erlebt wird. Der **überhebliche Stolz** ist eher nach außen gerichtet und dient z. B. dazu, Überlegenheit zu demonstrieren oder Dominanz auszuüben. Dies wird zwar von einem selbst als angenehm, vom Umfeld jedoch häufig als arrogant und unerwünscht erlebt. Während der authentische Stolz mit Selbstsicherheit und positivem Selbstwertgefühl assoziiert ist, wird der überhebliche Stolz eher mit Narzissmus, Grandiosität und Arroganz sowie Impulsivität oder gar Aggression in Verbindung gebracht.

> Authentischer Stolz korreliert negativ mit Scham, während überheblicher Stolz positiv mit Schuld korreliert (Jenßen 2021).

Dies stützt das schematherapeutische Konzept der »Überkompensation« einer primären Verletzbarkeit hinter arroganten Denkmustern und überheblichen Verhaltensweisen.

Neid. Neid wird tendenziell als aversiv bzw. negativ erlebt und ist ebenfalls eine selbstreflexive Emotion, bei der wir uns mit anderen vergleichen und dabei in der Regel eine Art Unterlegenheit feststellen. Dabei kann es um bestimmte Eigenschaften einer Person gehen, die man selbst ebenfalls gerne hätte, aber auch um konkrete Errungenschaften, soziale Anerkennung, die Art der Behandlung durch andere oder auch um materiellen Besitz. In der Literatur wird verhaltensbezogen zwischen »benignem« und »malignem« Neid (benigne vs. malicious envy) unterschieden.

Moncrieff & Lienard (2024) betonen die **Unterscheidung zwischen Neid und Eifersucht**. Bei Letzterer geht es um eine negative Reaktion auf den möglichen oder imaginierten Verlust einer wichtigen Person durch den Einfluss anderer. Vor dem Hintergrund der Basisemotionen scheint Eifersucht mit Angst und Ärger einherzugehen, während Neid mit Trauer und Ekel in Verbindung gebracht wird.

Sung et al. (2023) führten zwei empirische Studien durch und konnten eine positive Korrelation zwischen benignem Neid anderer auf die eigene Person bzw. Leistung und authentischem Stolz feststellen, ebenfalls zwischen malignem Neid auf die eigene Person bzw. Leistung und eigenem überheblichem Stolz. Auch hier ist wieder die Bewertung im sozialen Kontext entscheidend.

1.3.5 Außengerichtete Emotionen

Selbsttranszendental-prosoziale Emotionen. Insbesondere im Rahmen der 3. Welle der Verhaltenstherapie zeigt sich eine zunehmende Tendenz zu einem ressourcenorientierten Blick auf subtilere, prosoziale Emotionen. Die Compassion Focused Therapy (CFT) von Gilbert (2013) und die Akzeptanz- und Commitment-Therapie (ACT) von Hayes et al. (2012) sind zwei typische Beispiele. Anders als die Ich-zentrierten Basis- und die selbstreflexiven Emotionen richtet sich der Fokus selbsttranszendentaler (self-transcendent) Emotionen nach außen, insbesondere auf die Bedürfnisse und das Sozialverhalten anderer als Begleitung prosozialer bzw. altruistischer Handlungen. Diese tragen erheblich zur Lebenszufriedenheit bei (Lyubomirsky et al. 2005). Sie werden auch mit Natur- und Tierliebe sowie mit ökologischem Denken in Verbindung gebracht (Jacobs & McConnell 2022). Abatista & Cova (2023) postulieren eine mithilfe von Selbstbeobachtungsskalen und Faktorenanalysen empirisch untersuchte Systematik, die wir Ihnen gerne vorstellen möchten:

- **(Positive) Soziale Emotionen** (social states) gehen häufig mit Tränen einher, werden jedoch als positiv erlebt. Dabei geht es überwiegend um das Erleben sozialer Zugehörigkeit und emotionaler Bindung, Anerkennung außergewöhnlicher Leistungen, Erkennen von Bedeutsamkeit und insbesondere um Motivation zu prosozialem Verhalten. Dazu gehören **Liebe, Rührung** (being moved, being touched), **Dankbarkeit** und **Mitgefühl** (compassion).
- **Epistemische Emotionen** (epistemic states) gehen mit Überraschung und Herausforderungen einher, sind aber weiterhin angenehm positiv. Dabei erlebt man unter Umständen die Anwesenheit von etwas »Höherem«, das Zeitgefühl verändert sich und es entsteht Motivation, neue Dinge zu lernen. Dazu gehören z. B. **Anerkennung, Überraschung, Interesse, Bewunderung**.

> Während wir uns bei den selbstreflexiven Emotionen als Objekt von »außen« betrachten und bewerten, gehen die selbsttranszendentalen Emotionen einen Schritt weiter, denn sie entstehen bei der Betrachtung aus einer überpersönlichen Metaebene und haben einen deutlich sozialeren Charakter. Es besteht eine hohe Überschneidung mit einem allgemeinen gesellschaftlichen Wertesystem.

Negative (anti-)soziale Emotionen. Im Gegenzug zu den selbsttranszendentalen Emotionen begleiten negative soziale Emotionen **selbstbehauptungsorientierte** bis hin zu **egoistischen** (anti-sozialen) und **aggressiven Handlungen** (Jacobs & McConnell 2022). Auch hier wird der Fokus nach außen gerichtet, wobei Situation und Interaktionspartner im Rahmen einer komplexen Bewertungsleistung des Gehirns entwertet oder als negativ befundet werden. Häufig vor dem Hintergrund eigener Erfahrungen findet dann eine Schemaaktivierung statt, welche sowohl emotionale als auch kognitive Wahrnehmungsmuster »hinter den Kulissen« in Bewegung setzt.

- **Verachtung.** Wenn wir dieses Gefühl erleben, schauen wir in der Regel auf eine

Situation oder Person verabscheuend »von oben herab«. Wir finden ein bestimmtes Verhalten moralisch verwerflich oder falsch und entwerten dabei in der Konsequenz häufig die handelnde Person als Ganzes. In der psychologischen Literatur wird Verachtung in Verbindung mit den Basisemotionen Ekel und Ärger/Wut gebracht, wobei die Systematiken nicht immer konsistent sind. Paul Ekman (2003) selbst hatte diese Emotion ursprünglich als Basisemotion deklariert und später wieder unter dem Gefühl Ekel subsumiert. In der aktuellen Darstellung auf der offiziellen Internetseite der »Paul Ekman Group« (www.paulekman.com) wird Verachtung wieder zu den universellen Emotionen gezählt, denn es finden sich kulturunabhängige mimische Spezifika, die sie von Ekel unterscheiden. In der neurobiologischen Literatur findet Verachtung jedoch keinen Platz. Möglicherweise ist sie eine sehr komplexe und primär menschliche Emotion, was diese Diskrepanz erklären könnte. Wenn wir bei der These bleiben, dass Verachtung sowohl **Ekel-** als auch Ärger-Komponenten vereint, wird verständlich, warum diese Emotion nicht zu Abstandimpulsen führt, sondern zu einem **selbstbehauptungsorientierten Protest** mit konfrontierenden Tendenzen, verbunden mit einem eher positiven Gefühl der »Überlegenheit«.

- **Misstrauen.** Sie erinnern sich an die Selbsterfahrungsübung mit der Verabredung Ihrer Partnerin bzw. Ihres Partners (siehe Abschn. 1.2.9)? Da ging es genau um diese Emotion. Dabei erleben wir in der Regel Angst als hintergründige Basisemotion, denn unser Hirn schafft im Sinne der Situationsbewertung (appraisal) Bezüge zu bereits erlebten Situationen und damit verbundenen kognitiven Bewertungsmustern. Misstrauen kann nur unter starker Beteiligung der (kognitiven) Bewertung der betreffenden Person, insbesondere derer Motive, entstehen (Colquitt et al. 2007). Es geht auf der Verhaltensebenen einher mit der Suche nach **Sicherheitsabstand**, aber auch mit **aggressivem Verhalten**. Eine longitudinale Studie von Rotenberg & Fonseca (2023), durchgeführt zwischen 1993 und 2013 mit über 400 Probanden, zeigte, dass Misstrauen als emotionale Folge negativer Beziehungserfahrungen in der Adoleszenz und im späteren Leben Aggressivitätstendenzen effektiv vorhersagte.
- **Hass.** Bei dieser Emotion findet sich in der Literatur ebenfalls häufig eine Verbindung mit der Basisemotion Ärger. Die **Handlungstendenz** scheint deutlich **aggressiver** zu sein und verfolgt die **Schädigung** oder gar **Vernichtung der gehassten Person** (Fischer et al. 2018; Martínez et al. 2022). Auch dazu eine Selbsterfahrungsübung:

ÜBUNG

Würden Sie sagen, dass Sie jemanden schon einmal gehasst haben? Was haben Sie über die Person gedacht und wie fühlten Sie sich in ihrer Anwesenheit bzw. beim alleinigen Gedanken an sie? Wie viel Raum für Bindung lässt Hass zu?

Im Unterschied dazu ärgert man sich beispielsweise während einer Diskussion über einen guten Freund als Reaktion auf ein bestimmtes Verhalten in dieser unmittelbaren Situation. In den meisten Fällen wird die Beziehung diesen Konflikt jedoch überleben. Denn der **Ärger** über eine Handlung **be-**

inhaltet nicht die absolute Ablehnung und **Entwertung einer Person** und **geht nicht mit Vernichtungsfantasien** einher.

Diese drei Emotionen begleiten häufig impulsive Verhaltensweisen, welche den Aufbau oder die Aufrechterhaltung von Bindung stark erschweren: Es sind »anti-soziale« Emotionen, die wir vor allem bei arrogant-entwertenden und aggressiven Bewältigungshandlungen finden.

1.3.6 Emotionale Grundbedürfnisse

Die **Schematheorie von Jeffrey Young** verwendet ein phänomenologisch-deskriptives Modell emotionaler Grundbedürfnisse und beschreibt diese aus der **Perspektive eines sich entwickelndes Kindes** (Young et al. 2005), wobei sich die Reihenfolge an chronologischen Entwicklungsschritten orientiert (Valente & Reusch 2017): Ein Kind, das sich in der Beziehung zu seinen Eltern – insbesondere zu seiner Mutter – sicher fühlt (**Bindung**), verspürt natürlicherweise den Drang nach Erforschung der Umwelt und der eigenen Möglichkeiten und Grenzen (**Autonomie**), was zwangsläufig Gefahren mit sich bringt. Dabei ist dieses Kind aufgrund seiner noch rudimentären Impulskontrolle auf angemessene Grenzsetzungen seiner Bezugspersonen angewiesen (**realistische Grenzen**). Selbst wenn diese Grenzen liebevoll und angemessen aufgezeigt werden, wird sich das Kind gegen diese Begrenzung wehren – etwa mit einem Trotzanfall. Unter idealen Bedingungen gelingt es den Eltern, destruktives Verhalten während eines Wutanfalls feinfühlig zu begrenzen, das Kind aber in seiner Ganzheit als Person weiterhin anzunehmen. Dabei erlebt das Kind, dass es ein Recht auf seine Emotionen und Bedürfnisse hat, was gewissermaßen das Fundament eines intakten Selbstwertgefühls darstellt (**Freiheit, sich zu äußern**). Das Bedürfnis nach **Spontaneität und Spiel** wird eher als eine Art »ständiger Begleiter« während dieses Prozesses verstanden.

In der Schematheorie wird die Entstehung dysfunktionaler Schemata auf die systematische Frustration von emotionalen Grundbedürfnissen in der Kindheit oder Jugend zurückgeführt.

Klaus Grawe postuliert eine ähnliche Systematik, welche im deutschsprachigen Raum immer noch populär ist und an der wir uns auch in unseren früheren Publikationen orientiert haben (Grawe 1998):

- **Bindung.** Menschen brauchen das Gefühl eines vertrauensvollen, verlässlichen, bedingungslosen Verbunden-Seins mit anderen Menschen.
- **Kontrolle und Orientierung.** Menschen wollen in einer verlässlichen und bis zu einem gewissen Grad vorhersehbaren Welt leben. Dieses Sicherheitsgefühl ermöglicht innere Entspannung und Beruhigung und ist die Voraussetzung für die Autonomieentwicklung und die Entstehung von Selbstwirksamkeit.

- **Selbstwerterhöhung.** Menschen möchten gut vor anderen dastehen, was mit Selbstwirksamkeit verbunden ist sowie Individualisierung und Weiterentwicklung ermöglicht. In schwierigen Lebensbedingungen kann dieses Grundbedürfnis auch auf Rückzugsverhalten zum *Selbstwertschutz* reduziert werden.
- **Lustgewinnung und Unlustvermeidung.** Menschen genießen erfreuliche und lustvolle Erfahrungen und neigen dazu, schmerzhafte und unangenehme Erfahrungen zu vermeiden. Strategien zur Unlustvermeidung sind für die Entstehung von verschiedenen Störungen als aufrechterhaltende Bedingungen von hoher Relevanz.

Tabelle 1-4 zeigt eine vergleichende Übersicht beider Modelle. Das Modell von Young beschreibt emotionale Grundbedürfnisse aus der *Perspektive eines Kindes*. Grawes Modell beschreibt emotionale Grundbedürfnisse *aus erwachsener Sicht*, weswegen ein Bedürfnis nach realistischen Grenzen hier kein direktes Korrelat findet. Dieses fehlende Bedürfnis nach realistischen Grenzen in Grawes Modell kann als sozial erlernte »Kontrolle nach innen« (d. h. im Sinne von Selbstkontrolle) verstanden werden. So lassen sich diese zwei Systematiken gut aufeinander beziehen.

Grundbedürfnisse nach J. Young	Grundbedürfnisse nach K. Grawe
1. Sichere Bindung zu anderen Menschen 2. Autonomie, Kompetenz, Identitätsgefühl 3. Realistische Grenzen 4. Freiheit, Bedürfnisse und Emotionen auszudrücken 5. Spontaneität und Spiel	1. Bindung 2a. Kontrolle (über die Umgebung) 2b. Kontrolle (über eigene Impulse) 3. Selbstwerterhöhung bzw. -schutz 4. Lustgewinnung und Unlustvermeidung

Tab. 1-4: Emotionale Grundbedürfnisse bei Young und Grawe.

Wenn wir über die schematherapeutische Literatur hinausgehend nach Alternativmodellen für emotionale Grundbedürfnisse schauen, finden wir ein breites Spektrum an Möglichkeiten. Wie bei den verschiedenen Taxonomien von Emotionen können wir hinsichtlich der Theorie emotionaler Grundbedürfnisse zwischen eher einfachen, biologisch-evolutionären Systematiken, die auf Basisemotionen und der Beobachtung der Tierwelt insgesamt aufbauen, und komplexeren, psychologisch-konstruierten Systematiken unterscheiden, was zu unterschiedlichen Schwerpunktsetzungen führt.

Carol Dweck stellt ein psychologisches Modell vor (Dweck 2017), welches auch in den aktuellen Entwicklungen der Schematherapie zitiert und herangezogen wird (Arntz et al. 2021; Brockman et al. 2023). In diesem Modell finden sich sieben evidenzbasierte emotionale Bedürfnisse, wobei Dweck zwischen Grundbedürfnissen und später entwickelten kombinierten/komplexeren Bedürfnissen unterscheidet (siehe Abb. 1-9).

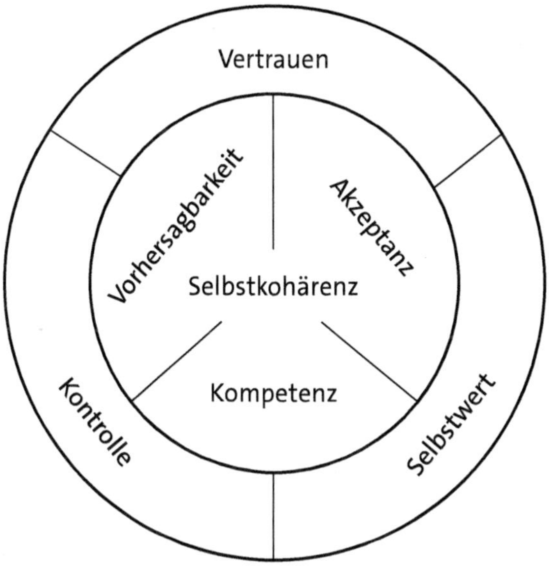

Abb. 1-9: Emotionale Bedürfnisse nach Dweck (2017).

Die drei von Dweck beschriebenen **psychologischen Grundbedürfnisse** (basic psychological needs) haben eine große Überschneidung mit den Modellen von Grawe und Young:

1. **Akzeptanz** (acceptance) beschreibt das Bedürfnis nach positiven sozialen Beziehungen, also nach sicheren positiven Bindungen.
2. **Vorhersagbarkeit** (predicability) beschreibt das Bedürfnis nach Verständnis hinsichtlich der Beziehung zwischen Gegenständen und Ereignissen in der Welt, was teilweise mit dem Bedürfnis nach Kontrolle in Grawes Theorie übereinstimmt.
3. **Kompetenz** (competence) beschreibt das Bedürfnis nach Selbstwirksamkeit und der Entwicklung effektiver Fertigkeiten.

Die kombinierten/komplexeren Bedürfnisse (emergent compound needs) bestehen aus Kombinationen der oben genannten drei Grundbedürfnisse:

- **Vertrauen** (trust) ist eine Kombination aus Akzeptanz und Vorhersagbarkeit. Vertrauen setzt die Fähigkeit voraus, nahestehende Personen zu verinnerlichen, um diese wiederzuerkennen. Aus diesem Grund geht Dweck davon aus, dass das Bedürfnis nach Vertrauen erst ab dem siebten Lebensmonat relevant ist.
- **Kontrolle** (control) stellt die Kombination aus Kompetenz und Vorhersagbarkeit dar, wobei das Bedürfnis die Fähigkeit zur Selbstreflektion und -wahrnehmung voraussetzt. Deswegen wird dieses Bedürfnis erst im zweiten Lebensjahr relevant.
- **Selbstwert/Status** (self-esteem/status) soll eine Kombination aus Akzeptanz und Kompetenz sein und beinhaltet den Wunsch, durch eigene Leistung emotionale Bestätigung und Anerkennung zu bekommen.
- **Selbst-Kohärenz** (self-coherence) beschreibt das Bedürfnis nach einem Gefühl der

»psychologischen Intaktheit und Verwurzelung«. Dies bedeutet, dass die eigene Identität als ein Ganzes und nicht als fragmentiert und das Leben in der Welt als sinn- und bedeutungsvoll erlebt werden.

Anders als die psychologisch-konstruktivistischen Modelle versuchen evolutionär-biologische Systematiken, Basisemotionen und motivationale Prozesse als Brücke zum sichtbaren Verhalten phylogenetisch in Einklang zu bringen.

Jaak Panksepp postuliert spezifische subkortikale neuronale Bahnen (neural circuitry) von Basisemotionen und betont den universell-biologischen Ursprung menschlichen emotionalen Erlebens (Panksepp 1998). Interessanterweise unterscheidet er dabei nicht zwischen motivationalen Systemen (also Grundbedürfnissen) und Emotionen. Er postuliert sieben evolutionär entstandene **motivational-emotionale Systeme von Säugetieren**:

1. **Seeking/Expectation** (Neugier/Erwartung) beschreibt die emotionale Aktivierung, die ein Tier dazu bewegt, *nach überlebensnotwendigen Ressourcen zu suchen* und die Welt zu erkunden. Dazu gehören Jagdverhalten und Suche nach Nahrung, aber auch die Suche nach anderen Tieren. Dieses System motiviert zu zielorientierten Verhaltensweisen, die sowohl angeboren als auch lerntheoretisch erlernt/verstärkt wurden (Panksepp & Biven 2012).
2. **Rage/Anger** (Wut/Ärger) beschreibt eine *primäre Selbstbehauptungstendenz*, um Ressourcen zu verteidigen oder kompetitiv zu erobern.
3. **Fear/Anxiety** (Angst) beschreibt die emotionale Aktivierung, die eine schnelle *Flucht vor Bedrohungen und Gefahren* ermöglicht. Hier geht es um ein *individuelles Sicherheitssystem*.
4. **Lust** (sexuelle Erregung) beschreibt einen emotionalen Prozess, *potenzielle Paarungspartner zu finden* und sich diesen anzunähern, um sich zu vermehren.
5. **Care/Nurturance** (Versorgung) beschreibt die biologisch motivierte Tendenz, sich um andere Tiere in der eigenen Gruppe, insbesondere den eigenen Nachwuchs, zu kümmern. Dieses System bewegt zu empathischen Reaktionen und Verhaltensweisen sowie zur Solidarisierung mit anderen Tieren in der Not. Es ist ein wesentlicher Motor prosozialen Verhaltens und der *Gruppenbildung* (Davis & Montag 2019), was einen erheblichen Überlebensvorteil darstellt.
6. **Panic/Grief/Sadness** (Verlassenheitsangst/Trauer) beschreibt das *Stress-Reaktionssystem des Nachwuchses auf die Trennung von den Eltern*, einhergehend mit trauriger Grundstimmung bis hin zur panischen Verzweiflung. Auch wenn es sich um ein sehr aversives schmerzhaftes System handelt, steht es in engem Zusammenhang mit dem CARE-System aufseiten der erwachsenen Tiere. Somit unterstützt und motiviert dieses System die soziale Bindung und auch die Solidarisierung anderer erwachsener Tiere, die sich in Abwesenheit der Eltern um junge Tiere in der Not kümmern. Dieses System stellt insgesamt die primäre Bindungstendenz dar und motiviert, soziale Kontakte aufrechtzuerhalten.

7. **Play/Social Joy** (Spiel und soziale Freude) beschreibt die *Motivation, mit anderen zu spielen*, was in der Tierwelt auch sehr körperlich stattfindet und einem Tier ermöglicht, sowohl adäquates Bindungsverhalten als auch das Respektieren sozialer Grenzen zu erlernen. Es wird angenommen, dass dieses System auch Emotionsregulation auf einer »höheren« kortikalen Ebene beinhaltet (Montag et al. 2021).

Auch wenn Panksepp selbst keine Dimensionen postuliert, sind Gruppierungen möglich. Hinsichtlich des hedonistischen Charakters (angenehm vs. aversiv) werden Wut, Angst sowie Verlassenheitsangst/Trauer als aversiv und Neugier, sexuelle Erregung, Versorgung sowie Spiel als angenehm erlebt. In Panksepps Theorie sind die emotionalen Systeme angeboren. Spezifische Verhaltensweisen innerhalb der verschiedenen Systeme werden jedoch individuell (lerntheoretisch) entwickelt.

Welche Systematik ist nun »die Richtige«? Aus unserer Sicht hängt das wiederum vom Kontext ab. Die Entwicklung von Theorien und die Forschung sind ein völlig anderer Kontext als die Psychoedukation in einer Therapie oder eine Orientierungsmatrix für therapeutische Interventionen. Wir möchten daher nicht nomothetisch, sondern utilitaristisch antworten: Wir bevorzugen die Systematik, die uns bei der praktischen Arbeit am hilfreichsten ist, um »Fälle« zu konzipieren und Menschen auf ihrem individuellen Lebensweg einen Kompass an die Hand zu geben. In der mikroanalytischen Arbeit mit Patientinnen und Patienten, insbesondere bei der Analyse wenig flexibler, problematischer Verhaltensmuster (Bewältigungsmodi) bei Menschen mit Persönlichkeitsstörungen, verwenden wir eine reduktionistische Systematik, die uns Klarheit, Operationalisierbarkeit und konkrete Veränderungen ermöglicht. Diese werden wir in Kapitel 3 ausführlich vorstellen.

Wir arbeiten mit den drei Grundbedürfnissen **Sicherheit, Autonomie/Selbstbehauptung** und **Bindung**, denn sie lassen sich heuristisch-phänomenologisch gut als treibende Kräfte hinter den prototypischen Verhaltenstendenzen **Flucht/Rückzug, Unterwerfung/Folgen** und **Dominanz/Kämpfen** postulieren. Dabei orientieren wir uns stärker an evolutionär-biologischen Modellen und legen den Fokus auf antreibende Basisemotionen »hinter den Kulissen der sichtbaren Handlung« (sog. Kindmodi).

- **Sicherheit** stellt unser archaischstes Grundbedürfnis bzw. den Überlebensinstinkt dar und findet sich bei Panksepp (1998) im System FEAR wieder. Im komplexeren zwischenmenschlichen Beziehungskontext sprechen Dweck (2017) über Vorhersehbarkeit und Grawe (1998) über Selbstschutz und Unlustvermeidung, was unseres Erachtens ebenfalls in diese Kategorie gehört. Angst und Ekel sind entsprechende emotionale Alarmzeichen. Wir suchen *Sicherheit durch Flucht bzw. Rückzug.*
- **Autonomie und Selbstbehauptung** stellen die aktive Gestaltungstendenz eines Organismus und einen weiteren evolutionären Schritt dar. Panksepp (1998) postuliert hierzu die Systeme SEEKING mit dem Fokus auf Autonomie und RAGE mit dem Fokus auf Selbstbehauptung in Konfliktsituationen. Im zwischenmenschlichen Spannungsfeld verwenden wir häufiger den Begriff *Selbstbehauptung*, indem

wir versuchen, *Sicherheit durch eigene Kompetenzen* zu finden. Die wesentlichen emotionalen Alarmzeichen sind Ärger und Ekel bzw. Genervt-Sein. Dominanz/Kampf ist die häufigste Verhaltenstendenz.

- **Bindung** stellt das Bedürfnis nach Zusammenhalt dar, welches bei Säugetieren besonders ausgeprägt ist. Gleich vier von Panksepps Systemen können hier subsumiert werden: Care, Sadness, Play und Lust, was die unterschiedlichen Facetten tierischen Bildungsverhaltens widerspiegelt (Panksepp 1998). Dweck (2017) spricht über Akzeptanz und Vertrauen, Grawe (1998) über Sichere Bindung. In beiden Modellen wird etwas insinuiert, was wir als zentral betrachten: Wir suchen *Sicherheit bei anderen Menschen.* Angst vor und Trauer nach Bindungsverlust sind zentrale Emotionen für prosoziales Verhalten bis hin zur Unterwerfung.

Über diese biologisch orientierten Konzepte hinaus können die komplexeren und abstrakteren Konzepte der psychologischen Modelle einen Rahmen geben, um aus einer Beobachterperspektive über sozial relevante Ziele und Werte zu sprechen. Bei dieser Reflexion spielen die Basisemotionen eine geringere Rolle als die selbstreflexiven und transzendentalen Emotionen. Wir werden diese Konzepte detaillierter im Kapitel 3 vorstellen.

1.3.7 Grundbedürfnisse, komplexe Bedürfnisse und Emotionen im Überblick

Die Abbildung 1-10 stellt unseren Versuch dar, die Interaktion zwischen verschiedenen Bedürfnissen und emotionalen Prozessen abzubilden. Sie sehen eine Pyramide mit drei Ebenen für die bereits beschriebenen emotionalen Prozesse. Die Ebenen bauen entsprechend aufeinander auf und werden komplexer und vielschichtiger. Dabei sind die drei emotionalen Grundbedürfnisse Bindung, Sicherheit und Autonomie/Selbstbehauptung die Basis der Pyramide, denn sie sind tief in unserer Biologie und Phylogenetik verwurzelt. Die Basisemotionen bilden eine erste emotionale Reaktionsebene, denn sie entstehen als unmittelbare Reaktion des Organismus auf die Frustration oder Befriedigung dieser Bedürfnisse und sind ebenfalls stark evolutionär-biologisch geprägt. Basisemotionen sind Ich-zentriert, weitestgehend frei von kognitiver Verarbeitung und in unserem Modell das zentrale Element der sogenannten Kindmodi. Selbstreflexive Emotionen sind hingegen deutlich komplexer und abhängig von der kognitiv-sprachlichen Bearbeitung. Sie können nicht eindeutig den Grundbedürfnissen zugeordnet werden und sind nur bei wenigen Tierarten mit der Fähigkeit zu Selbstbewusstsein zu beobachten. Sie bilden eine zweite Ebene der Pyramide, die in unserem Verständnis des Modusmodells stark von den »inneren Bewertern« mitgeprägt werden. Außengerichtete Emotionen stehen in direkter Verbindung mit Handlungen und begleiten in unserem Verständnis des Modusmodells die Bewältigungsmodi.

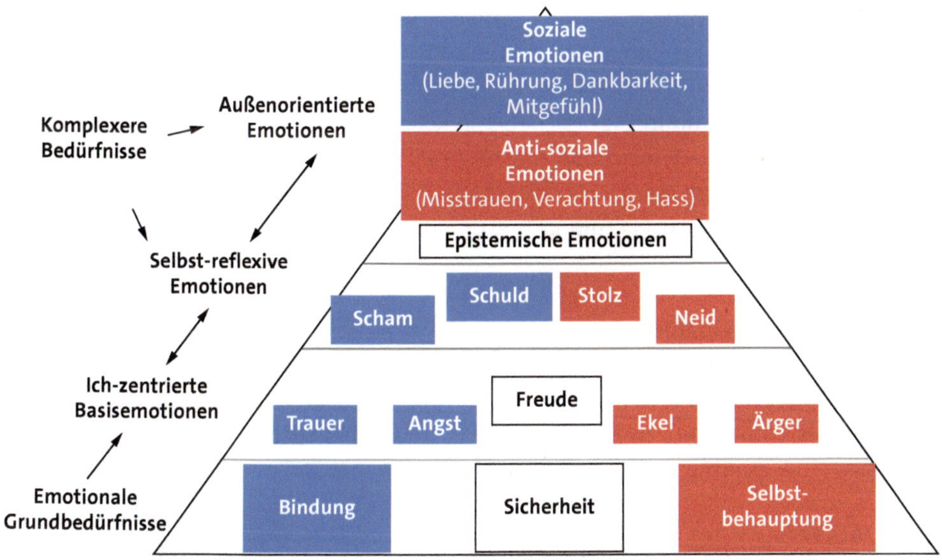

Abb. 1-10: Grundbedürfnisse und Emotionen im Überblick.

1.3.8 Kognitive Prozesse

Kognitiv-therapeutische Theorien markierten Ende der 1960er Jahre die kognitive Wende der Verhaltenstherapie und räumten Denkprozessen und Informationsverarbeitung eine entscheidende Rolle bei der Entwicklung psychopathologischer Symptome ein. In einem umfassenden Sinne sind die bisher beschriebenen Reaktionsmechanismen zwangsläufig auch kognitiv, denn Informationsverarbeitung und Bewertung von Stimuli sind immer ein Teil der Reaktion. Im engeren Sinne meinen wir mit »kognitiven Prozessen« jedoch vor allem verbale Bewertungen und bewusste Denkprozesse.

Verbal-rationale kognitive Prozesse zeigen in verschiedenen neurobiologischen Studien einen **modulierenden Einfluss auf die emotional-motivationale Prozessierung von Stimuli** im orbitofrontalen und anterioren cingulären Kortex (Rolls 2023). Dabei spricht man in der Literatur über die bereits erwähnte Top-down-Regulation. Dank unserer Fähigkeit zur hochkomplexen verbalen Kommunikation entwickeln wir semantisches Wissen und sind in der Lage, Grundüberzeugungen oder -annahmen zu formulieren, die dann im Sinne der O-Variablen den Hintergrund automatisierter situationsbezogener Gedanken darstellen. Das ist die Grundlage sozialen Lernens. Insbesondere selbstbezogene und selbsttranszendentale Emotionen gehen fast zwangsläufig mit kognitiven Inhalten einher. Während wir uns *schuldig* fühlen, sprechen wir mit uns selbst und bewerten eine Handlung negativ: »Hätte ich meinen Mund gehalten, dann hätte es keinen Streit gegeben.« Bei *Scham* finden eher Abwertungen der ganzen Person statt: »Ich bin so ein Idiot, man sollte mich von der Menschheit einfach fernhalten.« Bei *Stolz* findet hingegen eine positive Bewertung des eigenen Verhaltens statt: »Das habe ich echt super gemacht.«

> Genauso wie emotionales Erleben und Reagieren sind Denkprozesse per se weder richtig noch falsch. Ob eine bestimmte Denkweise hilfreich oder hinderlich ist, hängt von der Flexibilität im Umgang mit dem Gedanken (kognitive Defusion in der Akzeptanz- und Commitment-Therapie) und dem jeweiligen Kontext ab.

Kognitive und metakognitive Konzepte. In der **klassischen Lerntheorie** unterscheidet man zwischen **kontingenzgesteuertem und regelgesteuertem Handeln**. Kontingenzgesteuert bedeutet, dass wir vor dem Hintergrund unserer Erfahrungen und den zu erwartenden Konsequenzen handeln. Regelgesteuert bedeutet, dass wir verbale Regeln befolgen, ohne eine eigene Erfahrung gemacht zu haben.

BEISPIEL

Kind 1 geht zum ersten Mal im Winter ohne Handschuhe aus dem Haus und spürt die Kälte an den Händen (C–). Kind 2 hört von seiner Mutter: »Du musst unbedingt warme Handschuhe anziehen, nicht, dass du krank wirst!« Beide Kinder tragen ab jetzt Handschuhe, aber nur eines machte tatsächlich eine eigene Erfahrung. Der Satz: »Wenn man ohne Handschuhe aus dem Haus geht, dann wird man krank«, funktioniert wie eine Grundüberzeugung bzw. ein (kognitives) Schema, geht einher mit einer emotionalen Reaktion (z. B. Angst), automatisierten Gedanken in der spezifischen Situation (»ich muss meine Handschuhe unbedingt mitnehmen, das ist wichtiger als alle andere«) und einer konkreten Handlung (Handschuhe suchen), was kurzfristige wie langfristige Konsequenzen hat (Erleichterung beim Finden der Handschuhe, sich aufgrund der minutenlangen Suche verspäten und den Bus verpassen).

> Regelgesteuertes Handeln ist aber keinesfalls per Definition problematisch.

Wir müssen uns nicht jedes Mal den Mund verbrennen, wenn uns jemand sagt: »Vorsicht, der Tee ist sehr heiß«, nur um eine eigene Erfahrung zu machen, anstatt der verbal kommunizierten Regel zu folgen. Starres Befolgen nicht überprüfter Regeln bzw. Grundannahmen kann aber auch zu einer Verhaltenseinschränkung führen. Daher **trennen** wir in der Therapie konsequent zwischen »**Erwartungen**« (bzw. Befürchtungen) und »**Erfahrungen**« (bzw. Beobachtungen), um unkritisches, regelgeleitetes Verhalten infrage zu stellen und zu neuen Erfahrungen zu ermutigen (siehe Kap. 2.5).

Metakognitive Ansätze der 3. Welle der Verhaltenstherapie konzipieren kognitive Prozesse teilweise anders als Theorien zur Zeit der kognitiven Wende, wobei sich die Konzepte nicht grundsätzlich widersprechen, aber unterschiedliche Akzente setzen (Hofmann et al. 2021). In der Verhaltensanalyse und bei den konkreten Interventionen

	Kognitive Ansätze	Metakognitive Ansätze
Gewichtung	▪ hohe Wichtigkeit ▪ wesentliches Ziel therapeutischer Interventionen	▪ geringere Wichtigkeit ▪ multi-dimensionales Denken mit Fokus auf emotionale Anteile und Metaebene
Betrachtung	▪ inhaltlich-kausal ▪ die Frage lautet: WAS denkt der Mensch? ▪ Gedanken beeinflussen kausal Emotionen und Handlungen	▪ prozessorientiert-final ▪ die Frage lautet: WIE denkt der Mensch? ▪ Kognitionen und eine bestimmte Denkweise interagieren mit den anderen Elementen einer komplexen Reaktion
Wesentliche psychopathologische Konzepte	▪ automatische Gedanken ▪ irrationale Gedanken ▪ kognitive Fehler ▪ Fehlattributionen	▪ metakognitive Bewertung ▪ unflexible Aufmerksamkeitslenkung ▪ Mangel an gedanklicher Flexibilität (kognitive Fusion in der ACT)
Interventionen	▪ kognitive Umstrukturierung ▪ inhaltliche Korrektur mittels sokratischer Dialogtechnik ▪ Aufdecken von Denkfehlern ▪ empirische Disputation ▪ Überprüfung durch Verhaltensexperimente	▪ kognitive Defusion und Distanzierung ▪ funktionaler Kontextualismus (Blick auf die Effekte), um sich von Gedanken zu distanzieren ▪ konsequentes Ausüben wertekonformer Handlungen
ACT = Akzeptanz- und Commitment-Therapie		

Tab. 1-5: Die Rolle der Kognitionen bei kognitiven und metakognitiven Ansätzen.

zeigen sich Unterschiede, die wir in Tabelle 1-5 zusammenfassen. Metaphorisch betrachtet spielt das Element »Kognition« in der 3. Welle nicht mehr die »erste Geige«, denn der Blick richtet sich auf das Zusammenspiel des ganzen Orchesters. Das bedeutet jedoch nicht, dass man auf die Geige gänzlich verzichtet.

Bei Depressionen oder generalisierten Angststörungen wird z. B. der pathologische Grübelprozess von den Betroffenen in der Regel als positiv oder hilfreich bewertet, was zur Aufrechterhaltung des Prozesses führt. Im Rahmen einer Metakognitiven Therapie (Teismann & Hanning 2023) werden diese Denkoperationen und Einstellungen als Objekte aus einer Metaebene (innerer Beobachter) betrachtet und als hilfreich oder nicht hilfreich neu bewertet.

Insgesamt ist die kontextuelle Sichtweise auf kognitive Prozesse ein Spiel der Perspektiven im Sinne des funktionalen Kontextualismus (Hayes et al. 2012).

In der Akzeptanz- und Commitment-Therapie (ACT) wird mit einem **pragmatischen Wahrheitskriterium** gearbeitet: Wahrheit ist nicht das, was objektivierbar existiert, sondern das, was zum **Erfolg in einem bestimmten Kontext verhilft**.

Am konkreten Beispiel der Selbstabwertung: »Ich bin zu blöd, um dieses Buch zu schreiben«, bedeutet dies, dass man sich nicht die Frage stellt, ob der Satz inhaltlich stimmt oder nicht, sondern beobachtet, inwieweit das Ernstnehmen dieses Satzes hilfreich ist, während man am Rechner sitzt und sich vorgenommen hat, dieses Kapitel zu Ende zu schreiben.

1.3.9 Behaviorale Prozesse

Während der kognitiven Wende trat das sichtbare Verhalten, welches zuvor im Fokus des Behaviorismus gestanden hatte, in den Hintergrund. Auch wenn Verhaltensänderungen, beispielsweise im Sinne von Verhaltensexperimenten, eine Rolle spielten, standen vor allem die kognitive Umstrukturierung und die verschiedenen kognitiven Techniken im Zentrum der Interventionen. Mit der 3. Welle der Verhaltenstherapie stehen die sichtbaren Handlungen wieder stärker im Fokus, wie etwa das Einüben neuer interpersonaler Fertigkeiten im *Cognitive Behavioral Analysis System of Psychotherapy* (CBASP), die Planung und Durchführung wertorientierten Handels in der *Akzeptanz- und Commitment-Therapie* (ACT), das Durchführen von Achtsamkeitsübungen in der verschiedenen achtsamkeitsbasierten Methoden, das Training verschiedener Fertigkeiten (»Skills«) in der *Dialektisch-Behavioralen Therapie* (DBT) oder beim Einüben funktionaler Handlungen anstatt automatisierter Bewältigungsreaktionen in der Schematherapie.

Beim Blick auf das Verhalten kommen wir unweigerlich zu der Frage nach der **Entscheidungsfreiheit des Menschen.** Diese hat eine lange philosophische Tradition, mit der wir uns hier nicht grundlegend beschäftigen können. Für unsere Arbeit ist die entscheidende Frage: Wo beginnt unsere praktische Willensfreiheit und was ist konditioniert bzw. determiniert durch Erfahrung, Lerntheorie und Naturgesetze?

Edmund Rolls (2023) postuliert vor dem Hintergrund der Lerntheorie und einer ausführlichen Metaanalyse neurobiologischer Befunde **fünf Ebenen der Handlungsinitiierung** bei Primaten (einschließlich der Menschen) mit zunehmender Komplexität und Freiheitsgraden:

1. **Reflexe und angeborene autonome Reaktionen** (hauptsächlich Spinalkanal und Hirnstamm)
2. **erlernte autonome Reaktionen**, wie etwa Speichelproduktion als Reaktion auf den Geruch einer bestimmten Speise als Ergebnis klassischer Konditionierung (Amygdala/orbitofrontaler Kortex)
3. **implizite automatisierte Stimulus-Reaktion-Gewohnheiten** (habits) ohne emotionale Verarbeitung (z.B. das Binden von Schnürsenkeln; orbitofrontaler Kortex und Basalganglien)

4. **operant konditionierte zielorientierte Handlungen** unter Einbeziehung evtl. unbewusster emotionaler Reaktionen, aber in Erwartung einer bestimmten Konsequenz (DMN)
5. **explizite bewusste »freie« Handlungen,** unter Umständen im Gegensatz zu den spontanen Handlungsimpulsen aus dem DMN, wie z.B. Impulskontrolle oder bewusster Belohnungsaufschub, aber auch das zielgerichtete Umsetzen von Plänen (ECN)

In der Akzeptanz- und Commitment-Therapie konzeptualisieren wir die bewusste Erkenntnis der eigenen Flexibilität und Freiheit als *Selbst-als-Kontext* und die darauffolgende Verantwortungsübernahme für die eigenen Entscheidungen als *Klarheit über Werte* und *Engagement* bei der Wahl der Handlung (siehe Kap. 2.5.4).

> Analog postulieren wir eine Dimension zwischen automatisierten schema-aktivierten, von Basisemotionen gesteuerten Bewältigungshandlungen (»Bewältigungsmodi«) und flexibleren, gegenwärtig bewusst gewählten Handlungen (»Erwachsenenmodus«).

Was bedeutet »bewusst gewählt«? Während sich die neurobiologische und psychopathologische Forschung vor allem mit der Frage der Top-down-Regulation (dysfunktionaler) Impulse und starker Emotionen beschäftigt, legen die positive Psychologie und die kontextuellen Methoden den Fokus auf die Freiheit zu Entschlüssen und deren Umsetzung. Deterministen werden an dieser Stelle argumentieren, dass alles zwangsläufig eine Reaktion ist, denn auch imaginierte Stimuli sind Stimuli, auf die man reagiert. Existenzialisten hingegen werden die grundsätzliche Freiheit des Menschen betonen. Die Wahrheit befindet sich in unserem Kontext möglicherweise irgendwo dazwischen. Dazu eine weitere Selbsterfahrungsübung.

ÜBUNG

- **Szenario 1:** Stellen wir uns vor, Sie legen jetzt dieses Buch aus der Hand und sitzen bequem auf einem Sessel in Ihrem Wohnzimmer. Sie haben in der nächsten Stunde nichts vor und sind alleine zu Hause. Womit möchten Sie sich beschäftigen? Einen Film schauen? Sport machen? Jemanden anrufen? Lesen? Ein Schläfchen machen? Sie sind **völlig frei**.
- **Szenario 2:** Stellen wir uns vor, Sie haben gerade eine heftige Diskussion mit Ihrem Partner, ihrer Partnerin oder einer nahestehenden Person. Diese Person greift Sie mit verletzenden Worten an und trifft einen »wunden Punkt«. Sie lässt nicht locker und spricht weiter, schreit Sie an. Sie werden von **Emotionen überwältigt** (emotional Hijacking; Goleman 1995).

Im **Szenario 1** sind Sie nicht unmittelbar gezwungen, zu reagieren. Natürlich werden Sie auf Ihre emotionale Befindlichkeit vor dem Hintergrund der Erlebnisse der letzten Stunden reagieren, Sie genießen aber letzten Endes

aufgrund des fehlenden situativen Handlungsdrucks eine höhere Freiheit, sich zu überlegen, was Sie machen möchten. Im Idealfall werden Sie sich in subjektiver Freiheit für etwas entscheiden, von dem Sie sich versprechen, dass es Sie in irgendeiner Art erfüllt oder glücklich machen wird.
Im **Szenario 2** hingegen sind in Ihnen starke Emotionen aktiviert, auf die Sie mit Ihrer Handlung reagieren werden, auch wenn Sie es nicht möchten – denn Sie können nicht »nicht reagieren«. Auch Erstarren ist eine Reaktion, genauso wie Gegenangriff, Flucht oder auch die Äußerung Ihrer Verletzung mit der Bitte, diesen Streit zu beenden. In diesem Szenario spielen starke Basisemotionen sowie die Hintergründe Ihrer O-Variablen (Persönlichkeit, frühe Erfahrungen, Attraktoren, Bewertungsmuster, Predictive Coding, Schemata) eine wesentliche Rolle und beeinflussen Ihre unmittelbaren Gedanken und Handlungstendenzen bzw. Impulse. Hier erleben wir uns als deutlich determinierter bzw. unfreier.

Eine wichtige Fertigkeit des Erwachsenenmodus besteht darin, **Selbstkontrolle** auszuüben. In einem klassischen lerntheoretischen Kontext bezeichnet Selbstkontrolle die Fähigkeit, eine kurzfristig angenehme Konsequenz zugunsten einer langfristig angenehmen Konsequenz aufzuschieben. Das verlangt den Wechsel zwischen den Ebenen 4 und 5 in Rolls oben genannter Systematik bzw. in Szenario 2 das Einnehmen einer Haltung, die der im Szenario 1 möglichst nahekommt. Um diese Wahl zu haben, müssen wir unsere Emotionen regulieren und unsere Kognitionen lenken können. Die positiven interpersonalen Konsequenzen gehen mit einem Gefühl innerer Zufriedenheit und vielleicht etwas Stolz einher. In Szenario 2 müssen wir im übertragenen Sinne bewusste Schwimmbewegungen machen, um den Kopf über den emotionalen Wogen – über Wasser – zu halten.

GANGWECHSEL-METAPHER

Metaphorisch kann dieses Aussteigen aus der Situation mit dem Auskuppeln beim Schaltvorgang bzw. Gangwechsel verglichen werden (Schore 2003): Zunächst müssen der alte Gang und der erlebte Handlungsdruck herausgenommen werden. Im »Leerlauf« können wir wieder in unser Toleranzfenster zurückfinden und in relativer Ruhe einen neuen, passenderen Gang (neues Verhalten) auswählen und einlegen.

Mäßiger, bewältigbarer Stress wirkt als entwicklungs- und resilienzfördernder Anreiz, da er das System zwar vorübergehend in einen instabilen Fluktuationszustand führt, der sich im positiven Fall dann aber auf einem höheren, komplexeren Funktionsniveau wieder stabilisiert. Hoher und anhaltender Stress hingegen überfordert das System und führt aus der Fluktuation zurück in das zuletzt stabile, niedrigere Funktionsniveau (siehe Abschn. 1.2.7, Abb. 1-4). Je länger Menschen chronischem Stress ausgesetzt sind, desto stärker werden die Funktionen des präfrontalen Kortex beeinträchtigt und desto dauerhafter ist die Schädigung. So entsteht ein Teufelskreis aus erhöhtem Stress,

Verstärkung negativer Emotionen und immer schwächer werdenden Bewältigungsmöglichkeiten, der letztlich in psychische und körperliche Erkrankungen führen kann (McEwen & Gianaros 2011).

1.3.10 Selbstregulation durch Selbstreflexion und Selbstinstruktion

Die Ausdehnung des bereits erwähnten emotionalen Toleranzfensters, in dem wir belastende Aktivierungen noch top-down regulieren können, hängt von konstitutionell angelegten Temperamentseigenschaften, von den Niederschlägen früherer Beziehungserfahrungen, dem aktuellen physiologischen Zustand (Müdigkeit, Einfluss von Alkohol, andere körperliche Einflüsse etc.) und den selbst aufgebauten Selbstreflexions- und Regulationsfähigkeiten ab. Das Gegenteil des emotionalen Hijackings nennt Siegel **cortical override** (Siegel 2006, S. 303) (siehe Abb. 1-11; siehe auch Abb. 1-8). Er versteht darunter, dass die Betroffenen ihr emotionales Aktivierungsniveau durch **innere Dialoge** (Meichenbaum 1979) selbst herunterregulieren können, um dadurch wieder in das Toleranzfenster zu gelangen.

Dieses Verhalten greift positive frühere Erfahrungen auf, in denen die Eltern ihre aufgeregten Kinder durch Zuspruch beruhigt haben. Die Betroffenen sind dann »Kind« (emotionale Ebene) und »gute Eltern« (Selbstreflexions- und Regulationsfunktion) in einer Person, sozusagen in einem »Inneren Zwei-Personen Stück«. Die **inneren Selbstinstruktionen** sind gestaltet nach den beruhigenden Sätzen, die früher von außen gesagt wurden (Vygotski 2002). Assagioli (1982) hat das auf den Punkt gebracht: Die Patienten lernen zu denken. »Ich *habe* Angst, aber ich *bin* nicht (identisch mit meiner) Angst.« Oder mit den Worten von Kühlewind (1998): Die Patienten lernen, das beobachtende Subjekt (die »Ich«-Ebene) von der beobachteten Objekt-Ebene (»Mich«-Ebene) zu trennen im Sinne von: »*Ich* beobachte *mich*, also bin ich nicht mit mir identisch.«

Dazu lernen die Betroffenen, die Zeichen ihrer physiologischen Anspannung frühzeitig im Moment des Anflutens zu erkennen, sich diese im inneren Dialog selbstreflexiv zu vergegenwärtigen (»Du merkst, wie die Wut kommt«) und rechtzeitig top-down funktionalere Handlungen zu initiieren (»Du gehst jetzt erst mal hier raus, bevor du etwas Falsches sagst!«). So können **Alkoholabhängige** üben, im Moment des aufkommenden Trinkverlangens unter realistischen Bedingungen aus diesem Sog herauszukommen und z. B. ein Getränk abzulehnen und den Ort zu verlassen. Dazu sollen unter anderem auch Suchtmittelexpositionsbehandlungen beitragen (Drummond et al. 1990). In einer solchen Exposition üben die Patienten, die durch Suchtstimuli ausgelöste Aktivierung wahrzunehmen, anzuerkennen und »auszusitzen«, ohne zu reagieren, wie es Alan Marlatt (1994) in seinem Konzept des »urge surfings« formulierte. Entsprechend dem buddhistischen psychologischen Modell ist auch Suchtverlangen (Craving) nur ein Gefühl, das kommt und geht. Selbstinstruktionen helfen, einen solchen Gedanken im Bewusstsein zu halten.

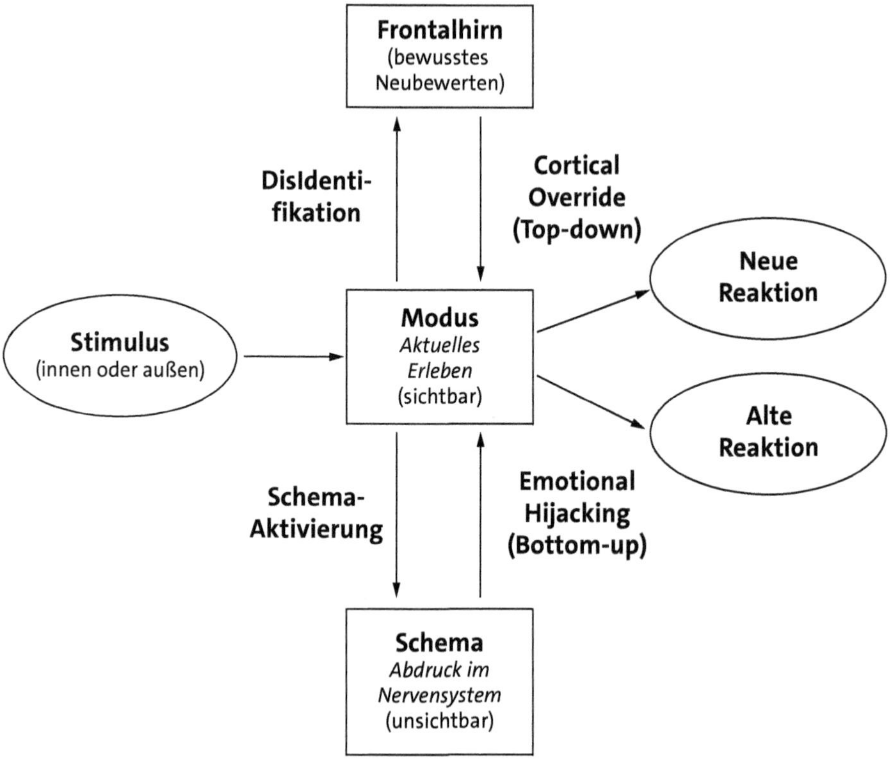

Abb. 1-11: Modell der Verhaltenssteuerung.

Aus einem gewissen **Abstand** und ohne Kontakt mit den situativen Auslösereizen können die Betroffenen wieder in das Toleranzfenster hineinfinden, im Sinne der BEATE-Schritte (siehe Kap. 4.6.2), **Zusammenhänge** zwischen der aktuellen Aktivierungssituation und früheren Erlebnissen erkennen und **funktionalere Verhaltensantworten** für die Situation entwickeln. Die Patienten trainieren sich gewissermaßen die Fähigkeit an, in emotionalen Aktivierungssituationen erst einmal »auszusteigen«. Dazu ist eine basale Achtsamkeitshaltung notwendig.

> Erst wenn die alten automatisierten Verhaltensweisen unterbrochen werden können, ist die Möglichkeit geschaffen, neue Verhaltensmuster unter Frontalhirnkontrolle aufzubauen, die später wieder automatisieren können (Kanfer et al. 2012).

Bildgebende Verfahren liefern inzwischen für mehrere Störungen den Nachweis, dass nach einer Psychotherapie subkortikale Überaktivitäten durch hemmende frontale Aktivierungen anhaltend modifiziert werden können (Übersicht siehe Linden 2006; aktuell Doidge 2015).

Allen diesen Beispielen ist gemeinsam, dass **sprachvermittelte Interventionen** zu bleibenden funktionellen und *strukturellen* Veränderungen durch neue Verknüpfungen im Gehirn führen (Doidge 2015). Nach mentalem Training und Lernübungen konnten bei ausgewachsenen Tieren und Menschen nicht nur neue Verknüpfungen, sondern auch eine Vermehrung von *Nervenzellen* durch Zellteilung nachgewiesen werden (Scharff 2000). Durch eine Psychotherapie wird der präfrontale Kortex »trainiert«, die aktivierten Gefühle zu versprachlichen. Dadurch können die überaktivierten Mandelkerne top-down herunterreguliert werden (McRae et al. 2010). Die Versprachlichung der erlebten Affekte wirkt dabei scheinbar stärker als eine nichtsprachliche Reaktion (Tabibnia et al. 2006). In Kernspinuntersuchungen stieg die laterale präfrontale Aktivität an und die Mandelkernaktivität sank parallel zur klinisch beobachtbaren Affektreduktion (Lieberman et al. 2007). Aber auch Distanzierungsstrategien tragen zur Emotionsregulation bei (Gross 2007). Ebenso führt eine kognitive Umbewertung (reappraisal) ebenfalls zu einer verstärkten präfrontalen Aktivierung und gegenläufigen Verminderung der limbischen Aktivitäten und der unangenehmen Gefühle (Ochsner et al. 2004). Eine Metaanalyse von Wager et al. (2003) sowie die »Hanse«-Studie (Wiswede et al. 2014) bestätigten dies.

Sowohl das explizite Benennen der negativen Gefühle als auch die Neubewertung ihrer Bedeutung für das Individuum als Ausdruck präfrontaler Aktivitäten scheinen zentrale Mechanismen der Affektregulation darzustellen.

Der systematische Einsatz von **inneren Dialogen** ist hilfreich, da Sprachrepräsentanzen leichter bewusst (top-down) zu lenken sind als das episodische Erleben, das stärker bottom-up von Assoziationen beeinflusst wird. Innere Dialoge sind bildlich gesprochen der Zügel, an dem der *Reiter* (die selbstreflexive Ebene) das *Pferd* (den autonom organisierten Prozess) im Hinblick auf langfristig angestrebte Ziele strategisch regulieren kann (Kopfentscheidungen). Durch die **sprachvermittelte Aufmerksamkeitslenkung** kann die Kraft des neu gewählten Attraktors gestärkt werden, sodass er sich gegen die bottom-up aktivierten Impulse durchsetzen kann.

Auf der neuronalen Ebene bedeutet das, dass die Übertragungsstärken der hemmenden Synapsen (siehe Abb. 1-11, Pfeil von oben) stärker werden müssen als die der autonom-aktivierenden (siehe Abb. 1-11, Pfeil von unten). Die Fähigkeit, sich auf einen Gedankeninhalt zu konzentrieren, kann ebenso trainiert werden wie jede andere Gehirnfunktion (für entsprechende Übungen siehe Roediger 2006). So werden Wahlmöglichkeiten geschaffen und kontraintuitive Verhaltensweisen (z. B. nicht kratzen, wenn es juckt) möglich. Bildlich gesprochen gibt es im Arbeitsgedächtnis nur einen Regie-Stuhl, den der Regisseur (der bewusste Denkprozess) besetzt halten muss, damit er die Kontrolle darüber hat, was auf der (emotionalen) Bühne »gespielt wird«.

Diese Fähigkeit zur Selbstreflexion und Selbstmodifikation kann »Ich-Funktion« genannt werden. Sie konstituiert das »frei handelnde Subjekt« (Loevinger 1976). In der Schematherapie nennen wir das den Erwachsenenmodus.

Dieses Ich-Erleben mag aus neurobiologischer Perspektive eine Illusion sein, die das Gehirn als Emergenz im Wechselspiel zwischen verschiedenen (im Wesentlichen unbewussten) motivationalen Systemen und der Umwelt »erzeugt« (Frith 2007). Wir sind nicht die autonom handelnden Menschen, für die wir uns gerne halten (Übersicht siehe Metzinger 2000). Doch verbleibt uns eine **»praktische Willensfreiheit«**, die es uns erlaubt, innerhalb gewisser Grenzen, Einfluss auf unsere Verhaltenssteuerung zu nehmen und uns als verantwortlicher *Autor* unseres Verhaltens zu erleben. So kann z. B. eine Willensentscheidung noch bis 100 ms vor ihrer Ausführung widerrufen werden (Deecke 2012; für eine Übersicht siehe Bauer 2015). Auch Metzinger (2013) sieht inzwischen aus philosophischer Sicht dieses »Nicht-tun-Können« als Ausdruck der Willensfreiheit an. Für Erziehung, Rechtsprechung und nicht zuletzt die Psychotherapie ist dieses Selbstverständnis essenziell. Die Position, mit der Singer (2002) und Roth (2004) etwas provokativ den Menschen als biologisch determiniert und damit ohne »freien Willen« propagierten, ist somit inzwischen relativiert. Gäbe es keine solche trainierbare, top-down wirkende Selbstregulationsebene, die imstande ist, bottom-up wirkende Impulse zu antagonisieren bzw. zu modulieren, könnte Psychotherapie nicht nachhaltig wirken.

EXKURS Der Marshmallow-Test

Beim Marshmallow-Test werden Kinder im Vorschulalter gebeten, sich an einen Tisch zu setzen, auf dem sie einen Marshmallow sehen (»Belohnung«). Der Versuchsleiter verlässt den Raum mit dem Hinweis, das Kind könne nun entweder das süße Teilchen sofort essen oder warten, bis er wieder den Raum betrete, wobei es dann als Belohnung einen zweiten Marshmallow bekommen würde. Es geht also um **Impulskontrolle und Belohnungsaufschub**. *Können Sie sich vorstellen, wie Sie in der Situationen reagieren würden?*
Altersabhängig zeigten sich unterschiedliche Strategien und Möglichkeiten, um sich vom »begehrten Objekt« abzulenken: Während sich manche Kinder durch Singen ablenkten, dachten sich andere Reime aus und schnitten Grimassen oder bohrten in Ohren und Nase. Manche spielten und trommelten mit Fingern und Zehen. So vertrieben sie sich fantasievoll die unangenehme Situation des Wartens und mussten ihre **Willenskraft** nicht unaufhörlich anstrengen. Manche Kinder ermahnten und instruierten sich selbst (»ich warte auf die beiden Marshmallows«), andere versuchten, einzuschlafen.
In der Marshmallow-Testreihe erwies sich die Fähigkeit – oder Unfähigkeit – zur aufgeschobenen Bedürfnisbefriedigung bei Vier- bis Sechsjährigen als zuverlässiger **Indikator** für den **Erfolg** oder Misserfolg im **späteren Leben** (Mischel 2015). Wer als Fünfjähriger in der Lage war, bis zu 20 Minuten zu warten, um die doppelte Menge Marshmallows zu bekommen, hatte in der Regel bessere Schulnoten. Er war auch in der Ausbildung und im Beruf erfolgreicher, neigte weniger zu Übergewicht oder Drogenproblemen. In Sachen sozialer Interaktion, Freundschaften und Familie waren diese Personen ebenfalls stabiler und glücklicher.

1.3.11 Wie tief gehen Verhaltensveränderungsprozesse?

Dass durch Psychotherapie veränderte neuronale Funktionen und Strukturen aufgebaut werden können, bedeutet nicht, dass die alten neuronalen Muster und entsprechenden Verhaltensweisen gelöscht wären. Allerdings gibt es inzwischen Hinweise, dass sich durch effektive Psychotherapien der **Methylierungsstatus des Epigenoms** verändert, z.B. bei Posttraumatischen Belastungsstörungen (Wilker et al. 2023) oder Frauen mit Zwangssörungen (Schiele et al. 2020). Interessanterweise führen erlebnisaktivierende Interventionen (z.B. EMDR) zu deutlich stärkeren Effekten als kognitive (Carvalho Silva et al. 2024). klinische Beobachtungen legen allerdings nahe, dass die (besonders mit starken Emotionen verbundenen) **alten neuronalen Verbindungen** im DMN durch neu aufgebaute Verbindungen in ihrer Aktivierung **nur begrenzt modifiziert bzw. gehemmt werden**, sodass das früher gezeigte Verhalten nicht mehr auftritt. Untergründig ist das Potenzial zu diesem Verhalten aber nach wie vor vorhanden. Entsprechend gehen auch Young et al. (2005, S. 61) mit Bezug auf LeDoux (1998) davon aus, dass Schemata vermutlich nicht vollständig geheilt werden können. Selbst wenn es gelingt, einzelne Teile zu löschen, scheint sich das Netzwerk aus verbliebenen Resten wieder zu re-konstituieren. Das Modell der **reversiblen Verhaltenshemmung** kann diese Rückfälle besser erklären als das alte Löschungsmodell. Daher kommt es bei fast allen psychischen Störungen früher oder später zu Rückfällen. Auch dies muss den Betroffenen vermittelt werden, damit sie sich in angemessener Weise darauf einstellen, lebenslang wachsam zu bleiben und die Verhaltensänderungen aktiv aufrechtzuerhalten.

Die klinische Beobachtung zeigt entsprechend, dass Menschen mit Panikstörungen auch nach erfolgreichen Therapien im Alltag häufiger leichte Angstaktivierungen haben, aber auf diese nicht »einsteigen«, sondern konzentriert ihre Alltagsaktivitäten fortsetzen. In der Psychotherapie ist es deshalb wichtig, dass die Betroffenen lernen, dass das Auftreten von Angst kein schlechtes Zeichen oder gar ein Hinweis auf ein Versagen der Therapie ist, sondern dass sie durch ihre Verhaltensantworten selbst entscheiden, ob sie in den Angstkreislauf einsteigen. Diese Form des aktiven »Antwortgebens« stellt im Sinne Grawes (2004) ein **Annäherungsziel** dar. Das bedeutet, wir können aktiv etwas dafür tun, das Ziel »Ablenkung der Aufmerksamkeit von der Angstaktivierung« zu erreichen, und einen entsprechenden Erfolg verbuchen, wenn wir es geschafft haben. Demgegenüber stellt die Verhinderung von Angstaktivierungen ein **Vermeidungsziel** dar. Das Ziel »Vermeidung von Ängsten« wird nie wirklich erreicht, weil jederzeit wieder ein Angstgefühl auftreten kann. Psychotherapeutisch ist es erfolgversprechender, an aktiven Bewältigungszielen auf der Verhaltensebene zu arbeiten, als im Sinne von Vermeidungszielen zu versuchen, zu verhindern, dass Angst auftritt (Grawe 2004).

In diesem Sinne ist der oft gehörte und »gut gemeinte, aber schlecht gemachte« Satz von Eltern, die ihr Kind beruhigen wollen: »Du brauchst keine Angst zu haben«, eine Invalidierung des Erlebens des Kindes. Angemessener wäre zu sagen: »Es ist nicht schlimm, wenn du Angst hast. Das ist okay. Versuche es trotzdem, ich helfe dir.«

Das Ziel ist nicht Angst-Vermeidung, sondern Angst-Bewältigung!

Das Verfolgen eines **Vermeidungsziels** bedeutet, dass man in einer dauernden Anspannung bleibt, weil jederzeit mit einer Aktivierung gerechnet werden muss. Besteht das Therapieziel im Sinne eines **Annäherungsziels** dagegen darin, eine spontan aufgetretene Aktivierung möglichst schnell abzubauen, können die Betroffenen die meiste Zeit entspannt bleiben und müssen erst aktiv werden, wenn eine entsprechende Symptomatik auftritt. Dies führt zu einem deutlich niedrigeren basalen Aktivierungsniveau und damit zu einer größeren Entspannung und verbesserten Lebensqualität. **Therapieziele sollten daher immer in Annäherungsziele umformuliert werden** (z. B. statt »Vermeiden von Schmerz« besser »aktiver Umgang mit Schmerz«).

Sobald die neu aufgebaute Hemmung (z. B. unter Stress) nachlässt, können sich die alten Aktivierungen und damit das alte Verhalten wieder durchsetzen.

Analog zu den Beobachtungen bei Spinnenphobikern (Miltner et al. 2003), deren kortikale Reaktion in SSEPs auch nach einer erfolgreichen Expositionsbehandlung erhalten blieb, konnten auch bei Alkoholikern noch sechs Monate nach erfolgreichem Entzug verstärkte Reaktionen im Belohnungssystem auf alkoholbezogene Reize nachgewiesen werden (Heinz et al. 2004). Je stärker bei abstinenten Alkoholikern die **»cue reactivity«** im EEG und die Aktivierung im ventralen Striatum (dem Sitz des Belohnungszentrums) im fMRT waren, desto wahrscheinlicher war ein späterer Rückfall (Grüsser et al. 2002).

Die physiologische Reaktionstendenz bleibt auch nach einer erfolgreichen Therapie erhalten, die Patienten lernen aber, sich anders zu verhalten.

Das in Deutschland immer noch populäre **Habituationsmodell** der Expositionsbehandlung (Margraf & Schneider 1990) beschreibt, dass eine Gefühlsaktivierung, gegen die man nicht ankämpft, sondern die man akzeptiert hat, nach einer gewissen Zeit physiologisch wieder nachlässt, auch wenn man ihr nicht nachgegeben hat. Salkovskis et al. haben bereits 1999 darauf hingewiesen, dass bei Patienten mit einer Panikstörung nicht die Habituation die wesentliche Wirkkomponente bei der Exposition ist, sondern die während der Exposition einsetzende **kognitive Neubewertung** im Sinne von: »Du stirbst ja tatsächlich nicht!« Danach setzt eine relativ rasche Entspannung ein. Bereits vor 20 Jahren zeigte die gleiche Arbeitsgruppe in einer Wirkkomponentenstudie (dismantling study; Wells et al. 1995), dass bei der sozialen Phobie die Veränderung des Sicherheitsverhaltens (Inhibition) und die Lenkung der Aufmerksamkeit und nicht die Habituation die entscheidenden Faktoren sind. Craske et al. (2008) bestätigten das bereits vor einiger Zeit. Hand (1993) vermutet, dass durch das distanzierte Beobachten des eigenen Erlebens im Rahmen der Skalierung des Angsterlebens während der Exposition durch die korrigierende emotionale Erfahrung eine spontane kognitive Umstrukturierung einsetzt, die das Angsterleben vermindert.

Physiologisch liegt das daran, dass das »innere Alarmsystem« so lange feuert, bis der Auslösereiz kognitiv als »unbedeutend« eingeschätzt wird. Eine Sirene erzeugt zunächst einen Schreckaffekt, bis sie kognitiv als »Probealarm« eingeordnet wird. Danach wird die durch die Alarmreaktion gebundene Aufmerksamkeit wieder freigegeben und kann bewusst auf andere Reize abgelenkt werden. Diese Umbewertung ist aber sofort reversibel, wenn man z. B. einen Patienten bei einer Höhenangst-Exposition, der sich gerade beruhigt hat, darauf hinweist, dass das Geländer an den Befestigungspunkten ganz rostig und brüchig sei. Die Vulnerabilität bleibt.

Einer achtsam-akzeptierenden Grundhaltung gegenüber unangenehmen Gefühlen kommt dabei eine wesentliche Bedeutung zu, ermöglicht sie doch eine Distanz zum Sog des aktualisierten inneren Erlebens und den Ausstieg aus maladaptiven Verhaltensweisen.

1.3.12 Biologisch angelegte Reaktionstendenzen

Für die Schematherapie als Behandlungsmethode für Persönlichkeitsstörungen ist natürlich das interpersonale Verhalten von hoher Relevanz. Man kann mit Cannon (1915) **vier Grundausrichtungen möglicher Reaktionen auf konflikthafte/aversive Situationen** unterscheiden, welche sich in vielen anderen Tierarten (v. a. Säugetieren) wiederfinden:

1. Folgen (prosoziales Verhalten bis hin zur Unterwerfung und Selbstaufgabe)
2. Erstarren (passives Über-sich-ergehen-Lassen und innerer Rückzug)
3. Flucht (aktive Vermeidung und Selbstberuhigung)
4. Kampf/Dominanz (selbstbehauptungsorientiertes bis hin zu aktiv-aggressivem Verhalten)

Diese vier Grundausrichtungen lassen sich in abgeschwächter Form auch als Orientierungskategorien für funktionales interpersonales Verhalten heranziehen, selbst wenn wir nicht durch aversive bzw. als bedrohlich erlebte Situationen schemaaktiviert reagieren. Tabelle 1-6 zeigt hierzu eine Übersicht, sortiert nach den von uns postulierten drei interpersonalen Grundbedürfnissen.

Im Kapitel 3 werden wir diese Systematik aufgreifen, um das Konzept der Bewältigungsmodi ausführlich zu beschreiben.

Aber was passiert, wenn es **keine Gefahrensituation** bzw. keinen Konflikt gibt, auf die man reagieren muss? Blicken wir auf positive/angenehme interpersonale Handlungen, wird dabei vor allem das **Bindungssystem** aktiviert, einhergehend mit **Freude** und spontan-spielerischen (PLAY), fürsorglichen und beziehungsfördernden Verhaltensweisen (CARE) sowie erotisch gefärbtem Verhalten (LUST). Auch außerhalb interpersonaler Erfahrungen findet emotional gesteuertes- Verhalten statt, z. B. bei der

	Basisemotionen bei Frustration	**Panksepps Systeme**	**Automatisiert-instinktive Handlungstendenz**	**Bewusste Handlungsalternative (»Erwachsenenmodus«)**
Sicherheit	Angst, Ekel	FEAR	aktive Flucht, passives Erstarren, Dissoziieren	Suche nach angemessener Distanz, Selbstfürsorge
Bindung	Verlassenheitsangst, Trauer	SADNESS	Folgen/Unterwerfung	prosozial-kooperatives Verhalten
Selbstbehauptung/Autonomie	Ärger	RAGE	Dominieren, Kämpfen	sich durchsetzen, sich einsetzen

Tab. 1-6: Grundbedürfnisse, Basisemotionen und Handlungen bei Konflikten/Gefahren.

gezielten **Suche nach Ressourcen** wie etwa die Recherche nach aktuellen Publikationen zu neurobiologischen Studien (SEEKING). In einem weiteren Schritt können wir (analog Szenario 1 der letzten Selbsterfahrungsübung in Abschn. 1.3.8) aus intrinsischer Motivation agieren anstatt zu reagieren. Dabei entsteht Raum für Entspannung, Kreativität, Hobbys und Planung von Urlauben. Was gibt uns dabei Orientierung? Wir werden im Kapitel 2 darauf zurückkommen und die Werte-Arbeit in der Akzeptanz- und Commitment-Therapie (ACT) sowie die Suche nach Lebenszufriedenheit vertiefen.

EXKURS Die Macht der Verletzbarkeit

Insbesondere der funktionellen Kopplung von gezeigter Traurigkeit und Zuwendung in der mittleren Zeile von Tabelle 1-6 kommt therapeutisch eine große Bedeutung zu (siehe Kap. 6.2.9 und 6.4.3). Viele externalisierende Menschen habe gelernt, Kontakt durch die Ausübung von Druck herzustellen (siehe die zweite Reaktion des Kindes im »Still face-Experiment« in Kap. 1.4.1). Das treibt aber viele Menschen weg. Wie wir beim Betrachten des Videos (www.youtube.com/watch?v=vmE3NfB_HhE) selbst erleben können, aktiviert gezeigte Verletzbarkeit viel stärker und zuverlässiger das Versorgungssystem als Forderungen (die rasch Selbstbehauptungstendenzen aktivieren). Man könnte fast von »**Psychomechanik**« sprechen. Verkäufer z. B. nutzen das, indem sie zunächst Bindung herstellen, um dann etwas zu verkaufen. Entsprechend können externalisierende Menschen lernen, mehr Verletzbarkeit zu zeigen und »zu bitten (bzw. Wünsche zu äußern), statt zu fordern«.

Dieses Zusammenspiel von gezeigter Verletzbarkeit und Mitgefühl funktioniert aber nur innerhalb der eigenen sozialen Gruppe. Fremden gegenüber dominiert das Selbstbehauptungsbedürfnis, sodass diese ohne Mitgefühl bekämpft werden können. Dieser Wechsel von Liebe zu Hass ist z. B. bei Paaren im Laufe eines Trennungsprozesses deutlich zu beobachten (siehe Kap. 8.3).

1.3.13 Das Reaktionsdreieck im interpersonalen Geschehen: ein dimensionales Verständnis

Abbildung 1-12 zeigt Grundbedürfnisse, emotionale Reaktionen und Handlungstendenzen entlang der Dimension *Hintere Bühne ⟷ Vordere Bühne* im Sinne der sichtbaren und nicht sichtbaren Komponenten der SORC-Schleife und der Dimension *Internalisieren ⟷ Externalisieren*, wobei die kognitiven Prozesse als ein integrierter Teil der selbstreflexiven, außenorientierten emotionalen Reaktionen zu verstehen sind. Daher sind sie hier nicht gesondert abgebildet. Der Fokus liegt bei dieser Darstellung auf der Verbindung zwischen Emotionen und Handlung. Sie entspricht der **Metapher der Zwei Beine** (siehe Abb. 3-8, Kap. 3.8.3), auf denen wir im direkten interpersonalen Verhalten stehen: Wenn wir mit dem Bindungsbein nach vorne gehen, zeigen wir prosoziale Tendenzen, wenn wir mit dem Autonomie- bzw. Selbstbehauptungsbein vorgehen, zeigen wir egoistischere oder dominantere Tendenzen. Wenn wir mit beiden Beinen zurückgehen, zeigen wir Rückzugsverhalten bzw. Flucht. Dann gibt es kein adaptives interpersonales Geschehen mehr. So können wir bei buchstäblich jeder Handlung uns selbst oder in der Therapie jederzeit fragen: »Auf welchem Bein gehen Sie gerade?«

> Dimensional-kontextuell betrachtet sind weiterhin der Kontext und die Flexibilität entscheidend, um zwischen adaptivem (Erwachsenenmodus) und maladaptivem (Bewältigungsmodi) Verhalten zu unterscheiden.

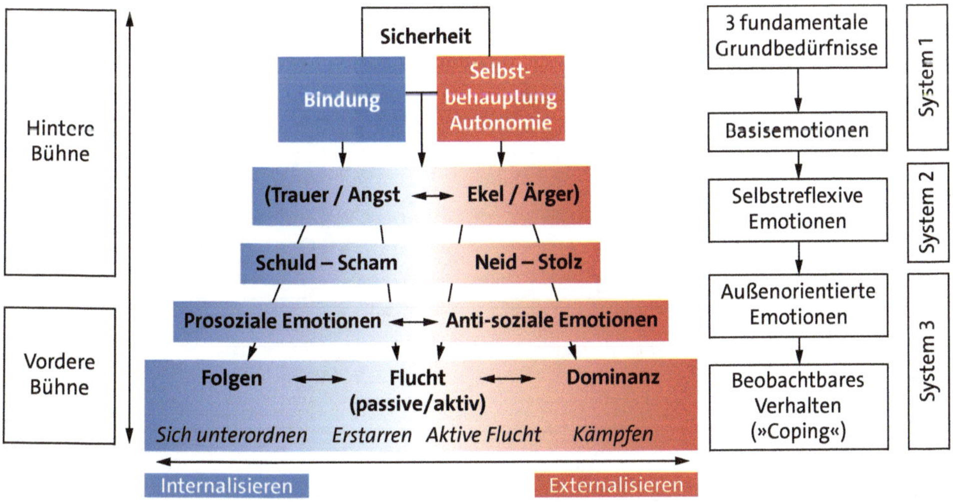

Abb. 1-12: Das dimensionale Bedürfnis-, Emotions- und Verhaltensmodell.

1.4 Die interpersonale Perspektive als Kontingenz-Variable

Eine Situation im Sinne der Verhaltensanalyse lädt symbolisch zu einer Handlung ein, die sich wiederum auf diese auswirkt. Und während Ort und situative Elemente (»die Kulisse«) eine Rolle spielen, sind vor allem unsere Interaktionspersonen (»die anderen Charaktere auf der Bühne«) von hoher Bedeutung, sowohl im Sinne der Stimulus-Variable als auch der Konsequenzen bzw. Kontingenzen.

> Verhalten findet nie im leeren Raum statt. Aus kontextueller Perspektive ist die Situation, in der eine Handlung stattfindet, sowohl Input als auch Output. Wir beschreiben also nicht Beziehungen zwischen Subjekt und Objekt, sondern reziproke Interaktionen zwischen mehreren Subjekten.

Eine Interaktionsperson ist kein statischer Gegenstand. Abbildung 1-13 zeigt, wie aus dem SORC-Kreis in Abbildung 1-1 (siehe »Einführung«) eine Lemniskate (d.h. eine liegende 8) mit zwei Kreisen wird, welche in einem ständigen Fluss miteinander interagieren. Die Reaktion der anderen Person wird dabei zur Konsequenz/Kontingenz unseres Verhaltens, denn die wesentliche Konsequenz der eigenen Handlung im interpersonalen Geschehen ist das, was die Person vor uns während eines Konflikts erlebt, während wir diese Handlung ausführen. Damit werden wir für diese Person zum Stimulus bzw. Kontext, so wie sie für uns. Und unsere jeweiligen Handlungen interagieren in einer Art »Tanz«. Wir reagieren auf das Verhalten der anderen Person, ohne zu realisieren, dass unser Gegenüber auf uns reagiert. Subjektiv sind wir immer geneigt, die andere Person als den Auslöser unserer Reaktion zu erleben (siehe »Klingel«-Metapher in Abschn. 1.2.9).

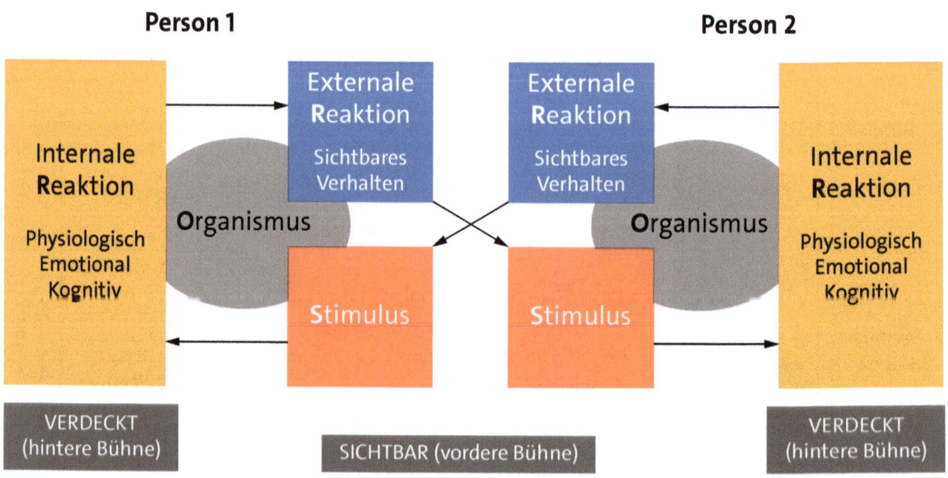

Abb. 1-13: Das interpersonale SORC-Modell (mod. nach Valente 2021).

Wieso ist die interpersonelle Perspektive wichtig? Persönlichkeitsstörungen sind primär Interaktionsstörungen (Fiedler & Herpertz 2022). Wir können diese Patientengruppe nur gut behandeln, wenn wir in der Lage sind, interpersonelles Geschehen in unserer Fallkonzeption als Prozess zu operationalisieren, um effektive Interventionstechniken zu wählen.

> Die Herausforderung liegt bei der Arbeit mit Menschen mit Persönlichkeitsstörungen vor allem darin, dass man mit dieser Patientengruppe nicht arbeiten kann, ohne selbst in irgendeiner Form persönlich und emotional involviert zu sein.

Wenn wir mit einem Menschen an einer klinischen Symptomatik arbeiten, wird diese zu einem »Dritten«, an dem wir gemeinsam arbeiten. Dann ist es vergleichsweise leicht, eine therapeutische Arbeitsbeziehung aufzubauen. Bei Persönlichkeitsstörungen besteht das Symptom in den maladaptiven Verhaltensmustern in der Interaktion mit anderen Menschen. In der Therapie sind wir dieser andere Mensch, an dem sich das Problem entfaltet. Es gibt also zunächst kein »Drittes« im Sinne eines beobachtbaren Objektes, denn die Betroffenen erleben uns als Subjekt, welches ihr negatives Erleben auslöst. In unserer Art der Beziehungsgestaltung, die wir ausführlich im Kapitel 5 beschreiben, ist daher ein zentraler Schritt, aus dem Beziehungsprozess im Therapieraum auszusteigen und in eine gemeinsame Beobachterhaltung zu wechseln, die die Beziehung auf der Prozessebene zu einem »Dritten« macht, an dem man gemeinsam arbeiten kann.

1.4.1 Das »Still face-Experiment« von Edward Tronick

Wenn die Bedürfnisse eines Kindes frustriert werden, kommt es zunächst zu einer emotionalen Reaktion. Die Intensität dieser Reaktion hängt von der Intensität der Frustration sowie dem Temperament ab. Abhängig davon, ob eher das Bindungs-, Sicherheits- oder das Selbstbehauptungsbedürfnis frustriert ist, erlebt das Kind Angst, Trauer, Ekel (genervt sein) und/oder Ärger. Es kann dann mit den erwähnten vier prototypischen **Strategien** reagieren: Folgen (prosoziales Verhalten), Erstarren (passiver Rückzug), Flüchten (aktiver Rückzug und Selbstberuhigung) oder Kämpfen. Das **Still face-Experiment von Edward Tronick** gibt eine sehr lebendige und anschauliche Darstellung dieser Prozesse. Das bekannteste Beispiel dieser Untersuchung finden Sie unter www.youtube.com/watch?v=vmE3NfB_HhE (wobei inzwischen die Beobachtung sehr häufig repliziert wurde, sowohl mit Müttern als auch mit Vätern).

Zunächst spielt die Mutter mit ihrem einjährigen Mädchen in einem Zustand der spielerischen und entspannten Resonanz. Das Kind und die Mutter sind glücklich (in der Schematheorie entspricht das dem Modus des glücklichen Kindes; siehe Kap. 3). Dann bekommt die Mutter die Anweisung, ihr Gesicht starr zu lassen und nicht mehr auf das Kind zu reagieren. Der Kontakt reißt ab, das Bindungsbedürfnis wird frustriert. Das Kind kippt zunächst in eine mäßig ausgeprägte, ängstliche Irritation (verletzbarer Kindmodus) und versucht in den folgenden zwei Minuten zunächst die Bindung wiederherzustellen (Ausgangspunkt eines unterordnenden Bewältigungsmodus). Als die Mutter anhaltend nicht reagiert, wird das Kind zunehmend frustriert-ärgerlicher (Übergang in den wütenden Kindmodus) und »nervt« die Mutter, um irgendwie die Kontrolle zurückzugewinnen und wieder in Kontakt zu kommen (beginnende überkompensierend-dominante Bewältigung). Nachdem die Mutter weiterhin nicht reagiert, wendet sich das Kind zunächst der Person hinter der Kamera zu (distanzierter Selbstberuhiger bzw. Flucht). Nachdem diese auch nicht reagiert, wendet sich das Kind frustriert ab (Ansatz eines distanzierten Bewältigungsmodus bis hin zur Erstarrung). Als die Mutter wieder reagiert, kann die Bindung wiederhergestellt werden und das Kind beruhigt sich sofort – was auf einen sicher-gebundenen Bindungsstil des Kindes hindeutet und uns vermuten lässt, dass die Mutter ansonsten ausreichend die Grundbedürfnisse des Mädchens erfüllt. Denn unsere positiven Schemata sind ebenfalls das Erbe unserer frühen Beziehungserfahrungen.

Eine ausführliche Interpretation dieses Videos und den Bezug zu unserer schematherapeutischen Fallkonzeption finden Sie im ersten Video des Links www.schematherapie-frankfurt.de/index.php/materialien/videos/tutorials.

In diesem Video zum Still face-Experiment kann man im Keim sehen, wie aus einem frustrierten Bindungsbedürfnis sekundär das Spektrum der Bewältigungsreaktionen entsteht, die sich dann in einem verstrickten oder vermeidenden Bindungsstil niederschlagen können.

1.4.2 Die Biologie frühkindlicher Erfahrungen

Frühe Bindungserfahrungen prägen uns und unsere Persönlichkeit. Neurobiologisch betrachtet bauen wir als Säuglinge nur unter der **spiegelnden Stimulation durch die Bezugspersonen** die entsprechenden neuronalen Strukturen auf, die wir später brauchen, um andere Menschen zu verstehen (Schore 1997).

Die Umgebungseinflüsse setzen sich beim Säugling über erlebensabhängige, neuronale Selbstregulationsprozesse direkt in die sich bildende neuronale Struktur um.

Die **Folgen von Neglect, Misshandlungen** oder sexuellem Missbrauch sind daher in jeder Hinsicht tiefgehend. Auch neurophysiologisch lassen sich diese Folgen darstellen. Vernachlässigung und Gewalterfahrungen scheinen das Hirnvolumen um bis zu 20 % zu verkleinern (Heim et al. 2010), besonders im Bereich des präfrontalen Kortex. Dies führt im Laufe des Lebens zu Schwierigkeiten in der Selbstkontrolle, zu mehr Suchterkrankungen, Ängsten, Essstörungen, Depressionen und Persönlichkeitsstörungen. Emotionaler und sexueller Missbrauch können beispielsweise konkret eine kortikale Ausdünnung von bis zu 3 mm (Heim et al. 2013) sowie eine Verkleinerung des Hippocampus (Vythilingam et al. 2002) bewirken. Bei in der Kindheit **schwer Traumatisierten** können toxische Überflutungen mit Stresshormonen (erkennbar z. B. in erhöhten Cortisol-Werten in Speichelproben; Spangler & Grossmann 1993) die Selbstregulationsfähigkeit nachhaltig blockieren oder beschädigen, sodass die Patienten anfangs wie Säuglinge weitgehend auf eine externe Beruhigung angewiesen sein können. Aufgrund der vorübergehend eingeschränkten Funktionsfähigkeit der sprachverarbeitenden Prozesse (van der Kolk et al. 1997) erreichen sprachliche Mitteilungen die Betroffenen nur eingeschränkt. Neben den genannten psychiatrischen Folgeerkrankungen führt das auch zu einer erhöhten **somatischen Morbidität** wie koronarer Herzerkrankung, metabolischen und immunologischen Störungen, Schmerzen und einer um den Faktor 31 erhöhten **Suizidalität** (Klinger-König et al. 2024)

Obwohl in der Vergangenheit die Rolle der genetisch bedingten Prädisposition bei der Entwicklung von Persönlichkeitsstörungen deutlich höher geschätzt wurde, ergaben norwegische Zwillingsstudien einen genetischen Anteil von nur 20–40 % (Torgersen et al. 2000). **Die primäre Lebensumgebung scheint damit erheblich zur Entstehung von Persönlichkeitsstörungen beizutragen**, geben doch Patienten mit Persönlichkeitsstörungen im Vergleich zu Kontrollgruppen mit 30–60 % in mehreren Studien etwa doppelt so oft Neglect oder Gewalterfahrungen an wie Kontrollgruppen (Übersicht siehe Fiedler & Herpertz 2022). In der **Epigenetik** (Waddington 1942) wird angenommen, dass die genetischen Anlagen in Abhängigkeit von frühen Erlebnissen realisiert werden, indem der Methylierungszustand der DNA und damit die Ablesemöglichkeiten der Gene verändert werden. Dies versucht die Steuerung der Genaktivität zu erklären. Durch das chemische »Einpacken« bzw. »Versiegeln« von Genabschnitten durch angelagerte Methylgruppen, die das Ablesen verhindern, werden Gene praktisch an- und abgeschaltet. Gene sind demnach kein irreversibles Schicksal, sondern bilden vielmehr eine biologische Grundausstattung, welche durch die Erfahrungen in der Interaktion mit der Umwelt umgesetzt oder unterdrückt wird. Darüber hinaus scheinen spätere Veränderungen des Ablesens und Umsetzens der genetischen Information auch durch eine Psychotherapie möglich (z. B. Schiele et al. 2020; Wilker et al. 2023).

Das Genom liefert die Worte, das Epigenom schreibt den Text (Davies 2012).

Diese in den Ablesemechanismen der Gene fixierten Veränderungen machen verständlich, warum eine überwiegend sprachbasierte, mit den semantischen Prozessen arbeitende Psychotherapie überwiegend mit episodischen Prozessen verbundene Probleme nur wenig beeinflussen kann. Und dazu gehören eben nicht nur traumatisch bedingte Störungen, denn das ganze Erleben der Kinder in den ersten zwei bis drei Lebensjahren ist Sprachprozessen ja nicht zugänglich. Wie van der Kolk (1994) treffend sagt: *»The body keeps the score.«* Daher versuchen wir, mehr mit den Körperprozessen und imaginativ zu arbeiten, um dem Erleben sekundär Worte zu geben. Entsprechend führen erlebnisaktivierende Therapien wie EMDR zu stärkeren Veränderungen am Epigenom (Carvalho Silva et al. 2024; Vinkers et al. 2021). Die Verwundungen (Schemata) sitzen tief, je stärker, häufiger und früher sie erfolgt sind. Sowohl der Oxytocin-Reduktion als auch der stressinduzierten Cortisolüberflutung des Gehirns scheinen dabei eine Schlüsselfunktion in der Pathogenese zuzukommen, denn eine verstärkte Stressaktivierung kann zu bleibenden Beeinträchtigungen besonders im Hippocampus und nachfolgend zu verminderter Lernfähigkeit führen (McEwen & Gianaros 2011). Entsprechend fühlen sich z. B. manche Menschen mit Borderline-Störungen zeitlebens »verwundet« und neigen dazu, verstärkt emotional zu reagieren. Auch eine aktuelle Studie zur Rolle genetischer Prädispositionen beim Erleben von Einsamkeit mit über 2500 Versuchspersonen mit Borderline-Störungen zeigt, dass die Korrelation zwischen der Schwere der Misshandlungen in der Kindheit und der im Erwachsenenalter erlebten Einsamkeit nicht moderiert wird durch die sogenannten *Polygenic Scores* (PGS) für Einsamkeit (Schulze et al. 2023).

> Die subjektiven Erfahrungen sind demzufolge entscheidender als die Gene. In einer Psychotherapie kann (zumindest für kürzere Momente) eine ähnliche Beziehungsintensität geschaffen werden, wie sie in den frühen Beziehungserfahrungen bestanden hat. Das kann zu einer Veränderung der Schemata bis in die Epigenetik beitragen.

Dadurch scheint eine teilweise Modifikation dieser frühen Beziehungserfahrungen im Sinne einer **korrigierenden emotionalen Erfahrung** ebenso möglich zu sein wie in Liebesbeziehungen (Feeney & Kirkpatrick 1996). Defizite in der Mentalisierung emotionaler Erlebensprozesse könnten dann in einem gewissen Ausmaß durch eine *Nachreifung* aufgeholt werden. Denn auch im fortgeschrittenen Lebensalter bleibt die für Veränderungsprozesse notwendige Neuroplastizität erhalten. Das macht Hoffnung! Für nachhaltige und komplexe Effekte braucht es aber etwas Geduld. So erhöht sich die kortikale Dicke beim Meditieren erst nach etwa neun Monaten (Valk et al. 2017). Auch hier ist ein adäquates Störungsmodell hilfreich, damit die Betroffenen realistische Therapieziele entwickeln. Die Dialektik zwischen der Akzeptanz bestimmter Einschränkungen und dem Versuch, dennoch ein Maximum an Entwicklung anzustreben (Linehan 1996), entlastet dabei die therapeutische Arbeitsbeziehung.

1.4.3 Die Polyvagal-Theorie

Die Polyvagal-Theorie von Porges (2010) erlangte in den letzten Jahren hohe Akzeptanz innerhalb der Traumatherapie sowie der 3. Welle der Verhaltenstherapie und wird beispielsweise von Gilbert (2013) im Rahmen der Compassion Focused Therapy (CFT) aufgegriffen. Mit dem Begriff der »Neurozeption« beschreibt Porges einen (unbewussten) vegetativen Prozess, der nach der Wahrnehmung von Umweltreizen in der aktuell erlebten Situation (wie z. B. bei der Begegnung mit einem fremden Menschen auf der Straße) eine Einstufung dieser Situation in die Kategorien »sicher«, »gefährlich« oder »lebensbedrohlich« ermöglicht. Dabei postuliert er **eine zentrale Funktion des Vagusnervs sowie drei Subsysteme des autonomen Nervensystems**, wobei er von einer Hierarchisierung ausgeht. Der Organismus wählt zuerst den zuletzt entwickelten Komplex (ventrovagal) und greift auf den jeweiligen älteren zurück, wenn der neuere nicht funktioniert.

- Das **ventrovagale (parasympathische) System.** Der ventrovagale Zweig des Vagusnervs ist phylogenetisch jünger, myelinisiert und soll nur in Säugetieren vorkommen. Dieser Zweig ist in der Lage, sympathische Aktivierungen zu hemmen (die sog. *Vagus-Bremse*), da diese in einer sicheren Umgebung nicht notwendig sind und soziale Interaktionen stört. Das ermöglicht eine *prosoziale Selbstberuhigung*, bewusstes Atmen, sorgfältige Wortwahl und insgesamt bindungsbezogene Annäherung. Stephen Porges nennt dies eine über Oxytocin-Ausschüttung vermittelte *»Immobilisierung ohne Furcht«* (Porges 2010, S. 33). Das entspricht der Erstreaktion des Kindes im Still face-Experiment (siehe Abschn. 1.4.1).
- Der **Sympathikus** aktiviert den Körper umfassend und ermöglicht so *Flucht oder Kampf*. Der Sympatikus ist ebenfalls myelinisiert, was schnelle Informationsübertragungen ermöglicht. Das entspricht der zweiten Reaktion des Kindes im Still face-Experiment.
- Das **dorsovagale System** ist ein Überlebens-Sicherungssystem. Der dorsale Anteil des Vagus ist nicht myelinisiert und interagiert mit dem Hirnstamm, der genetisch »programmiert« ist. Unter Lebensgefahr schaltet der dorsale Vagus unsere phylogenetisch jüngeren Hirnstrukturen aus. Das explizite Gedächtnis wird vom Entscheidungsprozess ausgeschlossen, dadurch wird die Reaktionszeit verkürzt. Herz, Atmung und Verdauung gehen auf Minimalbetrieb: Puls und Blutdruck sinken dabei deutlich, der Atem wird flach und die Stoffwechselaktivität soweit wie möglich reduziert. Dies führt zur *Immobilität* (*Freezing* bzw. *Totstellreflex*). Das ist die Tendenz des Kindes im Still face-Experiment, unmittelbar bevor die Mutter sich ihm wieder zuwendet.

Die Polyvagal-Theorie ist nicht unumstritten. In ihrer Essenz stellt sie aber unseres Erachtens einen Versuch dar, auch im Kontext biologischen Verständnisses die große Wichtigkeit sozialer Interaktionen zu demonstrieren. Wir werden uns daher aus pragmatischen Gründen auf sie beziehen.

> Das ventrovagale System ist im Wesentlichen ein prosoziales System (social engagement system), das sichere Bindung und Fürsorge im Sinne von Panksepps CARE und damit das Überleben der Gruppe ermöglicht.

1.4.4 Mentalisierung und Selbstentwicklung

Ohne äußere Objekte und deren Einwirkungen auf den Organismus gäbe es keine differenzierte innere Welt. Beim **empathischen Mitreagieren** sind im Sinne einer **Resonanz** bzw. **emotionalen Ansteckung** (contagion; Hatfield et al. 1994) vermutlich zunächst die subkortikalen limbischen Strukturen aktiviert. Die Spiegelnetzwerke ermöglichen später auf kortikaler Ebene ein inneres Mitbewegen und ein Erschließen der Intentionalität von wahrgenommenen Handlungsakten.

> Das Selbst konstruiert sich in einer sozialen Welt (Eisenberger 1995), indem es innere Aktivierungen (z. B. des Körpererlebens) und Repräsentationen der Umwelt (Gesichtsausdrücke, nonverbale Signale) in eine komplexe Szene integriert.

Kinder bringen von Geburt an die physiologischen Voraussetzungen mit, das Ausdrucksverhalten der Bezugspersonen zu imitieren, wie die Bilder von Meltzoff & Moore (1989) belegen, in denen Neugeborene Gesichtsausdrücke fast perfekt nachahmen und auch bei den Erwachsenen induzieren können. Dadurch bildet das Kind im Sinne der **Theory of Mind** (ToM; Leslie 1987) nach dem Vorbild der Bezugspersonen zunächst flüchtige Aktivierungszustände (neuronale Erregungsmuster, NEM) und bei Wiederholung stabile vorsprachliche Repräsentanzen (neuronale Erregungsbereitschaft, NEB) seines Erlebens in sich selbst ab. So plastiziert sich das Verhalten der Eltern durch die Fähigkeit der Kinder zur Identifikation in diese hinein. Dies kann man **Internalisierung** nennen (Schore 1997). Bereits bei Zweijährigen ist beim Gedanken an die Bezugspersonen der orbitofrontale Kortex aktiv (Rule et al. 2013). Donald Winnicott formulierte das sinngemäß so, dass sich der Säugling, der sich selbst in den Augen der Mutter nicht finden kann, stattdessen die Mutter in sich findet. Im Inneren des Kindes wird ein Selbstanteil nach dem Vorbild der Eltern gebildet (ein sog. **Introjekt**). Dieses wird vom Kind als Ich-synton (zu sich gehörig) erlebt, da ihm der Entstehungszusammenhang nicht bewusst ist (Winnicott 1973).

> Aus äußerer Kritik wird ein »innerer Kritiker« (Elliott & Elliott 2000).

Mentalisierung. Mentalisierung (Fonagy et al. 2022) wird ganz allgemein die Fähigkeit genannt, in einem selbst oder in einem anderen Menschen ablaufende Prozesse innerlich begleiten und darauf reagieren zu können bzw *»sich selbst von außen und die anderen von innen zu sehen«* (Schultz-Venrath 2010). Eine wichtige neuronale Grundlage dieser Fähigkeit sind vermutlich die **Spiegelneuronen** (Rizzolatti et al. 1996), welche sich an verschiedenen Stellen des Kortex befinden (vor allem im prämotorischen und parietalen Kortex). Spiegelneuronen zeigen bei der passiven Wahrnehmung von Prozessen vergleichbare Aktivierungen wie bei der aktiven Durchführung dieser Prozesse durch das Individuum selbst. Aktuelle Studien weisen darüber hinaus auf die Rolle des anterioren cingulären Kortex (ACC) beim empathischen Mitfühlen hin. Beim eigenen Erleben (z. B. dem Schmerz bei einer Schnittverletzung am Finger) zeigen sich im ACC sehr ähnliche hämodynamische Veränderungen, wie wenn man nur Zeuge dieser Erlebnisse bei einem anderen Menschen ist (Riess 2011).

Die Mentalisierungsfähigkeit – auch wenn ihre Entwicklung grundsätzlich gelungen ist – ist allerdings kein statisches Geschehen, auf das wir jederzeit Zugriff haben, sondern dynamisch. Ähnlich wie für andere komplexe Ich-Funktionen auch, steht sie uns am wenigsten zur Verfügung, wenn wir sie am meisten brauchen: in Krisensituationen, bei intensiven Gefühlen, in bedeutsamen Beziehungen, zur Verarbeitung von Traumata.

Genauer gesagt: Unsere Mentalisierungsfähigkeit nimmt bei hoher innerer Erregung oder bei Stress, insbesondere bei bindungsbezogenem Stress, deutlich ab.

Die Wechselwirkung zwischen Stress, Aktivierung des Bindungssystems und Verfügbarkeit von Mentalisierungsfähigkeiten wird mit einem Schaltmodell zweier Erregungsmodule beschrieben (Taubner 2015): Unterschieden wird zwischen einer expliziten, reifen Mentalisierung, die eher mit reflexiven und kontrollierten Leistungen verbunden ist und bei der vorrangig präfrontale Hirnregionen aktiviert sind, sowie einer impliziten Mentalisierung, bei welcher der posteriore Kortex und subkortikale Hirnregionen aktiviert sind, die mit automatisierten Kampf/Flucht-Reaktionen verbunden sind. Emotionale Anspannung und psychosozialer Stress führen zur **Hemmung reifer Mentalisierung, wenn das Bindungssystem zu stark aktiviert** ist (Taubner 2015, S. 67). Daher versuchen wir, unsere Patienten in einer gut regulierten emotionalen Aktivierung innerhalb des emotionalen Toleranzfensters zu halten (siehe Abschn. 1.3.1).

Das Körperselbst. In Antonio Damasios neurophysiologisch orientierter Bewusstseinstheorie ist der elementare Selbstsinn untrennbar mit dem Erleben von Körperempfindungen verbunden und bildet die Basis für alle Stimmungen, Empfindungen und das Selbstbewusstsein (Damasio 2000). Bei vielen Patienten ist dieses Selbsterleben deutlich beeinträchtigt und der sekundäre Aufbau einer guten Verankerung in ihrem Körperselbst ein wichtiger therapeutischer Ansatzpunkt. Diese körperliche Erlebensgrundlage findet bisher in der Verhaltenstherapie noch keine systematische Berücksichtigung. In der Schematherapie hingegen spielen die Einbeziehung der Körperwahrnehmungen bzw. ihre Veränderungen während der Therapie im Sinne einer Sensibilisierung und des Diskriminationslernens eine große Rolle (Reusch 2024). Erst mit der zunehmenden Mentalisierungsfähigkeit werden diese Selbstfragmente durch kognitive Prozesse zu einem **kohärenten Selbsterleben** verbunden (Siegel 2006, S. 352, bzw. *Selbst-als-Prozess*, Hayes et al. 2012) (Abb. 1-14).

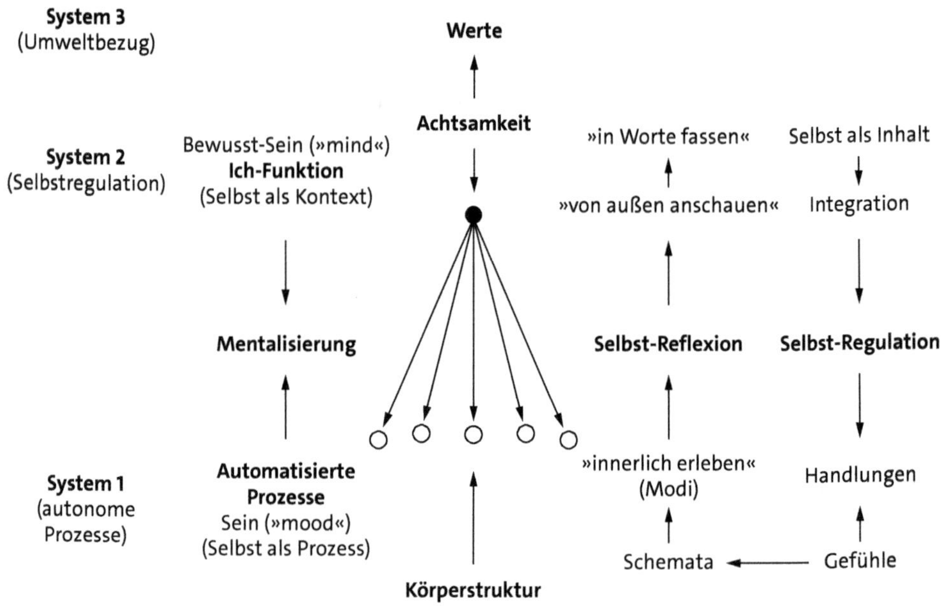

Abb. 1-14: Die integrierende Bewegung in der Psychotherapie (zur Beschreibung der Systeme siehe Abschn. 1.4.5).

Das autobiografische Selbst. Das autobiografische Selbst wird aus den fluktuierenden körpernahen Repräsentanzen durch synchrone, vernetzte Aktivierungen als eine konsistente, räumlich-zeitlich verortete Selbstrepräsentation geschaffen (Damasio et al. 2000). Bowlby (1969) spricht von einem *verinnerlichten Arbeitsmodell* (internal working model). Diese Repräsentationen können dann in ein sprachlich vermittelbares **Selbstnarrativ** (bzw. *Selbst-als-Inhalt*, Hayes et al. 2012) transformiert werden, in dem wir uns selbst wahrnehmen und beschreiben und als Autor unserer Gedanken und Handlungen erleben (sog. **Autorenschaft**).

> Die Versprachlichung ordnet den Erlebensprozess und schafft individuelle Symbole, die mit kollektiven Symbolisierungen anderer Menschen in Bezug gesetzt werden.

Zusammenfassend ermöglicht uns der Mentalisierungsprozess, uns selbst aus einer Außenperspektive zu beobachten. Es ermöglicht uns aber auch, mit anderen Menschen empathisch mitzufühlen sowie ihre emotionalen Reaktionen und ihr Verhalten uns gegenüber zu verstehen. Diese Fähigkeit, sich in das Erleben und die zielgerichtete Handlungsplanung eines anderen Menschen einzufühlen, bildet die Grundlage des sozialen Lernens und der Entwicklung der Fähigkeit, unter Berücksichtigung der Bedürfnisse und emotionaler Reaktionen unseres Gegenübers, eigene Impulse und Wünsche zu kontrollieren.

1.4.5 Das soziale Gehirn

Den Einfluss der sozialen Umwelt auf das sich entwickelnde Gehirn bis in das Epigenom hinein haben wir beschrieben. Die Gruppe und ihre Kultur vermitteln Bedeutungen, Normen und Praktiken und greifen damit prägend in Struktur und Arbeitsweise des Gehirns bzw. des psychischen Apparats ein: **Die Seele entwickelt sich unter dem Einfluss sozialer Umstände von außen nach innen,** wie Vygotski (2002) erkannte. So treten Ansätze wieder stärker in den Vordergrund, die mentale Prozesse aus sich heraus betrachten und systematisieren.

Das Gehirn ist ein »Sozialorgan« und entwickelt sich in Wechselwirkung mit seiner Umgebung (Adolphs 2003).

Moderne philosophische Theorien beschäftigen sich mit der Gegenüberstellung Individuum – Umwelt.

Der deutsche Philosoph Jürgen Habermas behauptet beispielsweise, *»der Mensch ist ein Tier, das dank seiner originären Einbettung in ein öffentliches Netzwerk sozialer Bedingungen erst die Kompetenzen entwickelt, die es zur Person machen«* (Habermas 2004, S. 3). Der »Determinierung des subjektiven Geistes durch das Gehirn« steht eine »Programmierung des Gehirns durch den objektiven Geist« gegenüber. Soziale Erfahrung formt in seiner These das Gehirn: Über die Regelung des Symbolgebrauchs (z. B. in der Sprache) können die gedanklichen Bedeutungssysteme auf die Gehirne der Beteiligten Einfluss nehmen (Habermas 2004). Dieser Erkenntnis versucht die neurowissenschaftliche Theorie des sozialen Gehirns (social brain) von Adolphs (2003) Rechnung zu tragen. Die Social-brain-Hypothese sensu stricto behauptet deshalb, dass die Spezies »Mensch« über die individuellen mentalen Fähigkeiten hinaus ihre besondere Stellung in der Welt der Selektion ökologischer Vorteile verdankt, die sich aus einem effektiveren Gruppenleben ergeben.

Soziale Intelligenz ist nicht deswegen so erfolgreich, weil sie es ermöglicht, andere auszustechen oder individuell vom kognitiven Kapital der Gruppe zu profitieren (im Sinne eines »survival of the fittest«), sondern weil sie effektivere Formen des gemeinsamen Überlebens ermöglicht (Pawelzik 2013a).

Es sind die sozialen Fähigkeiten des Menschen, die es ihm erlauben, mit anderen in einer Weise in Beziehungen zu treten, dass sich die Aussichten auf ein gemeinsames Überleben bzw. erfolgreiches Reproduzieren verbessern. Die transgenerationale Weitergabe effektiver »mentaler Werkzeuge« einer adaptiveren Gruppenkultur verschaffte der Spezies Mensch den entscheidenden Überlebensvorteil (Alexander 1990). In diesem Sinne spricht Sterelny (2003) über einen **gemeinsamen institutionellen Geist**, der weitergegeben werden kann.

Dunbar (2011) beschreibt einen dreiseitigen Zusammenhang zwischen der Größe mentalisierungsrelevanter Frontalhirnregionen, den sozio-kognitiven Kompetenzen und der Größe des sozialen Netzwerks, das mit diesen Kompetenzen aufrechterhalten werden kann. *»Wir (über-)leben nur dank anderer; wir werden, was wir sind, durch andere; und wir regulieren uns selbst mithilfe von anderen. Unser Gehirn ist darum weniger ein kognitives als vielmehr ein soziales«* (Pawelzik 2013a, S. 43). Wir erkennen die Gestimmtheit einer Person, weil sich dasselbe Gefühl durch emotionale Ansteckung (emotional contagion) auch in uns einstellt (de Vignemont & Singer 2006; Hatfield et al. 1994). *»Die subjektiven mentalen Repräsentationen sind gleichwohl für andere intersubjektiv nachvollziehbar. Dank einer einheitlichen und verbindlichen Lexikalisierung des Psychischen wissen wir, worüber wir reden. Insofern kann das Mentale kein idiosynkratisches, solipsistisch aus einem einzelnen Kopf erwachsendes Geschehen sein«* (Pawelzik 2013a, S. 61).

EXKURS Die neurobiologische Seite des sozialen Gehirns

Durch wechselseitige, positiv gestimmte, interaktionelle Beeinflussung synchronisiert sich die Hirnaktivität zwischen Mutter (und in etwas anderer Weise auch zwischen Vater) und Kind. Die Mutter setzt dabei Blickkontakt, gezielt-zärtliche Berührungen und eine erhöhte Stimmlage bei der Vokalisation ein. Dabei wird bei beiden Interaktionspartnern Oxytocin ausgeschüttet und eine erhöhte Mandelkernaktivität sowie Aktivität der Cortisol-Stress-Achse herunterreguliert. Das Gleiche passiert auch bei erwachsenen Intimpartnern und wird von Ruth Feldmann *Synchronie* genannt (Levy et al. 2015); sie scheint ein Eckpfeiler beim Aufbau von Selbstregulationsfähigkeiten zu sein und schafft Kohäsion in Gruppen (bis hin zu angeglichenen Oxytocin-Spiegeln, sog. endocrine fit; Feldman 2017). Tatsächlich synchronisieren sich die Aktivitäten des Default Mode Network zweier Menschen während eines gemeinsamen Narrativs, verbunden mit einem Gefühl von freundschaftlicher Nähe (Menon 2023, S. 9). In der Beziehungsgestaltung (siehe Kap. 5) versuchen wir durch das Nebeneinander-Stehen oder -Sitzen die Synchronisation zu fördern.

Interessanterweise befinden sich funktionale, sicher gebundene Paare nicht durchgängig in einem synchronen Zustand, sondern zeigen nur eine moderate Synchronie (Beebe & Steele 2013). Denn »Liebe macht blind«, sind doch die Zentren für soziale Urteile bei Verliebten synchron deaktiviert! Bindung ist nicht alles und muss mit einer gesunden Autonomieentwicklung (und später auch ausreichender Eigenständigkeit) ausbalanciert werden. Bereits mit ca. sechs Wochen unterbrechen Säuglinge bewusst den Blickkontakt mit der Bezugsperson und wenden den Blick ab (Asynchronie), um kurz darauf wieder den Kontakt zu suchen (Synchronie). Mayo & Gordon (2020) sehen in diesem flexiblen Wechsel auf allen Verhaltensebenen im sozialen Kontext ein drittes übergeordnetes Muster (sog. Meta-stabiler Zustand; Tognoli & Kelso 2014). Interessant ist, dass sie die gleichen Farben wie wir verwenden (blau für bindungsorientierte Synchronisation und rot für autonomieorientierte Asynchronie).

Dem **Konzept des erweiterten Geistes** (extended mind) von Clark & Chalmers (1998) zufolge sind der menschliche Geist und dessen kognitive Leistungen nicht auf Aktivitäten des Nervensystems beschränkt, sondern schließen den gesamten Organismus und Ausschnitte der Umwelt mit ein. Sie beschreiben **drei Systeme von Prozessen,** wobei diese drei Ebenen eine Art Pyramide bilden, die hohe Überschneidungen mit der von uns postulierten Systematik von Grundbedürfnissen und Emotionen aufweist (siehe linke Seite in Abb. 1-14):

1. **Hirnphysiologische Prozesse.** Hier erleben wir den Einfluss biologisch-geprägter Grundbedürfnisse und Ich-zentrierter Basisemotionen (Kindmodi).
2. **Mentale bzw. Selbst-konstituierende Prozesse.** Hier entstehen durch Selbstreflexion vor dem Hintergrund unserer Lernerfahrungen Selbstkonzepte. Das emotionale Erleben beinhaltet vor allem selbstbezogene Emotionen und kann sowohl mit situativ-funktionalen und flexiblen (Erwachsenenmodus) als auch rigiden und weniger funktionalen Bewertungsmustern (innere Bewertermodi) einhergehen.
3. **Wechselwirkungen mit der lokalen Umwelt.** Hier öffnet sich im Hier-und-Jetzt ebenfalls eine Dimension zwischen funktionalen Handlungen (Erwachsenenmodus) oder automatisierten »Autopilot-Handlungen« (Bewältigungsmodi), wobei im ersten Falle die erwähnten selbst-transzendentalen Emotionen eine wichtige Rolle spielen.

Eine interpersonal konzipierte Psychotherapie, wie die in diesem Buch ausgeführte Schematherapie, basiert im Sinne eines »extended mind« auf allen drei Systemen: den hirnphysiologischen Prozessen, den mentalen bzw. Selbst-konstituierenden und den Wechselwirkungen mit der lokalen Umwelt.

> Bei einer Aktivierung alter Schemata und automatisierter Bewältigungsreaktionen fallen Menschen sozusagen aus ihrer aktuellen funktionalen sozialen Rolle und damit auch aus der sich entwickelnden sozialen Gemeinschaft heraus. Sie agieren unter dem Einfluss innenweltlicher Prozesse (System 1). Im Erwachsenenmodus versuchen wir wieder Anschluss an das Hier-und-Jetzt zu finden.

Die reale, zwischenmenschliche, »nachbeelternde« Beziehungserfahrung wirkt dabei zum einen auf der Prozessebene unmittelbar Grundbedürfnis-befriedigend auf die körpernah erlebte System-1-Ebene (der Kindmodi), zum anderen aber auch durch die Verflüssigung der Denkbewegungen auf der personalen System-2-Ebene (Stärkung des Erwachsenenmodus auf der Reflexionsebene). So können z.B. Therapeut und Patient gemeinsam aufstehen und von außen auf eine gerade zwischen ihnen abgelaufene Interaktionssequenz auf den unter ihnen stehenden Stühlen (System 1) schauen.

> Der gemeinsame Blick auf das »Dritte« (die gerade abgelaufene Interaktion) ist weit mehr als nur ein kognitiver Prozess.

Das »Nebeneinanderstehen« ist auch eine unmittelbar auf die System-1-Ebene zurückwirkende, heilende soziale Geste im System 3, die funktionale Ressourcen-Netzwerke in den Patientinnen (z. B. aus erfolgreichen Arbeitsprojekten) prozessual aktiviert und mit der gerade abgelaufenen, emotional belastenden dyadischen Situation verbindet. Die Therapeutin unterstützt dann aus seiner koedukativen Ich-Perspektive in der gemeinsamen Mentalisierungstätigkeit die Neubewertung des jeweiligen Selbsterlebens auf den von »oben« betrachteten leeren Stühlen. Die kognitive Neubewertung auf der System-2-Ebene ist damit eingebettet in eine synchrone physiologische Modifikation der System-1-Ebene. In der gemeinsam gefundenen sprachlichen Beschreibung findet das selbstreferenzielle narrative Selbst der Patientin wieder Anschluss an einen konsensualisierten zwischenmenschlichen Diskurs (System-3-Ebene; sog. Kognitive Defusion). In dieser Art psychotherapeutischen Arbeitens werden somit die physiologisch-körperliche (System 1), die gedanklich-selbstreflexive (System 2) und die narrativ-interpersonale Ebene (System 3) in einer neu bewertenden und verhaltensübenden Weise gemeinsam modifiziert. Dadurch verändert sich das Selbst- und Weltbild der Patientin und sie kann wieder an dem sich im sozialen Raum entspinnenden Netzwerk teilhaben.

> Psychotherapie ist damit immer auch soziale Heilung. Sie ermöglicht Menschen wieder soziale Teilhabe, während psychische Störungen in die Isolation führen. Der im körpergebundenen Selbst verhaftete Geist wird aus seiner pathologischen Selbstzentrierung wieder befreit und offen für den sozialen Prozess.

1.5 Zusammenfassung

Sich durch diese komplexe Darstellung theoretischer Grundlagen durchzuarbeiten ist anstrengend und möglicherweise auch etwas unübersichtlich. Wir möchten daher hier die wichtigsten Gedanken noch einmal zusammenfassen, denn sie dienen uns als Fundament und Rational für den Aufbau unseres Störungsverständnisses und der therapeutischen Interventionen.

- Die **SORC-Variablen** bieten nicht nur einen geeigneten theoretischen Rahmen für die Darstellung der Grundlagen, sondern stellen auch die wesentliche Schnittstelle für die Integration verschiedener schematherapeutischer Techniken in die Verhaltenstherapie dar.
- Der Blick auf die **Stimulus-Variablen** ist essenziell, um eine komplexe Reaktion zu verstehen. Verhalten findet überwiegend im sozialen Kontext statt. Es gibt verschiedene Blickwinkel, aus denen wir Stimuli betrachten können: als Reize, als zu verarbeitende Information, als Anforderung an den Organismus oder auch als kontextuelle Bedingung. Auch die Unterscheidung zwischen Mikro- und Makroebene

ist relevant, um das Verhalten eines Menschen im Kontext seiner unmittelbaren Lebensbedingungen zu verstehen.

- Die **Organismus-Variablen** im funktionsanalytischen Sinne umfassen viele relevante Prozesse und Elemente. Dazu gehören neben biologischen Variablen die Konzeptualisierung der Persönlichkeit und ihre verschiedenen Dimensionen mit einem besonderen Blick auf die Lebensgeschichte als kontextueller Ursprung von kognitiven, emotional-physiologischen und handlungsorientierten Mustern.
- Im Zentrum der O-Variablen steht in der Schematheorie das **Schemakonzept**. Um es lebendig und integrativ darzustellen, bedienen wir uns unterschiedlicher Quellen. Neurobiologische Erkenntnisse (beispielsweise Bewertungstheorien und Predictive Coding) helfen uns, Gedächtnisbildung und -aktivierung sowie aktive situative Wahrnehmungsprozesse zu verstehen. Multidisziplinäre Denkmodelle wie das Attraktoren-Paradigma, die Synergetik und die Konsistenztheorie von Klaus Grawe geben uns einen theoretischen Hintergrund.
- **Schemata** sind Muster, die als Niederschlag unserer Lernerfahrung im aktuellen Leben wie Attraktoren funktionieren und Wahrnehmung, Bewertungen und Reaktionen beeinflussen. Ein allgemeines Schemakonzept unterscheidet nicht zwischen adaptiv und maladaptiv. Evolutionär betrachtet ist die Fähigkeit zur Schemaentwicklung grundsätzlich adaptiv und in der Theorie gibt es im Prinzip eine unbegrenzte Zahl von Schemata.
- Im »**Reaktionsdreieck**« finden sich im Wesentlichen drei Elemente: Emotionen, Kognitionen und Handlungen. Im neurobiologischen Sinne sind diese Elemente nicht trennbar. Das Paradigma Bottom-up-Aktivierung vs. Top-down-Regulation wird durch das Netzwerk-Paradigma in modernen Theorien stark erweitert, dadurch gewinnt aber das neurobiologische Verständnis deutlich an Komplexität.
- Wir unterscheiden drei Arten von **Emotionen**: die Ich-zentrierten Basisemotionen (Angst, Trauer, Ekel, Ärger und Freude), die selbstreflexiv/selbstbezogenen Emotionen (wie Scham, Schuld, Stolz und Neid) und die selbst-transzendentalen Emotionen (wie Liebe, Rührung und abstraktere/spirituelle Emotionszustände).
- Emotionale Reaktionen haben Signalcharakter und zeigen die Frustration **emotionaler Grundbedürfnisse** an. Es gibt sowohl biologische als auch psychologische Systematiken von Grundbedürfnissen. Wir verwenden eine eher biologische Perspektive hinsichtlich des Zusammenhangs von Basisemotionen mit den Bedürfnissen Bindung, Sicherheit und Selbstbehauptung (als weiter gefassten Begriff von Autonomie). Ziel der Therapie ist, sich von den unmittelbaren Basisemotionen und sich daraus ergebenen Handlungsimpulsen zu distanzieren, um situationsangepasst-funktional reagieren zu können.
- **Kognitive Elemente** können einen modulierenden Einfluss auf emotionale Aktivierungen haben. Genauso wie emotionales Erleben und Reagieren sind Denkprozesse per se weder richtig noch falsch. Ob eine bestimmte Denkweise hilfreich oder hinderlich ist, hängt von der Flexibilität (Kognitive Defusion in der Akzeptanz- und Commitment-Therapie) und der Funktionalität im unmittelbaren Kontext ab.
- Hinsichtlich des **sichtbaren Verhaltens** unterscheidet die neurobiologische Litera-

tur unterschiedliche Regulationsebenen, die mit zunehmender bewusster Kontrolle einhergehen. Aus psychologischer und auch philosophischer Sicht stellt sich die Frage nach den Freiheitsgraden eines Menschen. In den Methoden der »3. Welle der Verhaltenstherapie« und insbesondere der Akzeptanz- und Commitment-Therapie wird die Verantwortung eines Menschen hinsichtlich der Wahl der eigenen Entscheidungen in den Vordergrund gestellt. Wir postulieren eine Dimension zwischen automatisierten schemaaktivierten, von Basisemotionen gesteuerten Bewältigungshandlungen (Bewältigungsmodi) und flexibleren, gegenwärtigeren und bewusst gewählten Handlungen (Erwachsenenmodus).

- Die wichtigste Kontingenz ist die **interpersonale Perspektive**. Schemata entstehen im sozialen Interaktionsraum. In der Psychotherapie soll eine korrigierende emotionale Beziehungserfahrung (Alexander & French 1946) stattfinden. Da hier große Parallelen zur Entwicklungspsychologie bestehen, sprechen wir von einer »begrenzten Nachbeelterung«.
- Im Sinne des **erweiterten bio-psycho-sozialen Modells (EEMM)** von Hofmann et al. (2021) integrieren wir biologische Theorien, psychologische Modelle als auch umweltbezogene, philosophische Theorien wie den »erweiterten Geist«.

2 Psychotherapie im Wandel – Die »3. Welle der Verhaltenstherapie«

2.1 Historischer Hintergrund

Wie in Kapitel 1 bereits erwähnt, liegen die Ursprünge der Verhaltenstherapie in den 1920er-Jahren. Gewissermaßen als »wissenschaftliche Antwort« auf die hermeneutischen tiefenpsychologischen Therapien aus Europa legen US-amerikanische Forscher wie Watson und Skinner den Fokus auf das sichtbare Verhalten und gründen den experimentell basierten Behaviorismus sowie dessen klinische Anwendung. In den 1960er-Jahren entsteht die »kognitive Wende« als »2. Welle« und die »Black Box« der Gedanken und Grundeinstellungen gerät in den Fokus psychopathologischen Denkens und psychotherapeutischen Handelns. Die 3. Welle der Verhaltenstherapie beschreibt neue Ansätze und Methoden, die sich von der 2. Welle durch mehrere Elemente unterscheiden. Angelehnt an Heidenreich & Michalak (2023) möchten wir vier wesentliche Elemente hervorheben:

- Die Methoden der 3. Welle betonen die Rolle von **Achtsamkeit und Akzeptanz** als komplementäre Haltung zur veränderungsorientierten Tendenz in der traditionellen Kognitiven Verhaltenstherapie.
- Sie stellen die **Aktivierung von Ressourcen und adaptiven Prozessen** in den Vordergrund.
- Sie legen einen wichtigen Fokus auf **emotionale und erlebnisorientierte Interventionen.**
- Die Mehrheit der Methoden schlägt ein tendenziell **transdiagnostisches Vorgehen** vor.

In diesem Kapitel möchten wir auf diese Aspekte eingehen und uns mit verschiedenen 3.-Welle-Methoden sowie deren spezifischen Beiträgen zur Schematherapie beschäftigen.

2.2 Von der Symptombehebung zur Gesundheitsförderung

Positive Psychologie und Ressourcenorientierung in der Psychotherapie

Bereits in der sogenannten Positiven Psychologie mit Beginn in den 1970er-Jahren untersucht man positive Aspekte des menschlichen Lebens, welche zu Wohlbefinden, Zufriedenheit und im erweiterten Sinne Glück beitragen. Dabei geht es um positive Emotionen, stabilisierende Charaktereigenschaften sowie Stärken und Fertigkeiten, die mit Gesundheit einhergehen. In erster Linie finden wir praktische Interventionen für psychisch gesunde Menschen, um deren Lebenszufriedenheit zu steigern bzw. zu stabilisieren. Ähnlich wie der Ansatz der **Salutogenese** (Antonovsky 1997) sucht die Positive Psychologie einen Ausgleich zu der Pathologie-orientierten Perspektive in der psychologischen Forschung. Martin Seligman entwickelte die Theorie des Wohlbefindens (Well-Being Theory; Seligman 2011) und beschrieb fünf Elemente unter dem englischen Akronym **»PERMA«**:

- **P**ositive Emotion – subjektiv erlebt
- **E**ngagement – die aktive Hingabe in subjektiv bedeutsame Tätigkeiten
- **R**elationships – Pflege von Beziehung zu Freunden, Familie, Lebenspartnern etc.
- **M**eaning – das Erleben von Zugehörigkeit und selbsttranszendentaler Bedeutung
- **A**chievement – Das Verfolgen und Erreichen positiver Ziele

In der **3. Welle der Verhaltenstherapie** (übrigens ein im Jahr 2004 vom ACT-Gründer Steven Hayes eingeführter Begriff) finden wir allgemein eine ressourcenorientierte Haltung mit Fokus auf den Auf- und Ausbau adaptiver Fertigkeiten und weniger auf den direkten Abbau krankheitswertiger Symptome.

Die Frage, worin der wesentliche Unterschied bzw. Gewinn besteht, wird immer wieder kontrovers diskutiert. Anstatt diese Frage intellektuell zu betrachten, laden wir Sie – wie schon wiederholt im ersten Kapitel – zu einer Selbsterfahrungsübung ein.

ÜBUNG

Hatten Sie je depressive Symptome? Die Wahrscheinlichkeit ist durchaus groß – denn Depressionen sind inzwischen vor Herz-Kreislauf-Erkrankungen die häufigste Krankheit überhaupt mit einer Jahresprävalenz in Deutschland von 8,1 % (Thom et al. 2017) und einer Lebensprävalenz zwischen 11,9 % (Busch et al. 2013) und 15,9 % (Streit et al. 2023).

Bitte versetzen Sie sich wieder in Ihre Depressivität zurück. Dafür können Sie ein paar Minuten die Augen schließen und eine imaginative Reise in die Vergangenheit wagen, bis Sie ein Erinnerungsbild finden, das für Ihr damaliges Leiden repräsentativ ist – also das Bild, das für Sie die Worte »Meine Depression« bildlich darstellt. Das könnte z. B. ein Bild der Einsamkeit in Ihrer Wohnung aufgrund des Rückzugs und der Absage von Freizeitaktivitäten sein oder das Liegen auf dem Sofa vor einem laufenden Fernsehgerät, welches Sie nicht wirklich beachten. Vielleicht auch die Erfahrung, vor lauter Erschöpfung und Hoffnungslosigkeit nicht mehr aus dem Bett aufstehen zu wollen. Nachdem Sie sich emotional in diese Lage versetzt haben, schauen Sie sich bitte diese zwei Fragestellungen an.

- Möglichkeit 1: Welche konkreten Symptome müssen reduziert werden, sodass Sie nicht mehr als gestört gelten? Welche Anzeichen Ihrer Krankheit müssen wir wieder in den Griff bekommen, damit Sie wieder »normal« sind? Mit welchen Medikamenten könnten wir Ihre Antriebsstörung behandeln, damit Sie wieder wie jeder andere normale Mensch funktionieren können?
- Möglichkeit 2: Was möchten Sie wieder tun, was Sie gerade nicht tun? Was könnten wir zusammen ausprobieren und trainieren, sodass Sie wieder aktiv am Leben teilnehmen und mehr Zufriedenheit erleben? Sie haben die Kraft in sich, wir müssen sie nur wiederfinden und freisetzen!

2.3 Vom Syndrom zur Dimension

Grenzen taxonomischer Störungsmodelle

Die Richtlinienpsychotherapie bedient sich als medizinische Regelleistung eines medizinisch orientierten Behandlungsmodells, demzufolge einer Therapiemaßnahme immer eine Diagnostik als Basis für eine empirisch abgesicherte Therapieplanung vorausgeht. Die Basis der Diagnostik ergibt sich aus dem Abgleich der geschilderten Beschwerden und Befunden mit den Störungskategorien von ICD oder DSM, häufig unterstützt von standardisierten Fragebögen oder psychologischen Tests, die überwiegend Symptome der definierten Störungsbilder abfragen.

In Abgrenzung zu früheren Versionen der Klassifikationssysteme bemühen sich diese Manuale um möglichst deskriptive Beschreibungen von Symptomen (ohne Bezug zu möglichen Ursachen), welche im Prinzp Listen von zu erfüllenden Kriterien sind, aus denen sich eine Diagnose ergibt.

Interessanterweise finden sich im traditionellen Verständnis aller Psychotherapieverfahren nicht deskriptive, sondern dimensionale und prozessbasierte Denkweisen. Im Falle der Verhaltenstherapie ist das die funktionale Analyse menschlichen Handelns, wobei die Betrachtung unterschiedlicher Prozesse (Situation/Kontext, Organismus, Kognition, Emotion, Verhalten, Reaktion der Umgebung) verschiedene Schwerpunkte aufweisen kann. In analytischen und tiefenpsychologischen Theorien finden wir ebenfalls dynamische, prozessbasierte Hypothesen, wie etwa die Trieblehre, die Erkundung unbewusster Motive oder auch das dimensionale Verständnis der *Operationalisierten Psychodynamischen Diagnostik (OPD)*. Systemische Theorien stellen ebenfalls Prozesse innerhalb eines sozialen Systems bzw. zwischen verschiedenen Systemen in den Mittelpunkt der Betrachtung.

Psychotherapiemethoden stehen grundsätzlich vor der Herausforderung, innerhalb ihrer eigenen Theorien kongruente dynamische Erklärungsmodelle für die Entstehung und Behandlung kategorial formulierter Diagnosen zu erstellen – also die beschriebenen Syndrome in die eigene Sprache zu übersetzen.

Es ist bei der hohen Heterogenität psychotherapeutischer Methoden und Verfahren nicht verwunderlich, dass es bis heute schwer ist, eine gemeinsame Sprache zu finden. Pointiert gesagt, unterscheiden sich die praktischen Vorgehensweisen inzwischen deutlich weniger als die begründenden Theorien. Die Verwendung deskriptiver Taxonomien war aus dieser Perspektive eine Art »notwendiger Kompromiss«. Die Intention dahinter ist nachvollziehbar, dazu ein Beispiel:

BEISPIEL

Eine Person mit einer depressiven Episode, einer Agoraphobie mit Panikanfällen oder einer Bulimie, die aufgrund der erfüllten Kriterien jeweils als »gesichert« diagnostiziert wurde, soll die bestmögliche evidenzbasierte und idealerweise manualisierte Behandlung bekommen. Das ist die Idee der AWMF-Leitlinien.

Was passiert aber, wenn ein und dieselbe Person alle drei Diagnosen gesichert erfüllt?

Komplexe Störungsbilder mit einer Kombination aus zwei oder mehr kategorial definierten komorbiden Störungen sind in Praxen und Kliniken eher die Regel als die Ausnahme: Nur 11 % der behandelten Menschen in Deutschland haben nur eine Behandlungsdiagnose, fast 40 % hingegen eine Kombination aus mindestens vier psychischen Diagnosen (Jacobi et al. 2015; für eine ausführliche Diskussion zu kategorialen Diagnosen und Komorbiditäten zwischen Störungen siehe auch Stromberg & Zickenheiner 2021).

Bleiben wir bei unserem obigen Beispiel: *Wie würden Sie die Behandlung planen?* Möglicherweise würden Sie mit der Depressionsbehandlung beginnen, um Risiken wie z. B. Suizidalität oder einer längeren Arbeitsunfähigkeit zu begegnen. Viele von uns werden aber die Depressivität als »reaktiv« einschätzen und den Therapieauftrag darin sehen, die Ess- und die Angststörung als länger anhaltende Erkrankungen erfolgreich und nachhaltig zu behandeln, da diese vermutlich die Depressivität aufrechterhalten. Jetzt gibt es aber eine weitaus höhere Varianz hinsichtlich der zur Wahl stehenden nächsten

Behandlungsschritte. Manche von uns würden eher zur Bulimia, manche zur Agoraphobie tendieren – in der Regel mit gut nachvollziehbaren Argumenten. Man könnte auch die einzelnen Behandlungen als Module betrachten und zuerst die eine manualisierte Behandlung, dann die andere durchzuführen. Hofmann et al. (2021) nennen diese Vorgehensweise kritisch »the protocols-for-syndromes-game«. Aus rein pragmatischen Gesichtspunkten ist diese Herangehensweise problematisch, möglicherweise auch redundant und dadurch nur wenig effizient.

Sie ahnen wahrscheinlich, worauf wir hinauswollen: Die zugrunde liegenden psychopathologischen Phänomene und dynamischen Prozesse, wie wir sie mittels der SORC-Schleife darstellen, werden nicht vollkommen andere sein bzw. hohe Überscheidungen aufweisen. Die Schwierigkeiten hinsichtlich der emotionalen Regulation werden beispielsweise bei allen drei Störungsbildern eine wichtige Rolle spielen, ebenfalls viele biografische Einflüsse, Temperamentbedingungen und kognitive Verarbeitungsmuster. Wir schließen uns daher der nicht neuen Hypothese an, dass unterschiedliche Symptome Ausdruck einer nur unwesentlich unterschiedlichen inneren Dynamik sein können und es – bildlich gesprochen wie bei einer Löwenzahnpflanze – effektiver ist, die Wurzel auszustechen, als alle Blätter einzeln abzureißen (siehe Barlow et al. 2019).

> Da die zugrunde liegenden neurobiologischen, psychologischen und sozialen Prozesse *nicht störungsspezifisch, sondern störungsübergreifend* sind, liegt eine transdiagnostische Herangehensweise nahe.

Svitak & Hofmann (2022) vergleichen die psychotherapeutische Arbeit unter Verwendung kategorialer Störungsmodelle sinnbildlich mit dem Versuch, nur unter Betrachtung des Standbildes eines Fußballspiels das Funktionieren einer Mannschaft auf dem Platz zu verstehen. Das geht aber nicht, denn dafür braucht man eine längere Videosequenz, idealerweise aus der Vogelperspektive, sodass man die dynamischen Prozesse und die Interaktion zwischen den verschiedenen Spielern in Bewegung betrachten kann.

Weitere Gründe, über die Grenzen des kategorial-taxonomischen Störungsmodells hinaus zu denken, geben Dalgleish et al. (2020), die errechneten, dass es 16 400 mögliche Störungsprofile gibt, wenn man die Gesamtheit der möglichen Kombinationen aus Einzelsymptomen und Kategorien betrachtet. Auch standardisierte Fragebögen zur Diagnostik einer Major Depression weisen mit nur 12 % gemeinsamen Items hohe Unterschiede hinsichtlich der abgefragten Symptome auf.

Heidenreich & Michalak (2023) sehen hinsichtlich des Effektivitätsvergleichs zwischen transdiagnostischen und störungsspezifischen Ansätzen ein komplexes, noch unklares Forschungsfeld. Die Effektgrößen störungsspezifischer Ansätze in Bezug auf ein umschriebenes psychopathologisches Phänomen sind in der Regel größer als die eines transdiagnostischen Ansatzes, was theoretisch dadurch ausgeglichen wird, dass man durch die kombinierte Behandlung verschiedener Störungen insgesamt effizienter arbeitet als mit der sequenziellen Behandlung der einzelnen Störungsbilder. Jedoch kann auch angenommen werden, dass evidenzbasierte störungsspezifische Behandlungsprotokolle positive Effekte auf komorbide Störungen haben, insbesondere wenn man gemeinsame zugrunde liegende Prozesse vermutet.

> Auf etablierte und empirisch gut abgesicherte störungsspezifische Ansätze prinzipiell zu verzichten ist nicht sinnvoll. Wir brauchen ein transdiagnostisches Verständnis, um evidenzbasierte Module und Techniken nicht nur störungsbezogen, sondern individualisiert und integrativ anzuwenden. In diesem Kontext sind auch Dual-Fokus-Konzepte zu sehen, die systematisch störungsspezifische verhaltenstherapeutische Techniken mit transdiagnostischem schematherapeutischem Vorgehen verzahnen (Reusch & Valente 2015; Stromberg & Zickenheiner 2021; Valente & Reusch 2017; Zarbock 2008).

Ein besonderer Fall: Die Diagnostik von Persönlichkeitsstörungen. Werfen wir gemeinsam einen Blick auf die klinische Relevanz von Persönlichkeitsstörungen, deren Behandlung dieses Buch ja schwerpunktmäßig gewidmet ist. Die Betrachtung der Studienlage ergibt vier wichtige Erkenntnisse:

- **Persönlichkeitsstörungen sind in unserem klinischen Alltag sehr präsent.** Ihre Punktprävalenz unter psychiatrisch-psychotherapeutischen Patientenpopulationen scheint mit 40–60% sehr hoch zu sein (Herpertz et al. 1994; Kröger et al. 2010; Oldham & Morris 1992). In anderen Worten: Jedem psychotherapeutisch tätigen Menschen begegnet täglich die Herausforderung, Menschen mit einer Persönlichkeitsstörung zu behandeln.
- **Die konkrete Diagnose ist eine Herausforderung.** Fast jede einzelne Persönlichkeitsstörung im kategorialen System von DSM-IV und ICD-10 ist – mit Ausnahme der Ängstlich-Vermeidenden und der Emotional-Instabilen Persönlichkeitsstörungen – unzureichend valide. Darüber hinaus ist die Diagnose »nicht näher bezeichnete Persönlichkeitsstörung« (eigentlich als Restkategorie gedacht) in Deutschland die am häufigsten gestellte Diagnose einer Persönlichkeitsstörung, wenn kein strukturiertes Interview durchgeführt wurde (Heidenreich & Michalak 2023).
- Die Diagnose einer Persönlichkeitsstörung ist **nicht, wie früher angenommen, zeitstabil und schwer beeinflussbar**. Die *Collaborative Longitudinal Personality Study* (Gunderson et al. 2000; siehe auch Fiedler & Herpertz 2022) zeigte, dass 32% der Menschen mit einer solchen Diagnose bereits nach zwei Jahren nur noch zwei, eines oder keines der Kriterien ihrer ursprünglichen Störung erfüllen und somit keine Störung mehr hatten.
- Es gibt **kaum evidenzbasierte störungsspezifische Behandlungsempfehlungen**. Mit Ausnahme der Borderline-Persönlichkeitsstörung beziehen sich die wenigen vorhandenen Wirksamkeitsstudien in der Regel auf übergeordnete Kategorien (z.B. Cluster C) oder auf gemischte, heterogene Gruppen mit verschiedenen Persönlichkeitsstörungen, denn störungsspezifische Programme für nicht ausreichend valide Diagnosekriterien sind nicht nur schwer zu erstellen und wissenschaftlich zu erforschen, sondern im Praxisalltag auch wenig brauchbar.

Vor diesem Hintergrund fand in den letzten Jahren ein **Paradigmenwechsel** von einer kategorialen zu einer dimensionalen Konzeption von Persönlichkeitsstörungen statt, was sowohl im neuen DSM-5 als auch in der ICD-11 die Diagnose der Persönlichkeitsstörungen grundlegend veränderte.

ICD-11. In der ICD-11 gelten die nachfolgend aufgeführten Kriterien für die Diagnose einer Persönlichkeitsstörung.

- Die allgemeinen Kriterien relativeren das **Zeitkriterium**. Die Störung muss nur noch mindestens zwei Jahre bestehen und kann auch im Erwachsenenalter begonnen haben.
- Analog zu früheren Konzeptionen werden bei der **Manifestation der Problematik** maladaptive Muster auf den Ebenen der Kognition, des emotionalen Erlebens, des emotionalen Ausdrucks und des Verhaltens genannt.
- Als **Hauptkriterium** für die Diagnose einer Persönlichkeitsstörung wird der **Schweregrad der Beeinträchtigung** des Funktionsniveaus der Persönlichkeit dimensional definiert: leicht, mittel und schwergradig. Als nicht pathologisch gilt die Vorstufe »Schwierigkeit«. Es werden **zwei Bereiche** genannt:
  1. Probleme des **Selbst** – Identität, Selbstwert, Reflexionsfähigkeit, Selbststeuerung
  2. **zwischenmenschliche** Probleme – Fähigkeit zu Beziehungsaufbau, Intimität, Empathie sowie Konfliktfähigkeit
- Es werden sechs ausgeprägte **Persönlichkeitsmerkmale** beschrieben:
  1. **Negative Affektivität** – Erleben eines breiten Spektrums negativer Emotionen mit einer Häufigkeit und Intensität, die in keinem Verhältnis zur Situation stehen (z. B. emotionale Labilität und schlechte Emotionsregulation, negativistische Einstellungen, geringes Selbstwertgefühl und Selbstvertrauen sowie Misstrauen)
  2. **Distanziertheit/Verschlossenheit** – Probleme mit zwischenmenschlicher Distanz (z. B. soziale Distanziertheit, Vermeidung sozialer Interaktionen, Mangel an Freundschaften und Vermeidung von Intimität) und emotionaler Distanz (z. B. emotionale Distanziertheit, Zurückhaltung, Unnahbarkeit und eingeschränkter emotionaler Ausdruck und Erfahrung)
  3. **Anankasmus, Zwanghaftigkeit** – Tendenz zur Fokussierung auf starre Standards von Perfektion, Moral, Selbstkontrolle (z. B. rigide Kontrolle über den Ausdruck von Emotionen, Sturheit und Inflexibilität, Risikovermeidung, Beharrlichkeit und Bedachtsamkeit) und Kontrolle von Situationen, um die Übereinstimmung mit diesen Standards zu gewährleisten
  4. **Enthemmung** – Tendenz, aufgrund unmittelbarer äußerer oder innerer Reize (Empfindungen, Emotionen, Gedanken) unüberlegt zu handeln, ohne mögliche negative Folgen in Betracht zu ziehen; als wesentliche Traits werden Impulsivität, Ablenkbarkeit, Verantwortungslosigkeit, Rücksichtslosigkeit und mangelnde Planung genannt
  5. **Dissozialität** – Tendenz zu Egozentrik (Anspruchsdenken, Erwartung der Bewunderung anderer, positives oder negatives aufmerksamkeitsheischendes Verhal-

ten, Beschäftigung mit den eigenen Bedürfnissen, Wünschen und dem eigenen Wohlbefinden und nicht mit denen anderer) und mangelnde Empathie

6. **Borderline-Muster** – entspricht weitgehend der Borderline-Diagnostik in ICD-10 und DSM-IV

DSM-5. Neben dem konventionellen Diagnosesystem, das im Wesentlichen dem kategorialen Vorgehen im DSM-IV entspricht, beinhaltet das DSM-5 ein alternatives dimensionales Modell zur Erfassung von Persönlichkeitsstörungen (alternative model for personality disorders [AMPD]; APA 2013).

- Ähnlich wie in der ICD-11 finden wir dort eine **Dimension mit verschiedenen Schweregraden** hinsichtlich der Beeinträchtigung des Persönlichkeitsfunktionsniveaus (**Kriterium A**). Auch hier werden die Bereiche Selbst und Umgang mit anderen Menschen mit jeweils zwei Sub-Fähigkeiten definiert:
  1. **Selbstfunktionen** – Identität und Selbststeuerung
  2. **Umgang mit anderen Menschen** – Nähe und Empathie
- Im **Kriterium B** finden wir problematische **Persönlichkeitsmerkmale** mit insgesamt **25 Facetten**, die fünf Dimensionen zugeordnet werden:
  1. **Negative Affektivität** – emotionale Labilität, Ängstlichkeit, Trennungsangst, Unterwürfigkeit, Feindseligkeit, Perseveration, Affektarmut
  2. **Antagonismus** – Neigung zu Manipulation, Unehrlichkeit, Grandiosität, Suche nach Aufmerksamkeit, Gefühlskälte
  3. **Verschlossenheit** – sozialer Rückzug, Vermeidung von Nähe, Anhedonie, Depressivität, Misstrauen
  4. **Enthemmtheit** – Verantwortungslosigkeit, Impulsivität, Ablenkbarkeit, Neigung zu riskantem Verhalten, rigider Perfektionismus
  5. **Psychotizismus** – ungewöhnliche Überzeugungen und innere Erlebnisse, Exzentrizität, Denk-und Wahrnehmungsstörungen

Dimensionales Verständnis von Persönlichkeitsstörungen und kontextuelle Schematheorie. Ein wesentliches Merkmal unseres kontextuellen Modells ist die Arbeit mit verschiedenen Dimensionen. Angelehnt an Sachse (2006) unterscheiden wir auf einer ersten Dimension die vordere Bühne beobachtbarer Handlungen und die *Motivebene* hinter den Kulissen. Darüber hinaus arbeiten wir mit der Dimension Internalisierung – Externalisierung und mit der Dimension Adaptivität – Maladaptivität, um sichtbares Verhalten zu konzeptualisieren. Das werden wir im Kapitel 3 ausführlich darstellen. Unser Modell zeigt eine hohe Übereinstimmung mit dem Verständnis von Persönlichkeitsstörungen in den neuen Diagnosesystemen:

- Sowohl DSM-5 als auch ICD-11 verwenden für die Beurteilung des Funktionsniveaus der Persönlichkeit die Dimensionen **Bindung** (Nähe und Empathie) und **Autonomie** (Selbststeuerung und Identität). Dies entspricht in unserem dimensionalen Modusverständnis den **Grundbedürfnissen und Basisemotionen »hinter den Kulissen«** des sichtbaren Verhaltens, die in unserem Modell als fundamentale motivationale Kräfte für zwischenmenschliche Reaktionen verstanden werden.

- In beiden Diagnosesystemen wird darüber hinaus suggeriert, dass Beeinträchtigungen in diesen Dimensionen in den Facetten bzw. Merkmalen im zweiten Kriterium Ausdruck finden, die überwiegend verhaltensbezogen sind. Dies entspricht wiederum der **Vorderen Bühne des sichtbaren Verhaltens**, im dysfunktionalen Fall den »Bewältigungsmodi«, im adaptiven Fall dem »Erwachsenenmodus«.
- Angelehnt an Bach & Bernstein (2019) lassen sich die einzelnen Persönlichkeitsmerkmale entlang der übergeordneten Dimension »Internalisierend – Externalisierend« wie folgt einordnen:
  - **internalisierend** – negative Affektivität, Verschlossenheit/Distanziertheit und Anankasmus
  - **externalisierend** – Enthemmtheit, Dissozialität/Antagonismus, Borderline, Psychotizismus

Das neue dimensionale Verständnis von Persönlichkeitsstörungen lädt sowohl diagnostisch als auch therapeutisch zu einem prozessbasierten Vorgehen ein und weist eine hohe theoretische Übereinstimmung mit unserem dimensionalen Verständnis des Modusmodells auf (siehe Kap. 3.6).

2.4 Achtsamkeit und Akzeptanz: Eine Frage der Haltung?

Auch wenn Achtsamkeit und Akzeptanz in vielen modernen philosophischen und psychotherapeutischen Theorien eine wichtige Rolle spielen, sind sie als zentrale Elemente des Buddhismus (ca. 500 v. Chr.) nicht neu. Im Ursprungskontext reduzieren sich diese Konzepte nicht auf einfache Übungen oder zu trainierende Fertigkeiten, sondern sind in eine komplexe Weltanschauung bzw. eine Lebenseinstellung eingebunden.

Ein zentraler buddhistischer Glaubenssatz ist, dass das »Leid vom Begehren«, d. h. vom Haften an den Vorstellungen, kommt (Dalai Lama 1999). Die **buddhistische Psychologie** lehrt entsprechend, sich nicht mit einem vergangenen Ge-fühl oder Ge-danke(n) zu beschäftigen: *»Ein Gefühl ist nur ein Gefühl – alle Gefühle kommen und gehen«* oder *»Ein Gedanke ist nur ein Vorschlag, Du musst ihn nicht denken!«* Die Vorsilbe »Ge-« verweise bereits auf den abgeschlossenen Prozess im Gegensatz zu einem aktuellen fühlen oder denken im Hier-und-Jetzt. Wer vorbestehenden Gedanken oder Gefühlen anhaftet, ist mit seinem Bewusstsein schlicht nicht wirklich in der Gegenwart und nutzt nicht die Freiheitsgrade seiner Denkfähigkeit. Wahrnehmung und Bewertung können getrennt werden, gerade auch bei momentan Ich-syntonen Gefühlen wie Gier, Hass oder Verblendung (den »drei Feinden der Erkenntnis«).

Die zentrale Haltung besteht darin, aktuelle Bewusstseinsinhalte zwar als gegeben anzunehmen, aber distanziert kontinuierlich wahrzunehmen und zu beobachten, wie sie entstehen, bestehen und vergehen. Der englische

Begriff »mindful« (in etwa »im vollen Geiste«) bringt diesen Zustand auf den Punkt.

Eine aktuell gängige Achtsamkeitsdefinition gibt John Kabat-Zinn (1990, 2013). Er postuliert im Rahmen des Achtsamkeitsbasierten Stressreduktionsansatzes (Mindfulness-based Stress Reduction, MBSR), dass ein achtsamer Geisteszustand entsteht, wenn ich meine Aufmerksamkeit auf den jeweils einzigartigen gegenwärtigen Moment ausrichte (present moment), dies bewusst und absichtsvoll tue (on purpose) und auf eine Wertung meiner Erfahrungen verzichte (non-judgemental).

Bishop et al. (2004) versuchten das Konzept der Achtsamkeit wissenschaftlich zu operationalisieren und definierten es mit zwei Komponenten:

- die **Aufmerksamkeitslenkung** im Sinne des bewussten Wahrnehmens und Erkennens mentaler Prozesse in der unmittelbaren Gegenwart
- eine **Haltung der neugierigen Offenheit und Akzeptanz** gegenüber den wahrgenommenen Erlebnissen

Die Unachtsamkeit des Alltags. Wir sind mit unserem Bewusstsein nicht zwangsläufig in der Gegenwart. Im Gegenteil: Die meiste Zeit hängen wir in der **Vergangenheit** bei Dingen, die wir nicht mehr ändern können (dwelling) oder machen uns **Sorgen** über Dinge, die (noch) gar nicht eingetreten sind (worrying). Beide Denktätigkeiten sind eng mit **psychischen Störungen** verbunden und hindern uns nicht selten daran, die Dinge zu tun, die jetzt tatsächlich getan werden können. Wir hängen dabei im Default Mode Network (DMN; siehe Kap. 1.2.6) an einem Detail fest, das wie in einem Teleobjektiv das ganze Gesichtsfeld ausfüllt und den Blick auf das Gesamtbild verlieren lässt. Wenn wir uns in solche unproduktiven Gedankenschleifen verlieren, sind wir zwar überzeugt, damit an der Lösung der entsprechenden Probleme zu arbeiten, wir drehen uns jedoch in einem Hamsterrad (ein anschauliches Video dazu finden Sie unter www.youtube.com/watch?v=9YRjX3A_8cM).

Erinnern Sie sich an die Selbsterfahrungsübung, die wir gemeinsam im Kapitel 1 zu diesem Thema gemacht haben? Sie sollten eine Minute lang die Wand anschauen und wahrnehmen, was dabei passiert (siehe Kap. 1.3.2).

Wenn wir unsere Aufmerksamkeit nicht aktiv im Executive Control Network (ECN) halten, verlassen wir das Hier-und-Jetzt und wechseln in einen innengerichteten Aufmerksamkeitsprozess des Default Mode Network (DMN; siehe Kap. 1.2.6).

Das ist natürlich leichter gesagt als getan, denn wir können nicht (oder nur nach jahrelanger Meditationspraxis) »nicht denken«. Das heißt, zum Ausstieg aus Grübelschleifen müssen wir der Denktätigkeit einen anderen Inhalt in der Gegenwartssituation anbieten, wie z. B. die Wahrnehmung der Umgebung, die Begleitung des eigenen Atems oder die genaue Beobachtung spezifischer Aspekte der Situation im jetzigen Moment, um uns im ECN halten zu können.

Emotionale Aktivierung und Autopilot. Je emotional aktivierter wir sind, umso schwieriger finden wir den Weg in eine achtsame Selbstbeobachtungsposition zurück. Um zu bemerken, dass man sich in einem bestimmten Zustand befindet, braucht man bereits eine gewisse innere Distanz zum Erleben. Das widerspricht aber den Impulsen unseres über Jahrmillionen evolutionär perfektionierten Gehirns, zu überleben, und nicht über die unmittelbare Gefahrenlage distanziert zu reflektieren. Emotionen haben Vorrang und aktiveren den Autopiloten unserer Bewältigungsstrategien. Wir handeln zuerst – und denken danach darüber nach (daher auch »nach«-denken).

Die präkognitiven emotionalen Aktivierungen haben die Tendenz, auch die Denkprozesse passend zu dem aktuellen emotionalen Zustand zu lenken, also das Denken zu »versklaven«. Dann lenkt das Fühlen das Denken und nicht umgekehrt. Therapeutisch ist das Gegenteil notwendig, was Christine Padesky in der Formulierung »mind over mood« zusammenfasst (Greenberger & Padesky 2015).

Die Rolle von Achtsamkeit und Akzeptanz in der Psychotherapie. Auch ohne philosophisch-religiösen Überbau kann diese akzeptierend-loslassende Haltung einen wichtigen Ausgleich zu einer primär veränderungsorientierten (verhaltenstherapeutischen) Orientierung darstellen und – flexibel angewendet – das therapeutische Repertoire erweitern. Die Akzeptanz- und Commitment-Therapie (ACT) von Hayes et al. (2012) und die Dialektisch-Behaviorale Therapie (DBT) nach Linehan (1996) integrieren diese Haltung als zu trainierende Fertigkeit in ein komplexes Konzept mit handlungsorientierten Elementen, während die Mindfulness-based Cognitive Therapy (MBCT) von Segal et al. (2002) und die seit nunmehr über 30 Jahren angewendete Mindfulness-based Stress Reduction (MBSR) nach Kabat-Zinn (1990) die Patienten innerhalb des Therapieansatzes systematisch in buddhistischer Meditation unterrichten. Tara Bennet-Goleman (2002) hat eine Synthese aus buddhistischen Übungen und schematherapeutischem Vorgehen vorgestellt. Eine konzeptionelle Integration von Achtsamkeit und Akzeptanz in das Schematherapiemodell findet man auch in mehreren unserer früheren Publikationen (Roediger 2012; Valente 2021; Valente und Reusch 2017; Valente und Roediger 2020) und hat für uns einen sehr hohen Stellenwert.

Akzeptanz und Veränderung bilden eine zentrale psychotherapeutische Dialektik – wie sowohl die Akzeptanz- und Commitment-Therapie als auch die Dialektisch-Behaviorale Therapie betonen. Eine **offene Achtsamkeitshaltung** und die aufrichtige, innerliche Auseinandersetzung und Ausrichtung auf eine Akzeptanzhaltung in Abstimmung mit einer moderaten Veränderungsorientierung erlauben eine Synthese der beiden (jeweils einseitigen) Haltungen.

Eine Achtsamkeitspraxis hilft, eine **innere Gegenkraft gegen den Sog der Attraktoren** im DMN aufzubauen (siehe Kap. 1.2.6) und im ECN Geistesgegenwart im Hier-und-Jetzt zu üben. Auch Stern (1998) misst diesen »Gegenwartsmomenten« (now moments) im Therapieprozess eine besondere Bedeutung zu, denn sie erlauben sowohl den Patientinnen und Patienten als auch uns eine »Neubegegnung im Hier-und-Jetzt«, die möglichst wenig von den alten Vorerfahrungen aus der Vergangenheit (d.h. den Schemata) und auch nicht von diffus-kindhaften Hoffnungen auf eine bessere Zukunft beeinflusst sein sollten. Dann kann eine neue Erfahrung entstehen.

Achtsamkeit und Wohlbefinden. Im Kapitel 1.3.2 zitierten wir mehrere Befunde hinsichtlich der neurobiologischen Auswirkung einer Achtsamkeits- und Meditationspraxis: Menschen, die regelmäßig meditieren und Gegenwärtigkeit üben, berichten in der Regel ein statistisch auffällig höheres Wohlbefinden. Es mag für viele von Ihnen zuerst irritierend klingen, aber der Satz »Man soll lernen, mit sich selbst und seinen Gefühlen in gutem Kontakt zu sein« birgt die grundsätzliche Gefahr des Unglücklich-Seins. Wir kommen noch einmal auf die Selbsterfahrungsübung zurück, die wir zusammen gemacht haben, um unterschiedliche neuronale Netzwerke kennenzulernen: Wenn wir das Hier und Jetzt verlassen und in Fantasien und Erinnerungen bzw. Tagträume eintauchen, aktivieren sich mit den Erinnerungen verbundene emotionale Zustände. Basisemotionen (Angst, Ärger, Ekel, Trauer und Freude) und selbstbezogene Emotionen (Scham, Schuld, Neid, Stolz) stellen eine anstrengende Leistung unseres Gehirns dar – abgesehen davon, dass nur zwei dieser neun Emotionen in der Regel als angenehm erlebt werden (Freude und Stolz). Tatsächlich sind wir konstitutionell, d.h. durch den selbstreferenziellen Aufbau unseres Gehirns (siehe Kap. 1.2.5), **zu sehr mit unserem Innenleben identifiziert**. Das erzeugt eine zu große Abhängigkeit von den spontan aktivierten Gedanken, Gefühlen und Handlungsimpulsen unseres »DMN-Autopiloten«.

> Etwas provokativ formuliert: Je besser wir in der Lage sind im Hier-und-Jetzt zu sein, desto weniger (unnötige) emotionale Aktivierungen erleben wir, was mit einem höheren Wohlbefinden einhergeht.

Wohlbefinden bedeutet nicht, nur positive Gefühle zu erleben, denn das ist unrealistisch, sondern durch eine bessere Fähigkeit zur Gegenwärtigkeit und distanzierter von den spontanen Emotionen des DMN emotional stabiler zu sein.

Achtsamkeit und Bindungsfähigkeit in der Psychotherapie. Daniel Siegel (2007) weist auf Parallelen zwischen den Fähigkeiten hin, die durch eine Achtsamkeitshaltung eingeübt werden, und denen, die man für den Aufbau von Empathie und Mitgefühl braucht. So wie man sich zunächst »feinfühlig« und annehmend auf seine eigenen inneren Zustände einstellt (und sich dadurch selbst zu einem »inneren guten Freund« macht), kann man auch auf andere eingehen. Paul Gilbert (2010) hat die Unterscheidung zwischen Mitleiden (empathy) und Mitgefühl (compassion) in den Diskurs eingeführt: Während wir im **Mitleid** in den Sog der emotionalen Aktivierung unserer Basisemotionen geraten können, sind wir im **Mitgefühl** mit der anderen Person so verbunden, dass durch die Außenorientierung eine zu starke Aktivierung der eigenen Basisemotionen gehemmt wird und wir handlungsfähig bleiben.

Mitgefühl ist keine selbstzentrierte, sondern eine außenorientierte prosoziale, handlungsnahe Emotion.

Barbara Fredrickson (2014) beschreibt, wie in der Therapie durch die Synchronisation der mentalen und physiologischen Prozesse (Synchronie) zwischen Patientinnen und Patienten und uns der Vagotonus und die Oxytocin-Ausschüttung auf beiden Seiten steigt (siehe auch Kap. 1.4.5).

Finden wir Zugang zu den verletzlichen Emotionen der Menschen vor uns, können die Sympathie schaffenden Kräfte unseres biologisch angelegten CARE-Systems (Panksepp 1998; siehe Kap. 1.3.6) wirken. Es ist kaum möglich, seine Patientinnen und Patienten nicht zu mögen, wenn man diese verletzlich und bindungsbedürftig erlebt hat.

Durch ein Mitgefühlstraining kann diese Fähigkeit auch im Erwachsenenalter für sich und andere erlernt werden, was in einer Zunahme der kortikalen Rindendicke nachgewiesen werden kann (Valk et al. 2017). Dabei werden gesundheitsorientierte Prozesse des liebevollen Erlebens und Verhaltens aktiviert, die auch uns vor Burnout schützen können (Fredrickson 2014).

2.5 Prozessorientiertes Vorgehen in der Psychotherapie

Die Akzeptanz- und Commitment-Therapie (ACT)

Mit bis dato 1099 publizierten randomisierten klinischen Wirksamkeitsstudien ist die Akzeptanz- und Commitment-Therapie eine sehr gut untersuchte transdiagnostische Methode und eine der wichtigsten und verbreitetsten innerhalb der 3. Welle der Verhaltenstherapie.

Was sind deren wesentliche Merkmale?

- In der ACT steht die kontextuell formulierte funktionale Verhaltensanalyse im Vordergrund.
- Sie **postuliert Prozesse**, die im Sinne von Dimensionen zu psychologischer Flexibilität und höherer Adaptionsfähigkeit oder zu Rigidität und Adaptionsschwierigkeiten führen können.
- Vor dem Hintergrund des funktionalen Kontextualismus als philosophischer Grundlage ist sie **pragmatisch** und legt den **Fokus auf das gegenwärtige Erleben und den Umgang damit.**

- Sie ist **ressourcenorientiert** und leitet die Aufmerksamkeit bewusst weg von Beschwerden und Symptomen hin zu trainierenden Fertigkeiten, den sogenannten **funktionalen Prozessen**.
- Sie verfolgt als primäres Ziel die **Stärkung psychologischer Flexibilität**, denn das scheint die effektivste Art zu sein, psychopathologische Phänomene und Symptome zu bessern. Dieses Verständnis hat inzwischen ein starkes empirisches Fundament: Psychologische Flexibilität korreliert hoch mit psychischer Gesundheit und ist laut einer umfassenden Metaanalyse mit ca. 55 000 untersuchten Psychotherapiewirksamkeitsstudien eine der drei wichtigsten Veränderungsmediatoren (Hayes et al. 2022).
- Psychotherapeutische **Interventionen** werden den **funktionalen Prozessen zugeordnet**, d. h. die Behandlung erfolgt prozessorientiert.

Bevor wir auf das zentrale Element der Prozessorientierung bei der Erstellung von Fallkonzeptionen und individuellen Behandlungsplänen eingehen, möchten wir kurz den philosophischen Hintergrund der Akzeptanz- und Commitment-Therapie vorstellen, den Hayes et al. (2012) funktionalen Kontextualismus und Bezugsrahmentheorie nennen.

2.5.1 Der funktionale Kontextualismus

Im Prinzip ist der Name relativ selbsterklärend und weist bereits auf die zwei wesentlichen Elemente der Philosophie hinter der Akzeptanz- und Commitment-Therapie hin:

- **Funktional** bezieht sich auf eine Grundhaltung. Diese verfolgt weniger das Verständnis der Hintergründe einer Handlung (ein Kritikpunkt, mit dem sich traditioneller weise die meisten tiefenpsychologischen Therapien konfrontiert sehen), sondern deren funktionales Ziel. In der Psychotherapie ist das Verständnis eines Verhaltens nur ein Mittel, um effektiv zu intervenieren.
- **Kontextualismus** hat mehrere Facetten. Menschen sind komplexe integrierte Organismen. Das Verhalten eines Menschen findet nie im leeren Raum statt und kann nur unter Betrachtung von Stimulus- und Konsequenzen/Kontingenzen-Variablen im interpersonalen Geschehen verstanden werden. Akzeptanz- und Commitment-Therapie betont die Rolle des Kontextes und orientiert sich an einem pragmatischen Wahrheitskriterium (Utilitarismus). Das stellt einen wesentlichen Unterschied zum sogenannten ontologischen bzw. naiven Realismus dar, der von einer objektiven Wahrheit ausgeht (siehe auch Watzlawick 1976). Wahrheit im kontextuellen Sinn ist immer situativ und pragmatisch und ein Synonym für »nützlich« oder »erfolgreich«.

FALLBEISPIEL

Eine heute 50-jährige Patientin erlebte den tragischen Verlust ihres damals zweijährigen Sohnes, der im eigenen Swimmingpool ertrank, während sie im Wohnzimmer mit Kopfhörern Musik hörte. Sie war überzeugt, dass ihr Kind schlief und die Terrassentür geschlossen war. Es entspricht durchaus der Wahrheit, dass sie die Fürsorgepflicht hatte und dass ihr Sohn nicht ertrunken wäre, wenn sie besser aufgepasst hätte. Mit dem ontologischen Wahrheitskriterium wäre unsere therapeutische Flexibilität sehr eingeschränkt. Die wichtigsten Fragen aus funktional-kontextualistischer Perspektive lauten stattdessen: »Wozu intensivieren sich derzeit diese Gedanken so stark?« (Funktionalität) und »Wie ergibt das Verhalten in der aktuellen Situation für die Patientin einen Sinn?« (Kontextualismus). In der Tat spielen das Grübeln mit Selbstvorwürfen und ihre Schuldgefühle eine wesentliche Rolle bei der Aufrechterhaltung des depressiven Rückzugs. Aber positiv konnotiert/umformuliert ist das Grübeln über diesen tragischen Vorfall für sie der einzige Weg, den inneren emotionalen Kontakt zu ihrem vor 16 Jahren verstorbenen Sohn aufrechtzuerhalten. Mit diesem Verständnis können wir nach anderen Wegen suchen, die Beziehung zum Sohn zu leben.

2.5.2 Die Bezugsrahmentheorie (Relational Frame Theory)

Die Akzeptanz- und Commitment-Therapie betont die Bedeutung verbaler Prozesse und stellt diese als »zweischneidiges Schwert« dar. Während wir einerseits mit hochkomplexen kognitiven Fähigkeiten beispielsweise Wissenschaft entwickeln und technologischen Fortschritt betreiben, ist andererseits die verbale Interaktion mit unserem eigenen Selbstbild, unseren DMN-verbundenen Emotionen und Gedanken und Handlungen die Quelle zahlreicher Probleme, die zum Verlust von Vitalität und psychologischer Flexibilität führen kann. Mit der Bezugsrahmentheorie (RFT) versuchen Forscher seit mehreren Jahrzehnten, kognitive Prozesse zu operationalisieren.

Es gibt zwei lerntheoretische Konzepte, die im Prinzip das Fundament der RFT bilden:

- **Relationales Respondieren** (relational responding). Dabei erfolgt die Reizdiskriminierung nicht aufgrund der Eigenschaften des Reizes (eine Taube wird belohnt, wenn sie den roten Kreis an der Wand wählt), sondern aufgrund der Beziehung zu anderen Reizen (die Taube wird belohnt, wenn sie den größten von drei Kreisen an der Wand wählt).
- **Regelgesteuertes Verhalten.** Während Kontingenz-geformtes Verhalten durch den direkten Kontakt mit den Konsequenzen einer Handlung entsteht (ein Kind geht ohne Jacke im Winter aus dem Haus und friert, während das Anziehen einer Jacke zur Aufwärmung führt), entsteht regelgesteuertes Verhalten durch verbale Formulierungen von Ereignissen und den Beziehungen zwischen ihnen (eine Mutter sagt zu ihrem Kind: »es ist kalt draußen, zieh lieber eine Jacke an, sonst wirst Du krank«).

Hayes et al. (2012) definieren einen Bezugsrahmen als ein bestimmtes Muster von kontextuell gesteuertem und willkürlich/beliebig anwendbarem Respondieren.

Mit »Kontext« sind sowohl die unmittelbare Situation als auch die Lerngeschichte gemeint. »Willkürlich« meint, dass der Bezugsrahmen sich nicht aus den Reizen aufgrund deren natürlichen Eigenschaften ergibt. Um das mit einem sehr alltäglichen Beispiel zu erklären: Zwei Bananen sind »mehr wert« als eine Banane, was jeder Affe sofort erkennt, wenn man ihm zwei entsprechende Schalen anbietet. Bieten wir dem Affen jedoch eine Schale mit einer Banane und eine mit einem 100-Euro-Schein an, wird er sich für die Banane entscheiden, denn von ihr wird er – anders als vom Stück Papier – satt. Den Wert des Geldscheines legen wir Menschen in einer willkürlichen Absprache fest.

Die **Verhaltensforschung** zeigt, dass wir Menschen durch unsere symbolische Sprache die einzige Spezies sind, welche Relationen willkürlich bilden kann.

Um die mental-symbolische Handlung besser zum Ausdruck zu bringen, reden wir häufig über das »In-Bezug-Setzen« (relational framing). Bezugsrahmen werden nicht als statische Traits oder Gedächtnisinhalte verstanden, sondern als Handlungen vor dem Hintergrund erlernter kontextueller Hinweise.

FALLBEISPIEL

Frau Müller erlebte sehr heftige Hänseleien und körperliche Gewalt durch Schulkameraden. Insbesondere nach dem Schulunterricht ergaben sich häufig beim Verlassen der Schule kritische Situationen, sodass sie sehr früh lernte, sich zu verstecken und den Kontakt zu den besonders aggressiven Kindern in dieser Situation zu meiden, was durch die Reduktion der Konfrontationen negativ verstärkt wurde (Kontingenz, nicht willkürlich).

Jahre später ist Frau Müller mit ihrer Arbeitsstelle bei einer Steuerkanzlei zufrieden und genießt es sehr, während der Zugfahrt nach Hause zu lesen. Das Zugfahren hat eine lange Geschichte positiver Verstärkung.

Eine alte Freundin erzählt ihr, dass sie letztens gelesen habe, in einem Zug sei eine Frau von mehreren Menschen angegriffen worden, und beschwert sich, »man sei nirgendwo mehr sicher«.

Daraufhin fängt Frau Müller an, mit dem eigenen Auto zur Arbeit zu fahren, obwohl das teurer und anstrengender für sie ist. Sie hat im Kontext einer Zugfahrt noch nie eine aversive Erfahrung gemacht, ganz im Gegenteil: Das Lesen beim Zugfahren machte ihr sehr viel Spaß (C+). Durch die willkürliche (d. h. nicht auf Kontingenzen basierende) In-Bezug-Setzung des aktuellen Kontextes »Zugfahren« mit dem alten Kontext »Schule verlassen« werden sowohl die negativ verstärkte Vermeidungsstrategie als auch der negative Affekt auf einen Stimulus übertragen, der ansonsten mit positiven Erwartungen einherging (siehe Abb. 2-1).

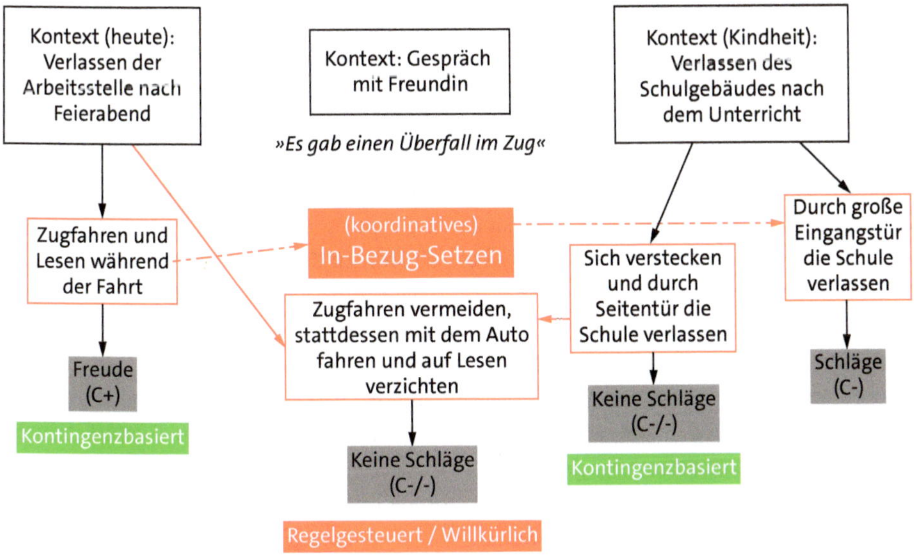

Abb. 2-1: Bezugsrahmentheorie.

Die Relational Frame Theory ist zugegebenermaßen nicht leicht verständlich. Durch die Beschäftigung mit ihr schließt sich jedoch die Lücke zwischen neurobiologisch-lerntheoretisch erklärbaren kontingenzbasierten Reaktionen (in unserem Beispiel wären das Frau Müllers traumabezogene Ängste und das Vermeidungsverhalten, wenn sie an die Schulzeit denkt oder zu einem Klassentreffen fahren soll) und verbal gesteuerten willkürlichen Reaktionen (das Generalisieren von Ängsten und Vermeidungsverhalten auf eine Situation, die in keiner kontingenzbasierten Beziehung zum Trauma steht, wie z. B. das Zugfahren).

> Neurobiologische Bewertungstheorien (z. B. Predictive Coding, Netzwerkmodell, Attraktorentheorie; siehe Kap. 1.2) und Bezugsrahmentheorie widersprechen sich nicht, sondern ergänzen sich vielmehr und ermöglichen uns eine flexiblere Betrachtung psychopathologischer Phänomene.

Bezugsrahmen in unserem Alltag. Wie bereits erwähnt, betonen wir in der Akzeptanz- und Commitment-Therapie sehr explizit die Dominanz willkürlicher verbaler Prozesse – und das nicht nur im klinischen Kontext! Lassen Sie uns zur Veranschaulichung im Rahmen einer kleinen Selbsterfahrung mit dem willkürlich In-Bezug-Setzen spielen.

Was ist ein Gespenst? Eventuell haben Sie jetzt eine Art Definition gewagt, z. B. »der Geist eines bereits verstorbenen Menschen«. Aber spätestens, wenn wir Sie fragen, wie ein Gespenst aussieht, werden Sie vor Ihrem inneren Auge automatisch ein Bild sehen. Die meisten von uns verbinden das Wort Gespenst mit einer Gestalt in einer Art weißem Nachthemd. Aber warum sehen Sie keinen schwarzen Gummianzug? Wahrscheinlich, weil Sie dieses Bild eher mit dem Bezugsrahmen »Taucheranzug« in Verbindung bringen. Oder surfen Sie vielleicht? Denn dann denken Sie eher ans Surfen. Aber bleiben wir bei dem Gespenst. Welches Geräusch macht ein Gespenst? Vermutlich werden Sie antworten: »Hu Hu«. Warum nicht »Hä Hä«? Weil wir alle in einen Bezugsrahmen zwischen dem Wort »Gespenst«, der Gestalt eines weißen Hemdes und dem Geräusch des »Hu Hu« hineinsozialisiert sind (siehe Kap. 1.4.5). Und wie bewegt sich ein Gespenst? Es schwebt! Versuchen Sie sich ein Gespenst im Stechschritt vorzustellen! Aber auch komplexere emotionale Aspekte gehören zu den gebildeten Bezugsrahmen. Stellen Sie sich vor, Sie drehen sich in diesem Moment um und sehen eine Gestalt im weißen Nachthemd neben Ihnen stehen (und vergessen für einen Moment, dass gerade Fasching ist). Wie reagiert jetzt Ihr Körper? Plötzlich fühlen Sie eine **Angstreaktion**, die mit höchster Wahrscheinlichkeit nicht kontingent entstanden ist, denn Sie sind vermutlich genauso wenig wie wir in Ihrem Leben bereits von einem Gespenst heimgesucht, geschweige denn angegriffen worden. Wir setzen also verbale Reize in Bezug zueinander mit der Konsequenz, dass emotionale Reaktionen »übertragen« werden.

> Paul Watzlawick (2011) sagte sehr treffend, man könne nicht nicht kommunizieren. Man kann genauso wenig denken, ohne willkürlich in Bezug zu setzen.

Was bedeutet die Bezugsrahmentheorie für die Schematheorie? Die Fähigkeit zum willkürlichen In-Bezug-Setzen ist der Motor hinter der kognitiven Fusion und damit der entsprechenden Schemaanteile, z. B. den Bewertungen, die mit dem Schema »Unzulänglichkeit/Scham« verbunden sind. Konditionale Schemata (siehe Kap. 3.2) wie Negativität/Pessimismus, Unerbittliche Ansprüche, Emotionale Gehemmtheit oder Bestrafungsneigung sind überwiegend aus Bezugsrahmen gespeist, in die wir hineinsozialisiert wurden (soziales, regelgestuertes Lernen; siehe Kap. 1.4.5).

> Das In-Bezug Setzen ist aus Perspektive der Akzeptanz- und Commitment-Therapie ein wesentliches Element der funktionalen Analyse und erklärt das erlernte Zusammenspiel zwischen kognitiven, emotionalen und behavioralen Reaktionsanteilen – genauso wie die Schemata in der Schematheorie. Sie stehen in direkter Verbindung mit der Organismus-Variable, denn das In-Bezug-Setzen geschieht immer vor dem Hintergrund der eigenen individuellen Lerngeschichte. Auch hier zeigt sich die Parallele zum Konzept der Schemata.

So trägt die Fähigkeit zum In-Bezug-Setzen neben der Konditionierung oder dem Priming zu unseren inneren Netzwerken (d. h. unserem Selbst- und Weltbild, unserem inneren Arbeitsmodell, unseren Attraktoren oder Schemata, wie immer wir das nennen wollen) maßgeblich bei.

Wir hatten oben das Beispiel der Verknüpfung der Schulerfahrungen mit einem aktuellen Vermeidungsverhalten (Fallbeispiel Frau Müller). Das zeigte, wie Konditionierung (Kontingenz) und das In-Bezug-Setzen (Regelsteuerung) in der Lernerfahrung kombiniert werden. Unsere Lernerfahrung bildet gewissermaßen Gedächtnisnetzwerke, was im Falle von komplexen, multimodalen Trauma-Netzwerken (Foa & Kozak 1986) klinisch besonders relevant sein kann. Ein Gesicht mit einem Schnurrbart, Schweißgeruch oder das Läuten von Kirchenglocken (wenn die damals bei einer Vergewaltigung auch läuteten) kann dank kontingenter Konditionierung genauso einen Flashback auslösen wie die Beschreibung einer solchen Person in einem Roman (Relational Frame Theory). Das Problem ist, dass diese subjektiv gebildeten Attraktoren so stark wirken, dass wir sie für die aktuelle Wirklichkeit halten und ihnen schwer entkommen können. Das haben wir im ersten Kapitel anhand des Beispiels mit den Fußabdrücken gemeinsam ausprobiert (siehe Kap. 1.2.7 und Abb. 1-6). Um das zu schaffen, müssen wir diese spontanen Verbindungen und »Wahrheiten« systematisch infrage stellen, um sie neu betrachten und einordnen zu können. Das ist der Prozess der Defusion.

2.5.3 Die Rolle unserer Lebensgeschichte im ACT-Therapierational

In der Akzeptanz- und Commitment-Therapie behandeln wir Lebensnarrative als Geschichten, die wir entwickelt haben und die wir uns selbst und anderen Personen »erzählen«. Bei solchen Geschichten geht es eben nicht um Fakten oder eine historische Wahrheit«, sondern um eine Art Roman, eine Erzählung, ein In-Bezug-Setzen subjektiver Erlebnisse. Die Subjektivität und »Unzuverlässigkeit« von Erinnerungen wird durch die Gedächtnisforschung schon lange bestätigt (siehe z. B. Loftus 1993).

> Das Narrativ (d. h. Selbstkonzept), das man (bewusst oder unbewusst) wählt und das man selbst glaubt, wirkt sich unmittelbar auf unseren emotionalen Zustand und unsere Handlungsfähigkeit aus – entweder einschränkend oder flexibilisierend-befreiend. Die therapeutische Frage lautet daher: Wie könnten wir diese Geschichte anders erzählen?

Diese Vorstellung dürfte im ersten Moment für viele von Ihnen befremdlich klingen. Wir lernen in unserer psychotherapeutischen Sozialisierung, biografische Anamnesen zu erheben, als handele es sich um historische Fakten. An der Stelle sei betont, dass wir die Wichtigkeit und prägende Rolle von Kindheitserfahrungen keinesfalls übersehen. Wir vertrauen nur stärker den assoziativen Bezügen, die wir in den imaginativen Float-Backs finden, als den Erzählungen (siehe auch Kap. 4.3.2). Erzählungen und Narrative betrachten wir hingegen funktional im Hier-und-Jetzt im Sinne des regelgesteuerten Denkens und Handelns und der Konsequenzen. In unserem Ansatz gehen wir daher kaum auf diese Erzählungen ein, sondern »zerlegen« bzw. dekonstruieren das in der

Schemaaktivierung gezeigte Verhalten (den Bewältigungsmodus) auf verschiedenen Stühlen in seine kognitive Komponente bzw. die Grundannahmen und in die Basisemotionen mit den dahinterstehenden Bedürfnissen. Die relevante »Geschichte« der Patienten steckt im Verständnis der im Hintergrund wirkenden Schemata und den heute durch sie bewirkten Emotionen und Bewertungsmustern. Und der Umgang mit den Schemaaktivierungen soll wieder flexibilisiert werden.

Die Flexibilisierung des Erlebens erreichen wir sowohl im Kontext der Schematherapie als auch der Akzeptanz- und Commitment-Therapie mit erlebnisorientierten Techniken. Auch Imagery Rescripting (ImRs) – übrigens die mit Abstand bestuntersuchte Technik innerhalb des schematherapeutischen Repertoires – verfolgt metaperspektivisch ein neues In-Bezug-Setzen von Erlebnissen, also eine Neubewertung der belastenden oder traumatischen Erfahrungen.

2.5.4 Die sechs Prozessdimensionen im Überblick

In der Akzeptanz- und Commitment-Therapie arbeiten wir mit individualisierten Fallkonzeptionen, die im Wesentlichen ein individuelles Profil hinsichtlich der Stärken und Fähigkeiten eines Menschen entlang der folgenden sechs Dimensionen darstellen (siehe auch Abb. 2-2):

1. Akzeptanz und Bereitwilligkeit vs. Erlebnisvermeidung
2. Kognitive Defusion vs. Kognitive Fusion
3. Gegenwärtigkeit und Selbst-als-Prozess vs. Mangel an Gegenwärtigkeit
4. Selbst-als-Kontext vs. Selbst-als-Inhalt
5. Werteorientierung vs. Fehlen von Werteklarheit
6. Engagiertes Handeln vs. Untätigkeit und Impulsivität

Als Hilfe für die Einschätzung gibt es mehrere Fragebögen, die unsere diagnostisch-klinische Beobachtung unterstützen können. So entsteht ein individualisiertes Profilbild, das auch als Erklärungsmodell für problematische Verhaltensweisen und klinische Symptome dient.

1. Akzeptanz und Bereitwilligkeit vs. Erlebnisvermeidung. Mit diesem Begriff bezeichnen wir in der Akzeptanz- und Commitment-Therapie eine bewusste und offene Haltung gegenüber dem augenblicklichen emotionalen Erleben, unabhängig von dessen Qualität. Wie wir bereits gezeigt haben (siehe Kap. 1.3), sind basale emotionale Aktivierungen in der Überzahl (4 zu 1) und für die meisten Menschen aversiv/unangenehm. Die Natur menschlichen Existierens ist also mit innerem Schmerz untrennbar verbunden. Wenn wir unserem Erleben gegenüber offen sind, können wir sowohl angenehme als auch schmerzliche Emotionen und Empfindungen flexibel wahrnehmen und diese annehmen, ohne sie festzuhalten, vor ihnen zu flüchten oder gegen diese kämpfen zu wollen.

> Offenheit ist eine Haltung, die im buddhistischen Denken tief verankert ist. Sie öffnet sinnbildlich die Tür zu einem (selbst-)bewussten Leben und trägt zur Flexibilität und Zufriedenheit bei.

Kämpfen gegen emotionales Erleben führt hingegen zu psychischer Rigidität, einem Verlust der Fähigkeit zur bewussten Wahl eigener Handlungen und letztendlich zur Anfälligkeit für klinische Symptome.

2. Kognitive Defusion vs. kognitive Fusion. In der Akzeptanz- und Commitment-Therapie betonen wir vor dem Hintergrund der Relational Frame Theory fast grundsätzlich den prozessualen Charakter der Sprache und des Denkens. Mit Defusion bezeichnet man den Prozess der »Entschmelzung«, die einen Mensch (wieder) in der Lage bringt, seine Gedanken weniger ernst zu nehmen und diese nicht mehr als Wahrheit zu betrachten, d.h. wieder anders denken zu können.

> Die Kategorie »wahr vs. nicht wahr« wird bei der kognitiven Defusion durch die Kategorie »nützlich vs. weniger nützlich« ersetzt. Humor und spielerische Techniken, aber auch das Verwenden von Analogien und Geschichten/Metaphern unterstützen uns gezielt beim Training dieser Fertigkeit.

Mit dem Begriff der **kognitiven Fusion** auf der anderen Seite dieser Dimension bezeichnet man den Verlust von Flexibilität durch die Unfähigkeit, diese beobachtende Metaebene zu erreichen. Es findet eine Art »Verschmelzung« mit Gedanken, Selbstkonzepten und Bildern statt, was eine wichtige Rolle in der Produktion und Aufrechterhaltung vieler klinischer Symptome spielt. Auf der Beobachterebene hingegen verlassen wir die Inhaltsebene unserer Gedanken. So ensteht mehr Offenheit und Freiheit.

3. Gegenwärtigkeit und Selbst als Prozess vs. Mangel an Gegenwärtigkeit. Damit bezeichnet man den Prozess der inneren Achtsamkeit und des fokussierten, offenen und bewussten Wahrnehmens des gegenwärtigen Moments. Gegenwärtigkeit besteht sowohl aus konkreten Fertigkeiten als auch aus einer Haltung, die im Rahmen der Übungen entwickelt und automatisiert wird.

> Die Fähigkeit, innere und äußere Erlebnisse flexibel wahrzunehmen und dabei die eigene Aufmerksamkeit frei und bewusst zu lenken, führt zu psychischer Flexibilität.

Dahingegen entehen in Fällen von zu starker Rigidität (d.h. beim »Festhängen« im DMN bzw. den vorhandenen Priors) *Fixierungen* (siehe auch Jung [1971], der vor einem gänzlich anderen theoretischen Hintergrund zu ähnlichen Beobachtungen kommt).

Das ist z. B. bei Depressionen der Fall, wenn die Aufmerksamkeit auf unangenehme Ereignisse in der Vergangenheit oder Befürchtungen in der Zukunft gerichtet ist. In diesem Fall besteht ein **Mangel an Gegenwärtigkeit**.

4. Selbst als Kontext vs. Selbst als Konzept bzw. Narrativ. Wir sind metaphorisch gesprochen nicht die einzelnen Figuren im Schachspiel, sondern das Spielbrett. Nicht die fahrenden Züge, sondern der Bahnhof. »Selbst als Kontext« bezeichnet eine Metaebene und damit die Fähigkeit, sich als Beobachter mit einem Weitwinkelobjektiv zu erleben. Die Erweiterung der Perspektive bezieht sich auch auf die zeitliche Dimension, also sich flexibel im Kontext der Vergangenheit und der Zukunft sehen zu können (diachrone Perspektive). Das üben wir in verschiedenen Imaginationen.

> Das Selbst wird als eine Art symbolischer Raum oder Standort des Erlebens verstanden, also als »Kontext« sowohl für unmittelbare Erlebnisse als auch im Verlauf der Zeit.

Bei psychischer Rigidität findet dagegen eine **Verschmelzung mit Selbstkonzepten** aus dem DMN statt: Das Selbst wird als Objekt (ich *bin* so) und nicht als Kontext erlebt (ich fühle im *Moment* so), was die Offenheit für die flexible Wahrnehmung des augenblicklichen Moments und für Veränderungsmöglichkeiten in der Zeit einschränkt.

5. Werteorientierung vs. Fehlen von Werteklarheit. In der Akzeptanz- und Commitment-Therapie bezeichnen Werte das Ergebnis einer freien und bewussten Wahl und stehen für das, was einem zu einem bestimmten Zeitpunkt im Leben wichtig ist. Das kann am besten mit konkreten Handlungen formuliert werden, z. B. »Zeit mit meinen Kindern verbringen«, »meine Ehefrau liebevoll behandeln« oder »in der Arbeit meine Meinung deutlich sagen«. Das Wort »Wert« ist im Sinne der Relational Frame Theory durchaus mehrdeutig und kann auch eine moralisch-wertende Haltung meinen. Im Englischen ist das Wort »value« sowohl ein Substantiv als auch ein Verb und der Fokus im Ausdruck »valued living« liegt eher auf der Handlung. Dann erleben wir unser Leben als aktiv gestaltend (sog. Autorenschaft) und folgen dabei bewusst oder unbewusst motivationalen Attraktoren.

Wir laden Sie an dieser Stelle zu einer weiteren Selbsterfahrungsübung ein.

ÜBUNG

Was haben Sie morgen vor? Schreiben Sie ein paar Stichworte auf ein Blatt Papier. Als Nächstes schauen Sie sich bitte das Video »The time you have left in jelly beans« an (www.youtube.com/watch?v=BOksW_NabEk). Jetzt nehmen Sie sich einen Moment Zeit und »öffnen sich« gegenüber Ihren Emotionen und Gedanken. Schreiben Sie bitte eine neue Liste. Wie viele Übereinstimmungen finden Sie zwischen Liste 1 und 2?

Die Akzeptanz- und Commitment-Therapie versteht die Orientierung nach selbstgewählten Werten als eine tiefe Wertschätzung der Lebenszeit und der Übernahme der Verantwortung für die eigene Lebensführung.

Werte sind Sinn-gebend: Sie zeigen eine Richtung an und sind auf konkrete Handlungen ausgerichtet. Ein Wert bezeichnet also vielmehr eine Haltung bzw. innere Ausrichtung als ein konkretes Ziel. Wenn wir bei den oben genannten Beispielen bleiben, könnte ein konkretes Ziel beispielsweise lauten: *»mit meinen Kindern am Samstag spazieren gehen«*, was spätestens am Samstagabend als »erledigt« oder »nicht erledigt« gelten würde. Wenn aber aufgrund der Wetterbedingungen ein Spaziergang nicht möglich war und man stattdessen den Nachmittag mit verschiedenen Brettspielen gemeinsam verbrachte, dann wurde die konkrete Handlung (»Spazierengehen«) dem übergeordneten Wert (»Zeit mit meinen Kindern verbringen«) angepasst. Das bedeutet »Sinn-Gebend«; Werte geben eine Orientierung für eine langfristige und nachhaltige Befriedigung unserer Grundbedürfnisse im Gegensatz zu einer kurzfristig orientierten Befriedigung, z. B. in einen Selbstberuhigungsmodus (siehe Kap. 3.3.2). Ein Zeichen psychischer Flexibilität besteht in der Fähigkeit, Werte bewusst wählen und ihnen konsequent folgen zu können. Das **Fehlen von Werteklarheit** führt hingegen zu Unzufriedenheit und steht in Verbindung mit Mängeln in den anderen Kernprozessen.

Grundbedürfnisse und Werte sind zwei Seiten der gleichen Medaille: Die Grundbedürfnisse zeigen uns, was wir brauchen. Die Werte zeigen uns die Richtung, in der wir diese langfristig und nachhaltig befriedigen können.

6. Engagiertes Handeln vs. Untätigkeit oder Impulsivität. Hiermit ist der Prozess gemeint, in dem ein Mensch die gewählten Werte im Alltag verwirklicht und sich dafür im Sinne eines *Commitments* (d. h. entschlossen) einsetzt.

Wenn Sie es ganz pragmatisch und einfach betrachten möchten: Alle anderen fünf Prozesse sind nichts anderes als ein schöner Zeitvertreib, wenn wir nicht in der Lage sind, unsere konkreten Handlungen zu beeinflussen. Daher sind Verhaltensänderungen unser finales Therapieziel.

Natürlich bedeutet das in vielen Fällen ein Training spezifischer Fertigkeiten, wie etwa soziale Kompetenzen mittels Rollenspielen bei selbstunsicheren Menschen. Während psychische Flexibilität damit einhergeht, dass man sich tatkräftig für eigene Werte einsetzt und sinnvolle (Werte = Sinn) Handlungsmuster entwickelt, zeigt sich bei psychischer Inflexibilität eine **Tendenz zur Untätigkeit** oder auch zu **Impulsivität**.

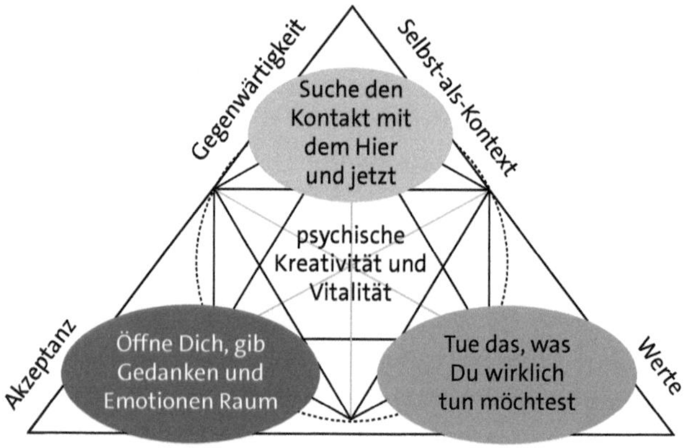

Abb. 2-2: Triflex und funktionale Prozesse.

2.5.5 Akzeptanz- und Commitment-Therapie in der Schematherapie: Fertigkeiten des Erwachsenenmodus

Warum haben wir verhältnismäßig lange und detailliert über die Akzeptanz- und Commitment-Therapie berichtet? Der Grund ist die hohe Relevanz der sechs ACT-Prozesse im Hinblick auf die Beschreibung der Fertigkeiten des sogenannten Erwachsenenmodus in der Schematherapie. Die schematherapeutische Literatur beschäftigt sich sehr intensiv mit psychopathologisch relevanten Prozessen und Symptomen sowie deren konkreter Behandlung – vor allem im Umgang mit interpersonalen Konflikten, wie sie für Persönlichkeitsstörungen typisch sind. Der Fokus liegt hauptsächlich auf dem Abbau von Pathologie, wie etwa »die Begrenzung dysfunktionaler Elternmodi, die empathische Konfrontation von Bewältigungsmodi, die Begrenzung der Impulsivität der wütend-impulsiven Kindmodi und die heilende Versorgung des verletzbaren Kindmodus«. Die Beschreibung des Trainings des Erwachsenenmodus ist hingegen deutlich weniger ausdifferenziert. Die kontextuelle Tradition der Akzeptanz- und Commitment-Therapie legt den Behandlungsfokus auf die aufzubauenden Alternativen und Ressourcen, was auch unserer Haltung entspricht. Genau hier sehen wir die Schnittmenge: Während die Akzeptanz- und Commitment-Therapie bis dato keine klinische Evidenz bei der Behandlung von Persönlichkeitsstörungen zeigen konnte – was wiederum die Stärke der Schematherapie ist –, ist der funktional-analytische Umgang mit den verschiedenen Elementen der SORC-Schleife sehr gut ausdifferenziert und evidenzbasiert.

Die Schematherapie kann bezüglich des Blicks auf vorhandene Ressourcen, des funktionalen, handlungsorientierten Umgangs mit aversiven Erlebnissen (Gedanken und Gefühlen) und der würdevollen Betonung der Freiheit zur Gestaltung des eigenen Lebens sehr viel von der Integration von Prozessen der Akzeptanz- und Commitment-Therapie profitieren. Der Erwachsenenmodus ist nach unserer Auffassung weniger ein Zustand, als die aktivierten Fertigkeiten, die zu diesem Zustand führen.

In vielen der Techniken, die wir im praktischen Teil dieses Buches ab Kapitel 5 vermitteln, werden Sie bewusste Bewegungen auf der vertikalen Achse zwischen dem erlebenden Eintauchen in Emotionen und Schemaaktivierungen (wir nennen das die *imaginative Position*) und der Beobachtung aus der Metaebene im Stehen (der *klärend-beobachtenden Position*) wiederfinden. Im Stehen werden Pläne formuliert, die anschließend in Stühle-Dialogen auf der Handlungsebene sitzend umgesetzt werden. Diese zwei Positionen erlauben uns bereits eine vorläufige Einordnung der ACT-Prozesse im Sinne der zu übenden Erwachsenenmodus-Fertigkeiten.

Der Erwachsenenmodus als »innerer Regisseur« oder Beobachter. Metaphorisch gesprochen beobachten wir wie ein Regisseur das Geschehen auf der Bühne und dirigieren die Schauspieler (d. h. unsere Modi), damit ein möglichst optimales Stück (funktionales Bewältigungsverhalten) entsteht. Young et al. (2005, S. 346) sprechen von »exekutiver Funktion«. Dies entspricht im Verständnis der Akzeptanz- und Commitment-Therapie vor allem den Fertigkeiten *Gegenwärtigkeit, Selbst als Kontext* und *Wertschätzung* (siehe auch Abb. 2-2).

Betrachten wir die implizierte Bewegung in dieser Rolle, so erkennen wir Folgendes:

- **Gegenwärtigkeit.** Damit meinen wir eine nicht wertende, *selbstreflexive Funktion*, in der durch Achtsamkeit eine gewisse akzeptierende Distanz zum momentanen Erleben möglich wird. Dem Erleben wird dabei weder ausgewichen noch wird darauf eingegangen (**Being Mode**; Segal et al 2002). In der imaginative Arbeit wird die Grundlage für das Training situativer Gegenwärtigkeit und offener Situationswahrnehmung geübt. Eine zu starke emotionale Aktivierung führt in den Worten David Golemans (1995) zu einem »emotional hijacking« (siehe Kap. 1.3). Erst wenn wir im ECN in der Lage sind, das Einwirken der »alten Bilder« (der Schemata) aus dem DMN von der aktuellen Situation besser zu diskriminieren, sind wir imstande, uns ins Hier-und-Jetzt zurückzuorientieren und einen funktionalen Umgang zu suchen (Schema- oder *Modusbewusstsein*).
- **Selbst als Kontext.** Das ist die *kontextualisierende Funktion*, in der aus der beobachtenden Distanz die Situation in einem umfassenderen situativen und zeitlichen Kontext *kognitiv neu bewertet wird*. Kontextualisieren bedeutet auch das Erlangen eines besseren Gleichgewichts sowohl in uns (zwischen Bindung und Selbstbehauptung) als auch zwischen Innen- und Außenwelt (*Modusbalance*): »*Im Leben geht es darum, eine Balance zwischen Stärke und Verletzbarkeit zu erreichen*« (Young et al. 2005, S. 274).

- **Werteorientierung.** Als Regisseur übernehmen wir auch die *motivationale Funktion*. Dabei können (und müssen) wir mit Bezug zu den Grundbedürfnissen und den selbst gewählten Werten zwischen verschiedenen Handlungsoptionen abwägen und ein neues, funktionales Verhalten wählen und konsequent umsetzen (*Moduswahl*).

Funktionales Verhalten. Hier sehen wir den Hauptdarsteller (also das gezeigte Verhalten) auf der Bühne, der im Idealfall den Anweisungen des Regisseurs folgt. Bei der Umsetzung der aus der Beobachterposition entwickelten Pläne gewinnen die anderen drei ACT-Fertigkeiten an Bedeutung: *kognitive Defusion, Bereitwilligkeit* und *engagiertes Handeln*:

- **Bereitwilligkeit und Akzeptanz.** Hier geht es um die Kontextualisierung und Regulation *emotionaler Prozesse* im Sinne der SORC-Schleife. Ob mit Techniken zur Verbesserung der Wahrnehmung von Emotionen und Bedürfnissen, mit Selbstakzeptanzstrategien oder mit Skills zum Herunterregulieren, üben wir einen adaptiven Umgang mit Emotionen als Basis für das konkrete Verhalten.
- **Kognitive Defusion.** Hier geht es um die Kontextualisierung und Regulation *kognitiver Prozesse* im Sinne der SORC-Schleife. Im Erwachsenenmodus lernen wir, uns kritisch mit unseren eigenen Bewertungen auseinanderzusetzen. Dabei kann es sich um rigide Selbstbilder, Grundüberzeugungen oder auch situationsbezogene Bewertungen einer Person handeln. Mit konkreten Übungen und dem Training einer flexiblen Haltung öffnet sich die Tür zu in einem freieren, selbstgewählten Verhalten.
- **Engagiertes Handeln.** Hier geht es um die konkrete Umsetzung *selbstgewählter Verhaltensalternativen*. Durch das Üben konkreter Fertigkeiten lernen wir, unser sichtbares Handeln den eigenen wertorientierten Vorstellungen (d. h. den Anweisungen des Regisseurs) anzupassen.

2.6 Auf dem Weg zur allgemeinen integrativen Psychotherapie: prozessbasierter Ansatz

Der prozessbasierte Ansatz in der Psychotherapie ist eine aktuelle Weiterentwicklung der im vorigen Abschnitt beschriebenen Prozessdimensionen der ACT, die sich nicht als eigenständige Therapiemethode, sondern als neues methodenübergreifendes Psychotherapieparadigma versteht. Die Prozessbasierte Psychotherapie (PBT) bietet keine neuen psychotherapeutischen Interventionen, sondern einen neuen Denkrahmen, in dem evidenzbasierte Techniken Anwendung finden.

> Wir verstehen den prozessbasierten Ansatz als eine Umsetzung der von Klaus Grawe formulierten Vision einer Allgemeinen Psychotherapie (Grawe et al. 1994), der sich dieses Buch historisch verpflichtet fühlt.

Interessanterweise lässt sich die Gründung dieses Paradigmas auf die langjährige Zusammenarbeit von Prof. Stefan Hofmann aus Marburg (davor lange Jahre in Boston), einem kognitiven Verhaltenstherapieforscher, und dem Gründer der Akzeptanz- und Commitment-Therapie und der Relational Frame Theory, Prof. Steven Hayes aus Nevada, zurückführen. Sie half, die jahrelangen heftigen Kontroversen zwischen kognitiven und kontextuellen Psychotherapeuten zu überwinden. Insbesondere der Konflikt zwischen der metakognitiven Haltung der kognitiven Defusion und der eher inhaltsorientierten Haltung der kognitiven Umstrukturierung mittels Disputationstechniken lud zu fast dogmatisch wirkenden Disputen ein. Die Annäherung gelang erst auf der konzeptuellen Metaebene des PBT-Ansatzes. Die ersten Publikationen erschienen international im Jahr 2018 (Hayes & Hofmann 2018), in Deutschland im Jahr 2019 (Stangier 2019).

Die Verhaltenstherapie auf dem Fundament der funktionalen Analyse ist bereits sehr prozessorientiert. Alle Kategorien des SORC-Schemas sind prinzipiell Prozesskategorien oder -dimensionen. Im Wesentlichen wird aber die Interaktion zwischen diesen Elementen betrachtet, denn genau da liegt die Individualität der Störungsdynamik.

> Im Kontext der Prozessbasierte Psychotherapie werden Prozesse als »eine Folge von Ereignissen mit Einfluss auf das Wohlbefinden eines Menschen« definiert (Hofmann et al. 2021). Theoretisch gibt es eine unendliche Zahl an bio-psycho-sozialen Prozessen, die teilweise koordiniert, teilweise gegensätzlich in einer Person ablaufen.

Die PBT-Betrachtung unterscheidet **Störungs-, Veränderungs- und Interaktionsprozesse**, die wir uns gleich etwas genauer anschauen werden. Aber zuerst blicken wir gemeinsam auf die verschiedenen Prozesse und die Hypothesen hinsichtlich ihrer Entstehung.

2.6.1 Das Erweiterte Evolutionäre Meta-Modell von Prozessen

Das Extended Evolutionary Meta Model (EEMM; Hayes et al. 2020) bietet vor dem Hintergrund evolutionstheoretischer Konzepte ein Erklärungsmodell zur Entstehung und Aufrechterhaltung von Prozessen.

1. **Variabilität:** Erklärt die Entstehung einer neuen Reaktion, indem wir etwas tun, was nicht in unserem üblichen Repertoire liegt. Stellen Sie sich vor, Sie fahren zur Arbeit und eines Morgens ist Ihr bekannter Weg gesperrt, sodass Sie eine andere Strecke fahren (müssen). So lernen Sie eine neue Strecke kennen.
2. **Selektion:** Nachdem Sie zufällig diesen neuen Weg gefunden haben, der – nach welchen Kriterien auch immer bewertet – für Sie günstiger erscheint, könnten Sie sich auch morgen für diesen Weg entscheiden. Dieser Zufallsfund hat Ihr Repertoire erweitert und gibt Ihnen eine neue Wahlmöglichkeit.

3. **Retention:** Bedeutet, die neue Strecke fahren Sie nun immer öfter, sodass Sie irgendwann diesen Weg wählen, ohne darüber nachzudenken.
4. **Kontext:** Beinhaltet die fortlaufende Anpassung der Wahl an die aktuellen Gegebenheiten: Die neue Strecke ist jetzt »Plan A«, wenn Sie direkt zur Arbeit fahren. Aber nicht, wenn Sie auf dem Weg zur Arbeit noch Ihre Kinder zur Schule bringen, denn in diesem Fall ist die alte Strecke immer noch schneller.

Soziokulturell	**Motivation**	**Selbst**
Makroanalytische Faktoren: ▪ Interpersonelle Aspekte ▪ Kulturelle Aspekte, spezifische Sichtweisen und Perspektiven ▪ Aktuelle Erfahrungen in verschiedenen Lebensbereichen (nicht nur im problematischen Bereich)	Entstehung des Verhaltens: ▪ Annäherungs- oder Vermeidungsziele? ▪ Impulskontrolle oder Impulsivität? ▪ Klarheit über eigene Werte oder »Trägheit«?	Selbstbilder und -konzepte: ▪ Selbst als Kontext oder Selbst als Inhalt? ▪ Selbst-Mitgefühl oder Selbstabwertungen?
Kontext	**Behavioral**	**Kognitiv**
Der externe Kontext bezieht sich auf die mikroanalytisch relevanten situativen Bedingungen: ▪ Wann genau und in welcher Situation tritt das Verhalten auf? In der englischen Literatur beinhaltet diese Kategorie auch die O-Variable.	Hier geht es um das wertfrei beschriebene sichtbare Verhalten: ▪ Externalisierend oder internalisierend? ▪ Pro-sozial oder antisozial? ▪ Flexible Handlung oder rigider »Zwang«?	Hier geht es weniger darum, »was«, sondern »wie« man denkt: ▪ Attribution internal oder external? ▪ Kognitive Defusion oder Fusion? ▪ Fehlinterpretationen oder realistische Einschätzung? ▪ Denkmuster hilfreich oder nicht?
Aufmerksamkeit	**Biophysiologisch**	**Emotional**
▪ Wie flexibel ist der Fokus? ▪ Aufmerksamkeit nach innen oder nach Außen gerichtet? ▪ Selektive oder offene Aufmerksamkeit? ▪ Schemaaktivierung vs. Hier-und-Jetzt	Welche somatischen Prozesse spielen bei dem Verhalten eine funktionale Rolle: ▪ Ernährung? ▪ Schlafqualität? ▪ Gesundheitsbeeinträchtigungen? ▪ Aktivitätsniveau?	Auch hier ist das »wie« wichtiger als das »was«. ▪ Wie differenziert werden Emotionen wahrgenommen? ▪ Inhaltlich-rigide oder kontextualisierte Betrachtung? ▪ Emotionale Akzeptanz oder Vermeidung? ▪ Wie gut funktioniert die emotionale Regulation?

Tab. 2-1: Prozessdimensionen im Überblick.

Angelehnt an die Kategorien der funktionalen Analyse werden Prozessebenen und -dimensionen vorgeschlagen, die sowohl bei der Zuordnung von (maladaptiven) Störungs- als auch von (adaptiven) Veränderungsprozessen hilfreich sind (siehe Tab. 2-1). In der vorhandenen Literatur (Hayes et al. 2020; Hofmann et al. 2021; Stangier et al. 2024; Svitak & Hofmann 2022) finden sich leichte Unterschiede hinsichtlich der Definition der jeweiligen Ebenen oder Dimensionen.

Aufgrund unserer bisherigen Erfahrungen bei der Erstellung von Fallkonzeptionen und hypothetischen Netzwerkanalysen entscheiden wir uns angelehnt an Hofmann et al. (2021) für die Darstellung aller neun Kategorien als eine Art Schachbrett.

Die Rollen der O-Variable und der Lerngeschichte. Wie wir bereits im Kapitel 1 ausführlich darstellten, ist es unseres Erachtens nur eingeschränkt möglich, komplexe zwischenmenschliche Reaktionen ohne Blick auf die Lerngeschichte und die Persönlichkeit (also Schemata im erweiterten Sinne) zu konzeptualisieren. Im Kontext der Arbeit mit Persönlichkeitsstörungen spielen interpersonale Wahrnehmungs- und Verhaltensmuster eine zentrale Rolle, denn Persönlichkeitsstörungen sind vor allem Beziehungsstörungen (Fiedler & Herpertz 2022).

In deutschsprachigen PBT-Publikationen wird die O-Variable (anders als in internationalen Publikationen) gesondert betrachtet und im Behandlungsplan fokussiert. Svitak & Hofmann (2022) sprechen über »Vulnerabilitätsmechanismen«, Stangier et al. (2024) über »Verarbeitungsprozesse«. Dies entspricht unserem Vorgehen in der Schematherapie.

Im Kontext der Schematherapie wird die O-Variable im Rahmen der Fallkonzeptualisierung und der Erstellung von Mikroanalysen problematischer Verhaltensweisen gesondert betrachtet. Denn hier verorten wir das Schemakonzept als Niederschlag unserer Lebens- und Beziehungserfahrungen.

Schauen Sie sich bitte Abbildung 2-3 an: Wir verstehen die O-Variable als den Boden aller sichtbaren Reaktionen. Dysfunktionale Prozesse sind der gemeinsame Nenner bzw. die Wurzel verschiedenen Problemverhaltens und bilden als mittlere Ebene der Grafik einen verbindenden Zwischenschritt zwischen Makro- und Mikroanalyse eines konkreten Problemverhaltens, das die obere, dritte Ebene darstellt.

Die Idee ist: Wenn wir die hinter- bzw. untergründigen, gemeinsamen Prozesse modifizieren, müssen wir nicht jedes konkrete Problemverhalten einzeln adressieren. Die relevanten Störungsdynamiken auf Prozessebene spiegeln ein funktionales Bild der Gesamtsituation des Menschen wider. Insbesondere in der Prozesskategorie »Soziokulturell« finden wir Raum für makroanalytische Elemente.

Wir verwenden die Prozesskategorien vor allem als Verbindung zwischen einzelnen Mikroanalysen, um Handlungsmuster vor dem makroanalytisch-

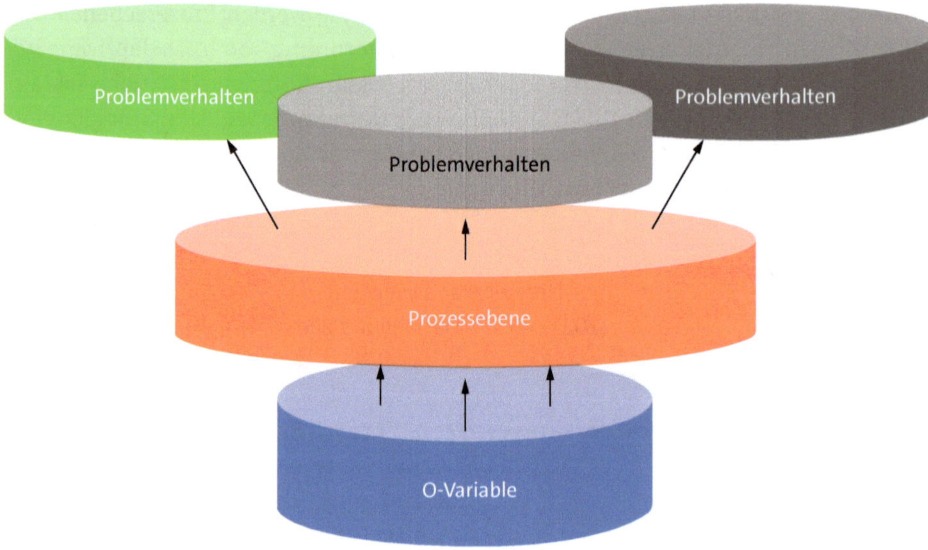

Abb. 2-3: Prozesse als Bindeglied zwischen Mikro- und Makroebene.

biografischen Hintergrund funktional zu verstehen. Im Sinne des Erwachsenenmodus versuchen wir dann durch Variation, Selektion und Retention, funktionale Prozesse kontextsensitiv aufzubauen und als neue Verhaltensattraktoren zu stabilisieren.

2.6.2 Ideografische statt nomothetische Diagnostik: Die individuellen Störungsprozesse

Die diagnostische Herausforderung besteht darin, verschiedene Informationsquellen für eine individualisierte Prozessdiagnostik zu nutzen. Neben Anamnese und individuellen Verhaltensanalysen existieren mehrere diagnostische Tests, die eher prozessorientiert als rein deskriptiv sind. Mit der rasanten Entwicklung technischer Medien ergeben sich neue Möglichkeiten, über Apps mithilfe eines Smartphones hochfrequent Daten zu erheben, die eine sogenannte Netzwerkanalyse ermöglichen. Aktuell werden verschiedene Apps entwickelt und erprobt, wie z. B. *PsychFlex* von Steve Hayes und Gijs Jansen (https://psychflex.com). Netzwerkmodelle sind mit der systemischen Theorie eng verbunden. Im Wesentlichen handelt es sich um Systeme von Elementen (*Knoten*), die durch funktionale Verbindungen (*Kanten*) in Beziehung zueinander stehen (Hummell & Sodeur 2010).

So entsteht ein Erklärungsmodell, das nicht nomothetisch in vorbestehende Taxonomien einordnet (ICD/DSM), sondern funktionsanalytisch problematische Verhaltensweisen ideografisch in ihrer Entwicklung betrachtet und eine individualisierte Wahl der Therapieinterventionen ermöglicht.

Störungsprozesse beschreiben Mechanismen der Entstehung und Aufrechterhaltung psychopathologischer Phänomene, wobei Elemente auf den verschiedenen Prozessdimensionen in Verbindung gebracht werden. Die wesentliche Annahme besteht darin, dass nicht die Prozesse an sich, sondern die Interaktion zwischen Prozessen zu Symptomen führt, die problematisch sind und mit Leiden einhergehen. Die Intensität und Richtung der Einflussnahme der einzelnen Prozesse untereinander wird in sog. Netzwerkanalysen dargestellt.

FALLBEISPIEL

Lassen Sie uns als Beispiel die bereits erwähnte 50-jährige Patientin mit dem tragischen Verlust ihres Sohnes vor 16 Jahren im eigenen Pool betrachten (siehe Abschn. 2.5.1).

Die Patientin arbeitet als Verkäuferin in einem Modehaus, sodass sie häufig Begegnungen mit jungen männlichen Kunden im Alter ihres Sohnes hat (Kontext). Während der Arbeit fallen ihr eher diese jungen Kunden auf (selektive Aufmerksamkeit) und sie stellt sich vor, dass ihr Sohn heute evtl. ähnlich aussehen könnte (kognitiv). Sie erlebt Traurigkeit und Schuld (affektiv), grübelt zu Hause häufig stundenlang und macht sich Selbstvorwürfe (kognitiv). Ihr Selbstbild einer guten Mutter geht mit dem Gedanken einher, dass sie als gute Mutter für immer trauern müsse (Selbst-als-Konzept), sie zieht sich zunehmend ins Privatleben zurück (behavioral). Abbildung 2-4 zeigt eine hypothetische Netzwerkanalyse des Verhaltens der Patientin: Das Wesentliche an der Darstellung sind nicht die einzelnen Elemente an sich, sondern die dynamischen Verbindungen zwischen ihnen. Im Falle unserer Patientin gibt es ein zentrales Element auf der emotionalen Ebene: ihre Schuldgefühle. Diese entstehen als selbstreflexive Emotion vor dem Hintergrund der Traurigkeit in Kombination mit Selbstbewertungen, hemmen aber durch ihren automatisierten Ablauf die bewusste Wahrnehmung der Traurigkeit und deren Verarbeitung. Zwei weitere Elemente sind entsprechend sehr gut vernetzt: die kognitiven Prozesse beim Grübeln einschl. des Selbstbildes und die Flucht durch sozialen Rückzug.

Besonders wichtig ist der Blick auf die Elemente, die mit anderen Elementen in der Grafik stark vernetzt sind – denn diese Prozesse sind zentral, wenn man das System im Rahmen der Psychotherapie konstruktiv destabilisieren möchte. Im Sinne des neuropsychotherapeutischen Modells von Grawe (2004; siehe Kap. 1.2.7) sind diese zentralen Elemente die Störungsattraktoren. In der Behandlung bemühen wir uns um die Entstehung von »Gegenattraktoren« (positive Schemata bzw. Ressourcen), sodass der Mensch in dieser aversiven Spannung eine Wahl zwischen Störungs- und Veränderungsprozessen treffen kann und eine Veränderung möglich wird.

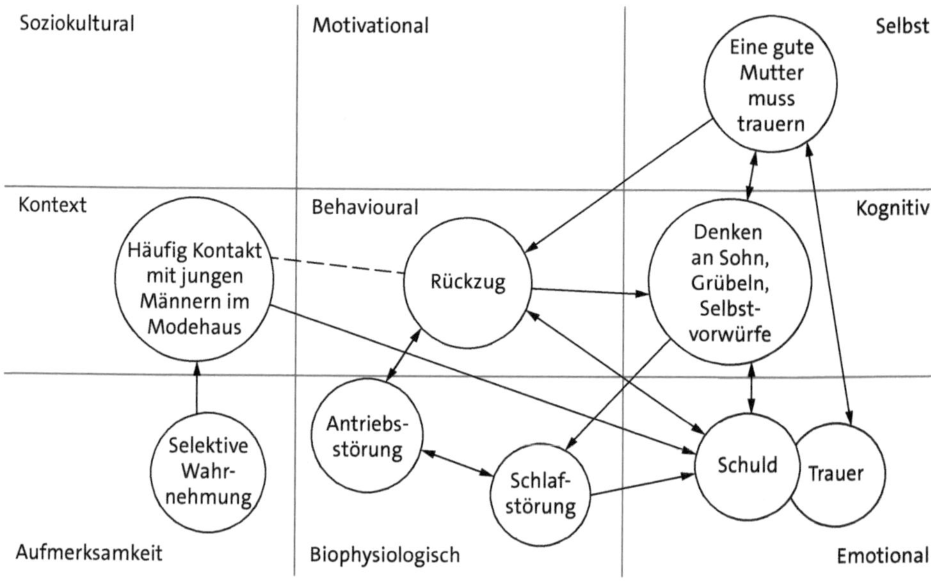

Abb. 2-4: Netzwerkanalyse einer pathologisch-trauernden Patientin.

2.6.3 Veränderungsprozesse: Evidenzbasierte Interventionen und Mediatoren von Veränderung

Prozessbasierte Psychotherapie ist kein spezifisches Behandlungsprotokoll, sondern ein schulenübergreifendes transdiagnostisches Behandlungsverständnis. Evidenzbasierte Interventionen werden Prozessdimensionen zugeordnet, sodass wir in der Behandlung die passenden Techniken wählen und durchführen können.

> Veränderungsprozesse bieten eine funktionale Alternative zu den relevanten Störungsprozessen, die mit diesen nicht kompatibel sind: Man kann nicht gleichzeitig grübeln und sich mit einem Freund am Telefon über Fußball unterhalten, so wie man nicht gleichzeitig mittags schlafen und sich sportlich betätigen kann.

Im Idealfall lassen sich analog zu den Störungsprozessen auch bei den Veränderungsprozessen *Knoten* finden, die hohe Konnektivität mit anderen Elementen der neuen Reaktion aufweisen. Diese Elemente sind zentral und bieten eine Art Eingangstür in das System, um dieses dann im Sinne von Grawes Konsistenztheorie zu destabilisieren. Statt ein störungsspezifisches Manual anzuwenden, entsteht so ein individualisierter Behandlungsplan mit evidenzbasierten Interventionen und Techniken zur spezifischen Behandlung der zentralen Störungselemente, zur Aktivierung der notwendigen Ressourcen (z. B. konstruktive Ärgerkraft, konstruktive Angst oder Selbstmitgefühl; siehe Kap. 1.3.3) für den Aufbau erfolgversprechender Veränderungsprozesse.

Wie wirken psychotherapeutische Interventionen? Klaus Grawe formulierte als Antwort auf diese Frage hypothetisch bereits 1994 fünf allgemeine, schulenübergreifende Wirkfaktoren: therapeutische Beziehung, motivationale Klärung, Ressourcenaktivierung, Problemaktualisierung und aktive Hilfe zur Problembewältigung (Grawe et al. 1994). Die Prozessbasierte Psychotherapie versucht heute, Wirkfaktoren nicht nur hypothetisch, sondern auf dem Wege von Metaanalysen empirisch zu erfassen. Eine aktuelle metanalytische Untersuchung von Kazantzis et al. (2018) fand prozessbezogene, störungsübergreifende Wirkfaktoren für folgende Bereiche:

- *kognitive Prozesse im Allgemeinen* – decentering (z. B. Defusion, Achtsamkeit, detached mindfulness), Aufmerksamkeitsfokus
- *spezifische problematische Kognitionen* – Umbewertung, Reframing, Selbstwirksamkeitserwartung erhöhen, Outcome-Erwartung
- *Emotionsregulation* – Akzeptanz
- *Motivation* – Ziele, Werte
- *Verhalten* – Konfrontation, Verhaltensaktivierung
- *therapeutische Interaktion* und Sitzungsprozess – Allianz, Ziel-Konsensus und Kollaboration, Feedback zum Therapieverlauf und Hausaufgaben

Prozessbasierte Psychotherapie beschäftigt sich vor allem mit **Veränderungsmediatoren** (mediators of change). Hayes et al. (2022) führten eine Metanalyse mit 54 633 Psychotherapie-Wirksamkeitsstudien und isolierten die wichtigsten am häufigsten replizierten Veränderungsmediatoren, auf die sich Befunde der Studien zurückführen lassen:

- 49,1 % der Befunde lassen sich auf 3.-Welle-Prozesse als Mediatoren zurückführen, insbesondere psychologische Flexibilität und Gegenwärtigkeit/Achtsamkeit, ferner auch Selbstmitgefühl.
- 32,7 % der Befunde werden mit anderen KVT-Konzepten als Mediatoren in Verbindung gebracht, insbesondere kognitive Umstrukturierung, Habituation, Veränderung des Attributionsstils, Veränderung von Grübeln, emotionale Regulation, Training von Bewältigungsstrategien und Selbstkontrolle.
- 9,3 % der Befunde lassen sich auf soziokulturelle,
- 7,3 % auf biophysiologische Mediatoren zurückführen.

2.6.4 Veränderungsprozesse und Erwachsenenmodus

Auch in der Arbeit mit persönlichkeitsgestörten Menschen ist die Formulierung individualisierter Therapieziele und Behandlungspläne möglich, wenn auch häufig schwieriger als mit anderen Patientengruppen. Die Voraussetzung dafür bildet die prozessbasierte Problem- und Verhaltensanalyse, um Hypothesen hinsichtlich wesentlicher

Störungsprozesse zu erstellen. Dabei legen wir besonderen Wert auf exemplarische (szenische) Mikroanalysen für die wesentlichen Problembereiche bzw. Verhaltensweisen. Idealerweise geschieht dies gleich in den ersten Sitzungen imaginativ oder im Rahmen diagnostischer Stühleaufstellungen (Valente 2021; siehe Kap. 4.3.3).

Eine Mikroanalyse, die sich an der SORC-Schleife orientiert, ist nicht nur kompatibel mit unserem kontextuellen schematherapeutischen Modus-Verständnis, sondern auch mit den EEMM-Kategorien und somit auch mit dem prozessorientierten Denken.

Auch im schematherapeutischen Kontext wurde bereits ein Versuch gestartet, mit einer reduzierten Anzahl unmittelbar aktivierter Modi diagnostische Netzwerkanalysen zu erstellen. Lazarus et al. (2020) präsentierten den »Momentary Schema Mode Questionnaire« (MSMQ), der die unmittelbare Aktivierung von Angst (»Disstress«, verletzbares Kind), Ärger (»Anger«, ärgerliches Kind), Kritiker, Bewertungen (»Critic«), Zufriedenheit (»Content«, glückliches Kind), Reflexion (»Reflection«, Erwachsenenmodus), Vermeidung (»Avoidance«), Selbstberuhigung (»Soothing«), Unterwerfung (»Compliant«) und Perfektionismus (»Perfectionistic«) situativ erfasst. Abbildung 2-5 zeigt zwei Sub-Netzwerke: Sub-Netzwerk 1 (in diesem Fall das Störungsnetzwerk) zeigt prozessuale Verbindungen zwischen Angst, Ärger, Kritiker, Vermeidung und Folgsamkeit (bzw. Unterwerfung). Sub-Netzwerk 2 (das Veränderungsnetzwerk, das mit dem Störungsnetzwerk negativ korreliert) verbindet Reflexion, Zufriedenheit und Perfektionismus.

Das Veränderungsnetzwerk beinhaltet einen Bewältigungsmodus (Perfektionismus), der traditionellerweise als maladaptiv bzw. dysfunktional angesehen wird.

Kontextuell betrachtet sind Handlungen jedoch weder funktional noch dysfunktional.

Auch die Prozessbasierte Psychotherapie legt mit der evolutionären Betrachtung großen Wert auf Kontextsensitivität und Flexibilität bezüglich der Beurteilung der Adaptivität eines Prozesses. Im Beispiel des Patienten (siehe Netzwerkanalyse, Abb. 2-5) mit einer ängstlich-vermeidenden Persönlichkeit scheinen perfektionistisch-anankastische Handlungen eine Art »Eingangstür« in das adaptive Netzwerk darzustellen. Erhöhte Leistungstendenzen und Perfektionismus helfen diesem Patienten, das in der Therapie geplante Experiment tatsächlich durchzuführen (und die Checklisten auszufüllen), statt dieses zu vermeiden. Vermeiden und perfektionistisches Kontrollieren sind nämlich zwei antikorrelierende Verhaltensweisen, die nicht gleichzeitig auftreten und jeweils mit unterschiedlichen Elementen »hinter den Kulissen des sichtbaren Verhaltens« in Verbindung stehen. Durch die Aktivierung des Perfektionismus aktivieren wir auch den reflexiven Modus und das »glückliche Kind«. Verhaltensweisen sind tatsächlich nicht per se adaptiv oder maladaptiv.

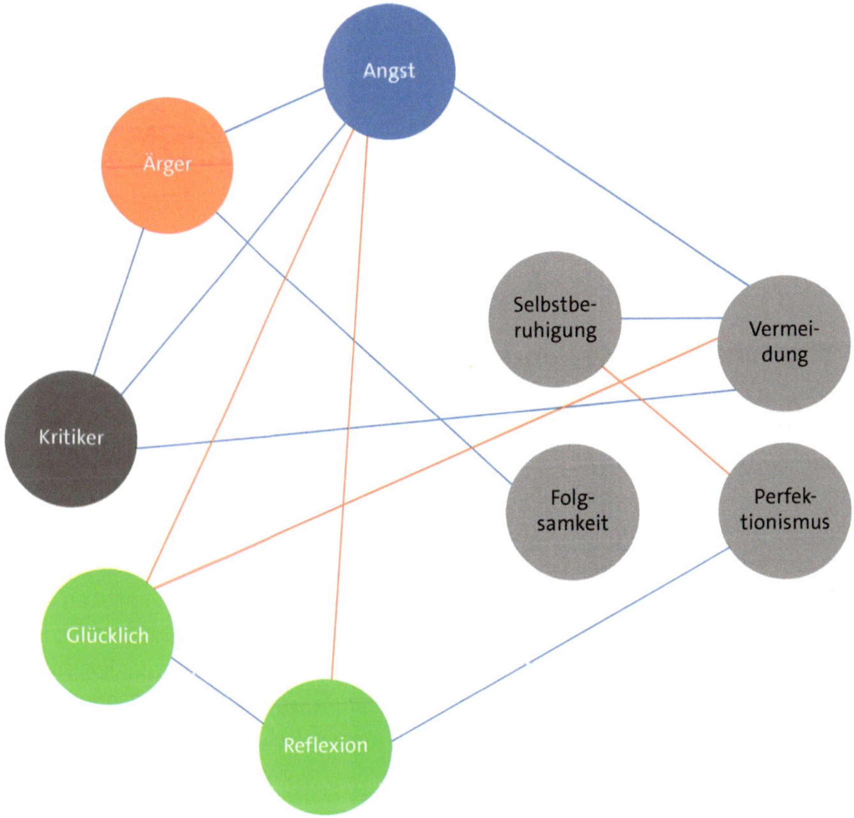

Abb. 2-5: Der »Momentary Schema Mode Questionnaire« in einer Netzwerkanalyse.

> Entsprechend unserem kontextuellen Verständnis des Erwachsenenmodus trainieren wir in möglichst individuell zugeschnittener Weise grundsätzlich notwendige Fertigkeiten, die adaptive Reaktionen auf verschiedenen Prozessebenen ermöglichen und zugleich dysfunktionale Reaktionsmuster hemmen.

Konkret brauchen wir spezifische Techniken, um beispielsweise den Umgang mit aversiven Emotionen (»Kindmodi«) zu verbessern. Hierzu bieten sich eine Reihe an evidenzbasierten Techniken an wie etwa DBT-orientierte Protokolle und Skills, Mitgefühlsorientierte Interventionen, Akzeptanztechniken, Externalisierung/Distanzierung durch Stühle-Dialoge und Substitutionstechniken oder komplementäre Reaktionen im inneren Dialog (Tröstung, Validierung, liebevolle Begrenzung). Auch zum Aufbau einer besseren Distanz zu nicht hilfreichen Gedankenschleifen (»innere Bewerter«) stehen uns zahlreiche Techniken zur Verfügung, wie etwa kognitive Defusion (Akzeptanz- und Commitment-Therapie), kognitive Umstrukturierung und decentering/distancing. Wir probieren im ECN in Verhaltensexperimenten aus, was für jede Person am besten wirkt, um die dysfunktionale Netzwerkaktivierung des DMN zunächst zu verlassen und dann zu modifizieren.

> Mit dem Training einer neuen Grundhaltung, basierend auf Achtsamkeit, Akzeptanz, Mitgefühl und Werteorientierung, werden funktionale Prozesse zunehmend verinnerlicht und automatisiert, die mit den dysfunktionalen Prozessschleifen nicht kompatibel sind und diese präventiv hemmen.

2.6.5 Prozessbasierte Beziehungsgestaltung

Während der Beschreibung der PBT-Anwendung in der Behandlung von Angststörungen betonen Stangier et al. (2024), neben Störungs- und Veränderungsprozessen auch **Interaktionsprozesse** zu erfassen, selbst wenn deren spezifische und operationalisierbare Variablen noch zu wenig untersucht seien. Die Arbeit mit Menschen mit Persönlichkeitsstörungen ist zwangsläufig die Arbeit mit Beziehungsmustern, die sich im Therapieraum aktivieren (müssen). Interaktionsmuster werden entweder spontan aktiv oder sie werden im Rahmen der Behandlung gezielt aktiviert. Über Interaktionsmuster kognitiv und damit abstrakt zu sprechen hat nur geringe Effekte. Daher tut sich die traditionelle Kognitive Verhaltenstherapie mit der Behandlung von Interaktions- bzw. Persönlichkeitsstörungen schwer. Wir sehen hier eine deutliche Stärke der Schematherapie.

> In der Schematherapie wechseln wir zwischen dem Aufrechterhalten der Arbeitsbeziehung und einer Arbeit in und mit den aktivierten Beziehungsmustern, denn wir sind ja nicht selten Teil des Prozesses.

Die schematherapeutische Beziehungsgestaltung fußt auf zwei Konzepten: **begrenzte Nachbeelterung** (limited reparenting) und **empathische Konfrontation** (empathic confrontation). Die Balance zwischen diesen beiden Beziehungsfiguren soll eine korrigierende Beziehungserfahrung ermöglichen. Um die Beziehungsgestaltung prozessorientiert zu definieren und zu operationalisieren, gehen wir bewusst einen Schritt weiter und arbeiten mit einem definierten therapeutischen Feld, dem wir das gesamte Kapitel 5 widmen werden. Daraus ergeben sich vier prototypische Positionen, die auch als Prozesse zu verstehen sind:

- der konfrontierende/schemaaktivierende Prozess
- der imaginative/schemaaktivierte Prozess
- der unterstützende, wahrnehmende Prozess
- der klärende, kontextuell-ausbalancierende Prozess

Jeder dieser Interaktionsprozesse beinhaltet ein komplementäres Beziehungsangebot und wird von uns aktiv angeleitet, wobei die meisten Techniken ein flüssiges Wechseln zwischen den Positionen erforderlich machen. Wir legen großen Wert darauf, **die therapeutische Beziehung als unsere aktive Gestaltungsaufgabe** zu verstehen. Die Interaktionsprozesse im Therapieraum umfassen sowohl das sichtbare Verhalten (auf der vorderen Bühne) als auch die innerlich (auf der hinteren Bühne) ablaufenden Emotionen und Bewertungen auf beiden Seiten.

Therapeutinnen und Therapeuten sollten die eigenen Schemata und Interaktionsmuster möglichst gut kennen. Wir sind als Personen im Interaktionsprozess ein Arbeitsinstrument und Schematherapie entfaltet ihr volles Potenzial erst dann, wenn wir nicht nur *mit*, sondern *in* der therapeutischen Beziehung arbeiten.

2.7 Zusammenfassung

- Unser integratives Verständnis von Psychotherapie im Allgemeinen und von Schematherapie im Besonderen ist kontextuell, integrativ, ressourcenorientiert und konsistent mit der Grundhaltung innerhalb der Methoden der **3. Welle der Verhaltenstherapie**.
- Wir begrüßen den **Paradigmenwechsel in der Diagnostik von Persönlichkeitsstörungen** hin zu einem dimensionalen Verständnis, denn dieses entspricht unserem kontextuellen Schema- und Moduskonzept.
- **Akzeptanz und Achtsamkeit** bilden unseres Erachtens zusammen mit der klassischen verhaltenstherapeutischen Veränderungsorientierung eine zentrale Dialektik der Psychotherapie.
- Die **Akzeptanz- und Commitment-Therapie (ACT)** beschreibt operationalisierbare Fertigkeiten, die auf Prozessdimensionen dargestellt werden. Mit diesen Prozessen beschreiben wir in der Schematherapie den Erwachsenenmodus. Dieser ist nach unserer Auffassung weniger ein Zustand als die aktivierten regulativen Fertigkeiten, die zu den angestrebten Zuständen führen.
- Die **Bezugsrahmentheorie (Relational Frame Theory, RFT)** ergänzt die klassische Lerntheorie und ist nicht Alternative, sondern eine komplementäre Perspektive bei der Erklärung komplexer kognitiver, emotionaler und behavioraler Reaktionen.
- Orientiert an der **Prozessbasierten Psychotherapie (PBT)** versuchen wir in der Schematherapie sowohl Störungs- als auch Veränderungsprozesse zu definieren, die mikro- und makroanalytisch die Grundlage für Fallkonzeption und Behandlungsplanung darstellen.
- Die Verwendung von **Netzwerkanalysen** ist mit dem Moduskonzept kompatibel und unseres Erachtens eine Bereicherung für die Erstellung von Mikroanalysen und um Interventionspunkte zu finden.

- Ein **prozessorientiertes Vorgehen** ermöglich eine integrative Haltung bei der Wahl evidenzbasierter Techniken in einer Behandlung.
- Auch die **Beziehungsarbeit** in der Schematherapie lässt sich mit einer prozessorientierten Haltung gut operationalisieren und im Hinblick auf prototypische Interaktionsmuster von uns aktiv gestalten.

3 Modelle in der Schematherapie

3.1 Historischer Hintergrund und Einleitung

3.1.1 Das Schemamodell

Die Schematherapie wurde von Jeffrey Young in den USA entwickelt. Young hatte seine Ausbildung unter Joseph Wolpe absolviert und promivierte unter der Leitung von Aaron Beck. Anschließend arbeitete er an dessen Institut für Kognitive Verhaltenstherapie in Philadelphia und wurde dort Direktor für Forschung und Lehre. Insbesondere während der Arbeit mit Menschen mit chronifizierten depressiven Störungen und Ängsten sah er sich mit den Grenzen der traditionellen Kognitiven Verhaltenstherapie konfrontiert, welche häufig keine anhaltende Besserung erzielte, insbesondere wenn keine gute Arbeitsbeziehung aufgebaut werden konnte. Young führte das auf komorbide »charakterologische Probleme« zurück. Er arbeitete situationsübergreifende Muster heraus und erweiterte das Konzept der Grundannahmen oder -überzeugungen von Aaron Beck. So entstand das zentrale Konzept früher maladaptiver Schemata, definiert als ein *»weitgestecktes und umfassendes Thema oder Muster, welches stark dysfunktional ist, in der Kindheit oder Adoleszenz entsteht und sich im Laufe des weiteren Lebens verstärkt«*. Schemata bestehen nach seiner Theorie *»aus Erinnerungen, Emotionen, Kognitionen und Körperempfindungen und Handlungsimpulsen, die sich auf die betreffende Person selbst und ihre Kontakte zu anderen Menschen beziehen«* (Young et al. 2005, S. 36). Das heißt: Schematherapie war von Beginn an interpersonal gedacht.

> Anders als in der traditionellen Kognitiven Verhaltenstherapie beinhaltete Youngs Schemakonzept nicht nur kognitive, sondern auch emotionale, physiologische und interpersonale Aspekte.

Young erweiterte neben den theoretischen Grundlagen auch die Behandlungskonzepte. Inspiriert durch seine persönlichen Erfahrungen mit der Gestalttherapie (Young 2011) setzte er neben den kognitiven auch erlebnisorientierte Techniken ein, insbesondere Imaginationsübungen und Stühle-Dialoge. Darüber hinaus legte er großen Wert auf die Gestaltung der therapeutischen Beziehung in Form der *begrenzten elterlichen Fürsorge*. Seine erste, noch recht vorläufige Publikation zur »schemafokussierten Therapie« erfolgte bereits im Jahr 1990 (Young 1990).

3.1.2 Die Einführung des Modusmodells

Auch wenn das erste Modell neue Therapietechniken einsetzte, war es konzeptuell noch stark an die kognitive Therapie angelehnt. In der intensiven Arbeit mit Menschen mit Narzisstischen und Borderline-Persönlichkeitsstörungen sah sich Young gewissermaßen gezwungen, sein Konzept zu erweitern. Insbesondere die Borderline-Patientengruppe zeigte bei so vielen Schemata auffällig hohe Werte, dass sich mit dem Schemakonzept alleine keine praktikable Fallkonzeption entwickeln ließ. Daraufhin erweiterte Young das erste Schemamodell zum *Schema-Modus-Modell*« (McGinn & Young 1996), das stärker auf die im Hier-und-Jetzt gezeigten Zustände und deren Klärung und Bewältigung abzielt.

> Das Schemamodell erwies sich einerseits als zu detailliert, andererseits aber auch als zu statisch, um die rasch wechselnden emotionalen Zustände komplexerer emotionaler Dynamiken optimal zu konzeptualisieren und praxisorientiert zu operationalisieren.

Das Konzept eines Schemamodus als komplexer Aktivierungszustand, welcher die Gesamtheit der kognitiven und emotionalen Reaktionen sowie die daraus resultierenden Handlungen zu einem bestimmten Zeitpunkt umfasst, stellte eine deutliche Weiterentwicklung des klassischen kognitiven Verständnisses und eine Annäherung an das Ego-States-Modell (z. B. Peichl 2013) dar. Young et al. (2005, S. 86) sprechen von »Ich-Zuständen«.

3.1.3 Die »wissenschaftliche Ära« und das taxonomische Modusmodell

Einen Meilenstein in der Entwicklung der modernen Schematherapie stellt die Arbeit von Arnoud Arntz hinsichtlich der Manualisierung und der empirischen Untersuchung der Schematherapie für Menschen mit Borderline-Störungen an der Universität Maastricht dar (Arntz & van Genderen 2022; Giesen-Bloo et al. 2006). Um die Fallkonzeptionen übersichtlich zu halten, fokussiert er nicht mehr auf die hintergründigen Schemata, sondern fast ausschließlich auf die Modi als unmittelbar beobachtbare Zustände.

> Der Fokus auf die Arbeit mit unterschiedlichen Modi ermöglicht nicht nur eine übersichtliche Fallkonzeption, sondern auch eine bessere Manualisierung des Behandlungsprotokolls.

So entstanden unterschiedliche Behandlungsphasen, welche sich durch den Fokus auf die Arbeit mit bestimmten Modi unterschieden. Es folgten mehrere große Wirksamkeitsstudien, die nicht nur die Effektivität bei der Behandlung von Borderline Persönlichkeitsstörungen, sondern auch weiterer Persönlichkeitsstörungen sowohl im Einzel- als auch im Gruppensetting belegten (siehe Kap. 8.1).

Viele Untersuchungen versuchten in den darauffolgenden Jahren, spezifische Modi bzw. Kombinationen von Modi für die unterschiedlichen DSM-IV-Persönlichkeitsstörungen zu definieren und empirisch zu untersuchen (z. B. Lobbestael et al. 2008). Auch wenn diese Publikationen in der Schematherapie-Forschung weltweit als vielversprechend aufgenommen und für die evidenzbasierte klinische Arbeit als hilfreiche Orientierung in der Schematherapie-Community wahrgenommen wurden, bringt diese Arbeitsweise aus unserer Sicht einige konzeptionelle und praktische Probleme mit sich. Ein Problem ergab sich aus den Veränderungen der Taxonomie der Persönlichkeitsstörungen beim Übergang vom DSM-IV zum DSM-5. Ein bereits fertig entwickeltes Schema Mode Inventory (SMI) 2 wurde daraufhin verworfen; aktuell befindet sich ein SMI-3 in Entwicklung (Arntz et al. 2021).

Die Klassifizierung von Persönlichkeitsstörungen im DSM-IV wurde aufgrund der mangelhaften Validität der Konstrukte im DSM-5 teilweise und in der ICD-11 vollständig zugunsten eines dimensionalen Störungsverständnisses verlassen (siehe Kap. 1 und Kap. 2.3.1). Wir werden vor diesem Hintergrund im weiteren Verlauf dieses Kapitels ein dimensionales Modusmodell vorstellen. Aber zunächst beschreiben wir das konventionelle Modell.

3.2 Das ursprüngliche Schemamodell von Jeffrey Young

Young und sein Team verstehen Schemata im Wesentlichen als Niederschläge negativer Beziehungserfahrungen und postulierten vier Kategorien von Erlebnissen, die zur Entstehung früher maladaptiver Schemata führen:

1. Fehlen positiver Erlebnisse (z. B. zu wenig Stabilität oder Zuwendung)
2. ein Übermaß an grundsätzlich positiven Erlebnissen (z. B. zu viel Nähe oder zu strenge Grenzen)
3. Misshandlung oder Traumatisierung
4. Identifikation mit wichtigen Personen und selektive Internalisierung derer Emotionen, Ansichten oder Haltungen

Im Prinzip entspricht das dem inneren Arbeitsmodell (Bowlby 1969) psychodynamischer Ansätze. Bausteine (building blocks; Gillath et al. 2016) sind:

- starke innere Emotionen, die durch Erinnerungen an frühere Erfahrungen aktiviert werden
- Glaubenssätze, Einstellungen und Erwartungen
- Bedürfnisse und Ziele (bzw. in unserem Modell »Werte«)
- Pläne und Strategien (Schema-Bewältigung bzw. Bewältigungsmodi)

> Schemata stellen ein inneres Arbeitsmodell des Selbst und der Welt dar, das, wie eine Brille, Wahrnehmungen, Bewertungen und Handlungsimpulse beeinflussen und verzerren kann.

Heuristisch aus der langjährigen klinischen Beobachtung von Patienten heraus formulierten Young und seine Kollegen und Kolleginnen in einem Konsensualisierungsprozess zunächst 11, dann 16, später 19 und zuletzt 18 früh erworbene maladaptive Schemata (siehe Tab. 3-1), die anschließend faktorenanalytisch überprüft und revidiert wurden. Die Bezeichnungen der Schemata sind die kognitiv-sprachliche Benennung von neuronal fixierten früheren Erlebnissen bzw. Beziehungsszenen (sog. **unkonditionale Schemata**) wie »Emotionale Vernachlässigung« oder »Unzulänglichkeit/Scham«, sowie von verinnerlichten Bewertungen (sog. **konditionale Schemata**) wie »Unerbittliche Ansprüche« oder »Bestrafungsneigung« bzw. von **automatisierten Bewältigungsschemata** wie »Unterordnung« oder »Emotionale Gehemmtheit«. Letztere heißen **»konditional«**, weil sie als (sekundäre) Reaktion auf die (primären) unkonditionalen Schemata entstehen, um die Aktivierung unkonditionaler Schemata zu verhindern.

> Die Schemata sind also aus verschiedenen Kategorien zusammengesetzt, was methodisch problematisch ist. Sie bilden keine vollständige Systematik auf der Basis einer Persönlichkeitstheorie, stellen aber empirisch gewonnene und praktisch hilfreiche Ansatzpunkte für die Therapie dar.

Die wesentliche Hypothese bestand darin, dass sich maladaptive Schemata als Reaktion auf bzw. Folge von nicht angemessen befriedigten Grundbedürfnissen entwickeln. Entsprechend schlagen Young et al. (2005) eine Einteilung von Schemata nach Domänen vor (siehe Tab. 3-1).

Die **erste Domäne** entspricht der Frustration des **Bindungsbedürfnisses**. Die **zweite Domäne** entsteht, wenn das Kind nicht genügend in seiner **Autonomieentwicklung** unterstützt wurde. Hervorgerufen werden kann dieses Erleben durch ein Erziehungsumfeld, das überprotektiv das Vertrauen des Kindes in sich und die Umgebung untergräbt bzw. das Kind zu wenig darin unterstützt, eigene Erfahrungen in der Umgebung zu machen. Sie bleiben selbstunsicher und neigen dazu, sich von anderen abhängig zu machen. Im Gegensatz dazu sind die Kinder mit Schemata in der **dritten Domäne** durch mangelnde Grenzsetzungen der Eltern beeinträchtigt. Sie neigen dazu, die Umgebung zu manipulieren und zeigen einen übertriebenen Selbstbezug, häufig verbunden mit Selbstregulationsproblemen, was langfristig wiederum zu Konflikten mit der Umgebung führt. Diese Menschen sind sozusagen »untersozialisiert«.

Während den Kindern bei den sogenannten unkonditionalen Schemata der ersten drei Domänen die Grundbedürfnisse durch die Eltern direkt frustriert werden, »opfern« die Kinder bei den Schemata der beiden folgenden Domänen sozusagen ihre selbstbezogenen Grundbedürfnisse von sich aus auf, um die basalen Grundbedürfnisse nach Bindung bzw. Sicherheit wenigstens minimal befriedigt zu bekommen. Bei den Schemata in der **vierten Domäne** wird das Grundbedürfnis nach **Autonomie** und

Schemata	Domäne	Grundbedürfnis
1. Emotionale Vernachlässigung 2. Verlassenheit und Instabilität (im Stich gelassen) 3. Misstrauen/Missbrauch 4. Isolation 5. Unzulänglichkeit/Scham	Abgetrenntheit und Ablehnung	Bindung
6. Erfolglosigkeit/Versagen 7. Abhängigkeit und Inkompetenz 8. Verletzbarkeit 9. Verstrickung/Unentwickeltes Selbst	Beeinträchtigung von Autonomie und Leistung	Autonomie Kompetenz Identitätsgefühl
10. Anspruchshaltung/Grandiosität (Besonders-Sein)) 11. Unzureichende Selbstkontrolle/Selbstdisziplin	Beeinträchtigung im Umgang mit Begrenzungen	realistische Grenzen gesetzt bekommen
12. Unterordnung/Unterwerfung 13. Aufopferung 14. Streben nach Zustimmung und Anerkennung (Beachtung-Suchen)	übertriebene Außenorientierung und Fremdbezogenheit	die Freiheit, Emotionen ausdrücken zu können
15. Emotionale Gehemmtheit 16. Überhöhte Standards (Unerbittliche Ansprüche) 17. Negatives hervorheben/Pessimismus 18. Bestrafungsneigung	übertriebene Wachsamkeit und Selbsthemmung	Spontaneität und Spiel

Tab. 3-1: Kategorisierung von Schemata nach Domänen (nach Young et al. 2005).

Selbstverwirklichung geopfert, da die Kinder den Außenbezug im Sinne einer Übersozialisierung überbetonen, entsprechend dem Motto: »Liebe für Leistung«. So hoffen sie, wenigstens etwas Bindung zu bekommen. Die **fünfte Domäne** beschreibt gehemmt-überwache Menschen, was zu einem Verlust von Spontaneität und Freude führt, aber ein Minimum an **Kontrolle über die Situation** sichert und vor Verletzungen schützt. Die Schemata dieser beiden Domänen stellen gewissermaßen **Bewältigungsprozesse auf der Ebene der Schemata** selbst dar: in der vierten Domäne eher im Sinne eines unterordnenden, in der fünften eher im Sinne eines überkompensierend-kontrollorientierten oder gefühlsvermeidenden Bewältigungsmodus.

Die Schemata stehen also nicht unabhängig und gleichberechtigt wie einzelne Faktoren nebeneinander, sondern bedingen einander teilweise. So kann z.B. das Schema »Emotionale Vernachlässigung« dazu führen, dass die betroffenen Kinder »Beachtung-Suchen« als *konditionales* Schema entwickeln. Sollte dieser Bewältigungsversuch mit Beschämungen seitens der Bezugspersonen beantwortet werden, kann sich nachfolgend ein Schema »Unzulänglichkeit/Scham« ausbilden. Ein *unkonditionales* Schema von »Unzulänglichkeit/Scham« dagegen kann als Bewältigungsversuch zu »Unerbittlichen Standards« führen und nachfolgend zum Schema »Aufopferung«, um dadurch (entsprechend der Grundannahme »Liebe für Leistung«) ein Minimum an Anerkennung zu bekommen.

Das Schema »Anspruchshaltung/Grandiosität (Besonders-Sein)« stellt einen Grenzfall dar: Es kann zum einen (wie oben beschrieben) ein unkonditionales Schema sein, es kann aber auch als eine Kompensation von Schemata aus der ersten Domäne (z. B. »Emotionale Vernachlässigung« oder »Unzulänglichkeit/Scham«) entstehen, nach dem Motto: »Wenn ich nur bedeutend genug bin, werde ich auch Zuwendung bekommen.«

Problemtisch ist auch das Schema »Misstrauen/Missbrauch«. Die ursprüngliche Verwundung (und damit das unkonditionale Schema) besteht im Missbrauch. Daraufhin Misstrauen zu entwickeln stellt schon einen konditionalen Bewältigungsversuch dar. Dieser sollte getrennt vom eigentlichen Schema betrachtet und nicht mit diesem zusammengefasst werden.

3.2.1 Schemabewältigung

Schemaaktivierungen sind in aller Regel mit aversiven Emotionen assoziiert. Im Umgang mit diesem »Schemaschmerz« (Schuchardt & Roediger 2024) entwickeln Menschen im Verlauf des Lebens automatisiert eingesetzte Schema-Bewältigungsreaktionen. Diese sind Teil der O-Variable.

> Das Schemamodell ist ein intrapsychisches Modell. Es beschreibt gewissermaßen »mechanisch«, wie Menschen mit ihren Schemata umgehen. Eine interpersonale Perspektive entsteht erst mit den Bewältigungsmodi im Modusmodell. Das wird immer wieder verwechselt.

Young et al. (2005) unterscheiden die folgenden **drei Tendenzen**, mit belastenden Schemata umzugehen:

- **Erduldung**, d. h. im Sinne des Schemas handeln bzw. das Schema perpetuieren
- **Vermeiden** der Aktivierung des Schemas
- **(Über-)Kompensation**, also das Gegenteil von dem tun, was das Schema nahelegt

Das Schema »Unzulänglichkeit/Scham« kann z. B. mit der Haltung »Ich bin halt ein Versager« erduldet, durch das Ausweichen von Sozialkontakten vermieden oder durch ein betont selbstsicheres Verhalten kompensiert werden.

Tabelle 3-2 gibt eine umfassende Übersicht über mutmaßliche Entstehungsbedingungen und verschiedene Bewältigungsstile der einzelnen Schemata. In dieser Tabelle ist das Schema »Unattraktivität« noch enthalten, da es unserer Erfahrung nach durchaus bei vielen Menschen existiert. Young et al. (2005, S. 58) haben es inzwischen mit dem Schema »Unzulänglichkeit/Scham« zusammengefasst.

Schema	Elternverhalten	Kognition	Erduldung	Vermeidung	Kompensation[1]
Erste Domäne					
1. Emotionale Vernachlässigung	Vernachlässigung, Kälte/Ablehnung/Desinteresse	Ich bin wertlos und überflüssig. Niemand interessiert sich für mich.	Mangel an Selbstfürsorge, Selbstschutz und Selbstorganisation	Rückzug, »einsamer Wolf«, Tagträume	Ausbeutung anderer, Promiskuität *oder* Helfersyndrom, Aufopferung, stark anklammerndes Verhalten
2. Verlassenheit und Instabilität (im Stich gelassen)	instabile Zuwendung, Wechsel von Fürsorge und Alleinlassen	Ich kann mich auf niemanden verlassen außer mich selbst (Hilf dir selbst, dann hilft dir Gott).	Eifersucht und Ängstlichkeit in Beziehungen, Beziehungen zu Menschen suchen, die nicht erreichbar sind	Beziehungsvermeidung, intensive Hobbys, die man alleine ausüben kann, viele oberflächliche Freundschaften haben	hohe Forderungen an andere, erhöhte Kontrolle *oder* andere von sich abhängig machen, Beziehungen abbrechen, bevor der andere geht, **»besonders sein«**
3. Misstrauen/ Missbrauch	emotionaler, körperlicher oder sexueller Missbrauch	Nähe tut weh. Andere sind böse zu mir. Ich habe es nicht besser verdient.	übermäßig vertrauensselig sein, in missbrauchenden Beziehungen bleiben	Beziehungsvermeidung, Umgebung misstrauisch beobachten bzw. »scannen«, Asexualität, keinen heranlassen	politisch-feministisches Engagement, Kampfsport, zuerst missbrauchen bzw. angreifen, **»Bestrafungsneigung«**
4. Soziale Isolation	Wagenburg-Familien, soziale oder ethnische Minderheiten	Ich bin anders als die anderen. Ich werde nicht verstanden.	kein Bemühen um Integration, »einsamer Wolf«	nur enge Verbindungen zur Familie oder Gleichgesinnten eingehen	Überempfindlichkeit für Ausgrenzungssituationen, verstärkte Forderung nach Partizipation

Schema	Elternverhalten	Kognition	Erduldung	Vermeidung	Kompensation[1]
5. Unzulänglichkeit/ Scham	dem Kind vermitteln, es sei nicht liebenswert, es aktiv demütigen, herabsetzen oder benachteiligen	Ich bin nicht okay und das werden die anderen bald merken. Ich bin an allem schuld.	beschämende Arbeiten oder Beziehungen aufrechterhalten, keine Kompetenzen/Bildung entwickeln, Sündenbockrolle übernehmen	Kontaktscheue, »stille Wasser«, übermäßige Anpassung, nichts von sich erzählen	**»unerbittliche Ansprüche«**, einseitige Fähigkeiten ausbilden, Überkorrektheit *oder* **»Grandiosität«**, Selbstüberschätzung mit Herabsetzung anderer, Exhibitionismus
6. Unattraktivität[2]	überkritische, ablehnende Familie und Peergroup	Ich bin wertloser als andere. Keiner will mich als Freund.	von Menschen gemocht werden wollen, die dünkelhaft sind	Rückzug, sich alleine beschäftigen, sich nicht um sein Äußeres kümmern	**»Beachtung suchen«**, Klassenclown, klug sein *oder* »Punk und Piercing«
Zweite Domäne					
7. Erfolglosigkeit/Versagen	fehlende Unterstützung und Ermutigung	Alle anderen können das besser. Ich werde das nie schaffen.	Arbeit unter Niveau annehmen und beibehalten, Schicksalsergebenheit	Verbitterung, Resignation, sich nicht fortbilden, keine Risiken eingehen	**»unerbittliche Ansprüche«**, Perfektionismus *oder* die Leistung anderer kleinmachen
8. Abhängigkeit und Inkompetenz	übervorsichtige Eltern, Überprotektion, Kinder nichts ausprobieren lassen	Die Welt ist gefährlich, unberechenbar und feindlich. Ich kann das nicht alleine.	sich in Beziehungen vom Partner abhängig machen, nichts alleine entscheiden	keine Verantwortung übernehmen, sich nie gegen mächtige andere stellen	»sichere« Berufe ergreifen (Beamtentum, Bank), sich mächtigen Vereinen anschließen *oder* Pseudoautonomie

Schema	Elternverhalten	Kognition	Erduldung	Vermeidung	Kompensation[1]
9. Verletzbarkeit	überbeschützende, ängstliche, kontrollierende Eltern	Neues und Fremdes sind gefährlich.	ständiges Suchen nach gefährlichen Informationen und drohenden Gefahren	sich alleine nicht in neue oder unübersichtliche Situationen begeben	Aberglauben, Absicherungsverhalten, **»Negatives hervorheben«** *oder* aktives Risikoverhalten
10. Verstrickung/ Unentwickeltes Selbst	Kinder systematisch von sich abhängig halten, Schuldgefühle erzeugen	Wir können ohne einander nicht sein.	Bindung an die Eltern nicht aufgeben, häufige Kontakte (tägliches Telefonieren)	keine Beziehungen außerhalb der Familie eingehen	rigide Abgrenzung, sich nicht hereinreden lassen, betont autonomes Verhalten
Dritte Domäne					
11. Anspruchshaltung/ Grandiosität (Besonders-Sein)	fehlende Grenzsetzung oder Kompensation von emotionaler Deprivation, Minderwertigkeit oder sozialer Unerwünschtheit	Das steht mir zu. Ich bin etwas Besonderes. Ich darf das, für mich gelten andere Regeln.	Bedürfnisse anderer nicht wahrnehmen, Mangel an Selbstreflexion, für sich Ausnahmen von allgemeinen Regeln beanspruchen	keine Schwäche zeigen, nie Abhängigkeiten eingehen, Alleinsein/Einsamkeit und Situationen, in denen man nicht »glänzen« kann, meiden	willige Untergebene großzügig fördern, sich durch Spenden als Gönner zeigen, andere am eigenen Wohlstand teilhaben (und sich dafür feiern) lassen
12. Unzureichende Selbstkontrolle/Selbstdisziplin	schlechte Elternvorbilder, zu wenig Disziplinvermittlung	Ich kann das nicht aushalten. Ich muss mir das nicht zumuten.	mangelnde Frustrationstoleranz, Sucht, kriminelles Verhalten, auf schnelle Gewinne zielen (Börse)	Konflikte, Schmerzen, Verletzbarkeit und Verantwortung für andere vermeiden	kurzfristige Versuche, Projekte mit »Gewalt« oder durch Selbstkasteiung erfolgreich abzuschließen

Schema	Eltern-verhalten	Kognition	Erduldung	Vermeidung	Kompensa-tion[1]
Vierte Domäne					
13. Unterordnung/Unterwerfung	kontrollierende, strenge Eltern, die keinen Widerspruch dulden	Die anderen wissen es besser und haben immer recht.	Unterordnung unter die Bedürfnisse und Befehle anderer, Identifikation mit dem Aggressor, Autoritätsgläubigkeit	durch übermäßig genaues Regelbefolgen und »vorauseilenden Gehorsam« vermeiden, andere zu ärgern	Rebellion, passiv-aggressives oder provozierendes Verhalten (auch politisch)
14. Aufopferung	überforderte, schwache Eltern, parentifizierte Kinder	Ich muss für das Wohl der anderen sorgen. Die anderen brauchen meine Hilfe.	eigene Bedürfnisse zurückstellen, Vergnügungen aufschieben, helfende Berufe ergreifen	keine engen Beziehungen eingehen, in denen Erwartungen entstehen könnten	Enttäuschung, wenn eigene Aktivitäten nicht mit Dankbarkeit oder Zuneigung beantwortet werden *oder* überbetonte Abgrenzung
15. Streben nach Zustimmung und Anerkennung (Beachtung-Suchen)	verhaltensabhängige Belohnung durch die Eltern, unsichere Bindung	Ich muss es anderen recht machen, um etwas wert zu sein.	übermäßiges Streben nach Anerkennung, ohne Lob ist die eigene Leistung nichts wert	sich konformistisch verhalten und strengen Personen ausweichen, um nicht »dumm aufzufallen«	extremer Individualismus und Nonkonformismus, Erwartungen anderer ignorieren (»Punker«)
Fünfte Domäne					
16. Emotionale Gehemmtheit	kalte, emotionslose Eltern, Bestrafung von spontanem, lebendigem Verhalten	Wenn ich meine Gefühle zeige, werde ich bestraft.	übermäßige Emotionskontrolle und Überbetonung von Rationalität und Ordnung	Spontaneität meiden, steifes, förmliches Verhalten, z. B. nicht ekstatisch tanzen	Neigung zu Exzessen (besonders unter Alkohol-/Drogeneinfluss)

Schema	Elternverhalten	Kognition	Erduldung	Vermeidung	Kompensation[1]
17. Überhöhte Standards (Unerbittliche Ansprüche)	leistungsbezogene Zuwendung, »Liebe für Leistung«	Nur wenn ich gute Leistungen erbringe, bin ich etwas wert.	Ehrgeiz, Perfektionismus, enge Zeitplanung, Effizienzdenken, immer einen »Vorrat« an Arbeit und Verpflichtungen haben	unstrukturierte Situationen, Pausen und Ruhe meiden, keine schweren Aufgaben übernehmen	Aussteigen und Leistungsverhalten an sich infrage stellen, bewusst nachlässiges Verhalten, keinen Ehrgeiz zeigen (Schulverweigerung)
18. Negatives hervorheben/Pessimismus	überängstliche, katastrophisierende Eltern	Selbst wenn es einmal gut geht, kommt bald ein Übel.	sich viel mit Katastrophen beschäftigen, immer die schlechteste Lösung erwarten	sich nur in gewohnten Kreisen bewegen, keine Experimente machen	Versicherungen abschließen, dasselbe machen, was andere tun, *oder* gefährliche Situationen kleinreden, naives Risikoverhalten zeigen
19. Bestrafungsneigung	Eltern vermitteln das Gefühl, dass das Kind böse ist und bestraft werden muss	Der Mensch ist im Kern böse und muss durch Strafe erzogen werden.	sich und anderen keine Fehler durchgehen lassen, auf Strafe bestehen, auf Regeln pochen	alle Regeln peinlich genau befolgen, um keine Fehler zu machen	heuchlerisch Milde zeigen (und innerlich wütend sein)

[1] Bei der Kompensation sind zur Bewältigung dienende konditionale Schemata fett hervorgehoben. Es werden häufig Verhaltensweisen in zwei verschiedene Richtungen angegeben: die aktive Sicherung des Grundbedürfnisses oder das vorsätzliche Handeln gegen das Grundbedürfnis (im Sinne einer »Wendung ins Gegenteil«). Dies zeigt, dass es ein recht großes Spektrum von Bewältigungsreaktionen gibt.
[2] In neueren Fragebögen wird dieses Schema nicht mehr verwendet.

Tab. 3-2: Entstehung und Bewältigung der Schemata.

3.2.2 Schemabewältigungsstile

Young et al. (2005) beschreiben, dass manche Kinder sich grundsätzlich eher ihren Schemata unterwerfen, andere deren Aktivierung vermeiden und wieder andere tendenziell eher gegen die Schemata kämpfen. Young postuliert daraufhin eine allgemeingültige Tendenz bzw. einen »Stil«. Welcher Schemabewältigungsstil ausgebildet wird, hängt seines Erachtens von konstitutionellen Aspekten, wie z. B. dem Temperament der Person, sowie von den Einflüssen bzw. Reaktionen der Umgebung ab. Sie sind früh und unbewusst erlernt worden und stellten die damals bestmögliche Lösung dar, die Aktivierung negativer emotionaler Schemata zu minimieren.

Diese Schema-Bewältigungsreaktionen sind nicht per se pathologisch. Interessanterweise ähnelten sich die faktorenanalytisch ermittelten Persönlichkeitszüge (traits) zwischen subklinischen Menschen und solchen mit Persönlichkeitsstörungen, was für ein genetisch mitveranlagtes dimensionales Modell qualitativ ähnlicher und nur im Ausmaß unterschiedlicher Typen spricht (Livesley et al. 1998; McCrae et al. 2001; siehe auch Kap. 1.2.1). Auch Young et al. (2005, S. 59, 78) haben ein solches dimensionales Störungsverständnis. Werden diese Bewältigungsversuche aber bis ins Erwachsenenalter hinein unverändert beibehalten und situationsübergreifend starr eingesetzt, werden aus situativen **Bewältigungsreaktionen** (im Sinne von **states**) laut Youngs Theorie die bereits erwähnten stabilen **Schemabewältigungsstile** (im Sinne von **traits**) gebildet. Diese werden dann Teil der Persönlichkeit (und damit der O-Variable; siehe Kap. 1.2). Erst durch ihre Starre werden sie zunehmend maladaptiv, denn die größer gewordenen Ressourcen der inzwischen erwachsenen Person von heute finden keinen adäquaten Niederschlag in Form von sich weiterentwickelnden Problemlösungsstrategien. Der Ich-syntone, alte Lösungsversuch wird dann selbst zum Problem. Die Betroffenen bleiben fixiert in ihrem damaligen Entwicklungsstand und können den komplexeren Anforderungen der Umwelt nicht mehr genügen. Dies entspricht dem Konzept der Fixierung der analytischen Psychologie (Jung 1971).

3.2.3 Schemata als Erweiterung der kognitiven Therapie

Das Schemamodell ist in dieser systematischen Darstellung noch deutlich als Erweiterung der kognitiven Therapie zu erkennen. Besonders wenn viele Schemata angelegt sind, kann das Modell sehr kompliziert werden, denn bei 18 Schemata und je drei möglichen Schemabewältigungsreaktionen ergeben sich 54 Möglichkeiten, ein Verhalten einzuordnen. Zudem bleibt das Modell etwas kognitiv-abstrakt (besonders im Gegensatz zum anschließend dargestellten Modusmodell). Das kann die Tendenz intellektualisierender Menschen fördern, sich lieber in abstrakte Diskussionen über die Einteilung ihrer Schemata und Schemabewältigungsstile zu flüchten, als an ihnen zu arbeiten! Aber die Identifikation der Schemata ist kein Selbstzweck, sondern soll nur dazu dienen, dass die Betroffenen einen »Namen« für die ihrem individuellen Erleben und Verhalten zugrunde liegenden Strukturen und Prozesse (bzw. Schemata und Bewältigungsstile) haben, damit sie ihr heutiges, schemabedingtes Erleben einem mutmaßlichen biografischen Entstehungskontext zuordnen und sich davon leichter lösen können.

> Das zentrale Konstrukt ist: In der Schemaaktivierung fühlen wir im Hier-und-Jetzt alte Gefühle. Wir sind mit unserem Erleben nicht in der Gegenwart, sondern Gefangene unserer früheren, jetzt wieder aktivierten alten Muster (emotional hijacking; Goleman 1995).

3.3 Das Modusmodell als Taxonomie

Das Modusmodell entstand aus der Beobachtung, dass besonders bei Menschen mit einer Borderline-Persönlichkeitsstörung häufig sehr viele Schemata in den Fragebögen und auch in der klinischen Beobachtung aktivierbar waren, sodass sich daraus keine überschaubare Fallkonzeption mehr entwickeln ließ. Stattdessen erwies es sich als vorteilhaft, direkt (im Hier-und-Jetzt) mit den in diesem Moment aktivierten und beobachtbaren Zuständen (den Modi) zu arbeiten, die aus den Schemaaktivierungen resultieren, diese zu systematisieren und daraus eine Fallkonzeption abzuleiten. So entwickelten Young und sein Team das Konzept eines Schemamodus, der aus theoretischer Sicht die Summe aller zu einem bestimmten Zeitpunkt aktivierten Schemata und Bewältigungsstrategien darstellt (Young et al. 2005). Dieses Modell wird daher Modusmodell bzw. Schema-Modus-Modell« genannt.

Während die Schemata im Hintergrund stabil bleiben und nur wechselnd aktiviert werden, beinhalten Modi eine komplexe Mischung aus sozialen Emotionen, aktuellen Gedanken und gezeigtem Verhaltens, das bei Borderline-Patienten triggerabhängig relativ rasch wechseln kann. Man spricht dann von *Mode-Flipping* (Bamber 2004). In der Synergetik entsprechen die Schemata den Attraktoren in der neuronalen Matrix (traits) und die Modi den aktuell eingenommenen Ordnungszuständen (states; siehe Kap. 1.2). Auch intellektuell weniger begabte oder begrenzt introspektionsfähige Patienten (z. B. Jugendliche) können leichter mit dem erlebnisnäheren Modusmodell als mit dem kognitiveren Schemamodell arbeiten (Loose et al. 2024).

> Ein Modus ist ein komplexer, vorübergehender personaler Gesamtzustand (Berbalk & Kempkensteffen 2000). Die Modi sind von allen Beteiligten unmittelbar beobachtbare, wechselnde *states*, die Schemata dahinter stabile *traits*.

Young et al. (2005) formulieren zehn Modi und unterscheiden dabei **vier Gruppen**:

- die **Kindmodi** (verletzbar, ärgerlich, impulsiv-undiszipliniert und glücklich)
- die **dysfunktionalen Elternmodi**, die durch die Internalisierung von Verhaltensweisen bzw. Zuschreibungen der Bezugspersonen entstehen (als fordernd oder strafend)
- die **maladaptiven Bewältigungsmodi**, die zur Konfliktbewältigung bzw. Spannungsreduktion im Spektrum zwischen Unterordnung, Vermeidung und Überkompensation dienen
- der **funktionale Modus** des Gesunden Erwachsen

In Tabelle 3-3 sind neben den von Young et al. (2005) entwickelten zehn Modi wichtige neuere Ausdifferenzierungen (gekennzeichnet durch die Buchstaben a–c bzw. a–e) unter anderem aus dem revidierten Schema Mode Inventory (SMI-r; Lobbestael et al. 2005) dargestellt. Außerdem haben wir auch dominante bzw. überkompensatorische Modi einbezogen, die besonders in der Forensik beobachtet wurden (Bernstein et al. 2011). Eine internationale Arbeitsgruppe um Arnoud Arntz erarbeitet eine neue Version, den SMI-3, mit derzeit ca. 40 Modi als Kandidaten (Arntz et al. 2021).

Kindmodi	1. Verletzbarer Kindmodus 2. Ärgerlicher (bzw. wütender) Kindmodus 3. Impulsiv-undiszipliniert-gieriger Kindmodus 4. Glücklicher Kindmodus
Maladaptive Bewältigungsmodi	5. Unterordnender Modus (Bereitwillige Erduldung/angepasste Aufopferung) 6. Gefühlsvermeidende Modi (Selbstschutzmodi) a) Distanzierter Selbstschutzmodus b) Distanzierte Selbstberuhigung c) Aggressiver Beschützer 7. Überkompensierende Modi (Übertreiber) a) Selbsterhöher/Wichtigtuer b) Pöbel- und Angreifermodus c) Manipulierer, Trickser, Lügner d) Zerstörer-/Killermodus e) Zwanghafter/wahnhafter Kontrolleur
Dysfunktionale internalisierte Elternmodi	8. Strafende innere Kritiker/Elternmodi a) Nach innen gerichtet b) Nach außen gerichtet 9. Fordernde innere Kritiker/Elternmodi a) Nach innen gerichtet b) Nach außen gerichtet
Integrierter Modus	10. Der gesunde Erwachsenenmodus

Tab. 3-3: Liste des erweiterten Modusmodells (mod. nach Young et al. 2005).

Obwohl die neueren Ausdifferenzierungen der Schematherapie für verschiedene Störungsbilder und Settings überwiegend mit dem Modusmodell arbeiten (Übersicht siehe Roediger & Jacob 2011), ist es für Therapeuten und Therapeutinnen unverändert wichtig, ein Bewusstsein für die Schemata zu haben, welche die Modi hervorbringen (Arntz et al. 2021; Lazarus & Rafaeli 2023).

> Erst ein Verständnis für die im Hintergrund wirkenden Schemata bringt die biografische Dimension in das Modusmodell. Dabei erscheint es uns wichtiger, dass die Behandelten verstehen, DASS und WIE die Schemata die sichtbaren Modi beeinflussen, als die Modi taxonomisch exakt zu benennen.

Modi stellen relativ unspezifische Reaktionen auf verschiedene Schemaaktivierungen dar. Situationen, die ein Schema »Emotionale Vernachlässigung« aktivieren, können zu einem verletzbaren oder wütenden Kindmodus führen, je nach Konstitution, Temperament oder momentaner Verfassung der Person. Es ist auch nicht erkennbar, welches Grundbedürfnis verletzt wurde, denn sowohl frustrierte Bindungswünsche als auch Kontrollverluste können zu verletzbarem oder wütendem Erleben führen. Da die therapeutische Hilfe aber im Kern darin besteht, die frustrierten Grundbedürfnisse (wieder) wahrzunehmen, um sie dann zu befriedigen, müssen diese erkannt werden. Damit ist auch das aktivierte Schema benennbar.

> Während Modi als Ausdruck aktivierter Schemata aus der Interaktion direkt beobachtbar und entsprechend leichter zugänglich sind, können die Schemata nur mittelbar, z. B. aus anamnestischen Schilderungen bzw. den Fragebögen, erschlossen werden. Die heute noch relevanten Schemata zeigen sich jedoch sehr lebendig und evident in den Imaginationsübungen.

Im folgenden Abschnitt werden die einzelnen Modi beschrieben; die Bezeichnungen entsprechen denen in Tabelle 3-3.

3.3.1 Die Kindmodi

Youngs Theorie besagt, dass wir in einem Kindmodus denken, fühlen und handeln wie das Kind, das wir in den Szenen waren, in denen die Schemata angelegt wurden (Young et al. 2005). Es handelt sich um »alte« Zustände, in denen das Selbst eines Menschen von Kindheitserlebnissen bestimmt wird. Nachfolgend geben wir eine knappe, skizzenhafte Charakterisierung der wichtigsten Kindmodi.

1. Verletzbare Kindmodi. Gefühle wie Einsamkeit, Traurigkeit, Hilflosigkeit, Ohnmacht, Ängstlichkeit und Kraftlosigkeit, oft verbunden mit einem Druck- oder Engegefühl im Brustbereich und einem (parasympathisch-)flauen Gefühl im Oberbauch.

2. Ärgerliche Kindmodi. Gefühle im Spektrum von Frustration, Ärger, intensiver Wut bis hin zu ungerichteter Destruktivität, meist ausgelöst dadurch, dass Selbstbehauptungsimpulse frustriert wurden, sind Kennzeichen dieser Modi. Dabei wird in der Regel neben einer allgemeinen inneren Anspannung infolge der Sympathikusaktivierung im Bauchbereich ein Druck- oder Wärmegefühl gespürt, manchmal so, als ob man »platzen« könnte.

3. Impulsiv-undisziplinierte Kindmodi. Als Folge eines lebhaften Temperamentes und/oder mangelnder Grenzsetzungen und fehlender Forderungen der Eltern können impulsive und übertrieben selbstbezogene Verhaltensimpulse auftreten, entweder in einer offen-externalisierenden Form oder in Richtung selbststimulierendes bzw. selbstberuhigendes Verhalten mit zwanghafter oder süchtiger Tendenz. Unseres Erachtens gehört auch gieriges Erleben in diese Gruppe, selbst wenn dieser Begriff in der Schematherapieszene nicht gerne gesehen bzw. verwendet wird, denn Young et al. (2005) zufolge sind Menschen nicht »greedy« (gierig), sondern »needy« (bedürftig).

4. Zufriedener bzw. glücklicher Kindmodus. Dieser integrierte Modus ist verbunden mit zufriedenen Kindheitszuständen, in denen sich die Betroffenen geliebt, angenommen, verstanden, beschützt, versorgt und sicher gefühlt haben. Bei Erwachsenen tritt er am stärksten in der Verliebtheit, beim Spiel, beim Sex und z. B. beim Tanzen auf. Wir bevorzugen den Terminus »zufriedenes« Kind, den auch Young verwendet, da Sich-glücklich-Fühlen für manche unserer sehr belasteten Patientinnen kein leicht zu erreichender Zustand ist und wir keine unrealistischen Erwartungen fördern möchten.

3.3.2 Die maladaptiven Bewältigungsmodi

Die Bewältigungsmodi beschreiben eine *inter*personale Rolle, die wir anderen gegenüber einnehmen, und stellen damit – im Gegensatz zu den *intra*personalen Bewältigungsreaktionen des Schemamodells – maladaptive Ausformungen der im Tiermodell (Cannon 2015) beobachtbaren Reaktionsmuster in Konflikten dar.

> Während die **Schema-Bewältigungsreaktionen** im Schemamodell ein konkretes Schema **innerlich** moderieren, beschreiben die **Bewältigungsmodi** das äußerlich sichtbare interpersonale Verhalten als Ausdruck komplexen aktuellen inneren Aktivierungszustandes.

Die ursprüngliche Unterscheidung von Young zwischen Unterordnung, Vermeidung und Überkompensation wird im Schema Mode Inventory (SMI) mit Unterdifferenzierungen aufgegriffen. Hier eine ausführlichere Darstellung verschiedener Prägnanztypen.

5. Unterordnung (bereitwillige Erduldung/angepasste Aufopferung). Die Betroffenen zeigen ein unterwürfiges Verhalten, vermeiden Konflikte aus Angst vor Zurückweisung und Bestrafung, opfern sich auf, lassen sich wie ein Kind behandeln und nehmen sogar schlechte Behandlung und Missbrauch hin.

6. Gefühlsvermeidende Modi (Beschützer- bzw. Selbstschutzmodi). Diese Gruppe von Modi entspricht Variationen des aktiven Flucht- bzw. passiven Erstarrungsverhaltens bei Tieren. Sie sind bei Menschen mit Borderline-Persönlichkeitsstörungen oder Traumatisierten häufig anzutreffen und können mit einem unsicher-vermeidenden oder sogar desorganisierten Bindungsstil einhergehen (Gillath et al. 2016). Der Selbstschutz im Sinne des Bedürfnisses nach Unlustvermeidung und Sicherheit kann einen eher passiven, aktionistischen oder aggressiv-abgrenzenden, manchmal auch jammernd-anklagenden Ausdruck finden.

6.a Distanzierter Selbstschutzmodus. Jeffrey Young spricht auch vom »escape-mode« bzw. der »Mauer« (Young et al. 2003, S. 275). Dieser Modus umfasst nach innen gerichtete, **passiv-vermeidende Verhaltensweisen** von starker Gefühlsabspaltung über aktiven Rückzug, Depersonalisationsgefühle bis hin zu Dissoziationszuständen. Je nach Schwerpunkt des Abspaltungsmechanismus kann er als kalt-verbittert bzw. resigniert oder einfach nur als distanziert-zurückgezogen imponieren. Im Körper wird oft »gar nichts gefühlt«, manchmal ein »Kloß im Hals« als Ausdruck der »Mauer«, die verhindern soll, dass latente Wutgefühle »aus dem Bauch herauskommen«. Man kann das einen **Funktionsmodus** nennen. Betroffene können wie gesund-erwachsen wirken, demaskieren sich aber durch einen schlechten Zugang zu den eigenen Gefühlen bzw. durch abrupte Wechsel in andere Bewältigungsmodi, sobald der emotionale Druck ein gewisses Maß übersteigt (siehe z. B. im Film »Good Will Hunting« bei 1:44). Die Betroffenen fallen dann sozusagen »aus ihrer Rolle«.

- Dem Patienten »fällt nichts ein«
- Anhaltendes Schweigen
- Die Therapeutin »zuquatschen«
- Mit Erklärungen auf Fragen nach Gefühlen antworten
- Keine Gefühle zulassen
- Den Therapeuten in intellektuelle Diskussionen ohne emotionale Beteiligung verstricken (*Pseudomentalisierung*; Fonagy et al. 2022)
- Sich nicht konzentrieren können, abschweifen
- Dissoziieren
- Szenen machen (Agieren)
- Stunden versäumen, zu spät kommen, abbrechen
- Hausaufgaben »vergessen«
- Wegen »wichtigerer Dinge« keine Hausaufgaben machen
- Suchtmitteleinnahme vor der Sitzung

Tab. 3-4: Beispielhafte Erscheinungsformen des distanzierten Selbstschutzmodus.

Eine bei Jugendlichen verbreitete Variante des distanzierten Beschützers ist der **Selbstentwerter**, wenn sich Jugendliche möglichen Beschämungs- oder Versagenssituationen entziehen, indem sie mit dem Argument »Ich bleibe sowieso sitzen, warum soll ich dann in die Schule gehen?« oder »Ich bekomme doch eh keine Lehrstelle, warum soll ich dann eine Bewerbung schreiben?« gar nicht erst »antreten«. Auch Resignation bzw. Aufgeben führt zu einer emotionalen Entlastung! Eine Übersicht über verschiedene Erscheinungsformen des distanzierten Selbstschutzmodus gibt Tabelle 3-4.

6.b Distanzierte Selbstberuhigung. Aktive bzw. im Sinne eines Annäherungsverhaltens nach außen gerichtete Möglichkeiten zur Selbstberuhigung stellen alle Tätigkeiten dar, die zur Spannungsreduktion bzw. in selbstbetäubender Weise ausgeübt werden, bis hin zur Suchtentwicklung: tagträumen, grübeln, exzessives Arbeiten, am Computer spielen, im Internet surfen, Sport machen, einkaufen, fernsehen, die Einnahme stimmungsverändernder Substanzen, gesteigerte sexuelle Aktivitäten (real oder in Form von Pornokonsum) etc. Unserer Ansicht nach können auch Selbstverletzungen zu den selbstberuhigenden Verhaltensweisen gezählt werden, da es sich um ein **aktives, spannungsreduzierendes Verhalten** handelt. Auch zwanghaft-kontrollierendes Verhalten (z. B. bei Zwängen oder Essstörungen) gehört in diese Gruppe, wenn das Verhalten zur Spannungsreduktion und nicht zur (dominanten) Kontrolle anderer eingesetzt wird. Hier besteht im Sinne eines dimensionalen Verständnisses keine scharfe Grenze. Wichtig bei der Einschätzung ist wiederum das Erleben der umgebenden Menschen: Fühlen diese sich hilflos, handelt es sich eher um ein (im Sinne Piagets [1976] autoplastisches) Selbstberuhigungsverhalten. Fühlen sich die anderen eher genervt und unter Druck gesetzt, dürfte es zumindest alloplastisch-dominant-externalisierende Anteile geben.

6.c Aggressiver Beschützer. Dies ist einer der von Bernstein et al. (2011) ursprünglich bei forensischen Patienten beschriebenen Modi, der bereits einen Übergang zur Dominanz/Überkompensation darstellt. Er zeigt sich in einem passiv-aggressiven oder offen feindseligen Verhalten und kann sich z. B. in Vorwürfen gegenüber den Therapeuten und Therapeutinnen äußern (Entwerten von Hausaufgaben oder der Arbeit mit Emotionen, z. B.: »Was soll das bringen, das ist doch alles nur Gelaber über Schnee von gestern, Psychologen haben doch alle selbst eine Macke! Immer wenn man Sie braucht, sind Sie nicht da, Sie machen das doch sowieso nur für Geld.«). Im Gegensatz zum externalisierend-dominanten Einschüchterungsmodus haben die Äußerungen noch einen abgrenzend-zurückweisenden Charakter. Entsprechend lösen sie in uns eher Ohnmachts- als Ärgergefühle aus. Passiv-aggressives Verhalten, das in dem Bewusstsein eingesetzt wird, andere dadurch zu schädigen, wäre bereits ein dominant-überkompensierender manipulativer Modus (siehe Modus 7.c). Eine Variante davon ist der **klagsame Beschützer** (Jacob & Arntz 2015), der in seinem nörgelnden Anklagen vor Überforderungen schützen oder Versorgung einklagen möchte.

7. Dominant-überkompensierende Modi (Übertreiber). Hier dominieren selbstbezogen-kontrollorientierte Tendenzen entsprechend dem Motto »Vertrauen ist gut, Kontrolle ist besser«. Wenn dies in einer leistungsorientierten Weise geschieht, kann es durchaus mit sozialem Erfolg verbunden sein. Bei manchen Menschen tauchen diese Modi nur in Fantasien bzw. den Gedanken der inneren Bewerter auf (siehe Modi 8.b und 9.b). Es kann aber für den Aufbau eines umfassenden Selbstbildes wichtig sein, sich auch mit diesen Modi, die sich nur in einer gedanklichen Vorform zeigen, zu beschäftigen und sie ernst zu nehmen, denn viele Menschen haben wegen ihrer aggressiven Gedanken oder Fantasien Schuldgefühle.

Menschen, die Nähe – auf welche Weise auch immer – »erzwingen« wollen, verhalten sich nicht bindungs-, sondern kontrollorientiert und damit dominant-überkompensierend. So auch das Kind im Still face-Experiment, wenn es die Mutter anschreit.

Interessanterweise erleben sich die Betroffenen dabei selbst eher als »Opfer«.

FALLBEISPIEL

Eine eifersüchtige Frau kontrolliert das Handy ihres Mannes und kompensiert damit ihr Verlassenheitsschema. Sie selbst fühlt dabei ihre Angst. Hilfreich, um das Verhalten als Überkompensationsmodus zu erkennen, ist das Erleben des Mannes, denn dieser fühlt sich bedrängt und kontrolliert und erlebt die Frau als übergriffig (siehe auch Kap. 8.3.3).

Im aktuellen Modusfragebogen (SMI-r) werden nur die folgenden zwei Überkompensationsmodi aufgeführt:

7.a Der Selbsterhöher (bzw. Wichtigtuer). Er tritt besonders bei narzisstischen Menschen auf, ist gekennzeichnet durch unempathisches, kompetitives und entwertendes Verhalten anderen gegenüber, verbunden mit der Vorstellung, etwas Besonderes zu sein und sich nicht an die üblichen Regeln halten zu müssen (entsprechend dem Schema »Besonders-Sein«). Als soziale Emotion wird oft Überlegenheit gefühlt. Das Dominanzstreben kann noch sozial angepasst sein, aber die Beziehungen bereits belasten. Als eine Variante dieses Modus beschreiben Arntz & van Genderen (2022) besonders bei histrionischen Persönlichkeiten noch einen Modus des **Aufmerksamkeit-Einforderns**, der weniger dominant und entwertend, sondern eher penetrant Aufmerksamkeit einfordernd imponiert.

7.b Der Pöbel- und Angreifermodus (bully and attack mode). Er setzt andere gezielt und strategisch herab und schädigt sie. Dabei wird die Wutkraft des Kindmodus instrumentell eingesetzt bis hin zur geplanten Demütigung und Verletzung anderer, begleitet von einem Gefühl der Verachtung. Das beginnt mit kleinen Gehässigkeiten beim Mobbing und geht bis hin zu antisozialen und kriminellen Praktiken.

Als weitere **Ausdifferenzierungen der überkompensierenden Modi** beschreiben Bernstein et al. (2021) **bei forensischen Patienten** noch die folgenden drei Modi:

7.c Manipulierer, Trickser oder Lügner (conning mode). Bei diesem Modus wird hinterhältig und verlogen der eigene Vorteil gesucht, während andere gezielt ausgenutzt und betrogen werden. Die soziale Emotion ist oft Neid, der bei Erfolg in eine »diebische Freude« übergehen kann. In schwächerer Form zeigt sich dieser Modus auch da, wo jemand aggressiv Versorgung einklagt, z. B. bei Rentenstreitigkeiten, oder in passiv-aggressiver Weise seinen Beitrag nicht leistet, um andere zu schädigen. Auch einige dissoziative Symptome können dazu dienen, auf die Umgebung indirekt Druck auszuüben und (möglicherweise nur grenzwertig bewusst) eigene Interessen durchzusetzen (z. B. wenn Behandelte direkt vor dem Ende einer Therapiestunde dissoziieren, um weitere Zuwendung zu erwirken). Ein wichtiger Hinweis auf verdeckt-manipulative Modi ist unser eigenes Erleben: Wenn alle unsere Angebote entwertet werden (»das habe ich schon alles versucht, das hilft mir auch nicht, mir geht es schlechter als zu Beginn der Therapie«), kann hinter der vordergründigen Ohnmacht und Hilflosigkeit eine subtile Opfer-Täter-Umkehr stecken (Roediger 2024; siehe auch Kap. 8.4).

7.d Zerstörer- oder Killermodus (predator mode). Hier werden zuvor entwertete Personen kaltblütig bestraft oder gequält bis hin zur gezielten Tötung. Das dominierende Gefühl ist (evtl. kalter) Hass. In der Fantasie taucht dieser Modus nicht nur in der Forensik auf!

7.e Zwanghafter Kontrolleur. Von einem perfektionistischen oder auch paranoiden Misstrauen getrieben, ist der zwanghafte Kontrolleur anderen gegenüber chronisch misstrauisch, hält sie abhängig und kontrolliert sie, entsprechend dem Motto: »Wenn ich es nicht selbst mache, wird es sowieso nichts.« Dieser Modus ist in schwächerer Form bei Vorgesetzten und Selbstständigen nicht selten anzutreffen. Er wird begleitet von einem Gefühl der »angespannten Genervtheit«.

3.3.3 Die dysfunktionalen Elternmodi (»innere Bewerter oder Kritiker«)

Mit dem Begriff **»innere Elternmodi«** ist immer der dysfunktionale Kern der internalisierten Bewertungen der Bezugspersonen gemeint, nicht die funktionalen Anteile. Da der Begriff von den Betroffenen immer wieder auf deren reale Elternpersonen bezogen wird, wird in der Schematherapie zunehmend von den »inner critics« gesprochen (Greenberg et al. 2003). Diese Terminologie entlastet von möglichen Schuldgefühlen, wenn in der Therapie die dysfunktionalen Bewertungen hinterfragt und entmachtet werden. Da der Begriff **»innere Kritiker«** im Deutschen eine etwas andere (engere) Konnotation hatte als im Englischen, sprechen wir von **»inneren Bewertern«**. In der Praxis hat sich inzwischen aber auch im Deutschen der Begriff »innere Kritiker« verbreitet. »Innere Bewerter« und »innere Kritiker« werden von uns als Synonyme betrachtet und verwendet.

Da die von Bezugspersonen übernommenen Bewertungen häufig sehr Ich-synton sind, kann es helfen, die Identifikation mit diesen Werten auch als Ausdruck der Liebe und Hingabe der Kinder zu den Eltern zu validieren, die man aber aus heutiger Sicht neu anschauen und überprüfen darf. Kinder nehmen auch unausgesprochene Botschaften bzw. Stimmungen auf.

FALLBEISPIEL

Ein Mann hatte eine depressive Mutter, die stumm im Bett in einem abgedunkelten Zimmer lag, wenn er von der Schule nach Hause kam. Sie sprach dann auch nicht mit ihm, sondern litt stumm. Obwohl das nie offen ausgesprochen wurde, verinnerlichte der Patient Botschaften wie: »Belaste deine Mutter nicht. Wenn du etwas von ihr willst, geht es ihr nur noch schlechter und du bist schuld. Kümmere dich um dich selbst. Von anderen kannst du nichts erwarten.«

Die inneren Bewerter stellen eine wichtige Erweiterung gegenüber der Schemasystematik dar, in der nur die *Auswirkungen* der Elternintrojekte in Form konditionaler Schemata erfasst wurden, aber nicht die übernommenen Bewertungen selbst.

EXKURS Nach innen und nach außen gerichtete Bewerter

Dysfunktionale kritischen Bewertungen können auf das Selbst oder andere bezogen sein, also nach **innen** oder nach **außen gerichtet**. In der Regel bewerten wir andere Menschen (vielleicht auch nur verdeckt) genauso hart wie uns selbst. Diese Differenzierung greift eine Gliederung von Greenberg et al. (2003) auf. Nach außen gerichtet be- bzw. verurteilen wir die anderen (z. B. den gefühlskalten Therapeuten oder unfähige Mitglieder des Teams), nach innen gerichtet entwerten bzw. bestrafen wir hingegen uns selbst. Die nach innen gerichteten Bewerter/Kritiker übernehmen die auf die eigene Person gerichteten Attributionen der Bezugspersonen (*Täter-Introjekt*; Ferenczi 1933), die nach außen gerichteten stellen eine Identifikation mit dem Modell der Bezugspersonen dar, wie diese mit anderen Personen umgegangen sind (*Identifikation mit dem Aggressor*; Peichl 2013).

Die Beschreibung, dass dysfunktionale innere Bewerter nach innen oder nach außen wirken können, wurde in Deutschland von Heinrich Berbalk (Berbalk & Kempkensteffen 2000) in das Modusmodell eingebracht, wird aber nicht allgemein geteilt (z. B. Jacob & Arntz 2015). In der neu erschienenen Revision des Young Schema Questionnaire (YSQ), dem YSQ-R (Yalcin et al. 2022; siehe Kap. 4.3.4) taucht diese Unterscheidung inzwischen auf. Gerade in der praktischen Arbeit mit Menschen mit Borderline-Persönlichkeitsstörungen kann man beobachten, dass die strafenden und fordernden inneren Bewerter rasch wechselnd sowohl nach innen als auch nach außen gerichtet auftreten. So kann z. B. eine Patientin zunächst in einem Moment die Therapeutin heftig anklagen (Überkompensation, gefördert durch nach außen gerichtete Bewerter), dann aber kurz darauf emotional zusammenbrechen und in eine autoaggressive Tendenz mit Selbstverletzungsverhalten (distanzierte Selbstberuhigung, induziert durch nach innen gerichtete Bewerter) wechseln. Es ist in diesem Zusammenhang therapeutisch hilfreich, die hinter dem zunächst widersprüchlich erscheinenden Verhalten stehenden Bewertungen bzw. Grundannahmen als gemeinsame Wurzel zu erkennen und als solche zu benennen, um sich dann davon distanzieren zu können.

Bei Menschen mit einem höheren psychischen Funktionsniveau sind die Bewertungen nach innen und außen gleich ausgeprägt. Beim Internalisieren zeigt der »Zeiger der Schuld« vermehrt nach innen auf uns selbst, beim Externalisieren eher nach außen auf die anderen.

8. Strafende innere Bewerter

8.a Nach innen wirkend. Dieser Modus führt zu Selbstbestrafungstendenzen, die von negativen Selbstbewertungen und mangelnder Selbstfürsorge über selbstschädigendes Verhalten bis hin zur aktiven Selbstverletzung und zum Suizid führen können. Er beinhaltet nicht die Ausführung der selbstbestrafenden Handlungen, sondern beschreibt die negative Selbstbewertung (z. B. beim Betrachten eigener Fotos), die den nachfolgend gezeigten Bewältigungsmodus (z. B. Selbstverletzungen) aufruft.

8.b Nach außen wirkend. Dieser Modus bewirkt, dass Versäumnisse, Schwächen oder Fehler anderer in einem aggressiven Entwertungs- und Bestrafungsverhalten unnachsichtig geahndet werden. Dahinter steckt ein Bestrafungsschema, dass auch nach außen gewendet werden kann. Entsprechend gibt es im neuen YSQ-R (Yalcin et al. 2022) auch eine Domäne für diese Schemata. Die nach außen gerichteten Bewerter bzw. strafenden Elternmodi zeigen sich relativ deutlich im Umgang mit den eigenen (realen) Kindern, z. B. in Sätzen wie: »Stell dich doch nicht so bescheuert an, kannst du dich nicht einmal wie ein normales Kind benehmen?« Um mit den inneren Bewertern arbeiten zu können, auch wenn (noch) kein sichtbares Verhalten vorliegt, macht es Sinn, die Bewertungen auf der hinteren Bühne (Motivebene) von dem Verhalten auf der vorderen Bühne (Spiel- bzw. Verhaltensebene) zu trennen.

9. Fordernde innere Bewerter

9.a Nach innen wirkend. Dieser Modus fordert die bedingungslose Erfüllung überhöhter Standards und kann zur Vernachlässigung von Bedürfnissen nach Freude, Entspannung und Genuss führen. Dahinter steckt das Schema »Unerbittliche Ansprüche«. Sozial angepasst führt er zu einem übermäßigen Unterordnungs- und Aufopferungsverhalten, eher selbstzentriert zu einem überkompensierenden Aufbau von Fähigkeiten oder einem Anhäufen von Titeln oder Luxusgütern.

9.b Nach außen wirkend. Bei diesem Modus beziehen sich die überzogenen Leistungsanforderungen auf andere, insbesondere abhängige Personen wie Menschen am Arbeitsplatz oder Kinder. Young et al. (2005, S. 331) zufolge kann ein »Unerbittliches Anspruch-Schema« auch auf andere Menschen bezogen sein. Infolge dieses Modus können anfängliche Idealisierungen, z. B. von Therapeutinnen oder Therapeuten, in eine Entwertung kippen.

3.3.4 Der Modus des gesunden Erwachsenen

10. Der gesunde Erwachsenenmodus. Der Modus des gesunden Erwachsenen hat die regulative Fähigkeit, die Bedürfnisse und das Potenzial der einzelnen, aufgespaltenen Modi so zu integrieren, dass die in den Modi grundsätzlich angelegten konstruktiven Möglichkeiten genutzt, Einseitigkeiten hingegen ausgeglichen werden.

Wir werden in diesem Buch nur vom »Erwachsenenmodus« sprechen, da es keinen »kranken« Erwachsenenmodus als Gegensatz zum »gesunden« gibt.

In der Schematherapieliteratur wird der Erwachsenenmodus sowohl im Sinne der Kontrolltheorie Powers (1973) als übergeordnete, regulative Instanz als auch als das funktional-adaptive Verhalten selbst verstanden. Wir verstehen den Erwachsenenmodus als innere Regieinstanz bzw. »exekutive Funktion« (Young et al. 2005).

3.4 Der Zusammenhang zwischen Schema- und Modusmodell

Einen konzeptuellen Schwachpunkt im schematheoretischen Modell stellt die mangelnde Abgrenzung zwischen Schema- und Modusmodell dar, was in den Fortbildungen regelmäßig für Verwirrung sorgt. Insbesondere ist problematisch, dass Young mit denselben Termini einerseits von (Schema-)Bewältigungsreaktionen, andererseits von Bewältigungsmodi spricht, da er das Modusmodell aus dem Schemamodell heraus entwickelte (Young et al. 2005, S. 339). Zudem bezieht er beide Prozesse auf Cannons Tiermodell (1915) und spricht von Unterwerfung, Vermeidung und (Über-)Kompensation. Die Verwirrung löst sich allerdings sofort auf, wenn man das Schema- und das Modusmodell jeweils aus getrennten Blickwinkeln betrachtet, die allerdings über ein »Scharnier« miteinander verbunden sind.

3.4.1 Das Schemamodell

Hier reden wir von **intrapsychischen Prozessen**. Schemata entstehen durch die Inkongruenz zwischen den eigenen Grundbedürfnissen und den tatsächlichen Beziehungserfahrungen, die sich in verinnerlichten Bewertungen niederschlagen (siehe Abb. 3-1). Schemabewältigung bezieht sich also auf den eigenen Umgang mit Schemaaktivierungen in unserem Inneren. Der Begriff (Schema-)**Erduldung** ist daher etwas irreführend, weil man ja im Grunde nicht sich selbst erduldet, sondern eher eine andere Person oder äußere Situation. Arntz et al. (2021) haben daher den Begriff **»Resignation«** vorgeschlagen. Gemeint ist in beiden Fällen, das Schema unverändert auszuleben. (Schema-)*Kompensation* meint ganz formal, das Gegenteil dessen, was das Schema vorgibt, anzustreben, unabhängig von dessen Inhalt. Arntz et al. (2021) schlagen dafür Schema-**»Inversion«** vor, was wir für einen etwas treffenderen Begriff halten. Wichtig ist, diese formale Schemaoperation völlig unabhängig vom Inhalt des Schemas und von dem nachher gezeigten Verhalten (dem Bewältigungsmodus) zu betrachten, also gewissermaßen »mathematisch«. Entsprechend setzt die Therapie zwar beim gezeigten Verhalten (d. h. den Modi bzw. den Symptomen) an, sollte aber nicht nur diese modifizieren, sondern die Grundbedürfnisse befriedigen und die interferierenden verinnerlichten Bewertungen auf der Schemaebene verändern (siehe Abb. 3-1).

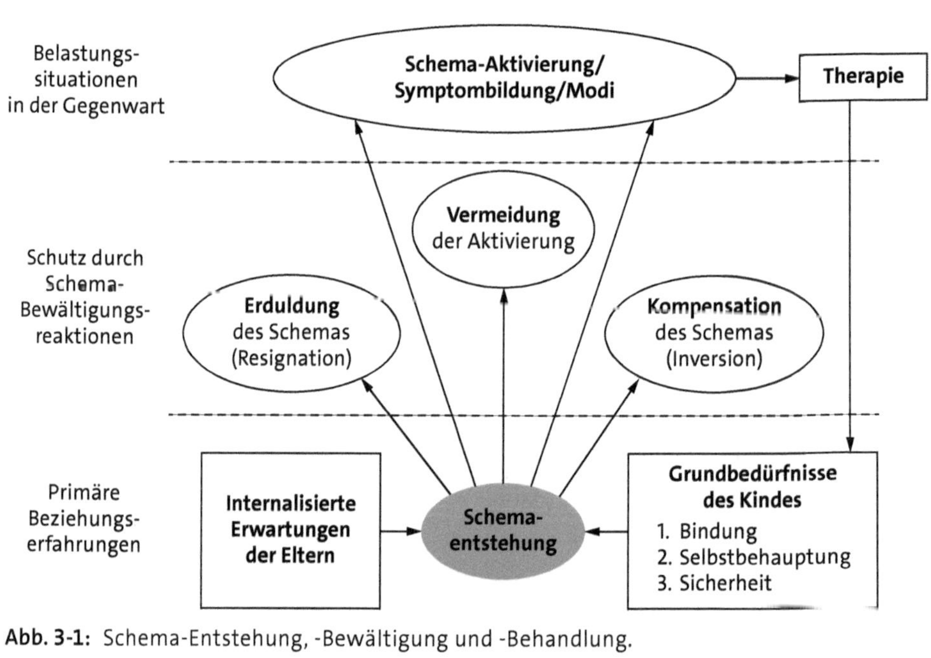

Abb. 3-1: Schema-Entstehung, -Bewältigung und -Behandlung.

3.4.2 Das Modusmodell

Es geht bei den Bewältigungsmodi um interpersonale bzw. **interaktionelle Verhaltensweisen** gegenüber anderen Menschen. Young wählte hier ebenfalls den Begriff der Unterordnung, was unseres Erachtens Sinn macht, weil es tatsächlich (analog Cannons Tiermodell; Cannon 1915) um die Einnahme der entsprechenden sozialen Rolle geht. Leider hat er für das gegenteilige Verhalten nicht »Dominanz« oder einen ähnlichen, interaktionsbezogenen Begriff gewählt, sondern »Überkompensation«. Und genau hier setzt die Verwirrung ein: Der Begriff der Überkompensation bezieht sich eindeutig auf den oben erwähnten Umgang mit dem Schema im Inneren und macht für die Beschreibung eines interpersonalen Verhaltens keinen Sinn. Er trifft darüber hinaus auch nur zu, wenn es sich um ein Verhalten handelt, in dem ein ursprünglich dem verletzbaren Spektrum zugeordnetes Schema (wie z. B. Inkompetenz oder Scham) kompensiert wird. Handelt es sich bei dem Schema um ein Muster, das eher mit assertivem Verhalten verbunden ist (z. B. Grandiosität), führt die Kompensation des Schemas zu einer Inversion des Verhaltens, also zu einem unterordnenden Bewältigungsmodus. Umgekehrt führt die »Erduldung« eines Grandiositätsschemas zu einem »überkompensierenden« (d. h. dominant-selbstbezogenen) Verhalten (siehe Tab. 3-5).

Spätestens hier wird deutlich, dass die Wahl des Terminus *»Überkompensation«* eine Fehlbezeichnung ist. Wir versuchen, ihn in diesem Buch durch die Bezeichnung *»dominant«* bzw. *»externalisierend«* zu ersetzen, und fügen den Begriff »Überkompensation« danach ergänzend hinzu, da er eingeführt ist und wir die Brücke zwischen der Schemamodell-bezogenen und einer allgemeinverständlichen Terminologie schlagen wollen. Aber jenseits dieser terminologischen Fehlbenennungen sind beide Modelle für sich konsistent, wenn man sie getrennt betrachtet.

Schema	Erleben	Schemabewältigung	Erleben danach	Bewältigungsmodus
Inkompetenz	selbstkritisch	Erduldung/ Resignation	selbstkritisch	Unterordnung
Inkompetenz	selbstkritisch	Kompensation/ Inversion	selbstsicher	Dominanz/Überkompensation
Grandiosität	selbstsicher	Erduldung/ Resignation	selbstsicher	Dominanz/Überkompensation
Grandiosität	selbstsicher	Kompensation/ Inversion	selbstkritisch	(funktionelle) Unterordnung

Tab. 3-5: Beispiele für den Zusammenhang zwischen Schemata, Schemabewältigung und Bewältigungsmodi.

3.4.3 Der Zusammenhang von Schemata, Schemabewältigung und nach außen gezeigtem Bewältigungsmodus

Ein häufig begangener Fehler ist weiterhin, von einem gezeigten Bewältigungsmodus auf dahinterliegende Schemata zu schließen. Zwar stellen die aktivierten Modi das erwähnte »Scharnier« (bzw. die Verbindung) der beiden Modelle dar, aber in den beiden Modellen schauen wir sozusagen aus zwei unterschiedlichen Blickwinkeln auf die Modi: Im *Schemamodell* bilden in Abbildung 3-3 (siehe Abschn. 3.7.1) die Modi auf der vertikalen Achse »die Spitze des Eisberges«, in der die Schemata (über der Wasseroberfläche) ins Bewusstsein treten. Im Modusmodell haben wir es mit einer Taxonomie auf der horizontalen Ebene zu tun. Dabei »bewältigen« (bzw. moderieren) in unserem Verständnis die Bewältungsmodi ggf. eine intrapsychische Inkonsistenzspannung (siehe Kap. 1.2.7) zwischen emotionalen (Kind-)Modi und inneren Bewertungen (früher »Elternmodi«). Mit den Schemata direkt haben die Bewältigungsmodi nichts zu tun.

> Doṅt judge the book by the cover! Hinter dem gleichen Modus können völlig unterschiedliche Schemata bzw. Schemabewältigungen stehen, welche die aktuelle Erscheinung in das Gegenteil des ursprünglichen Schemas »umdrehen« können.

3.4.4 Gleiche Erscheinung, unterschiedliche Schemata

Wir müssen daher z.B. bei einem sekundären Narzissmus (siehe Kap. 7.9) durch eine imaginative Vertiefung des Erlebens (siehe Kap. 6.2.1) mittels eines Float-Backs an einem sekundären Ärger infolge der Schemakompensation bzw. Inversion vorbei das mit dem primären Verletzbarkeitsgefühl in der Kindheit verbundene ursprüngliche Schema aufsuchen (siehe Zeile 2 in Tab. 3-5 bzw. Pfeil am rechten Bildrand in Abb. 3-1). Umgekehrt wird es bei einem Versuch des Float-Backs beim Vorliegen eines Grandiositätsschemas in Zeile 3 (siehe Tab. 3-5) kein primär verletzbares Erleben geben (z.B. bei primärem Narzissmus). Die Zeile 4 in Tabelle 3-5 stellt gewissermaßen das Therapieziel bei primärem Narzissmus dar: Durch die negativen Folgen des externalisierend-dominant-selbstbezogenen narzisstischen Verhaltens motiviert, sind die Betroffenen (vielleicht) bereit, sekundär ein funktionell »unterordnungsbereiteres« Verhalten zu erlernen. Das ist im Prinzip der Ansatz aller Resozialisierungsmaßnahmen, z.B. in der Forensik.

3.5 Neue Entwicklungen in der Schematherapie

3.5.1 Neue frühe maladaptive Schemata

Auf Basis von Dwecks Grundbedürfnissen (Dweck 2017; siehe Kap. 1.3.6 und Abb. 1-9) schlagen Arntz et al. (2021) drei weitere maladaptive Schemata (early maladaptive schema, EMS) vor dem Hintergrund zweier neuer Grundbedürfnisse vor: »Fehlen einer kohärenten Identität« und »Fehlen von Bedeutung« als Folge der Frustration des Bedürfnisses nach *Selbstkohärenz* sowie »Ungerechtigkeit« als Folge der Frustration des Bedürfnisses nach *Gerechtigkeit*. Darüber hinaus führt diese Publikation die bereits erwähnten neuen Bezeichnungen für die Schema-Bewältigungsoperationen »Resignation – Vermeidung – Inversion« (siehe Abschn. 3.2.1) vor dem Hintergrund der in Abschnitt 3.4 ausführlich beschriebenen Missverständnisse ein.

In anderen kulturellen Kontexten können weitere Schemata und Modi beobachtet werden, die sich z. B. durch Anpassungen an das Leben in Regimes ergeben, die weniger Möglichkeiten zur freien Meinungsäußerung bzw. zur Entfaltung der eigenen Persönlichkeit geben. So beschreibt z. B. Amir Askari (2021) neben denen Cannons (1915; siehe Abschn. 3.8.1) weitere Bewältigungstendenzen im Tierreich, wie Totstellen (faint), Lästern (mockery) und Tollpatschigkeit (fumble), darauf aufbauend neun weitere Varianten von Bewältigungsmodi, die er bei seiner Klientel im Iran beobachtet hat: den Träumermodus, den gestresst-hilflosen Modus , den Moralprediger-, den Herumblödel-, den Saboteur- und den Täuschermodus sowie sich über andere oder sich selbst lustig bzw. Ärger machen.

Weitere Schemata und Modi können unterschiedliche »Wunden« bzw. Verhaltensreaktionen differenzierter benennen und als Orientierung dienen. Diese Taxonomien befriedigen unseres Erachtens aber eher ein akademisches Interesse, als dass sie die »Heilung der Wunden« (sprich die Therapie) verbessern. Wir favorisieren daher wie auch Young et al. (2005, S. 79, 350) das ideografisch-individuelle Benennen der Schemata und Modi unserer Patientinnen und Patienten.

3.5.2 Adaptive Schemata

In Workshops taucht immer wieder die Frage auf, warum die Schemata nur negative Erlebenszustände beschreiben und vorhandene Ressourcen keine Berücksichtigung finden. Die Antwort von Jeffrey Young hierauf ist, dass Menschen nicht wegen der Ressourcen in Behandlung kommen, sondern wegen ihrer maladaptiven Schemata (Young, persönliche Mitteilung). Die Schemasystematik und die Fallkonzeption beziehen sich zunächst auf eine Klärung der häufigsten Konfliktbereiche und benennen mögliche therapeutische Ansatzpunkte. In der Therapie selbst ist die Einbeziehung vorhandener und der Aufbau neuer Ressourcen dagegen ein wichtiges Therapieelement, wie die entsprechenden Kapitel später zeigen werden.

Frühe adaptive Schemata	Grundbedürfnis	Frühe maladaptive Schemata
Stabile Bindung Emotionale Zufriedenheit Soziale Zugehörigkeit	Bindung	Emotionale Vernachlässigung Verlassenheit und Instabilität Misstrauen/Missbrauch Isolation Unzulänglichkeit/Scham
Erfolg Kompetenz Entwickeltes Selbst	Autonomie	Erfolglosigkeit/Versagen Abhängigkeit und Inkompetenz Verletzbarkeit Verstrickung/Unentwickeltes Selbst
Empathische Rücksicht Gesunde Selbstdisziplin	Realistische Grenzen	Anspruchshaltung/Grandiosität (Besonders-Sein) Unzureichende Selbstkontrolle/Selbstdisziplin
Gesunde Selbstfürsorge Selbstbezogenheit	Freiheit, sich zu äußern	Unterordnung/Unterwerfung Aufopferung Streben nach Zustimmung und Anerkennung
Emotionale Offenheit Realistische Erwartungen Optimismus Selbstmitgefühl	Spiel und Spontaneität	Emotionale Gehemmtheit Überhöhte Standards (Unerbittliche Ansprüche) Negatives hervorheben/Pessimismus Bestrafungsneigung

Tab. 3-6: Positive Schemata (Louis et al. 2018).

In den letzten Jahren beschäftigte sich eine internationale Arbeitsgruppe um John Louis und George Lockwood (Louis et al. 2018) intensiv mit der positiv-psychologischen Erweiterung der Schematheorie. Insbesondere wurde ein Fragebogen positiver Schemata (*Young Positive Schema Questionnaire*, YPSQ) mit 56 Items und 14 Schemata entwickelt und gut untersucht (siehe Tab. 3-6).

3.5.3 Unsere Kritik an dem taxonomischen Modusmodell

Wir haben bereits in den einleitenden Abschnitten erwähnt, dass die Idee, für verschiedene Persönlichkeitsstörungen spezifische Sets von Modi zu definieren, am Übergang vom DSM-IV zum DSM-5 gescheitert ist und neu konzipiert werden muss. Wir bevorzugend grundsätzlich die Abkehr von einem zu weit ausgearbeiteten Modusmodell hin zu einem »sparsamen« Modell mit einem dimensionalen anstelle eines taxonomischen Verständnisses, so wie es auch das Alternative Modell für Persönlichkeitsstörungen (AMPD) des DSM-5 vorsieht (Krueger & Hobbs 2020) und wie es Bo Bach und

David Bernstein vorschlagen (Bach & Bernstein 2019; siehe Kap. 2.3.2). Darüber hinaus bringt das taxonomische Modusmodell aus unserer Sicht weitere Problem mit sich:

- Es kann praktisch jede Verhaltensweise mit einem eigenen Modusnamen benannt werden, was zu einer **Inflation** von im Diskurs befindlichen Modi führt. So präsentiert Edwards (2022) bereits eine Liste mit mehr als 65 verschiedenen Modi als Versuch, der Individualität der Menschen gerecht zu werden. Dabei sind kulturelle Varianten noch nicht berücksichtigt, wie sie z. B. von Askari (2021) für Menschen im Iran beschrieben werden. Wir bevorzugen hingegen, in der Therapie die beobachtbaren Modi von vornherein individuell zu benennen und in eine dimensionale Matrix einzuordnen, statt sich an vorgegebenen Taxonomien zu orientieren.
- Die **Abgrenzung** zwischen vielen Modi ist unscharf bzw. überlappend, beispielsweise zwischen einem ärgerlichen und einem wütenden Kindmodus, den verschiedenen verletzbaren Kindmodi, aber auch zwischen Kindmodi und kindhaft erscheinenden Bewältigungsmodi. So weisen z.B. Simpson & Smith (2019) darauf hin, dass manche »weinerlichen« Modi keine Kindmodi seien, sondern kindhaft vorgetragene, aber letztlich manipulative Bewältigungsmodi. Umgekehrt beschreibt sie, dass »selbstgeißelnde Modi« (self-flagellator) keine inneren Bewerter/Elternmodi, sondern ebenfalls Bewältigungsmodi seien. In praktisch jedem Workshop taucht die Frage nach der Abgrenzung von wütenden Kindmodi, ärgerlichen Beschützern oder Angreifermodi auf. Schaut man auf die Profile der Werte für die verschiedenen Modi im SMI, schwanken diese nur relativ gering. Wir werden daher eine sehr begrenzte, vereinfachte Einteilung vorschlagen, die sich am SORC-Schema orientiert.
- Das **Moduskonstrukt** als solches ist komplex und **diffus**. Betrachtet man Modi als »Selbst-Anteile«, verlässt man die wissenschaftlich basierten, verhaltenstherapeutischen Konzepte und nähert sich stark dem psychodynamisch-basierten Ego-States-Modell an (Peichl 2013) oder sogar populärwissenschaftlichen Konzepten auf der Basis der »Inneres Kind«-Arbeit (Chopich & Paul 1996).
- Wir sehen uns dem wissenschaftlichen Verständnis der Verhaltenstherapie verpflichtet und möchten das Schema-Modus-Modell mit **Rückbezug** zu seinem **Kern**, dem **Schemaverständnis**, wieder näher an den sich entwickelnden Strom der Verhaltens- bzw. wissenschaftlichen Psychotherapie heranführen. Laut Young sind »Schemata und Bewältigungsstile die wichtigsten Bestandteile des Modells« (Young et al. 2005, S. 87).

Abgesehen von der Arbeitsgruppe um Arnoud Arntz in Holland und Eshkol Rafaeli in Israel sind uns weltweit keine Forschergruppen bekannt, die in einem größeren Stil Schematherapie beforschen (im Vergleich zu einer Vielzahl von universitären Arbeitsgruppen, die zu anderen 3.-Welle-Methoden, insbesondere zur Akzeptanz- und Commitment-Therapie, forschen). Das liegt unseres Erachtens auch daran, dass das Konzept der Modi **nur begrenzt anschlussfähig** ist an vertraute kognitiv-verhaltenstherapeutische Modelle. Dies birgt die Gefahr, dass schematherapeutische Konzepte zwar großen Zuspruch bei den Anwendern in der Praxis finden, aber zunehmend **weniger Resonanz**

im akademischen Umfeld. Das bedauern wir und versuchen daher im nächsten Abschnitt, unsere Konsequenzen aus diesen Kritikpunkten zu ziehen.

3.6 Auf dem Weg zu einer Prozessbasierten Schematherapie

Wir arbeiten seit Jahren intensiv daran, schematherapeutische Konzepte einfach zu halten (Primat der Sparsamkeit bzw. »Ockhams Rasiermesser«), in einer an die Verhaltenstherapie anschlussfähigen Terminologie zu formulieren und eine Schematherapie-spezifische Fachsprache zu vermeiden bzw. diese in allgemein verständliche Begriffe zu übersetzen. Damit folgen wir einer Forderung von Tuschen-Caffier & Hoyer (2014). Wir wollen keine Abgrenzung, sondern den Beitrag der Schematherapie zur 3. Welle der Verhaltenstherapie bzw. einer Prozessbasierten Therapie herausarbeiten. Wir verfolgen dabei im Wesentlichen vier Ziele:

1. Indem wir die Grundkonzepte der Schematherapie in das **SORC-Modell** integrieren, möchten wir die Schematherapie bewusst in die Landschaft der modernen Verhaltenstherapie eingliedern und deren therapeutische **Reichweite und Effektivität erweitern**. Wir streben eine hohe theoretische Kompatibilität mit anderen Methoden an, um die **Integration** verschiedener Techniken zu ermöglichen.
2. Wir möchten die durch die weitere taxonomische Differenzierung von Schemata und Modi immer komplexer werdende **Schematheorie vereinfachen** und operationalisierbarer machen.
3. Ein **kontextuell-dimensionales Verständnis** ist nicht nur modern im Sinne des DSM-5 und des Prozessbasierten Therapieansatzes (Svitka & Hofmann 2022), sondern auch **entpathologisierend**. Die Entwicklung von Schemata ist prinzipiell genauso normal wie die Grundprozesse, mit denen wir zwischenmenschliches Geschehen mikroanalytisch erklären. Das sehen im Prinzip Young et al. (2005, S. 26) auch so. Die Anwendung der Schematherapie ist inzwischen teilweise etwas Pathologie-fokussiert, was wir ändern möchten.
4. Mit unserem Versuch, die Schematheorie und spezifische Techniken auf den **Prozessbasierten Ansatz** zu beziehen, entsteht die Möglichkeit, sowohl die Problemanalyse in einer Fallkonzeption als auch Behandlungsmodule **individueller** zu gestalten. Wir möchten in der Praxis nicht nur effektiv, sondern auch **ressourcensparend-effizienter** werden. Das heißt, mit weniger Sitzungen möglichst optimale Ergebnisse erzielen.

3.6.1 Ein kontextueller Umgang mit Schemata

Ein Schema ist ein theoretisches Konstrukt und das zentrale Organismus-Konzept der Schematheorie im Rahmen der SORC-Prozesseinteilung.

> Schemata sind nicht per se maladaptiv, sondern nur der rigide Umgang mit ihnen. Daher sehen wir Schema-Taxonomien nur als idealtypische Orientierung an.

Dies bedeutet keinesfalls, dass wir die Ergebnisse der Schema-Diagnostik mittels Fragebögen geringschätzen oder auf sie verzichten wollen. Diese liefern jedoch keine normierten Test-Daten, sondern für die Therapie hilfreiche Hinweise und Informationen (siehe Kap. 4.3.4). Wir streben eine **individuelle** (ideografische statt nomothetische) **Identifikation und Benennung der für die behandelte Person heute noch relevanten Schemata** an, die – wenn sie aktiviert werden – das gegenwärtige Erleben und Verhalten einschränken. Wie wir in Kapitel 4.3.2 ausführlicher zeigen, finden wir in den Imaginationsübungen zu Beginn einer Behandlung einen individuellen Zugang zu den Verletzungen jeder einzelnen behandelten Person. Die Bezeichnung der individuellen Muster bezieht sich auf die prägenden Erinnerungsbilder, Szenen bzw. »Filmsequenzen«. Auf eine ausführlichere Beschreibung der einzelnen Schemata verzichten wir in der Therapie, weil die 18 Bezeichnungen nur exemplarisch für bestimmte Facetten und Nuancen des schmerzhaften Erlebens in der Kindheitsszene stehen, in der sich die Schemata in die sich entwickelnde neuronale Matrix des Kindes (und damit in das DMN) »eingebrannt« haben. Nach unserer Erfahrung sind prägnante oder gar traumatische Lebenserfahrungen komplex und beinhalten in der Regel zugleich mehrere Schemata.

FALLBEISPIEL

In einer Imagination beschreibt eine heute 56-jährige Patientin, wie sie von ihrem alkoholkranken Vater über Jahre sexuell missbraucht wurde, wobei ihre Mutter nicht nur nicht eingriff, sondern bei drohenden Eskalationen manchmal mehrere Tage aus dem Haus flüchtete und sie allein bei ihm ließ. Bei den Misshandlungen beschimpfte sie ihr Vater häufig als »Dreck« und wiederholte immer, sie hätte es nicht anders verdient.

Die Fragebögen ergeben erwartungsgemäß in der Domäne 1 hohe Werte in den Schemata Unzulänglichkeit/Scham und Misstrauen in Bezug auf das Verhalten ihres Vaters, gleichzeitig hohe Werte in den Schemata Verlassenheit und Emotionale Entbehrung vor allem hinsichtlich des Verhaltens der Mutter.
Welcher diagnostische Zugang ermöglicht Ihnen ein tieferes Verständnis der Patientin und ihrer heutigen Schwierigkeiten in Beziehungen?

Die praktische Arbeit mit dieser Patientin und die mikroanalytische Betrachtung ihrer unterwürfigen Tendenzen in der Gegenwart werden deutlich erlebnisorientierter und damit leichter, wenn wir die Parallele zu diesen alten bildhaften Szenen betonen und auf die Erwähnung der vier genannten Schemata mit deren Termini verzichten. Unsere Frage lautet dann während der Arbeit mit einer konkreten Problemsituation nicht: »*Haben Sie eine Idee, welche Schemata während dieser Situation aktiv werden?*«, sondern: »*Welches szenische Bild aus der Kindheit wird jetzt wieder präsent?*«.

Kontextuell betrachtet funktionieren Schemata wie Attraktoren (attractors states; Grawe 2004; Hayes & Andrews 2020), die in einer physikalischen Metapher eine nicht sichtbare Anziehungskraft im Gravitationsfeld unserer Wahrnehmung und »emotionalen Deutung« einer Situation bewirken (siehe Kap. 1.2.7). So nimmt die Patientin selektiv Nuancen der Situation wahr, die auf die Gefahr einer erneuten Misshandlung oder Manipulation durch andere Menschen hindeuten. Durch das Bewusstwerden der Verbindung zwischen der aktuellen Szene und den Bildern der Kindheitsszene kann das aktuelle Erleben eingeordnet werden und es entstehen Flexibilität und Raum für andere Betrachtungsmöglichkeiten und anschließend den Zugriff auf modifizierte bzw. andere Attraktoren im DMN.

> Die neuen Attraktoren können sowohl neue Erfahrungen in der Therapie als auch frühere positive Beziehungserfahrungen (positive Schemata) sein, die im Schatten des dominierenden dysfunktionalen Attraktors bzw. Schemas standen. Wir versuchen bevorzugt mit diesen vorhandenen Ressourcen zu arbeiten, weil das ökonomischer ist, als neue Schemata anzulegen.

Die Patientin hatte in der Tat eine sehr gute Beziehungserfahrung mit einer Tante, die sehr liebevoll und fürsorglich ihr gegenüber war, die jedoch im Ausland lebte und zu der sie leider selten Kontakt hatte. Im Kontext der Beziehung zu dieser Person entwickelte sie aber ebenfalls Attraktoren bzw. positive Schemata, die jedoch im automatisiert-unbewussten Wahrnehmungsprozess zu »schwach« sind, um Vertrauen und emotionale Offenheit bzw. positive Beziehungserwartungen im Hier-und-Jetzt zu ermöglichen. Wenn durch ein Imaginatives Überschreiben (Imagery Rescripting, ImRs) jedoch die alten Bilder neu eingeordnet werden und beispielsweise die Tante als helfende Person (idealerweise zusammen mit dem Therapeuten und der Patientin in ihrer erwachsenen Rolle) hineingebracht wird, gewinnt dieser alte Attraktor wieder an Bedeutung.

> Die Patienten haben dann die notwendige innere Distanz und damit auch die Wahl, um zu entscheiden, welchem Reaktionsmuster sie lieber folgen möchten. In der Akzeptanz- und Commitment-Therapie nennen wir diese Fähigkeit *Selbst als Kontext*.

Wenn wir über den Umgang mit Schemaaktivierungen in einer bestimmten Situation nachdenken möchten, verlassen wir in der SORC-Rückkopplungsschleife die O-Variable und befinden uns im »Reaktionsdreieck Emotionen/Kognitionen/Handlungen« (siehe Kap. 1.3). Das stellt die Brücke zum kontextuellen Modusverständnis dar.

3.6.2 Ein kontextueller Umgang mit Modi

Das SORC-Modell und das verhaltenstherapeutische Modusverständnis

Wir stellen nun unser modifiziertes Modusverständnis vor. Dabei unterscheiden wir zwei Ebenen:

1. Die **Ebene der Theorieentwicklung**, auf der wir uns befinden, wenn wir über Therapieprozesse nachdenken, wissenschaftlich forschen und hilfreiche Denkmodelle entwickeln, um in einer Behandlung möglichst effektiv zu sein. Die Kommunikation erfolgt hier interkollegial bzw. im Forschungskontext.
2. Die **Ebene der Therapie**, also der praktischen Anwendung von Konzepten und Techniken im Behandlungsraum. Die Kommunikation erfolgt auf dieser Ebene mit nicht psychotherapeutisch geschulten Menschen, die unsere professionelle Hilfe benötigen.

Symbolisierung. Viele Kolleginnen und Kollegen sprechen über verschiedene »Anteile« auf den Stühlen oder über »Seiten« einer Person. Auch wir sprechen in der Therapie in der dritten Person über Gefühle auf dem Kindmodus-Stuhl, als wären sie tatsächlich Personen, z. B.: *»Wie geht es gerade dem kleinen Eckhard auf der hinteren Bühne?«, »Fragen wir den ärgerlichen Matias auf diesem Stuhl, was er dazu sagt!«* Das ist die Ebene der Therapie, auf der das Narrativ und der Sprachgebrauch Mittel zum therapeutischen Zweck sind. Und in der Tat ist es im Sinne der Symbolisierung, Externalisierung und anschließender Aktivierung von Mitgefühl (Panksepps CARE-System) genauso wie während Imaginationsübungen sehr hilfreich, mit dem äußeren Bild eines Selbst als trauriges, ängstliches oder ärgerliches Kind als symbolische Repräsentation des emotionalen Selbsterlebens zu arbeiten.

WAS SIND MODI?

Modi, wie wir sie auf den Stühlen platzieren und erlebbarer machen, sind aus unserer theoretischen Perspektive keine stabilen »Unterpersonen«, sondern passagere Zustände einer komplexen Reaktionskette. Mit der Darstellung der Elemente (Emotionen, Grundbedürfnisse, Gedanken/Bewertungen, Selbstregulation und Handlung) werden Prozesse dargestellt, die in der Therapie gezielt adressiert und modifiziert werden. Der komplexe theoretische Bezugsrahmen ist und bleibt im Kopf der Therapeutinnen und Therapeuten und gibt diesen einen Kompass für die Therapie. In der Praxis kann hingegen die Verwendung von Symbolen und personalen Repräsentationen (das verletzte Kind) im Sinne der Externalisierung sehr hilfreich sein.

Auf den folgenden Seiten werden wir Bezüge zum SORC-Rückkopplungsmodell herstellen (siehe Abb. 3-2). Das Modusmodell von Jeffrey Young erfordert im Prinzip für jeden Modus eine komplette SORC-Analyse. Jeder einzelne Modus als personaler Gesamtzustand (Berbalk & Kempensteffen 2000) beinhaltet, auch wenn unterschiedlich akzentuiert, spezifische aktivierte Schemata und Bewältigungsoperationen (O) sowie Emotionen, Körpererleben, Gedanken und Handlungen (R). Das ergibt ein eher statisches Modusmodell im Sinne von Ego-States (siehe z. B. Peichl 2013).

Um das Modell integrativer und flexibler zu machen, fokussieren wir auf das jeweils wichtigste Element der Moduskategorien und betrachten Modi nicht personal, sondern als Komponenten bzw. »Stationen« in der SORC-Rückkopplungsschleife, die sich auf den Stühlen in unseren Stühle-Übungen sichtbar machen lassen. Wir teilen bzw. **dekonstruieren die Modi** sozusagen in ihre wesentlichen Anteile und beziehen sie auf die Elemente des SORC-Modells. So stellen wir den Anschluss an die Verhaltensanalyse her.

Damit fasst die Mikroanalyse einer automatisierten Bewältigungshandlung alle wesentlichen Elemente – auf Stühle herausgesetzt und sichtbar gemacht – in einer konsistenten und zugleich für die behandelten Personen gut verständlichen und erlebnisorientierten Darstellung zusammen:

- die selektive Wahrnehmung der Situation vor dem Hintergrund der Aktivierung der »alten Bilder« (**Schemata**)
- das primäre emotionale, körpernahe **Erleben** aus den unkonditionalen Schemata heraus infolge der frustrierten Grundbedürfnisse auf den Emotionsstühlen (die **Kindmodi**, die wir prototypisch auf zwei Stühle bzw. »Beine« aufteilen: bindungsorientiert-verletzbar-traurig und autonomie-/selbstbehauptungsorientiert-ärgerlich)
- die aktivierten kognitiven **Bewertungsmuster** (Grundannahmen), welche häufig in Verbindung mit inneren Repräsentanzen prägender Bezugspersonen stehen, auf dem Gedanken-Stuhl (**innere Bewerter bzw. Kritiker**, wobei für uns die Unterteilung in »fordernd« und »strafend« keine Bedeutung hat, da wir in jedem Fall individuell die belastenden Bewertungen erfassen, heraussetzen und auf ihre Funktionalität überprüfen)
- das gezeigte **Verhalten** auf dem Handlungs-Stuhl (automatisierte, maladaptive **Bewältigungsmodi**) mit dem Ziel, dieses durch den **Erwachsenenmodus** hin zu funktionalem Verhalten zu modifizieren

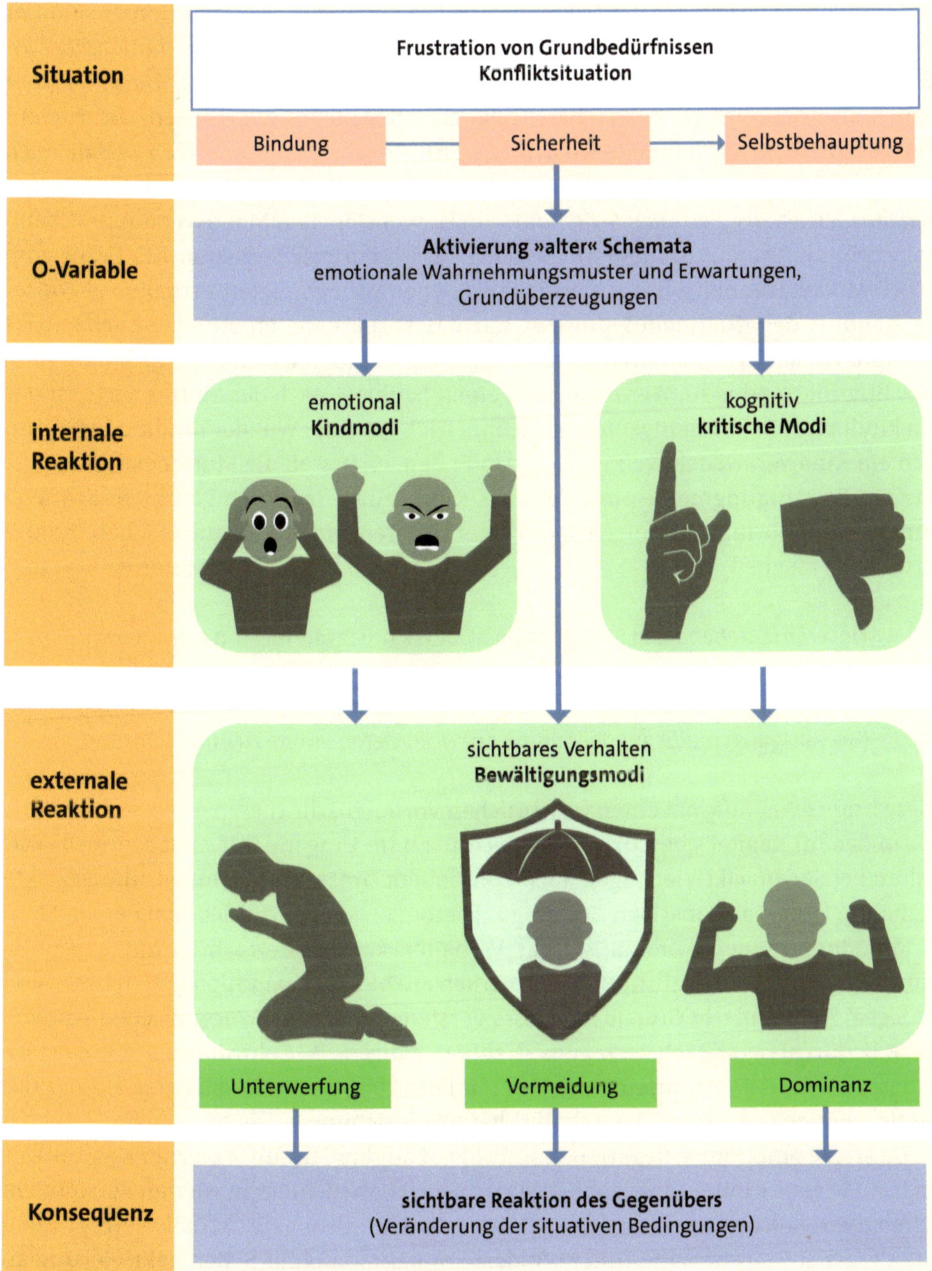

Abb. 3-2: Modi im SORC-Modell (mod. nach Valente 2021).

Die emotionale Variable in der Mikroanalyse: Die Kindmodi. Basisemotionen sind per Definition normal. Sie stellen ein »*angeborenes, natürliches Spektrum emotionaler Ausdrucksmöglichkeiten menschlicher Wesen*« dar (Young et al. 2005, S. 342). Unser Konzept von Kindmodi entspricht den bereits beschriebenen Basisemotionen, die wir auf den »Kindstühlen« mit Szenen frustrierter Grundbedürfnisse verbinden wollen. Auch Young et al. (2005, S. 79) schreiben: »*Der Modus des verletzbaren Kindes erlebt gewöhnlich die meisten der zentralen Schemata.*« Im konventionellen Modusverständnis beinhaltet ein Kindmodus darüber hinaus auch das exekutierte Verhalten. Mit Bezug zum SORC-Modell trennen wir das emotionale Erleben vom gezeigten Verhalten ab. Unser Verständnis des Kindmodus umfasst nur das körpernahe emotionale Erleben. Das gezeigte Verhalten – so kindhaft es auch sein mag – ordnen wir einem (ggf. kindhaften) Bewältigungsmodus zu. Wenn ein Kind einen Bauklotz nach der Mutter wirft, ist das ein kindhafter Bewältigungsmodus, die innerlich gefühlte Wut der Kindmodus. Wenn sich ein Kind verzweifelt-weinend auf den Boden wirft, weil die Mutter es verlässt, ist das der Bewältigungmodus, mit dem das Kind seinen innerlich gefühlten Schmerz zum Ausdruck bringt. Wir folgen damit einer Differenzierung, die auch Richard Brouillette (2023) macht.

> Unserem Streben nach Stringenz und Übersichtlichkeit folgend schlagen wir vor, konsequent zwischen emotionalem Erleben (Kindmodi) im Inneren (hintere Bühne) als Folge der Schemaaktivierung und dem gezeigten Verhalten (Bewältigungsmodi) auf der äußeren bzw. vorderen Bühne zu unterscheiden.

Diese Unterscheidung hat einen wesentlichen Vorteil für die therapeutische Arbeit, die wir in den im Kapitel 5 beschriebenen Techniken im Umgang mit maladaptivem Verhalten bei Schemaaktivierungen auch konsequent umsetzen: Wenn wir das gezeigte Verhalten (den maladapativen Bewältigungsmodus) von der (fühlenden) Person (dem Kindmodus) trennen, können wir das Verhalten kritisch betrachten und loslassen, während wir voller Mitgefühl auf die innerlich erlebten **Basisemotionen** schauen, diese als **Signal für frustrierte Grundbedürfnisse** verstehen und nach Wegen suchen können, diese Bedürfnisse erwachsenengemäß zu befriedigen. Wir eliminieren die Bewältigungsmodi (und konfrontieren die inneren Bewerter), aber wir **validieren** immer **das basale emotionale Erleben**. Das hält die Therapiebeziehung aufrecht.

Da starke emotionale Reaktionen sowohl auf äußere Stimuli (externer Kontext) als auch auf innere Stimuli (interner Kontext) folgen können, müssen wir den Betroffenen helfen, zwischen den emotionalen Reaktionen auf unmittelbare aktuelle Perzeptionen und denen auf eigene »alte innere Bilder« im Rahmen einer Schemaaktivierung zu unterscheiden (z. B. Flashbacks), die durch aktivierte Erinnerungen im episodischen Gedächtnis ebenfalls sehr real erlebt werden können. Die Qualität oder die Intensität des Erlebens ist dabei nur ein begrenzt verlässliches Unterscheidungskriterium (Dijkstra & Fleming 2023). In der Arbeit mit Menschen mit Persönlichkeitsstörungen ist daher die imaginative Arbeit der »Königsweg«, um den Einfluss der Schemata auf das aktuelle Erleben erkennen und modifizieren zu können. Mit verschiedenen Techniken trainieren wir die Offenheit für Wahrnehmungen im ECN im Hier-und-Jetzt sowie deren Akzeptanz und die Defusion von diesen.

Das Erleben im Kindmodus müssen wir also gar nicht verändern. Wir müssen uns nur aus dem Sog dieses Erlebens lösen können.

EXKURS Psychische Modelle: Vom Dampfkessel zu neuronalen Netzwerken. Es gibt kein »inneres Kind«!

Das allgemeinpsychologische Verständnis ist noch stark von den physikalischen Modellen Freuds von »Verdrängung«, »Widerstand« und »Triebdruck« geprägt. Freud war – wie wir alle – Kind seiner Zeit und damit der Dampfmaschine, daher rührt die physikalische Vorstellung der »Wiederkehr des Verdrängten« (Freud 1920). Wir denken heute in Netzwerkmodellen. Wenn ein Netzwerk nicht aktiv ist, steht es nicht »unter Druck« und will »wiederkehren«, sondern es ist einfach »abgeschaltet« und wir müssen uns nicht darum kümmern. In diesem Sinne sind ein Schema und ein durch seine Aktivierung bewirkter Kindmodus schlicht »nicht da«, wenn das Schema nicht aktiv ist. Deshalb müssen wir uns auch nicht um ihn »kümmern«. Die psychologischen Modelle eines »inneren Kindes«, das in uns nach einem langen Arbeitstag sehnsüchtig darauf wartet, von uns wahrgenommen und versorgt zu werden, ist eine plumpe und unwissenschaftliche Symbolisierung, die das Erleben eines zu Hause wartenden realen Kindes unzutreffend auf intrapsychische Prozesse überträgt und damit indirekt einer gesteigerten Selbstzentrierung Vorschub leistet (»Sorry, ich habe jetzt leider keine Zeit für dich, ich muss mich erst einmal um mein ›inneres Kind‹ kümmern«; siehe z. B. Jacob 2024). Genauso wenig »leidet« eine minimierte Datei auf unserem Rechner und wartet sehnsüchtig darauf, dass wir uns endlich wieder mit ihr beschäftigen. Es gibt nur Kindmodi als das momentane Erleben eines Schemaaktivierungszustandes (state), aber kein dauerhaft anwesendes »inneres Kind« als stabilen Selbstanteil (trait); das sind unwissenschaftliche Modellbildungen infolge einer fehlgeleiteten Symbolisierung mit entsprechendem Bezugsrahmen, die unser Bewusstsein schafft (siehe Kap. 2.5.2).

Die kognitive Variable in der Mikroanalyse: Die inneren Bewerter/Kritiker. Die kognitive Reaktion auf die Basisemotionen impliziert komplexe Bewertungs- und Selbstreflexionsprozesse, die sowohl kontextualisierend-gegenwärtig als auch rigide und an alten Lernerfahrungen orientiert sein können (im Sinne der Bezugsrahmentheorie in Kapitel 2.5.2). Im Kontext der Schematheorie bewegen wir uns in einer Polarität zwischen dem funktionalen **Erwachsenenmodus** und dysfunktionalen **inneren Bewertern**. Bei der Mikroanalyse problematischen Verhaltens versuchen wir, die dysfunktionalen Bewertungsmuster auf der hinteren Bühne zu identifizieren und auf einen eigenen Stuhl herauszusetzen, um die negativen Effekte dieser »veralteten Gebrauchsanweisung für das Leben« in Form rigider Bewältigungsmodi zu erkennen und durch funktionales Verhalten zu ersetzen. Selbstreflexive Emotionen (insbesondere Scham und Schuld) können dabei, kontextuell eingeordnet und flexibel beantwortet, durchaus Hinweisreize sein.

Zunächst begegnen uns die aktuellen Gedanken als »Stimmen im Kopf«. Diese sind oft Ich-synton und mit selbstreflexiven Emotionen verbunden. Wenn wir diese auf einen eigenen Stuhl heraussetzen und zu einer Selbstrepräsentation auf einem Stuhl gegenüber sprechen lassen, können wir uns tiefer in die **Grundannahmen und Bewertungsmuster** auf der hinteren Bühne hineinfragen (siehe Kap. 6.3.3).

BEISPIEL

Wenn Sie realisieren, dass Sie aus Versehen jemanden beim Einkaufen angerempelt haben und diese Person sich verletzte, dann werden Sie vermutlich Schuldgefühle empfinden, was die Voraussetzung für eine prosoziale Reaktion und Wiedergutmachung darstellt. Damit ist für Sie die Situation abgeschlossen. Sie könnten sich aber auch anschließend noch tagelang Vorwürfe machen und sich dabei nicht mehr auf andere Tätigkeiten konzentrieren können. Das wäre dann ein unflexibler Umgang mit den inneren Bewertungsmustern und der selbstreflexiven Emotion »Schuld«.

Beim Umgang mit inneren Bewertungsmustern geht es nicht um deren Inhalt, sondern um die Auswirkungen auf das emotionale Erleben und das Verhalten. Die Effekte machen das Gift.

Die sichtbare Handlung in der Mikroanalyse: Die Bewältigungsmodi im Kontext. Mit der mikroanalytischen Darstellung verschiedener Modi auf Stühlen stellen wir keine stabilen Zustände des Selbst dar, sondern machen mögliche Kategorien von Prozessen im Spektrum zwischen externalisierendem und internalisierendem Verhalten im Therapieraum sichtbar, um sie ausbalancieren zu können. Diese Prozesse sind keinesfalls per se pathologisch, denn es handelt sich um die gleichen Kategorien von Prozessen, die auch bei gesundheitsfördernden Strategien beteiligt sein können. Die Fähigkeit zu denken oder zu fühlen ist genauso wenig das Problem wie die Fähigkeit zur Reaktion auf der Handlungsebene. Es geht immer nur um die Funktionalität.

Alle Positionen auf den Stühlen und somit alle Modi in unserem kontextuellen Verständnis sind per se weder adaptiv noch maladaptiv. Sie sind nicht gesund oder krank, sondern prinzipiell menschenimmanent. Nur aus einem kontextuellen Blickwinkel unter Einbeziehung der Folgen lässt sich die Funktionalität einer Handlung beurteilen. Wir prüfen, mit welcher psychologischen Flexibilität sich die Betroffenen in einer bestimmten Situation »zwischen den Stühlen bewegen« und ob sie aus einer umfassenden inneren Balance ihre Ressourcen aktivieren können, um ihren Bedürfnissen und Werten folgend zu handeln.

3.7 Unser Konzept des Erwachsenenmodus

In den folgenden Abschnitten werden wir uns explizit mit der Instanz beschäftigen, die funktionale Reaktionen und Handlungen hervorbringen soll und die wir in der Behandlung trainieren möchten – dem Erwachsenenmodus. Er hat die Aufgabe und die Fähigkeit, die Bedürfnisse und das Potenzial der einzelnen, aufgespaltenen Modi so zu **integrieren**, dass die in den Modi grundsätzlich angelegten konstruktiven Möglichkeiten genutzt, **Einseitigkeiten** hingegen **ausgeglichen** werden. Er kann sich von den automatisch eingesetzten Bewältigungsmodi lösen, in Kontakt mit den Basisemotionen und den dahinterliegenden Grundbedürfnissen gehen, diese wahrnehmen und funktional befriedigen. Dabei störende Bewertungen werden erkannt, neu bewertet und ggf. losgelassen sowie durch funktionale Werte ersetzt. Lust und Freude müssen dann nicht mehr in einer isoliert-abgespaltenen Weise gesucht werden, sondern sind in sozial akzeptierter, konstruktiver und gesunder Weise möglich. Die Kriterien im DSM-5 und in der ICD-11, mit denen das individuelle Funktionsniveau einer Person beurteilt wird, haben wir in Kapitel 2.3 bereits beschrieben.

Der Erwachsenenmodus als regulierende »Ich-Funktion«. Die Fähigkeit, diesen Erwachsenenmodus aufzubauen, kann man in Anlehnung an psychodynamische Konzepte (z. B. Kernberg 1988) auch Ich-Funktion nennen. Dem Erwachsenenmodus entspricht vermutlich ein sehr komplexer, hochsynchronisierter neuronaler Funktionszustand im ECN, der jedoch nicht so stabil ist wie die früher angelegten Attraktoren hinter den anderen Modi im DMN. Die Funktion des Erwachsenenmodus muss daher immer weiter geübt werden, damit er stark genug wird, über das SN Einfluss auf das DMN nehmen zu können. Wir können uns (leider) nicht auf einem einmal erreichten Funktionsniveau »ausruhen«.

Der Erwachsenenmodus ist fragil. Die Funktion des Erwachsenenmodus ist störungsanfällig, reversibel und setzt ein optimal funktionsfähiges Gehirn voraus. Entsprechend können eine Vielzahl körperlicher Funktionsbeeinträchtigungen das Funktionsniveau senken, wie z. B. Müdigkeit, psychotrope Substanzen, hormonelle bzw. Stoffwechselstörungen (wie bereits ein prämenstruelles Syndrom) oder dementive Prozesse. Wie bei der Beschreibung des emotionalen Toleranzfensters (siehe Kap. 1.3.1) erwähnt, beeinträchtigt bereits eine hohe emotionale Erregung das Funktionsniveau. Die »Pflege« bzw. das Üben des Erwachsenenmodus ist daher eine zentrale Aufgabe für eine gut funktionierende Selbstregulation.

Der Erwachsenenmodus muss reifen. Die Funktion des Erwachsenenmodus reift erst langsam aus. Zu Beginn sind Erleben und Verhalten stark von wechselnden Zuständen (Modi) geprägt. Wir sind also als Kinder anfangs alle emotional instabil: Ein Kind lernt laufen. Gelingen einem Kind die ersten eigenen Schritte, ist es voller Stolz. Fällt es kurz darauf wieder hin, bricht die Welt zusammen und es wirkt abgrundtief verzweifelt. Auf diesem Funktionsniveau neigen wir dazu, spontane Impulse unreflektiert auszuagieren. Das kann als *Mode-Flipping*, also als rascher und unvermittelter Wechsel zwischen verschiedenen Zuständen imponieren. Auch später kann in emotional instabilen Zuständen kindliches Erleben direkt auf der vorderen Bühne sichtbar werden (Young et al. S. 75, 307). Mit zunehmendem Funktionsniveau können im Inneren mehrere Zustände parallel aktiviert sein, z. B. emotionale Aktivierungen (Kindmodi) und innere Bewertungen, die widersprüchlich sein können und als Ambivalenz erlebt werden (Young et al. 2005, S. 78). Ambivalenzen bzw. Ambiguitäten aushalten zu können ist Merkmal eines gut funktionierenden Erwachsenenmodus.

Der Erwachsenenmodus als psychologische Flexibilität. Wenn wir uns im DMN-gesteuerten Autopilotenmodus in einer SORC-Schleife befinden, sind wir in einem *Doing Mode* (Segal et al. 2002). Im Erwachsenmodus haben wir die Fähigkeit, aus diesem automatisch ablaufenden Handlungsstrom auszusteigen, so wie es in der Gangwechsel-Metapher in Kapitel. 1.3.8 beschrieben wurde. In diesem *Being Mode* können wir uns im ECN kontextuell neu orientieren und bewusst ein funktionaleres Verhalten planen, das dann durch Üben neue Lösungsattraktoren bzw. positive Schemata aufbaut (siehe Abb. 3-3). Kanfer & Schefft (1988) nannten diesen Dreischritt »automatic processing – controlled processing – automatic processing«. Das Modell ist also nicht neu. Wir versuchen es hier nur in einen kontextuell-prozessbasierten Zusammenhang zu stellen. Das Funktionieren im Erwachsenenmodus beinhaltet auch die höhere Flexibilität einer Person im Umgang mit Bewertungen aller Art sowie mit selbstreflexiven Emotionen (wie etwa Scham und Schuld). Dann können wir uns selbst im Kontext der eigenen Geschichte und der unmittelbaren Situation reflektieren. Die grundsätzliche Reaktionsflexibilität im Umgang mit einem Stimulus ist dabei wichtiger als der konkrete Inhalt.

> Der Erwachsenenmodus stellt aus einer ACT-Perspektive ein Beispiel für flexibles und funktionales Denken sowie *entschlossenes Handeln* (committed action) im Sinne des Triflex (siehe Abb. 2-2, Kapitel 2.5.4) bzw. für die »wise mind«-Haltung der Dialektisch-Behavioralen Therapie (Linehan 1996) dar. Hier besteht für verschiedene Therapieformen der 3. Welle eine Konvergenzzone, wie funktionales Verhalten definiert und vermittelt wird, in die wir uns mit unserem Modell einreihen (Übersicht siehe Kensche & Schweiger 2014).

Der Erwachsenenmodus als Mentalisierungsinstanz. Neben der Integration unterschiedlicher Reaktionsbereitschaften erfüllt der Erwachsenenmodus eine weitere Aufgabe, nämlich das »Übersetzen« des inneren Erlebens in eine sprachliche Ebene (Mentalisierung). Diese Mentalisierungsfähigkeit entwickelt sich am anderen Menschen und schafft eine Verbindung zur Umwelt, da wir auch andere Menschen und deren Motive mentalisieren und verstehen können (siehe Kap. 1.3.9). Dadurch werden sowohl »innere Verhandlungen« (z. B. mit inneren Bewertern) als auch zwischenmenschliche Absprachen und »Verträge« möglich, die eine wichtige Grundlage für stabile soziale Beziehungen darstellen.

3.7.1 Die Aufgaben des Erwachsenenmodus in drei Schritten

Analog zu den ACT-Schritten (siehe Kap. 2.5.5) beschreiben wir die konkreten Aufgaben des Erwachsenenmodus ebenfalls in drei Schritten (siehe Abb. 3-3).

1. **Moduswahrnehmung:** Im Erwachsenenmodus können wir eine nicht wertende, offene, **selbstreflexive Funktion** einnehmen, in der durch eine Achtsamkeitshaltung eine gewisse akzeptierende Distanz zum momentanen Erleben möglich wird. Dem Erleben wird dabei weder ausgewichen noch wird darauf eingegangen.
2. **Modusbalance:** Wir sind dann imstande, aus dieser Distanz die Situation in einem umfassenderen situativen und zeitlichen Kontext **kognitiv neu zu bewerten**. Dies entspricht dem *Selbst-als-Kontext*.
3. **Moduswahl:** Wir können anschließend mit Bezug zu den Grundbedürfnissen und selbst gewählten Werten mit einer finalen Orientierung auf langfristige **Ziele** zwischen verschiedenen Handlungsoptionen abwägen und neue Entscheidungen treffen. Diese werden dann durch **Selbstinstruktionen** engagiert in nachhaltiges Handeln umgesetzt, wodurch neue Lösungsschemata in der neuronalen Matrix angelegt werden können.

Schritt 1: Moduswahrnehmung, auch »Modusbewusstsein« genannt. Wir trainieren diesen Schritt in der unterstützenden Position neben unseren Patientinnen und Patienten sitzend (siehe auch Kap. 5). Mit geschlossenen Augen nehmen wir gemeinsam

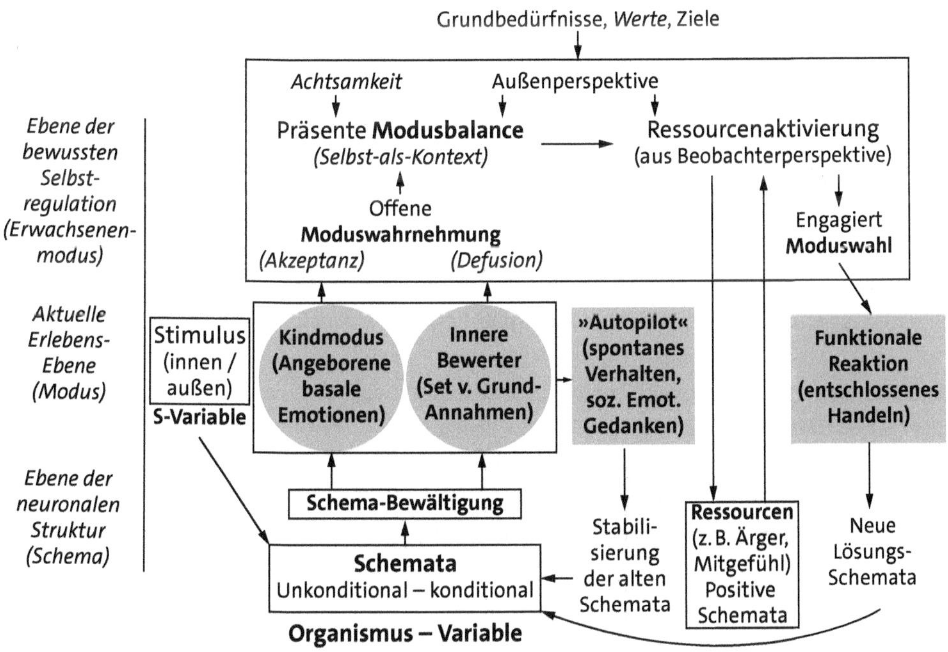

Abb. 3-3: Ein integratives Modell der Funktion des Erwachsenenmodus (die *ACT-Prozesse* sind *kursiv* gesetzt, auch im folgenden Text).

ganz offen wahr, welche Gefühle, Gedanken und Impulse sich im Moment der Schemaaktiverung aus dem DMN heraus einstellen. Damit tauchen wir im ECN ganz in ein (*achtsames*) Gegenwartserleben ein, wobei vorsprachlich-körpernahes Erleben (implizit-episodische Informationsverarbeitung) in Sprache (explizit-semantische Verarbeitung) übersetzt und damit zwischen uns teilbar wird. Dieses »Mit-teilen« stellt bereits einen ersten Schritt zur »Heilung« der alten Wunden dar, denn das Erleben von Einsamkeit und »nicht gesehen werden« stellt ein wichtiges Element belastenden bzw. traumatischen Erlebens dar. Nun gehört, »gefühlt«, verstanden und anerkannt (validiert) zu werden, befriedigt das frustrierte Bindungsbedürfnis. Die dabei eingesetzten Techniken beschreiben wir im Detail in Kapitel 5.4. Zu Beginn der Therapie können wir die nun bewusst wahrgenommenen und anerkannten Bedürfnisse der Person exemplarisch im Sinne der Nachbeelterung befriedigen und so eine tiefe, korrigierende, emotionale Erfahrung herbeiführen, oft zum ersten Mal in ihrem Leben. Das führt zu einer Vertiefung der therapeutischen Beziehung und ist unseres Erachtens einer der Gründe für die vergleichsweise niedrigen Abbruchquoten in Schematherapien (siehe Kap. 8.1).

Schritt 2: Modusbalance. Nachdem die Person im ersten Schritt ihre Erlebnisvermeidung gegenüber ihren belastenden Schemaaktivierungen überwunden und das Schemaerleben *akzeptierend* in ihr Selbstbild integriert hat, unterstützen wir in einem weiteren Schritt die Aktivierung und ggf. den Aufbau von Ressourcen, damit sie einen funktionalen Umgang mit den Schemaaktivierungen erlernt, anstatt in die inzwischen meist maladaptiv gewordenen, alten Bewältigungsmodi als »bisher beste Lösung« zu gehen. Dazu **wechseln** wir zunächst die **Perspektive**, auch physisch, indem wir gemeinsam aufstehen (*Selbst als Kontext*). Das heißt, wir bleiben an ihrer Seite und bilden weiterhin ein »therapeutisches Team«, aber nun nicht mehr neben der Person sitzend, sondern nebeneinanderstehend im »präsenten Gegenwartsbewusstsein« des ECN auf den Prozess auf den Stühlen herunterschauend, die das Erleben im DMN symbolisieren (Details siehe Kap. 5.2.4). Das körperliche Verlassen der Schema-erlebenden Kindposition hilft, den Blickwinkel zu erweitern und nicht mehr durch die »Schemabrille«, sondern mit den Augen der erwachsenen Person im ECN auf die Szene auf den Stühlen zu schauen. Im Bild einer Kamera gehen wir von der Zoom- in eine Weitwinkelperspektive und bekommen dadurch einen Überblick. Die Identifikation mit dem eigenen Erleben im DMN weicht einer *Beobachterhaltung*, aus der heraus wir die Inhalte unseres Bewusstseins gewissermaßen von außen (wie durch eine Kamera) als Objekte betrachten können (*Defusion*). Im Bild strahlt das Licht unseres Bewusstseins die Objekte an, die in dieses Licht (und damit in unser Bewusstsein) ein- und aus ihm heraustreten. Das meint der buddhistische Lehrsatz: »Alle Gedanken und Gefühle kommen und gehen.« Wenn Gedanken und Gefühle nicht in unserem Bewusstsein bzw. in unserem Erleben sind, sind sie »nicht da«.

> Im Erwachsenenmodus sind wir das Subjekt, in dessen Bewusstseinslicht die Inhalte unseres Erlebens als Objekte vorübergehend aufleuchten.

Aktivierung funktionaler emotionaler Ressourcen. Die Beobachterhaltung löst uns aus dem Sog der Schemaaktiverungen und flexibilisiert wieder unser Denken und das Lenken unserer Aufmerksamkeit im Gegenwartsmoment. Wir können jetzt im ECN (top-down) unsere Aufmerksamkeit auf neu geschaffene Bilder und Kontexte lenken, die ihrerseits (bottom-up) funktionale Emotionen in uns aktivieren können. Dabei setzen wir vorübergehend auch Symbolisierungen ein und betrachten das im ersten Schritt wahrgenommene innere Erleben des Kindmodus nun von außen, wie ein reales Kind, das in unserer Vorstellung unten auf dem erlebenden Stuhl sitzt (siehe Kap. 5.4.7). Dann sprechen wir vom »kleinen Peter«, um gegenüber diesem visualisierten Kind die gleichen funktionalen Emotionen des Versorgungssystems (CARE-System; Panksepp 1998; siehe Kap. 1.3) zu mobilisieren, wie z. B. gegenüber einem leiblichen Kind oder dem Kind im Still face-Video (siehe Kap. 1.4.1). Aus diesem Blickwinkel können wir konstruktiven Ärger (Greenberg et al. 2003) gegenüber den belastenden bzw. Schema-triggernden Stimuli auf dem konfrontierenden Stuhl und Mitgefühl für das verletzbare Selbsterleben auf dem erlebenden Stuhl fühlen. Diese umfassende korrigierende emotionale Erfahrung wird – besonders nach mehrmaligen Wiederholungen – als positives Schema (d. h. Lösungsattraktor) in die neuronale Matrix des DMN eingebrannt.

> Die Neubewertung der schemaaktivierenden Szene auf den Stühlen ist also kein primär kognitiver Prozess, sondern wird getragen und energetisiert von funktionalen Emotionen, was sekundär zu einer Neubewertung der Situation führt.

In Momenten der Schemaaktivierung ist unsere Wahrnehmung und Informationsbearbeitung auf einen sehr begrenzten inneren Aktivierungszustand eingeschränkt (Modi in der unteren Hälfte von Abb. 3-3). Andere mögliche Modi sind für uns nicht zugänglich oder werden sogar aktiv (wenn auch unbewusst) von der Informationsverarbeitung ausgeschlossen, je stärker wir emotional aktiviert sind. Wer verliebt ist, möchte keine kritischen Kommentare zum Objekt der Begierde hören. Bildlich gesprochen ist nur ein Regal im ganzen Lager (unserem Gehirn) in den Verarbeitungsprozess einbezogen. Der Inhalt aller anderen Regale ist für uns nicht erreichbar. In der kontextuellen Perspektive und emotional wieder herunterreguliert können wir auf alle Regal im Lager zugreifen.

PROSOZIALE, WERTEORIENTIERTE HANDLUNGSPLANUNG

Die Beobachterhaltung im ECN korrigiert darüber hinaus die biologisch im DMN in uns angelegte Tendenz zur Selbstzentrierung und erleichtert den Anschluss an eine überpersönliche, geteilte Perspektive (shared perspective; Siegel 2006). »Objektiv« (wie z. B. eine Kamera) ist dieser Blinkwinkel immer noch nicht. Aber der intersubjektive Abgleich unserer Perspektive (bzw. »Seite des Smartphones«, siehe Kap. 1.2.7) mit den Blickwinkeln anderer Menschen z. B. durch eine Extensionstechnik (siehe Kap. 5.4.7) hilft uns, in uns ausbalancierte und zugleich sozial tragfähige Handlungen zu entwerfen. Dabei unterstützen uns selbst gewählte Werte, welche die unkritisch übernommenen Werte der Kindheit in Form unserer inneren Bewerterstimmen ersetzen können. Dadurch verbinden wir die Wahrnehmung unserer Grundbedürfnisse mit einer nachhaltigen Befriedigung derselben. Das Bindungsbedürfnis können wir z. B. kurzfristig auch in einer Urlaubsbekanntschaft oder einem One-Night-Stand befriedigen, langfristig deutlich besser aber in gewachsenen und gepflegten Beziehungen.

Schritt 3: Moduswahl. Mit dem Zugriff auf alle Ressourcen (also auf alle Regale des Lagers) können wir nun überlegen, welche *Werte*-orientierte Handlung statt des Autopiloten unsere Grundbedürfnisse langfristig am nachhaltigsten zu befriedigen verspricht. Diesen Handlungsentwurf müssen wir dann *engagiert* in uns top-down gegen die Schemaaktivierungsprozesse und die resultierenden automatischen Bewältigungsreaktionen im DMN durchsetzen. Dabei helfen innere Dialoge aus dem Blickwinkel des Erwachsenenmodus, welche die automatischen Gedanken der inneren Bewerterstimmen im DMN antagonisieren bzw. »übersteuern« können (cortical override; Siegel 2007). Diese inneren Dialoge stabilisieren das Exekutieren des im ECN ausgewählten, neuen Verhaltens (Meichenbaum 1979). Sie wirken wie die Zügel, an denen der Reiter das Pferd haltend auf dem gewählten Weg führt *(commited action)*. Das gezeigte Verhalten wird dabei zum Stimulus für unser Gegenüber und dessen Verhalten (siehe Abb. 1-14, Kap. 1.4.4). Gleichzeitig stabilisieren die Konsequenzen unser neues Verhalten. Nur wenn es die Bedürfnisse besser befriedigt als die alten Bewältigungsmodi, werden wir es beibehalten. Daher trägt die bewusste Wahrnehmung positiver Effekte, z. B. in Tagesrückblicken oder Tagebüchern, erheblich zur Verstärkung und Stabilisierung erwünschten Verhaltens im DMN bei (siehe Kap. 4.6.6).

3.7.2 Der Erwachsenenmodus in der schematherapeutischen Fallkonzeption

Die noch in finaler Abstimmung befindliche neue Fallkonzeption der International Society of Schema Therapy (ISST) enthält eine Auflistung der Aufgaben des Erwachsenenmodus. Diese umfassen im Wesentlichen folgende acht Punkte:

1. Meta-Perspektive (im Sinne der von uns beschriebenen Beobachterpersepektive)
2. Realitätsbezug (einschließlich der Akzeptanz negativer Gefühle)
3. Verantwortungsübernahme (bezogen auf die Umsetzung eigener Werte)
4. Selbstmitgefühl und Selbstakzeptanz
5. Selbstsicherheit, die mit den Bedürfnissen anderer ausbalanciert ist
6. ein kohärentes Selbsterleben
7. ausreichend prosoziales Verhalten
8. Vertrauen in ein sinnvolles Leben, das uns auch in schwierigen Situation trägt

Unser kontextuelles Verständnis des Erwachsenenmodus füllt diese Aufgaben mit konkreten Prozessbeschreibungen und geht damit über die Vorgaben der ISST hinaus. Wie wir das umsetzen, beschreiben wir in Kapitel 6. Nachfolgend stellen wir zunächst unser dimensionales Verständnis des Modusmodells vor, auf dem die Therapieplanung (und insbesondere die Fallkonzeption) sowie der Einsatz der erlebnisaktivierenden Techniken aufbauen.

3.8 Das dimensionale Modusmodell

3.8.1 Die drei Dimensionen des Modusmodells

Zwei der drei Dimensionen des Modusmodells entsprechen dem Alternativen Modell für Persönlichkeitsstörungen (AMPD) des DSM-5. Die dritte Dimension ist der diagnostische Schritt vom gezeigten Verhalten auf der vorderen Bühne zurück zu den motivationalen Wurzeln auf der hinteren Bühne im Inneren des Organismus, wo das exekutierte Verhalten im DMN vorbereitet wird. Das gezeigte Verhalten verläuft bildlich gesprochen »stromabwärts«: Wir wollen zurück an die Quelle des Verhaltens, um es an seinen Wurzeln zu modifizieren.

Dimension 1: Vordere und hintere Bühne bzw. von innen nach außen. Die Dimension des interpersonal funktional-flexiblen vs. dysfunktional-rigiden Verhaltens haben wir bereits eingeführt (siehe Kap. 1.3.8 und 2.3.2). Nun wollen wir eine intrapsychische, dimensionale Differenzierung hinzufügen. Bei dieser Dimension greifen wir auf die von Rainer Sachse (2006) eingeführte Unterscheidung zwischen Motiv- und Spielebene zurück.

Der Begriff **Spielebene**, der ursprünglich auf Berne (1961) zurückgeht, bzw. die **vordere Bühne** (Baars 1997) beschreiben die Ebene, auf der sich die Menschen in Bewältigungsmodi interaktionell verstricken, ohne sich ihrer hintergründigen Motive auf der Grundbedürfnisebene (bzw. der hinteren Bühne) bewusst zu sein.

Die **Motivebene/hintere Bühne** muss in der Therapie durch SORC-Analysen erst aktiv herausgearbeitet werden. Damit meinen wir das »Geschehen hinter den Kulissen der sichtbaren Handlung« (R mot.). Diese Ebene setzt sich zusammen aus dem basalen emotionalen Erleben (Kindmodi, R emot.) und den verinnerlichten Bewertungsmustern (R kog.). Das sind die drei Komponenten des in Kapitel 1.3 beschriebenen **Reaktionsdreiecks**. Zu den **Basisemotionen** führt die Frage: »*Was spürst du jetzt im Körper?*« Zu den **Bewertungsmustern** führt die Frage: »*Was sagt denn die Stimme in deinem Kopf?*« Die inneren Antreiber sagen z. B.: »*Wenn du die Überstunden nicht machst, verlierst du deinen Job.*« Dahinter steckt die Grundannahme: »Ohne Leistung bist du nichts wert« (Schema: Unerbittliche Ansprüche). Oder die inneren Bewerter sagen: »*Mein Gott, hast du dich wieder auf der Party gehen lassen!*«; Grundannahme: »Aus der Rolle fallen ist schlecht« (Schema: Emotionale Hemmung). Oder die Grundannahme »Fehler müssen bestraft werden« (Schema: Bestrafungsneigung) lässt die nach außen gerichteten inneren Bewerter sagen: *»Der Kerl gehört abgemahnt, wenn der so viele Fehler macht.«* Dabei kann analog der »downward arrow«-Technik (Beck et al. 1979) von den aktuellen automatischen Gedanken auf der vorderen Bühne zu den fundamentalen Grundannahmen auf der hinteren Bühne vorgedrungen werden.

In diesem Blick auf das Modusmodell entspricht die **Spielebene/vordere Bühne** den im Laufe des Heranwachsens nach und nach erlernten Bewältigungstrategien als äußerlich sichtbares Verhalten. Das Konzept der Bewältigungsmodi entspricht weitgehend den Überlebensregeln der Strategisch-Behavioralen Therapie (SBT; früher Strategische Kurzzeittherapie, SKT) von Sulz & Hauke (2010), z. B.: *»Wenn ich nur genug leiste, bekomme ich auch Liebe«* (beim Modus der Unterordnung), teilweise auch den Abwehrmechanismen in psychodynamischen Modellen. In der alltäglichen Interaktion sind zunächst diese Handlungen sichtbar und können die kognitiven und emotionalen Reaktionsanteile verdecken. In emotional stark aktivierten Zuständen können die auf der hinteren Bühne im Inneren aktivierten Basisemotionen der Kindmodi »durchbrechen« und werden auf der vorderen Bühne direkt sichtbar. Auch im taxonomischen Modusverständnis findet man in praktisch allen Büchern zur Schematherapie die Metapher, der verletzbare Kindmodus sei »hinter« dem distanzierten Beschützer versteckt (»a part underneath«; Young et al. 2003, S. 285) und müsse dort gesucht werden (»getting past the maladaptive Coping mode«; Young et al. 2003, S. 291). Das verweist im Prinzip bereits auf diese zwei Ebenen.

DER BEZUG ZUR HORIZONTALEN VERHALTENSANALYSE

Das Bewältigungsverhalten im Erwachsenenmodus oder in Bewältigungsmodi (Re) stellt die sichtbare Verhaltensreaktion (Re) auf die aktuell innerlich parallel aktivierten emotionalen Reaktionstendenzen (Ri) der Kindmodi sowie der Bewertungsmuster und Forderungen der inneren Bewerter/Elternmodi dar. Diese wiederum werden bestimmt durch die Basisemotionen und die Grundannahmen, die bei der Aktivierung der Schemata (O-Variable) mobilisiert werden. Die inneren Reaktionen bilden die Brücke in einem dynamischen, dimensionalen Verständnis auf dem Weg »von innen nach außen« zwischen den Schemata im Körper (O-Varibale) und dem exekutierten Verhalten (Re). Diese Unterscheidung in innere Aktivierungen (Ri) und das sichtbare Verhalten (Re) zeichnet die Unterscheidung in respondente (Ri) und operante (Re) Reaktionen der Zwei-Faktoren-Theorie von Mowrer (1960) nach, bei der die operanten Handlungen als Bewältigungsversuch die Aktivierungen der respondenten Aktivierungen vermindern bzw. regulieren.

Die Reife der Bewältigungsmodi: Die hier beschriebene Dimension »von innen nach außen« erlaubt auch, die Bewältigungsmodi weniger statisch, sondern auch als sich entwickelnd zu verstehen (Young et al. 2005, S. 380) – von infantilen über kindliche, adoleszente bis hin zu erwachsenen Bewältigungsmodi (Roediger et al. 2015). Bei den infantilen Bewältigungsmodi dominieren die (heißen) Emotionen, zu den erwachsenen Bewältigungsmodi hin dominieren die (kalten) kognitiv-strategisch-instrumentellen Überlegungen bis hin zum manipulativen Verhalten. Im externalisierenden infantilen Bewältigungsmodus strampelt das Kind ungerichtet um sich, im kindhaften Bewältigungsmodus wirft das Kind das Bauklötzchen nach der Mutter oder schreit sie an, im adoleszenten Bewältigungsmodus nimmt das Kind Geld aus dem Portemonnaie der Mutter und im erwachsen-manipulativen Bewältigungsmodus fälscht es die Steuererklärung (und betrügt damit die Solidargemeinschaft). Man kann die Reife der Bewältigungsmodi als Trajektorie sehen.

Dimension 2: Internalisierung und Externalisierung. Wenn man sich Bindung, Sicherheit und Autonomie/Selbstbehauptung auf einer Dimension vorstellt, so lassen sich emotionale Reaktionen (Kindmodi) und interpersonale Handlungen (Bewältigungsmodi bzw. Erwachsenenmodus) relativ klar zwischen den Polen internalisierend (Sicherheit durch Bindung) oder externalisierend (Sicherheit durch Autonomie/Selbstbehauptung) einordnen. Wie oben erwähnt, arbeiten wir bei den **Kindmodi** mit den Grundpolaritäten eines verletzbar-ängstlich-traurigen und eines angespannt-genervt-ärgerlichen Kindmodus. In einer optimal funktionierenden Eltern-Kind-Dyade wäre das Kind theoretisch überwiegend im Modus des befriedigten bzw. glücklichen Kindes. Erst durch die Frustration des Bindungsbedürfnisses entstehen die negativen Basisemotionen Angst und Trauer, vielleicht auch Ärger. Wird das Bedürfnis nach Selbstbehauptung und Autonomie frustriert, entsteht Genervt-Sein (bis hin zum Ekel) oder Ärger. Beide Pole stehen als biologisch angelegte Reaktionsmuster nebeneinander, können auch synchron aktiviert sein (z.B. bei ohnmächtiger Wut) und werden dann ambivalent erlebt. Welcher Erlebensaspekt in den Vordergrund tritt und das nachfolgende Verhalten prägt, hängt von den aktuell stärker aktivierten Grundbedürfnissen ab: In Anwesenheit der Mutter mag das Kind auf ein Verbot zunächst wütend und dominant-aggressiv reagieren (z.B. mit dem erwähnten Bauklotz nach der Mutter werfen). Zieht sich die Mutter zurück, bekommt das Kind Angst, kippt in den verletzbaren Kindmodus und reagiert mit einem unterordnenden Bewältigungsmodus (das Kind läuft der Mutter weinend nach). Letztlich ist das Bindungsbedürfnis stärker als die Selbstbehauptungstendenz. Ähnlich kippen narzisstische Erwachsene.

Hinsichtlich der **Handlungen auf der vorderen Bühne** als Reaktion auf die Signale bzw. Alarmzeichen der Basisemotionen »hinter den Kulissen« lassen sich mit Bezug zu Cannons Tiermodell (1915) vier wesentliche Formen unterscheiden, die unseres Erachtens entlang der **Dimension Internalisierung ↔ Externalisierung** zu verstehen sind:

1. sich **unterordnen** bzw. **folgen**, um Konflikte zu vermeiden oder um zu überleben (»surrender« oder »follow« bzw. »fawning«)
2. **passive Flucht durch Erstarren** und Gefühle vermeiden bis hin zur Dissoziation (als »Flucht nach innen« bzw. »freeze«), um nicht gesehen zu werden
3. **aktive Flucht** (flight), um einer belastenden Situation zu entkommen; bei Menschen beinhaltet das auch spannungsreduzierendes, selbstberuhigendes Verhalten bis hin zu Sucht oder Zwang, ebenso passiv-aggressives Verhalten

4. aktiv nach außen **kämpfen** (fight), was eine dominante Position und damit verbundene Privilegien sichert

Auf weitere Formen hat Amir Askari (2021; siehe Abschn. 3.5.1) hingewiesen. Menschen nutzen häufig mehrere Bewältigungsmodi im Wechsel. Dazu ein Beispiel:

FALLBEISPIEL

Eine 55-jährige Patientin mit sehr lebhaftem Temperament und gutem intellektuellem Niveau zeigt situationsbedingt sehr unterschiedliche Bewältigungsstrategien: **Unterordnung/Folgen** zeigt sie häufig durch Unterdrückung von Ärger gegenüber ihrem dominanten Partner, aber auch bei ihrer Arbeit, indem sie mit einer Sammlung flotter Sprüche bewusst versucht, positiv aufzufallen und sich beliebt zu machen. Sie zeigt ebenfalls verschiedene Formen der **Gefühlsvermeidung**, sowohl interpersonal, indem sie in für sie schwierigen Interaktionen viel und schnell redet, als auch intrapsychisch durch skin-picking und durch Grübeln, wobei sie ein esoterisches Glaubenssystem heranzieht, mit dem sie für alles eine beruhigende Erklärung findet (in der Biografie konsumierte sie aber auch bis zum ca. 40. Lebensjahr exzessiv alle Arten von Drogen und war sehr promiskuitiv). Sie zeigt jedoch auch Ansätze von **Dominanz**, indem sie andere mit spitzen Bemerkungen brüskiert oder schroff auf Fehler hinweist und sehr aggressive Fantasien äußert: *»In der Jugend wollte ich Atomphysik studieren, um alle in die Luft zu sprengen!«*

Varianten der Erstarrung: In verschiedenen Büchern zur Schematherapie wird nur zwischen »fight, flight und freeze« unterschieden (z. B. Jacob & Arntz 2015). Das ist in unseren Augen ungenau und bildet nicht das ganze Spektrum der Bewältigungsreaktionen ab, denn es fehlt die Unterwerfung als Option, sich in Beziehung zu setzen. Der Unterschied zwischen »freezing« im Sinne von Erstarren im Gegensatz zur Unterwerfung ist fundamental. Erstarrung ist ein passives Flucht- bzw. Vermeidungsverhalten: Das erstarrte Kaninchen will vom Fuchs nicht gesehen werden. Es bleibt aber in einer sympathikotonen Aktivierung. In Abgrenzung dazu beschreibt Pat Ogden (2009) mit Bezug auf Porges Polyvagal-Theorie (siehe Kap. 1.4.3) einen Zustand der Immobilisierung als einen tranceähnlichen, schlaffen (Muskel-)Zustand, in dem körperbezogene Opioide ausgeschüttet werden, um Schmerzen nicht spüren zu müssen. Dieses durch den dorsalen Vagus ausgelöste komplexe Muster der Unterwerfung soll im Tierreich »einen barmherzigen und schmerzlosen Tod« ermöglichen.

Unterwerfung: Im Gegensatz zu diesen Facetten vermeidenden Verhaltens ist Unterwerfung ein tendenziell prosoziales Verhalten, um in der Gruppe bleiben zu dürfen, z. B. wenn ein unterlegener Hund sich auf den Rücken wirft und die Kehle zeigt. Tatsächlich führt das bei Hunden zu einer (biologisch angelegten) Beißhemmung, was bei Menschen nur noch eingeschränkt funktioniert. Vordergründige Unterwerfung kann als *fawning* auch in Form des strategischen Umschmeichelns einer Täterperson eingesetzt werden und wird als »viertes F« neben fight, flight, freeze bezeichnet (Walker 2024).

FALLBEISPIEL

Eine junge Frau suggerierte bei einem Vergewaltigungsversuch, dass sie den Vergewaltiger ganz attraktiv fände und sie ihn unbedingt wiedersehen wolle. Der ließ sich »becircen« (siehe Kap. 5.8) und die junge Frau entkommen, die ihn dann später anzeigen konnte.

Dimension 3: Adaptiv vs. maladaptiv. Damit kommen wir zur dritten Dimension, die grafisch dargestellt senkrecht zur Dimension vordere vs. hintere Bühne bzw. innen vs. außen und der Dimension Internalisierung (links) vs. Externalisierung (rechts) steht (siehe Abb. 3-4). Auf der dritten, vertikalen Achse liegen unten das maladaptive, einseitige, starre, desintegrierte Verhalten im automatisiert eingesetzten Bewältigungsmodus und oben das adaptive, ausbalancierte, flexible, integrierte Verhalten im Erwachsenenmodus. Maladaptive Bewältigungsmodi im Sinne der Schematheorie stellen unseres Erachtens – wie im alternativen Modell des DSM-5 und in der ICD-11 vorgeschlagen – übersteigerte und fixierte Persönlichkeitsstile im Sinne von Oldham und Morris (1992) dar.

Modi als Trajektorien: Die Dosis macht das Gift: Erst der übersteigerte und rigide Einsatz macht das Verhalten maladaptiv. So beinhaltet Unterordnung im kontextualisierten »gesunden« Fall auch die Fähigkeit, Hilfe und Ratschläge anzunehmen, nachzugeben, sich zu entschuldigen, mitzumachen und sich einzufügen (auch wenn man selbst eine andere Idee hätte) – kurz: sich kooperativ zu verhalten. Diese Fähigkeit kann z. B. bei narzisstischen oder antisozialen Menschen, die zur Dominanz/Überkompensation neigen, zu schwach ausgeprägt sein. Therapieziel wäre dann, eine »funktionale Unterordnung« (oder besser »Einordnung«) zu lernen. Wenn man wegen einer Ge-

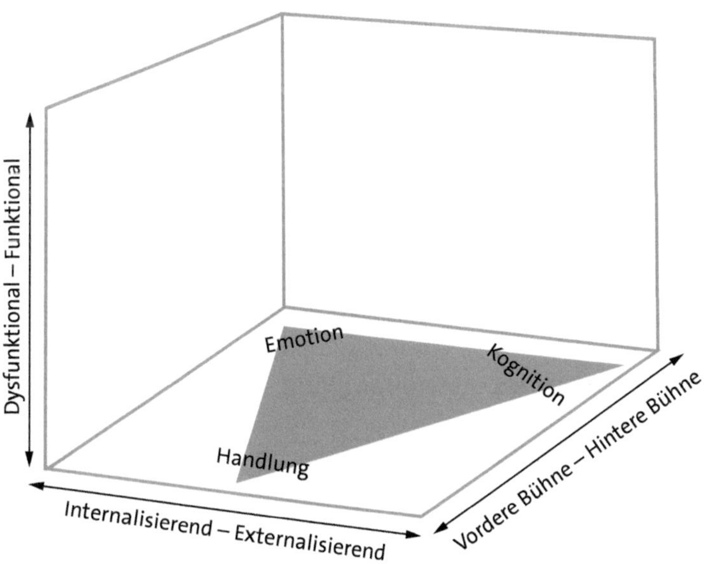

Abb. 3-4: Die drei Dimensionen im Modusmodell.

schwindigkeitsübertretung von der Polizei angehalten wird, ist diese Art der Unterordnung äußerst funktional. Der Begriff »Unterwerfung« kennzeichnet hingegen die Übertreibung. Umgekehrt kann es notwendig sein, einen übergriffigen Kollegen klar und deutlich in seine Schranken zu verweisen, was eine funktionell-kämpferische Geste im Sinne einer funktionalen gesunden Dominanz/Überkompensation darstellt. Erst die Übertreibung dieser im Kern zur Selbstbehauptung notwendigen und damit gesunden Tendenz (im Sinne eines »too much of a good thing«) wird maladaptiv. Ebenso ist es in Krisensituationen hilfreich, alle Gefühle zur Seite schieben und sich ganz auf die Rettung einer verletzten Person konzentrieren zu können (im Sinne eines funktionalen Selbstschutzmodus). Bei all diesen Beispielen würde man nicht von einem maladaptiven Bewältigungsmodus sprechen.

3.8.2 Die drei prototypischen Modusdynamiken

Nachdem wir die drei Dimensionen vorgestellt haben, anhand derer wir gezeigtes Verhalten analytisch einordnen, möchten wir nun prototypische Dynamiken bzw. Reaktionsdreiecke maladaptiven Verhaltens beschreiben. Grundsätzlich ist es wichtiger, eine konkrete Handlung mikroanalytisch im gegenwärtigen funktionalen Kontext als maladaptiv/problematisch zu identifizieren, als sie nomothetisch exakt einem der vorformulierten Bewältigungsmodi zuzuordnen. Wir arbeiten – dem Gebot der Sparsamkeit folgend – mit möglichst wenigen Entitäten, die wir im Folgenden beschreiben und in einen dimensionalen Rahmen einordnen.

> Bewältigungsmodi entsprechen sozialen Rollen und definieren zwischenmenschliche Reaktionen bzw. Beziehungsangebote. Als orientierende Navigationshilfe bei der Mikroanalyse problematischer interpersonaler Verhaltensmuster schlagen wir drei soziale Rollen entsprechend den übergeordneten Bedürfnissen Bindung, Sicherheit und Selbstbehauptung/Autonomie vor.

Dies entspricht in etwa dem Vorschlag von Jacobs et al. (2020) mit drei Faktoren höherer Ordnung hinsichtlich der Dynamik zwischen Modi:

1. **Internalisierung** (geringe Aktivierung des Erwachsenenmodus, hohe physiologische Aktivierung, verletzbarer Kindmodus und Unterwerfung)
2. **Zwanghaftigkeit** (hohe physiologische Aktivierung, fordernde Bewerter und Vermeidungsmodi)
3. **Externalisierung** (hohe physiologische Aktivierung, impulsiv-wütender Kindmodus und Dominaz durch Angriff)

Die internalisierenden Modusdynamiken (bindungsorientiert). Der Begriff der Internalisierung meint die Tendenz, bei Frustrationen und in Konfliktsituationen trotz natürlichen Selbstbehauptungsbedürfnisses auf der Bewältigungsebene zu sehr bindungsorientiert-unterwürfig zu reagieren. Bei diesem Reaktionsdreieck spielt in der Regel die emotionale Hemmung durch selbstkritische Bewertungsmuster (Bewerter/Kritiker) eine entscheidende Rolle, da diese die Selbstbehauptungstendenz neutralisieren (siehe Abb. 3-5).

FALLBEISPIEL

Internalisierendes Verhalten

Unsere Beispielpatientin *Susanne* zeigt gegenüber ihrem eher dominanten Partner immer wieder Unterwürfigkeit/Folgsamkeit. Sie berichtet in der Therapie, dass sie am Abend vor dem Termin mit ihm zum Abendessen verabredet war, worauf sie sich sehr gefreut hatte. Ihr Partner *Peter* musste aber überraschend länger arbeiten, während sie zu Hause auf ihn wartete. Als er nach Hause kam, konfrontierte sie ihn verärgert damit, dass sie seit zwei Stunden auf ihn wartet, worauf er ebenfalls konfrontativ und sehr laut-aggressiv reagiert: »Weißt du, ich habe echt viel Stress in der Arbeit mit dem neuen Projekt und brauche so einen Quatsch nicht, du könntest mich einfach unterstützen. Aber nein, du musst mir noch mehr Stress machen. Du denkst echt nur an dich selbst! Und dann machst du mir noch Vorwürfe. Lächerlich. Ich habe nicht so einen easy Job wie du und ohne meinen Job hätten wir dieses Haus nicht, ebenfalls nicht das Kleid, das du gerade trägst. Wie kannst du so undankbar sein?!« Darauf reagiert sie mit einem deutlich leiseren »Es tut mir leid, ich dachte, wir haben heute eine Verabredung und habe mich einfach gefreut, dich zu sehen ... ich will dich nicht belasten ... möchtest du noch weggehen oder möchtest du lieber deine Ruhe? Soll ich dir was zu essen machen?«

Der anfängliche Ärger der Patientin erstickt. Es kommt zu einem Mangel an innerer (Sympathikus-)Kraft, welche jedoch notwendig wäre, um auf der vorderen Bühne eine zwischen Bindung und Selbstbehauptung ausgewogenere Haltung zu zeigen und auch in der Lage zu sein, nicht nur Verständnis, sondern auch ihre Kränkung und ihren Ärger zu zeigen. Vor dem Hintergrund ihrer Beziehungserfahrungen in der Kindheit (Schemata) mit einem sehr dominanten und häufig abwesenden Vater und am Beispiel des modellhaften Verhaltens ihrer Mutter diesem gegenüber erlebt die Patientin vor allem Bindungsverlustangst (verletzbare Kindseite). Hinzu kommt ein Gefühl von Schuld in Verbindung mit Selbstabwertungen und kognitiven Bewertungsmustern (Schemaaktivierung, alte rigide Lernerfahrungen, Kritiker-/Bewerterseite). In der Stresssituation sind die im Rahmen der Therapie verbalisierbaren kognitiven Schemaanteile wie »ich bin weniger wichtig«, »ohne ihn würde ich nicht überleben, ich darf ihn nicht belasten« oder »wie konnte ich so egoistisch sein« nicht bewusst zugänglich, aber handlungswirksam. Diese Bewertungen auf der Kritikerseite hemmen die gesunde Selbstbehauptungstendenz und den damit verbunden Ärger. Die Patientin wählt in dem Moment die einzige ihr sinnvoll erscheinende Strategie als unmittelbare Lösung, zeigt prosoziales Verhalten und passt sich den Wünschen ihres Mannes an (»**Underdog**«).

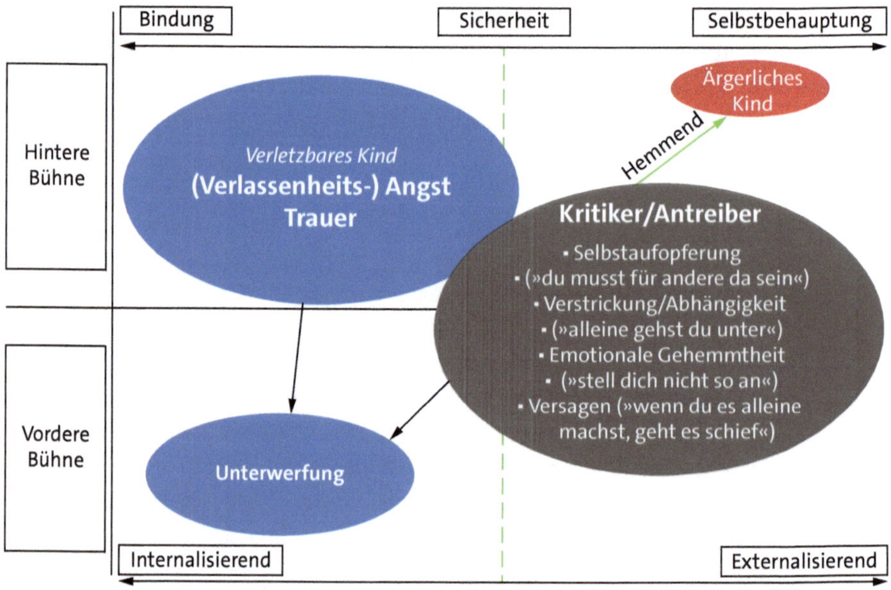

Abb. 3-5: Internalisierende Modusdynamik mit typischen Schema-Beispielen (mod. nach Valente & Roediger 2020).

Die externalisierenden Modusdynamiken (Autonomie/Selbstbehauptungs-orientiert). Mit dem Begriff der Externalisierung ist die Tendenz gemeint, bei Frustrationen und in Konfliktsituationen trotz eines natürlichen Bindungsbedürfnisses auf der Bewältigungsebene selbstbehauptungsorientiert-kämpferisch zu reagieren. Nicht Ärger und Selbstbehauptung werden hier durch Bewertungsmuster neutralisiert, sondern prosoziale Emotionen (die Basisemotionen Trauer und Trennungsangst sowie selbstreflexive Emotionen wie Scham oder Schuld). Abbildung 3.6 zeigt dieses Reaktionsdreieck.

FALLBEISPIEL (FORTSETZUNG)

Externalisierendes Verhalten

Schauen wir uns gemeinsam den Ehemann Peter unserer Patientin Susanne an. Er arbeitet als Ingenieur und Projektmanager in einer großen Firma und seine Karriere ist sehr wichtig. Das Paar hat immer wieder Probleme und Auseinandersetzungen, sodass bereits mehrere Paartherapiesitzungen stattfanden. Er erlebte ebenfalls früh in seinem Leben emotionale Deprivation und Einsamkeit, wurde aber für Leistung belohnt und lernte auch sehr früh, sich mit dominantem Verhalten durchzusetzen. Aus der Paartherapie wissen wir aber auch, dass er häufig sehr traurig über die Beziehung nachdenkt und sich die Frage stellt, wie es so weit kommen konnte. Er nimmt sich daher vor, mehr Zeit und Energie in die Beziehung zu investieren. Er hatte jedoch gedacht, dass die Verabredung, auf die er sich auch freute, erst am nächsten Tag wäre. In dem Moment, als er seine verärgerte/enttäuschte Frau vor sich sieht und ihren ersten Satz hört, fühlt er möglicherweise für einen sehr kurzen Moment Schuld und auch selbst Enttäuschung. Er hat auch einen bindungsorientierten Wiedergutmachungsimpuls, der aber im nächsten Augenblick aus seinem Bewusstsein verschwindet, während seine Frau den Vorwurf noch lauter wiederholt. Dann zeigt er fast ungebremst seine aggressiv-entwertende Bewältigung der Situation, wobei in dem Moment nur noch Misstrauen und Verachtung die emotionalen Begleiter sind.

Auch wenn die Bindungsemotionen (verletzbare Kindseite) grundsätzlich von hoher Relevanz sind, haben sie im Augenblick dieser Aktivierung keinen Raum. Die Selbstabwertungen sowie die emotionalen Hemmungstendenzen (Bewerterseite) können zwar in anderen Situationen zur Intensivierung und Aufrechterhaltung verletzbarer Emotionen wie Verlustangst und Trauer führen, in der Mikroanalyse der Aktivierung des externalisierenden Bewältigungsmodus zeigt sich jedoch eine Hemmung dieser Emotionen: Sie treten im Bewusstsein des Patienten für kurze Zeit völlig in den Hintergrund. Das führt zu einem Überschuss an Sympatikusaktivierung, die sich in den gezeigten Bewältigungsmodi auslebt. Die aktivierte Basisemotion ist Ärger (ärgerliche Kindseite) und der Patient fühlt eine hohe psychovegetative Aktivierung in Form einer inneren Anspannung. Er erlebt sich als nicht ausreichend respektiert, gewürdigt und anerkannt. Die Aggressivität der Kritikergedanken wendet sich zusammen mit dem Energieüberschuss nach außen. Dabei tauchen tatsächlich häufig die gleichen Formulierungen auf wie bei den Selbstabwertungen, nur werden sie jetzt auf die andere Person bezogen, sodass eine Art Opfer-Täter-Umkehrung stattfindet: So wiederholt der Patient teilweise Sätze, die er zu Hause als Kind zu hören bekam, wie etwa: »Du denkst nur an dich selbst, wie kannst du so egoistisch sein?« (Young et al. 2005, S. 40) So wird ein Mann, der sich auf der hinteren Bühne derzeit häufig traurig fühlt, sich für sein Verhalten schämt und sich unzulänglich erlebt (die Bewertungen auf dem Kritiker-Stuhl »attackieren« symbolisch das verletzbare Kind), in diesem dominanten Modus selbst zum Kritiker seiner Frau. In den externalisierenden Bewältigungsmodi zeigt sich auf der vorderen Bühne der bereits erwähnte Kraftüberschuss deutlich und führt zu Verhaltensübertreibungen bzw. -exzessen (»**Top dog**«-Rolle).

Die vermeidenden Modusdynamiken (Sicherheits-orientiert). Bei den Vermeidungsmodi werden sowohl Bindung als auch Selbstbehauptung »geopfert«: Die Person priorisiert im Überlebensmodus das Bedürfnis nach Sicherheit und zieht sich aus dem zwischenmenschlichen Geschehen entweder passiv durch Erstarren oder aktiv durch fluchtartiges Verhalten zurück (»**No dog**«-Rolle). Zu diesen Dynamiken gehören auch die Selbstberuhigungshandlungen. Das Rückzugsverhalten kann eher passiver oder aktiverer Natur sein, z. B. in Form von Emotionsvermeidung, Ablenkungsstrategien (Small Talk) oder Tagträumen, oder auch selbststimulierend durch aktive Handlungen wie Selbstverletzungen, Sucht oder Kontrollrituale. Auch wenn diese Handlungen nicht direkt interpersonal wirksam sind, spielen sie in der Mikroanalyse problematischer Verhaltensweisen von Menschen mit Persönlichkeitsstörungen eine wichtige

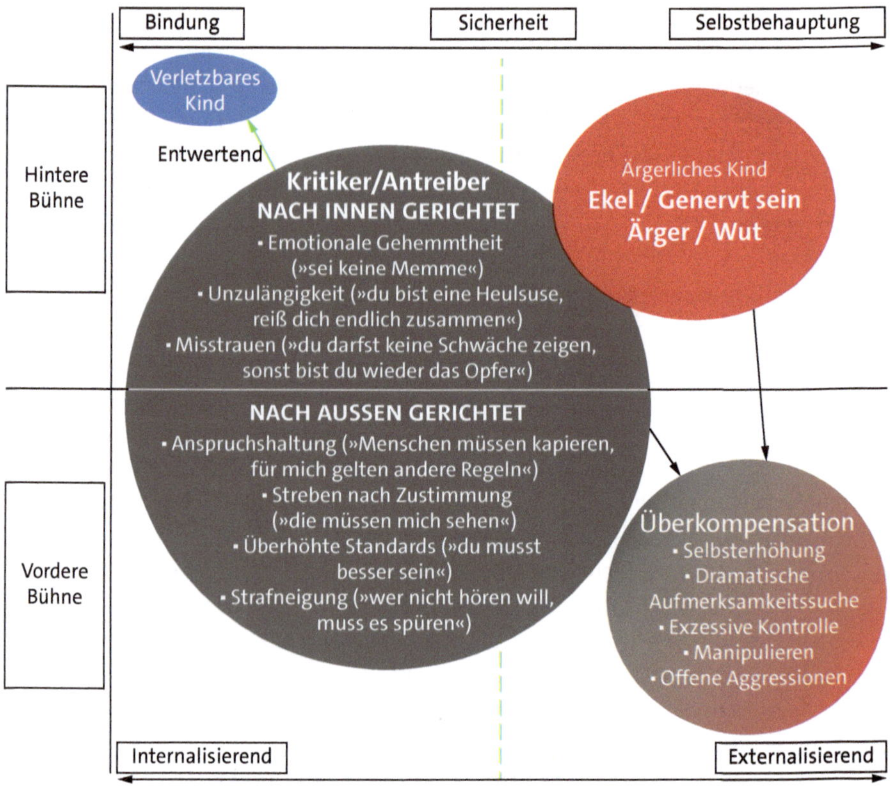

Abb. 3-6: Externalisierende Modusdynamik mit typischen Schema-Beispielen (mod. nach Valente & Roediger 2020).

Rolle. Hier ein Beispiel für eine subtile Vermeidungsstrategie vor einer geplanten Imaginationsübung.

> **FALLBEISPIEL (FORTSETZUNG) Subtil vermeidendes Verhalten**
> Die bereits erwähnte Patientin Susanne kommt zu einer geplanten Imaginationsübung mit Überschreibung traumatischer Kindheitserinnerungen. Die letzte Übung war für sie emotional sehr belastend, sodass sie Angst vor der nächsten Konfrontation fühlt. Sie beschäftigt sich an den Tagen vor der Sitzung sehr mit der anstehenden Übung, überlegt sogar abzusagen. Sie entscheidet sich aber dazu, die Sitzung wahrzunehmen. Bereits zu Beginn der Sitzung ist sie auffällig logorrhoisch und berichtet über den Verkehr auf den Weg in die Praxis und ihre Aufregung aufgrund eines anstehenden Gesprächs mit ihrem Amtsleiter in der laufenden Woche. Sie redet so schnell, dass es teilweise schwierig ist, sie zu unterbrechen.

Abbildung 3.7 zeigt diese Dynamik: Auch hier spielen die Bewertungsmuster (Bewerterseite) eine wichtige Rolle bei der Neutralisierung beider emotionaler Kindseiten und deren Grundbedürfnisse.

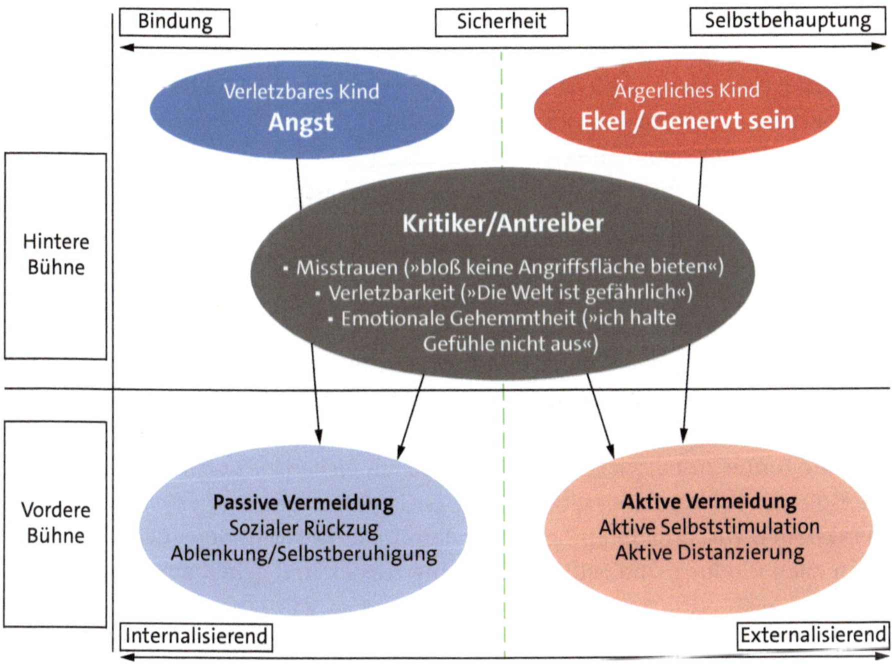

Abb. 3-7: Vermeidende Modusdynamik mit typischen Schema-Beispielen (mod. nach Valente & Roediger 2020).

Mode-Flipping bzw. Schuld-Wut-Wippe. Eine vierte Dynamik stellt das rasche Wechseln bzw. Kippen zwischen internalisierendem und externalisierendem Verhalten dar, wie es insbesondere bei emotional instabilen Menschen zu beobachten ist. Sie bemühen sich zunächst stark um Nähe, bis sie zurückgewiesen werden und wütend-externalisierend reagieren. Ziehen sich die Interaktionspartner zurück, werden die selbstkritischen inneren Bewerter stärker und erzeugen Schuldgefühle, die wieder zu einer unterwürfigen Annäherung führen. Diesen Menschen fehlt sozusagen die innere Mitte. Young et al. (2005, S. 429) schreibt: »Sie müssen lernen, ihrem Ärger auf konstruktivere und effektivere Weise Ausdruck zu geben. Statt Passivität in Aggression umschlagen zu lassen, müssen sie durch Stärkung ihrer Selbstsicherheit einen Raum zwischen diesen beiden Extremen finden.«

3.8.3 Von den Modusdynamiken zur dimensionalen Fallkonzeption mit der Modus-Landkarte

Wenn wir die drei grundlegenden Dynamiken in einem dimensionalen Gesamtbild zusammenfassen, können wir das wie in Abbildung 3-8 darstellen. Wir nennen es umgangssprachlich das *Zwei-Beine-Modell*. Um das Modell auf das Körperschema beziehen zu können, das nur zwei Beine hat, haben wir das Bedürfnis nach Sicherheit farblich nicht hervorgehoben, sondern verwenden nur die Farben BLAU und ROT. Die Farbcodierung zeigt die verschiedenen Elemente unseres vereinfachten Modells in der Polarität bzw. längs der Trajektorien zwischen BLAU und ROT eingeordnet. Es bildet die bekannten Kernelemente unseres vereinfachten Modells ab:

1. Die beiden polaren bzw. antinomen **Grundbedürfnisse** von Bindung und Selbstbehauptung. Dazwischen das Bedürfnis nach Sicherheit. Zur Erinnerung: Bindung meint nicht generell »Kontakt«, sondern eine hingebungsbereite, vertrauensvolle Öffnung zu meiner Gruppe hin. Dabei finden wir *Sicherheit im »Wir«*. Kulturanthropologisch ist das in den meisten Kulturen die präferierte Haltung (Graeber & Wengrow 2024). Auch Menschen in der Selbstbehauptung wollen Kontakt, aber kontrollorientiert und zu ihren Bedingungen! Selbstbehauptung ist allerdings notwendig, um sich als Individuum (als »Ich«) in der Welt zu realisieren und Selbstwirksamkeit und Autonomie zu entwickeln. Dann erlebe ich *Sicherheit durch Kontrolle*. Menschen, die nur auf Sicherheit setzen, ziehen sich bildlich gesprochen von den beiden interaktionell ausgerichteten Beinen und den damit verbundenen Grundbedürfnissen nach Bindung und Selbstbehauptung zurück und gehen aus dem sozialen Kontakt.
2. Die durch die Frustration der Grundbedürfnisse als Signal aktivierten **Basisemotionen** im Spektrum zwischen verletzbar – ängstlich – traurig (BLAU) und angespannt – genervt – ärgerlich (ROT), so wie sie im Still face-Video (siehe Kap. 1.4.1) beobachtet werden können.
   Anmerkung: Wir verwenden in der Arbeit eher den Begriff »genervt«, der eine abgeschwächte, mehr seelische Form des sehr körpernahen Ekels darstellt.
3. Das exekutierte **Verhalten** (Bewältigungsmodi) im Spektrum zwischen Internalisierung (Unterwerfung) – passivem Rückzug (freeze) – aktivem Selbstberuhigungsverhalten (flight) und Dominanz (fight). Wie das Kind im Still face-Video versuchen Menschen primär Sicherheit bei anderen bzw. in der Gruppe bzw. durch Kontrolle der Umgebung zu finden. Nur wenn das nicht gelingt, gehen sie in den aktiven bzw. passiven Rückzug. Dabei werden aber sowohl das Bindungs- als auch das Selbstbehauptungsbedürfnis frustriert und nur das Sicherheitsbedürfnis rudimentär befriedigt, was den Ausgangspunkt der meisten klinischen Symptome bildet (siehe auch Abb. 3-10).
4. Im **Erwachsenenmodus** (»Der Kopf«) nehmen wir die Grundbedürfnisse wahr und versuchen, sie ausbalanciert und flexibel zu befriedigen. Damit bewegen wir uns im ausbalancierten Bereich.

Tief in uns leben unsere Grundbedürfnisse. Die Basisemotionen fühlen wir im Rumpf (Brust-Bauch-Bereich; Nummenmaa et al. 2014). Wir handeln mit den Armen und Beinen (automatisierte Bewältigungsmodi, begleitet von entsprechenden selbstkritischen bzw. fremdkritischen Kritiker-Gedanken). Wenn wir nicht spontan handeln, sondern im Erwachsenenmodus die Basisemotionen wahrnehmen, können wir bewusster, »erwachsener« reagieren. Der Fokus liegt bei dieser Darstellung auf der Verbindung

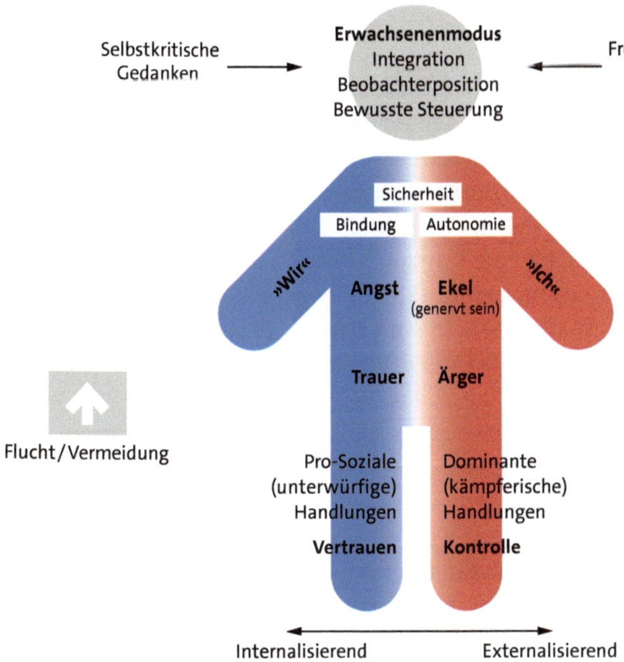

Abb. 3-8: Das Zwei-Beine-Modell.

zwischen Emotionen und Handlung. Sie entspricht der **Metapher der Zwei Beine**, auf denen wir im interpersonalen Verhalten stehen: Wenn wir auf das Bindungsbein gehen, zeigen wir prosozialere Tendenzen (wir **geben anderen Raum**). Wenn wir auf das Autonomie- bzw. Selbstbehauptungsbein gehen, zeigen wir egoistischere oder dominantere Tendenzen (wir **nehmen uns Raum**). So können wir uns bei jeder Handlung oder in der Therapie jederzeit fragen: *»Auf welchem Bein stehe ich gerade?«*

> Wer zu sehr bei sich ist (ROTES Bein), verliert die anderen. Wer zu sehr bei den anderen ist (BLAUES Bein), verliert sich selbst.

Beim **Rückzugs- bzw. Vermeidungsverhalten** gibt es ebenfalls zwei Tendenzen: den angespannt-(genervt-ärgerlichen) ROTEN Rückzug und den verletzbar (ängstlich-traurigen) BLAUEN. Bei Ersterem vertrauen wir uns selbst nicht, aktiv auf die Welt zuzugehen (Mangel an Selbstwirksamkeit; Bandura 1977). Bei Letzterem vertrauen wir der Welt nicht (*epistemic mistrust*; Fonagy & Campbell 2023).

Denken in Trajektorien bzw. abgestuften Verhaltenstendenzen. Ein weiteres wichtiges Element eines dimensionalen Verständnisses ist das Denken in Trajektorien statt in Kategorien. BLAU und ROT sind keine »Schubladen«, sondern **Tendenzen**: BLAUES Verhalten beginnt »bläulich« und wird dann immer dunkelblauer, konkret: vom Kooperieren zum Nachgeben, zur Unterordnung bis zur Selbstaufgabe. Umgekehrt beginnt ROTES Verhalten »rosa« als Aktiv-Werden, etwas gestalten wollen, die Initiative ergreifen bis hin zum Dominieren. Vor dieser Matrix kann jedes Verhalten eher der einen oder der anderen Richtung zugeordnet werden, so wie eine Münze nicht auf ihrem Rand stehen bleibt, sondern immer auf die eine oder andere Seite fällt.

Einige Beispiele funktionaler Interaktionen: Wer spricht, geht auf das ROTE Bein, denn die andere Person muss dann zuhören (BLAUES Bein). Dass das nicht selbstverständlich ist, zeigen Paare, die sich anschreien (ROT/ROT bzw. Kampf/Kampf). Wenn sich eine Autobahn von zwei auf eine Fahrspur verengt, wechseln sich beim »Reißverschlusssystem« die Fahrzeuge ab: Eines fährt, das andere wartet, dann umgekehrt. Wenn beide Fahrer auf dem ROTEN Bein sind, kommt es zu einem Unfall. Wenn sich beide nicht trauen (BLAUES Bein), kommt es zu einem Stau.

> Plastisch vorgestellt: Wenn sich eine Person Raum nimmt, muss die andere Raum geben. Oder: Wenn eine Person spricht, muss die andere zuhören. Es sei denn, wir streiten, dann reden beide gleichzeitig!

Die Modus-Landkarte. Gehen wir nun den Schritt von diesem dynamischen Verständnis zur dimensionalen Fallkonzeption. Wir werden in Kapitel 4.4 verschiedene Formen der Fallkonzeption vorstellen. Hier wollen wir nur die Brücke von den idealtypischen Modusdynamiken zur Modus-Landkarte schlagen (siehe Abb. 3-9). In diese können wir alle oben genannten Elemente des Reaktionsdreiecks individuell eintragen:

- In der **untersten Zeile** sind das auf der vorderen Bühne sichtbare **Verhalten** bzw. die **Bewältigungsmodi** (unabhängig von ihrem Reifegrad) dargestellt. Dazu gehören auch die aktuellen, automatischen, Ich-syntonen Gedanken sowie die selbstreflexiven und außengerichteten (sozialen) Emotionen (exemplarisch in Klammern). Das entspricht dem ursprünglichen Modusverständnis des konventionellen Modusmodells. Wie die Akzeptanz- und Commitment-Therapie vertreten wir hier ein umfassenderes Verständnis von »Verhalten«, demzufolge auch automatisierte Gedanken und soziale Emotionen »Verhalten« sind.
- In der **mittleren Zeile** auf der hinteren Bühne können auf der linken Seite Basisemotionen und die aktivierten Schemata eingetragen werden, auf der rechten Seite die Glaubenssätze der inneren Bewerter. Hier kommen die Schemaaktivierungen (der O-Variable) ins Erleben (der »Weg von innen nach außen«).

  Die **Basisemotionen (Kindmodi)**. Hier sind die vier negativen Basisemotionen von Ekman (2003) in der Polarität ängstlich-traurig (verletzbar/BLAU) und genervt-ärgerlich (angespannt/ROT) angegeben, wie sie bei den Reaktionen des Kindes im Still face-Video beobachtet werden können. Der fließende Farbübergang soll verdeutlichen, dass auch die Emotionen fließend ineinander übergehen. In der Mitte ist das Bedürfnis nach Sicherheit eingetragen. Im oberen Bereich des Kästchens können die relevanten Schemata eingetragen werden.

  Die **inneren Bewertungen (Eltermodi)**. Wie erwähnt können diese nach innen auf das Selbst oder nach außen auf andere gerichtet sein. Entsprechend lenken sie als *richtungsgebendes System* (Caspar 2018) die Basisemotionen des *energetisierenden Sys-*

tems in ein selbstkritisch-kooperativ-internalisierendes Verhalten oder in ein selbstbezogen-dominant-externalisierendes Verhalten. Diese Dynamik soll durch die Pfeile zwischen der mittleren und der unteren Reihe angedeutet werden.
- In der **obersten Zeile** wird mögliches funktionales Verhalten im **Erwachsenenmodus** eingetragen. Die Verhaltenstendenzen (also die vier Unterfelder) sind dabei die gleichen, nur dass wir im Erwachsenenmodus eher die »rosafarbenen« und »himmelblauen« und nicht die »dunkelroten« bzw. »tiefblauen« Verhaltensweisen einsetzen. Also statt »Kämpfen« sich beharrlich für etwas einsetzen oder übergriffigen Anderen Grenzen setzen können. Statt »Unterwerfen« kooperieren und sich einordnen können. Statt sich passiv zurückzuziehen und Gefühle abzuspalten, Gefühle akzeptieren und loslassen, aber auch andere ihr Ding machen lassen können. Und statt sich süchtig in automatisierten Selbstberuhigern zu verlieren, Selbstmitgefühl entwickeln und sich selbst (dosiert) etwas Gutes tun (auch, um damit weniger abhängig von anderen Personen zu werden). Das führt zu einem zufriedenen bzw. glücklichen Kindmodus.

Der funktionale Kontext. Es gibt eine weitere Komplikation bei einer taxonomischen Einordnung, die für eine ideografisch-individuelle-funktionale Betrachtung im Sinne unseres hier vorgestellten Ansatzes spricht: Ein bestimmter Bewältigungsmodus kann im interpersonalen Kontext ganz unterschiedliche Funktionen erfüllen (siehe auch Young et al. 2005, S. 381, 385).

Wenn wir beispielsweise abends hinter einem beleuchteten Fenster einen Menschen arbeiten sehen, können das beispielhaft folgende Bewältigungsmodi sein:
- Die Person will ihre Arbeit besonders gut machen, um befördert zu werden oder anderen zu zeigen, dass sie es besser kann (*dominant-überkompensierend*).
- Die Person ist neugierig, möchte einen Sachverhalt besonders gut verstehen und surft von einer Internetseite zur anderen (*Selbstberuhiger bzw. Selbststimulierer* bis hin zur *Arbeitssucht*).
- Die Beziehung, in der die Person lebt, ist sehr unbefriedigend. Daher arbeitet sie lieber, als nach Hause zu gehen (*Distanzierter Selbstschutzmodus*).
- Die Person hat Angst, ihre Arbeit nicht gut genug zu machen, und überprüft daher alles noch einmal. Deshalb dauert es so lange (*Unterordnung*). Oder sie hat Aufgaben von anderen übernommen (*Aufopferung*).

Betrachten wir als weiteres Beispiel eine sexuelle Interaktion:
- Sie kann dazu dienen, Vorteile zu erlangen (sich »hochschlafen«) (*manipulatives, verdeckt-dominantes Verhalten*).
- Sie kann z. B. bei emotional-instabilen Menschen dazu dienen, eine innere Leere zu füllen (*Selbstberuhiger*).
- Sie kann passiv erduldet werden (bis hin zum *dissoziativen Rückzug*) im Rahmen einer abhängigen Beziehung (*Distanzierter Selbstschutz*).
- Sie kann dazu dienen, Nähe herzustellen (oder sich nach einem Streit zu versöhnen), obwohl die Person eigentlich keine Lust auf Sexualität hat (*Unterordnung*).

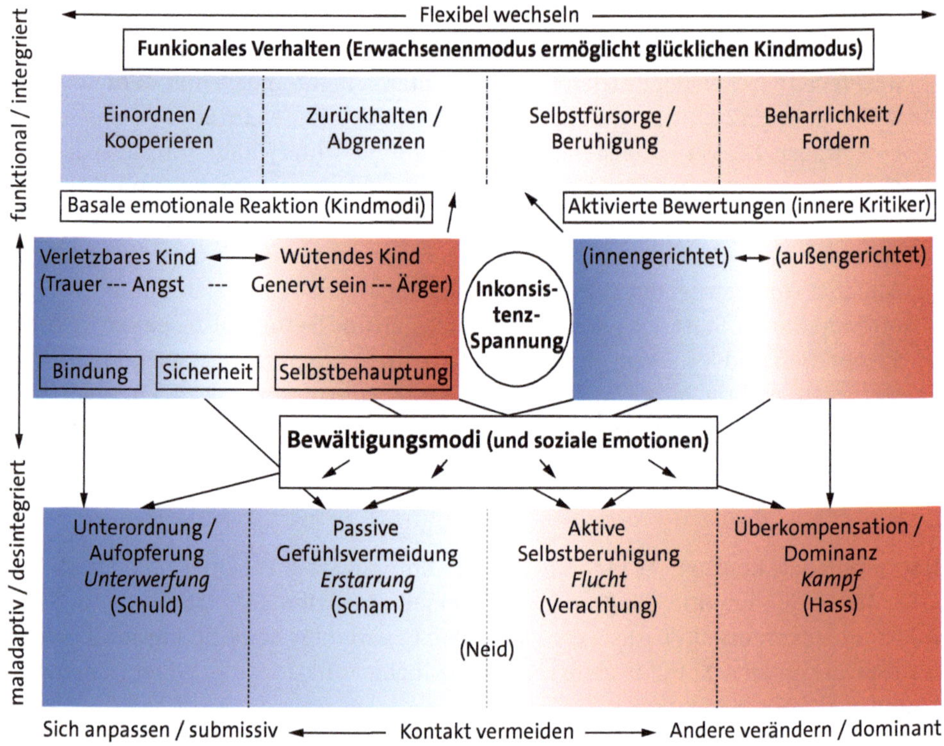

Abb. 3-9: Bunte Modus-Landkarte.

Selbstverletzungen können der aktiven Selbstberuhigung dienen, aber ebenso eine bestrafende oder eine manipulative Qualität haben, z. B. um Zuwendung zu bekommen. Auch hier wird deutlich, dass nicht die taxonomische Einordnung, sondern nur eine individuelle Verhaltensanalyse (einschließlich der in uns aktivierten Gefühle) die genaue Funktion eines Modus verständlich macht.

> Die in der konkreten Situation aktivierten Gefühle und Gedanken auf der hinteren Bühne helfen, die Funktionalität zu erkennen und das Verhalten im Kontext einzuordnen.

Das Spektrum der Bewältigungsmodi. Nun können wir versuchen, alle Bewältigungsmodi im Spektrum zwischen Internalisierung/Unterordnung und Externalisierung/Dominanz einzuordnen. Die vier Kästchen in der untersten Zeile von Abbildung 3-9 stellen dabei nur idealtypische Bezugspunkte mit fließenden Übergängen dar. Insbesondere bei der Einordnung der vermeidenden Modi im Übergangsbereich ist der entscheidende Punkt die auf der hinteren Bühne gefühlte emotionale Aktivierung: Ist das Gefühl im Inneren eher angespannt oder gar genervt-ärgerlich, ist das Ausdruck einer Sympathikusaktivierung. Damit ordnen wir den Modus mehr auf der »rötlichen« Seite der aktiven Vermeidung bzw. Selbstberuhigung ein. Ist das Gefühl eher verletzbar-

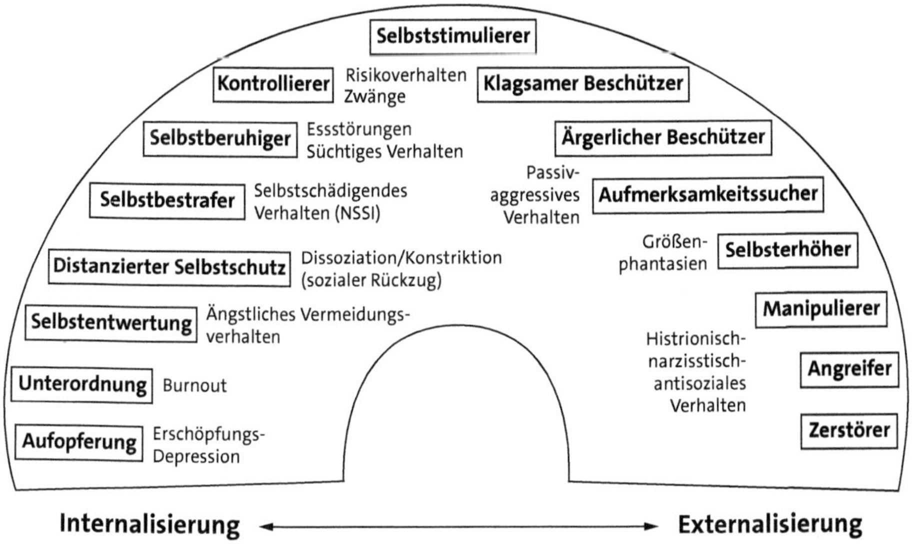

Abb. 3-10: Modusspektrum und Symptome.

traurig oder ängstlich, ordnen wir es der »bläulichen«, passiven Vermeidung zu. Neben den in Abschnitt 3.3.2 erwähnten maladaptiven Bewältigungsmodi können wir exemplarisch weitere Modi hinzunehmen, wodurch sich ein noch breiteres Spektrum von der Internalisierung bis zur Externalisierung ergibt (siehe Abb. 3-10).

Bewältigungsmodi und klinische Symptome. Man kann versuchen, klinische Symptome (auf Achse I des DSM-IV) als über die Bewältigungsmodi hinaus weiter verstärkte und fixierte Verhaltensweisen im Sinne von Störungsattraktoren nach Grawes zu verstehen, die der innerpsychischen Spannungsreduktion dienen (siehe Kap. 1.2.7). Wir haben daher in Abbildung 3-10 den Bewältigungsmodi hypothetisch entsprechende klinische Symptome zugeordnet. Dabei wird deutlich, dass die Mehrzahl den unterordnenden und vermeidenden Bewältigungsmodi zugeordnet ist. Das macht Sinn, denn bei unterordnenden Menschen wird das Selbstbehauptungsbedürfnis geopfert, beim Rückzug zusätzlich auch noch die Bindung zugunsten eines passiven Selbstschutzes. Die innere Spannung bleibt erhalten und bahnt sich ihren Weg in die Symptome, die aber in der Regel nur kurzfristig Entlastung verschaffen und langfristig in die bekannten Teufelskreise münden. Solange externalisierende Menschen erfolgreich sind, entwickeln sie hingegen wenige Symptome und es sind eher die anderen, die unter ihnen leiden.

Die Arbeit mit der Modus-Landkarte. Wie wir im Kapitel 4.4.3, »Dimensionale Modus-Landkarte«, genauer beschreiben werden, weisen ausgefüllte Kästchen auf die **»Verhaltensexzesse«** hin, die leer bleibenden auf die **»Verhaltensdefizite«**. Im kontextuellen Sinne sind damit auch die Einseitigkeiten im emotionalen Erleben oder in der Ausrichtung der Bewertungen gemeint. Im Fragebogen-Auswertungsprogramm QueST (www.schematherapie-frankfurt.de/index.php/materialien/therapiematerialien/quest-software) werden die Werte zu den einzelnen Modi entsprechend groß oder klein in die Modus-Landkarte eingedruckt, falls man diesen Auswertungsmodus wählt. Dem verhaltenstherapeutischen Vorgehen folgend bringen wir zunächst die Einseitigkeiten der eingesetzten Bewältigungsmodi ins Bewusstsein, danach die dahinterstehenden Basisemotionen und Bewertersätze, um dann nach den frustrierten Grundbedürfnissen zu fragen. Im Erwachsenenmodus nehmen wir eine kontextuelle Perspektive ein, **mobilisieren die blockierten funktionalen Emotionen**, entmachten damit die dysfunktionalen Bewerter und versorgen im Erwachsenenmodus die eigenen emotionalen Grundbedürfnisse, sodass ein Gefühl der Zufriedenheit oder sogar Freude entsteht (*glücklicher Kindmodus* im oberen Kästchen). Das ist dann die fünfte von Ekmans Basisemotionen (Ekman 2003). Diese Fokussierung auf die Versorgung des verletzbaren Kindmodus durch einen gestärkten Erwachsenenmodus folgt dem Ergebnis der Studie von Yakin et al. (2020), derzufolge nur eine verminderte Ausprägung des verletzbaren Kindmodus und eine Zunahme des (gesunden) Erwachsenenmodus eine nachfolgende Abnahme der Psychopathologie vorhersagten. Veränderungen der Bewältigungsmodi spielten keine wesentliche Rolle. Interessanterweise auch nicht eine Abnahme der Elternmodi/Bewerter.

Der Bezug zur Polyvagal-Theorie. Bleibt zuletzt der Bezug zu Porges Polyvagal-Theorie (siehe Kap. 1.4.3), die in der Traumatherapie und der Compassion Focused Therapy (Gilbert 2010) viel Beachtung findet. Das stellt den Versucht dar, eine Brücke zwischen dem gezeigten Verhalten und den darunterliegenden körperlichen Prozessen zu schlagen, ist aber spekulativ und führt in dieser Vereinfachung in Widersprüche (siehe z.B. die Kritik von Liem & Neuhuber 2021). Tendenziell kann man das Wechseln zwischen den Systemen aber ahnen.

Wenn wir uns z.B. das Kind im Still face-Video in dem Moment anschauen, indem die Mutter das Gesicht starr macht, reagiert es innerhalb von ca. 100 ms mit einer ängstlich gefärbten Orientierungsreaktion. Diese diffuse ängstliche Inkonsistenzspannung stellt gewissermaßen den Ausgangspunkt in der Mitte der Moduslandkarte dar. Aus dieser Situation kann das Kind grundsätzlich drei Wege gehen:

- Unter dem Einfluss des **ventralen Vagus** bzw. des *social engagement*-Systems suchte es zunächst eine funktionale, sich leicht unterordnende Annährung an die Mutter, sozusagen in Richtung Erwachsenenmodus (in der Mitte nach oben).
- Mit der Kraft der **Sympathikusaktivierung** versucht es anschließend zunächst zu kämpfen und dann (zu der Person hinter der Kamera) zu »flüchten« (das wäre Richtung unten-rechts).
- Zuletzt steigen die Angst und das Unwohlsein stark an und man kann ahnen, wie es – vermittelt durch die Aktivierung des **dorsalen Vagus** – in Richtung Unterwerfung bis zur Selbstaufgabe bzw. dissoziativen »Notabschaltung« weitergehen könnte (in Richtung unten-links der Modus-Landkarte).

Mögliche Forschungsansätze. Die Aktivität des autonomen Nervensystems (ANS) wird üblicherweise durch die Parameter Herzfrequenz, Herzratenvariabilität, respiratorische Sinusarrhythmie, Blutdruck sowie Hautleitfähigkeit beurteilt, wobei die Hautleitfähigkeit eher der Sympatikus-, die respiratorische Sinusarrhythmie der Parasympatikusaktivierung zugeordnet wird (Task Force of the European Society of Cardiology 1996). Möglicherweise kann dieser Ansatz dazu beitragen, die Auslenkung eines Menschen auf das ROTE Bein (Sympathikusaktivierung) oder das funktionale BLAUE Bein (ventraler Vagus bzw. social engagement system) und ggf. auch auf die »Abschaltreaktionen« des dorsalen Vagusanteils durch das Messen physiologischer Parameter in Studien zu verobjektivieren.

3.8.4 Die Integration des taxonomischen und des dimensionalen Modusmodells

Zum Abschluss dieses Kapitels wollen wir in einer letzten, zumindest auf den ersten Blick recht komplex anmutenden Darstellung das taxonomische und das dimensionale Modell in einer einzigen Abbildung zusammenführen (Abb. 3-11):

- In dem elliptischen »Suppentopf« (fish bowl) in der Mitte der Abbildung befinden sich als kleine Kreise die im SMI-1r genannten 14 Modi sowie einige leere Kreise für weitere Kandidaten (siehe Abschn. 3.3). Die Buchstaben sind die Abkürzungen der Modusbezeichnungen, z. B. VK für verletzbarer Kindmodus, EM für Erwachsenenmodus, IA für innere Antreiber oder DB für distanzierter Beschützer. Da wir innen- und außengerichtete innere Bewerter/Elternmodi unterscheiden, sind diese doppelt, also an beiden Seiten der Ellipse eingetragen. Die Unterteilungen innerhalb der Ellipse geben die Zuordnung zu den allgemein anerkannten Modusgruppen wieder.
- Oberhalb der Ellipse sind in der Mitte die Basisemotionen und die mit ihnen verbundenen unkonditionalen Schemata abgebildet, die sich aus den frustrierten Grundbedürfnissen ergeben, an den Seiten die Grundannahmen über sich und andere, d. h. die konditionalen Schemata als Ergebnis des sozialen Lernens. Am unteren Rand finden sich die drei sozialen Rollen in der sozialen Interaktion. Damit ergeben sich zwei grundlegende Verhaltenstrajektorien (Richtungen) hin zu internalisierendem (BLAUEM) oder externalisierendem (ROTEM) Verhalten mit dem Rückzug in der Mitte, der auch wieder ängstlich-bläulich oder angespannt-rötlich sein kann.
- Der entscheidende Unterschied zum konventionellen Modusmodell besteht darin, dass wir alle von außen beobachtbaren, komplexen Modi des Schema Mode Inventory (SMI) der vorderen Bühne zuordnen (untere gelbe Ellipse) als dem Ergebnis der innerlich aktivierten emotionalen und der Bewertungsprozesse auf der hinteren Bühne (obere gelbe Ellipse). Diese Abtrennung des »innerlich erlebenden Kindmodus« spiegelt ein Befund von Karaosmanoglu et al. (2022) wider, die in einer Fakto-

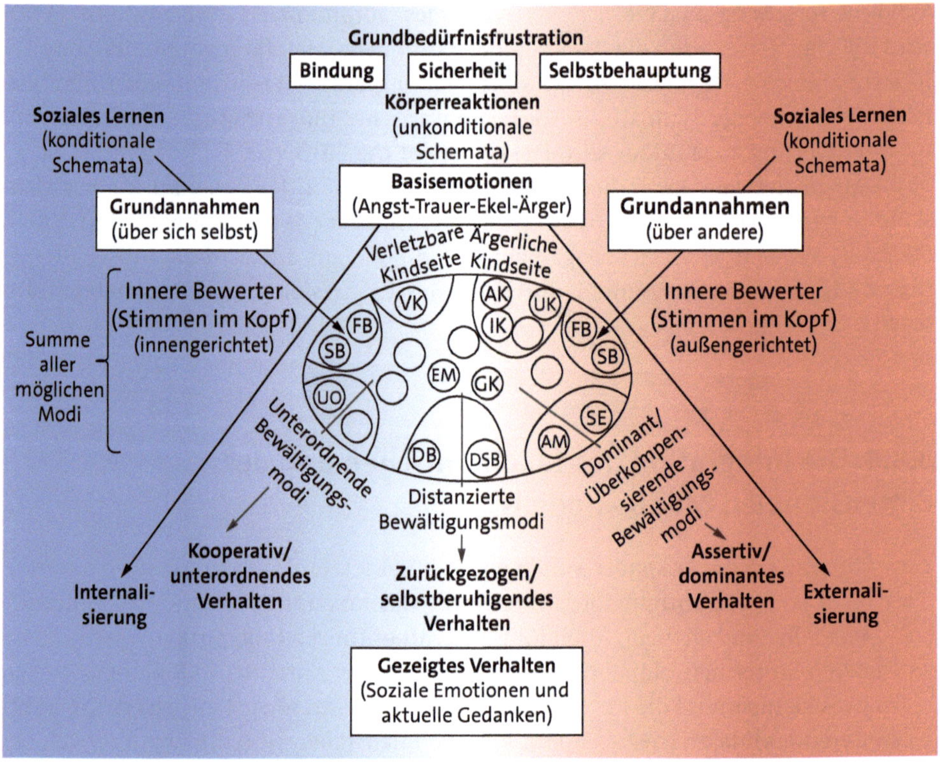

Abb. 3-11: Integriertes Modusmodell.

renanalyse des SMI-1r von 2032 untersuchten Personen den verletzbaren Kindmodus nicht den drei bei den anderen Modi gefundenen Faktoren zuordnen konnten. In der Therapie fokussieren wir auf der hinteren Bühne, also die Arbeit mit diesem innerlich erlebten Teil der Kindmodi als unmittelbarem Signal der aktivierten Schemata sowie den erlernten Bewertungen bzw. Grundannahmen.

Im folgenden Kapitel werden wir nun auf dieser konzeptionellen Grundlage das praktische Vorgehen beschreiben.

4 Therapieplanung und Therapieprozess

In diesem Kapitel geben wir einen Überblick über den gesamten Therapieprozess. Wir beschreiben allgemein den Ablauf in seinen idealtypischen Phasen, die wichtigsten Ziele, Inhalte und Techniken bis hin zur Gestaltung der Therapiesitzungen. In den weiteren Kapiteln werden wir die Beziehungsgestaltung sowie einzelne Aspekte bei der Anwendung der erlebnisaktivierenden Techniken vertiefen. Aber zunächst schauen wir auf die Therapie als Ganzes.

4.1 Therapieziele

Das primäre Ziel des schematherapeutischen Ansatzes ist nicht die Behandlung von Symptomstörungen (im DSM-IV Achse-I-Störungen genannt), sondern die Bearbeitung von in der Kindheit erlernten, maladaptiven Interaktionsmustern bis hin zu sogenannten Persönlichkeitsstörungen. Diese Interaktionsmuster können allerdings klinische Symptome mit hervorbringen, aufrechterhalten oder sogar verstärken. Tatsächlich verschlechtern komorbide Persönlichkeitsstörungen die Behandlungsergebnisse, z. B. bei Anorexia nervosa (Steinhausen 2002), Schizophrenie (Newton-Howes & Marsh 2013) und Depression. Bereits in einer 2014 unter dem Titel »Personality disorder and the outcome of depression: meta-analysis of published studies« erschienenen Metaanalyse hatten Newton-Howes et al. eindrucksvoll belegen können, dass sich das Risiko eines unzureichenden Behandlungserfolges der Depression durch das Vorhandensein einer komorbiden Persönlichkeitsstörung mehr als verdoppelt. Anders ausgedrückt: Das gleichzeitige Vorliegen einer strukturellen Störung verringert also die Chance auf Behandlungserfolg und Remission der depressiven Symptomatik drastisch. Die Autoren folgern daraus, dass die komorbide Persönlichkeitsstörung bei der Behandlung der depressiven Symptomatik mit einbezogen werden sollte (siehe auch Young et al. 2005, S. 29). Eine schematherapeutische Erweiterung des Behandlungsplans scheint demnach indiziert bei

- chronischen Verläufen,
- wiederholten Rezidiven,
- Therapieresistenz,
- komorbider Persönlichkeitsstörung

bzw. immer dann, wenn Schemaaktivierungen eine aufrechterhaltende Bedingung zu sein scheinen.

Dualer Behandlungsfokus. In der Regel ist ein dualer Fokus bei der Behandlungsplanung sinnvoll: Zum einen werden die vordergründigen Symptome mit den bekannten kognitiven und verhaltensbezogenen Interventionen adressiert. Parallel dazu analysieren wir aber auch die biografisch und in den gegenwärtigen Beziehungen auffälligen Interaktionsmuster und greifen diese in der therapeutischen Interaktion auf. In einem umfassenden Gesamtbehandlungsplan steht die Minderung der klinischen Symptome neben dem Aufbau eines ausbalancierten, flexiblen und funktionalen Beziehungsverhaltens. Dabei verschreiben wir uns dem Gebot der Sparsamkeit (Tuschen-Caffier & Hoyer 2014) und wollen keiner unkritischen »schematherapeutischen Luxusperfusion« das Wort reden.

Wie im Kapitel 1 beschrieben, prägen sich dysfunktionale frühkindliche Beziehungserfahrungen tief in das sich entwickelnde Gehirn ein und führen zu entsprechenden Bindungsstörungen, die lebenslang erhalten bleiben. Wir können also davon ausgehen, dass viele unserer Patientinnen und Patienten, mehr oder minder stark ausgeprägt, maladaptive Schemata haben, die die Beziehungsgestaltung negativ beeinflussen und den sozialen Erfolg sowie die Lebensqualität beeinträchtigen. Daher ist eine unterschiedlich umfassende schematherapeutische Behandlungskomponente bei sehr vielen der Menschen, die in unsere Behandlung kommen, nutzbringend, insbesondere wenn wir nachhaltige Therapieerfolge anstreben. An dieser Stelle sei der Hinweis erlaubt, dass sich bei mehreren Studien im Follow-up-Zeitraum von einem bis zu drei Jahren nach Therapieende die Behandlungserbnisse weiter verbesserten (Bamelis et al. 2014; Boterhoven de Haan et al. 2020; Raabe et al. 2022).

Schematherapeutische Behandlungskomponente. Menschen kommen in der Regel wegen ihrer klinischen Symptome, z. B. Depressionen, Ängste, Somatisierungen oder Dissoziationen, in Behandlung. Wir prüfen zu Beginn, ob eine symptombezogene Behandlung ausreichend Erfolg versprechend ist oder ob persönlichkeitstypische Bewältigungsreaktionen wesentlich zur Störungsentstehung bzw. -aufrechterhaltung beitragen. Im Zweifelsfall sollte zunächst symptombezogen vorgegangen werden, bis die klinische Symptomatik soweit reduziert ist, dass eine schematherapeutisch erweiterte, emotionsaktivierende Arbeit möglich ist. Umgekehrt kann aber auch eine schematherapeutische Klärungsarbeit (z. B. durch diagnostische Imaginationsübungen; siehe Kap. 6.1.2) das Störungsverständnis und die Compliance verbessern (z. B. für Expositionsbehandlungen). Entsprechende Konzepte gibt es unter anderem für Zwangsstörungen (Roediger & Neumann 2021; Tenore et al. 2018), Depressionen (Renner et al. 2012, Reusch & Valente 2015), soziale Angststörung (Stromberg & Zickenheiner 2021), Essstörungen (Archonti et al. 2016; Simpson & Smith 2019; Valente & Reusch 2017) und Suchterkrankungen (Ball 2007). Auch Adipöse mit gestörtem Essverhalten haben in der Regel eine bessere Motivation, auf Süßigkeiten zu verzichten, wenn sie erkannt haben, was ihre eigentlichen, hintergründigen emotionalen Bedürfnisse sind. Hier wägen wir bei der Therapieplanung ab und gehen individuell vor. Insbesondere bei traumatisierten Menschen ist auf eine ausreichende Fähigkeit zur Emotionsregulation zu achten. Eine längere therapeutische Stabilisierungsphase ist hingegen nicht notwendig, sondern es kann recht schnell mit einer vorsichtig dosierten imaginativen Arbeit begonnen werden (siehe Kap. 6.1.6). Die soziale Problemlast sollte allerdings soweit reduziert sein, dass die Menschen den inneren Freiraum haben, sich auf einen intensiven Therapieprozess einzulassen.

Von den Symptomen zu den Motiven. Im Sinne des Spannungsreduktionsmodells bzw. der Konsistenztheorie von Grawe (1998) entstehen klinische Symptome dann, wenn die Bewältigungsreaktionen zur Spannungsreduktion nicht mehr ausreichen (siehe Abb. 4-1). Der Therapieprozess geht dann von den vordergründigen Symptomen zu den dahinterliegenden Bewältigungsreaktionen, die ihrerseits die Inkonsistenzspannung zwischen den emotionalen Aktivierungen (Kindmodi) und den inneren Bewertungsmustern reduzieren sollen. Die zentralen Fragen, um auf die hintere Bühne zu kommen, sind:

1. *»Was sind die Gefühle im Körper?«* Diese Frage gibt Zugang zu den Basisemotionen, die im Rumpfbereich gefühlt werden.
2. *»Was sagt die Stimme im Kopf?«* Diese Frage führt zu den aktivierten Bewertungen hinter den sozialen (d. h. den selbstreflexiven und außengerichteten) Emotionen.
3. *»Sind Sie mit diesen Emotionen auf die Welt gekommen?«* Diese Frage trennt die basalen Emotionen auf der hinteren von den (pro-/anti-)sozialen Emotionen auf der vorderen Bühne.

Mit **sozialen Emotionen** fassen wir hier die selbstbezogenen und außengerichteten Emotionen auf der vorderen Bühne im Gegensatz zu den körpernahen Basisemotionen zusammen. Basisemotionen sind ein angeborenes Signal, dass Grundbedürfnisse nicht befriedigt sind. Soziale Emotionen werden erlernt.

ZUR SOMATOTOPIE VON EMOTIONEN

Wo werden Emotionen gefühlt? Eine Studie von Nummenmaa et al. (2014) mit Probanden in Finnland und Korea zeigt, dass in beiden Ländern basale Emotionen im Rumpf- und Gliedmaßenbereich und soziale Emotionen im Kopf-Schulter-Nacken-Bereich gefühlt werden. Daher lenken wir die Aufmerksamkeit auf den Körper, wenn wir Zugang zu den Basisemotionen bekommen wollen.

Present Moment Awareness. Die Frage nach den Gefühlen im Körper JETZT sowie nach den Gedanken im Kopf JETZT führt von der Narrativebene (Selbst-als-Konzept, siehe Kap. 2.5.3) zum achtsamen Erleben der gegenwärtigen Gefühle und Gedanken im Executive Control Network (ECN; siehe Kap. 1.2.6) als Ausdruck der Schemaaktivierung im Default Mode Network (DMN; Menon 2023). Erst wenn wir auf diese Weise die Bewältigungsmodi auf der vorderen Bühne »dekonstruiert« und Zugang zu den inneren Aktivierungen haben, können wir aus der Perspektive des Erwachsenenmodus

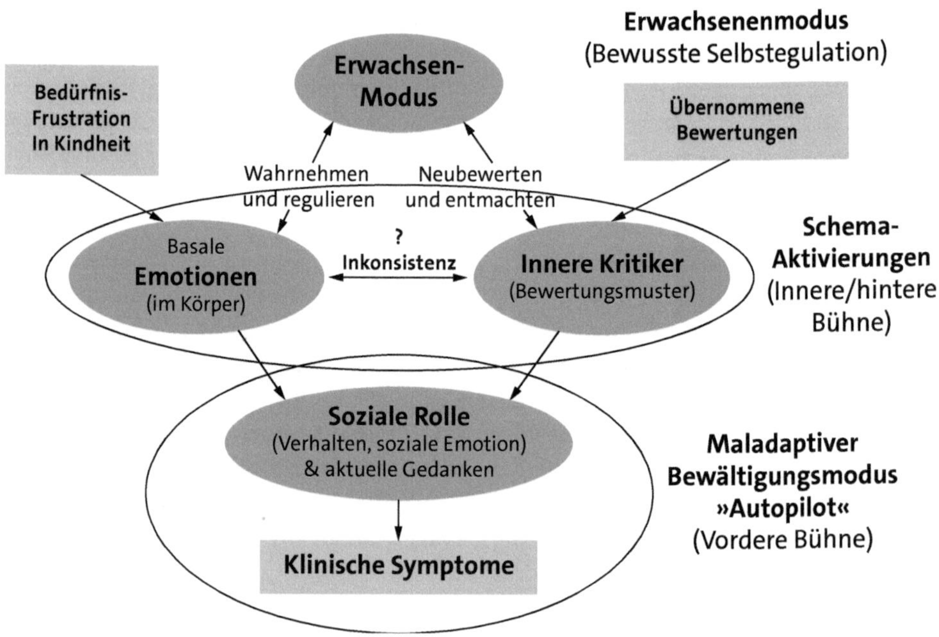

Abb. 4-1: Schritte des Therapieprozesses (einfaches Modusmodell).

nach den wirklichen Motiven bzw. Grundbedürfnissen der Kindseite fragen und die Motive der Bewerterseite neu bewerten und ggf. entmachten und dann neue Lösungen zur Spannungsreduktion gefunden werden (siehe Abb. 4-1). So kann z. B. bei anorektischen Patientinnen die im restriktiven Essverhalten gebundene Aggression für etwas Konstruktives eingesetzt werden (siehe Archonti et al. 2016).

Der Gesamtbehandlungsplan. Wie ein solcher, umfassender Behandlungsplan aufgebaut werden kann, wird in den Publikationen »Störungsspezifische Schematherapie« (Reusch & Valente 2015), »Emotionale Regulation bei psychischen Störungen« (Stromberg & Zickenheiner 2021) sowie im »Praxisbuch Verhaltenstherapie« (Zarbock 2008) ausführlich für die einzelnen Störungsbilder beschrieben. Wenn die maladaptiven Interaktionsmuster den Aufbau einer tragfähigen therapeutischen Arbeitsbeziehung nicht zu sehr beeinträchtigen, kann mit einer symptombezogenen Behandlung begonnen werden. Sobald im Therapieverlauf die Interaktionsprobleme innerhalb oder außerhalb der Therapie manifest werden, gehen wir auf einen schematherapeutischen Fokus über. Gegen Ende der Therapie und um das Funktionsniveau zu erhalten, muss in jedem Fall wieder ausreichend verhaltensbezogen gearbeitet werden. Denn die Einsicht in die maladaptiven Muster allein ändert diese (noch) nicht. Da ist und bleibt Aufgabe der Verhaltenstherapie.

Wir wollen im Weiteren die schematherapeutischen Therapieziele beschreiben. Diese sind:

- Beziehungsaufbau und Stabilisierung
- Bewältigungsmodi benennen und umgehen
- emotionale (Kind-)Modi erreichen und Grundbedürfnisse erfragen
- innere Bewerter (Elternmodi) neu bewerten und entmachten
- Grundbedürfnisse mit den Ressourcen des Erwachsenenmodus befriedigen
- im Alltag funktionales Verhalten aufbauen

4.2 Die Therapiephasen im Überblick

In diesem Abschnitt stellen wir zunächst die gesamte Therapie im Überblick dar. Danach gehen wir in die jeweiligen Details. Wir möchten den Therapieprozess mit Bezug zu Klaus Grawe (1998) in die folgenden vier Phasen unterteilen:

1. Diagnostik, Stabilisierung und Beziehungsaufbau
2. Erlebnisaktivierung, motivationale Klärung und Aktivierung von Lösungsressourcen
3. Problembewältigung, Selbstregulation und Verhaltensübungen
4. Beibehaltung und Ablösung

In Tabelle 4-1 sind die Inhalte der vier Phasen und eine orientierende Anzahl der in der Regel dafür notwendigen Sitzungen aufgelistet. Diesbezüglich bestehen natürlich starke Schwankungen, abhängig davon, wie gut sich die Behandelten auf die Therapie einlassen können, inwieweit sie offen für neue Eindrücke und Informationen bzw. wie stark sie von ihren inneren Attraktoren bzw. Schemata beeinflusst sind (siehe Kap. 1.2.7). Bei komplexen Störungen können die Phasen länger dauern.

Therapielänge. Können die genannten Ziele im jeweils kürzeren Zeitraum erreicht werden, reichen die Kontingente der Kurzzeittherapien zusammen mit den Sprechstunden und probatorischen Sitzungen (d.h. insgesamt ca. 30 Sitzungen). Auch wenn die jeweils längeren Zeiträume gebraucht werden, ist eine solche Therapie im Allgemeinen mit bis zu 60 Sitzungen einer Langzeittherapie leistbar. Grawe et al. (1994) berichten, bezogen auf die Behandlung von Symptomstörungen, dass nach zehn Sitzungen 50% des Effektes erreicht sind und nach 25 Sitzungen 80%. Möglicherweise braucht die Behandlung von Menschen mit Persönlichkeitsstörungen etwas länger. In einer Studie von Kool et al. (2024) mit Menschen, die unter verschiedenen Persönlichkeitsstörungen und komorbider Depression litten, waren längere Therapien (50 Sitzungen) anfangs wirksamer als kürzere (25 Sitzungen), aber nach zwei Jahren Follow-up glichen sich die Effekte aus.

Sitzungsfrequenz. Auch wenn die meisten Kolleginnen und Kollegen gewohnt sind, durchgängig wöchentlich zu arbeiten, stellen wir die Notwendigkeit dieser hohen Frequenz über die gesamte Therapiezeit infrage, insbesondere, wenn man in den Sitzun-

Phase 1: Anfangs- und Diagnostikphase (ca. 5–10 Sitzungen)
▪ Fragen zur aktuellen Situation und zur Lebensgeschichte ▪ evtl. Partner oder Partnerin einbeziehen ▪ Einführung in das Schematherapiemodell ▪ Therapeut bzw. Therapeutin vermittelt Sicherheit und Vertrauen ▪ ggf. Stabilisierungstechniken lernen ▪ klinische Symptomatik ausreichend reduzieren ▪ kurze diagnostische Imaginationsübungen ▪ ausführliche Problem- und Verhaltensanalyse durchführen und gemeinsam eine individuelle Fallkonzeption erstellen
Phase 2: Problemaktivierungs- und Klärungsphase (ca. 10–20 Sitzungen)
▪ große Imaginationsübungen mit korrigierenden Erfahrungen (Imagery Rescripting) ▪ Achtsamkeit und Distanzierung von Schemaaktivierungen im Alltag üben ▪ Verbindung von Alltagssituationen mit der Fallkonzeption ▪ für die emotionale (Kind-)Seite sorgen und positive Aktivitäten aufbauen ▪ typische dysfunktionale Kognitionen eruieren und in Form von Sätzen der inneren Bewerter aufschreiben ▪ Dialoge auf Stühlen, um innere Bewerter zu entmachten und für die emotionale (Kind-) Seite zu sorgen
Phase 3: Problembewältigung und Verhaltensübungen (ca. 10–20 Sitzungen in 14-tägigen Abständen)
▪ Schema-Modus-Memos erstellen ▪ Schemaaktivierungen im Alltag erkennen (BEATE-Schritte) ▪ mit inneren Dialogen auf neues Verhalten umlenken ▪ Stühle-Dialoge, um den Erwachsenenmodus zu stärken ▪ Rollenspiele mit Alltagssituationen ▪ den Blick in die Zukunft richten, Wertearbeit, ggf. Trauerarbeit ▪ Verhaltensexperimente vereinbaren und auswerten ▪ Tagebücher oder zumindest Tagesrückblicke schreiben
Phase 4: Beibehaltung und Ablösung (ca. 5–10 Sitzungen monatlich)
▪ an konkreten Alltagskonflikten übend weiterarbeiten ▪ Akzeptanz für Dinge üben, die nicht geändert werden können ▪ innere Dialoge und Tagesrückblicke beibehalten ▪ ggf. Aufnahmen älterer Sitzungen anhören ▪ auf ausgeglichene Tagesbilanzen, Pausen, positive Aktivitäten und Selbstfürsorge achten ▪ bei Schemaaktivierungen die »innere Therapeutenperson« (Erwachsenenmodus) zu Rate ziehen, ggf. Audio-Memos einsetzen ▪ die Therapeutinnen bzw. Therapeuten ziehen sich zunehmend beratend zurück und überlassen den Behandelten die Verantwortung

Tab. 4-1: Ablauf und Phasen einer Schematherapie.

gen intensiv erlebnisaktivierend arbeitet und die Patientinnen sich die Aufnahmen zwischen den Sitzungen anhören, um die Therapieeffekte zu boostern. Eine aktuelle Studie von Boterhoven et al. (2020) verglich die Wirksamkeit von ImRs und EMDR bei komplex-traumatisierten Patientinnen und Patienten in einem Protokoll mit zwölf Sitzungen in einer 14-tägigen Frequenz. Es gibt leider noch zu wenige Studien, die wirklich die Frequenz einer Behandlung als zu prüfendem Wirksamkeitsfaktor untersuchen; in den meisten Leitlinien wird die wöchentliche Frequenzempfehlung als Expertenkonsens und nicht als empirisch belegtes Kriterium dargestellt.

Zeitliche Begrenzung. Wichtig erscheint uns, die zeitliche Begrenzung der Therapie möglichst früh zu thematisieren. Wir bemühen uns, die Therapien so effektiv und ökonomisch wie möglich durchzuführen. Nur bei schwer belasteten Menschen wie z. B. komplex Traumatisierten sind manchmal längere Behandlungsverläufe im Rahmen einer Langzeittherapie mit 60 oder in sehr schwierigen Verläufen mit 80 Sitzungen notwendig. Aber selbst bei Menschen mit Dissoziativen Identitätsstörungen (DIS) begrenzt Arnoud Arntz in seinem Therapieprotokoll im Rahmen einer Pilotstudie die Therapiedauer auf 222 Sitzungen innerhalb von drei Jahren (Huntjens et al. 2019a; siehe Kap. 7.5.4). Jenseits dieses Forschungsdesigns brauchen manche sehr schwer belasteten Menschen mit wenigen Ressourcen eine längere Zeit der Unterstützung in der Stabilisierungs- und Ablösephase der Therapie, nicht selten auch lebenspraktische Begleitung, wenn sie wenige oder keine guten Rollenmodelle in der Kindheit hatten. Das sollte aber in monatlichen Sitzungen und gelegentlichen E-Mail-Kontakten geschehen, damit die Person in ihrer Autonomieseite maximal gefordert und gefördert wird (siehe »Circe«-Falle in Kap. 5.8).

Boostersitzungen. Eine wichtige Rolle bei der Stabilisierung der Behandlungseffekte kommt der Erhaltungsphase der Therapie mit den monatlichen Boostersitzungen zu. Obwohl die therapeutische Dosis gering ist, fühlen sich (und sind!) die Menschen noch in Therapie, während sie faktisch ihr Schicksal zunehmend in die eigene Hand nehmen. Wir wissen aus der Veränderungsforschung, dass tiefer gehende Verhaltensveränderungen einen Zeitraum von ca. zwei Jahren brauchen (Prochaska & DiClemente 1986). Durch Boostersitzungen können und sollen daher auch Kurzzeittherapien auf zwei Jahre und länger ausgedehnt werden.

4.2.1 Phase 1: Diagnostik, Stabilisierung und Beziehungsaufbau

Anamneseerhebung. Zunächst müssen wir in einen vertrauensvollen Kontakt kommen und auf Basis des Schema-Modus-Modells eine Fallkonzeption erstellen. Wir empfehlen ein strukturiertes Vorgehen, in dem wir vor allem versuchen, eine warme, vertrauensvolle Atmosphäre zu schaffen. Entsprechend bevorzugen wir auch Stühle, auf denen wir uns leicht der behandelten Person, auch körperlich, zuwenden können, und sitzen nicht mehr als zwei Meter entfernt (sofern das toleriert wird). Wir raten von ausführlichen, offenen Befragungen bzw. Darstellungen ab, da sich diese überwiegend auf das konzeptionelle (narrative) Selbst im semantischen Verarbeitungssystem beziehen. Wir erfragen lieber aktiv die biografischen Eckdaten (analog eines Genogramms) und kommen dann rasch zu den aktuellen Problemen, die jetzt in die Therapie führen (*zentrale Beziehungskonfliktthemen*, ZBKT; Luborsky & Crits-Christoph 1990). Bereits in der ersten Sitzung erfolgt im Idealfall eine Mikroanalyse des Problems auf Stühlen, sodass wir nicht in die »Hypnose des narrativen Selbst« geraten, sondern stattdessen erlebnisorientiert handeln. Das heißt, wir ordnen den geschilderten Erlebenszuständen – am besten in einer Zusammenfassung im Stehen – eine Instanz der SORC-Schleife und entsprechende Stühle zu (siehe Abschn. 4.3.3). Die wesentlichen biografischen Szenen finden wir dann in den ersten Imaginationsübungen (siehe Abschn. 4.3.2), die möglichst rasch bereits in den ersten Sitzungen stattfinden können. Die Verbindung zwischen einer einleuchtenden Fallkonzeption (siehe unten) und dem Erleben unseres entschlossenen Einschreitens in der Rescriptingphase der Imaginationen schafft eine stabile Beziehung und Vertrauen in unser therapeutisches Vorgehen. Sachse (2006) nennt das *Beziehungskredit*, den wir später in schwierigeren Therapiephasen einlösen können.

Einführung des Modells. Als von allen Menschen sehr gut nachvollziehbaren Bezugsrahmen zur Entstehung von Schemata und der nachfolgenden Bewältigungsreaktionen zeigen wir eine schematherapeutische Interpretation des »Still face«-Videos (www.schematherapie-frankfurt.de/index.php/materialien/videos/tutorials). Mit diesem Video lassen sich die relevanten Informationen über das Schematherapiemodell innerhalb von einer Sitzung vermitteln. Der Einsatz diagnostischer Fragebögen bedeutet einen zusätzlichen Informationsgewinn vor allem für uns, idealerweise vor der Sitzung. Eine ausführliche Besprechung der Einzelergebnisse erscheint uns aber wenig sinnvoll (siehe Abschn. 4.4.1). Wir teilen nur das relevante Ergebnis als Überleitung zu den Interventionen und Übungen mit. Auch der Einsatz von Moduskarten (wie etwa die iModes von David Bernstein, www.i-modes.com) kann für die erlebnisorientierte Darstellung von Prozessen in der Mikroanalyse sehr hilfreich sein (siehe Valente 2021 für ausführliche Skripts). Weitere wichtige Informationsquellen sind Fremdanamnesen durch nahestehende Personen (siehe Abschn. 8.3.2) sowie unseren eigenen Beobachtungen in den Sitzungen (*therapeutische Szene*; Argelander 1979; siehe Abschn. 4.4.3).

Aussagen über die Therapielänge. Wenn Menschen ein Verlassenheitsschema bzw. schlechte Erfahrungen gemacht haben, anderen Menschen zu vertrauen (vielleicht sogar in Vorbehandlungen), kommt oft die Frage auf, wie lange wir bereit sind, diese Menschen zu begleiten. Wir müssen uns darüber im Klaren sein, dass eine gute therapeutische Beziehung oft das »Beste« ist, was diese Menschen bisher erlebt haben. Deshalb ist der Wunsch nachvollziehbar, uns möglichst oft und lange zu sehen. Am liebsten lebenslang! Auch hier müssen wir eine gute Balance von Sicherheit gebender Bindung und Autonomie fördernder Begrenzung finden. Wir sollten uns nicht aus Mitgefühl dazu verleiten lassen, zu viel zu versprechen: »*Ich werde so lange für Sie da sein, wie Sie mich brauchen!*« So groß die Versuchung auch sein mag: Wir sollten keine

»ungedeckten Schecks« ausstellen. Ansonsten dürfen wir es den Menschen nicht übelnehmen, wenn sie diese Zusage später »einklagen«. Damit würden wir zu sehr auf das »Bindungsbein« gehen und uns in eine zu abhängige Position begeben. Therapie ist definitionsgemäß zeitlich begrenzt und keine Freundschaft, selbst wenn wir für längere Zeit häufig die wichtigste Bezugsperson sein werden. Wir müssen zu diesen Grenzen stehen, auch wenn es schwerfällt. Eine mögliche Formulierung könnte sein: »*Ich weiß, dass Sie die Sicherheit brauchen, dass ich Sie nicht verlasse, so wie Sie früher verlassen worden sind. Wir werden mehrere Jahre zusammenarbeiten und uns beide sehr anstrengen müssen, aber am Ende wird es Ihnen besser gehen. Ich werde Ihnen alles geben, was ich leisten kann. Und ich vertraue darauf, dass Sie das auch tun. Außerdem biete ich Ihnen an, dass Sie Audioaufnahmen von den Stunden machen können, sodass Sie meine Stimme mit nach Hause nehmen und für immer behalten können. So bleibt eine Verbindung erhalten. Und ich werde immer alles mit Ihnen offen und ehrlich besprechen. Das ist das, was ich Ihnen versprechen kann.*«

Achse I – Symptomreduktion und Umgang mit selbstschädigenden Verhaltensweisen. Je nachdem, wie stark die Beeinträchtigung bzw. die klinische Symptomatik ausgeprägt ist, kann die erste Phase des Beziehungsaufbaus und der Symptomreduktion sowie der Diagnostik von wenigen Sitzungen bis zu mehreren Monaten dauern. Jede Verhaltensweise, die zu einem Hindernis in der Arbeit mit prägenden alten Bildern bzw. zu einer Gefährdung der Therapiebeziehung oder gar des Lebens eines Menschen führt, hat zunächst Vorrang. Dies ist nicht zu verwechseln mit der vermeintlichen Notwendigkeit einer allzu umfangreichen Stabilisierung vor der emotionsaktivierenden Arbeit (siehe Kap. 7.5.2). Auch das hohe Misstrauen eines komplex-traumatisierten Menschen wird erst habituieren, wenn die Person mit uns positive Erfahrungen macht. Und die macht sie durch die schrittweisen korrigierenden emotionalen Erfahrungen, insbesondere im Imagery Rescripting (ImRs; siehe Kap. 6.1.4).

> Bildlich gesprochen kann man nur im Wasser schwimmen lernen. Allerdings zunächst im flachen Wasser, später dann auch bei Wellengang.

Training von Emotionsregulation während und zwischen den Sitzungen. Wir müssen aber darauf achten, dass sich unsere Patientinnen zwischen den Sitzungen ausreichend stabilisieren können. Dazu bieten wir gezielte Übungen an, um Emotionsregulation, Aufmerksamkeitslenkung und Selbststeuerung zu trainieren, von denen einige in Tabelle 5-1 (siehe Kap. 5.4.5) zusammengefasst sind.

Fallkonzeption. In jedem Fall versuchen wir möglichst früh in der Therapie die gemeinsame Fallkonzeption zu erstellen und (z. B. mithilfe der Modus-Landkarte) aufzuschreiben. Sie stellt den gemeinsamen Bezugsrahmen dar, der uns in Momenten der Schemaaktivierung Orientierung, Sicherheit und Richtung gibt. Die Veränderungen beginnen »im Kopf«, d. h., das Störungsverständnis und neue Lösungsmöglichkeiten müssen zunächst von uns kognitiv vorbereitet werden.

Audioaufnahmen der Sitzungen. Wir vermitteln bereits zu Therapiebeginn viele Informationen. Da die Aufnahmekapazität eines Menschen insbesondere unter Stress (nicht zuletzt durch die emotionale Aktivierung in den Sitzungen) begrenzt ist, bieten wir unseren Patientinnen und Patienten an, die gesamte Sitzung auf ihr Smartphone oder ein Diktiergerät aufzunehmen, damit sie zwischen den Sitzungen die Inhalte in Ruhe nachvollziehen können. Das wird (fast) ausnahmslos dankbar angenommen. Anfangs muss man zu Beginn der Stunde noch einmal an dieses Angebot erinnern, nach wenigen Sitzungen wird das Aufnahmegerät (in der Regel das Smartphone) spontan hingelegt. Gelegentlich haben Kolleginnen oder Kollegen diffuse Befürchtungen, dass die Aufnahmen von Menschen in ihren Behandlungen missbraucht und z. B. im Internet veröffentlicht werden könnten. Wie in der Therapie empfehlen wir hier, zwischen Befürchtungen und Beobachtungen zu trennen. Uns ist kein einziger Fall bekannt, in dem jemand ohne unser Einverständnis Aufnahmen veröffentlicht hätte. Uns selbst ist der Gedanke, dass unsere Interaktion aufgenommen wird, eine willkommene Selbstreflexionsunterstützung.

Psychoedukative Materialien. Viele Menschen informieren sich gerne über das, was wir in der Therapie machen. Dazu gibt es zahlreiche Möglichkeiten, wie das Selbsthilfebuch von Young & Klosko (2006), unsere Informationsbücher (Roediger 2020, 2023) und Video-Tutorials (YouTube-Channel »Schematherapie Videos Roediger & Valente«, www.youtube.com/@schematherapievideosroedig1588) oder das Buch von Jacob et al. (2017). Auf der Website www.schematherapie-frankfurt.de/index.php/materialien/videos/tutorials gibt es ebenfalls Videotutorials und Downloads, die helfen, den Therapieansatz besser zu verstehen und mitzuarbeiten. Dies entlastet uns und erleichtert den Therapieeinstieg. Fiedler (2010, S. 243) weist darauf hin, dass *»systematische Information und Aufklärung von Patienten am Erfolg psychotherapeutischer Behandlungen einen wesentlichen Anteil haben«*. Umgekehrt wirkt ein Informationsmangel aufseiten der Patienten als Stressor (Schmidt & Dlugosch 1992).

> In der ersten Phase bauen wir die Therapiebeziehung vor allem durch erlebnisorientierte Techniken auf. Wir vermitteln das Therapierational und die Fallkonzeption, um Vertrauen in den Ansatz zu schaffen. Dabei arbeiten wir bevorzugt mit in der Therapie sichtbaren Szenen und verwenden eine vereinfachte, dimensionale Modus-Landkarte, die den Menschen rasch Orientierung und der Therapie eine Richtung gibt.

4.2.2 Phase 2: Erlebnisaktivierung, Neubewertung und Ressourcenaktivierung

In der zweiten Phase wird die Fallkonzeption nun mit Leben gefüllt. Für etwa zehn bis 20 Sitzungen geht es darum, konkrete Lebenssituationen, in denen die Person emotional aktiviert war, immer wieder mit dem Modusmodell bzw. den Schemata zu verbinden, um das Bewusstsein für die eigenen »Schubladen« zu üben (Schema- bzw. Modusbewusstsein). Wann immer möglich, sollen dabei Imaginationsübungen eingesetzt werden. Menschen lernen dadurch, zwischen Schema-getriggerten Reaktionen (Sinneseindrücke, Gefühle, Gedanken, Handlungsimpulse), die sich in Körperempfindungen äußern, und aktuell realen Risiken zu differenzieren. Dies entlastet besonders traumatisierte Menschen (Ogden & Fischer 2015).

> Die Person soll erleben, dass hinter starken aktuellen emotionalen Aktivierungen häufig Schemata aus der Vergangenheit stehen, die unbemerkt in ihren Alltag eindringen. Dann ist sie mit ihrem Erleben eigentlich gar nicht in der Gegenwart (present moment awareness), sondern steckt im Gefängnis der Erinnerungen ihres Default Mode Network (DMN).

Imaginativ die Gegenwart mit den Schemata verknüpfen. Gerald Edelman (1995) nennt diesen Prozess *erinnerte Gegenwart*, Daniel Goleman (1995) *emotional hijacking*. Um diesen für die Schematherapie zentralen Prozess erlebbar zu machen, können sowohl Aktivierungssituationen im Alltag als auch Situationen, die in der Therapiesitzung spontan entstehen, genutzt werden. In jedem Fall »zerreden« wir die Szenen aber nicht, sondern gehen rasch in eine Imagination über, um die aktuelle oder die therapeutische Szene mit ähnlichen Situationen aus der Biografie zu verknüpfen.

Nachbeelterung in der Imagination. In der ersten Phase der Imaginationsarbeit führen wir das Überschreiben der traumatischen oder prägenden Szenen selbst durch, wobei die Person die ganze Zeit im emotionalen Erleben bleibt und die Szene aus der Perspektive des Kindes erlebt. Dies entspricht dem inzwischen sehr gut untersuchten Protokoll von Arnoud Arntz für Imagery Rescripting (ImRs; siehe z. B. Arntz 2011a). So wird erlebt, dass in der Therapie im Unterschied zur Ursprungssituationen die Grundbedürfnisse ernst genommen und befriedigt werden (z. B. gesehen und ernst genommen werden, Schutz, Ermutigung, Trost, Unterstützung, Liebe).

Ressourcenaktivierung in der Imagination. Anschließend beginnt die zweite Phase, in der die Person aus der heutigen, erwachsenen Rolle das Überschreiben unter unserer Anleitung selbst übernimmt. Nachdem wir mit geschlossenen Augen neben der Person sitzend zunächst ein Bewusstsein für die triggernden Stimuli, die Schemata (O-Variable) und die durch die Schemaaktivierungen aktivierten Emotionen (R emot.), Bewertungen (R kog.) und Handlungsimpulse (R mot.) schaffen, wechseln wir nun beim Rescripting in die Perspektive der heute erwachsenen Person. Aus diesem Blickwinkel mobilisieren wir dann die in den Patienten als Ressourcen angelegten funktionalen Emotionen. Diese wurden in der Regel im Still face-Video bereits gespürt. Der Perspektivwechsel führt also nicht nur zu einer kognitiven Neubewertung, sondern zu einer umfassenden korrigierenden emotionalen Erfahrung und einem körperlich verankerten Ermächtigungsgefühl. Bezogen auf die hypothetischen Wirkfaktoren von Grawe (1998; siehe Kap. 2.7) verbinden wir hier die Problemaktualisierung, Klärung und die Vorbereitung der Bewältigung in jeder Sitzung in Form von wiederholten »One-session«-Therapien. Die aktivierten funktionalen Emotionen werden damit zum Träger (driver) und Herzstück des schematherapeutischen Veränderungsprozesses. In dieser Phase übernehmen wir ggf. noch eine eher aktive Rolle und sorgen dafür, dass jede einzelne Sitzung »gut ausgeht«. In der nächsten Phase liegt der Schwerpunkt dann in der Umsetzung im Alltag.

> Die Person in unserer Behandlung soll intensiv erleben, dass es in ihr neben den alten, störungsverbundenen Netzwerken immer auch funktionale Netzwerke gibt, die in der Gegenwart gezielt aktiviert werden können (und müssen). Das heißt: Der Mensch ist seinen Schemaaktivierungen heute nicht mehr hilflos ausgeliefert, sondern hat eine Wahl, die er auch nutzen muss.

In dieser Therapiephase sollten möglichst **in jeder Stunde** Imaginationsübungen oder Modusdialoge auf Stühlen eingesetzt werden, um die Modus-Landkarte mit Leben zu füllen, immer wieder von den Symptomen und Bewältigungsmodi zu den Kind- und Bewerter-/Elternmodi vorzudringen und diese zu entmachten und die emotionalen Bedürfnisse zu befriedigen (siehe Abb. 4-1, Abschn. 4.1).

Verhaltensexperimente initiieren. Diese positiven Erlebnisse in der Therapiestunde erhöhen die Motivation (Salienz) für Verhaltensexperimente. Dabei nutzen wir die in der Behandlung entstandene Bindung als Katalysator, um die Verpflichtung unserer Patientinnen und Patienten zu erhöhen, nun ihrerseits ihren Beitrag durch aktives Handeln einzubringen. Dadurch übernehmen diese die anfangs von uns eingebrachten Lösungen in ihr eigenes Repertoire. So sind z. B. Menschen mit Zwängen oft erst bereit, sich voll zu exponieren, wenn sie erleben, dass wir ihnen wirklich aktiv zur Seite stehen und die zuvor vermiedenen Situationen gemeinsam durchstehen und sie nicht wie früher alleingelassen werden. Erst dann können sie den alten Bewältigungsmodus mit seinen Symbolisierungen und ritualisierten Handlungen loslassen.

4.2.3 Phase 3: Problembewältigung und Selbstregulation im Alltag fördern

Die Patienten und Patientinnen werden aktiver. Nach einer gewissen Zeit der emotionalen Schemaaktivierung und -klärung, also etwa in der Mitte der Therapie, geht die Therapie fließend in die dritte Phase der Problembewältigung und Verhaltensübungen über, die ebenfalls etwa zehn bis 20 Sitzungen in Anspruch nimmt. In den Imaginationsübungen oder Stühle-Dialogen wird der Schwerpunkt zunehmend darauf gelegt, dass die Person ihre Probleme selbst auflöst. Während wir in der Klärungsphase noch eine aktivere Rolle haben und selbst in die Imaginationen einsteigen bzw. Lösungsvorschläge bei den Stühle-Dialogen einbringen, übernehmen in der Übungsphase die Patientinnen und Patienten zunehmend selbst die Initiative (Arntz 2011b). Natürlich helfen wir noch, aber immer öfter fragen wir: *»Was sagt Ihr Erwachsenenmodus dazu?«* Oder: *»Was würde ein weiser Mensch in dieser Situation tun bzw. was machen andere Menschen in so einer Lage?«* Oder auch: *»Was denken Sie, was ich dazu sagen würde?«* Dadurch wird die Suche nach einer Lösung verlagert. Nach und nach baut die Person in sich die neuronalen Strukturen auf, die sie für die Lösung braucht (Linden 2006). Symbolisch gesprochen werden die »guten Therapeuten bzw. Therapeutinnen« ebenso verinnerlicht bzw. internalisiert wie früher die Bezugspersonen (Vygotski 2002).

Stühle-Dialoge. Während in der zweiten Phase Imaginationen die bevorzugt eingesetzte erlebnisaktivierende Technik ist, treten in dieser Phase Stühle-Dialoge in den Vordergrund, denn der Fokus der Arbeit ist zunehmend die Entmachtung der inneren Bewerter. Diese erschweren bzw. blockieren häufig den Veränderungsprozess und halten die Menschen in den alten Bewältigungsmodi bzw. Attraktoren fest (siehe Kap. 1.2.7). Da sie gedanklicher Natur sind, kann man sie nur begrenzt imaginieren, aber symbolisieren (z. B. durch Moduskarten). Sie können jedoch erfragt und dann auf einen **eigenen Stuhl** herausgesetzt werden (siehe Kap. 6.3.2), evtl. zusammen mit der entsprechenden Moduskarte oder einem anderen Symbol (sog. Impact-Technik, siehe Abschn. 4.6.8). Durch diese **Symbolisierung** werden sie im Raum sichtbar und können (wie zuvor andere Personen im Imagery Rescripting) entmachtet werden. Die dabei eingesetzten Prozesse sind dieselben (siehe Kap. 6). Die in den Therapiesitzungen neu gefundenen Werte können dann die alten Bewertungen ersetzen. Dieser Internalisierungsprozess wird durch die erwähnten Aufnahmen der Sitzungen unterstützt. Die in der Aufzeichnung hörbaren Stimmen und die Atmosphäre der Sitzungen führen zu stärkeren Aktivierungen der Lösungsattraktoren als die reine Erinnerung.

Schema-Modus-Memos. Ein weiteres wichtiges Element, um den Transfer zwischen den Sitzungen und dem Alltag zu fördern, ist das von Young et al. (2005) entwickelte Schema-Modus-Memo (siehe Abschn. 4.6.1). Es stellt als eine Art Verhaltensanalyse eine Brücke zwischen dem Erleben in der Stunde (episodisch) und der abrufbaren Speicherform im autobiografischen, semantischen Gedächtnis dar (siehe Kap. 1.2.3). Das Formblatt (siehe Beispiel in Abb. 4-8, Abschn. 4.6.1) wird zunächst anhand einer Schemaaktiverung in der Sitzung gemeinsam nach einem Imagery Rescripting oder einem Stühle-Dialog ausgefüllt, später als Hausaufgabe alleine zu Hause und ggf. in der nächsten Sitzung korrigiert. Überhaupt geben wir in dieser Phase vermehrt verhaltensaktivierende **Hausaufgaben**, damit die Betroffenen zwischen den Sitzungen weiter üben, z. B. durch Merksätze aus der Stunde, Tagesrückblicke (um den wohlwollenden Blick auf die eigenen Gedanken und Gefühle zu üben) oder Tages- und Wochenpläne mit Verhaltensexperimenten (siehe Abschn. 4.6.5).

Verhaltensaktivierung. Genau beobachtete Experimente fördern das Unterscheidungslernen und neue *Regelextraktionen* (Farah 1998), d. h. das **Trennen von Befürchtungen und** (tatsächlichen) **Beobachtungen**. Die Experimente sollen unabhängig von negativen Gedanken oder Gefühlen umgesetzt werden (commited action; siehe Kap. 2.5). Das fördert einen reflexiv-erwachsener Blick auf die Probleme und den Übergang von alten Bewältigungsreaktionen auf neue – hinsichtlich der basalen Grundbedürfnisse Bindung und Selbstbehauptung – ausbalancierte Lösungen. Außerdem führt das »Weitermachen« dazu, dass sich die äußeren Reize verändern und dadurch bottom-up funktionalere Netzwerke aktiviert werden können, während das Erstarren in einer unbefriedigenden Situation die belastenden Netzwerke »an der Macht« lässt. Dabei achten wir auf verbliebene Restsymptome, die Kristallisationskeime von Rückfällen werden können.

> Wenn wir mit der Verhaltensaktivierung warten, bis wir uns besser fühlen, können wir lange warten. Umgekehrt »wird ein Schuh draus«: Erst wenn wir uns durch Verhaltensänderungen in einen anderen Zustand bringen, werden wir uns besser fühlen. Also gilt: »Just do it!« oder »Fake it, till you make it!«

Sitzungsintervalle verlängern. Wenn die Person in eine aktive Arbeitshaltung gefunden hat, sollen die Abstände zwischen den Sitzungen konsequent verlängert werden. Wir möchten unsere Patientinnen und Patienten so wenig wie möglich von der Therapie abhängig machen. Durch äußere Umstände, wie z. B. Urlaube oder Krankheiten, ergeben sich zwangsläufig längere Pausen, die als Anlass für den Versuch einer Frequenzreduktion genommen werden können. Die Frage ist dann: *»Sie haben es ja nun ganz gut geschafft, die Urlaubszeit zu überbrücken. Auch wenn Sie sich vielleicht zwischendurch im Kindmodus schlecht gefühlt haben, hat Ihr Erwachsenenmodus gute Arbeit geleistet. Das finde ich eine tolle Leistung. Ich weiß, das klingt jetzt ein wenig gemein, aber in gewisser Weise haben wir ja nun gesehen, dass Sie das können. Was brauchen Sie denn noch, damit wir langsam die Abstände zwischen den Sitzungen verlängern können?«* Natürlich kann diese Frage alte Verlassenheitsschemata aktivieren. Wir müssen diesen Prozess daher behutsam einleiten und die Betroffenen nicht vor vollendete Tatsachen stellen, sondern den Prozess als Verhaltensexperiment anlegen: *»Lassen Sie uns doch einfach ein- oder zweimal probieren, was tatsächlich passiert, wenn wir uns nur alle zwei Wochen/einmal im Monat sehen.«* Wenn die Person trotzdem zu starke Ängste äußert, kann in manchen Fällen beispielsweise die Vereinbarung einer **kurzen Zwi-**

schenmeldung per **E-Mail** hilfreich sein. Unser Vertrauensvorschuss und unsere Entschlossenheit können dabei ermutigend wirken, ähnlich wie bei Kindern. Für Krisen bieten wir einen **Notfalltermin** bzw. Kontakt (bevorzugt per E-Mail) an. Der Übergang auf längere Abstände wird wiederum durch die **Audioaufnahmen** der ganzen Sitzungen erleichtert, da diese statt einer Sitzung zu Hause angehört werden können. Die Person kann so die Stimmung aus der Sitzung auch in ihrem häuslichen Umfeld aufleben lassen. Das fördert, sich selbst als »Autor« des eigenen Verhaltens zu erleben und uns »loszulassen«.

Audioaufnahmen und gelegentliche E-Mail-Kontakte stellen eine wichtige Brücke beim Übergang von der Übungs- in die Ablösungsphase dar, da wir innerlich anwesend sind, ohne dass es zu einer konkreten physischen Begegnung kommen muss. Für E-Mail-Kontakte ist aus datenschutzrechtlichen Gründen ein Einverständnis nötig.

Dies fördert den Aufbau eines »inneren Therapeuten« bzw. einer »inneren Therapeutin«, mit denen die Person innerlich Zwiesprache halten kann. Viele beschreiben das so: *»Und dann habe ich mich gefragt, was Sie in dieser Situation sagen würden, und habe das ausprobiert, und es hat geklappt!«* Wir werden zu Trainern, die Anregungen geben. Dadurch wird die Ablösungsphase vorbereitet.

Letztlich findet der entscheidende Aufbau von Bewältigungskompetenz nicht in der Therapiesitzung, sondern zwischen den Sitzungen im Alltag statt.

4.2.4 Phase 4: Verselbstständigung, Ablösung und Beendigung

Schemaaktivierungen bei Therapieende. Vor dem Übergang in die vierte Phase der Beendigung und Ablösung müssen die Therapieziele noch einmal überprüft werden: Bestehen noch Restsymptome der ursprünglichen Störung? Was kann noch verändert und was muss in dieser Therapie als nicht beeinflussbar akzeptiert bzw. angenommen werden? Diese Phase kann – wie die Anfangsphase – unterschiedlich lange dauern, je nachdem, welche Probleme noch auftauchen. Auch relativ stabile Menschen können unter ihren Bewältigungsreaktionen tiefsitzende Ängste (bis hin zu Panik und Todesangst) haben, die oft erst zutage treten, wenn das Ende der Therapie thematisiert wird. Dies gilt natürlich besonders für ängstlich-vermeidende bzw. abhängige Menschen (siehe Kap. 7.1.1). Dann sind erneute Imaginationsübungen bzw. emotionale Expositionen (diesmal mit weniger haltgebender Unterstützung unsererseits) notwendig, damit auch diese Gefühle aus dem Blickwinkel des Erwachsenenmodus betrachtet und nicht weiter vermieden werden müssen (siehe Kap. 6.5.6). Parallel dazu ist bereits ein Übergang auf monatliche Sitzungen möglich.

Verantwortungsübernahme für das eigene Leben. Gegen Ende der Übungsphase werden wir immer weniger auf Veränderung drängen, sondern die Verantwortung zunehmend in die Hände der Person legen und ggf. empathisch konfrontieren, wenn die Therapiefortschritte begrenzt bleiben (Arntz 2011b). Nun zahlt es sich aus, früh darauf hingewiesen zu haben, dass die Therapie zeitlich begrenzt ist (siehe Abschn. 4.2.1). Ähnlich wie Jugendliche bei der Ablösung von den Eltern müssen auch die Menschen in unserer Behandlung lernen, dass sie selbst für ihr Glück verantwortlich und wir nur Begleiter auf Zeit sind. Lockwood & Perris (2012) haben diesen Übergang als den Wechsel vom »mütterlich«(-versorgenden) zum »väterlich«(-fordernden) Modus beschrieben. Arnoud Arntz (2011b, S. 178) formuliert das sehr deutlich so: *»Die Patienten realisieren letztlich, dass die Therapeuten sie nicht retten werden und sie vor der Entscheidung stehen, in die alten Muster zurück zu fallen oder das umzusetzen, was sie in der Therapie gelernt haben.«* Aufgrund unserer eigenen Schemata (siehe Kap. 5.7 und 8.4) fällt den meisten von uns die unterstützende Rolle leichter als die konfrontierend-begrenzende. Viele Schematherapien verlaufen daher in der zweiten Therapiehälfte weniger begeisternd als in der ersten. Daher geben wir in Kapitel 7 viele praktische Hinweise, wie für beide Seiten (!) so empathisch und schonend wie möglich konfrontiert werden kann.

Therapeutische Zurückhaltung. Dabei helfen auch reformulierte Therapieziele für begrenzte Zeiträume (z. B. 4 Wochen), nach denen neu entschieden werden kann. Letztlich müssen wir uns in jedem Fall immer mehr zum Pol der Distanzierung bewegen und die Kontrolle an die Betroffenen übergeben. Wichtig ist dabei, nicht vorwürflich zu werden, sondern aus der Haltung einer *kreativen Hoffnungslosigkeit* zu handeln (siehe Kap. 7.7.2). Der Verweis auf die eigenen Grenzen schafft Augenhöhe und wirkt viel motivierender als Appelle. Auch hier zeigt sich eine Parallele zur Erziehung von Kindern in der Adoleszenz. Gleichzeitig wechseln wir von einer veränderungsorientierten in eine **Akzeptanzhaltung**, der zufolge im Leben nicht alle Ziele und Ideale erreicht werden können und gewisse Enttäuschungen und Begrenzungen zum Leben dazugehören.

> Die therapeutische Grundhaltung verschiebt sich im Therapieverlauf von einer Veränderungs- zu einer Akzeptanzorientierung.

Akzeptanzhaltung üben. Besonders im zunehmenden Lebensalter ist dies eine wichtige Einsicht. Schaffen es Menschen nicht, mit Begrenzungen umzugehen, und trotzdem zufrieden zu sein, besteht die Gefahr, dass sie mit zunehmendem Alter immer enttäuschter und verbitterter werden. Auch hier ist die Haltung des Buddhismus eine große Hilfe, gelassener mit Begrenzungen und Einschränkungen umgehen zu können. Bei diesen existenziellen Fragen im Grenzbereich zur allgemeinen Lebensbewältigung wird Psychotherapie sehr individuell (Fiedler 2010). Die Behandelten müssen prüfen, ob sie mit dem Erreichten leben können und wollen, ob es noch andere Möglichkeiten gibt, sich außerhalb des therapeutischen Rahmens Unterstützung oder Begleitung zu suchen oder ob eventuell andere therapeutische Ansätze Erfolg versprechen. Für viele Menschen ist eine spirituelle Orientierung Halt- und Trost-spendend (siehe Noyon & Heidenreich 2012; Roediger 2006).

Boostersitzungen. Die eigentliche **Ablösungsphase** von fünf bis zehn Sitzungen geht mit einer Verlängerung der Sitzungsintervalle einher. Wenn ganze Sitzungen aufgenommen werden, können diese (wie erwähnt) in den relativ langen Pausen zwischen den Sitzungen noch einmal angehört und dadurch die Effekte aufrechterhalten werden. Manche Menschen legen sich eine entsprechende Bibliothek an. Auch in der Ablösungs- bzw. Erhaltungsphase sollte jede Therapiesitzung eine richtige Therapiestunde und kein »Plaudern« sein (Arntz 2011b, S. 177). Das heißt, dass immer noch erlebnisaktivierend mit Kurzimaginationen und vor allem Stühle-Dialogen gearbeitet wird, anstatt über die Dinge nur zu reden. Daher sollten wir unverändert nach einigen Minuten der Kontaktaufnahme zu einer Übung übergehen, um konkret an den Bewältigungskompetenzen zu arbeiten (zur Gestaltung einer Therapiestunde siehe Abschn. 4.7).

Therapieende. Die Sitzungen des letzten Therapiedrittels dienen dazu, die Konfliktbewältigung im Alltag weiter zu verbessern. Daher treten **Rollenspiele** mit Realsituationen und Problemlösungsstrategien in den Vordergrund. Metaphorisch gesprochen: Die Person übt, zu merken, wenn sie an eine Weiche (bzw. in eine Schemaaktivierung) kommt, um dann innerlich »auszusteigen« und sich bewusst zu machen, dass sie heute eine Wahl hat. Dann kann sie – auf »beiden Beinen stehend« – auf das »neue Gleis abbiegen«. So kann die Therapie formell abgeschlossen werden und wir heben ein paar Reststunden auf oder wir beenden die regelmäßigen Termine und stellen auf Bedarfssitzungen um, sodass die Therapien ausschleichen.

4.3 Diagnostik

In diesem Abschnitt beschreiben wir den oben umrissenen Diagnostikprozess detailliert, da er die Grundlage für die Fallkonzeption liefert, die wiederum eine zentrale Rolle in der Therapieplanung einnimmt. Wir werden zunächst auf die verschiedenen Erkenntnisquellen und dann auf Formen der Fallkonzeption eingehen. Des Weiteren beschreiben wir die Bedeutung der erlebnisaktivierenden Techniken Imagination und Stühle-Dialoge (denen wir ein eigenes Kapitel gewidmet haben) und abschließend die Verhaltensaktivierung. Beginnen wir mit der Diagnostik.

4.3.1 Anamneseerhebung

Wir müssen uns im Klaren sein, dass die erzählte Anamnese eine im Laufe der Jahre überformte, ja, man möchte fast sagen »geschönte« Darstellung im Sinne unseres *narrativen Selbst* ist (siehe Kap. 2.5). Die für die Schemaentstehung relevanten Erlebnisse sind in diesen Darstellungen oft gar nicht enthalten, sondern tauchen erst in den diagnostischen Imaginationsübungen auf, wenn die Person über die Affektbrücke in den assoziativ-episodischen Verarbeitungsmodus kommt.

> Die biografischen Szenen aus den Imaginationen haben einen klareren emotionalen Bezug zu den heutigen Schemaaktivierungen, daher vertrauen wir den so gefundenen Szenen mehr als den Narrativen und halten die Anamnese entsprechend kurz.

Was können wir uns merken? Ein weiterer Aspekt, sich nicht zu viele Details aus der Vergangenheit berichten zu lassen, sondern auf die Imaginationsszenen zu bauen, ist, dass wir uns selbst die komplexen, multisensorischen Szenen aus den Imaginationen viel besser merken können als die abstrakten Inhalte der **Narrative**. Wenn wir uns z. B. nicht merken konnten, wie oft Menschen in der Kindheit umgezogen sind, reagieren diese enttäuscht und denken vielleicht, dass sie uns nicht wichtig sind. Umgekehrt sind sie tief beeindruckt, wenn wir sie nach Monaten auf imaginierte Szenen ansprechen, und sagen: »Was, das wissen Sie noch!?« Warum sollten wir nicht effizient und gleichzeitig beziehungsorientiert vorgehen?

Natürlich lassen wir die Menschen erst einmal berichten, warum sie jetzt in Therapie kommen und was sie bedrückt. Aber unsere Arbeit baut letztlich nicht auf Erklärungen und individuellen Begründungsstrukturen (im Sinne der subjektiv geschaffenen Bezugsrahmen; siehe Kap. 2.5.2) auf, sondern auf szenisch zu verstehenden, interaktionellen Beziehungsmustern. Diese versuchen wir zu erfassen.

Biografische Daten aktiv erfragen. Daher können wir die anfangs erfragte Anamnese genogrammartig auf die wichtigsten sozialen Eckdaten beschränken, z. B.:

- der Anlass, jetzt in die Therapie zu kommen, und die aktuellen Beschwerden
- die Eltern (berufliche Tätigkeit, zentrale Eigenschaften, Rolle in der Familie, Familienatmosphäre, emotionale Zuwendung bzw. Bindung, Krankheiten)
- Geschwister, Reihenfolge, Rollen der Kinder in der Familie, weitere Lebensentwicklung der Geschwister
- besondere Ereignisse in der Kindheit und Jugendzeit (z. B. Gewalterfahrungen, Ausgrenzung in der Pubertätszeit, Freundschaften, erste Liebeserfahrungen)
- Ressourcen; Halt und Orientierung gebende Personen, Hobbys, andere Kraftquellen
- Ausbildung und berufliche Entwicklung, aktueller Arbeits- und Familienstatus
- aktuelle Belastungen, Erkrankungen, Vorbehandlungen, Lebensprobleme bzw. Themen in der Lebensentwicklung

Auch nach der Sexualität fragen. Die meisten Menschen reagieren entlastet auf diese Art des Vorgehens. Tatsächlich ist es ja auch kein angenehmes Gefühl, einem fremden Menschen in einer offenen Gesprächssituation intime und belastende Details anzuvertrauen. Und das vielleicht zum wiederholten Male. Wir sollten daher aktiv insbesondere nach der Sexualität (oder anderen »Geheimnissen«) fragen und die Behandelten nicht mit Problemen in diesem Bereich alleinlassen (vielleicht nicht gleich zu Beginn, aber im Verlauf der Therapie): *»Es ist für mich selbst nicht ganz einfach, nach Ihrer Sexualität zu fragen, aber wie sieht es denn da aus? Oder gibt es noch andere Dinge, die ich wissen sollte, um Ihnen wirklich gut helfen zu können?«*

Eine Studie von Kelly & Yuan (2009) zeigte, dass Geheimnisse die Therapie belasten und die Betroffenen die Beziehungsqualität als schlechter einschätzen. Umgekehrt fördert eine vertrauensvolle Beziehung die Bereitschaft, Geheimnisse zu offenbaren. Die Therapeutinnen und Therapeuten merkten in dieser Studie übrigens nicht, wenn ihnen etwas vorenthalten wurde! Die beste Maßnahme ist daher, eine möglichst vertrauensvolle, annehmende, nicht wertende Beziehung aufzubauen und dann mutig zu fragen.

Techniken. Neben der spontanen Schilderung und den sozialen Eckdaten können folgende Techniken eingesetzt werden, um die Innenwelt besser kennenzulernen und Menschen mit unserer Arbeitsweise vertraut zu machen:

- **Still face-Video.** Die erste (und manchmal auch die zweite) Sitzung brauchen wir meist für die strukturierte Anamnese und eine erste Zusammenfassung im Sinne einer edukativen Einführung des Schemakonstruktes und einer Verbindung mit den grundlegenden Modusgruppen. Als Hausaufgabe empfehlen wir dann, bis zur nächsten Sitzung das Video-Tutorial über die genauere Herleitung des Modells und der Fallkonzeption aus dem Still face-Experiment auf der Frankfurter Institutswebsite anzuschauen (www.schematherapie-frankfurt.de/index.php/materialien/videos/tutorials). Ob das gemacht wird, ist ein weiterer Hinweis auf die Mitarbeitsbereitschaft für die Therapie. Sie können natürlich das Video auch gemeinsam in der zweiten (oder dritten) Stunde anschauen. Dabei geht es nicht nur um die Inhalte, sondern auch um die Aktivierung des Mitgefühls für das Kind in dem Video an zwei definierten Stellen. Dies dient uns als Hinweis auf das in uns allen biologisch angelegte »CARE-System« (Panksepp 1998; siehe Kap. 1.3.11), auf das wir später bei der Selbstfürsorge zurückgreifen wollen.
- **Verhaltensbeobachtung** in der Sitzung. Eine weitere wichtige Informationsquelle ist die Beobachtung des in der Sitzung gezeigten Interaktionsverhaltens, denn auch uns gegenüber werden Schemata und Bewältigungsreaktionen aktiviert, wenn auch vermutlich nur einige und auch nur in begrenzt intensiver Weise. Dafür haben wir den Vorteil, dass wir alle Facetten der Aktivierung (auch nonverbale) direkt beobachten können. Oft sogar genauer, als die Betroffenen selbst. Mit diesen Aktivierungen können wir dann – wie in einem Labor – direkt arbeiten, indem wir zusammen aufstehen und das Verhalten gemeinsam in die Fallkonzeption einordnen.
- **Diagnostische Imagination.** Während die narrative Selbstbeschreibung aus semantischen Gedächtnis- und Informationsverarbeitungsprozesse gespeist wird, werden Erinnerungen an frühe Beziehungserfahrungen parallel dazu im episodischen Gedächtnis in Form kleiner multisensorischer »Videoclips« abgespeichert. Es ist immer wieder beeindruckend, zu erleben, dass die Betroffenen im Float-Back über

die Affektbrücke (siehe Kap. 6.1.2) spontan Szenen berichten, die nicht in der biografischen Anamnese enthalten waren. Es handelt sich also tatsächlich um sich ergänzende, unterschiedliche Speichersysteme (siehe Kap. 1.2.3). Für uns haben die episodisch erinnerten, emotionsgeladenen, meist bildhaft-plastischen Erinnerungen die größere Authentizität und damit auch Bedeutung, bilden sie doch das Erleben des Kindes gewissermaßen »eins zu eins« ab, so wie es heute bei den Schema-aktivierungen wiedererlebt wird. Daher widmen wir dieser Technik das folgende Unterkapitel (Kap. 4.3.2).

- **Fragebögen.** Schema- und Modus-bezogene Fragebögen spielen in der schematherapeutischen Diagnostik ebenfalls eine zentrale Rolle. Im Abschnitt 4.3.4 stellen wir die verschiedenen Fragebögen und ihre Anwendung detailliert vor.
- **Moduskarten.** Es gibt inzwischen eine ganze Reihe von Modus- und Schemakarten. Auch wenn die Arbeit mit derartigen Visualisierungen zu einer verstärkten Symbolisierung im Sinne eines im Inneren relativ starr aufgebauten Bildes (bzw. Attraktors) führen kann (siehe Kap. 1.2.7), zeigen die Karten doch, dass andere Menschen offensichtlich ähnlich fühlen wie die Betroffenen selbst. Das Erleben der »Universalität des Leides« (Yalom 1992) baut Demoralisierung ab (Frank 1973) und Vertrauen in die Therapie auf. So können z. B. verschiedene Karten angeboten werden und die Person sucht sich die zu ihr passenden aus. Dann wird als Einstieg elegant aus der gemeinsamen Betrachterperspektive (siehe Kap. 5.2.4) nach den Gefühlen der Person auf der Karte (Kindmodi), deren Botschaften (Innere Bewerter/Elternmodi) und den Vorteilen des dargestellten Verhaltens (Bewältigungsmodi) gefragt. Damit lenken wir die Informationen bereits in die Moduskategorien der Fallkonzeption.
- **Aus der Beobachterperspektive sprechen.** Das ist besonders bei schambesetzte Themen (z. B. im Rahmen eines Missbrauchs) hilfreich. Die Betroffenen können mit uns den gleichen Blickwinkel einnehmen und in der »dritten Person« leichter sprechen als in einem eher beschämenden Gespräch von Angesicht zu Angesicht (face to face), z. B.: *»Was fühlt das Kind auf dem Bild? Was sagen die Bewerter? Wofür ist es gut, hinter die Mauer zu gehen? Was könnte denn schlimmstenfalls passieren, wenn das Kind sich nicht verstecken kann?«*
- **Fotos aus der Kindheit anschauen.** Um den Zugang zum Kindheitserleben zu erleichtern, können wir gemeinsam Fotos aus der Kindheit anschauen und nach den Gefühlen des Kindes fragen. Die Fotos können auch als Stimulus für Schemaaktivierungen in der Sitzung genutzt werden. Besonders kleinere Kinder verstellen sich auf den Fotos noch nicht so stark, sodass wir in den Augen der Kinder einiges lesen können. Wir können auch in Richtung vermittelte Bewertungen fragen: *»Was wurde dem Kind gesagt oder ihm vermittelt, dass es sich so unsicher oder traurig fühlt?«* Zudem mobilisieren Fotos (wie auch der Float-Back bei den diagnostischen Imaginationen) oft weitere Erinnerungen, die in den Narrativen nicht enthalten waren.
- **Einbeziehung der Partnerperson.** Eine weitere Möglichkeit besteht darin, die Partner oder Partnerinnen in die Therapie einzuladen, um die Interaktion zwischen beiden zu beobachten. Enge Bezugspersonen können ganz andere »Knöpfe« drücken als

wir, je nachdem, wie die jeweiligen Schemata bzw. Bewältigungsmodi zusammenpassen (siehe Kap. 8.3.3).

Auf Basis dieser Erkenntnisquellen erstellen wir dann am Ende der zweiten (oder ggf. dritten Sitzung) eine erste, einfache Fallkonzeptionsskizze (siehe Abschn. 4.4).

4.3.2 Diagnostische Imagination

Wir können unterschiedliche Einstiegssituationen für eine diagnostische Imagination wählen:

- **Spontane emotionale Aktivierungen in der Sitzung.** Alle Situationen, in denen die Betroffenen stärker als erwartet emotional beteiligt sind, können zur emotionalen Aktivierung genutzt werden. Auch sehr **kleine Aktivierungen** innerhalb der therapeutischen Beziehung oder in einem stationären Setting, können als Einstieg dienen, beispielsweise wenn wir eine Sitzung zu spät beginnen oder absagen, bzw. Aktivierungen während einer empathischen Konfrontation (siehe Kap. 6.4.2). Eine Pfütze ist kleiner als das Meer, aber an beiden lassen sich die Qualitäten des Wassers erleben. Entsprechend weisen auch kleine Auffälligkeiten (z. B. Sprechpausen, Gesten, Blickabwendungen, feucht werdende Augen) auf eine spezifische Schemaaktivierung hin und ermöglichen, mit den aktivierten Modi zu arbeiten, ähnlich wie es Argelander (1979) in seinem Ansatz des *szenischen Verstehens* konzeptualisiert hat (siehe Abschn. 4.4.3).
  Sobald wir eine entsprechende Aktivierung bemerken, unterbrechen wir freundlich und versuchen, die Aufmerksamkeit auf die Aktivierung zu lenken und die Aktivierung zu markieren. Dann bitten wir unmittelbar, die Augen zu schließen und in die imaginative Haltung zu gehen (Details dazu siehe Kap. 5; die genauen Abläufe aller Imaginationen beschreiben wir in Kap. 6).
- **Belastende Situationen aus dem Alltag.** Die Patientin bzw. der Patient bringen eine belastende Szene aus dem Alltag mit. Von der Schilderung gehen wir dann rasch in die imaginative Haltung.
- **Belastende Kindheitsszenen.** Wenn uns bei der Anamneseerhebung nachvollziehbar belastende Situationen aus der Kindheit beschrieben werden (z. B. Traumata), können wir direkt in die imaginative Haltung gehen und in diese Situation einsteigen.
- **»Spaziergang« durch die Kindheit.** Bei Menschen, die keinen Zugang zu Kindheitsbildern haben bzw. sich (z. B. aufgrund einer entsprechenden Kontrollorientierung) zu Therapiebeginn noch nicht auf einen assoziativen Prozess einlassen können, kann als Einstieg eine »Reise in die Kindheit« gewählt werden. Dabei versetzen wir uns imaginativ in die Lebenssituation des Kindes zurück (idealerweise in die frühe Grundschulzeit) und lassen uns diese möglichst plastisch in vielen Sinneskanälen beschreiben (siehe Anleitung in Kap. 6.1.2).

- **Standbild der Eltern.** Wie Arntz & van Genderen (2022) planen wir als Einstieg in unserem manualisierten Vorgehen je eine Imagination mit der Mutter und dem Vater (bzw. den entsprechenden Bezugspersonen). Wenn den Betroffenen keine konkrete Szene einfällt, bitten wir sie, sich ein »Standbild« von Mutter oder Vater vorzustellen. Altersgemäß duzen wir dann das Kind: *»Ich spreche jetzt zu dir als fünf oder sechs Jahre altes Kind. Stelle dir deine Mutter als Bild vor. Was siehst du, was macht sie, was siehst du in ihren Augen, wie fühlt sich das jetzt an?«*
- **Float-Back aus einer aktuellen Aktivierungssituation.** In der imaginativen Haltung entlang der aktivierten Emotionen und Körpergefühle über die sogenannte Affektbrücke in die Kindheitszeit zurücktreibend können spontan assoziativ Bilder von Erlebenszuständen aufsteigen, die dem aktuellen Erleben strukturell bzw. szenisch ähnlich sind. Dadurch können die inneren Muster (Schemata) identifiziert werden, die das aktuelle Erleben stark mitbestimmen. Details zum Einstieg in die imaginative Position beschreiben wir im Kapitel 5.2.2, die einzelnen Schritte und Anweisungen zum Float-Back im Kapitel 6.1.2.

Damit ist der erste klärungsorientierte Teil der großen Imaginationsübung abgeschlossen. Nun gibt es zwei Möglichkeiten:

1. **Direkt anschließende imaginative Überschreibung (Rescripting).** Es ist grundsätzlich möglich, nach einem Float-Back in die Kindheit direkt mit dem imaginativen Überschreiben (Imagery Rescripting) fortzufahren (siehe Kap. 6.1.3). Dies lässt die Szene gut ausgehen und verstärkt das Vertrauen in die Therapie. In der Regel machen wir das tatsächlich auch so.
2. **Rückkehr in den Alltag oder an den Sicheren Ort.** Falls wir nicht überschreiben wollen, bitten wir die Person am Ende der diagnostischen Imagination, in ihrem Tempo in den Therapieraum zurückzukehren. Dazu können wir langsam von zehn mit zunehmend etwas lauterer Stimme bis eins zurückzählen. Bei »drei« wird gebeten, die Augen zu öffnen, bei »eins« darf man sich etwas strecken und die Arme anspannen, um den Kreislauf zu aktivieren. Ist die Person am Ende der Übung emotional noch sehr belastet, kann über Stabilisierungsübungen aus Kapitel 5.4.5 oder über den »Sicheren Ort« ausgestiegen werden.

Intensität langsam steigern. Zu Therapiebeginn müssen nicht alle Schritte und diese auch nicht in maximaler Intensität durchgeführt werden. Besonders ängstliche oder misstrauische Menschen werden langsam an diese Art des Arbeitens herangeführt. So lassen wir sie z. B. beim ersten Mal nur für ein paar Minuten in den emotionsfokussierten Erlebenszustand (siehe imaginative Position in Kap. 5.2.2) eintauchen und erst beim nächsten Mal wird ein »Float-Back« in eine Kindheitsszene versucht. Wir gehen nur so weit, wie sich unsere Patientinnen und Patienten sicher fühlen. Mit zunehmendem Vertrauen wird dann aktiver und tiefer in die emotionale Aktivierung gegangen.

4.3.3 Modusdiagnostik auf mehreren Stühlen

Mehrere Stühle schaffen durch die räumliche Verortung der verschiedenen beobachtbaren Modi (bzw. Elemente der SORC-Schleife) einen inneren Überblick und helfen, die gefundenen Modi in eine Fallkonzeption einzutragen (siehe unten, Beispiel in Abschn. »Auswertungsbeispiel«). Man kann dann auf jeden Stuhl eine **Moduskarte** legen, die das Erleben dort symbolisiert (Valente 2021). Das bewirkt eine bessere Differenzierung des zunächst oft diffusen Innenlebens.

Modi markieren und benennen. Wechselt die Person im Verlauf der Sitzung von einem Modus in einen anderen, unterbrechen wir nach dem Moduswechsel sofort und markieren den Wechsel: *»Haben Sie gemerkt, dass Sie gerade den Modus gewechselt haben? Das scheint mir jetzt nicht mehr die verletzbare Seite zu sein, sondern etwas anderes. Da sprechen wohl die inneren Antreiber! Die können wir mal dahin setzen.«* Oder: *»Jetzt sind Sie nicht mehr im verletzbaren Kindmodus, sondern eher im wütenden. Der kann hier auf dem Stuhl neben dem verletzbaren Kindmodus sitzen ... Jetzt schiebt sich der distanzierte Beschützer dazwischen, den setzen wir hierhin! Oh, ich bemerke, dass Sie gerade in einen kämpferischen Modus kippen. Das sollten wir trennen und nehmen dafür einen weiteren Stuhl.«* Es ist hilfreich, wenn wir die Stühle so anordnen, dass dies bereits zu der später erstellten Fallkonzeption führt. Lenken wir zu wenig, kann die Übung chaotisch werden. Sind nicht genügend Stühle oder ist nur wenig Platz vorhanden, können auch Zettel für die Modi auf den Boden gelegt oder mit **farbigen Spielzeugstühlen**, Figuren, Finger- bzw. Handpuppen symbolisiert werden, wie es Heinrich Berbalk vorschlägt (Berbalk & Young 2008). Dies empfiehlt sich besonders bei der Arbeit mit Kindern oder bei Menschen, die viel mit Kindern zu tun haben und mit diesem Medium vertraut sind (Details dazu siehe z. B. Loose et al. 2024).

So entsteht ein mehr oder weniger komplexes Bild, das dann auf ein Blatt als Modus-Fallkonzeption (siehe Abschn. 4.4.3, »Deskriptiv-taxonomische Modusskizze«) eingetragen wird. Modi auf Stühle zu setzen schafft gegenüber dem reinen Gespräch eine stabilere und komplexere neuronale Repräsentanz. Dies ist ein eher offenes, exploratives Vorgehen im Sinne eines Bottom-up-Ansatzes. Im Abschnitt 4.4.3, »Dimensionale Modus-Landkarte«, werden wir auch ein direktiveres Vorgehen vorstellen.

4.3.4 Fragebögen

Mittels der **Schemafragebögen** wird ein systematisches Bild der Niederschläge früherer Beziehungserfahrungen (traits), mit **Modusfragebögen** des aktuellen Selbsterlebens gewonnen (states). Die Fragen wurden aus der klinischen Arbeit empirisch gewonnen, nachfolgend faktorenanalytisch untersucht und eingegrenzt. Es gibt Fragebögen zu verschiedenen Bereichen (siehe Abb. 4-2):

- den Fragebogen zum erinnerten **Verhalten der Eltern** bzw. Bezugspersonen (Young Parenting Inventory, YPI)
- den Fragebogen zu aktuell **auslösbaren Schemata** (Young Schema Questionnaire, YSQ, in verschiedenen Versionen)
- den Fragebogen zu **vermeidenden Bewältigungsreaktionen** (Young-Rygh Avoidance Inventory, YRAI)
- den Fragebogen zu **kompensierenden Bewältigungsreaktionen** (Young Compensation Inventory, YCI)
- den Fragebogen zu **positiven Schemata** (Young Positive Schema Questionnaire, YPSQ; Louis et al. 2018).
- verschiedene Fragebögen zur Erfassung der **Modi**, von denen das revidierte Schema Mode Inventory (SMI-r; Lobbestael et al. 2010) der international anerkannteste Fragebogen ist

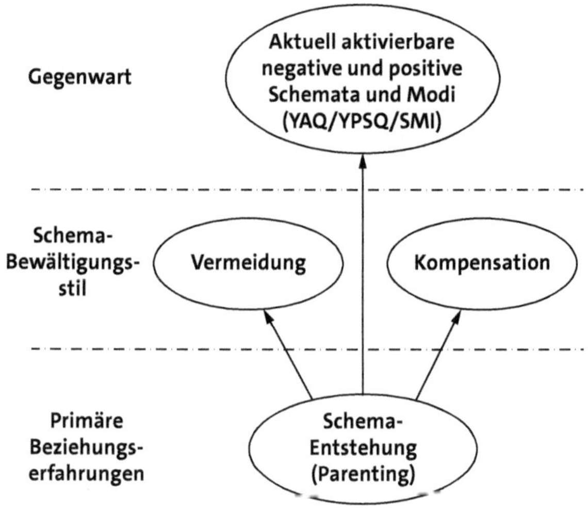

Abb. 4-2: Die verschiedenen Schema- und Modusfragebögen.
YSQ = Young Schema Questionnaire; YPSQ = Young Positive Schema Questionnaire; SMI = Schema Mode Inventory

Fragebögen erfüllen überwiegend nicht die Gütekriterien von Tests, sind aber eine große Hilfe beim Erstellen der Fallkonzeption, da die Schemata nicht direkt beobachtbar sind (siehe Kap. 3.3). Die Fragebögen erlauben, parallel zum klinischen Eindruck, gezielt und systematisch die Selbstwahrnehmung in einem breiten Bereich typischer Problembereiche zu erfassen bzw. zu erfragen.

Die Schemafragebögen sind als klinisches Instrument zu verstehen, um rasch und umfassend einen Überblick über die wichtigsten Schemata bzw. Modi zu gewinnen. Es handelt sich dabei um strukturierte Anamneseinstrumente, nicht um standardisierte Tests.

Die Fragebögen zum erinnerten Elternverhalten (Parenting, YPI), zu den aktualisierbaren Schemata (YSQ, Lang- oder Kurzformen) und der Kompensationsfragebogen (YCI) beziehen sich jeweils auf die 18 Schemata (siehe Tab. 3-1 in Kap. 3.2; im YCI ist auch noch das Schema »Unattraktivität« enthalten). Es gibt mittlerweile eine ganze Reihe von lizenzierten und nicht lizenzierten Übersetzungen mit unterschiedlichen Item-Anzahlen. Die offiziellen Fragebögen können von approbierten ärztlichen und psychologischen Therapeutinnen und Therapeuten unter www.schematherapie-frankfurt.de gegen eine Schutzgebühr bezogen werden.

Computerprogramm zum Online-Ausfüllen der Fragebögen. Es gibt auch ein Computerprogramm (QueST), mit dem die behandelte Person die Fragen direkt auf ihrem Smartphone ausfüllen kann (www.schematherapie-frankfurt.de/index.php/materialien/therapiematerialien/quest-software). Die Eingaben werden datenschutzkonform zu der behandelnden Person übertragen, die die Ergebnisse dann in verschiedener Weise ausdrucken kann (linear oder logarithmisch, Modi als Säulendiagramm oder direkt in eine Modus-Landkarte eingetragen). Auch die Eingabe von händisch ausgefüllten Bögen sowie der Ausdruck des gesamten Fragebogens ist möglich, sodass einzelne Items mit hohen Werten besprochen werden können. Wir können entscheiden, welche Fragebögen eingesetzt werden sollen; eine Eingabe über mehrere Sitzungen verteilt ist möglich. Das Programm ist für Windows- und Mac-Rechner erhältlich und es gibt eine Exportfunktion für wissenschaftliche Berechnungen.

Verwendung in der Forschung. Für Forschungszwecke sind nur der Young Schema Questionnaire (YSQ) und das revidierte Schema Mode Inventory (SMI-r) geeignet. Das SMI-r ist inzwischen gut validiert (Lobbestael et al. 2010), der YSQ übrigens auch auf Deutsch (Kriston et al. 2013). Interessenten müssen dazu allerdings eine Freigabe von den Autoren einholen. Weitere Informationen befinden sich auf der Seite der Internationalen Gesellschaft für Schematherapie (ISST) unter www.schematherapysociety.org oder sind bei Gerhard Zarbock (gzarbock@ivah.de) für den YSQ bzw. bei Gitta Jacob (gitta.jacob@gaia-group.com) für das SMI-r zu erhalten.

Ein Auswertungsbeispiel. Da die Interpretation der Schemafragebögen etwas schwierig ist bzw. aktiv von der therapierenden Person gestaltet werden muss, folgt in Abbildung 4-3 zur Veranschaulichung ein ausführliches Beispiel zum Fragebogenausdruck. Die Zahlenwerte setzen sich aus den Mittelwerten der Einzelantworten (die zwischen 1 und 6 liegen können) zusammen, die dann anteilig auf 100 % bezogen wurden. Der Ausdruck in Prozent kommt unseren Interpretationsgewohnheiten entgegen und ist damit subjektiv aussagekräftiger als der Ausdruck der Originalscores zwischen 1 und 6. Der Wert 0 entsteht dadurch, dass alle Werte unter 4 nicht berücksichtigt werden. So wird es leichter, die relevanten Schemata zu identifizieren. Diese Auswertung geht auf eine ältere Empfehlung von Young zurück und verdeutlicht, dass es hier nicht um wissenschaftliche Genauigkeit, sondern um einen strukturierten, hypothesengeleiteten Einstieg in ein vertieftes Explorationsgespräch geht.

Young-Schema-Gesamtübersicht

Test / Nr.: 12345-1
Testdatum: 15.12.2015 Herkunft: S15 Phase: YL

1. Parenting, Schemata und Kompensation

Schema	Mutter	Vater	Grund-schemata	Kom-pensation
Emotionale Vernachlässigung	67	67	60	78
Im Stich gelassen	27	30	77	63
Misstrauen/Missbrauch	33	17	0	68
Isolation	0	0	0	90
Unzulänglichkeit/Scham	71	17	0	70
Unattraktivität	0	0	0	0
Erfolglosigkeit/Versagen	0	0	0	90
Abhängigkeit	0	44	13	67
Verletzbarkeit	58	17	13	89
Verstrickung/Unentwickeltes Selbst	38	58	17	0
Unterordnung	58	38	13	56
Aufopferung	54	17	43	
Emotionale Gehemmtheit	33	63	0	
Unerbittliche Ansprüche	81	88	83	58
Besonders-Sein	67	88	87	83
Ungenügende Selbstkontrolle, Selbstdisziplin	0	0	53	42
Beachtung suchen	79	83	80	0
Negatives hervorheben	58	38	60	83
Strafneigung	79	33	60	

2. Vermeidung

Schema	Vermeidung
Willentliches Nicht-daran-Denken	50
Substanzmissbrauch	0
Verleugnung des Unglücklichseins	38
Exzessive Rationalität und Kontrolle	70
Unterdrückung von Wut und Ärger	28
Psychosomatische Symptome	0
Sozialer Rückzug	78
Verleugnung von Erinnerungen	0
Vermeidung durch Schlaf, mangelnde Energie	0
Ablenkung durch Aktivität	83
Selbsttröstung durch essen, einkaufen	0
Passives Abblocken von verwirrenden Emotionen	0
Passive Ablenkung: Fantasien, Tagträume	0
Vermeidung verwirrender Situationen	0

Abb. 4-3: Beispiel einer Auswertung der Schemafragebögen.

Zum besseren Verständnis der nun folgenden Beschreibungen empfehlen wir, die Tabelle 3-1 (siehe Kap. 3.2) hinzuzunehmen.

In der **ersten Domäne** (Schemata 1–5) besteht bei dem Patienten im Parenting-Fragebogen (Vater und Mutter) durch die erhöhten Werte für die ersten beiden Schemata (»Emotionale Vernachlässigung« und »Im Stich gelassen«) ein Hinweis auf eine Frustration des Bindungsbedürfnisses, was sich im YSQ nicht zeigt. Die hohen Werte im Kompensationsfragebogen für die ersten fünf Schemata (Spalte ganz rechts) weisen darauf hin, dass sich der Patient intensiv bemüht, durch kontrollorientierte Aktivitäten die Auslösung dieser Schemata zu verhindern. Dies kann man z. B. daran erkennen, dass der Patient hohe Werte für folgende Aussagen vergibt: »Ich mag es nicht, von jemandem abhängig zu sein« oder »Ich muss mich zuerst um mich selbst kümmern, so wie es auch die anderen tun« (Kompensation von »Emotionale Vernachlässigung«); »Ich habe Schwierigkeiten, mich an eine Person zu binden oder sesshaft zu werden« (Kompensation von »Im Stich gelassen«). Werden die Schemata trotz der Kompensationsbemühungen aktiviert, erlebt sich der Patient im verletzbaren oder verärgerten Kindmodus.

Die vier Schemata der **zweiten Domäne** (bis einschließlich »Verstrickung«) sind ebenfalls gut kompensiert, d. h. der Patient bemüht sich, erfolgreich, unabhängig und nicht verletzbar zu sein. Entsprechend sind die Werte im YSQ niedrig, die Kompensationswerte hoch. Ohne den Kompensationsfragebogen könnten die niedrigen Werte im YSQ den Eindruck erwecken, der Patient hätte kein Problem mit der Domäne »Abhängigkeit«. Tatsächlich sind die Schemata nur gut kompensiert. Diese Konstellation ist übrigens auch bei vielen TherapeutInnen und Therapeuten anzutreffen (siehe Kap. 5.7). Hier drei Beispiele für Aussagen aus dem Kompensationsfragebogen: »Ich gebe mir Mühe, um unter den Besten oder Erfolgreichsten zu sein« (Kompensation von »Erfolglosigkeit«), »Es ist für mich entscheidend, meine eigenen Entscheidungen zu treffen und für meinen Unterhalt selbst zu sorgen« (kompensiert »Abhängigkeit«) oder »Ich gebe mir viel Mühe, damit nichts schiefgeht« (kompensiert »Verletzbarkeit«). Aus dem von den Eltern angelegten Schema »Verstrickung« hat sich der Patient erfolgreich befreit, ohne zu kompensieren.

Die alleinige Auswertung des Young Schema Questionnaire (YSQ) führt besonders bei sozial gut angepassten Menschen zu falsch negativen Ergebnissen. Erst zusammen mit dem Kompensationsfragebogen Young Compensation Inventory (YCI) ergibt sich das volle Bild. Da die Auswertung der Bögen mit der Hand sehr aufwendig ist, empfehlen wir den Einsatz des erwähnten Computerprogramms.

Bei den Schemata der **dritten Domäne** (»Besonders-Sein« und »Ungenügende Selbstkontrolle«) zeigen die erhöhten Werte im YSQ und der Kompensation, dass der Patient nach wie vor Schwierigkeiten im Umgang mit Grenzen hat (als Hinweis auf eine primäre oder sekundäre narzisstische Akzentuierung, je nachdem, ob es sich um ein primäres, unkonditionales Schema, das z. B. durch Verwöhnung entstanden ist, oder um ein sekundäres, konditionales Schema handelt, das beispielsweise durch die Kompensation eines Unzulänglichkeits-/Scham-Schemas entstanden ist; siehe Kap. 7.9).

Hinweis: Im Modusfragebogen zeigt sich diese Konstellation typischerweise als impulsiver bzw. undisziplinierter Kindmodus.

Bei den »konditionalen Schemata« aus der **vierten und fünften Domäne** fällt auf, dass der Patient die von der Eltern-Seite angelegte »Unterordnung« in der **vierten Domäne** kompensiert (Kompensationsfrage: »Ich sehe mich selbst als Rebell. Ich wende mich oft gegen die Autorität«).

Die von den Eltern vermittelten »Unerbittlichen Ansprüche« aus der **fünften Domäne** lebt der Patient hingegen relativ ungebremst aus, auch wenn er versucht, dagegen anzukämpfen (Kompensationsfrage: »Ich versuche nicht, nach den üblichen Maßstäben erfolgreich zu sein, z. B. durch Reichtum, Leistung, Beliebtheit«). Für die Schemata »Aufopferung«, »Emotionale Gehemmtheit« und »Strafneigung« enthält der Kompensationsfragebogen keine Fragen, daher bleiben diese Felder leer.

Bei den **Vermeidungsschemata** bestätigen die Werte für »Exzessive Rationalität und Kontrolle«, »Sozialer Rückzug« und »Ablenkung durch Aktivität«, dass der Patient eher aktiv-externalisierend bewältigt. Da sich die Vermeidungsschemata nicht auf dieselben 18 Schemata beziehen, werden sie in Abbildung 4-3 in einem eigenen Block beschreibend aufgelistet (z. B. als »Sozialer Rückzug« oder »Unterdrückung von Wut und Ärger«). Grundsätzlich zeigt ein orientierender Blick zwischen den Werten im Kompensations- und im Vermeidungsfragebogen bereits an, ob die Behandelten eher zu einem kämpferisch-überkompensierenden oder zu einem vermeidenden Bewältigungsstil neigen.

Zusammenfassend lassen die Schemafragebögen des Patienten folgende Schlüsse zu:

- Er kompensiert seine emotionalen Wunden im Bereich des Bindungs- und Kontrollbedürfnisses bevorzugt aktiv in Form einer Pseudoautonomie.
- Diese Kompensation und seine Selbstbezogenheit erschweren es ihm, sich auf enge zwischenmenschliche Beziehungen einzulassen, was den verletzbaren Kindmodus weiter aktiv hält.
- Die fordernden (und auch strafenden) inneren Bewerter/Elternmodi erzeugen einen starken Leistungsdruck, sodass der Patient vermutlich unter einer hohen inneren Anspannung leidet und versucht, »Liebe durch Leistung« zu bekommen.
- Ziel der Behandlung könnte (sehr kurz gefasst) sein, die verinnerlichten Leistungsanforderungen zu hinterfragen (d. h. die inneren Antreiber zu entmachten) und die Ängste vor Nähe auf die Verletzungen der Kindheitszeit zu beziehen, damit er sich vorsichtig auf neue (nicht belohnungsabhängige) Beziehungen einlassen kann, um so die Bedürfnisse der Kindseite besser zu befriedigen. Dabei könnte er versuchen, seine eigenen Impulse mehr zurück- und die Bedürfnisse anderer besser wahrzunehmen und zu beachten.

Parenting-Fragebogen

Falls die Person über ihren Vater oder die Mutter nichts weiß, kann sie die Fragen auf die für sie wichtigsten bzw. prägendsten männlichen oder weiblichen Bezugspersonen beziehen. Ähnliches gilt für die Kinder von gleichgeschlechtlichen bzw. non-binären Paaren. Meist waren die Eltern in ihrem sozialen Rollenverhalten tendenziell männlich oder weiblich differenziert bzw. es gab ergänzende »bedeutende Andere«, für welche die Fragen dann beantwortet werden können. Gibt es mehrere soziale Väter oder Mütter, soll für die vermeintlich bedeutsamste Person geantwortet werden. Für das Schema »Isolation« wird kein Elternverhalten erfragt, da sich die Fragen zu diesem Schema im YSQ verstärkt auf das Erleben in der Jugendzeit (z. B. in Peergroups) beziehen. Wie die Ergebnisse der Erinnerungsforschung deutlich belegen (Loftus 1993), werden unsere **Erinnerungen mit der Zeit subjektiv gefiltert und verändert**. Bei jedem Erinnerungsvorgang wird das ursprüngliche neuronale Erregungsmuster wieder aktiviert und dadurch auch modifiziert, sodass eine etwas veränderte neuronale Erregungsbereitschaft neu eingespeichert wird. Dadurch **wandeln sich die Erinnerungen** nach und nach, ohne dass uns das bewusst ist. Diese Zusammenhänge sollten unbedingt vermittelt werden. Der Sinn des Parenting-Fragebogens ist auch nicht, die tatsächliche frühere Kindheitssituation zu rekonstruieren, sondern die heute noch vorhandenen wirksamen Erinnerungen aufzuspüren. Es geht ausdrücklich nicht um eine vergangenheitsorientierte oder gar schuldzuweisende Haltung, sondern ausschließlich darum, die subjektiv erlebten Niederschläge früherer Erfahrungen zu erfassen und zu verbalisieren, die den Hintergrund der heutigen Schemaaktivierungen darstellen.

Bei der Auswertung des Fragebogens zum erinnerten Elternverhalten (Parenting-Fragebogen) sollte allen Beteiligten bewusst sein, dass diese Erinnerungen keinesfalls den damals objektiven Sachverhalt wiedergeben müssen.

Versionen des Young Schema Questionnaire (YSQ)

Es gibt verschiedene Versionen des »Young Schema Questionnaire« (YSQ). Neben der 3. Langversion (L3) mit 232 Items gibt es die heute meist verwendete Kurzversion **YSQ-S3r** mit 90 Items. Eine Revision von Yalcin et al. (2022) ergab unter anderem, dass bei der Selektion der Items für den YSQ-S3r alle Items der Langversion, die sich auf die *Bestrafungsneigung anderen gegenüber* bezogen, herausgelassen wurden. Daraufhin entwickelten die Autoren eine 116 Item umfassende Version, den **YSQ-R**, der die Items mit den besten psychometrischen Eigenschaften enthält, darunter auch einige der zuvor im YSQ-S3r weggelassenen Items. Dies führte dazu, dass das alte Schema »Emotionale Hemmung« nun auf zwei Schemata verteilt wurde: Emotionale Einengung (emotional constriction) und Angst vor Kontrollverlust (fear of losing emotional control). Außerdem wird das Schema »Bestrafungsneigung« nun auf sich und andere bezogen getrennt erfasst.

Da das unser Modell der nach innen und außen gerichteten Bewerter unterstützt, bevorzugen wir den YSQ-R. Der Fragebogen und das Auswertungsmaterial sind unter https://psychology-training.com.au/schema-therapy-training/resource-material-links/ frei zugänglich. Er ist inzwischen auch in dem Fragebogenprogramm QueST enthalten.

Kompensationsfragebogen (Young Compensation Inventory, YCI)

Im Kompensationsfragebogen gibt es einige Schemata, für die von Young (1995) keine kompensatorischen Fragen formuliert wurden (»Aufopferung«, »Emotionale Gehemmtheit« und »Strafneigung«). Dies liegt daran, dass diese Schemata der vierten und fünften Domäne bereits selbst eine Kompensation von Schemata der ersten beiden Domänen darstellen. Zur Veranschaulichung sind dennoch in der Tabelle 3-2 (siehe Kap. 3.2.1) Tendenzen der Kompensation auch für diese Schemata angedeutet, wie sie von Young et al. (2005) vorgeschlagen werden. Die Kompensation zu den Schemata kann proaktiv oder auch in passiv-aggressiver Form erfolgen, Letzteres kann Vermeidungsschemata ähneln.

Einige Beispiele: Beim Verlassenheitsschema ähnelt das aktive Abbrechen von Beziehungen der Vermeidungsstrategie »Sozialer Rückzug«, der Aktionismus bei »Unerbittlichen Ansprüchen« ist nicht immer von der »Ablenkung durch Aktivität« abzugrenzen und »Emotionale Gehemmtheit« kann durch die Vorliebe für rational-orientierte Machtstrukturen kompensiert werden, was im Fragebogen dem Vermeidungsschema »Exzessive Rationalität und Kontrolle« entspricht.

Fragebogen zu positiven Schemata (Young Positive Schema Questionnaire, YPSQ)

Louis et al. (2018) haben einen 56 Items umfassenden Fragebogen zu positiven Schemata entwickelt und validiert. Sie formulieren 14 frühe adaptive Schemata, die für sich stehen und nicht die einfache Umkehr der maladaptiven Schemata darstellen (siehe Kap. 3.5.2 und Tab. 3-6).

Die Qualität der Fragebögen

Die konzeptionelle Qualität der Fragebögen ist unterschiedlich. Während bei den Schemafragebögen (YSQ, YSQ-R, kurz oder lang) und dem Parenting-Fragebogen die Anzahl der Items zu den Schemata einigermaßen gleichmäßig verteilt ist und die Items eindeutig zugeordnet sind, werden bei dem Vermeidungsfragebogen zu den einzelnen Schemata unterschiedlich viele Fragen gestellt. Beim Kompensationsfragebogen werden zusätzlich manche Items für mehrere Schemata ausgewertet, sodass sich die Schema-Fragen-Zuordnung zum Teil erheblich überschneidet. In der Praxis funktioniert die Arbeit mit dem Vermeidungs- und insbesondere dem Kompensationsfragebogen dennoch gut, wenn man sich bewusst ist, dass es sich nicht um einen Test, sondern um ein Explorationshilfsmittel der sonst nicht direkt zugänglichen Schemata handelt, dessen Ergebnisse im Gespräch mit dem Behandelten überprüft, ergänzt oder auch revidiert werden müssen. Zudem sind durch die wortgetreue Übersetzung der Fragebögen aus dem Englischen manche Formulierungen (z. B. durch doppelte Verneinungen) nicht flüssig ausgearbeitet bzw. schwer verständlich. Diese Übersetzungen (und Rückübersetzungen) wurden eingesetzt, um die internationale Vergleichbarkeit zu gewährleisten. Daher können die Fragebögen nicht ohne Weiteres geändert werden.

Die Fragebögen sind grundsätzlich zusammen mit der befragten Person zu besprechen und durch ihre Selbsteinschätzung sowie unseren klinischen Eindruck abzurunden. Sie stellen ein innerhalb der therapeutischen Beziehung eingesetztes Hilfsinstrument dar, das keinesfalls eine qualifizierte Anamnese oder das gemeinsame Gespräch ersetzen soll.

Auswertung

Die Antwortqualität. Grundsätzlich hängt die Qualität der Antworten von der **Kooperations- und Introspektionsbereitschaft** ab. Bei mancher Klientel (Jugendlichen, passiv-aggressiven, antisozialen und auch vielen narzisstischen oder somatisierenden Menschen) sind die Antworten im Schemafragebogen häufig wenig differenziert, beschönigend bzw. haben eine deutliche Tendenz zur Mitte. In vielen dieser Fälle finden sich allerdings hohe Werte im Parenting- oder im Kompensationsfragebogen. Diese Diskrepanzen können in der Besprechung der Ausgangspunkt sein, zu entdecken, wie – bei einer gegebenen Anlage in der Kindheit – die Kompensation dazu geführt hat, dass die Schemata heute nur noch gering aktiviert werden. Bei gefühlsvermeidenden Menschen (Cluster C des DSM-IV) werden typischerweise die Kindmodi schwächer angegeben, als von uns wahrgenommen. Da Menschen eine sehr unterschiedliche grundsätzliche Antworttendenz haben, lassen sich die Werte einzelner Personen untereinander nicht ohne Weiteres vergleichen. Manche Menschen kreuzen fast ausschließlich die Bereiche zwischen 1 und 3 an, bei anderen liegen alle Antworten zwischen 4 und 6. Entsprechend sind allgemeingültige Cut-off-Werte problematisch.

Ziel der Auswertung ist es, ungefähr fünf oder sechs Schemata zu identifizieren, die für die Person die subjektiv höchste Bedeutung haben, und diese dann mit den beobachteten Modi in Beziehung zu setzen.

Manuelle Auswertung. Am einfachsten ist eine manuelle Auswertung bei der YSQ-S3r-Kurzform, der L3-Langform oder dem YPI möglich. Bei diesen Fragebögen sind die Fragen für jedes Schema hintereinander angeordnet, sodass die Punktwerte von der Person selbst zusammengezählt und durch die Höhe der Summe die wichtigsten Schemata identifiziert werden können. Das ist eine recht zeitsparende Lösung. Am einfachsten ist es natürlich, die computergestützte Fragenerhebung einzusetzen (QueST; siehe oben).

Mit Einzelitems arbeiten. Neben der Auswertung über die Summen-Scores ist auch eine **Auswertung einzelner Fragen**, die hoch bewertet wurden, möglich und sinnvoll. Insbesondere wenn eine Frage bei einem Schema hoch angekreuzt ist und die anderen nicht, kann diese spezielle Frage eine Tür zu einem wichtigen Thema öffnen und einen guten Gesprächseinstieg bieten.

Die Besprechung der Fragebögen. Die gemeinsame Besprechung der Fragebogenergebnisse ermöglicht, die von den Eltern angelegten Schemata, die daraus aktuell verbliebenen Schemaaktivierungen und die kompensatorischen Anstrengungen, um diese Aktivierungen zu verhindern, nebeneinander zu betrachten. Dadurch entsteht eine erste Skizze der Entstehungs- und Bewältigungsdynamik der Schemata. Die Chance, dass man eine für sich sensible Frage hoch ankreuzt, ist größer, als manche denken. In der Breite der gestellten Fragen stellen die Fragebögen daher eine sehr gute Ergänzung zur biografischen Anamnese und der Verhaltensbeobachtung im Gespräch dar. Auf diesem Wege ist es möglich, nach zwei oder drei Therapiesitzungen bereits einen oder mehrere Therapiefoki adäquat und in guter Abstimmung mit der behandelten Person zu erkennen. Dies beschleunigt den Einstieg in eine strukturierte Therapie und die Einleitung der Klärungsarbeit erheblich und entlastet unerfahrene Kolleginnen und Kollegen in der sensiblen, vertrauensbildenden Anfangsphase. Auch empirisch führt eine derartige gemeinsame Besprechung von Fragebögen zu einem um 8 % besseren Therapieergebnis (Lambert 2013).

Gemeinsame Beobachterperspektive. Während eine frontale Rückmeldung der Ergebnisse eventuell unbewusste Assoziationen zu anderen Rückmeldungs- bzw. Bewertungssituationen schaffen kann (wie z. B. Prüfungen oder Belehrungen durch Eltern oder Lehrer), betont der gemeinsame Blick auf ein Drittes (d. h. das Auswertungsblatt) eine sachliche, partnerschaftliche Arbeitsbeziehung (joint referencing; Siegel 2006, S. 224). Dadurch werden die Beobachterhaltung verstärkt und die Kritikempfindlichkeit gemindert (siehe Kap. 5.2.4). Zudem bekommt der Inhalt der Fragebögen durch die schriftliche Präsentation etwas Sachlich-Objektiveres. Durch die Art, wie wir den Fragebogen zusammenfassen und auf die Fallkonzeption beziehen, werden wir als kompetent erlebt. Wenn sich jemand in der Fragebogenauswertung nicht wiederfindet (und sei es auch nur, weil eine Frage nicht verstanden oder aus Versehen falsch angekreuzt wurde), ist diesem **Eindruck grundsätzlich der Vorzug zu geben**. Gegebenenfalls können wir unsere eigenen Aspekte oder Anmerkungen danebenstellen und darauf verweisen, dass sich im weiteren Therapieverlauf die Situation klären wird.

> Im Vergleich zu einer direkten persönlichen Rückmeldung in einer Zweierbeziehung schafft der Blick auf die Fragebögen ein gemeinsames Drittes: die Fragebögen selbst.

Der Blick in die Zukunft. Falls Menschen dazu neigen, frühere Erfahrungen als Entschuldigung für heutiges Vermeidungsverhalten anzuführen, sollte dies in einer empathischen Konfrontation (siehe Kap. 6.4.2) deutlich benannt und problematisiert werden. Ziel der Schematherapie ist nicht die Bearbeitung der alten Erlebnisse oder eine exakte Katalogisierung aller Schemata, sondern ein grundsätzliches Wissen um die damaligen Verletzungen und ihre persistierenden Auswirkungen heute aufzubauen, damit sie durch funktionaleres Verhalten in der Gegenwart »geheilt« werden können.

Der Blick in die Vergangenheit ist nur so lange notwendig, bis die alten Muster im gegenwärtigen Erleben erkannt sind. Dann werden das alte Erlebnis und die resultierende Schemabewältigung zugunsten erwachsenerer Lösungsstrategien losgelassen (bzw. »die Schublade zugemacht«).
Die Schematherapie ist damit final- bzw. zukunftsorientiert und zieht die Vergangenheit nur als Verständnishintergrund zur Klärung der heutigen Reaktionen heran. Die Beschäftigung mit den Schemata und deren taxonomische Einordnung ist kein Selbstzweck.

4.4 Fallkonzeptionen

Wir stellen nun verschiedene Formen von Fallkonzeptionen vor. Alle haben Vor- und Nachteile. Allen gemeinsam ist, dass sie einen Bezugspunkt für die Einordnung des aktuellen Erlebens in einen übergeordneten Kontext schaffen, auf den wir uns beziehen können, um aus der unmittelbaren Prozessebene auszusteigen, in einer Arbeitshaltung zu bleiben und uns neu orientieren zu können.

4.4.1 Fragebogenbasierte Fallkonzeption mit Fokus auf Schemata

Zum Einstieg ist es hilfreich, zunächst anhand der Anamnese und der Beobachtungen im Therapieraum eine grobe, modusbasierte Fallkonzeption zu entwerfen und dann den Modi die passenden hintergründigen Schemata der einzelnen Domänen zuzuordnen, die in den Fragebögen angezeigt werden. Tabelle 3-2 (siehe Kap. 3.2.1), die gemeinsam angeschaut werden und auch mitgegeben werden kann, schlägt eine Brücke zwischen den frustrierten Grundbedürfnissen, den dadurch entstandenen Schemata und möglichen Bewältigungsreaktionen. Damit das Blatt übersichtlicher wird, können die wichtigsten Schemata und Modi mit einem Leuchtstift markiert werden. Sie finden das Arbeitsblatt auch als Download unter https://schematherapie-frankfurt.de/index.php/materialien/therapiematerialien/arbeitsblaetter-vortragsfolien. Es reicht, die wichtigsten Schemata den identifizierten Modi zuzuordnen.

Der entscheidende Punkt ist, ein grundsätzliches Verständnis dafür zu entwickeln, dass hinter den aktuell erlebten Modi alte Schemata stecken.

Durch die oben beschriebene diagnostische Imagination kann den Schema-bildenden Szenen dann eine individuelle, symbolische Benennung gegeben werden (z. B. der »einsame Peter«, die »Mauer«, der »Kontrolletti« oder der »Brüllaffe«).

Die Aktivierung von Schemata der ersten beiden Domänen führt entweder zu dem Erleben eines verletzbaren, alleingelassenen, ängstlichen, inkompetenten bzw. überforderten Kindes oder (je nach den aktivierten basalen Emotionen) in den Modus eines genervten oder ärgerlichen Kindes. Das kann man erleben, wenn man einem Säugling den Schnuller aus dem Mund zieht: Je nach Konstitution, Temperament und aktueller Verfassung wird er eher traurig weinen oder ärgerlich schreien. Die **Kindmodi** stellen also relativ **unspezifische Antworten auf verschiedene Schemaaktivierungen** dar. Man kann vom Modus nicht direkt auf die zugrunde liegenden Schemata rückschließen (siehe Kap. 3.4). Die Schemata und Schemabewältigungen werden in den Imaginationen, der biografischen Anamnese bzw. den Fragebögen erkennbar. Die Schemata der dritten Domäne bringen den impulsiv-undisziplinierten Kindmodus hervor. Diejenigen der vierten Domäne stellen in sich schon einen unterordnenden, konfliktvermeidenden Bewältigungsversuch dar, der in der Gegenwart vom Modus der fordernden inneren Bewerter aufrechterhalten wird.

Direkt können die inneren Bewerter/Elternmodi mit den Schemafragebögen nicht erfasst werden.

Das ist einer der Gründe, warum die Modusfragebögen entwickelt wurden. Die Schemata der fünften Domäne entstehen als Vermeidung oder Kompensation auf Schemaebene, die heute von den strafenden (oder auch fordernden) inneren Bewertern aufrechterhalten wird. In Konfliktsituationen zeigen sich entsprechend externalisierend-überkompensierende oder gefühlsvermeidende Beschützermodi.

Die Schemata der drei ersten Domänen führen zu einem unmittelbaren Erleben in den Kindmodi, die Schemata der beiden letzten Domänen zu unterordnend-konfliktvermeidenden, gefühlsabspaltenden bzw. überkompensierenden Bewältigungsmodi vor dem Hintergrund der inneren Bewerter.

Die Ergebnisse des Modusfragebogens Schema Mode Inventory (SMI) passen in der Regel sehr gut zu der oben beschriebenen Herleitung der Modi aus den Schema- und Bewältigungsfragebögen. Dadurch ergibt sich ein stimmiges Bild, vor dessen Hintergrund eine Fallkonzeption erstellt und gezielt an den aktivierten Modi gearbeitet werden kann.

Die Skalen »Gesunder Erwachsener« (GE) und »Glückliches Kind« (GK) im SMI gehen sehr deutlich mit psychischer Gesundheit und dem Fehlen von Persönlichkeitsstörungen einher. Eine große Studie von Lobbestael et al. (2010) mit 691 Probanden zeigte bei diesen zwei Modi die stärkste Trennschärfe im Vergleich zwischen Kontroll- und Versuchspersonen mit Persönlichkeitsstörungen. Diese Skalen können im Prinzip auch im Sinne der angestrebten psychologischen Flexibilität als Verlaufskontrollparameter während der Behandlung verwendet werden. Zu Beginn bereits sehr hohe Werte der GE-Skala können auch auf mangelnde Selbstreflexion bzw. ein externalisierendes Störungsmodell hinweisen, z. B. bei antisozialen, narzisstischen oder somatisierenden Menschen, die ihr Problem beim »Anderen« sehen (Bernstein et al. 2011). Auch aus diesem Grund ist der klinische Eindruck bei der Auswertung der Ergebnisse der Fragebögen unverzichtbar.

4.4.2 Prozessbasierte Fallkonzeption mit Fokus auf Modi

Wie beschrieben, sind für eine schemabasierte Fallkonzeption die Schemafragebögen sehr hilfreich. Eine prozessbasierte Modus-Fallkonzeption kann hingegen auch ohne direkte Besprechung der Fragebögen erstellt werden, indem wir die Anamnese gewissermaßen durch eine Modusbrille betrachten und in unseren Notizen gleich die entsprechenden Modi notieren. Im Prinzip begegnet uns die Person (wie das Kind im Still face-Video) in einer Abfolge von Modi, die sich wie Perlen auf einer Schnur aneinanderreihen. Die Erstellung der Mikroanalyse eines wesentlichen Problemverhaltens auf Stühlen verfolgt genau das Ziel, die Elemente der SORC-Schleife – wie im Kapitel 3 beschrieben – als Kompass zu verwenden, um Modi als »Zwischenstationen« der spiralförmigen Aktivierung von Basisemotionen (Kindmodi), Bewertungsmustern (innere Bewerter) und sichtbaren Handlungen (Bewältigungsmodi) darzustellen. Tatsächlich beschreibt das Buch von Young et al. (2005) einen solchen Ansatz, wo jedem Modus mit einem bestimmten Verhalten des Erwachsenenmodus begegnet wird. In Europa werden hingegen grafische Fallkonzeptionen bevorzugt, wie wir sie im Folgenden darstellen werden.

In Abbildung 4-4 ist die Modusabfolge zu sehen, die Susanne aus dem untenstehenden Fallbeispiel zeigt. Bernstein et al. (2011) haben zu Trainingszwecken ein entsprechendes Beobachtungs- und Dokumentationsinstrument entwickelt, die *Mode Observer Rating Scale* (MORS). Auch die Fragen des Strukturierten Klinischen Interviews SCID-5-P (früher SKID-2) zielen auf das Erleben in bestimmten Beziehungssituation ab und können in die Fallkonzeption einbezogen werden.

Im Folgenden steht das Fallbeispiel unserer **Modellpatientin »Susanne«** für eine in dieser Weise vorsortierte (verkürzte) Anamnese. Susanne wird uns auch weiterhin begleiten und wir werden die verschiedenen Arbeitsblätter für sie ausfüllen (Schemata und Modi in *kursiver Schrift*).

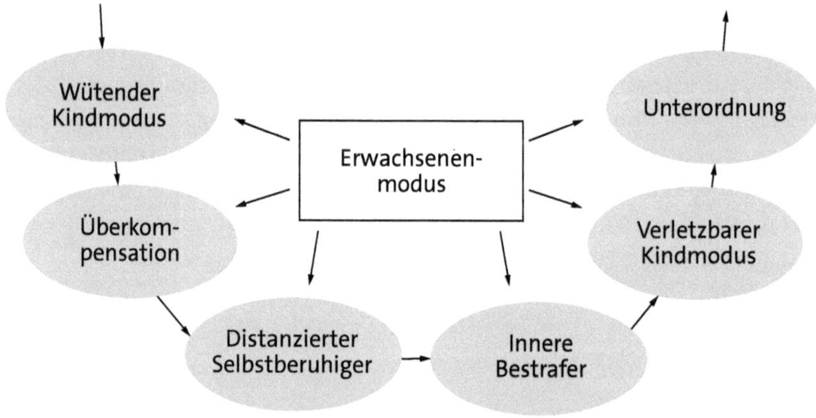

Abb. 4-4: Beobachtbare Modusabfolge von Susanne.

FALLBEISPIEL Susanne

Susanne ist das ältere von zwei Kindern, der Bruder ist knapp zwei Jahre jünger. Die Mutter war kränklich und mit den Kindern überfordert (→ Schema: *Emotionale Vernachlässigung*). Der despotische Vater trank häufig Alkohol und hatte dann Wutausbrüche. Er hat die Mutter körperlich misshandelt und Susanne entwertet (»Du bist ja nur ein Mädchen, mit dir kann man sowieso nichts Richtiges anfangen. Frauen sind nur gut fürs Bett und den Haushalt!« → Schema: *Unzulänglichkeit/Scham*). Den Bruder zog er dagegen vor. Die schwache Mutter konnte Susanne nicht schützen (→ Schema: *Verletzbarkeit*), sondern erwartete von ihr als der Älteren, dass sie ihr hilft, was Susanne auch tat (→ Bewältigungsmodus: *Unterordnung*), um wenigstens ein bisschen Anerkennung zu bekommen (→ Schema: *Beachtung suchen*). Den Bruder hat sie, als er noch klein war, in unbeobachteten Momenten gequält (→ Kompensation des Verletzbarkeits-Schemas im *Pöbel- und Angreifer-Modus*). Susanne streunte früher oft alleine draußen durch die Gegend oder saß stundenlang an einem Bach und schaute träumend ins Wasser (→ Bewältigungsmodus: *distanzierter Selbstschutzmodus* bzw. *distanzierter Selbstberuhiger*).

Heute entwickelt Susanne immer wieder Wutausbrüche, wenn sie sich von ihrem Mann vernachlässigt oder benutzt fühlt (→ Kompensation des Vernachlässigungsschemas im Bewältigungsmodus: *Überkompensation*). Dadurch bekommt sie eine gewisse Kontrolle über die Situation und ihre Ohnmacht sinkt (Grundbedürfnis nach Selbstbehauptung und Kontrolle über die Umgebung). Zieht sich der Mann zurück, fühlt sie sich alleine mit ihrer Wut (→ Modus: *wütendes Kind*) und trinkt dann Sekt (→ Bewältigungsmodus: *distanzierter Selbstberuhiger*). Ist sie allein, fühlt sie sich schlecht und schuldig (→ Schema: *Bestrafungsneigung*, → Modus: *innere Bestrafer*). Die Einsamkeit aktiviert das Schema *Emotionale Vernachlässigung* (→ Modus: *verletzbares Kind*) und sie nähert sich dem Mann in unterwürfiger Weise an, wodurch sie ihr Bindungsbedürfnis wieder befriedigt (→ Bewältigungsmodus: *Unterordnung*). Sie kam über Jahre aus dieser »Wut-Schuld-Wippe« nicht heraus. Erst in der Therapie wird sie einen Mittelweg finden, ihre Wut so auszudrücken, dass sie sich danach nicht mehr schuldig fühlen muss (Aufgabe des Erwachsenenmodus).

Mit diesen Elementen lässt sich bereits eine vorläufige Modusliste für die Patientin erstellen, die als orientierende Grundlage für die weitere Arbeit dient. In einem ersten Schritt könnte jetzt überlegt werden, wie eine erwachsen-funktionale Reaktion auf die jeweiligen emotionalen, kognitiven und handlungsorientierten Reaktionen (also die verschiedenen Modi) aussehen könnte. Da die Modi gut beobachtbar oder zumindest relativ leicht zu erahnen sind, ist es nicht schwer, die Brücke vom subjektiven Erleben der Person zur Fallkonzeptionsskizze zu schlagen. Schwieriger ist der Bezug zu den hintergründigen Schemata. Dabei sind die Fragebögen tatsächlich eine große Hilfe.

Wenn bereits während der anamnestischen Besprechung starke Emotionen gezeigt werden und wir die Person für emotional ausreichend stabil halten, kann ohne weitere Erklärung direkt in eine **diagnostische Imaginationsübung** (siehe Abschn. 4.3.2) gewechselt werden. Dann werden die Kindmodi und die zugrunde liegenden Bilder bzw. Schemata rasch zugänglich.

Mikroanalyse unmittelbar aktivierten Verhaltens in der Sitzung auf Stühlen. Manchmal scheinen Modi regelrecht während der Sitzung »herausplatzen«. Dann können wir diese direkt den Elementen des SORC-orientierten Modusmodells (siehe Kap. 3.6.2) zuordnen. Aber auch ohne eine starke spontane Aktivierung können verschiedene Erlebenszustände (ggf. in Verbindung mit Moduskarten) verschiedenen Stühlen zugeordnet und so besser differenziert werden. Auch wenn das Schema Mode Inventory (SMI) aus 14 Modi besteht, ermöglicht unser dimensionales prozessbasiertes Verständnis eine überschaubare Darstellung auf maximal fünf Stühlen/Hockern. Diese **diagnostischen Stühle-Übungen** haben wir ausführlich im Abschnitt 4.3.3 beschrieben. Am Schluss werden die so gefundenen Modi in eine Modus-Fallkonzeption eingetragen. Wir differenzieren (besonders bei etwas dissoziativen Menschen) nicht zu viele Modi und fassen ggf. mehrere Aspekte zu einem Modus zusammen (siehe Kap. 7.5.4). Es sollten möglichst nicht mehr als fünf bis sieben Modi (ohne den Erwachsenenmodus) differenziert werden, da sonst das Arbeitsgedächtnis überfordert wird (Arntz & van Genderen 2022). Ausdifferenzierungsversuche wie z. B. in dem Buch »Die 147 Personen, die ich bin« von Liz Bijnsdorp (2006) sind nicht hilfreich bzw. erschweren den Therapieprozess unnötig.

Der Differenzierungsgrad der Bewältigungsmodi kann (wie bei der Zoom-Funktion einer Kamera) den kognitiven Fähigkeiten bzw. dem Therapiefortschritt angepasst werden.

Unseres Erachtens können alle Bewältigungsmodi als »Bewältigungsversuche« zusammengefasst werden. Diese werden dann zunächst der Triade (1) Unterordnung (bzw. Aufopferung), (2) passiver oder aktiver Rückzug (bzw. Vermeidung) und (3) Dominanz/Überkompensation (bzw. Kampf) zugeordnet. Später kann ggf. in einzelne Formen der

Distanzierung/Vermeidung bzw. der Dominanz/Überkompensation ausdifferenziert werden (siehe Kap. 3.3.2). Entscheidend ist, dass sich die Person in dem Modell ausreichend wiederfindet und sich nicht überfordert fühlt.

4.4.3 Verschiedene Fallkonzeptionen – Szenisches Verstehen

Die Fallkonzeption schließt die Diagnostikphase ab, stellt den stabilen Bezugsrahmen für die Schemaaktivierungs- und Klärungsarbeit dar und dient als Ausgangspunkt für das weitere gemeinsame Üben in der Veränderungsphase. Mit emotionalen Aktivierungen verbundene Äußerungen werden möglichst in ihrer **wörtlichen Formulierung** mitgeschrieben, damit sie später, z. B. in Imaginationsübungen oder in Stühle-Dialogen, gezielt emotionsaktivierend eingesetzt werden können.

> Die zentrale Aufgabe der Fallkonzeption ist, vom vordergründigen (symptomatischen) *Verhalten* zu den hintergründigen, verhaltenssteuernden *Motiven* zu kommen (d. h. Basisemotionen und Bewertungen).

Im ersten Schritt versucht eine Fallkonzeption daher aus der Vielzahl von alltäglichen Problemsituationen eine **Essenz** von typischen Aktivierungssituationen, evozierten emotionalen Reaktionen und nachfolgenden Verhaltensantworten zu bilden. Um diese Essenz zu finden, suchen wir nach **strukturellen Gemeinsamkeiten** (Isomorphismen) zwischen Szenen aus drei verschiedenen Erlebensbereichen:

1. bedeutsame Szenen aus der **Biografie** (z. B. immer wieder übergangen und nicht beachtet worden zu sein)
2. Erleben der **aktuellen Lebenssituation** (z. B. sich von Menschen im heutigen Umfeld nicht gesehen fühlen)
3. **Verhalten in der Therapie** (z. B. die Sorge, von uns nicht ernst genommen zu werden)

> **FALLBEISPIEL**
> Ein sehr selbstunsicherer Patient stand gemeinsam mit seinem Therapeuten auf und begann zu erzählen. Als der Therapeut sich vorbeugte und ihm wohlwollend ins Wort fiel, schubste er ihn leicht zurück und sagte: »Jetzt rede ich!« Der Therapeut markierte diese Bewegung erfreut und fragte: »Haben Sie gemerkt, was Sie da gerade gemacht haben?« Sofort ging der Patient wieder in seine Unterwerfungshaltung und wollte sich entschuldigen, was der Therapeut mit den Worten unterbrach: »Nein, bitte nicht entschuldigen! Wir wissen doch aus der Imagination, dass Sie Ihr großer Bruder immer untergebuttert hat und Sie auch gegenüber Ihrer Frau heute oft verstummen. Jetzt haben Sie Ihre Position verteidigt und mich unterbrochen. Das war doch ganz große Klasse! Da geht es lang!«, worauf der Patient schüchtern und ein wenig stolz lächelte. Diese Stunde markierte einen kleinen Durchbruch in der Therapie.

Szenisches Verstehen. Argelander (1979) postuliert, dass es für jeden Menschen nur wenige idealtypische Beziehungskonfliktthemen, »Szenen«, gibt, die wir in der Fallkonzeption verhaltensanalytisch darstellen wollen. Gegebenenfalls können mehrere Fallkonzeptionen für verschiedene Szenen erstellt werden. Die drei Ebenen des szenischen Verstehens sind:

1. **Die biografische Szene.** Die in der Kindheit eingeprägte biografische Szene entspricht im Schemamodell der belastenden Kindheitssituation, in der die Schemata angelegt wurden und in der wir beim Float-Back im diagnostischen Teil der Imagination landen (siehe Abschn. 4.3.2).
2. **Die Aktualszene.** Werden in Alltagssituationen heute durch ähnliche Stimuli wie in der Kindheit unsere Schemata aktiviert, erleben wir uns in derselben Szene wie damals als Kind und sind geneigt, unbewusst (d. h. im Autopilotenmodus) das damals erlernte Bewältigungsverhalten einzusetzen. In der Sprache der Transaktionsanalyse folgen wir demselben Skript.
3. **Die therapeutische Szene.** Eine Sonderform einer solchen Aktualszene ist die therapeutische Situation. Auch hier können bestimmte Stimuli in unserem Verhalten Schemata antriggern, z. B. wenn sich die Person unverstanden oder ungerecht behandelt fühlt, wenn wir zu spät kommen, eine Stunde ausfallen lassen müssen oder eine Ausfallrechnung stellen. Auch in diesen Situationen schwingen die Schemata aus der biografischen Szene mit. Im psychodynamischen Verständnis führt das zu Übertragungen bzw. Projektionen auf uns. In der Sprache des Schemamodells betrachtet uns die Person durch ihre »Schemabrille«. Daher können wir die in der Therapie gezeigten Verhaltensweisen als prototypisch für die Interaktionsmuster mit anderen Menschen ansehen und wie in einem Labor analysieren, neu bewerten und modifizieren.

Mit szenischen Aktivierungen arbeiten. Wir sollten Schemaaktivierungen nicht vermeiden, sondern gezielt mit ihnen arbeiten und sie sogar ggf. durch konfrontierende Interventionen dosiert aktiv herbeiführen, indem wir z. B. unsere Unzufriedenheit mit der Zusammenarbeit ansprechen (siehe Kap. 5.4.1). Das gilt besonders für die zweite Therapiehälfte. Der große Vorteil dabei ist, dass wir selbst die Szene umfassend wahrnehmen können, während Schilderungen der Alltags- und biografischen Szenen subjektive gefärbte Narrative darstellen, die die ursprüngliche Szene nur unzureichend wiedergeben (Selbst als Konzept; siehe Kap. 2.5).

Die szenische Essenz verstehen. Unterschiedliche Stimuli führen in einem ähnlichen szenischen Kontext zu den gleichen Schemaaktivierungen und damit verbundenen Erlebensweisen (im Sinne von Basisemotionen, Bewerterstimmen und Handlungsimpulsen). Denn die Organismus-Variable ist der gemeinsame Nenner hinter allen problematischen Verhaltensweisen.

Bildlich gesprochen ist das wie bei einem Fuchsbau: Egal, welchen der vielen Eingänge man nimmt, man landet immer unten in der Fuchshöhle.

Das heißt, die Stimuli wechseln, aber die Reaktionsbereitschaft bzw. das Schema im Hintergrund ist immer dasselbe. Daher können wir die **unterschiedlichen Stimuli** der Schemaaktivierung auf den **gleichen Stuhl** in der konfrontierenden bzw. schemaaktivierenden Position setzen (siehe Kap. 5.2.1), egal, ob es sich um eine Person aus dem Lebensumfeld handelt, eine Bezugsperson aus der Kindheit, die inneren Bewerter als Introjekte der Bezugspersonen oder um uns als »böse« Therapeuten bzw. Therapeutinnen. Die Kunst besteht nun darin, die szenische Essenz, also das Schema, zu verstehen, die allen diesen Situationen gemeinsam ist. Die triggernden Sinnesreize aus allen Sinneskanälen führen zu den zentralen Aspekten der Beziehungsfigur, die sich in den Bezeichnungen der Schemata in Kapitel 3.2 widerspiegeln, z. B. sich verlassen, beschämt, ausgeschlossen, inkompetent, abhängig oder missbraucht zu fühlen. Dazu gehören die ausgelösten Emotionen, Gedanken, Körpergefühle und Handlungsimpulse, die jedes für sich ein verbindendes Element dieser Szenen im DMN darstellen. Deshalb versuchen wir exemplarisch diese Kernelemente individuell-verhaltensanalytisch auf der hinteren Bühne aufzusuchen, da diese die Pforte zum Schemaerleben darstellen. Auch Metaphern können solche szenischen Elemente beinhalten.

Die Verbindung zwischen diesen Szenen erfolgt nicht auf der Ebene der kognitiv-semantischen Verarbeitung, sondern auf der eher emotional-bildhaft-episodischen (der »Gestalt«). Daher können wir auch mit Szenen aus **Träumen** arbeiten, weil diese aus demselben episodischen Gedächtnissystem im DMN gespeist werden. Wir aggregieren das Erleben der Person eher anhand dieser Szenen, also anhand der Narrative.

Die Aufgabe der Fallkonzeption. Die gemeinsam verfasste Fallkonzeption stellt einen kognitiven Bezugspunkt bzw. sicheren Hafen dar, der es erlaubt, emotionale Aktivierungen zuzulassen, einzuordnen und metakommunikativ neu zu bewerten. Sie wirkt wie ein Rettungsseil, an dem man sich wieder auf den sicheren Boden der Arbeitsbeziehung zurückziehen kann, nachdem man sich gemeinsam auf eine emotionale Aktivierung bzw. Exposition eingelassen hat. Wie bei einer Abenteuerreise wird vor den emotionalen Schemaaktivierungen eine kognitive **Landkarte** erstellt, damit auch alle Beteiligten eine Orientierung haben, wohin die Reise geht und was das Ziel ist. Auch wenn die Landkarte nicht die reale Landschaft ist (The map is not the territory; Bateson 1981), begrenzt und gliedert sie das Terrain, schafft dadurch einen Überblick bzw. hilft einzuordnen, wo man sich gerade befindet. Dadurch kann das potenziell Überflutende der Gefühlsaktivierungen relativiert bzw. verortet werden.

Es gibt verschiedene Vorschläge für Fallkonzeptionen. Die offizielle Fallkonzeption der internationalen Schematherapiegesellschaft (ISST) umfasste ursprünglich vier Seiten (Young et al. 2005). Verschiedene Überarbeitungen haben dazu geführt, dass sie immer umfangreicher wurde. 2023 wurde die Fallkonzeption erneut von einer ISST-Arbeitsgruppe erweitert und hat nun 19 Seiten (www.schematherapie-stuttgart.de/Arbeitsblaetter/). Sie ist hilfreich, um in der Fortbildung die einzelnen Elemente einer Schematherapie kennenzulernen, und wird auch für den Zertifizierungsprozess gebraucht (siehe Kap. 8.6). Im Alltag ist sie allerdings kaum anwendbar.

Da dieses Buch der praktischen Anwendung der Schematherapie im klinischen Alltag verpflichtet ist, werden im Folgenden drei grafische Darstellungen der Fallkonzeption vorgestellt, die sich auch unter Routinebedingungen bewährt haben und in eine komplexere Fallkonzeption eines psychotherapeutischen Gesamtbehandlungsplanes eingebaut werden können, um Interaktionsprozesse und deren Hintergrund abzubilden:

- eine **grundbedürfnisorientierte Fallkonzeption**, die sich an der Verhaltensanalyse orientiert (siehe Abb. 4-5)
- eine individuell ausformulierte **Modusskizze**, wie sie in der holländischen Schematherapieschule bevorzugt verwendet wird (siehe Abb. 4-6; Jacob & Arntz 2015)
- ein vorgefertigtes Formblatt, mit dem sich eine **Modus-Landkarte** erstellen lässt (siehe Abb. 4-7)

All diesen Fallkonzeptionen ist gemeinsam, dass sie auf *einem* Blatt die wichtigsten Modi (bzw. auch Schemata) zusammenfassen. Dieses Blatt wird den Patientinnen und Patienten mitgegeben, damit sie sich im Lebensalltag immer wieder darauf beziehen können (und sollen!).

4.4.4 Schematherapeutische Verhaltensanalyse

Diese kurze schematherapeutische Fallkonzeption (siehe Abb. 4-5) orientiert sich in sechs Schritten am **SORC-Schema der Verhaltensanalyse** (Kanfer et al. 2012). Sie ist bewusst mit den Elementen der klassischen, sog. horizontalen Verhaltensanalyse (Bartling 1992) in Beziehung gesetzt, um zu zeigen, wie sich das Schema- und Modusmodell als vertikale Verhaltensanalyse (Caspar & Grawe 1982) in diese einfügt. Dadurch wird das scheinbar Zwingende des (horizontalen) Handlungsdrucks in eine (vertikale) innere Schleife geführt, der Handlungsautomatismus unterbrochen und ein innerer Freiraum geschaffen, aus dem heraus Handlungsalternativen entworfen werden können (siehe Kap. 1.3.9).

Das Fallkonzeptionsblatt beginnt mit den typischen (inneren oder äußeren) Auslösesituationen (S-Variable), führt im zweiten Schritt über die aktivierten Emotionen und Kognitionen und den damit verbundenen Kind- und Bewerter/Elternmodi (innere emotionale und kognitive Reaktionen; siehe R emot. und R kog. in Abb. 4-5) zu den verborgenen unkonditionalen bzw. konditionalen Schemata (O-Variable). Die daraus resultierenden Bewältigungsmodi (siehe R mot. in Abb. 4-5) werden erfasst, ihre Auswirkungen auf die Grundbedürfnisse analysiert (Konsequenzen) und erwachsenengemäße Lösungen angedeutet. Das leere Fallkonzeptionsblatt (online abrufbar unter https://schematherapie-frankfurt.de/index.php/materialien/therapiematerialien/arbeitsblaetter-vortragsfolien) wird gemeinsam mit der Person ausgefüllt und dieser mitgegeben. Im Folgenden werden die sechs Schritte aus Abbildung 4-5 ausführlicher erläutert.

1. Typische Auslösesituationen und (ambivalente) Gefühle (***S-Variable***)
   Ich muss auf jemanden warten, der mir etwas bedeutet, und habe keine Ahnung, wie lange das dauert. Ich fühle dann eine ohnmächtige Wut.

2. Aktivierte Modi
   Kind-Seite (***R emot.***): Wütendes Kind
   Eltern-Seite (***Rkog.***): Innere Bestrafer

3. Schemata (***O-Variable***)
   (unkonditional)
   (Emotionale Vernachlässigung)
   (Verletzbarkeit)
   (Unzulänglichkeit/Scham)
   (konditional)
   (Negatives hervorheben)
   (Bestrafungsneigung)

4. Dysfunktionale Bewältigungsversuche (zur Spannungsreduktion; ***R mot.***)
   1) Überkompensation (Wutausbrüche)
   2) Distanzierter Selbstberuhiger (Alkohol trinken)
   3) Unterordnung (Ich schlafe mit Peter, um ihn wieder freundlich zu stimmen.)

5. Grundbedürfnisbilanz der Bewältigungsversuche (kurzfristig)

	1) Überkompensation	2) Distanzierter Selbstberuhiger	3) Unterordnung
Bindung:	–	–	+
Kontrolle/Autonomie:	+	–	(+)
Selbstwert:	(+)	(+)	–
Lust/Unlustvermeidung:	–	+	–

6. Bessere Grundbedürfnisbetriedigung durch eine »erwachsene« Lösung

Bindung: Darauf achten, dass ich mir die Freizeit mit Peter nicht vermiese.

Kontrolle/Autonomie: Peter bitten, Bescheid zu sagen, wenn er später kommt (Wofür hat er denn sein Handy?).

Selbstwert: Selbst die Initiative ergreifen, anstatt mich abhängig zu machen.

Lust/Unlustvermeidung: Wenn ich schon warten muss, dann tue ich etwas Angenehmes.

Abb. 4-5: Schematherapeutische Verhaltensanalyse von Susanne (siehe Fallbeispiel in Abschn. 4.4.2).

1. Die Auslösesituation (S-Variable). Im Gegensatz zum Schema-Modus-Memo (siehe Abschn. 4.6.1), das für eine ganz konkrete Schemaaktivierungssituation ausgefüllt wird, erfasst die Fallkonzeption im ersten Schritt möglichst eine grundsätzlich **typische Auslösesituation** auf einer allgemeinen Ebene, z. B. alleingelassen werden, beschämt oder zurückgesetzt bzw. in seinen Bedürfnissen nicht wahrgenommen oder übergangen werden, sich hilflos ausgeliefert fühlen.

Besonders belastend sind Auslösesituationen, die in einen intrapersonalen Konflikt zwischen den basalen emotionalen Aktivierungen (Kindmodi) und den verinnerlichten Bewertungen/Elternmodi führen.

Typische Beispiele für derartige Ambivalenzkonflikte sind: sich hilflos fühlen, aber die anderen nicht belasten dürfen, oder wütend sein, aber diese Wut nicht zeigen dürfen, oder meinen, ein Problem selbst lösen zu müssen, aber damit überfordert sein. Es können durchaus auch Gefühle in Träumen einbezogen werden, wie das folgende Fallbeispiel zeigt.

FALLBEISPIEL

Eine sonst eher um Selbstbeherrschung bemühte und sich unterordnende türkische Patientin träumte von einer großen Welle, welche die Menschen wegspülte, die sie vorher beleidigt hatten. Zunächst fiel es der Patientin schwer, die Aggression in ihrem Traum zu sehen und ihre Wut als »rächende Welle« zu akzeptieren. In der folgenden Stunde berichtete sie von einem weiteren Traum, in dem sie von ihren Schwiegereltern gedemütigt wurde und dann barfuß über Scherben flüchten musste. Später kam ihr Mann (der sie nicht unterstützte) hinterher und ging an ihr vorbei, während sie sich hinter einem Busch versteckte, aus dem dann ein Wolf hervorbrach und den Mann fraß. Daraufhin konnte sie erkennen, wie stark sie die Demütigungen in ihrem Umfeld tatsächlich belasteten und wütend machten.

2. Die Modi auf der hinteren Bühne (R emot. und R kog.). Die Fallkonzeption hilft im zweiten Schritt, von typischen Auslösesituationen zum hintergründigen Zusammenspiel zwischen den innerlich aktivierten Basisemotionen der Kindmodi (R emot.) und den aktivierten Bewertungen (R kog.) vorzudringen. Der Zugang zu den Emotionen gelingt am leichtesten in der imaginativen Haltung aus der visualisierten Auslösesituation (S-Variable) heraus mit der Frage nach den körpernahen Gefühlen. Zugang zu den Bewertern ermöglicht die Frage nach den »Stimmen im Kopf«. Häufig werden zunächst als Gefühle selbstreflexive Emotionen genannt, die mit den dominierenden Bewältigungsmodi verbunden und daher den Vorgaben der inneren Bewerter/Elternmodi näher sind, z. B. Ohnmachts-, Schuld- oder Versagensgefühle. Die Begleitgedanken bei Bewältigungsmodi werden häufig in Ich-Form formuliert und entsprechend als Ich-synton erlebt. Wenn wir den Satz beim Wiederholen in die Du-Form übersetzen: »Verstehe ich Sie richtig, die Stimme im Kopf sagt: du musst das schaffen!«, sind wir zu dem Motiv der inneren Bewerter »hinter den Kulissen« vorgedrungen und können das in die Fallkonzeption eintragen. Bei den Stühle-Dialogen mit internalisierenden Menschen, die wir in Kapitel 6.3 beschreiben, werden die toxischen inneren Bewerter noch viel deutlicher werden.

FALLBEISPIEL

Hinter dem überkompensierenden Kontrolleur einer anorektischen Patientin demaskierte sich ein innerer Antreiber (innerer Bewerter mit Fokus auf Leistung), der sagte: »Am besten fände ich es, wenn du gar nichts mehr essen würdest!« Umgekehrt kann sich hinter einem Unterordnungsmodus eine Todesangst des Kindmodus zeigen, der befürchtet, letztlich zu sterben, wenn er sich nicht den mächtigen Anderen unterwirft.

Dieses Vordringen vom Bewältigungsmodus zu den dahinterstehenden Kind- und inneren Bewerter-/Elternmodi fördert die Disidentifikation vom zunächst Ich-synton erlebten Bewältigungsmodus, der anfangs oft vehement verteidigt wird (sicherte er doch jahrelang das Überleben).

Widerstände im Verstehen auflösen (roll with resistence; Miller & Rollnik 1999). Zu starkes Drängen oder vorschnelle Bewertungen fördern den Widerstand und führen rasch in Konflikte, welche wir in der Regel verlieren. Besser ist es, im Schutz der imaginativen Haltung **konsequent nachzufragen**, um wirklich zu verstehen, was eigentlich »los ist« (*Columbo-Technik*, Kanfer et al. 2012, bzw. *inquisitive stance*, Fonagy et al. 2022; siehe Kap. 5.4.2). So können die Bewältigungsmodi zunächst verstanden, anerkannt und die darin enthaltenen Bewertungen und basalen Emotionen auf die Stühle auf der hinteren Bühne herausgesetzt werden. Bei Menschen, die an dieser Stelle durch eine intellektualisierende Bewältigung als Variante des distanzierten Selbstschutzes ausweichen bzw. uns in intellektuelle Diskussionen verwickeln, wird dieses Verhalten als vermeidender Bewältigungsmodus benannt. Statt auf kognitive Feinheiten bei der Einteilung der Modi einzusteigen, fokussieren wir auf die **emotionale Ebene,** das heißt die Gefühle im Körper.

Es ist aus unserer Sicht wichtig, hypothesengeleitet besonders nach denjenigen basalen Emotionen zu fragen, die für die Person zunächst schwer zugänglich sind.

Die so herausdifferenzierten **Kindmodi** (R emot.) werden in das entsprechende Feld links (siehe Abb. 4-5, 2. Zeile) eingetragen, die **Bewerter** (R kog.) in das rechte Feld. Damit ist die Dynamik zwischen den verhaltensbewirkenden Kindmodi und inneren Bewertern erfasst und das resultierende sichtbare Bewältigungsverhalten (R mot.) kann besser verstanden werden.

3. Die Schemata (O-Variable). Im dritten Schritt werden den Kind- und Bewerter-/Elternmodi die **Schemata** (z. B. aus den Fragebögen oder den Szenen in den diagnostischen Imaginationen) als mutmaßlicher biografischer Entstehungszusammenhang im Sinne der O-Variable zugeordnet: den Kindmodi die unkonditionalen, den Bewertern die passenden konditionalen Schemata (vor allem unerbittliche Ansprüche, Negativität und Bestrafungsneigung). Dadurch wird deutlich, dass hinter den aktuell aktivierten Modi alte Schemata »aus der Schublade« stehen.

4. Bewältigungsmodi (R mot.). Im vierten Schritt werden die gezeigten Bewältigungsmodi so weit wie möglich den drei Grundrichtungen (konfliktvermeidende Unterordnung, distanzierte Vermeidung und Dominanz/Überkompensation) zugeordnet. Die drei Felder im Formblatt (siehe Abb. 4-5) ermöglichen, für jede der drei Richtungen einen **repräsentativen Bewältigungsmodus** einzutragen. Die Fallkonzeption ist so angelegt, dass das alte Verhalten dahingehend überprüft wird, inwieweit es zur Befriedigung der Grundbedürfnisse beigetragen hat. So können die alten Bewältigungsversuche bzw. die bei der Dekompensation entstandenen Symptome in ihrer teilweisen Funktionalität anerkannt werden.

5. Grundbedürfnisbilanz. Daher wird im fünften Schritt die *kurzfristige* Grundbedürfnisbilanz jedes einzelnen Bewältigungsmodus gemeinsam herausgearbeitet und in das Formblatt wie in eine Tabelle eingetragen, z. B. mithilfe der Zeichen –, + oder (+). In diesem Schritt werden die kurzfristigen Effekte betrachtet, da diese das Problemverhalten im Sinne der verhaltensanalytischen **C-Variable** aufrechterhalten. Typischerweise ergibt die Grundbedürfnisbilanz der Bewältigungsstrategien deutliche Einseitigkeiten, was ihren maladaptiven Charakter ausmacht: Dominanz/Überkompensation befriedigt zwar Selbstbehauptung bzw. Autonomie (+) und eingeschränkt auch Sicherheit/Unlustvermeidung (+ in Klammern), aber keine Bindung (–), Unterordnung im Gegensatz dazu zwar Bindung (–), aber nicht Selbstwert/Autonomie oder Sicherheit/Unlustvermeidung (–). Vermeidende Bewältigung bringt weder Bindung noch Selbstwert (–), aber Sicherheit bzw. Unlustvermeidung (+). Diese Zuordnungen sind nicht einfach und müssen gemeinsam herausgearbeitet werden. Das fördert aber die Sensibilisierung für die Konsequenzen.

> Typischerweise ergänzen sich die Einseitigkeiten der Bewältigungsmodi, es kommt jedoch bei der Bedürfnisbefriedigung zu abrupten Wechseln und nicht zu einer ausbalancierten, flexiblen Integration im Sinne des Erwachsenenmodus.

6. Grundbedürfnisbefriedigung. Im sechsten Schritt werden aus der entstandenen emotionalen Betroffenheit und neu gefühlten Verantwortlichkeit für das eigene emotionale Wohl (sinnbildlich des Kindmodus) Verhaltensziele entwickelt, welche die bisher unbefriedigten Grundbedürfnisse – insbesondere langfristig – besser berücksichtigen und erfüllen, also positive Konsequenzen aufbaut. Diese **positiven Verhaltensziele** sind für jedes Grundbedürfnis möglichst konkret zu benennen und bilden die weitere Grundlage der Therapiearbeit.

Es geht nun darum, die formulierten Ziele strukturiert und systematisiert in den weiteren Hausaufgaben und Verhaltensexperimenten umzusetzen.

Die beschriebene Fallkonzeption orientiert sich stärker als die beiden folgenden an der kognitiven Verhaltenstherapie. Daher mag sie vor allem für Menschen interessant sein, die ihre Therapien schematherapie-informiert weiterentwickeln möchten. In der Schematherapieszene dominiert derzeit die Arbeit mit dem Modusmodell (auch wenn wir, wie in Kap. 3.5.3 dargelegt, diese Entwicklung skeptisch sehen). Dabei haben sich verschiedene Formen der grafischen Darstellung herausgebildet. Zwei davon werden in diesem Buch vergleichend einander gegenübergestellt. Die erste ist die in den Büchern von Gitta Jacob und Kollegen (z. B. Jacob & Arntz 2015) verwendete individuelle Modusskizze, die andere die danach vorgestellte Modus-Landkarte.

4.4.5 Deskriptiv-taxonomische Modusskizze

Bei der individuellen Modusskizze werden zunächst die Modi der Behandelten gesammelt und dann auf einem leeren Blatt in der in Abbildung 4-6 dargestellten Anordnung aufgezeichnet: rechts in einem Kasten die beobachteten Bewältigungsmodi zwischen Unterordnung unten und Überkompensation oben, links unten die Kindmodi, darüber die inneren Elternmodi und oben der Erwachsenenmodus sowie der glückliche Kindmodus. In den Modusskizzen von Arnoud Arntz und Kollegen sind die beiden Seiten spiegelbildlich angeordnet (siehe z. B. Arntz 2011b). Anschließend kann besprochen und neben den Kreis beschrieben werden, was mit jedem Modus geschehen soll, damit es den Behandelten besser geht. Beispielsweise werden die Elternmodi entmachtet, das verletzbare Kind getröstet, der Überkompensierer begrenzt und der distanzierte Beschützer umgangen. Damit sind auch die Therapieziele umrissen (wir haben hier – wie in den entsprechenden Publikationen – die konventionelle Terminologie verwendet).

Dieses Vorgehen ist sehr anschaulich, variabel und gibt einem das Gefühl, dass die Fallkonzeption wirklich für einen »maßgeschneidert« ist.

Das kann z. B. für narzisstische Menschen hilfreich sein. Die Fallkonzeptionsskizze wird der Person mitgegeben und in späteren Sitzungen aktualisiert oder konkretisiert. Sie erlaubt, insbesondere die Bewältigungsmodi mehr oder weniger differenziert aufzuschreiben. Man kann auf die rechte Seite einfach nur »Bewältigung« schreiben, in Unterordnung, Vermeidung und Überkompensation grob differenzieren oder ganz genau die für die Person relevanten Varianten herausarbeiten und mit individuell gefundenen Namen benennen – je nachdem, wie es ihre Differenzierungsfähigkeit erlaubt. Es kann natürlich auch mit einem einfachen Vier-Modusmodell (d. h. Emotionen [Kindmodus] – Innere Kritiker/Bewerter – Soziale Rolle [Bewältigungsmodus] –

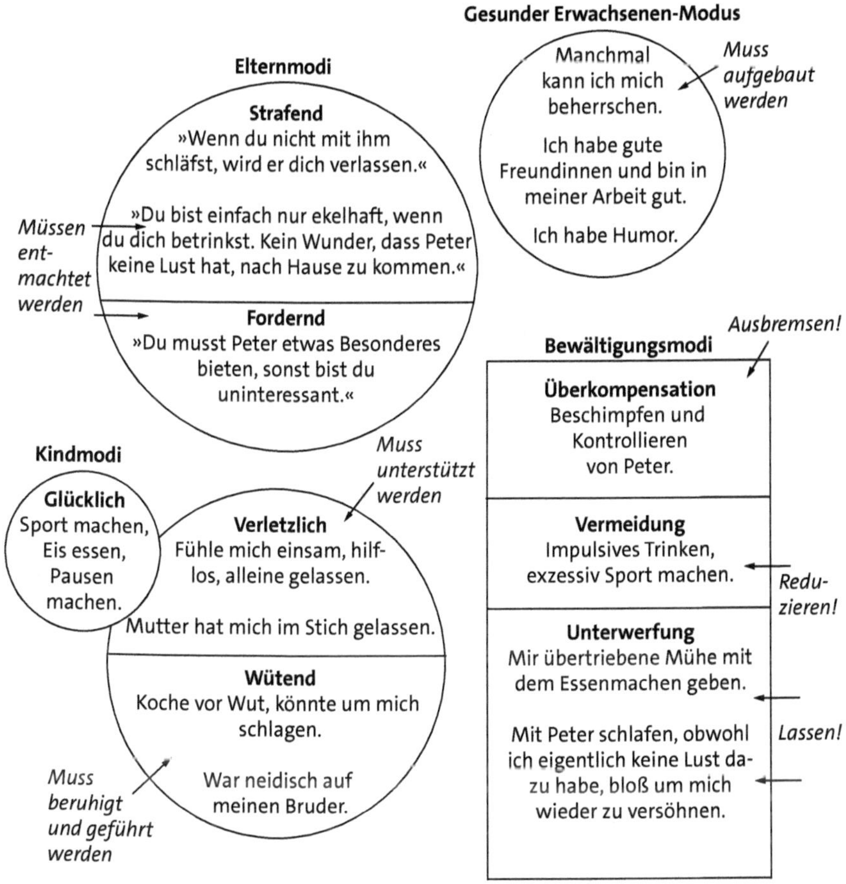

Abb. 4-6: Individuelles Modusmodell von Susanne
(nach Jacob & Arntz 2015; siehe Fallbeispiel in Abschn. 4.4.2).

Erwachsenenmodus; siehe Abb. 4-1) begonnen und später ein detaillierteres Modell skizziert oder mit der Modus-Landkarte aus dem folgenden Abschnitt weitergearbeitet werden, wenn die Behandelten eine konkrete Vorstellung bzw. ausreichende Fertigkeiten des Erwachsenenmodus entwickelt haben. Dreht man die individuelle Modusskizze um 90 Grad im Uhrzeigersinn, bekommt man die gleiche Anordnung wie in der Modus-Landkarte (siehe Abb. 4-7). Wenn Therapierende beide Fallkonzeptionen kennen, können sie individuell entscheiden, wann welche Form besser passt.

4.4.6 Dimensionale Modus-Landkarte

Alternativ oder zu einem späteren Zeitpunkt der Behandlung kann ein weiterer Ansatz zur grafischen Darstellung der Fallkonzeption gewählt werden: die sogenannte Modus-Landkarte. Die Modus-Landkarte sieht sich dem dimensionalen Ansatz des alternativen Modells des DSM-5 verpflichtet und ersetzt die kategorisierende Einordnung eines Modus durch eine Verortung in dimensionalen Polaritäten (siehe Kap. 3.8). Die Modi aus einer evtl. zuvor erstellten individuellen Modusskizze (siehe z. B. Abb. 4-6) können in die vorgegebenen Felder der Modus-Landkarte übertragen werden, die leer bleibenden Felder zeigen die Verhaltensdefizite auf, in deren Richtung weitergearbeitet wird.

Wie der Name sagt, handelt es sich hier nicht um ein individuell aus den beobachteten Modi (bottom-up) generiertes Vorgehen, sondern die beobachteten Modi einer konkreten Person werden mit einem normativ vorgegebenen, dimensionalen Modell (top-down) in Beziehung gesetzt. Dieses Vorgehen ist weniger im psychologischen als im ärztlichen Bereich üblich, wo in der Regel von normativen Vorstellungen (des Gesunden) ausgegangen wird. Dadurch werden (normbezogen) Verhaltensdefizite und -exzesse bzw. Imbalancen deutlich. Die Aufgabe des Erwachsenenmodus besteht darin, diese Einseitigkeiten und Fixierungen aufzulösen und neu auszubalancieren, um der Person das volle Spektrum von Verhaltensmöglichkeiten zu erschließen. Hier spielen Aspekte der humanistischen Therapien bzw. der Positiven Psychologie hinein (Fredrickson 2014). Übrigens bildet der *Kiesler-Kreis* (Kiesler 1983) mit seinen beiden Dimensionen feindselig (maladaptiv) vs. freundlich (adaptiv) und dominant vs. unterwürfig die beiden Dimensionen der Modus-Landkarte ebenfalls ab. Aus unserer Sicht fehlt im Kiesler-Kreis allerdings die Option des freundlichen oder feindlichen Rückzugs.

Ist die Person ausreichend mit dem Modell vertraut und hat einen Sinn für die Funktion des Erwachsenenmodus entwickelt, ist der Einsatz der Modus-Landkarte hilfreich. Sie fördert einen **metakognitiven Blick** auf die eigene Moduslandschaft. Sie enthält die wichtigsten Elemente des Modusmodells in einer irreduziblen Form: die drei basalen biologischen Grundbedürfnisse, die vier relevanten Basisemotionen, die zentralen Bewertungen und die vier wichtigsten Tendenzen der Bewältigungsmodi sowie als Therapieziel funktionale Verhaltensweisen des Erwachsenenmodus. Abbildung 4-7 zeigt eine ausgefüllte Modus-Landkarte unserer Modellpatientin »Susanne« (eine leere Modus-Landkarte kann unter https://schematherapie-frankfurt.de/index.php/materialien/therapiematerialien/arbeitsblaetter-vortragsfolien im DIN-A4-Format heruntergeladen werden, ebenso eine Vorlage für ein farbiges Wandposter.

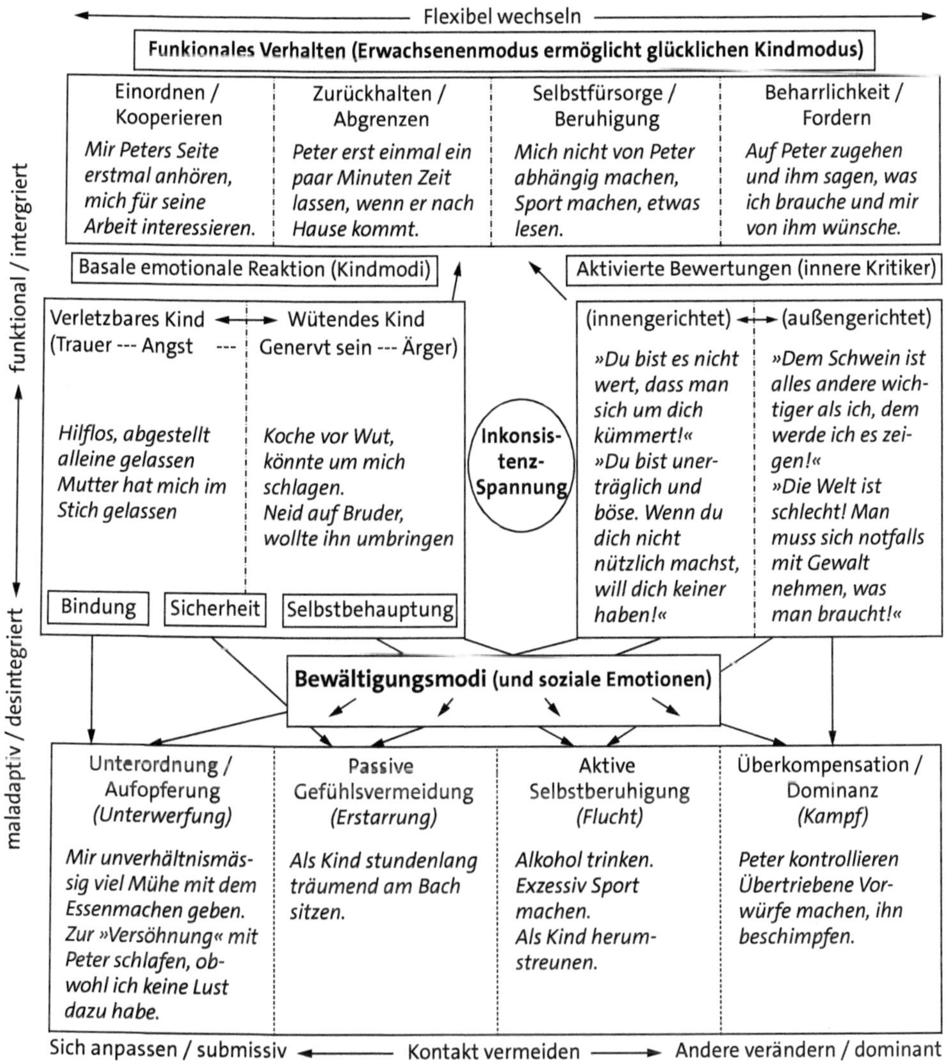

Abb. 4-7: Modus-Landkarte für Susanne (ausgefüllt; siehe Fallbeispiel in Abschn. 4.4.2).

Die Modus-Landkarte ausfüllen. Die Karte ist so aufgebaut, dass wir sie zwischen die Person und uns legen können und dadurch die Bewältigungsmodi aus unserer Sicht zuerst zu sehen sind (vordere Bühne bzw. Spielebene), hinter denen sich die emotionalen Motive (Kindmodi) und Bewertungsmuster (innere Bewerter/Elternmodi) verbergen. In die untere Zeile kommen die in der Biografie oder im aktuellen Verhalten beobachtbaren Bewältigungsmodi (von links nach rechts: Unterordnung, passive Gefühlsvermeidung, aktive Selbstberuhigung, Dominanz/Überkompensation). Damit sind die wichtigsten Bewältigungsmodi in der Polarität zwischen »internalisierend-bindungsorientiert-unterordnend-autoplastisch-BLAU« (linker Pol) und »externalisierend-kontrollorientiert-dominant-alloplastisch-ROT« abgebildet. Metaphorisch können diese beiden Tendenzen als »zwei Beine« beschrieben werden, auf denen die Betroffenen stehen, nämlich das BLAUE Bindungsbein und das ROTE Selbstbehauptungsbein (Details siehe Kap. 3.8.3 und Abb. 3-8). Am besten kann man gehen, wenn man beide Beine abwechselnd benutzt. Beim Eintragen zeigen sich bereits Verhaltensexzesse und -defizite entsprechend den in Kapitel 3.8.2 beschriebenen Reaktionsdreiecken.

> Da die Modus-Landkarte sozusagen ein idealtypisches Modell der wichtigsten Modi darstellt, werden Einseitigkeiten deutlich sichtbar.

Auf die hintere Bühne kommen. Stabilere Menschen zeigen sich im Alltag praktisch nur in ihren Bewältigungsmodi, während sich Kindmodi und Bewerter-Aktivierungen im Inneren, d. h. auf der hinteren Bühne, abspielen und erst erfragt werden müssen. Dennoch sind sie für das innere Erleben wichtig und können krank machende emotionale Spannungszustände bewirken. Die Modus-Landkarte als normatives Modell gibt die grundsätzlich vorhandenen Felder vor und legitimiert uns sozusagen, gezielt die Innenwelt anhand der leeren Felder zu explorieren und in die Fallkonzeption einzubeziehen: *»Wie sieht es eigentlich bei Ihnen mit Ärgergefühlen aus? Gibt es Situationen, wo die auch auftauchen?«* oder: *»Kommt es vor, dass Sie auch mal kritisch über andere Menschen denken, ohne das zu sagen?«* Dadurch können leere Kästchen nach und nach gefüllt werden.

Therapieziele erkennen. Daraus können in dem oberen Kasten für den Erwachsenenmodus **Annäherungsziele** entwickelt werden, welche Kindmodi und Bewerter stärker wahrgenommen werden müssen und in welche Richtung sich der Erwachsenenmodus bei der Bewältigung orientieren kann (bei Susanne in Richtung »gesundes Kämpfen bzw. Abgrenzen«). Bei Susanne geht es darum, die nach innen gerichteten Bestrafer zu entmachten, die konstruktive Ärgerkraft wahrzunehmen und diese Kraft dazu einzusetzen, sich besser von den Anforderungen der anderen abzugrenzen. Ohne Wut keinen Kampf! Entsprechende Verhaltensweisen können oben in die entsprechenden Felder des Erwachsenenmodus hineingeschrieben werden. Die vier Unterfelder des Erwachsenenmodus entsprechen den vier Feldern auf der Bewältigungsmodusebene, nur wird oben das angestrebte funktional-dosierte Verhalten eingetragen.

Es könnte aber z. B. bei einem eher dominant/überkompensierenden (z. B. narzisstischen) Menschen umgekehrt darum gehen, die nach außen gerichteten Bestrafer zu zügeln, mit dem verletzbaren Kindmodus in Kontakt zu kommen und zu lernen, sich auch einmal (in gesundem Maße) einzuordnen, um das Bindungsbedürfnis des verletzbaren Kindmodus zu erfüllen. Kurz gesagt: Zu bitten, statt zu fordern. Ohne wahrgenommene (und angenommene!) Bindungswünsche und ein gewisses Gefühl für die eigene Verletzbarkeit (im Sinne einer »konstruktiven Angst«) besteht keine Bereitschaft zur Kooperation.

So ergeben sich aus der Modus-Landkarte die Therapieziele, indem Verhaltensexzesse und -defizite im Bewältigungsverhalten durch den Erwachsenenmodus ausgeglichen und leere Felder gefüllt werden.

Dimensionales Verständnis des Funktionsniveaus. Die Modus-Landkarte ist nicht nur horizontal-dimensional zwischen den Polen der Externalisierung und Internalisierung. Sie greift auch auf der vertikalen Achse die Idee des Funktionsniveaus des alternativen Modells des DSM-5 auf. Die Bewältigungsmodi sind nicht per se maladaptiv, sondern nur deshalb, weil sie unflexibel, übertrieben oder einseitig eingesetzt werden (siehe Pfeil nach unten am linken Bildrand in Abb. 4-7). Das heißt, die im Kern funktionalen Aspekte der Bewältigungsmodi werden durch den Erwachsenenmodus »gezähmt«, integriert und funktional eingesetzt (Pfeil nach oben).

Metaphorisch gesprochen bedeutet das, im Autopilotenmodus in die alten Lebensfallen herabzusinken oder durch »Schwimmbewegungen« des Erwachsenenmodus nach oben zu kommen.

Die entsprechenden Verhaltensaufgaben sind im oberen Kasten für den Erwachsenenmodus angedeutet (siehe Abb. 4-7):

- Die zu **dominant-externalisierend »ROTEN«** müssen ihr BLAUES Bein stärken und kooperativ-bindungsorientierter werden.
- Die **unterordnend-aufopfernden »BLAUEN«** müssen ihr ROTES Bein stärken und Selbstbehauptung und Durchsetzungskraft üben.

Volatile Menschen z. B. mit der beschriebenen **Schuld-Wut-Wippe** üben, sich funktional zurückzuhalten, sich fürsorglich selbst zu beruhigen und sich weniger abhängig zu machen von den Reaktionen anderer, z. B. durch den Einsatz von Stabilisierungstechniken.

Vermeidend-Zurückgezogene (bis hin zur Depression) lernen einerseits, anderen Menschen wieder zu vertrauen (*epistemic trust*; Fonagy & Campbell 2023) und sich auf Beziehungen einzulassen (BLAUES Bein), wozu sie andererseits nur bereit sind, wenn sie ihr Sicherheitsbedürfnis befriedigen können, indem sie lernen, sich adäquat selbst zu behaupten und aktiv (ROT) wehrhaft für ihre Bedürfnisse einzusetzen, um kein »Opfer« zu sein (Selbstwirksamkeit; Bandura 1977).

Orientierung geben. Natürlich lässt die begrenzte Größe der Kästchen nur stichwortartige Einträge zu. Das reicht aber aus, um Hinweise auf die Reaktionstendenzen der eigenen Person zu geben. Sozusagen die Skizze eines zwei- bzw. dreidimensionalen SORC-Schemas im Spektrum zwischen internalisierenden und externalisierenden Tendenzen (links und rechts), vorderer und hinterer Bühne (untere und mittlere Zeile) und maladaptivem Bewältigungs- und adaptivem Erwachsenenmodusverhalten (untere und obere Zeile; siehe Kap. 3.8.3). So stellen wir später die Stühle auf und es entsteht zunächst eine Karte auf dem Papier, dann im Raum und zuletzt im Kopf.

Die Modus-Landkarte als Kompass. Der Einsatz dieses Blattes zeigt der Person, dass sich ihr Erleben und Verhalten in einem normalen Rahmen bewegt. Es hilft, das scheinbar zwangsläufige Verhalten (also den Autopiloten) vor dem Hintergrund der aktivierten Emotionen und Bewerter besser zu verstehen, und zeigt die Richtung einer möglichen Entwicklung auf. Das Blatt wird im Therapieverlauf mit neuen Eindrücken nach und nach ergänzt. Bei Bedarf wird einfach ein neues Blatt ausgefüllt. So begleitet es uns – wie ein Kompass, der die Richtung anzeigt – durch die ganze Therapie. Bei der Einordnung der Alltagssituationen nach dem gemeinsamen Aufstehen nehmen wir immer wieder auf dieses Modell und die Modus-Landkarte Bezug.

Die Modus-Landkarte begleitet die Person immer (real oder innerlich) und zeigt ihr wie eine Landkarte, wo sie steht und wo es weitergeht. Sie ermöglicht, eine gute Balance von Bindung, Sicherheit und Selbstbehauptung zu finden.

DIE AUTOBAHN-METAPHER

Wenn man von oben (aus der Perspektive des Erwachsenenmodus) auf das Blatt schaut, kann metaphorisch die Tendenz zur Dominanz/Überkompensation auf der linken Seite der Tendenz zum Fahren auf der linken (Überhol-) Spur auf einer Autobahn zugeordnet werden, umgekehrt die Tendenz zur Unterordnung einem Festhängen auf der rechten Spur. Das Fahrverhalten spiegelt dann die Bewältigungstendenzen wider und kann als Sinnbild für ein ausbalancierteres Verhalten herangezogen werden.
Diese Metapher funktioniert allerdings nicht in Ländern mit Linksverkehr, wie z. B. Großbritannien.

4.5 Emotionsaktivierende Techniken

Die erlebnisaktivierenden Techniken sind ein Herzstück der Schematherapie und aus unserer Sicht ein wesentlicher Beitrag für die sich weiterentwickelnde Psychotherapie. Um die Person sicher durch eine solche Übung zu führen, braucht es einerseits Fingerspitzengefühl, andererseits eine angemessen direktive Haltung vor dem Hintergrund einiger therapeutischer Erfahrung. Daher werden wir die folgenden Kapitel dazu verwenden, das genaue therapeutischen Vorgehen systematisch herzuleiten und bis hin zu der Beschreibung der komplexen Übungen in Kapitel 6 schrittweise zusammenzusetzen. In diesem Kapitel, das ja einen Überblick über den gesamten Therapieprozess geben will, werden wir nur einen Teil des grundsätzlichen Vorgehens und der verschiedenen Einsatzmöglichkeiten darstellen.

Gemeinsame Kernprozesse. Wir sehen Imaginationen und Stühle-Dialoge nicht als getrennte Techniken an. Wir haben sowohl das Imagery Rescripting als auch die Stühle-Dialoge auf ihre zentralen Prozesse hin untersucht und sind zu dem Ergebnis gekommen, dass in beiden Techniken die gleichen zentralen Prozesse genutzt bzw. angestrebt werden und wir die gleichen Beziehungsgestaltungstechniken einsetzen. Bei diesem integrierenden Vorgehen **verschmelzen die beiden Techniken** zu einer umfassenden Art des erlebnisaktivierenden Arbeitens, bei dem wir – je nach angestrebtem Effekt – zwischen der imaginativen Haltung und der Arbeit mit Stühlen flexibel hin- und herwechseln. Die Wirksamkeit des imaginativen Arbeitens ist bereits gut untersucht (Ehring et al. 2022), während es für Stühle-Dialoge kaum Untersuchungen gibt (Brockman et al. 2023). Wir haben daher die Stühle-Dialoge dem imaginativen Vorgehen angenähert und erhoffen uns dadurch, dass sich die Evidenz des imaginativen Vorgehens auch auf diese Art von Stühle-Dialoge überträgt.

Die gleichen Techniken. Der Vorteil für die Lernenden ist, dass sie nicht eine größere Anzahl von Techniken lernen müssen, sondern wir einen Werkzeugkasten (Toolbox) anbieten, dem sie das jeweils passendste Werkzeug entnehmen können. Sie müssen nur die einzelnen Werkzeuge und ihre Einsatzmöglichkeiten gut kennenlernen, dann sind sie auf jede Therapiesituation vorbereitet. Auf wirklich jede! Oder anders formuliert: Wir haben kein Kochbuch mit vielen fertigen Gerichten geschrieben, sondern machen Sie mit den wichtigsten Zutaten vertraut. Dann können Sie selbst entscheiden, was und wie Sie kochen möchten.

Umgekehrt gibt es für uns nur **zwei zentrale Vorgehensweisen:** die für **internalisierende** und die für **externalisierende Menschen**. Damit wird die Therapie übersichtlich und wir können uns jederzeit und rasch orientieren, in welche Richtung wir arbeiten wollen. Dabei müssen wir die Prozesse natürlich dauernd individuell anpassen. Aber die Therapieelemente bleiben immer die gleichen.

Allen erlebnisaktivierenden Interventionen ist gemeinsam, dass wir zunächst die Ebene des prozessual-episodischen Erlebens aktivieren, diese dann kontextuell-semantisch-verstehend einordnen, anschließend wieder prozessual-emotional Ressourcen aktivieren und zuletzt das veränderte Erleben (*felt shift*; Gendlin 1997) im Sinne einer neuen Regelextraktion semantisch verankern. Wir wechseln also mehrfach zwischen den Positionen und Verarbeitungsebenen, um diese komplex neu zu vernetzen. Das wird in Kapitel 5 ausführlich beschrieben.

4.5.1 Grundlagen imaginativen Arbeitens

Imaginationsübungen stellen eine besonders intensive Möglichkeit der emotionalen Schemaaktivierung dar und haben in der Kognitiven Verhaltenstherapie eine lange Tradition (zur Übersicht siehe Edwards 2007). Emotionsgeladene Erinnerungen sind überwiegend in Bildern gespeichert. Entsprechend sind bildhafte Erinnerungen emotionsgeladener als Narrative (Holmes & Mathews 2005). Das gilt für positive und negative Bilder. Aber Imaginationsarbeit verstärkt nicht nur die emotionale Aktivierung im Sinne einer Exposition, sondern führt als Rescripting (Überschreibung) auch zu besseren Therapieergebnissen (Weertman & Arntz 2007). Imaginationen bewirkten bei Paaren stärkere Veränderungen als kognitive Interventionen (Roediger et al. 2018b). Das bleibt auch bei Individuen bis ins hohe Alter (69 Jahre) so (Videler et al. 2018). Insbesondere bei komplex Traumatisierten konnte Imagery Rescripting (ImRs) auch als Standalone-Treatment gleich gute Effekte erzielen wie EMDR (Boterhoven de Haan et al. 2020). Dabei wurden auch negative Emotionen wie Schuld und Scham ohne weitere kognitive Interventionen effektiv reduziert (Raabe et al. 2022).

Inzwischen hat imaginatives Arbeiten einen breiten Einzug in die Verhaltenstherapie gehalten (Hackmann et al. 2011), insbesondere in der Behandlung der Posttraumatischen Belastungsstörung (aktuelle Übersicht bei Ehring et al. 2022). Gleichzeitig verlangen gerade die Imaginationsübungen eine gute Ausbildung und Supervision, idealerweise unter Einbeziehung von Videoaufnahmen (Neumann et al. 2013). Eine präzise bzw. adhärente Anwendung der Technik wirkt sich positiv auf die Abbruchquoten aus (Bamelis et al. 2014). Entsprechend nimmt dieser Teil einen großen Raum in der Schematherapie-Fortbildung ein und wir stellen das therapeutische Vorgehen bis in die Mikroprozesse der Beziehungsgestaltung in diesem Buch sehr ausführlich dar. Zur Unterstützung gibt es Trainingsvideos (www.schematherapie-frankfurt.de/index.php/materialien/videos/trainingsvideos) bzw. Demonstrationsvideos (im Beltz-Verlag).

Informationsverarbeitungssysteme verbinden. Ein zentrales Merkmal imaginativen Arbeitens ist die systematische Verbindung der semantisch-explizit-sprachlichen mit der episodisch-implizit-bildhaften Verarbeitungsebene. Dieser Mentalisierungs- bzw. Verbindungsprozess zwischen Sprache und emotional-körpernahem Erleben wird von uns sehr feinfühlig gefördert und strategisch gelenkt (siehe Kap. 5). Dabei sind körpertherapeutische Ansätze, die mit einem schematherapeutischen Modell arbeiten (z. B. Henn-Mertens & Zimmek 2021; Reusch 2024), hilfreich und erschließen deutlich erweiterte Zugänge und Ressourcen. In der konsequenten **Fokussierung auf das Gefühlserleben vor der Versprachlichung** (d. h. auf die präkognitiven Emotionen) zeigt sich ein Unterschied zum sokratischen Dialog in der kognitiven Therapie, der zunächst vorhandene Assoziationen abfragt, um über eine zunehmende Eingrenzung zur Grundannahme und dann zu der verbundenen Gefühlsqualität zu finden.

Die emotionale Aktivierung in der Schematherapie fokussiert auf die situativ vorhandenen **Triggerreize** (S-Variable), um dadurch bottom-up die **basale emotionale Erlebensqualität** (R emot.) zu aktivieren und die Person zu ermutigen, sich für dieses Erleben zunächst schweigend zu öffnen, um es erst dann in Worte gerinnen zu lassen. Der Vorgang ist deutlich rezeptiver als der Top-down-Zugang des sokratischen Dialogs, der auch als Downward-arrow-Technik bezeichnet wird (Beck et al. 1979). Anders formuliert: Wir übertragen den Ansatz der downward arrow-Technik auf eine immer tiefer gehende Exploration des emotional-körperlichen Erlebens, um Zugang zur emotionalen Komponente der Schemata (O-Variable) zu bekommen.

In der Schematherapie erfolgt der Zugang zu den Emotionen über Bilder bzw. das Körpererleben und nicht über Bedeutungen oder sprachverbundene Erinnerungen.

Dieser Zugang nutzt die **Assoziationsfähigkeit des episodischen Gedächtnisses** und der Körperrepräsentationen im Sinne des Gestalt-Erkennens im Unterschied zu semantischen Speicherungen, aber auch die Fähigkeit des impliziten In-Bezug-Setzens entsprechend der Relational Frame Theory (RFT; siehe Kap. 2.5.2). Entsprechend können ganz unerwartete Assoziationen, häufig in Sekundenschnelle, auftreten. Das schematherapeutische Vorgehen hat damit Ähnlichkeiten zum Focusing (Gendlin 1997) oder dem Prozessieren beim Eye Movement Desensitization and Reprocessing (EMDR; Shapiro 1989) bzw. zur freien Assoziation in der Psychoanalyse (Thomä & Kächele 1985). Anders als beim EMDR oder der Psychoanalyse führen wir den Prozess aber aktiv-direktiv, was uns und den behandelten Menschen die Sicherheit gibt, dass der Prozess in der Regel in jeder Stunde »gut ausgeht«. Wir binden die Person durch Validierungen und ein beharrliches Nachfragen. Die Redeanteile werden dabei zunehmend ausbalanciert (attunement; siehe Kap. 5.4.3).

Einstieg. Zum Übergang vom Gespräch in jede Art von Imagination gehen wir in die *imaginative Haltung* bzw. im Beziehungsfeld in die sogenannte *imaginative Position* (siehe Kap. 5.2.2, Ablauf siehe Kap. 6). In der imaginativen Haltung angekommen, sind wir näher an den episodischen, emotionsverbundenen Verarbeitungsprozessen und »weg vom Kopf«. Nun stehen wir vor einer Art Wegkreuzung und können verschiedene Wege einschlagen:

- in der **Gegenwart** emotionsverstärkende, stabilisierende bzw. ressourcenstärkende Imaginationen einsetzen
- durch einen Float-Back in die **Vergangenheit** Kontakt mit den im Hintergrund aktivierten schemabildenden Szenen aufnehmen (diagnostische Imagination), um die dort entwickelten Bewertungen durch eine anschließende Überschreibung (Rescripting) der Vergangenheitsszene mit den Ressourcen der Gegenwart auflösen
- im Verlauf der Therapie in **kurzen Imaginativen Vertiefungen** die Verbindung zwischen den aktuellen Gefühlen und der schemabildenden Kindheitsszene bewusstmachen, um das Eindringen der Vergangenheit in die Gegenwart zum Erleben zu bringen
- **zukunftsgerichtete** Imaginationen zur Schemaaktivierung oder zur Vorbereitung einer Verhaltensänderung (sog. Lösungsimagination)

Wir werden alle diese Imaginationsübungen in detaillierten Abläufen und den entsprechenden therapeutischen Instruktionen in Kapitel 6 ausführlich beschreiben, nachdem wir im dazwischenliegenden Kapitel 5 die dazu notwendigen therapeutischen Fertigkeiten entwickelt haben.

4.5.2 Stühle-Dialoge

Die Arbeit mit zwei, drei oder mehr Stühlen ist der Gestalttherapie entlehnt (Perls 1973). Laut Kellogg (2015) stellt sie auch in anderen Therapieschulen ein fruchtbares Element zur Konfliktklärung dar. Während in **Imaginationsübungen** eine alte **zwischenmenschliche Beziehungssituation** aufgesucht und überschrieben wird, handelt es sich hier sozusagen um ein *inneres Rollenspiel*. Das heißt, der Stimulus ist bei Imaginationen die Erinnerung an eine echte Person bzw. Szene, die sehr real als externale S-Variable erlebt wird. In Stühle-Dialogen können wir sowohl mit echten Alltagssituationen und Personen im Sinne aktueller externaler Stimuli als auch mit **inneren Stimuli** wie etwa den Stimmen der inneren Bewerter (S internal) arbeiten. Diese Form der **Arbeit mit Kognitionen** erlaubt eine emotional tiefer bewegende Bearbeitung als das konventionelle »über etwas reden« (Arntz 2011a). Ein Aspekt des inneren Erlebens wird dabei auf einen Stuhl herausgesetzt (**re-externalisiert**) und kann aus einer räumlichen Distanz wie ein äußeres Objekt betrachtet, neu bewertet und bearbeitet werden. Beim gemeinsamen Aufstehen erleichtert der damit verbundene physische Perspektivwechsel den mentalen Perspektivwechsel und die Aktivierung der funktionalen emotionalen Ressourcen (Roediger 2016; siehe auch Kap. 5). Dasselbe gilt, wenn wir z. B. Schmerzen auf einen Stuhl setzen, als leidendes Kind visualisieren (sog. Substitutionstechnik; siehe Kap. 5.4.7) und dadurch unser biologisch angelegtes Versorgungssystem aktivieren (siehe Kap. 1.3.11).

Wenn wir in Stühle-Dialogen die innerlich aufgebauten Bewerter oder unsere Emotionen (Kindmodi) auf einen Stuhl heraussetzen, schaffen wir eine äußere, symbolische Repräsentation, auf die wir die gleichen Prozesse anwenden können wie auf andere Personen in der Imagination. Das vereinfacht unsere Arbeit.

4.6 Verhaltensaktivierung

In diesem Abschnitt werden wir die verhaltensbezogenen Interventionen wieder etwas genauer darstellen, weil sie nur an dieser Stelle behandelt werden. Das Wesentlichste ist aus unserer Sicht, die Patientinnen und Patienten früh in der Therapie in eine aktivmitarbeitende, arbeitsteilige Rolle zu bringen. Die Therapiestunden dienen dazu, Ihnen durch die erlebnisaktivierenden Interventionen eine korrigierende emotionale Erfahrung zu vermitteln. Das soll ihnen zeigen, dass sie aus ihren Lebensfallen aussteigen können und eine Wahl haben. Dieses *Wählen* gilt es dann im Alltag zu üben.

Pointiert gesagt findet die eigentliche Therapie nicht *in* den Sitzungen, sondern *dazwischen* statt. Therapie ist wie Training beim Sport. Die »Wahrheit«

findet »auf dem (Fussball-)Platz«, also bei der Problembewältigung im Alltag statt.

Werden keine neuen Verhaltensattraktoren aufgebaut, besteht die Gefahr, dass die guten Vorsätze auf der gedanklichen Ebene »verpuffen« und die Personen die Lernerfahrung extrahieren, dass Psychotherapie ihnen auch nicht helfen kann.

Die folgenden Verhaltensübungen können (in etwa in der angegebenen Reihenfolge) im Laufe der Therapie von Beginn an eingesetzt werden (weitere **Übungen zur Förderung der Selbstregulationsfähigkeit** siehe Roediger 2006 und Valente 2021):

- **Stabilisierungstechniken** üben (siehe Kap. 5.4.5, Tab. 5-1); dabei ist besonders auf Übungen zu einem verbesserten Körpererleben zu achten
- **Sätze** der **inneren Bewerter** sammeln und aufschreiben
- eine Liste persönlicher **Werte** zusammentragen
- ein **Tagebuch mit Komplimenten** und positiven Rückmeldungen anderer Menschen anlegen und gelegentlich hineinschauen, um den Blick auf die positiven Seiten der eigenen Person zu lenken
- selbst eine Liste mit **positiven Eigenschaften** und Dingen, die man gut kann, anlegen; immer wieder einen anderen Satz herausnehmen und für einige Tage neben den Badezimmerspiegel hängen
- einfache **Achtsamkeitsübungen** machen (siehe Kap. 5.4.5)
- eine **Liste** möglicher **positiver Aktivitäten** aufschreiben, die wirklich Freue machen
- jeden Tag eine **positive Aktivität ausüben** und dokumentieren
- eine Woche lang abends aufschreiben, wie die **emotionalen Grundbedürfnisse** befriedigt wurden
- die Antworten des Erwachsenenmodus auf innere Bewertersätze im **Dialogblatt** eintragen
- in einer konkreten Aktivierungssituation ein **Schema-Modus-Memo** ausfüllen und mitbringen
- jeden Tag eine Situation mit den **BEATE-Schritten** analysieren und aufschreiben (ggf. als E-Mail schicken)
- **Tagesrückblick** üben (auf dem Rückblick-Stuhl)
- eine Woche das **Tagebuchblatt** komplett ausfüllen (siehe Abb. 4-13)
- gezielt **Projekte** angehen und umsetzen.

Im Weiteren stellen wir in der typischen Reihenfolge ihres Einsatzes die verschiedenen Arbeitsblätter und den Umgang damit vor, bevor wir am Ende des Kapitels auf Schwierigkeiten bei der Umsetzung eingehen.

4.6.1 Schema-Modus-Memo

Das Schema-Memo als Situations- bzw. Verhaltensanalyse wurde von Jeffrey Young als eine Adaptation der kognitiven Spaltentechnik auf das Schemamodell entwickelt. Da es Informationen zu Schemata und Modi beinhaltet, nennen wir es Schema-Modus-Memo (engl. flashcard). In der modifizierten Form (siehe Abb. 4-8) ist das von Young entwickelte Schema-Memo optimal an das Modusmodell und die weitere Arbeit mit inneren Dialogen (z. B. im Sinne der BEATE-Schritte aus Abschn. 4.6.2) angepasst. Es ist so konzipiert, dass es im Sinne einer **Situationsanalyse in vier Schritten** bearbeitet wird:

1. Beschreibung der aktuellen Situation mit Wahrnehmung der emotionalen Aktivierung
2. Bezug zum biografischen (Schema-)Hintergrund
3. kognitive Korrektur der inneren Bewerter
4. veränderte Verhaltensanweisung, die den Charakter einer Selbstinstruktion hat

Abbildung 4-8 zeigt ein ausgefülltes Schema-Modus-Memo von Susanne (siehe Abschn. 4.4.2). Das Formblatt hat vorbereitete Zeilenanfänge, die zunächst gemeinsam in der Sitzung ergänzt werden (ein leeres Exemplar steht online unter https://schematherapie-frankfurt.de/index.php/materialien/therapiematerialien/arbeitsblaetter-vortragsfolien zum downloaden zur Verfügung). Später werden Schemaaktivierungssituationen anhand des Blattes zu Hause selbstständig analysiert und das ausgefüllte Blatt wird gemeinsam in der Sitzung nachbesprochen.

In der Sitzung beginnen. Schema-Modus-Memos werden jeweils für eine **konkrete Situation** (S-Variable) erstellt, die durch eine Imagination oder einen Stühle-Dialog in der Sitzung bearbeitet wurde. Manche Menschen versuchen, aus Gründen der sozialen Erwünschtheit das zu sagen, von dem sie denken, dass sie es fühlen sollten. Andere haben Angst vor negativen Reaktionen unsererseits, wenn sie ihre tatsächlichen Gefühle in aller Schärfe benennen. Häufig wird zunächst mit Kognitionen oder sogar rationalen Erklärungsversuchen geantwortet, z. B.: *»Ich habe mich herabgesetzt gefühlt, weil der Kollege gar nicht auf meine Frage eingegangen ist.«* Es ist aber für die im zweiten Schritt angestrebte Verknüpfung mit der Schema- bzw. Modusebene wichtig, die situationsübergreifende, körpernah erlebte Basisemotion (R emot.), z. B. die Wut oder besser noch die ohnmächtige Wut, »herauszudestillieren« (siehe Kap. 5.4.2). Denn diese immer ähnlichen Gefühle des Kindmodus auf der hinteren Bühne bilden im Sinne des Szenischen Verstehens (siehe Abschn. 4.4.3) die Brücke zu den Schemata (O-Variable). Daher **achten** wir besonders auf **verborgene Basisemotionen** und machen eventuell selbst Vorschläge, z. B.: *»Wenn ich versuche, mich in Ihre Situation hineinzuversetzen, frage ich mich, ob da nicht eine gewisse Enttäuschung war.«* Die Formulierung »Enttäuschung« können viele zulassen, weil sie sozial akzeptierter ist als Wut. Von da aus kann dann vorsichtig in Richtung »Ärger« bis hin zu »Wut« weitergefragt werden. Dieses intensivere Gefühl passt in der Regel auch besser zu der biografischen Szene, aus der heraus wiederum die bisherigen Bewältigungsreaktionen nachvollziehbar werden.

1. Benennen des aktualisierten Gefühls
   Im Augenblick fühle ich (Emotion) *ohnmächtige Wut*
   weil (Auslösesituation) *mein Mann mich schon wieder einmal warten lässt, ohne Bescheid zu sagen*

2. Erkennen der aktivierten Schemata/Modi und der Bewältigung
   Ich weiß,dass das wahrscheinlich mein (Schemata/Modi) *Im-Stich-gelassen/der Wütendes-Kind-Modus*
   ist, das/den ich durch (Ursprungssituation) *das wiederholte Warten im Hort als Kind* erlernt habe.
   Diese Aktivierung löst bei mir (altes Bewältigungsverhalten) *heftige Wutausbrüche (aggressive Überkompensation)* aus.

3. Anerkennen der Dysfunktionalität/Realitätsprüfung
   Obwohl ich glaube (negativerer Gedanke/innere Eltern-Stimme), *dass mein Mann mich nicht liebt und bewusst hängen lässt, weil ich unwichtig bin,*
   ist die Realität,dass (rationale Sichtweise/gesunder Erwachsener) *er in der jetzige Wirtschaftslage kaum die Überstunden ablehnen kann.*
   Beweise (konkrete Beispiele): *Er hat mir eine entsprechendes Schreiben seines Chefs gezeigt.*

4. Trennen vom alten und Einbrennen des neuen Verhaltensimpulses
   Obwohl ich bisher immer (altes Bewältigungsverhalten) *mit wütenden Angriffen reagiert habe.*
   könnte ich stattdessen (alternative Lösungen) *ihn bitten, dass er mir rechtzeitig Bescheid sagt, damit ich mich nicht aufrege und mit der Wartezeit etwas Vernünftiges anfangen kann.*

Abb. 4-8: Schema-Modus-Memo von Susanne
(mod. nach Young et al. 2005, S. 147; siehe Fallbeispiel in Abschn. 4.4.2).

Zu Hause weiter üben. Die ausgefüllten Blätter nehmen die Betroffenen mit nach Hause, um sie als Vorlage für weitere, **selbst erstellte Schema-Modus-Memos** zur Verfügung zu haben. In der nächsten Stunde werden die ausgefüllten Arbeitsblätter besprochen und wenn nötig optimiert. Am schwierigten ist in der Regel, den negativen Bewertungen funktionale Alternativbewertungen und Aussagen des Erwachsenenmodus gegenüberzustellen.

> Der dritte Schritt ist der schwierigste und stellt den Kern der Neubewertung dar.

Hier kann in der nächsten Sitzung mit einem internalisierenden Stühle-Dialog (siehe Kap. 6.3) der Konflikt zwischen dem inneren Bewerter-Satz (R kog.) und den emotionalen Bedürfnissen der Kindseite (R emot.) herausgearbeitet werden. Diese Schleife muss in der Veränderungsphase immer wieder durchlaufen werden. Neben der eher klärenden, Biografie-orientierten Ermächtigung und Befreiung aus den Schema-Fallen im Imagery Rescripting ist die Auseinandersetzung mit den verinnerlichten Bewertungsstrukturen in der Veränderungsphase der zweite große Schritt in einer Schematherapie, der anhaltend wiederholt werden muss.

Von den Schema-Modus-Memos zu den BEATE-Schritten. In der Regel werden auf diese Weise zwei bis drei Memos für die wesentlichsten Aktivierungssituationen in der Stunde gemeinsam erstellt. In den meisten Fällen gelingt es aufgrund der vorformulierten Satzanfänge, diese mit abnehmender Hilfestellung auch zu Hause alleine auszufüllen. Für die meisten reicht es, fünf bis zehn weitere Schema-Modus-Memos auszufüllen, bis sie die innere Bewegung, also den Weg durch die SORC-Schleife, internalisiert haben. Dann kann zu den BEATE-Schritten übergangen werden. Schema-Modus-Memos können (z. B. im stationären Rahmen; Smesny und Valente 2016; Valente 2015) auch gut in Gruppen eingeübt werden, da es viel leichter fällt, für andere Lösungen zu finden als für sich selbst (Roediger 2008).

4.6.2 BEATE-Schritte

Das Wort BEATE ist ein Akronym, das aus den Anfangsbuchstaben der fünf Schritte zur Einleitung eines Veränderungsprozesses zusammengesetzt ist: **B**enennen, **E**rkennen, **A**nerkennen, **T**rennen und **E**inbrennen (siehe Abb. 4-9). Das Lateinische »die Glückliche« darf durchaus programmatisch verstanden werden. Der Gleichklang der Wortendigungen soll es leichter machen, sich die fünf Schritte zu merken.

Diese fünf Schritte können den **fünf Fingern einer Hand** zugeordnet werden, was eine zusätzliche Verankerung auf der Körperebene erleichtert. Sie sind im Einzelnen folgenden Funktionen zugeordnet:

Benennen meint, momentanes Erleben achtsam wahrzunehmen und zeitgleich in Worte zu fassen, die es gewissermaßen markieren bzw. etikettieren. Damit wird die bewusste Selbstregulationsfähigkeit überhaupt erst hergestellt und der Autopilotenmodus (Kabat-Zinn 1994) unterbrochen. Das, was man nicht bemerkt, kann man auch nicht beeinflussen! Die Beschreibung sollte sachlich bzw. nicht wertend sein (gewissermaßen aus einer Beobachter- bzw. Kameraperspektive), weil dadurch die emotionale Beteiligung gedämpft wird. Diese Selbstwahrnehmung (**Modusbewusstsein**) stellt den ersten Schritt des Erwachsenenmodus dar (siehe Kap. 3.7.1). Das geht allerdings nicht ohne Übung, z. B. mithilfe von Tagesrückblicken (siehe Abschn. 4.6.3) oder anderer Achtsamkeitsübungen (Übersicht siehe Kap. 5.4.5; siehe auch Kabat-Zinn 2013; Roediger 2006). Die Annäherung der ursprünglich selbstzentrierten Perspektive an diejenige der Umgebung bzw. der Anderen erleichtert die Lösungssuche in Konflikten. Der Schritt des Benennens selbst hat jedoch noch keine Tendenz zur Veränderung des Erlebens. Er lenkt den Blick von der Umgebung lediglich auf das, **was in uns im Moment**

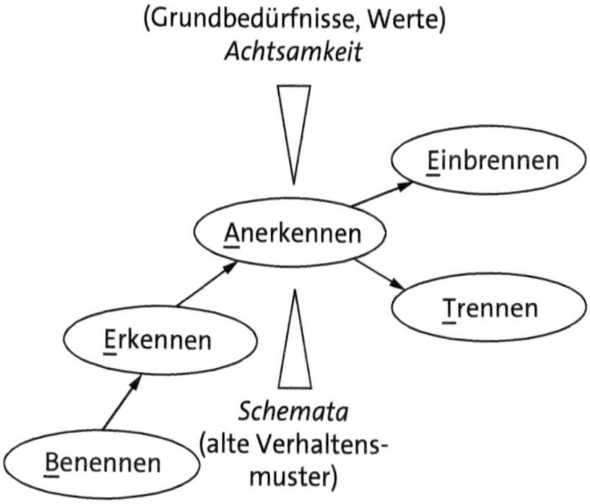

Abb. 4-9: Die BEATE-Schritte.

geschieht. Konkret sollen die Patientinnen und Patienten bemerken, dass sie gerade in einen Aktivierungszustand kommen und diesen benennen. Oder wie eine Patientin sagte: *»Da habe ich gemerkt, wie mir der Kamm schwillt!«* Darüber hinaus kann das achtsame Benennen auch auf die **Auslösesituation** erweitert werden. Das Antizipieren möglicher Auslösesituationen ermöglicht längerfristig eine vom Erwachsenenmodus gesteuerte Stimuluskontrolle (Young et al. 2003, S. 201; siehe Abb. 4-10; siehe auch das Prozessmodell der Emotionsregulation von Gross [2007] in Kap. 1.3). Man muss sich ja nicht jeder belastenden Situation unkritisch bzw. unvorbereitet aussetzen! Darüber hinaus stellt auch die bewusste Lenkung der Aufmerksamkeit auf neutrale bzw. inkongruente Sinneswahrnehmungen eine aktive Stimuluskontrolle dar (Moscovitch et al. 2023), z. B. durch einige der in Kapitel 5.4.5 beschrieben Stabilisierungstechniken.

> Eine bewusste Handlungsplanung, die vermeidbaren Stimuli ausweicht, ist kein (automatisch eingesetztes) Vermeidungsverhalten, sondern Teil einer gesunden Selbstfürsorge.

Erkennen. Ist der aktuelle Erlebenszustand wahrgenommen und sprachlich markiert, wird ein innerer **Bezug zu den aktivierten Kindmodi und inneren Bewertern** und möglichst auch zu den **Schema-bildenden Situationen** hergestellt, wie das in den Schema-Modus-Memos (siehe Abschn. 4.6.1) geübt wurde. Das ist der Schritt von der vorderen auf die hintere bzw. innere Bühne. Wird z. B. in der Therapiesituation in einer Imaginationsübung das Wuterleben mit früheren Erlebenssituationen in der Kindheit verbunden, wird dadurch (bildlich gesprochen) eine »Wut-Schublade« definiert und entsprechend »beschriftet«. Die Betroffenen können dann eine Beziehung zwischen der aktuellen Wutaktivierung und dieser »Schema-Schublade« herstellen und diese benennen. Damit wird ein Bewusstsein für die Organismus-Variable (siehe Abb. 3-3, Kap. 3.7.1) geschaffen. Das fördert die emotionale Distanz und hilft, das Gegenüber

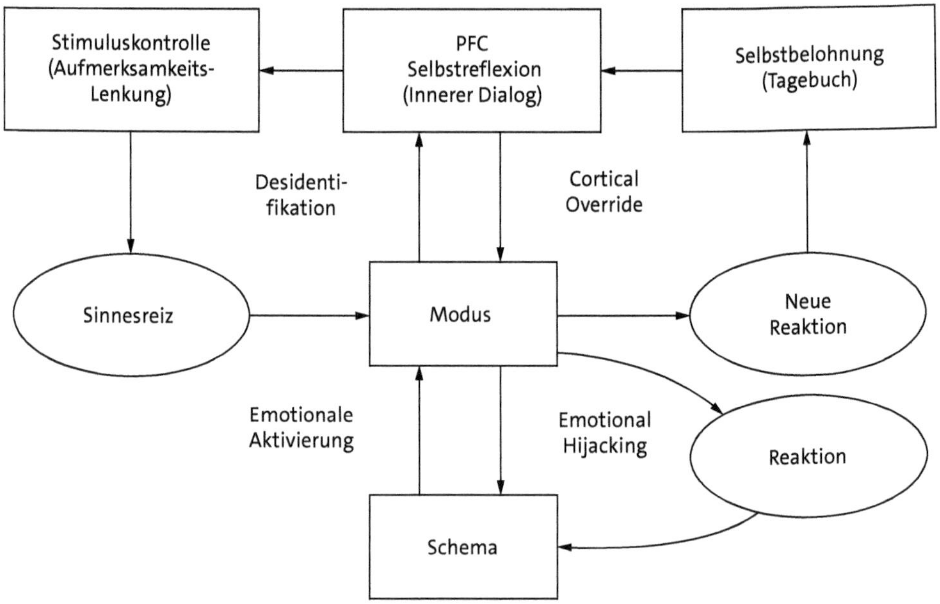

Abb. 4-10: Therapeutische Ansatzpunkte im Modell der Verhaltenssteuerung.

nicht als den **Verursacher**, sondern »nur« als den **Auslöser** eines Gefühls zu erleben, und betont die eigene Reaktionsbereitschaft entsprechend der »Klingel«-Metapher in Kapitel 1.2.9.

Anerkennen. Dieser Therapieschritt scheint zunächst unscheinbar bzw. unspektakulär. Tatsächlich stellt er den Wendepunkt in der Therapie dar und ermöglicht erst die Lösung von den alten und den Übergang in neue Muster. Er setzt sich aus zwei Teilschritten zusammen: (1) **Anerkennen der aktuellen Situation,** (2) **Neubewertung und Neuorientierung**, wie man weitermachen möchte.

EXKURS Die Konsistenztheorie Grawes (1998)

Solange ein Mensch die Situation anders haben will als sie ist, fühlt er eine innere Anspannung (Inkonsistenz; siehe Abb. 4-11). Wir können dann mit viel Krafteinsatz versuchen, die Welt unseren Vorstellungen anzupassen (verändernde, alloplastische Lösung nach Piaget [1976]). Für einen mehr oder weniger langen Zeitraum fühlen wir dann innere Konsistenz. Das kostet aber Kraft und ökologische Ressourcen. Eine Alternative ist der akzeptierende, autoplastische Weg: Wir ändern nicht die Welt, sondern passen unsere Vorstellungen an die Gegebenheiten an. Das ist weniger anstrengend, führt ebenfalls in ein Konsistenzerleben und schont ökologische Ressourcen.

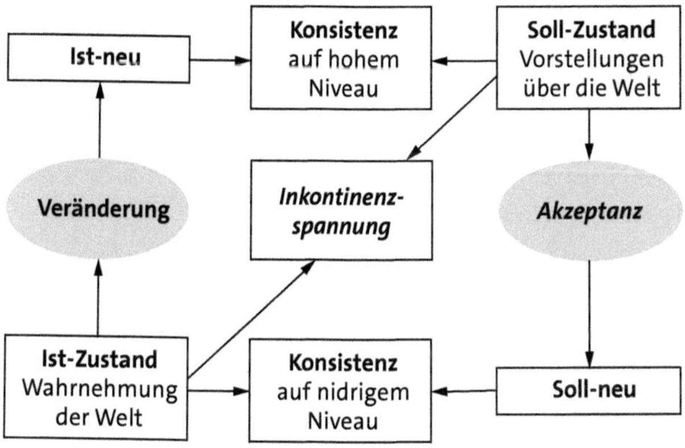

Abb. 4-11: Wege zur Konsistenz nach Grawe (2004).

Das Anerkennen bzw. die Akzeptanz der »alten Schubladen« und der durch sie ausgelösten Modusaktivierungen trägt dazu bei, die erlebte **innere Anspannung** (»Die Welt ist nicht so, wie sie sein sollte«) zu mindern bzw. besser zu ertragen. Dabei helfen die inneren Dialoge, wie sie in Abschnitt 4.6.3 beschrieben werden. Das, womit sich Menschen abgefunden haben, kann losgelassen und vergessen werden, weil die Aufmerksamkeit nicht mehr unbewusst darauf gelenkt wird. Das gilt in gleicher Weise auch für die negativen Erlebnisse in der eigenen Biografie, die nicht zu den Erwartungen an die eigene Person oder das Leben passen. Sich mit der eigenen emotionalen Verwundung und den nachfolgend entwickelten Bewältigungsstrategien auszusöhnen, ist für viele Behandelte ein sehr schmerzhafter Prozess, der im psychodynamischen Kontext als *Durcharbeiten* oder *Trauerarbeit* bezeichnet wird (Thomä & Kächele 1985). Das Hadern mit der Vergangenheit kann zu einem wesentlichen Hindernis in der Therapie werden (z. B. bei Traumatisierten; siehe Kap. 7.5.3).

> Die Blickwendung weg von der Fixierung auf das (nicht mehr änderbare) Vergangene hin zu den verbliebenen Chancen in der Zukunft ist tatsächlich der zentrale Wendepunkt in der Therapie!

Den Schmerz annehmen. Sowohl wir als auch die Betroffenen können die Tendenz entwickeln, diesen Prozess umgehen oder zumindest abkürzen zu wollen. Emotionale Schmerzen vermeiden zu wollen ist menschlich und in vielen Situationen auch funktional. Negative Emotionen als Teil des Lebens zu akzeptieren und mit ihnen flexibel umzugehen, spielt aber neben dem Aufbau positiver Aktivitäten im Rahmen einer Psychotherapie eine wichtige, häufig zentrale Rolle. Das aktive Unterstützen und Begleiten der Betroffenen in dieser schwierigen **Trauerphase** ist ausdrücklicher Bestandteil der Schematherapie und der sogenannten begrenzten elterlichen Fürsorge (siehe Kap. 5.2.3).

Erst wenn die Verwundung und die damit verbundenen Gefühle in das Selbstbild integriert wurden, können die dann überflüssig gewordenen Bewältigungsstrategien losgelassen werden.

Die Kernphase dieses Therapieabschnittes kann bei schwerwiegenden emotionalen Störungen mehrere Wochen dauern, während derer Menschen durch die Therapiestunden und die zwischenzeitliche Nachbearbeitung emotional sehr belastet sind. Daher stellt der Therapieschritt *Anerkennen* – obwohl unscheinbar wirkend – ein Herzstück der Schematherapiearbeit dar. Vielen Betroffenen hilft der Gedanke, dass **»Selbst-Bewusstsein«** verstanden werden kann als sich »aller Teile des Selbst bewusst zu sein«, auch der ungeliebten. Wirkliches, umfassendes Selbstbewusstsein bildet die Grundlage des selbstvertrauensvollen, funktionalen Handelns im Erwachsenenmodus (siehe auch Abb. 1-14, Kap. 1.4.4).

Nach vorne schauen. Danach kann die Person versuchen, sich im **zweiten Teil des Anerkennens** über den aktivierten Gefühlsimpuls innerlich zu erheben, ihn loszulassen und sich (soweit möglich) einer positiven, lösungsorientierten Handlung zuzuwenden. Damit steigen Menschen sozusagen aus der horizontalen Ebene des Handlungsstroms aus und wechseln in eine innere Aufrichtung. In der Haltung des Anerkennens lösen wir uns aus dem Sog der automatisierten Impulse und kommen aufgrund der so gewonnenen gedanklichen Freiheit mit unseren **Grundbedürfnissen** und **Werten** im Leben in Kontakt. **Schlüsselfragen** sind:

- »Was möchte ich in dieser Situation eigentlich erreichen?«
- »Welche Bedeutung hat diese Situation für mein Leben als Ganzes?«
- »Was ist mir wirklich wichtig im Leben?«
- »Wie werde ich in einer Woche/einem Jahr über diese Situation denken?«
- »Wenn ich nur noch ein Jahr zu leben hätte, wie wichtig wäre mir diese Situation jetzt?«
- »Wenn ich kurz vor dem Sterben wäre und auf mein Leben zurückschaute, wie würde ich dann jetzt entscheiden?«

Dieser Perspektivwechsel hilft, zu erkennen, welches Verhalten uns längerfristig diesem Ziel näherbringt (**Modusbalance**). Hier nutzen wir Prozesse der Akzeptanz- und Commitment-Therapie (ACT; Hayes et al. 2012; siehe Kap. 2.5).

Aus der herausgehobenen Perspektive des Erwachsenenmodus fallen eine **innere Neubewertung und Neuorientierung** sowie der Übergang vom alten Handlungsimpuls zu einem zielführenden Verhalten leichter.

Aus Schemaaktivierungen aussteigen. Mit dem Bild der Schubladen gesprochen: Der Wunsch der meisten Menschen, dass die alten Schubladen »weg sein sollen« bzw. nicht mehr aufgehen mögen, ist verständlich, aber leider unrealistisch. Therapieziel kann nur sein, die spontan aufgesprungene Schublade rasch als »alt« zu erkennen, wieder zu schließen und stattdessen eine andere, positive Schublade energisch zu öffnen – und offen zu halten. Wie bei einem Büroschrank, bei dem man immer nur eine Schublade öffnen kann. Psychologisch bedeutet der Versuch, Schemaaktivierungen verhindern zu wollen – ein Vermeidungsziel, das die Betroffenen in einer Daueranspannung hält. Die Fähigkeit zu trainieren, sich öffnende »**Problemschubladen**« rasch wieder aktiv zu **schließen**, stellt dagegen ein **Annäherungsziel** dar, das mit einem wahrnehmbaren Erfolg und nachfolgender Spannungsreduktion beendet werden kann.

> **Anerkennen** bedeutet somit auch, die Verantwortung für die Problemlösung in die eigene Hand zu nehmen. Das kann auch darin bestehen, das Problem als unlösbar anzunehmen.

Die Verantwortung übernehmen. Die Person erlebt sich nicht mehr primär als Opfer, sondern übernimmt die Verantwortung, das Beste aus der Situation zu machen. Damit sollen die Verletzungen und das erlittene Unrecht der Kindheitszeit keineswegs bagatellisiert, aber zeitlich verortet werden. Das Geschehene kann rückwirkend nicht verändert werden, aber man kann sich entscheiden, von Stund an besser für sich zu sorgen und aus den alten Mustern herauszutreten (Redecision nach Goulding & Goulding 1997). Young et al. (2005, S. 63) formulieren das sinngemäß so: Sobald der Patient seine Schemata und Bewältigungsstile versteht, kann er beginnen, seine Reaktionen in einem gewissen Maße zu steuern bzw. seinen freien Willen zu manifestieren. Der so **eröffnete Zukunftsraum** entlastet die Therapieatmosphäre und mindert Demoralisierung und Lähmungsgefühle (Frank 1973). Der **Wendepunkt in der Therapie** zeigt sich auch darin, dass Menschen Humor entwickeln und selbstständig mit den Instanzen des Schematherapiemodells arbeiten bzw. »spielen«. Nun können sie sich auf ihre Grundbedürfnisse, Werte und daraus abgeleiteten **Lebensziele** besinnen und prüfen, welche alten Verhaltensweisen dabei hinderlich sind, und diese loslassen.

Trennen. Trennen meint hier nicht emotionale Distanzierung, sondern das bewusste **Loslassen** eines als maladaptiv erkannten Verhaltens im umfassenden Sinne, also auch das Loslassen von Gedanken und Gefühlen (siehe Kap. 2.2) sowie das Lenken der Aufmerksamkeit auf stabilisierende Inhalte. Auch das ist eine Form der aktiven *Stimuluskontrolle*. Ein Gefühl ist nur ein Gefühl und Gedanken sind nur Vorschläge – alle Gefühle und Gedanken kommen und gehen. So schließen wir die alte Schublade. Die Behandelten können z. B. im inneren Dialog (siehe Abb. 4-10 in der Mitte) auf ihre alten Verhaltensimpulse, die sie benannt, erkannt und anerkannt haben, mit beruhigenden Formulierungen wie »Lass es!« (bei überkompensierenden Bewältigungsstrategien) oder »Versuch es doch einfach mal!« (bei gefühlsvermeidenden oder unterordnenden Bewältigungsstrategien) antworten.

> Von Achtsamkeitskraft gehaltene Denkbewegungen sind die mentalen Schwimmbewegungen, mit denen wir uns an der Oberfläche der emotionalen Wogen halten.

Dadurch wird die Hemmung der alten und der Aufbau der neuen Verhaltensmuster gefördert (**Moduswahl**; siehe auch Abb. 4-10). Durch das Annehmen und Loslassen wird der innere Raum wieder frei für Gegenwartimpulse. »Die Träne quillt, die Erde hat mich wieder« (Goethes Faust).

FALLBEISPIEL

Zwei Beispiele einer Patientin, deren Mann gerade zu ihr auf Distanz gegangen ist, weil sie »zu angespannt sei und immer an ihm hänge wie eine Klette«:

Die beiden sind für den Abend zum Ausgehen verabredet und haben extra ihre zwei Kinder zu den Eltern der Patientin gebracht. Der Mann fühlt sich aber kränklich und legt sich auf die Couch. Die Patientin duscht sich und merkt dabei, wie sie wütend wird, dass er ihr »schon wieder den Abend vermasselt«, auf den sie sich die ganze Woche gefreut hat. Sie bemerkt das und sagt zu sich selbst im inneren Dialog: »Lass es! Hol etwas zu Essen vom Thailänder und mach dir einen entspannten Abend mit ihm. Ist doch egal, wo du mit ihm zusammen bist. So merkt er wenigstens, dass du nicht mehr so zickig drauf bist.« (Es wurde nebenbei ein sehr entspannter und schöner Abend.)

Am nächsten Tag holt die Patientin ihre Kinder bei der Mutter ab und bemerkt, wie diese beim Spielen dauernd die Tochter bevormundet und übergriffig in das Spiel eingreift. Sie denkt: »Mein Gott, das hat die mit mir früher genauso gemacht!«, sagt aber zunächst nichts. Einen Moment später denkt sie: »Und wenn du sachlich hinschaust: Du machst es oft mit deinen Kindern genauso!« Anstatt sich über sich oder die Mutter zu ärgern, bleibt sie in ihrer zentrierten Haltung und beschließt für sich: »Das will ich ab heute nicht mehr so machen, ich lasse locker!« Diesen Entschluss verbindet sie mit einer loslassenden Handbewegung, um das neue Muster besser im Körper zu verankern.

Einbrennen. Diese etwas martialisch klingende Formulierung geht auf LeDoux (1998) zurück und beschreibt das Verankern neuer Verhaltensmuster in der neuronalen Struktur durch Wiederholung und Übung. Wenn durch das Anerkennen die Duldungsbereitschaft gefördert und die spontanen Handlungsimpulse gehemmt bzw. losgelassen wurden, ist der Raum frei zum **Ausprobieren neuer Verhaltensweisen** im Alltag, die anfangs in der Therapie trainiert werden müssen. Das Leben in der Gegenwart (ohne gedankliches Nachhängen in der Vergangenheit oder Vorauseilen in die Zukunft) verbindet uns wieder mit dem realen Leben um uns herum, schafft Überblick und ein Gefühl der Zentrierung bzw. Kohärenz (Antonovsky 1997). Das ist gesund! Durch die bewusste **Wahrnehmung der Effekte** wird nach und nach eine positive Feedbackschleife im Gegensatz zu den alten Teufelskreisen aufgebaut (siehe Abb. 4-10, rechts oben). Im Englischen nennt man das »virtuous circle«, was ein schönes Gegenbild zum »vicious circle«, dem Teufelskreis, ergibt. Leider lässt sich dieses Wortspiel mit »Engelskreis« nicht adäquat übersetzen. Aber man kann sich eine Aufwärtsspirale vorstellen.

Die BEATE-Schritte helfen uns, in jeder Lebenssituation die Selbstregulationsbewegung »an den Fingern einer Hand abzuzählen«, um aus Schemaaktivierungen auszusteigen.

4.6.3 Selbstregulation fördern durch innere Dialoge

Der Selbstregulationsprozess wird durch innere Dialoge aufrechterhalten, die gewissermaßen die alten, dysfunktionalen inneren Gespräche zwischen den Bewertern und der Kindseite durch funktionale, grundbedürfnis- und werteorientierte Gespräche, die vom Erwachsenenmodus geführt werden, ersetzen. Selbst zu uns zu sprechen führt zu ähnlich starken Hirnaktivierungen wie in dem Moment, wenn andere zu uns sprechen (Diikstra & Fleming 2023).

Im Selbstgespräch stabilisiert sich der Erwachsenenmodus.

Innere Regieanweisungen sorgen dafür, dass der »Regie-Stuhl« nicht in alter Gewohnheit wieder von den Bewertern oder einem Bewältigungsmodus besetzt wird. Metaphorisch: Der Reiter führt das Pferd – oder im Bild Platons: Der Wagenlenker hält die Zügel fest in der Hand (Flew 1964). Der Einsatz von **Selbstinstruktionen** systematisiert Verhaltensmuster, die viele Menschen spontan einsetzen, z. B. wenn sie ihren Schlüssel verlegt haben und während der Suche vor sich hinsprechen: *»Der Schlüssel muss doch hier irgendwo sein, ich hab´ ihn doch gerade noch in der Hand gehabt. Der kann doch nicht einfach weg sein!«* Entsprechend können auch in komplexeren Situationen gezielt erwünschte Verhaltensmuster aktiviert werden, um unerwünschte (z. B. angstbezogene) Verhaltensmuster zu blockieren. Volkstümliche Beispiele dafür sind das »Pfeifen im dunklen Wald« oder das Kriegsgeheul der Indianer bei einem Angriff. Ekman (2003) weist auf das Phänomen hin, dass ein Mensch nicht gleichzeitig lächeln und sich depressiv fühlen kann. Auch wenn das Grinsen nur mechanisch ist, vermag es doch, nicht synthyme Gefühlsaktivierungen im Hippocampus zu blockieren (Skeptiker seien an dieser Stelle eingeladen, es selbst auszuprobieren).

Bereits Kinder beruhigen sich, indem sie mit sich selbst sprechen: *»Mama ist nicht weg, Mama kommt gleich wieder.«* In einem weiteren Schritt können sie mit einer Puppe oder einem Teddy einen entsprechenden Dialog führen. Auch Erwachsene können in dieser Weise mit einer symbolischen Selbstrepräsentanz sprechen und so funktionell eine **Mutter-Kind-Dyade in einer Person** inszenieren. Aus einem äußeren Gespräch wird so ein inneres Gespräch. Dies kann im episodischen Gedächtnis alte Muster von Tröstung durch andere (z. B. Großmütter) aufrufen.

Zur Selbstberuhigung kann man sich die gleichen Sätze sagen wie zu einem eigenen Kind.

Wie sprechen wir uns an? Eine interessante Frage ist, wie man sich dabei selbst anspricht.

- *Du-Form:* »Du schaffst das schon! Du gibst nicht auf!« Diese Ansprache imitiert einen Zuspruch von außen.
- *Wir-Form:* »Wir machen einfach weiter, wir kommen da durch, wir schaffen das irgendwie, ruhig bleiben, das Wichtigste zuerst!« Diese Ansprache ist eher eine Selbstaffirmation, suggeriert aber die Anwesenheit einer anderen Person.
- *Ich-Form:* »Ich schaffe das, ich gebe nicht auf.« Dieser direkte Selbstzuspruch ist unseres Erachtens die schwächste Form der Affirmation und den inneren Antreibern am nächsten.

Wir wissen nicht, welche Form die geeignetste ist, und empfehlen daher, die verschiedenen Möglichkeiten selbst auszuprobieren.

Gebete. Bei religiösen Menschen oder bei Menschen, die auf übernatürliche Kräfte vertrauen, können als Affirmation auch stoßgebetsartige Selbstinstruktionen eingesetzt werden, in denen die entsprechenden Instanzen direkt angesprochen und um Hilfe gebeten wird, z. B.: *»Bitte gib mir die Kraft, das durchzustehen!«* oder *»Bitte gib mir Gelassenheit!«* Als sogenanntes Herzensgebet (»Jesus Christus, erbarme dich meiner«) geht es auf eine Tradition der orthodoxen Kirche zurück (Jungclaussen 2000). Letztlich richtet sich ein Gebet auch an eine (imaginierte) andere Person bzw. Instanz. In kritischen Phasen können sich die Behandelten notfalls pausenlos wohlwollend-beschreibend selbst innerlich begleiten: *»Du läufst jetzt diesen Weg lang, da steht eine dicke Buche, der Kies knirscht unter deinen Füßen …«*

Selbstgespräche sind normal. Zunächst schrecken viele Menschen vor diesem Selbstgespräch zurück und befürchten, das sei »schizophren« oder wenden ein: *»Ich kann doch nicht pausenlos vor mich hinbrabbeln!«* Der therapeutische Einwand ist: Warum eigentlich nicht?

Die anhaltende Einbeziehung bewusster frontaler Aktivierungen (ECN bzw. System 2; siehe Abb. 1-14 in Kap. 1.4.4) in die Handlungsregulation erschwert das »emotionale Hijacking« (Goleman 1995), d. h. das unreflektierte Durchschlagen emotionsverbundener Impulse in die Handlungen, entsprechend dem Motto: Hauptsache, es spricht einer! Im Schweigen setzen sich die automatisierten, gefühlsgeführten Gedanken des Systems 1 bzw. des DMN durch. Auch Kinder halten Schweigen kaum aus, weshalb es manche Eltern als eine der schwersten Strafen gegen Kinder einsetzen.

> Nur konsequente (auch gedankliche) Selbsterziehung baut stabile neue neuronale Muster auf.

Innere Antworten zu finden kann durch eine einfache **Zwei-Spalten-Technik** unterstützt werden. Dabei werden auf der linken Seite die belastenden Formulierungen eintragen, auf der rechten Seite die Antworten des Erwachsenenmodus.

Das **Aufschreiben** präzisiert die belastenden Gedanken ähnlich wie eine reale Gesprächssituation. Es hilft dabei, den Gedanken symbolisch auf einen Stuhl »herauszusetzen«, aufzustehen und »von oben herab« auf den Gedanken zu schauen und zu ihm zu sprechen, als sei es eine andere Person.

Ansatzpunkte für positive Selbstinstruktionen. Dazu können wir auf bereits geschilderte Techniken der Perspektiverweiterungen bzw. kognitive Interventionen (siehe Tab. 4-2) zurückgreifen, z. B.:

- Extensionstechnik: *»Was würde ein weiser Mann/eine weise Frau dazu sagen?«*
- Substitutionstechnik: *»Was würden Sie Ihrem eigenen Kind sagen?«*

Denkbewegung	Relativierender Gedanke
Zeitprojektion	»Vor zwei Tagen habe ich mich aber noch viel besser gefühlt« bzw. »Wenn ich weiter konsequent an meinen Problemen arbeite, werde ich aus den Stimmungstiefs immer besser herauskommen« oder als Regel: »Alle Gefühle kommen und gehen.«
Entwicklungsmöglichkeiten betonen	»Früher bekam ich keine Hilfe und habe gelernt, mit allem alleine klarzukommen, aber heute kann ich mir Hilfe holen.«
Ausnahmen suchen	»Es stimmt, dass ich bisher den Menschen nicht vertrauen konnte, aber bei diesem Therapeuten erlebe ich, dass er sein Wissen nicht gegen mich verwendet.«
Außenperspektive einnehmen	»Mir selbst fällt in diesen Lähmungssituationen nie etwas ein, aber mein Freund würde erst einmal aus der Situation rausgehen.«
Universalität des Leids	»Es fällt mir schwer, meine Schmerzen zu akzeptieren, aber wenn ich ältere Menschen sehe, erkenne ich, dass alle früher oder später Schmerzen bekommen« (bzw. schlechter schlafen, pflegebedürftig werden oder sterben müssen etc.) oder »Ich kann kaum akzeptieren, dass ich einen Fehler gemacht habe, aber wo gearbeitet wird, werden auch Fehler gemacht« oder als Regel: »Nur wer nicht arbeitet, macht auch keine Fehler!«
Experimente machen	»Ich habe das Gefühl, das nie zu schaffen, aber bevor ich es nicht versucht habe, kann ich es nicht wissen« oder als Regel: »Probieren geht über Studieren!«
Konkrete Handlungen anstreben	»Ich habe zwar Angst, das Falsche zu tun, aber ich muss anfangen, bevor ich sehen kann, ob es funktioniert. Notfalls muss ich einen Fehler korrigieren« oder als (etwas saloppe) Regel: »No risk – no fun!«
Kleine Schritte machen	»Das erscheint mir alles viel zu viel, aber wenn ich kleine Schritte mache, werde ich vorankommen« oder als Regel: »Der Hunger kommt beim Essen.«

Tab. 4-2: Ansatzpunkte für modifizierende Antworten im inneren Dialog.

- zirkuläre Fragen: *»Was würde Ihr bester Freund vorschlagen, wenn wir ihn fragen würden?«*
- die Zeitprojektion: *»Wie werden Sie diese Situation in einem Jahr/fünf Jahren beurteilen?«*
- die »Wunderfrage«: *»Wenn über Nacht eine Fee käme und die Situation so zaubern würde, wie Sie es sich wünschen, was würden Sie dann morgen früh tun?«*

Die ersten Ansätze in der Tabelle 4-2 sind eher kognitiv, nach unten hin eher metakognitiv (siehe auch Kap. 1.3.7). Beides ist in einer Schematherapie möglich. Wie Hofmann et al. (2021) sehen wir die beiden Ansätze weniger als Gegensatz denn als Ergänzung an. Ideal ist ein gemeinsames Brainstorming, bei dem auch wir alternative Vorgehensweisen vorschlagen dürfen. Dabei ist die Erlebenswelt der Patientin oder des Patienten zu berücksichtigen, soweit sie aus den früheren Therapiesitzungen bekannt ist. Im Zweifelsfall können wir uns durch Rückfragen versichern, ob sich die Person ein entsprechendes Verhalten ihrerseits vorstellen kann.

Wichtig ist, eine kreative Lösungsatmosphäre in der Gegenwart zu schaffen, die sich deutlich von dem alten Lähmungsgefühl unterscheidet. Aufstehen hilft dabei! Die neuen Lösungen kommen entweder aus den vorhandenen Ressourcen oder aus dem gemeinsamen mentalen Raum (System 3; siehe Kap. 1.4.4).

4.6.4 Die Bedeutung von Verhaltensexperimenten für die Schemamodifikation

Die notwendige »Eindringtiefe« schaffen. Die Klärungsarbeit fördert das Verständnis für die intrapsychischen Prozesse und kann so von neuen **Werten** zu konkreten **Verhaltenszielen** führen. Diese neuen Verhaltensziele werden zunächst auf einer **kognitiv-kortikalen Ebene** im Sinne von guten Vorsätzen repräsentiert, wechseln rasch und sind von einer geringen »Eindringtiefe«. Damit ist gemeint, dass sie noch nicht imstande sind, subkortikal-motivationale Prozesse im DMN und nachfolgend das gezeigte Verhalten zu verändern. Bildlich gesprochen ähneln sie Luftbewegungen über einer Wasseroberfläche. Die erlebnisaktivierenden Techniken sollen eine Intensivierung dieser Gedankenprozesse dahingehend bewirken, dass eine **emotionale Mitbewegung** entsteht. Über konkrete, im inneren Dialog stabilisierte **Handlungen** im Sinne von Verhaltensexperimenten, die im Tagebuch ausgewertet werden, können neue **Gewohnheiten** entstehen. Für unser Bild bedeutet das, dass die Luftbewegungen so stark werden, dass sie das Wasser (analog den wogenden Empfindungen) in Bewegung setzen und Wellen erzeugen (siehe Abb. 4-12). Die englische Formulierung »to be moved« bringt das anschaulich zum Ausdruck.

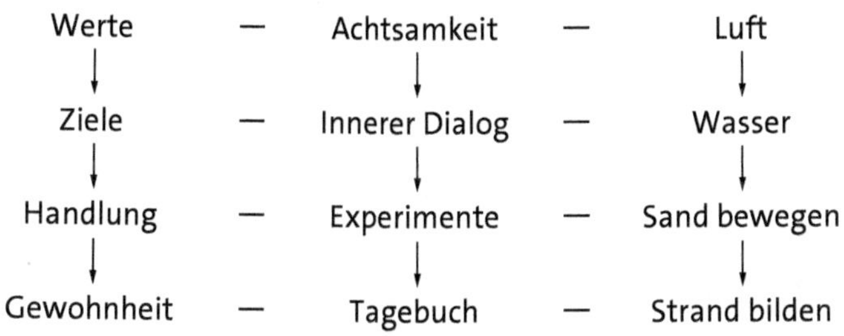

Abb. 4-12: Neuformung der Persönlichkeit.

Nachhaltigkeit bewirken. Die situative emotionale Bewegung in einer Therapiestunde führt aber noch nicht zu bleibenden strukturellen Veränderungen auf der neuronalen Ebene. Nur durch konkrete Handlungen bzw. Verhaltensexperimente wird das neuronale Substrat umfassend aktiviert und erst die intensive und **wiederholte Aktivierung** führt zu einer **bleibenden neurobiologischen Einprägung.** Die Wellenbewegung aus unserem Bild muss so intensiv und anhaltend sein, dass sie den Sand am Meeresgrund nicht nur vorübergehend aufwühlt, sondern mitnimmt und an einer anderen Stelle wieder ablagert, so wie Sandbänke unter der Einwirkung der Wellen wandern. Nachhaltige Verhaltensänderungen brauchen Zeit, bis zu zwei Jahre (Prochaska & DiClemente 1986).

> Diese Eindringtiefe wird in der Psychotherapie nur durch wiederholtes Üben im Alltag geschaffen.

Jenseits der gedanklich-sprachlichen Interaktion wird daher in der Psychotherapie auch die reale Verhaltensebene einbezogen. Das meint im Sinne des Embodiment-Ansatzes (Fuchs et al. 2010; Storch et al. 2022) auch die Ebene eines positiven körperlichen Selbsterlebens als Grundlage des »Sich-in-seiner-Haut-Wohlfühlens« (Geuter 2015). Viele Menschen sind sich in diesem Sinne selbst fremd (am extremsten wohl Menschen mit Anorexia nervosa). Den angestrebten Veränderungen steht die »innere Trägheit« aufseiten des neurologischen Substrats (und nicht selten auch unsere!) gegenüber (siehe Kap. 1.2.7). Es ist zunächst (kurzfristig) energetisch günstiger, das alte Verhalten beizubehalten, als unter Anstrengung in einen neuen Ordnungszustand zu wechseln und den dafür notwendigen neuen Attraktor in Form von Zellverbindungen im DMN aufzubauen (bzw. »einzubrennen«).

Ins Tun kommen. Der Übergang vom Sprechen zu konkreten Verhaltensübungen ist für beide Seiten ein großer Schritt, bei dem ein innerer Widerstand überwunden werden muss. Es ist unsere Aufgabe, die Betroffenen anhaltend zu motivieren, diesen Widerstand zu überwinden und die Schwelle zu realen **Verhaltensexperimenten** zu überschreiten, anstatt die Therapie in der Komfortzone des Über-die-Dinge-Redens versanden zu lassen. Es geht letztlich darum, Dinge einfach auszuprobieren (Committed Action in der Akzeptanz- und Commitment-Therapie; siehe Kap. 2.5). *Danach* kann dann über die Ergebnisse gesprochen werden, nicht *davor*!

Verhaltensübungen führen zu umfassenden Aktivierungen, die kognitive, emotionale und Handlungsprozesse miteinander verbinden und dadurch den Aufbau neuer Verhaltensattraktoren entscheidend vorantreiben.

4.6.5 Verhaltensaktivierende Hausaufgaben

Blockaden analysieren. Falls die Person zwischen den Sitzungen immer wieder in die alten Bewältigungsmuster bzw. in symptomatisches Verhalten zurückfällt, könnten wir versucht sein, im Sinne einer *Lösung erster Ordnung* »mehr desselben« zu tun (Watzlawick et al. 1969), d. h. immer neue Techniken einzusetzen und/oder, wie in Kapitel 5.8 beschrieben, Ärgergefühle auf die Person zu entwickeln. Kanfer et al. (2012) bringen das in ihren Therapie-»Geboten« in die griffige Formulierung: *»Wenn die Therapeuten mehr schwitzen als die Patienten, machen sie etwas falsch!«* Konstruktiver ist es, das Phänomen sachlich zu benennen, »vom Gas zu gehen« und in eine gemeinsame **Mentalisierungsbewegung** zu wechseln, um zu verstehen, woran die Blockade liegt (siehe Kap. 5.2.4). Wenn es nicht klappt, wurde irgendetwas noch nicht richtig verstanden und geklärt. Dann wird ggf. wieder bei der Klärungsarbeit z. B. mittels Stühle-Dialogen (siehe Kap. 7.7.2) angesetzt.

Regelextraktionen. Verhaltensexperimente führen auf der Ebene einer persönlich erlebten Evidenz zu einer neuen Lernerfahrung und nachfolgend zu neuen Regelextraktionen (Farah 1998). Diese »Beweise« machen Menschen von uns unabhängig, da sie nicht wie ein Kind den Vorschlägen der Eltern folgen (Regellernen; siehe Kap. 2.5.2), sondern aus eigener, erfahrungsbasierter Einsicht handeln (Konsequenzen) und damit immer weniger auf die therapeutischen Anleitungen angewiesen sind. Die klassische Kritik bzw. Skepsis der Menschen wird etwa so formuliert: *»Hier in der Therapie ist das alles gut und schön, aber draußen im Alltagsleben laufen die Dinge anders!«* In dieser Skepsis steckt der berechtigte Wunsch, dass die Alltagsprobleme in angemessener Weise in der Therapie berücksichtigt werden. Psychotherapien »unter Ausschluss der Öffentlichkeit« gehen an der Lebensrealität der Menschen vorbei, worauf auch Fiedler (2010) energisch hinweist.

> Daher wird in der letzten Therapiephase ganz konkret an Alltagssituationen und deren Bewältigung gearbeitet. Entsprechend eröffnen wir die Stunde mit der Frage: *»Woran wollen wir heute arbeiten?«* oder *»Was haben Sie heute mitgebracht?«* und nicht mit der Frage: *»Wie geht es Ihnen?«* Das wäre eine Einladung zum Klagen.

Experimente machen. Nur positive Erlebnisse und Erfahrungen auf der Verhaltensebene haben die Kraft, einen Lösungsattraktor aufzubauen, der ähnlich stark ist wie der durch die negativen Lebenserfahrungen aufgebaute **Störungsattraktor** (siehe

Kap. 1.3). Goethe bezeichnet in der Einleitung seiner Naturwissenschaftlichen Schriften den Versuch als »Vermittler zwischen Subjekt und Objekt« (Goethe 1975). Experimente zeichnen sich durch einen klaren Beginn und ein klares Ende sowie entsprechende Messzeitpunkte aus. Auf die Therapie bezogen gestaltet die Person eine bestimmte Alltagssituation gezielt als Verhaltensexperiment.

Verhaltensexperimente werden systematisch vorbereitet, begleitet und ausgewertet.

Solche Experimente setzen voraus, dass vorher in der Therapie die Selbstreflexionsebene besprochen und geübt wurde. Wenn die Person z. B. Angst hat, ihre Bedürfnisse gegenüber mächtigen anderen Personen zu äußern oder sogar einzuklagen, kann sie **vor** dem Experiment ihre Befürchtungen, was auf der Verhaltensebene passieren könnte, sowie ihre emotionale Befindlichkeit (Ängste oder Anspannung) **skalieren** und **dokumentieren.** In der Umsetzungsphase behält sie das vereinbarte und z. B. in Rollenspielen eingeübte Verhalten unbedingt bei und weicht nicht ab bzw. schreckt zurück, so wie bei einem Experiment die Versuchsanordnung nicht während des Ablaufs verändert werden darf. **Nach** der Verhaltensübung werden die tatsächlichen Verhaltensprozesse und die innere Befindlichkeit beschrieben und möglichst **skaliert dokumentiert** (z. B. in einem Tagebuchblatt; siehe Abb. 4-13). Zuletzt wird aus dem Vergleich von Erwartung und tatsächlichem Verlauf im Sinne des **Diskriminationslernens** eine explizite **Lernerfahrung** formuliert (und idealerweise aufgeschrieben) und eine neue, allgemeine Verhaltensregel extrahiert, z. B.: *»Es geht wirklich besser, wenn ich eine Pause mache, bevor ich mich verkrampfe!«* Auf diese Weise werden die im Schema-Modus-Memo im dritten Abschnitt benötigten Beweise für die Funktionalität des neuen Verhaltens nachträglich erbracht. (siehe Abschn. 4.6.1). Aber auch wenn die Betroffenen teilweise oder ganz scheitern, hilft die Frage weiter: *»Was kann ich aus der Situation lernen?«*

Häufig stellen Menschen Befürchtungen mit der Macht des Faktischen dar. Es klärt die Lage, wenn konsequent zwischen **Beobachtungen** und **Befürchtungen getrennt** wird.

Erfolg nährt den Erfolg! Weitere Anregungen für Hausaufgaben sind in dem Therapiebegleitbuch »Mein Schematherapie-Journal: Begleiter für die ambulante Schematherapie« von Hannah Adenauer und Julia Schuchardt (2024) zu finden.

4.6.6 Verschiedene Schematagebücher

Salienz schaffen. Erst wenn in der Person auf der motivationalen Ebene – idealerweise aufgrund früherer positiver Erfahrungen – eine Vorfreude bzw. positive Zielerwartung spürt, wirkt das Ziel auf der emotional regulierten Ebene (System 1) attraktiv und der neue Attraktor kann stark genug werden, sich gegen den alten Attraktor durchzusetzen (sog. Salienz im dopaminergen Belohnungssystem des Salienznetzwerks; siehe Kap. 1.2.6). Bildlich gesprochen: Nicht die gute Absicht des Reiters zählt, sondern das Pferd muss »mitziehen«. Und dafür braucht es »Zucker«. Wenn erst einmal ein sog. **Lösungsattraktor** auf der autonomen Regulationsebene im Belohnungssystem angelegt ist, wird das Verhalten eher beibehalten, als wenn man sich nur kognitiv motiviert »durchbeißt«. Ein wesentliches Werkzeug zur Verbindung der kognitiven und emotionalen Regulationsprozesse ist das Schematagebuch, durch das zumindest einmal am Tag, vorzugsweise abends, diese reflexive Haltung eingenommen und dokumentiert wird.

Erleben »heraussetzen«. Tagebücher können bereits am Anfang der Therapie zur Klärungsarbeit eingesetzt werden. Aufschreiben intensiviert die Ordnungsfunktion des Denkens (System 2) auf das Erleben (System 1; siehe Kap 1.2.7). Viele Menschen nutzen, besonders in der Pubertätszeit, intuitiv diese emotionsordnende Funktion des Tagebuchschreibens. Der Prozess der Selbstakzeptanz der zuvor abgespaltenen Selbstanteile, z. B. dem verletzbaren, beschämten oder missbrauchten Kindmodus, wird unterstützt, wenn die Person ohne Zensur aufschreibt, was ihr in den Kopf kommt (**Kathartisches Tagebuch**; Pennebaker 1997). Eine Variante davon sind sog. **Wutbriefe**, in denen Wutgefühle gegenüber früheren Bezugspersonen zu Papier gebracht werden, um sie so aus sich »herauszusetzen«. Manchen Personen fällt es leichter, zu malen, zu zeichnen oder auch zu plastizieren, vielleicht weil ein künstlerischer Ausdruck dem episodischen Verarbeitungsmodus nähersteht als das abstrakte (lat. »abgezogene«) Wort.

> Das »Fest-Stellen« bzw. Transformieren des Erlebensflusses in Worte verlangt eine erhebliche innere Arbeit. Gelingt diese Versprachlichung, bildet sie ein Fundament für ein neues, selbst erarbeitetes, integriertes Selbstbild.

Ohne »Filter« schreiben. Das Aufgeschriebene sollte möglichst ungefiltert das Erleben der aktivierten Modi zum Ausdruck bringen. Manche Menschen sind entlastet, wenn sie uns die Texte sofort per per E-Mail schicken dürfen, um sich leichter von diesem negativen Erleben distanzieren und erholen zu können. Das Erleben, dass wir uns auch für diese »schlimmen« Anteile wirklich interessieren und sie annnehmen, ist eine wichtige korrigierende Lernerfahrung (»Containing«; Bion 1990). Während sich die Person von den eigenen Bezugspersonen oft negativ bewertet und zurückgewiesen erlebte, wird jetzt alles, was ist, als existent wahr- und angenommen. Dies entspricht dem Prinzip der *radikalen Akzeptanz* im Buddhismus (Kabat-Zinn 1990): Es ist, wie es ist, ob man es nun wahrhaben will oder nicht (siehe »Anerkennen« bei den BEATE-Schritten in Abschn. 4.6.2). Das Veränderungs- bzw. Heilungskonzept der Schematherapie ähnelt hier dem der Gestalttherapie bzw. der Begegnung mit dem *Schatten* in der analytischen Psychologie Carl Gustav Jungs (1971). Der **Aufbau von integrierenden Narrativen** überschreibt die von den Bezugspersonen angelegten Bewertungen und fördert damit die Resilienz, d. h. die Fähigkeit, Belastungen zu verarbeiten. Cicchetti & Rogosch (1997) verstehen **Resilienz** nicht als Charakterzug, sondern als eine emergente, zustandsabhängige Funktion, die in sozialen Beziehungen (System 3) immer weiter geübt und konsolidiert werden muss (siehe Kap. 1.2.7).

> Neben diesem eher klärungsorientierten Einsatz stellen Tagebücher eine wichtige Technik zur Verankerung und Stabilisierung von Veränderungsprozessen dar. Unsere Aufgabe ist, die Schwelle für das Beginnen eines Tagebuchs so niedrig zu legen, dass der Aufwand für die Person so gering wird, dass sie ihn nicht mehr umgehen kann.
> Metaphorisch-pointiert ausgedrückt: Wir müssen die Latte so niedrig legen, dass Menschen beim besten Willen nicht mehr darunter hindurchkrabbeln können!

Hier eine Reihe von **Tagebuch-Möglichkeiten** mit aufsteigendem Schwierigkeitsgrad, die nachfolgend im Einzelnen dargestellt werden:

- einen **Tagesrückblick** vornehmen (ohne Aufschreiben, prinzipiell hilfreich im Sinne des Trainings einer Beobachterposition)
- am Ende des Tages ein **Smiley** in einen Taschenkalender eintragen, je nachdem, wie gut der Tag war
- mit einem Satz einen **positiven Aspek**t an diesem Tag aufschreiben
- ein kurzes **Fazit des Tages** aufschreiben
- **Sätze der inneren Bewerter** aufschreiben (oder eine andere bestimmte Beobachtung)
- eine **positive Aktivität** für die Kind-Seite (die wirklich Spaß macht) planen, durchführen und aufschreiben
- eine **Schemaaktivierungssituation** analysieren und aufschreiben
- eine grobe **Tagesplanung** vornehmen
- ein komplettes **Tagebuchblatt** ausfüllen (siehe Abb. 4-13)

Klein anfangen. Wir beginnen damit, einen einzigen Satz zu notieren, der eine erfolgreiche Intervention der Person dokumentiert, z. B. eine Situation, in der sie (entgegen ihrem spontanen Impuls) nicht emotional reagiert hat, eine Aktivität, die sie gegen ihren anfänglichen inneren Widerstand ausgeübt hat, oder eine Situation, in der sie ihrem Vermeidungsverhalten nicht gefolgt ist. Wichtig ist, dass in der Aufzeichnung der **positive Aspekt der Situation** festgehalten wird. Wenn eine Person z. B. die Aufgabe hatte, zum Arbeitsamt zu gehen und zu spät kam, könnte sie dennoch notieren, dass sie es geschafft hat, überhaupt aufzustehen und zum Arbeitsamt zu gehen bzw. dass sie jetzt die Öffnungszeiten kennt und sich darauf einstellen kann. Durch diese Art des Aufschreibens wird der **Blick auf die Lösungs- bzw. Ressourcenseite** konsequent gefördert und von einer Defizitorientierung weggelenkt.

Fazit des Tages: Auf einer noch einfacheren Stufe wird in einem Terminkalender am Ende des Tages mit einem **Smiley** nur die Qualität des Tages bilanziert. Das kostet praktisch keine Zeit und fördert trotzdem die Achtsamkeit über den Tag hinweg. Die beiden letztgenannten Möglichkeiten fördern zwar nicht die Selbstwirksamkeit entsprechend dem Prinzip »Der Erfolg nährt den Erfolg«, aber immerhin hat sich die Person einmal am Tag in eine Selbstwahrnehmungshaltung begeben und ihr Erleben festgehalten. Es hat sich bewährt, diese Handlung an eine Alltagshandlung zu koppeln, die automatisiert ausgeübt wird, wie z. B. das Zähneputzen (Premack-Prinzip; Premack 1962).

> Diese Dokumentation fördert die Selbstreflexionsfähigkeit auf einer Minimalebene und bildet eine neue Gewohnheit. Das latente Wissen, dass man abends auf den Tag zurückblicken wird, wirft gewissermaßen schon im Tagesverlauf »seinen Schatten voraus« und fördert implizit die Achtsamkeit und damit das erwünschte Verhalten.

Positive Erfahrungen aufschreiben (blessings). Wer **einmal** pro Woche (z. B. Sonntagabend) fünf positive Erlebnisse aufschreibt, steigert bereits nach sechs Wochen seine Zufriedenheit (happiness) deutlich. In überraschender Weise bestimmt auch hier die Dosis das Gift: Bitte nur einmal pro Woche machen. Bei dreimal pro Woche bleibt interessanterweise der Effekt aus (Lyubomirsky et al. 2005). Eine solche Eintragung kann beginnen: *»Worüber ich mich diese Woche gefreut habe und wofür ich dankbar bin, ist …«*

Anderen etwas Gutes tun. Ähnlich überraschend wird für die meisten von uns auch das Ergebnis einer Studie sein, in der sich die Lebenszufriedenheit von Kindern nur besserte, wenn sie vier Wochen lang jede Woche drei gute Taten für andere oder die Welt vollbrachten. Gute Taten für sich selbst bewirkten keine Änderung (Nelson et al. 2016). Im Sinne der interpersonalen Interaktionsschleife in Kapitel 1.4 (siehe Abb. 1-13) wirken prosoziale gute Taten auf uns zurück, z. B. in Form von Dankbarkeit uns gegenüber (Roediger 2006).

Schwankungen erkennen. Zudem ermöglicht die tägliche Bilanz der Stimmung, Schwankungen über die Zeit zu erkennen, was einer einseitig negativen, übergeneralisierenden Einschätzung in depressiven Momenten entgegenarbeitet. So kann beispielsweise eine depressive Patientin erkennen, dass sie im letzten Monat immerhin zwölf mittelmäßige und vier gute Tage hatte. Tägliche Notizen erleichtern, die emotional gefärbte Urteilsbildung im Sinne der kognitiven Fusion (Hayes et al. 2012) zu relativieren, und fördern eine rational orientierte Selbstwahrnehmung (Defusion) im Sinne des Erwachsenenmodus.

Tagesrückblick. Aber auch Smileys wird niemand auf Dauer machen! Eine minimale Form, um die notwendige Selbstreflexion nachhaltig zu stabilisieren, ist ein **ritualisierter Tagesrückblick.** Auch dieser wird zu einem festgelegten Zeitpunkt jeden Tag (z.B. nach dem Zähneputzen und vor dem Zubettgehen) wie ein Abendgebet durchgeführt. Dazu setzen wir uns nach Abschluss unserer Alltagsaktivitäten auf einen bestimmten Stuhl, z.B. im Wohnzimmer (der zum *Tagesrückblick-Stuhl* ernannt wird), und ändern vielleicht sogar das Licht, um den Abschluss des Tages zu markieren. Auf dem Stuhl gehen wir ganz bewusst in die Haltung des Erwachsenenmodus und schauen innerlich auf der Seite des Kind-Stuhls, ob wir uns im Laufe des Tages ausreichend um diese Seite gekümmert haben. Dann schauen wir auf der anderen Seite, ob wir die inneren Bewerter auf Distanz gehalten haben. Aber bitte nicht hadern oder tiefer in den Prozess einsteigen! Es geht nur darum, die Bilanz des Tages sachlich wahrzunehmen und dann loszulassen. So wie man durch ein Abendgebet »Ruhe in Gott« finden kann, führt dieses Loslassen zu einem Gefühl des »bei sich seins«. Alles Weitere wird sich am nächsten Tag ergeben! Das soll einen Stimmungswechsel von »gelähmt-hoffnungslos« zu »moderat-zuversichtlich« und damit auch das Einschlafen fördern. Nur müssen wir im Bett dann die spontan aufkommenden Gedanken konsequent »durchwinken« (siehe Kap. 5.4.5). Allein die Tatsache, jeden Tag diese innere Bewegung zu machen, fixiert den Erwachsenenmodus neuronal – und das kann in seinen langfristigen Auswirkungen kaum hoch genug eingeschätzt werden.

Schematagebuch. Im Schematagebuch wird diese Ordnungsfunktion weitergeführt, indem die Person nicht assoziativ aufschreibt, sondern einer geordneten Gedankenfigur folgt. Young schlägt ein Schematagebuch vor, in dem analog dem Schema-Modus-Memo, für exemplarische Schemaaktivierungssituationen im Verlauf des zurückliegenden Tages kurz der Auslöser, die Affekte, die aktivierten Schemata, die Bewältigungstendenzen und die Verhaltensantwort des gesunden Erwachsenen in freier Form aufgeschrieben werden. Aus unserer Sicht können auch verkürzt eine Schemaaktivierung und die Reaktion darauf aufgeschrieben werden.

Fokus wechseln. Von Woche zu Woche kann der Fokus des Tagebuchs etwas unterschiedlich gesetzt werden, indem z.B. die Person in einer Woche gezielt auf innere Bewertersätze achtet und diese aufschreibt, damit sie in der Therapie im inneren Dialog funktional beantwortet werden können. In einer anderen Woche schaut sie dann jeden Tag mindestens einmal nach ihrer Kindseite (also ihrem emotionalen Erleben) und schreibt ihr Befinden auf, ohne schon etwas für sich tun zu müssen. Das fördert die Achtsamkeit gegenüber den eigenen inneren Aktivierungen.

Tagebuchblatt. In einem weitergehenden Strukturierungsschritt kann ein **Formblatt** (siehe Abb. 4-13) eingesetzt werden, das noch gezielter eine innere Bewegung zwischen reflexiver Planung, unzensierter Wahrnehmung des aktuellen Erlebens, bewusst gewählter Verhaltensantwort, unbefangener Betrachtung der bewirkten Effekte und einer abschließenden bewussten Regelextraktion als Grundlage für neue Planungen und Entscheidungsbildungen auslöst. Die Größe der Spalten erlaubt nur, Stichworte einzutragen. Längere Kommentare können auf der Rückseite ergänzt werden.

1. Spalte: Planung. Diese Spalte wird sinnvollerweise am Vorabend ausgefüllt. Bei der Planung der Aktivitäten ist darauf zu achten, dass genügend Luft zwischen den einzelnen Aktivitäten bleibt und Überforderungssituationen von vornherein vermieden werden. Tagespläne der inneren Antreiber sind durchgeplant und kaum erfüllbar und sehen typischerweise kaum genussvolle Aktivitäten im Sinne der Kindseite vor. Anderseits führt ein Mangel an konkreter Vorplanung dazu, dass der Tag »vertrödelt« und am Ende auch als unbefriedigend erlebt wird.

2. Spalte: Beobachtung. Hier werden von außen oder innen kommende Störungen in dem geplanten Ablauf, z. B. Impulse zu Vermeidungsverhalten oder Symptome (dann idealerweise mit Skalierung), notiert. Bei Auffälligkeiten wird im Sinne der BEATE-Schritte reagiert (siehe Abschn. 4.6.2 und Abb. 4-9).

3. Spalte: Tatsächliche Aktivität. Hier werden die Handlungen eingetragen, mit denen (möglichst im Sinne des Erwachsenenmodus) auf die Störungen reagiert wurde.

4. Spalte: Effekte. Die tatsächlich aufgetretenen Effekte werden sachlich nicht-wertend registriert. Nicht alles, was gut gemeint war, ist nachher auch gut gemacht. Wenn die vom Erwachsenenmodus entwickelte Lösung nicht zu einem befriedigenden Ergebnis bzw. positiven Gefühl führt, muss auch daraus eine entsprechende Lernerfahrung gezogen werden. Nur die tatsächlichen Effekte für alle Modi zählen. Gute Vorsätze können langfristig gute Gefühle nicht ersetzen!

5. Spalte: Lernerfahrung. Die Eintragungen sollen kognitiv verankert und bei der weiteren Planung (erster Schritt) oder bei zukünftigen Reaktionen (dritter Schritt) berücksichtigt werden. Die auf diesem Wege gewonnenen Lösungsstrategien und Regeln müssen zu einer fühlbaren Verbesserung der Lebensqualität führen, sonst werden sie nicht beibehalten und das Therapieziel wird nicht erreicht.

Fazit des Tages: Abschließend kann am oberen Rand des Dokumentationsblattes ein Fazit in Form einer zusammenfassenden Bilanz oder eine **Regelextraktion** gezogen und hinter den Grundbedürfnissen mit einem +, – oder einer 0 markiert werden, ob sie an diesem Tag berücksichtigt wurden. Die nachfolgend aufgelisteten Fragen sind dabei hilfreich:

- Fragen, die das Wahrnehmen fördern
  - Sind alle Teile zu ihrem Recht gekommen?
  - Ist die Tagesbilanz ausgeglichen, habe ich geschafft, was ich mir vorgenommen habe, oder habe ich Dinge auf die lange Bank geschoben?
  - Bin ich gefühlsmäßig mit dem Tag zufrieden, kann ich »ja« dazu sagen, wie ich den Tag gestaltet habe?
  - Will ich so weiterleben, wie ich diesen Tag gestaltet habe?
  - Wie habe ich auf unvorhergesehene Störungen reagiert?
  - Worauf kann ich stolz sein?
- Fragen, die das Verändern konkretisieren
  - Was würde ich gerne besser machen?
  - Wovon will ich gerne mehr tun?

Tagesplan vom 12.06.2024 Name: Susanne

Fazit des Tages:
Ich fühle mich immer wieder als Opfer. Daran muss ich in der Therapie arbeiten.
So geht das nicht weiter!!!!

Bedürfnisbilanz:
Bindung: (+)
Selbst-behauptung: –

Zeit	Geplante Aktivität	Beobachtung	Tatsächliche Aktivität	Effekt	Lernerfahrung
6.00 Uhr	Aufstehen und frühstücken	Ging gut, hat lecker geschmeckt.			
9.00 Uhr	Eine Stunde Joggen	Es regnet und ich habe keine Lust, im Regen zu joggen!	Ich habe stattdessen meine Gymnastik in der Wohnung gemacht.	Bin zufrieden, dass ich nicht dem undisziplinierten Kind nachgab!	Es lohnt sich, den Anfangswiderstand zu überwinden.
12.00 Uhr	Zum Mittagessen mit Simone verabredet.	Simone verspätet sich etwas. Ich merke, wie ich unruhig werde.	Ich lenke mich mit dem Lesen der Speisekarte ab und beobachte die Leute.	Die Ablenkung klappt und ich bin wieder locker, als Simone kommt.	Ich kann etwas gegen meine Anspannung tun.
15.00 Uhr	Einkaufen, bügeln, aufräumen	Klappt gut, keine Probleme.			
18.00 Uhr	Kochen, damit um 20 Uhr das Abendessen für Peter fertig ist.	Kochen war völlig ok. Peter kommt wieder zu spät und ich war stocksauer.	Ich habe mich innerlich reingesteigert und eine Riesenszene gemacht. Er war sehr traurig.	Ich habe mich schlecht gefühlt, voller Scham und Schuldgefühle.	Ich muss etwas gegen diese unheimliche Wut tun, sonst geht die Ehe noch kaputt!
21.00 Uhr	Gemeinsamer Abend mit Fernsehen	Der Abend war futsch. Habe mich mies gefühlt.	Habe Peter »verführt«, obwohl ich keine Lust hatte, um meine Schuldgefühle zu mindern.	Habe mich mies gefühlt, fast wie eine Nutte.	Diese Wippe von Wut und Schuld geht mir auf den Zeiger. Das ist würdelos!

Abb. 4-13: Tagesplan von Susanne (Download des leeren Blattes unter https://schematherapie-frankfurt.de/index.php/materialien/therapiematerialien/arbeitsblaetter-vortragsfolien).

- Wobei brauche ich Unterstützung?
- Welche Situationen will ich in Zukunft lieber vermeiden?
- Was kann ich zuerst angehen, damit ich auf meinem Weg vorankomme?
- Womit kann ich mich belohnen, wenn ich einen kleinen Schritt erfolgreich geschafft habe?

Der Aufbau des Formblatts in Abbildung 4-13 greift das in der Organisationsentwicklung bekannte Prinzip des P-D-C-A- bzw. Deming-Zyklus (Donabedian 1966) mit dem Kreislauf von **P**lan-**D**o-**C**heck-**A**ct bzw. den Wechsel von *Wahrnehmen* und *Bewegen* im Sinne des *Gestaltkreises* von Weizsäckers (1950) auf (siehe Abb. 4-14).

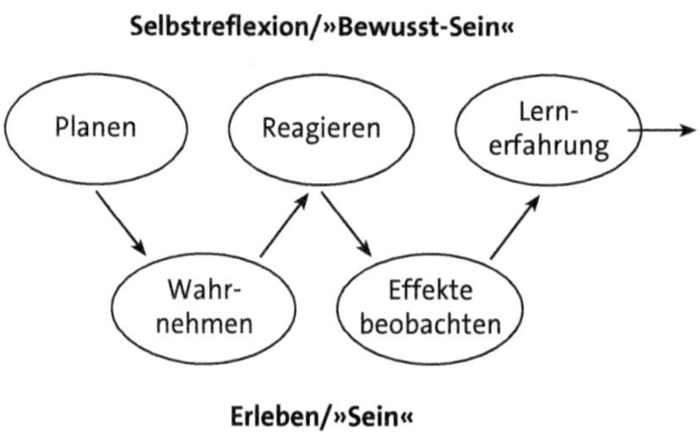

Abb. 4-14: Selbstregulationszyklus.

Bezogen auf die **Selbstregulationskompetenz** zeigt der Blick auf die Zeile »Tatsächliche Aktivität« (siehe Abb. 4-13), wie gut die Person im Sinne des Erwachsenenmodus auf eine emotionale Aktivierungssituation reagieren konnte. Zum Beispiel, indem sie es in einem schlechten Kinofilm geschafft hat, sich gegen die lähmende Haltung der inneren Bewerter (*»Du kannst doch jetzt nicht die anderen stören und aufstehen lassen, bloß weil du raus willst!«*) durchzusetzen und sich danach gut zu fühlen, was zur Regelextraktion *»Ich darf auch mal den anderen kurz zur Last fallen«* führt. Umgekehrt könnte genau in dem Moment, in dem die Patientin den Saal gerade verlassen hat, ein tosendes Gelächter den neugierigen Kindmodus zurücklocken (*»Man will doch nichts verpassen!«*), während die inneren Antreiber sagen: *»Jetzt bist du draußen, jetzt kannst du dich nicht lächerlich machen und zurückgehen.«* Der Erwachsenenmodus könnte nun den Kompromiss finden, dass er zwar zurückgeht, sich aber diskret an den Rand setzt (Lernerfahrung: Man kann auch eine Entscheidung zurücknehmen).

4.6.7 Weitere Übungen zur Verhaltensänderung

Achtsamkeit im Alltag. Wie mehrfach erwähnt, ist Achtsamkeit eine zentrale Fähigkeit zu einer erfolgreichen Selbstregulation, muss aber geübt werden. Das kann durch folgende alltagskompatible Übungen geschehen, die kaum Zeit in Anspruch nehmen, sodass die Chance besteht, dass sie auch wirklich über längere Zeit ausgeführt werden (siehe auch Kap. 5.4.5; weitere Übungen z. B. in Roediger 2006; Valente 2021):

1. Regelmäßig den oben beschriebenen **Tagesrückblick** aus einer achtsam-annehmenden Haltung heraus machen. Dazu reichen drei bis fünf Minuten. Die Regelmäßigkeit ist entscheidend!
2. Im Alltag an definierten Punkten (z. B. beim **Anfassen der Klinke** der Haus-, Toiletten- oder Bürotür) immer **kurz** in eine **achtsame Haltung** gehen (siehe Kap. 5.4.4). Danach dreimal tiefer ein- und ausatmen und entspannen. Dauert wenige Sekunden! Das gleiche kann man auch vor roten Ampeln oder beim Warten auf den Aufzug machen.
3. Eher technisch orientierte Menschen können sich bei diesen Gelegenheiten vorstellen, sich wie eine Überwachungskamera **von außen** zu **sehen**.
4. Mit den Gedanken möglichst immer **bei dem sein, was man gerade tut**, und andere Gedanken loslassen. Das soll Nervosität vorbeugen (Steiner 2020).

Imaginative Zielerreichung. Bei schwierigen Entscheidungsprozessen können Menschen versuchen, die Effekte verschiedener Lösungen durch ein sogenanntes **Probehandeln** auf der gedanklichen Ebene zu antizipieren, indem sie sich (evtl. mit geschlossenen Augen im Sinne einer Lösungsimagination) für die verschiedenen Alternativen ein imaginatives Standbild vorstellen, wie die Situation am Ende jeweils aussehen und sich anfühlen würde. Anschließend probieren sie auf der Verhaltensebene aus (tatsächliche Aktivität), wie sie sich in den entsprechenden Situationen wirklich fühlen (Effekte), und beziehen dies in die weitere Handlungsplanung ein (Lernerfahrung). An den konkreten alltagsnahen Beispielen werden die kurz- und langfristigen Konsequenzen des Bewältigungsverhaltens besprochen und »maßgeschneiderte« Verhaltensalternativen kognitiv entwickelt sowie im Rollenspiel eingeübt. Dadurch wird die Verantwortung geteilt und in einer guten Arbeitsbeziehung an einer Verbesserung der Lösung gearbeitet.

> Im Tagebuch werden die Schwachstellen der gemeinsam erarbeiteten Lösungen festgehalten, diese Notizen dann in die Therapie mitgebracht und dort besprochen.

Hemmungen durch »Scheitern am Erfolg«. Manche Menschen sind in einem Lähmungs- bzw. Opferzustand verhaftet. Durch bessere Selbstfürsorge- und Problemlösungsstrategien werden sie erfolgreicher, was sie paradoxerweise verunsichert. Dieses »Scheitern am Erfolg« lässt sich anhand des Attraktorenmodells nachvollziehen, da der alte Attraktor zwar dysfunktional, aber vertraut ist und damit Sicherheit gibt

(Sicherheitsbedürfnis). Umgangssprachlich formuliert: Man nimmt, was man kennt, und tut, was man kann! Das betrifft z. B. auch die Partnerwahl, bei der wir – unbewussten Passungen folgend – Partnerpersonen wählen, die zu den uns vertrauten Mustern passen. Young nennt das *Chemistry* (d. h. Beziehungschemie; Young et al. 2005, S. 55; siehe auch Kap. 8.3.3 sowie Roediger et al. 2015). Die Chance auf eine neue, funktionalere Lösung verspricht zwar mehr Selbstwert, könnte aber z. B. die alten Beziehungen destabilisieren (Bindungsbedürfnis). In einer unbewussten Abwägung entscheiden sich Menschen dann für die vertraute alte Lösung und gegen den Erfolg. Tagebuchaufzeichnungen legen solche Hemmungsfiguren offen und machen sie einer Klärungsarbeit zugänglich, die zu machbaren Lösungen führt, die dann ausprobiert werden können.

Diskriminationstraining. So wie bei einer Angstexposition die genaue Beobachtung des Angstniveaus zu der Lernerfahrung führt, dass die Angst (entgegen der ursprünglichen Befürchtung) irgendwann nicht mehr ansteigt, beobachten die Behandelten mithilfe eines interpersonalen Diskriminationstrainings (McCullough 2000) genau, wie sich die **Interaktionspartner tatsächlich verhalten**, um die Unterschiede zu den früheren Beziehungserfahrungen zu bemerken und sich die Wirksamkeit der neuen Verhaltensregeln dadurch immer wieder vor Augen zu führen. Diese Regeln werden beispielsweise mit Bildern aus Märchen oder Mythen verbunden, da dies zu einer stärkeren assoziativen neuronalen Aktivierung führt, z. B.: *»Es lohnt sich, mutig in den dunklen Wald zu gehen, vor dem alle Angst haben, weil dort die Tiere sind, die dem Prinzen dabei helfen, die Aufgabe zu lösen.«*

Widerstände validieren. Das formalisierte Schematagebuch verlangt ein hohes Maß an Disziplin und viele Menschen entwickeln zumindest anfangs erhebliche Widerstände dagegen. Manche mag das Aufschreiben an Hausaufgaben in der Schule erinnern, andere scheuen schlicht die Verbindlichkeit, die dadurch entsteht. Eine Patientin erinnerte sich z. B. daran, dass einmal in der Schule ein Zettel, den sie einer Mitschülerin verdeckt zuschob, von dieser öffentlich gemacht wurde und alle über sie lachten. Aber auch Mütter (oder Ehemänner), die in Schreibtischschubladen nach geheimen Tagebüchern oder Liebesbriefen schnüffeln (siehe »Effi Briest«), sind geeignet, zu lernen, dass es sicherer ist, keine Spuren zu hinterlassen. Schon das Wort »Hausaufgaben« mobilisiert bei Manchen alte Ängste vor den prüfenden und strafenden Blicken der Eltern. Alle diese Widerstände werden als unbewusste Lernerfahrungen verstanden. Es wird dann immer wieder auf die Funktion und den Nutzen des Tagebuchs für die Regelextraktion und das »Einbrennen« neuer Verhaltensmuster hingewiesen. In einem **Float-Back** können wir den biografischen Kontext eruieren und eine Überschreibung durchführen. Dadurch werden alte Schemata in deren Attraktorenfunktion geschwächt, die therapeutische Beziehung gestärkt und der Umgang mit den Hausaufgaben verbessert.

Besprechen der Tagespläne. Neben der selbstwirksamkeitsfördernden Komponente bilden die Tagebuchaufzeichnungen wichtiges **Material für die Therapie**. Durch ein nichtkonfrontierendes Besprechen der selbst dokumentierten Verhaltensweisen werden maladaptive Bewältigungsstrategien selbstwertschonend zum Therapiegegenstand gemacht. Hier wirkt dieselbe Triangulierungsfunktion wie bei der Besprechung der Fragebögen und den Schema-Modus-Memos. Das entlastet die therapeutische Beziehung.

FALLBEISPIEL

Kommt eine Patientin z. B. erschöpft und ausgebrannt in die Therapie, zeigt der Blick auf die geplanten Aktivitäten (erste Spalte), dass die Tage völlig verplant waren. Wir fragen dann ganz sachlich: *»Und was haben Sie für Ihre emotionale Seite getan?«* Während des folgenden »betretenen Schweigens« stellen Sie dann mit sanften Worten fest: *»Kein Wunder, dass Sie sich dann frustriert fühlen« oder »Ich glaube, wir müssen uns um Ihre emotionale Seite noch mehr kümmern, so wie Sie sich um ein leibliches Kind kümmern!«* So entsteht eine eher unterstützende als konfrontierende oder gar beschämende Stimmung.

Selbstwirksamkeit fördern. Auf einer kognitiven Ebene ist der Effekt einer guten Tagesplanung erkennbar, wenn man bedenkt, wie man sich fühlt, wenn man sich zehn Dinge vorgenommen, aber nur neun geschafft hat (schlecht!), und wie man sich demgegenüber fühlt, wenn man sich sieben Dinge vorgenommen und wegen noch frei bleibender Zeit sogar ein achtes geschafft hat (gut!). Obwohl im zweiten Fall die objektive Leistung geringer ist, ist das subjektive Gefühl besser! Aber das subjektive Gefühl der Selbstwirksamkeit ist ein starker Motivator (Bandura 1977). Davon ausgehend werden Verhaltensexperimente mit einer maßvoll-ausgewogenen Planung begonnen und die Auswirkungen protokolliert. Umgekehrt wird bei einem Patienten, der frustriert nach dem Wochenende in die Sitzung kommt, der Blick auf den Tagesplan die Stimmung erklären: *»Schauen wir doch erst mal auf den Tagesplan vom Wochenende«*, leitet der Therapeut den Wechsel in eine klärungsorientierte, reflexive Haltung ein. *»Das ist ja interessant: Da steht ja nicht sehr viel drin ...«* Daraufhin sagt der Patient etwas kleinlaut: *»Ich wollte mal spontan sein und machen, wozu ich Lust hatte.«* Die Frage des Therapeuten: *»Und was ist dabei herausgekommen?«* fordert den Patienten auf, die Konsequenzen seines Verhaltens selbst zu ziehen: *»Nicht viel!«* Daraus lässt sich gemeinsam die Lernerfahrung schlussfolgern, dass auch die emotionale Seite – ebenso wie reale Kinder – gewisse Angebote und Anreize braucht und beim »Rumgammeln« positive Verstärker fehlen.

Rituale. An dieser Stelle sei noch der Hinweis angebracht, positive Rituale in den Tag mit einzuplanen und aus der Haltung des Erwachsenenmodus liebevoll zu gestalten.

Rituale gliedern den Tag, tragen über Stimmungsschwankungen hinweg, wirken stabilisierend, helfen weiterzumachen und bieten Anlässe für andere Schemaaktivierungen (»machen andere Schubladen auf«). Rhythmus ersetzt Kraft!

Loben! Unsere Aufgabe verändert sich im Laufe der Therapie hin zu der eines ermutigenden und lobenden Coaches, so wie Kinder von den Eltern oder Sportler im Training »starkgeredet« werden. Wie verhalten sich Eltern, wenn ihre Kinder die ersten Schritte versuchen? Sie loben die Kinder fast überschwänglich. Von außen betrachtet mag das übertrieben wirken, wo doch bisher (fast) jedes Kind laufen gelernt hat. Intuitiv verhalten sich die Eltern aber absolut richtig, nämlich verstärkend. Nicht umsonst legen nachweislich erfolgreiche neuere Therapiemethoden wie das Cognitive Behavioral Analysis System of Psychotherapy (CBASP) von McCullough (2006) mit der *Celebration time* oder die Dialektisch-Behaviorale Therapie (DBT) von Linehan (1996) mit dem *Cheerleading* ausgesprochenen Wert auf ein fast übersteigertes **Loben kleinster Therapiefortschritte**: *»Toll, dass Sie diese Woche Ihre Hausaufgaben gemacht haben!«* oder *»Das finde ich super, dass Sie das probiert haben!«*, wobei wir anerkennend in die Hände klatschen können. Der Gefühlsausdruck sollte allerdings noch glaubwürdig wirken und zur Situation passen.

Wahrgenommene Erfolge als Verstärker. Viele von uns sind mit Lob manchmal zurückhaltend (vielleicht infolge des eigenen »Unerbittlichen Ansprüche«-Schemas oder aus Angst vor Rückschlägen). Lob und ausgesprochene Anerkennung sind jedoch außerordentlich wichtige Verstärker. Daher sollten wir eher an den oberen Rand unserer Gefühlsausdrucksskala gehen, als nach dem (Innere Bewerter-)Motto zu verfahren: *»Wenn ich Sie nicht kritisiere, können Sie davon ausgehen, dass ich mit Ihrer Leistung zufrieden bin!«* Falls eine Person auf überschwängliche Lobesbekundungen irritiert reagiert, können wir immer noch suggestiv fragen: *»Stimmt es inhaltlich, was ich gesagt habe, oder nicht?«* Letztlich kann man kaum etwas so schwer widerstehen wie einem Kompliment.

> Fangen Menschen an, regelmäßig Tagebuch zu führen, markiert das in der Regel den Durchbruch in der Therapie, da sie damit ein hohes Maß an Verantwortung für ihre Alltagsgestaltung und den therapeutischen Veränderungsprozess übernehmen.

Das Tagebuchschreiben leitet dann die eigenverantwortliche Arbeitsphase und den Beginn des **Ablösungsprozesses** ein. Anregungen für die weitere Gestaltung des Therapieendes und der Ablösungsphase werden im Kapitel 7.7.1 beschrieben.

4.6.8 Impact-Techniken

Impact-Techniken (Beaulieu 2005) versuchen durch oft nonverbale Symbolisierungen oder Handlungen mehrere Sinnkanäle anzusprechen und dadurch eine tiefere Verankerung zu bewirken (Fuhrhans 2016). Dieses Konzept lässt sich gut mit dem Schematherapieansatz verbinden (Calzoni 2015). Raffaella Calzoni symbolisiert innere Bewerter

z. B. mit einer alten Schallplatte, die einen Sprung hat, und maladaptive Bewältigungsmodi mit einem kaputten Navigationssystem, das einen immer im Kreis herumführt; Christoph Fuhrhans symbolisiert den Kindmodus mit einer Steindruse, die zunächst hässlich aussieht, im Inneren aber Kristalle verbirgt. Symbolisierungen können gut mit einer ritualisierten Handlung verbunden werden, z. B. dem »bestempeln negativer Gedanken mit einem Stempel mit dem Aufdruck »Müll« (Calzoni 2015). Oder es können die Erwartungen oder Vorwürfe der inneren Bewerter als Kissen auf deren Stuhl zurückgeworfen werden, verbunden mit dem energisch ausgesprochenen Satz: *»Eure blöden Vorwürfe und Erwartungen könnt ihr behalten«* (siehe Demonstrationsvideo 1 des IST-Frankfurt: https://schematherapie-frankfurt.de/index.php/materialien/videos/trainingsvideos).

Memo-Karten. Wichtige Erfahrungen aus den erlebnisaktivierenden Übungen können besser in den Alltag übertragen werden, wenn sich Menschen in Form einer Memo-Karte einen **Kernsatz** wie »Ich darf meine Meinung sagen!« oder »Ich muss nicht immer kämpfen – es geht auch anders!« in das **Portemonnaie** oder an den **Badspiegel** stecken, damit er z. B. jedes Mal beim Zähneputzen kurz wahrgenommen wird. Damit der Organismus nicht habituiert, sollte diese Wahrnehmung achtsam und bewusst in Verbindung mit einer willentlichen inneren Vorsatzbildung erfolgen, um den Gedanken tiefer in das motivationale System einzuprägen (siehe Abschn. 4.6.1). Gegebenenfalls wird der Zettel von Zeit zu Zeit neu formuliert oder an einen anderen Ort gehängt.

Körperanker. Auch die Verankerung des Vorsatzes mit einem Symbol im Sinne eines **Talismans** (z. B. einem Schlüsselanhänger) kann den Transfer in den Alltag unterstützen. Je stärker diese Gedanken »eingebrannt« sind, umso größer ist die Chance, dass sie auch in Aktivierungssituationen im Alltag zur Verfügung stehen, um das System aus dem alten in den neuen Ordnungszustand kippen zu lassen. Aus der Körpertherapie (siehe z. B. Storch et al. 2022) oder dem neurolinguistischen Programmieren (Bandler & Grinder 1981) können viele dieser Ankertechniken in ein Schematherapie-Setting integriert werden.

BEISPIEL

Die Technik des *Kreiselns* (Bohne 2010) z. B. verstärkt die Entmachtung der inneren Bewerter und das Selbstmitgefühl, indem mit Zeige- und Mittelfinger der rechten Hand im oberen linken Brustbereich (da, wo die Logos auf Hemden eingestickt sind) im Uhrzeigersinn eine kleine, langsam kreisende Bewegung gemacht wird, während der linke Arm, nach hinten gewendet, die inneren Bewerter abweist, verbunden mit der Formel: *»Egal, was meine inneren Bewerter sagen, ich liebe und akzeptiere mich so, wie ich bin.«* Dieses Ritual kann in Belastungssituationen eingesetzt werden oder abends beim Tagesrückblick (siehe Abschn. 4.6.3).

4.6.9 Übergang von der Veränderungs- zur Akzeptanzphase

Wie lange muss eine gute Therapie dauern? Dazu gibt es unterschiedliche Aspekte. Wir sind darauf bereits kurz in Abschnitt 4.2 eingegangen. Bildlich gesprochen erreichen Menschen – je nach Komplexität der Störung – irgendwann zwischen 25 und 50 Sitzungen die »Reiseflughöhe«. Danach kann und sollte in die Stabilisierung der Effekte und die Ausleitung der Therapie übergegangen werden.

Kein Technik-Hopping. Schulte (1996) warnt auch vor einem zu häufigen Wechseln der Techniken. Konsequent befolgte Manuale führen zu besseren Ergebnissen als erfahrungsbasierter Eklektizismus. Das ist einer der Gründe, warum wir in diesem Buch detailliert ein teilmanualisiertes Vorgehen beschreiben.

> Wir sollten »Menschen nicht mit immer neuen Fischen füttern, sondern darauf achten, dass sie fischen lernen«. Einem chinesischen Sprichwort zufolge »sättigen wir sie dann nicht nur für einen Tag, sondern sie werden nie wieder hungern«.

Kreative Hoffnungslosigkeit. Solange wir Menschen mit »immer neuen Fischen füttern«, ist die Motivation, selbst aktiv zu werden, nur begrenzt gegeben. Denken Sie an die Seehunde bei der Fütterung im Zoo: Solange noch Fische im Eimer sind, bedrängen sie den Wärter. Erst wenn dieser ihnen den leeren Eimer zeigt, wenden sie sich sofort ab. Wir dürfen uns (schemabedingt; siehe Kap. 5.7) nicht zu sehr vom Erfolg der Therapien abhängig machen, sondern Menschen bei der Akzeptanz von Restproblemen und dem Umgang damit fördern: *»Ehrlich gesagt glaube ich nicht, dass wir Ihre Flashbacks ganz wegbekommen. Was brauchen Sie denn noch von mir, damit Sie etwas tun können, wenn Sie nachts wach werden und wieder diese Bilder da sind?«*

Konsistenz durch Akzeptanz. Beziehen wir uns noch einmal kurz auf die Konsistenztheorie Grawes (1998), die wir in Kapitel 1.2.7 bereits vorgestellt haben. In der Therapie mischen wir beide Strategien: Wir beginnen eher veränderungsorientiert und gehen im Therapieverlauf in eine zunehmend akzeptierende Haltung über, insbesondere wenn wir den Eindruck haben, dass die Veränderungsressourcen begrenzt sind.

Emotionale Teilleistungsstörung. Linden & Vilain (2011) sprechen bezüglich anhaltender Einschränkungen von emotionalen Teilleistungsstörungen. Etwas schärfer formuliert könnte man – analog zu einer körperlichen oder geistigen – auch von einer emotionalen »Behinderung« sprechen. Viele Symptome sind tief in die körperliche Matrix (bis hin zu epigenetischen Veränderungen; siehe Kap. 1.4.2) eingeprägt. Das sollten wir und unsere Patientinnen und Patienten im Bewusstsein haben, wenn wir mit unseren Veränderungsbemühungen an Grenzen stoßen. Wer würde von einem intelligenzgeminderten Menschen erwarten, dass er oder sie das Abitur macht, oder von Menschen mit einer Spastik schnell laufen zu können, »wenn sie sich nur genügend anstrengen«?

Das wäre zynisch. Genauso zynisch wie der amerikanische Traum, dass jeder Tellerwäscher Millionär werden kann. Das bedeutet im Umkehrschluss schlicht, dass Menschen selbst schuld sind, wenn sie es nicht schaffen! Denn offensichtlich haben sie sich nur nicht genug angestrengt. Diese neo-liberale Haltung ignoriert schlicht die Begrenzungen der Veränderbarkeit unserer körperlichen (und sozialen) Gegebenheiten. Angemessener erscheint uns, die Behandelten bei der Akzeptanz gegebener Begrenzungen zu unterstützen: *»Ich frage mich, ob wir da nicht Ihren inneren Antreibern aufsitzen, wenn wir denken, dass diese Stimmungsschwankungen wegbleiben müssten. Es gibt einfach auch eine körperliche Ebene bei Depressionen, die vererbt* (oder in frühester Kindheit tief im Körper angelegt) *wird. Das ist dann so ähnlich wie bei einer sogenannten körperlichen oder geistigen Behinderung. Ich glaube, Sie sollten sich nicht mit Menschen vergleichen, die andere körperliche Voraussetzungen haben. Das ist nicht fair* (gegenüber der emotionalen Seite). *Vielleicht ist es einfach realistischer, diese Grenzen anzunehmen. Für mich zumindest sind Sie deswegen kein wertloserer Mensch. Im Gegenteil, ich habe großen Respekt davor, wie Sie mit diesen Begrenzungen umgehen, und helfe Ihnen gerne dabei weiter.«* Überraschenderweise reagieren viele Menschen eher entlastet, wenn wir in dieser Weise gegen die inneren Antreiber Partei für ihre überforderte emotionale Seite ergreifen. Das kann z. B. im Rahmen eines Stühle-Dialogs mit internalisierenden Menschen geschehen (siehe Kap. 6.3).

4.7 Gestaltung der einzelnen Therapiesitzungen

Wir beginnen die Stunde üblicherweise mit der kurzen Frage, wie es mit den Hausaufgaben geklappt hat. Dann müssen wir entscheiden, ob wir in einer Imagination oder einem Stühle-Dialog analysieren, welche Probleme es bei der Umsetzung gab. Alternativ arbeiten wir mit einer Schemaaktivierung aus der Zeit seit der letzten Sitzung. Gegebenenfalls können wir auch die Arbeit aus der letzten Sitzung fortsetzen, eine Interaktionsszene aus der Therapie aufgreifen – wie z. B. nicht gemachte Hausaufgaben –oder die Therapie selbst zum Gegenstand machen.

Wir schließen dieses Kapitel zusammenfassend mit einigen stichwortartigen Gedanken zur Gestaltung effektiver Therapiestunden ab:

- Führen Sie **in jeder Sitzung erlebnisaktivierende Elemente** ein. Im Autopilotenmodus über Dinge reden aktiviert die neuronalen Netzwerke nur sehr gering. Das machen Menschen in anderen Lebensbereichen sowieso. Wir möchten emotionale Erlebnisse bewirken, die an anderen Ort nicht gemacht werden. Das ist das Besondere an einer Therapie und macht sie wertvoll.
- Erzählungen sind wie »Pressemitteilungen« der Bewältigungsmodi. Wir versuchen, von der vorderen (Bewältigungs-) zu der **hinteren Bühne** zu kommen, auf der die aktivierten Schemata in Basisemotionen und Bewertungsmustern zugänglich sind.

- Menschen brauchen keine mehrminütige Aufwärmzeit. Am Anfang der Therapie beginnen Sie die Sitzung mit der Frage: *»Was haben Sie heute in die Stunde mitgebracht, woran wir arbeiten können?«* Das führt unmittelbar in die **Arbeitshaltung**. Bitte fragen Sie nicht, wie es der Person geht oder wie die letzte Woche war. Das sind geradezu »Einladungen zum Jammern«. Wenn Sie dafür Raum geben, brauchen Sie viel länger, um wieder in die Arbeitshaltung zu kommen. Am Ende fehlt Ihnen dann die Zeit, um die eigentliche therapeutische Arbeit geordnet zu Ende zu bringen, und Sie überziehen unter Umständen die Sitzungszeit.
- Lassen Sie sich die zu bearbeitende Szene kurz beschreiben und wechseln Sie dann rasch (d. h. nach zwei bis drei Minuten!) in die imaginative Position (wenn Sie mehr emotionale Aktivierung anstreben) oder in die Beobachterposition (wenn die Emotionen stark sind und erst einmal herunterreguliert und Überblick über die Situation geschaffen werden soll). Folgen Sie dabei gerne den in Kapitel 6 vorgeschlagenen **teilmanualisierten Abläufen**. Das gibt Sicherheit.
- Die Zeit, die Sie am Anfang durch das extreme Verkürzen der Aufwärmphase einsparen, gewinnen Sie für die folgenden zentralen Schritte.
- Benennen Sie konsequent **Vermeidungsverhalten** und versuchen Sie immer, von den Beschreibungen (kognitiv-semantische Ebene) zum prozessualen Erleben (emotional-episodische Ebene) zu kommen.
- Kommen Sie möglichst zielstrebig von den Bewältigungsmodi zum **körpernah-emotionalen Erleben** oder den **Bewertungen** auf der hinteren Bühne und arbeiten Sie damit.
- In der **Mitte der Stunde** sollten die Problemaktualisierung und -klärung abgeschlossen sein und der Wechsel in die Problembewältigung stattfinden: entweder im Rescripting oder in Stühle-Dialogen. Wir brauchen zehn bis 15 Minuten, um **funktionales Verhalten** auf der Basis der mobilisierten Emotionen **einzuüben**. Dieser Schritt ist ja der eigentlich neue bzw. verändernde.
- Lassen Sie die Person nicht »schmoren«. Wenn ihr Lösungsvorschläge schwerfallen, zögern Sie nicht, mit eigenen Ideen einzuspringen. Das erleichtert uns auch die Kontrolle über die Länge der Sitzungen und gibt uns Sicherheit. Im Verlauf geben wir die **aktive Rolle** zunehmend an die Person zurück.
- Umgekehrt: Nehmen Sie Menschen möglichst nichts ab, was sie selbst tun können, aber sorgen Sie dafür, dass **jede Stunde gut ausgeht** und werden Sie ggf. selbst aktiver.
- Planen Sie die letzten ca. zehn bis 15 Minuten ein, um die **Lernerfahrung** aus der Sitzung zu versprachlichen und z. B. ein Schema-Modus-Memo auszufüllen.
- In der Veränderungsphase legen wir den Schwerpunkt dann zunehmend auf lösungsorientierte Imaginationen oder Stühle-Dialoge bzw. auf die Planung und Auswertung von **Verhaltensexperimenten.**
- In der Klärungs- und Veränderungsphase ist jede Sitzung gewissermaßen eine **One session-Therapie**: Wir definieren die zu bearbeitende Szene, gehen kurz in die Schemaaktivierung hinein, dann (in der Regel im Stehen) in die Klärung und Neubewertung und zuletzt in die Problembewältigung. Menschen verlassen die Sitzung regelhaft im Erwachsenenmodus.

- Fassen Sie am Ende der Stunde die Lernerfahrung zusammen und benennen Sie deutlich den alten und den neuen Weg. **Jeder Mensch hat eine Wahl!**
- Versuchen Sie immer, eine **Hausaufgabe** mitzugeben. Vergessen Sie bitte auch nicht, wenigstens kurz am Anfang der Stunde zu fragen, wie es geklappt hat.
- Manche Menschen bringen in jede Sitzung eine neue »Katastrophe« mit. Auch das ist ein vermeidender Bewältigungsmodus! Arbeiten Sie besser an einer **konkreten Thematik**.
- In der Veränderungsphase der Therapie fragen Sie zu Beginn kurz, wie die Umsetzung der **Hausaufgaben** gelungen ist. Es fördert die Eigenverantwortung mehr, wenn wir beharrlich Eigeninitiative einfordern, anstatt selbst immer neue Angebote zu machen.
- Holen Sie sich am Ende jeder Sitzung ein kurzes **Feedback** von der Person ein, ob sie mit ihrer gemeinsamen Arbeit und der **Qualität der Beziehung** zufrieden ist.
- Lassen Sie die Person nach der Sitzung zu Hause einen Satz im Sinne der **Take home Message** aus der Stunde aufschreiben (Adenauer & Schuchardt 2024) und sich per E-Mail schicken.

5 Das Beziehungsfeld und Techniken der Beziehungsgestaltung

Psychotherapie gilt in Metaanalysen von mehr als 500 Studien und über 80 000 behandelten Menschen mit einer Effektstärke von ca. 0,80 **wirksamer als die meisten Medikamente** (Wampold et al. 2018). Die Frage ist: Was sind die entscheidenden Wirkfaktoren? Die Autoren betonen die Bedeutung der sogenannten unspezifischen bzw. kontextuellen Faktoren der **therapeutischen Beziehung** (mit Effektstärken zwischen 0,50 und 0,70) gegenüber den spezifischen Wirkfaktoren wie z. B. den eingesetzten **Techniken**, denen sie eine Effektstärke von 0,01(!) zuschreiben, der Kompetenz für störungsspezifische Therapie von 0,14.

Wir halten diese Trennung für fragwürdig und unterstützen lieber ein sogenanntes **duales Therapiemodell** (Schulte & Eifert 2002), das von einer bidirektionalen Wechselwirkung der beiden Faktoren ausgeht: »Eine gute therapeutische Beziehung erleichtert die Durchführung spezifischer Techniken, wobei das Gelingen spezifischer Techniken wiederum die Beziehung verbessert« (Bollmann et al. 2021, S. 269). Wir wollen es pointierter formulieren: Wie soll denn eine (professionelle) Beziehung aussehen, ohne dass wir dabei gezielt Techniken der Beziehungsgestaltung einsetzen? Und umgekehrt: Wie soll eine Technik außerhalb der therapeutischen Beziehung eingesetzt werden, insbesondere, wenn es um das gezielt herbeigeführte Erleben zuvor vermiedener Emotionen bei der Bearbeitung dysfunktionaler interpersonaler Bewältigungsstrategien geht (Lammers 2017)? Wird doch »die therapeutische Beziehung in vielen Ansätzen als Plattform der Manifestation von Schemata, Erwartungen und Verhaltensmustern im Rahmen des biografischen Kontextes angesehen« (Bollmann et al. 2021, S. 271 f.). Das bestätigt auch die Cluster-C-Studie (Bamelis et al. 2014), in der behandelnde Personen, die adhärent vermehrt erlebnisaktivierende Techniken einsetzen, bessere Ergebnisse und deutlich höhere Haltequoten erzielten (siehe Kap. 8.1).

Beziehungsgestaltung ist nicht zufällig oder von der natürlichen Begabung einer Person abhängig. Vieles ist lernbar und folgt bestimmten **Regeln** bzw. Konventionen, die wiederum auf biologisch angelegten Interaktionsbereitschaften aufbauen. Daher sind Reaktionen recht gut vorhersagbaren, was auch manipulativ eingesetzt werden kann (z. B. beim sogenannten Gaslighting). Wir möchten daher etwas provokativ fast von *Psychomechanik* sprechen. Wir wollen natürlich nicht manipulieren, sondern die Gesetzmäßigkeiten der zwischenmenschlichen Interaktionsmuster wohlwollend-strategisch nutzen. Effektive Therapeutinnen und Therapeuten scheinen sich vor allem durch professionell verfeinerte interpersonale Fähigkeiten auszuzeichnen (Anderson et al. 2009). Die Grundlagen dazu haben wir ausführlich in Kapitel 1 dargestellt. Die systematische praktische Anwendung folgt nun in diesem Kapitel.

Wir beschreiben zuerst das Feld, in dem wir uns in ALLEN Therapiesituationen bewegen, dann die **Techniken**, die wir bei diesen Bewegungen einsetzen. Wir haben das **Beziehungsfeld** systematisiert, damit Sie immer entscheiden können, in welche Richtung Sie den Therapieprozess lenken wollen. Das Feld entspricht einer zweidimensionalen Karte mit zwei zueinander senkrecht stehenden **Dimensionen**, ähnlich den Himmelsrichtungen. Zwischen diesen Polen finden alle therapeutischen Prozesse statt, nicht nur in der Schematherapie. Wie eine Landkarte gibt Ihnen das Modell Überblick, Orientierung und Sicherheit und vergrößert gleichzeitig die therapeutische Breite unserer Interventionsmöglichkeiten.

Ebenen verbinden. Im Therapieprozess wechseln wir systematisch zwischen der Ebene der prozessualen Aktivierung bzw. Selbstaktualisierung und der Beobachtungs- und Reflexionsebene. Die Ebene der Stühle, auf denen wir sitzen, symbolisiert die **Erlebnisebene** der unmittelbaren unreflektierten assoziativen, emotionalen, kognitiven und handlungssteuernden Reaktionen entlang der SORC-Schleife. Das *Schließen der Augen* und das Eintauchen in die im Inneren aktivierten Muster vertiefen die emotionale Aktivierung. Beim *Aufstehen* hingegen gehen wir deutlich sichtbar auf die **Beobachtungs- bzw. Reflexionsebene**, die im ACT-Verständnis mit den Prozessen Gegenwärtigkeit, Selbst-als-Kontext und Werteorientierung gemeint ist. Anfangs trainieren wir diese innere wie äußere Bewegung in den Sitzungen. Später laden wir Menschen dazu ein, auch im Alltag die angelegten körperlichen Anker zu nutzen, um die Perspektive zu wechseln und aus der unreflektierten Reaktionskette auszusteigen. Die Verbindung des szenisch-lebendigen Erlebens in der *episodischen Informationsverarbeitung* und des *semantischen Einordnens* dieses Erlebens in einen sprachvermittelten zeitlich-räumlichen Kontext scheint ein wesentliches Merkmal effektiver Therapieprozesse zu sein (Boston Change Process Study Group 2018; siehe Kap. 1.2.4). Das Ausweiten der Arbeitsebene über das Gespräch von Angesicht zu Angesicht hinaus zu einem vertieften (imaginativen) Eintauchen in das innere Erleben einerseits und das Aufstehen anderseits, um auch körperlich »über den Dingen zu stehen«, erweitert das Interventionsspektrum erheblich und macht die Therapien viel dynamischer. Interessanterweise gibt es entsprechende Hinweise auch in psychodynamischen Therapien. So empfiehlt auch Gerd Rudolf (2020), »hinter, neben und gegenüber den Patienten zu stehen«.

Emotionale Aktivierung regulieren. Das Wechseln zwischen diesen beiden Ebenen dient außerdem dazu, die emotionale Aktivierung im sogenannten emotionalen Toleranzfenster zu halten (siehe Kap. 1.3.1). Nur in diesem Fenster können wir neue Informationen ausreichend tief verarbeiten, sodass korrigierende emotionale Erfahrungen möglich sind. Bleibt die Person in ihren vertrauten Bewältigungsmodi, ist sie nicht ausreichend aktiviert (dienen doch diese Modi dazu, die innere Anspannung herunterzuregulieren). Ist sie zu erregt (und damit in einer zu starken Sympathikus-Aktivierung), kann stressbedingt keine neue Lernerfahrung eingespeichert werden.

5.1 Die vier Positionen im therapeutischen Feld

Wir arbeiten mit vier Positionen im therapeutischen Feld, zwischen denen wir uns bewegen, um funktionale Veränderungsprozesse zu aktivieren, und wählen die dazu aus unserer Sicht geeignetsten Techniken der Beziehungsgestaltung aus (siehe Abb. 5-1). Auf der Website www.schematherapie-frankfurt.de/index.php/materialien/videos/tutorials finden Sie ein Video-Tutorial zur Arbeit mit diesen Positionen.

Balance der emotionalen Aktivierung. Auf der senkrechten Achse in Abbildung 5-1 balancieren wir das Ausmaß der emotionalen Aktivierung und verbinden die zwei folgenden Verarbeitungsebenen:

1. die Ebene der (schemabedingten) emotionalen Aktivierungen; dazu gehen wir in die **imaginative Position**
2. die Ebene der bewussten, gemeinsamen Reflexion im Hier-und-Jetzt; das ist in unserer Sprache die Ebene der reflexiven Prozesse bzw. des Erwachsenenmodus, wir nennen sie die **Beobachterposition**

Auf Ebene 1 überwinden wir das emotionale Vermeidungsverhalten (in unserer Sprache die Bewältigungsmodi) und tauchen mit geschlossenen Augen tief in die inneren Prozesse auf der hinteren Bühne ein (siehe Kap. 3.8.1). Wir bewegen uns metaphorisch auf die »dunkle Seite des Mondes«. Dieser Prozess ist natürlich schmerzhaft und wir müssen dabei der Person ausreichend Halt und Sicherheit geben, damit sie nicht in die vertrauten Bewältigungsmodi geht. Im gemeinsamen Aufstehen und auf die Stühle

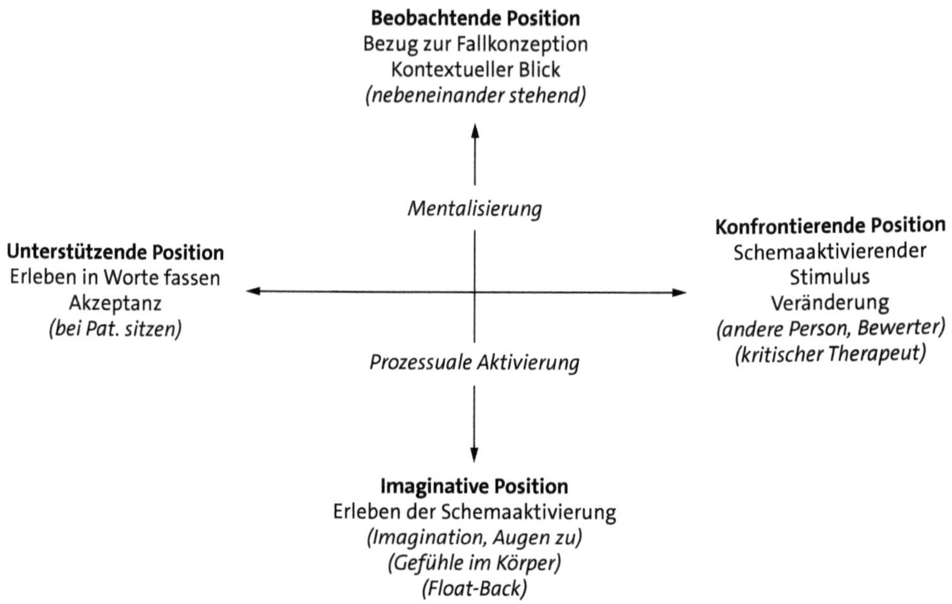

Abb. 5-1: Die vier Positionen im therapeutischen Beziehungsfeld.

herabschauen erhalten wir die Arbeitsbeziehung jederzeit aufrecht und »fahren die emotionale Aktivierung herunter«. Die Ebene 2 ist unser sicherer Hafen in der Therapie. Damit bewegen wir uns auf der »hellen Seite des Mondes«.

Balance zwischen Konfrontation und Unterstützung. Auf der horizontalen Achse in Abbildung 5-1 bewirken wir gezielt problematische (Schema-)Aktivierungen. Das nennen wir die **konfrontierende Position**, in der die Schemata »angetriggert« werden. Diese Position wird in der Therapie durch den Stuhl repräsentiert, welcher der Person, mit der wir arbeiten, gegenübersteht.

> Im Raum steht neben unserem und dem Stuhl für die behandelte Person immer ein dritter Stuhl für den schemaktivierenden Stimulus, was auch immer das ist.

In unserem Modell wird also jede schemaaktivierende Person bzw. Instanz auf diesen Stuhl gesetzt und wird damit zum Stimulus (S-Variable). Das kann eine Person aus der Vergangenheit sein, welche die Bedürfnisse des Kindes verletzt hat, aber auch Personen, bei denen heute Schemata aktiviert werden (z. B. Bezugspersonen oder Menschen bei der Arbeit), oder wir selbst in der Therapieinteraktion. Denn auch unsere Person wird zum Kontext für Schemaaktivierungen, wenn wir z. B. zu spät kommen oder sich die Person von uns unverstanden fühlt (so wie damals als Kind). Auch eine abstrakte Instanz wie das Schicksal oder eine Krankheit, die die Person quält, kommt auf diesen Stuhl. All das sind äußere Stimuli. Wir können aber auch die Stimmen der inneren Bewerter, die Insuffizienzgefühle auslösen, als **inneren Stimulus** auf diesen Stuhl setzen, denn die aktivierte Reaktion und das szenische Erleben dahinter werden immer relativ gleich sein, wenn die gleichen Schemata aktiviert sind.

Nachdem die Schemata aktiviert wurden, gehen wir rasch in die **unterstützende Position**, wobei wir uns neben die Person setzen und diese mit geschlossen Augen dabei begleiten, die Schemaaktivierung und die ausgelösten Modi (in der imaginativen Position) bewusst wahrzunehmen, anzunehmen und in den biografischen Kontext einzuordnen. Dadurch versuchen wir, die Aktivierungen der O-Variable bewusst zu machen.

> Das Zusammenspiel zwischen der konfrontierenden Position auf dem Stuhl **gegenüber** der Person und der unterstützenden Position auf dem Stuhl **neben** ihr ergibt ein protypisches Interaktionsmuster, eine sich wiederholende Beziehungsfigur, die sich durch alle unsere Interventionen hindurchzieht. Es definiert auch die Dialektik unserer Beziehungsgestaltung: Wir sitzen neben der Person und unterstützen, dafür muss sie sich jedoch den herausfordernden Situationen und Problemen stellen.

Die Arbeitsebene wählen. Dieses **Modusbewusstsein** für die aktivierten Emotionen bis hin zu den dahinterstehenden Schemata ist bereits der erste Schritt des Erwachsenenmodus. Also auch auf der horizontalen Achse in Abbildung 5-1 balancieren wir die Intensität der emotionalen Aktivierung aus. Die Bewegungen zwischen den Polen der beiden Achsen greifen demnach ineinander und führen zu einer bestimmten Position im Gesamtfeld. Wir werden bei den Techniken (siehe Abschn. 5.4) genau beschreiben, wie eine Konfrontation sowohl auf der **Beobachterebene** (mit reduzierter emotionaler Aktivierung) als auch auf der **Prozessebene** in Richtung imaginativer Position (mit maximaler emotionaler Aktivierung) erfolgen kann und wie eine Unterstützung aus der gemeinsamen Beobachterebene im Vergleich zur Unterstützung in der imaginativen Position gestaltet wird. Bildlich gesprochen fahren wir mit dem **»Aufzug«** auf die Ebene, auf der wir arbeiten wollen: entweder auf die Dachterrasse (da haben wir den Überblick) oder in den Keller, wo die »schlimmen Dinge« passiert sind. Peter Levine (2011) nennt das »Titrieren«. Das mag jetzt noch etwas kompliziert klingen. Wir werden die Prozesse aber ganz kleinschrittig beschreiben und immer weiter zusammensetzen. So folgen wir zielgerichtet einem idealtypischen Therapieablauf, der jedoch auf die einzelne Person maßgeschneidert angepasst wird. Darin besteht die therapeutische Kunst.

> **Für den ersten Schritt ist wichtig:** Wenn wir uns unsicher fühlen und die Emotionen begrenzen wollen, konfrontieren und unterstützen wir im *Stehen* (z. B. bei emotional instabilen Menschen oder wenn die therapeutische Beziehung nicht so belastbar wirkt). Wenn wir uns sicher fühlen und viele Emotionen mobilisieren (also »tiefer« arbeiten) wollen, konfrontieren und unterstützen wir mit *geschlossenen Augen* in der imaginativen Haltung (z. B. bei Menschen mit emotionsvermeidenden Beschützermodi).

5.2 Die Positionen im Detail

5.2.1 Die konfrontierende, schemaaktivierende Position

Emotionale Exposition. Wir beginnen mit der konfrontierenden Position, weil sie den Einstiegspunkt in unsere Arbeit darstellt. Da wir nur aktivierte Schemata bearbeiten können, müssen wir diese ggf. in der Sitzung gezielt aktivieren, um sie wahrnehmen, einordnen und evtl. modifizieren zu können. Wie bei einer verhaltenstherapeutischen Expositionsbehandlung werden die vermiedenen belastenden Gefühle aktiviert und das spontane Vermeidungsverhalten markiert sowie unterbrochen (Reaktionsverhinderung bzw. -management). Gegenstand der Schematherapie sind die maladaptiven Interaktionsmuster (bzw. Bewältigungsmodi), die sich im Therapieraum inszenieren sollen. Das heißt, die Schemata werden in der Therapie zunächst getriggert (O-Variable) und die Modi dürfen sich zeigen (R-Variablen). Dieser Prozess wird sogar therapeutisch befeuert, wenn die Aktivierung nicht spontan stattfindet.

Trigger auf einen Stuhl setzen. Dazu positionieren wir den triggernden Stimulus auf den Stuhl, welcher der Person gegenübersteht. Falls wir selbst der Trigger sind, sitzen dann wir symbolisch (manchmal auch konkret) auf diesem Stuhl. Ansonsten steht der (leere) Stuhl für eine andere Person oder auch für die Stimmen der inneren Bewerter. Ein Symbol, z.B. eine Moduskarte für die inneren Bewerter, eine Figur oder das Smartphone mit dem Foto einer konkreten Person auf den leeren Stuhl platziert, verstärkt die Aktivierung. Da dieses strukturierte Vorgehen von den Beschreibungen in anderen schematherapeutischen Büchern abweicht, möchten wir noch einmal betonen, dass es uns nicht um die Art der triggernden Stimuli geht. Diese sind austauschbar und spielen für die Arbeit eigentlich keine Rolle. Deshalb gehen wir auf deren Natur, Geschichte, Absichten etc. inhaltlich nicht ein und differenzieren sie auch nicht weiter aus. Der Gegenstand unserer Arbeit ist, die Menschen gegenüber ihren innerlich angelegten Schemata zu exponieren, also ihnen grundsätzlich zum Erlebnis zu bringen, wie sie sich fühlen, wenn Schemata IN IHNEN aktiviert werden. Egal, wodurch!

Wie wir das aktivierte Schema genau benennen, hat keinen Einfluss auf den Umgang mit demselben. Es geht darum, aus dem Sog der Schemaaktivierung auszusteigen, die Bedürfnisse wahrzunehmen und zu lernen, sie heute zu befriedigen.

Sobald die Schemata ausreichend aktiviert sind, markieren und unterbrechen wir die automatisierten Bewältigungsreaktionen (analog des Reaktionsmanagements) und gehen direkt in die imaginative Position. Erst später werden wir aus dem Erwachsenenmodus heraus (im Stehen) nach funktionaleren Lösungen suchen. Für diese kurze Aktivierung reicht uns der immer gleiche Stuhl aus. Wir werden im nächsten Abschnitt beschreiben, mit welchen Interventionen wir diese Schemaaktiverungen verstärken, falls sie nicht spontan auftreten bzw. keine entsprechende Situation in die Sitzung mitgebracht wird.

Wie erkennt man eine Schemaaktivierung? Eine Schemaaktivierung zeichnet sich dadurch aus, dass die gezeigte Reaktion bezogen auf den gegebenen Stimulus entweder zu stark oder auch zu schwach ausfällt (wenn die Betroffenen z.B. sofort in einen Beschützermodus gehen) bzw. wenn die gezeigte Reaktion aus dem üblichen Spektrum des gezeigten Verhaltens einer Person herausfällt. Im Volksmund sagt man »jemand fällt aus der Rolle«, wenn er oder sie stark emotional reagiert. Das (selbstverständlich sehr subjektive) Maß dabei ist unsere normative klinische Einschätzung. Dabei sind sowohl kulturelle als auch persönliche Eigenschaften (wie z.B. das Temperament) zu berücksichtigen. Wir können im Sinne des szenischen Verstehens (siehe Kap. 4.3.2) sehr kleine Aktivierungen aufgreifen (z.B. ein Ausweichen des Blickes, ein Feuchtwerden der Augen, unbewusste Körperbewegungen), dann sehr schnell in diese Aktivierung hineingehen (statt darüber reden) und sie imaginativ »unter die Lupe nehmen«.

Gemeinsam Augen schließen. Sobald wir also den Eindruck haben, dass eine Schemaaktivierung vorliegt (spontan oder von uns initiiert), schließen wir sofort gemeinsam die Augen und gehen in die imaginative Position, um die Schemaaktivierung kontrolliert zu verstärken und möglichst gut mit den inneren Prozessen in Kontakt zu kommen. Der Grund ist einfach: Wenn wir die Augen öffnen, schauen wir in die äußere Umgebung. Wenn wir die Augen schließen, ist es leichter, den Blick nach innen auf die Aktivierungen der hinteren (inneren) Bühne zu lenken.

> Wir befinden uns also in der Therapie selten in der (tendenziell als konfrontierend erlebten) Face-to-Face-Position, sondern arbeiten überwiegend **neben** unseren Patientinnen und Patienten: entweder gemeinsam die Augen schließend, neben ihnen sitzend oder gemeinsam nebeneinanderstehend.

Das ist sicher sehr ungewöhnlich, aber ein zentrales Element unserer Beziehungsgestaltung, das die Arbeitsbeziehung enorm stärkt und eine hohe Bindung und Nähe erzeugt. Gleichzeitig reduziert sich in uns selbst das Risiko unerwünschter Schemaaktivierungen (die sog. Gegenübertragung) und damit unerwünschte Beziehungskonflikte.

5.2.2 Die imaginative, schemaaktivierte Position

Ausreichend exponieren. Das ist die Position, in der man mit dem »Schemaschmerz« (Schuchardt & Roediger 2024) in Kontakt kommt. Dadurch können Menschen erkennen, wie sich ihre Schemaaktivierungen bis in den Körper hinein anfühlen, um später aus diesen aussteigen zu können. Auch Young et al. (2005, S. 63) streben an, »die Emotionen und Körperempfindungen mit Kindheitserinnerungen in Verbindung zu bringen [...] und mit dem Erleben des Schemas Worte zu verbinden«. Es muss also weh tun – wenn auch nur kurz. Beim imaginativen Überschreiben beträgt die Expositionszeit im *Hotspot* ca. zwei bis drei Minuten. Wir bleiben dabei immer in einem tolerierbaren Ausmaß (Toleranzfenster) und unterstützen intensiv. In der Compassion Focused Therapy heißt es treffend: »If you feel it, you can heal it!« (Germer & Neff 2021, S. 495). Auf jeden Fall müssen wir verhindern, dass die Person wieder in ihre Bewältigungsmodi geht, und die entsprechenden Impulse markieren, validieren und richtig einsortieren, damit sie diese loslassen und in der Exposition bleiben kann. Diese Momente sind auch für uns in der Therapie schmerzhaft und belastend, haben wir nicht selten selbst dieselben Schemata. Dann besteht die Gefahr, dass beide gemeinsam in ein Vermeidungsverhalten gehen, was selbstredend den angestrebten Therapieprozess untergräbt (z. B. bei Traumatherapien; siehe Kap. 7.5.2). Die Therapieergebnisse sind nämlich signifikant schlechter, wenn nicht ausreichend exponiert und zu früh (also noch während des Spannungsanstiegs) aus der Aktivierung ausgestiegen wird (Dibbets & Arntz 2016).

Bemerken wir das selbst oder fällt das in der Supervision auf, können (und sollten) wir an unseren eigenen Schemaaktivierungen arbeiten, um unsere therapeutische Bandbreite zu vergrößern und den Therapieprozess nicht unnötig zu limitieren (Neumann et al. 2013).

Nahe bei der Person sitzen. Um ihr näher zu sein, setzen wir uns in der imaginativen Position bereits beim Schließen der Augen neben die Person. So erklären wir ihr das auch: *»Wenn wir jetzt beide die Augen schließen, um nach innen in den Körper hineinzufühlen, möchte ich mich gerne neben Sie setzen, um Sie optimal begleiten zu können. Ist das für Sie in Ordnung?«*

> Überlegen **Sie:** Wenn Sie einen Ihnen lieben Menschen unterstützen wollen, setzen Sie sich dann der Person gegenüber oder neben sie? Wir nutzen lediglich konsequent biologisch begründete, sozial etablierte und damit vertraute Interaktionsmuster auch in der Therapie.

Gegebenenfalls (z. B. bei Traumatisierten) bestimmt die Person, wie nah wir sitzen dürfen. In dieser Position lenken wir die Aufmerksamkeit aktiv vom aktuellen, triggernden Stimulus weg auf die körpernah erlebten Basisemotionen bis hin zu den Gefühlen im Körper. Dabei wechseln wir vom Sie zum Du: *»Wenn ich jetzt mit diesem Erleben (oder diesem Teil) da drinnen spreche, ist es okay, wenn ich ›du‹ zu dem sage?«* Die Ansprache in dieser Form fördert unbewusst weiter die schon durch die Sitzposition vergrößerte Nähe, entspricht der Ansprache einer nahestehenden Person und wendet sich direkt an die emotionale (Kind-)Seite der Betroffenen (Arbeits-Du; Watkins & Watkins 2003). Wir passen dabei auch die Stimmfarbe, Intensität und Wortwahl an eine vertrauliche, kindgerechte Ansprache an.

Aus dieser Nähe können wir **Bewältigungsmodi** leichter **markieren, validieren und aussortieren.** Wenn Sie möchten, können Sie einen Stuhl für den weggesetzten Bewältigungsmodus an die Seite stellen, müssen Sie aber nicht. Begleitet von einer wegschiebenden Handbewegung sagen wir: *»Sorry, ich glaube, Sie gehen gerade in einen Selbstschutzmodus, so wie Sie das früher gelernt haben. Können wir den hier zur Seite setzen? Ich möchte mit dir sprechen, mit dem verletzen, ängstlichen Teil. Gehe bitte noch einmal in Kontakt mit deinem Körper. Wie fühlt sich das da jetzt an, wenn du siehst, wie deine Mutter deine Lieblingsspielsachen aus dem Fenster schmeißt? Wird es in deiner Brust enger oder weiter?«* Stellen Sie sich doch bitte einmal vor, wie Sie das zu jemandem sagen wollen, wenn Sie drei Meter entfernt gegenüber, also gewissermaßen auf dem Stuhl für die konfrontierende Position, sitzen. Da bleibt der Beschützer buchstäblich zwischen Ihnen beiden stehen. Wenn Sie aber daneben sitzen, geht »kein Blatt Papier« zwischen sie beide. Schon gar kein distanzierter Beschützer. Und haben Sie bemerkt, dass wir sozusagen mitten im Satz von der Sie-Form in die Du-Form gewechselt haben?

> Wenn ein Patient in seinen Beschützer geht, unterbricht er damit die Therapiebewegung. Wir können dann Siezen bzw. den Klang unserer Sprache ver-

ändern, um ihn im Erwachsenenmodus darauf aufmerksam zu machen. Wir duzen bzw. wechseln zurück zum wärmeren emotionaleren Ton, um wieder in den emotionalen Prozess einzutauchen.

Alle Details tragen zum Effekt bei. Wenn Sie daneben sitzen, können Sie auch sehr nicht-konfrontativ die Körperhaltung korrigieren und z. B. sanft an das Knie tippen und sagen: *»Also unter uns: So sitzt kein Kind! So sitzt jemand erwachsenes oder vielleicht ein Beschützer. Nimm das Bein doch bitte mal runter und spüre, wie sich das jetzt anfühlt, beide Füße nebeneinander auf dem Boden zu haben.«* Das wirkt deutlich freundlicher und unterstützender, als wenn Sie die gleiche Intervention aus größerer Entfernung face to face versuchen! Wenn Sie alle diese Details, die wir Ihnen hier vorstellen, berücksichtigen, werden Sie merken, dass viele Prozesse viel leichter ablaufen, denn wir versuchen, konsequent alle Interventionsebenen im gewünschten Sinne als Kontrollparameter (siehe Kap. 1.2.7) zu beeinflussen. Das schafft das **Momentum**, mit dem wir an den Bewältigungsmodi vorbei auf die hintere Bühne kommen, um dort zu arbeiten.

Körperwahrnehmung erfragen. Da viele Menschen keinen guten Kontakt zu ihren Basisemotionen und Körpergefühlen haben, bedarf es hier häufig eines freundlich-direktiven Vorgehens. Dabei können auch Techniken des Somatic Experiencing (Levine 2011) oder andere Körpertherapietechniken eingesetzt werden. Ein großer Vorteil dieses Körperbezuges ist, dass wir Menschen dabei von der gedanklich-semantischen Verarbeitungsebene »im Kopf« (auf der wir häufig in der Vergangenheit oder Zukunft festhängen) weg und zu dem **gegenwärtigen Erleben** hinlenken. Sobald wir »vorgefertigte« oder gedankliche Antworten bekommen, fragen wir: *»Okay, das sagt die Stimme im Kopf, aber was fühlst du jetzt im Moment in deiner Brust oder im Bauch?«* Sind die Betroffenen ausreichend mit dem Gefühl in Kontakt, gehen wir entweder in einen Float-Back in die Kindheit und überschreiben imaginativ (ImRs) oder wir gehen fließend in den nächsten Schritt der Moduswahrnehmung in der unterstützenden Position über, besonders wenn die Schemata schon bekannt sind. Dadurch, dass wir bereits in der imaginativen Position daneben sitzen, sind wir eigentlich auch schon in einer gewissen unterstützenden Position, aber zunächst eher begleitend und mit einer diagnostisch-explorativen Haltung. Diese begleitende Anwesenheit ist wichtig, damit die Menschen sich uns anvertrauen und nicht in die Vermeidung gehen. Das können wir durch entsprechende unterstützende und stabilisierende Interventionen fördern.

5.2.3 Die unterstützende, wahrnehmende Position

Gefühlen Worte geben. Beim Übergang von der imaginativen in die wahrnehmende Position lassen wir die Augen geschlossen, tauchen aber aus der Tiefe des Erlebens langsam auf und versuchen, das Erleben auf der prozessual-episodischen Ebene in Worte zu fassen, denn: »If you name it, you can tame it!« (Siegel & Bryson 2012). Damit wird das reine, primär prozesshafte Moduserleben der bewussten weiteren Verarbeitung im Erwachsenenmodus zugänglich gemacht und wir schlagen die Brücke zur semantisch-einordnenden Verarbeitungsebene, die wir **Modusbewusstsein** nennen. Wir zeigen Mitgefühl, validieren die Gefühle als normale Reaktion jedes Menschen bzw. Kindes und beziehen dabei auch Selbstoffenbarungen ein, da diese eine hohe Authentizität haben und viel Bindung erzeugen. Young selbst geht da recht weit und offenbart seine eigenen Depivationserfahrungen: »*Ich habe als Kind auch nicht viel emotionale Zuwendung genossen*« (Young et al. 2005, S. 373). Menschen machen – kurz gesagt – die Erfahrung: »Jeder fühlt so, du bist nicht mehr allein!« In den eigenen Gefühlen wahr- und ernst genommen zu werden, ist eine wichtige Facette der Nachbeelterung und ein Schritt zur Heilung.

Wording. Generell – aber besonders in dieser Position – benutzen wir so oft wie möglich verbindende Formulierungen, die unser Mitgefühl ausdrücken, z. B.: *»Wir schauen uns das zusammen an ... du bist nicht allein ... ich spüre das auch ... das ist wirklich furchtbar ... wir lösen das gleich zusammen auf, aber lasse uns das noch einen Moment anschauen, damit wir den Schmerz des Kindes wirklich zusammen wahr- und ernst nehmen! Das hat damals doch niemand gemacht.«*

Empathie konkret aussprechen. Als den fünften Schritt in seinem FRAMES-Konzept nennt William Miller (Miller & Rollnick 1999) »express empathy«, also Empathie wirklich deutlich auszusprechen und nicht nur zu haben. Genau das brauchen Menschen, wenn sie so tief in ihren Schemaschmerz eintauchen.

5.2.4 Die klärende, kontextuelle Beobachterposition und Reflexionsebene

Gemeinsam Aufstehen. Mit dem gemeinsamen Aufstehen setzen wir – auch körperlich – eine deutliche Zäsur. Die Änderung der Körperhaltung soll zurückwirken auf die aktivierten neuronalen Muster (Veränderung des body organizing; Downing 2007). Die aktuelle Interaktion wird nach der Aktivierung spürbar unterbrochen. Das gilt für Aktivierungssituationen in der therapeutischen Beziehung genauso wie für das Aussteigen aus einem inneren, z. B. imaginativen Prozess. In beiden Fällen »fahren wir den Aufzug aus der emotional-erlebenden auf die analysierend-beobachtende Ebene hinauf«. Im Stehen wird dann für die Betroffenen unmissverständlich auf die Beobachterperspektive gewechselt: *»Wir sind jetzt zusammen ein Beobachter- oder Beraterteam. Es geht nicht um uns, sondern um die Patientin und den Therapeuten da unten. So, als ob wir auf eine Bühne oder einen Kinofilm sähen.«* Gegebenenfalls können beide dabei noch einmal einen Schritt zurücktreten.

> Alle Personen, Gefühle und Gedanken auf den Stühlen werden zu einem äußeren Objekt.

So können intrapsychische Prozesse im äußeren Raum sichtbar gemacht und wie interpersonale Konflikte bearbeitet werden. Um den emotionalen Abstand und die Disidentifikation von den Aktivierungsprozessen auf den Stühlen zu fördern, wird über die Prozesse unten in der **3. Person** gesprochen. Das verstärkt das Gefühl, eine äußere Szene gemeinsam anzuschauen (sog. joint perspective; Siegel 2006).

Körperlich die Perspektive wechseln. Die Änderung der Körperhaltung, der gemeinsame Blick auf die Stühle unter uns – sei es mit geschlossenen Augen beim ImRs oder mit offenen Augen beim Stühle-Dialog – sowie das Reden über die Stühle in der dritten Person schaffen einen spürbaren Abstand zu dem Erleben in der imaginativen und der unterstützenden Position. Wir stehen buchstäblich »über den Dingen«. Dies realisiert sehr konkret Becks Idee des Decentering und des Perspektivwechsels (Beck et al. 1979). Nur wird der Perspektivwechsel nicht wie bei Beck oder den meisten anderen Therapiemethoden nur mental, sondern auch ganz real physisch im Raum vollzogen. Dadurch sollen die Desaktualisierung der Schemanetzwerke und der Zugriff auf Ressourcennetzwerke (Attraktorenübergang) im Gehirn erleichtert werden (Moscovitch et al. 2023).

Kontext schaffen. Im Stehen wird zwischen zwei Erwachsenenmodi im *reflecting team* (Andersen 1987) die Arbeitsbeziehung aufrechterhalten, um dann an den Interaktionsmustern auf den Stühlen wie an einem Symptom zu arbeiten. Nachdem wir in der unterstützenden Position bereits am Modusbewusstsein und der Akzeptanz gearbeitet haben, werden im Stehen Defusion und die weiteren Schritte des Erwachsenenmodus trainiert. Dabei werden die aktivierten Prozesse nicht mehr aus der erlebenden inneren Perspektive, sondern aus der Außenperspektive wahrgenommen und aus einer kontextuellen Übersichtsperspektive neu bewertet (**Modusbalance**), um dann wertekonform ein Verhalten auszuwählen (**Moduswahl**), das beide Grundbedürfnisse ausbalanciert (nach innen) und sozialverträglich (nach außen) zu befriedigen verspricht. Das muss dann zwischen den Sitzungen in Verhaltensexperimenten überprüft werden (commited action).

5.3 Die Bewegung zwischen den Positionen

Wie wir uns im therapeutischen Feld bewegen, hängt von der Person ab. Grob betrachtet können wir zwei Richtungen einschlagen:

1. **Externalisierende bzw. stark emotional aktivierte Menschen** brauchen zunächst ein Aussteigen aus der Schemaaktivierung (siehe Pfeile in Abb. 5-3, Abschn. 5.5.2). Dazu unterbrechen wir die gerade ablaufende Interaktion recht früh (d.h. durchaus schon nach ein oder zwei Minuten), solange die Aktivierung aus der Beobachterposition von der Person noch wahrgenommen werden kann. Wir »kühlen« dabei

die aufgeheizte Atmosphäre ab, damit die kognitiven Prozesse mit dem emotionalen Prozess Schritt halten können. In der **Beobachterposition** ist eine räumlich-kontextuelle und zeitübergreifende (diachrone) Erweiterung des Blickwinkels möglich. Danach können wir zwischen verschiedenen Optionen wählen, die wir bei den Techniken in Kapitel 5.4 genauer beschreiben. In jedem Fall ist das Ziel, an den externalisierenden Bewältigungsmodi vorbei wieder auf die Stühle in eine **erlebnisaktivierende Position** zu wechseln, um die blockierten Basisemotionen zu aktivieren bzw. aus der Schemakompensation wieder in Kontakt mit dem ursprünglichen verletzbaren Erleben des Kindes in der Szene, in der die Schemata angelegt wurden, zu kommen. Dieses in den Bewältigungsmodi verzweifelt »abgewehrte« Erleben nehmen wir dann in der unterstützenden Position gemeinsam wahr, um zuletzt wieder im Stehen nach einer funktionalen Lösung für die Ausgangssituation zu suchen.

1. **Internalisierende bzw. moderat aktivierte oder auch distanzierte Menschen** begleiten wir zunächst in der **imaginativen Position** in die Emotionen hinein (siehe Pfeile in Abb. 5-2, Abschn. 5.5.1). Bei emotional distanzierten Menschen aktivieren wir ggf. selbst die Gefühle in der konfrontierenden Position (siehe Abschn. 5.4.1). Die aktivierten Gefühle werden dann in der unterstützenden Position wahrgenommen und ggf. mit den Schema-bildenden Kindheitsszenen verbunden. Zuletzt gehen wir gemeinsam in die **Beobachterposition**, um die durch innere Bewerter bzw. die Bewältigungsmodi blockierten funktionalen Basisemotionen zu mobilisieren (konstruktiven Ärger und Selbstmitgefühl), die wir für die Entmachtung der »Objekte« auf der belastenden bzw. konfrontierenden Position und die Versorgung der eigenen verletzbaren Seite brauchen.

Bewältigungsmodi identifizieren. Damit sind die beiden Vorgehensweisen für externalisierende (ROTE) bzw. internalisierende (BLAUE) Menschen beschrieben (siehe Kap. 3.8.3, Abb. 3-8 »Zwei-Beine-Modell«). Eine weitere, grundsätzlich andere Vorgehensweise gibt es für uns nicht. Wir müssen in einer Therapiesitzung also zunächst herausfinden, um welche Art von emotionaler Aktivierung es sich bei der Person handelt, die vor uns sitzt. Dabei spielt die **Wahrnehmung unserer eigenen Gefühle** eine wesentliche Rolle. Dabei müssen wir laut Young et al. (2005, S. 236) »zutreffende Intuition über einen Patienten von der Aktivierung eigener Schemata unterscheiden«. Wir bitten zu beachten, dass es in unserem Modell zwar drei Grundbedürfnisse (Autonomie – Sicherheit – Bindung) und entsprechend drei Richtungen von Bewältigungsmodi gibt (Dominieren – Zurückziehen – Unterordnen), aber dahinter nur zwei emotionale Pole stehen (verletzbar-ängstlich-traurig-BLAU oder aktiviert-genervt-ärgerlich-ROT). Das heißt, wir versuchen, Menschen innerlich-emotional als entweder mehr auf dem ROTEN oder mehr auf dem BLAUEN Bein stehend anzusehen. Entscheidend ist bei den »ROTEN« die innere Anspannung, die aus der hintergründigen Sympathikusaktivierung resultiert und die von uns wahrgenommen wird (und die auch in Studien als physiologische Aktivierung recht gut untersucht werden könnte). Dies gilt z. B. für frustrierte, passiv-aggressive, ein bestimmtes Ergebnis erzielen wollende (bis hin zu manipulativen) oder sich selbst beruhigen müssende Menschen. Viele subtil fordernden Eltern, die »nur das Beste für ihre Kinder wollen«, gehören in diese Kategorie. Auch z. B. Traumatisierte, die nun in der Therapie sehr stark um Hilfe bzw. Unterstützung ersuchen, rutschen manchmal subtil von der (BLAUEN) Opfer- auf die (ROTE) »Täterseite« (im Sinne einer latenten Opfer-Täter-Umkehr). Das ist natürlich ein sehr sensibler Punkt, den wir in der Therapie vorsichtig und lieber aus der stehenden Beobachterposition versuchen, sanft und empathisch zu konfrontieren (siehe Kap. 7.8.2). Alle diese Menschen würden wir also den *Externalisierenden* zuordnen und den **oberen Weg** einschlagen, um – mit Bezug zur Fallkonzeption – zunächst eine gemeinsame Beobachtungsgrundlage zu schaffen und uns nicht an den Bewältigungsmodi »festzulaufen«. Das ist unser Weg, Beschützer oder Selbstberuhiger zu umgehen und auf die hintere Bühne zu kommen.

Die Interventionsebene wählen. Des Weiteren möchten wir an dieser Stelle noch einmal darauf hinweisen, dass die meisten Interventionsstrategien sowohl im Stehen als auch im Sitzen eingesetzt werden können. Im **Stehen** aus der gemeinsamen Beobachterperspektive wirken sowohl unterstützende als auch konfrontierende Interventionen deutlich **sanfter**, aber auch weniger stark. So können wir z. B. narzisstischen Menschen sehr diskret unseren Respekt ausdrücken, ohne uns zu sehr in eine unterordnende Position zu begeben, und anschließend auch sanft empathisch konfrontieren: *»Ich kenne den Therapeuten da unten ja gut und kann Ihnen sagen, er hat schon großen Respekt vor den Leistungen von Herrn Meier. Auf der anderen Seite ist es für ihn manchmal auch etwas anstrengend, wenn Herr Meier immer wieder von seinen Erfolgen spricht. Da fühlt er sich eher etwas zurückgedrängt, denn er möchte ja gerne mit Herrn Meier an den Themen arbeiten, die für Herrn Meier nicht so gut laufen.«* Auf dieser Ebene können wir Blickwinkel rasch wechseln, geschmeidig auf gezeigte Reaktionen eingehen und gegensteuern. Wir surfen sozusagen auf der emotionalen Welle, ohne zu tief einzutauchen. Die Balance zwischen *Pacing* und *Leading* (Bandler & Grinder 1981), also zwischen bindungsorientiertem Eingehen und veränderungsorientiertem Führen, ist sehr flexibel und elegant möglich. So kann z. B. ein stockender Therapieprozess wie folgt thematisiert werden: *»Frau Schmitt, wenn wir jetzt hier zusammen auf den Prozess des Therapeuten und von Frau Schmitt da unten auf den Stühlen schauen, welche konkreten Veränderungen hat es denn in den letzten drei Monaten im Leben von Frau Schmitt gegeben? … Gut, aber wenn sich da wenig getan hat, dann müssen wir darüber sprechen, ob die Therapie noch effektiv ist. Eine unproduktive Therapie müsste der Therapeut letztlich beenden. Oder wir müssten die Grenzen des aktuell erreichbaren akzeptieren. Welche konkreten Ziele möchte Frau Schmitt denn im nächsten Monat erreichen und welche Unterstützung braucht sie dabei noch vom Therapeuten?«*

Die Erlebnisebene ist intensiver. Interventionen auf der emotionaleren Prozessebene wirken ungleich aktivierender. Das kann z. B. bei sehr passiven, vermeidenden oder passiv-aggressiven Menschen durchaus erwünscht sein. Wir umgehen dann nicht elegant die Beschützermodi, sondern »hauen auf den Busch, damit der darin versteckte

Hase herausspringt« – wenn Sie uns diese etwas martialische Metapher erlauben. Die oben beschriebene Intervention bei einer stockenden Therapie kann dann z. B. durch ein **Aufteilen der Therapeutenperson** in eine »wohlwollende« und eine »kritische« Seite erfolgen (siehe Kap. 7.7). Diese direkt konfrontierende Interventionsebene **aktiviert sehr stark die Schemata** in der Sitzung und »hebelt« sozusagen die Beschützermodi aus. Die Menschen sind im Bewältigungsmodus nicht auf derart direkte Konfrontationen vorbereitet. Die aktivierten Emotionen aus den lower pathways (LeDoux 1998) überfluten sowohl die Automatismen als auch die kognitiven Verarbeitungsprozesse und die vorher blockierten Basisemotionen brechen durch bzw. werden sicht- und bearbeitbar. Dazu wechseln wir dann sofort in die unterstützende Position und arbeiten dort weiter.

Bildlich gesprochen »schubsen« wir die Person in der konfrontierenden Position aus dem Gleichgewicht, um sie direkt danach in der unterstützenden Position (neben ihr sitzend) wieder aufzufangen.

5.4 Techniken der Beziehungsgestaltung und der Steuerung des Therapieprozesses

Wir haben in Kapitel 4.2 beschrieben, dass in den mittleren Phasen der Therapie jede Sitzung gewissermaßen eine One-session-Therapie ist. Das heißt, wir durchlaufen in der oben beschriebenen Weise in der einen oder der anderen Richtung in einer Sitzung alle vier Positionen. Ziel ist, auf beiden Wegen die Menschen auf dem Bein abzuholen, auf dem sie gerade stehen, und dann auf einem der beiden Wege mit dem fehlenden bzw. schwächeren Bein in Kontakt und in eine innere Balance und Flexibilität zu bringen. Nur so können sie alle Ressourcen des Erwachsenenmodus optimal nutzen. Wir durchlaufen also in allen Sitzungen die Schritte der Problemaktualisierung, -klärung und -bewältigung: Nur in unterschiedlichen Richtungen.

Wir beginnen nun mit der Darstellung der einzelnen Techniken, mit denen wir den Therapieprozess steuern. Bitten betrachten Sie das als ein **Werkzeugkasten**. Die Werkzeuge dienen einem bestimmten Zweck. Sie entscheiden, wann und wo Sie welches Werkzeug einsetzen. Und selbstverständlich gibt es noch viel mehr Werkzeuge. Also ergänzen Sie gerne alles, was Ihnen hilfreich erscheint. Wir beginnen mit den konfrontierenden Interventionen, da wir nur mit aktivierten Schemata arbeiten können (Grawe 2004).

Wundern Sie sich bitte nicht, dass manche Techniken an mehreren Stellen auftauchen. Das sind besonders wichtige Interventionen, die wir – an den Prozess angepasst – immer wieder einsetzen.

5.4.1 Konfrontierende, schemaaktivierende Interventionen

Wie im Abschnitt 5.3 beschrieben, wirken diese Interventionen im Stehen empathischer, im Sitzen konfrontativer. Wir geben Beispiele für beide Ebenen. Mit etwas Übung werden Sie die Techniken an beide Interventionsebenen anpassen können.

Selbstoffenbarung. Im Stehen eine kritische Selbstoffenbarung machen: *»Wenn ich mich in die andere Person (oder den Therapeuten) dort unten auf den Stuhl hineinversetze, würde ich mich vielleicht doch etwas zurückgewiesen fühlen.«*

Diskrimination (Wunsch vs. Wirklichkeit). Die negativen Effekte des Bewältigungsmodus und den Unterschied zum gewünschten Ergebnis hervorheben: *»Wie soll denn die andere Person reagieren? ... Und wie reagiert sie tatsächlich? ... Wollen Sie mal etwas anderes versuchen?«*

Extensionstechnik. Im Stehen die »beste Freundin« oder den »besten Freund« dazubitten: *»Haben Sie eine beste Freundin oder einen besten Freund? ... Wie heißt die Person? ... Können wir sie mal bitten, hier zu uns in den Raum zu kommen? ... Frau Schmitt, Sie sind jetzt bitte Maria* (dabei einen Schritt zur Seite machen, damit die Betroffenen merken, dass wir die Szene verändern) ... *Danke, Maria, dass Sie gekommen sind. Wie lange kennen Sie Susanne schon? ... Oh, das ist recht lange. Das heißt, Sie kennen sich gut und Sie mögen Susanne auch, sonst wären Sie ja nicht miteinander befreundet. Wir haben hier in der Therapie gerade das Thema, dass Susanne öfter auf dem ROTEN Bein ist und der Therapeut sieht die Gefahr, dass sich dann Menschen von Susanne zurückziehen könnten. Susanne sieht das Problem nicht so sehr. Sie kennen ja Susanne auch schon lange: Haben Sie denn in den letzten Jahren beobachtet, dass sich Menschen von Susanne zurückgezogen haben?«* Wenn wir Menschen so ansprechen, aktiviert das im Gehirn die Netzwerke und damit auch die Bilder und Aussagen, die mit Maria verbunden sind. Es geschieht dann überraschend häufig, dass Menschen kritische Aussagen von »Maria« widergeben, die sie im »Susanne-Modus« nicht geben können (oder wollen).

Rollentausch. Beide stellen sich gemeinsam hinter (oder setzen sich auf) den Stuhl der anderen Person und fühlen sich in diese ein. Das fördert besonders bei Externalisierenden Empathie und Mentalisierung (siehe Kap. 6.4.2 und www.youtube.com/watch?v=CZPZh4Hs31s&t=501s, »Förderung von Empathiefähigkeit bei Narzissten«).

Advocatus Diaboli. Die Patientin bzw. der Patient sitzen auf dem Kritiker-Stuhl und sprechen zum (leeren) Kind-Stuhl. Wir sitzen daneben und »gießen Öl ins Feuer«: *»Was denkt ihr noch über die Heulsuse da drüben? ... Wer braucht denn so jemanden? ... Wer würde sie vermissen, wenn sie nicht da wäre?«* (siehe auch Kap. 6.3.3)

Kritische Selbstoffenbarung, gegebenenfalls mit Aufteilen. Im Stehen: *»Hier oben sehe ich das ja entspannter, aber ich glaube, die Therapeutin da unten ärgert sich gerade ganz schön über die Patientin.«*

Im Sitzen, wobei wir uns für die kritischen Aussagen auf einen anderen Stuhl setzen (siehe Kap. 7.7): *»Ich möchte jetzt gerne etwas Kritisches sagen. Dazu setzte ich mich hier auf diesen zweiten Stuhl für den kritischen Therapeuten.«*

Auf diesem Stuhl angekommen: *»Dieser kritische Teil in mir fragt sich, welche Fortschritte wir in den letzten drei Monaten erzielt haben. Ehrlich gesagt sehe ich da nicht viele. Und wenn eine Therapie stagniert, muss man sie eigentlich beenden. Diesen Gedanken hatte ich tatsächlich schon.«*

Da diese Konfrontation sehr emotions- und schemaaktivierend wirkt, müssen wir nach vier oder fünf Sätzen unbedingt und sehr energisch den Stuhl der »wohlwollenden Therapeutin« nehmen (das ist unser normaler Stuhl, der Stuhl der »kritischen Therapeutin« bleibt stehen) und uns neben die behandelte Person in die imaginative und dann unterstützende Position setzen: *»Keine Angst, ich bin bei Ihnen. Lassen Sie uns beide die Augen schließen und spüren, was im Körper passiert, wenn die ungeduldige Therapeutin da drüben solche Dinge sagt: Was spürst du in der Brust oder im Bauch?«* (Mit geschlossenen Augen wechseln wir sofort ins Du, um mit den Emotionen auf der hinteren Bühne in Kontakt zu kommen.)

5.4.2 Erlebnisvertiefende Interventionen

Diese Fragen setzen wir besonders in der imaginativen Position (mit geschlossenen Augen) ein, um gut in Kontakt mit den aktivierten Schemata zu kommen. Die Frage nach den Gefühlen im Körper schafft ein Gegenwartsbewusstsein im Prozess und führt weg von der gedanklichen Ebene. Die folgenden Fragen, die teilweise aus dem Somatic Experiencing (Levine 2011) kommen, haben sich bewährt:

Körpererleben offen erfragen. *»Bleibe bei dem Gefühl, wie fühlt es sich genau an? ... Aha, sehr interessant! ... Spürst du die Spannung? ... Wo genau fühlst du die Spannung im Körper? ... Wie fühlt sich das genau an? ... Was passiert, wenn du einen Moment bei dieser Spannung bleibst? ... Welche Gedanken, Gefühle oder Bilder tauchen auf? ... Was ist dein Impuls jetzt? ... Mache eine Geste (oder nimm eine Körperhaltung ein), die zu diesem Gefühl passt ... Lasse dir Zeit, das zu spüren. Was passiert jetzt, wenn du bei diesem Gefühl bleibst (ohne etwas zu tun)?«* In der innerlich-erlebenden Position duzen wir immer (Details und weitere Anregungen siehe Reusch 2024).

Ausreichend lange im Gefühl bleiben. Wenn belastende Gefühle kommen, gehen Menschen schnell in die Emotionsvermeidung. Es ist jetzt sehr hilfreich, nahe bei den Betroffenen zu sitzen, um ihnen dadurch auch körperlich Unterstützung zu signalisieren: *»Ich weiß, das fühlt sich jetzt ganz schlimm an, aber es ist nur ein Gefühl. Lasse es uns* *zusammen anschauen, du bist nicht allein! Ich bin bei dir. Du stirbst nicht. Du musst nicht in die alten Bewältigungsmodi gehen! Wehre dich nicht gegen das Gefühl, lasse es zu und nimm es an. Lasse uns noch einen Moment bei dem Gefühl bleiben. Es ist nur ein Gefühl und wir beide bleiben in der Beobachterhaltung. Was fühlst du jetzt in deinem Körper? Welche Gedanken gehen dir durch deinen Kopf? Was ist dein Impuls?«*

Körperhaltung verstärken. Sind Basisemotionen in uns aktiviert, nehmen wir reflexhaft eine entsprechende Körperhaltung ein bzw. machen spontan eine unterstützende Geste. Bei Ärger z. B. machen wir uns größer oder hauen mit der Faust aufs Bein. Bei Ekel bzw. Genervt-Sein machen wir eine wegwischende Handbewegung, bei Angst ziehen wir die Schulterblätter zusammen bzw. ziehen den Kopf ein und bei Trauer sinken wir in uns zusammen bzw. lassen die Hände mutlos sinken. Diese Bewegungen können wir markieren und verstärken: *»Ja, merkst du, du machst dich gerade klein ... Ja genau! Mache das mal noch etwas stärker, ziehe dich ganz zusammen, wie fühlt sich das in deinem Körper an?«* Oder: *»Merkst du, was deine Hand da gerade macht? ... Ja, genau, die haut auf dein Knie! Mache das mal fester ... Haue mit der Hand doch einmal hier auf dieses Kissen!«* Dann (weiterhin mit geschlossen Augen so fest wie möglich auf dieses Kissen hauen lassen): *»Wen siehst du vor deinem inneren Auge? Was möchtest du jetzt dieser Person sagen oder mit ihr machen?«*

AFFEKTMOTORISCHE SCHEMATA

George Downings Theorie affektmotorischer Schemata ist der ursprünglichen Schematheorie sehr nahe. Die auf seiner Arbeit fundierenden körperpsychotherapeutischen Ansätze zur Überwindung der Körperabwehrstrategien (Downing 2007) können helfen, auf die hintere Bühne zu kommen (siehe auch Reusch 2024).

Polare Körpergefühle anbieten. Viele Menschen haben Schwierigkeiten, bei einer offenen Befragung ihre Gefühle zu benennen, und antworten dann intellektualisierend. Wir möchten in der Therapie unbedingt Beschämungsgefühle vermeiden. Sobald wir merken, dass sich Menschen schwertun, ihre Gefühle oder Körpergefühle zu benennen, bieten wir relativ rasch typische polare Gefühlspaare im Brust- und Bauchbereich für die BLAUE und ROTE Seite an (siehe Kap. 3.8.3 und Abb. 3-8). Bei den Basisemotionen sind das die *verletzbar-ängstlich-traurige* und die *angespannt-genervt-ärgerliche* Seite. Bei den Körpergefühlen sind die Paare: *»Wird die Brust eher enger oder weiter? Wird das Atmen schwerer oder leichter? Wird das Gefühl im Bauch eher kraftlos-flauer oder kraftvoll-krampfartiger? Zieht es sich eher zusammen oder will es sich ausdehnen?«*

Worte anbieten. Wir können Menschen aktiv helfen, ihre Gefühle auszudrücken, indem wir ihnen mögliche Formulierungen aus unserem mitfühlenden Erleben vorsagend anbieten (wie ein Souffleur): *»Ich fühle mich hilflos ... In mir zieht sich alles zusammen ... Ich bin sehr traurig.«* Da wir dabei daneben sitzen, entspricht diese Technik dem *Doppeln* beim Psychodrama (Moreno 1959) bzw. dem »giving words« der gestalttherapeutischen Stühle-Dialoge (Kellogg 2015). Für viele mag dieses Vorgehen sehr direktiv wirken, aber es funktioniert (zumindest bei einer entsprechend guten Einfühlung unsererseits) erstaunlich gut und gibt Menschen ein Gefühl, tief gesehen und verstanden zu werden.

Mitfühlende Selbstoffenbarung. Wem die eben genannte Technik zu direktiv ist, der kann aus dem eigenen, mitfühlenden Erleben heraus sprechen: *»Wenn ich mich in deine Situation hineinversetze, fühle ich mich jetzt sehr hilflos. In mir zieht sich alles zusammen und ich bin sehr traurig.«*

Paraphrasieren. Neben dem Stuhl für den Kindmodus sitzend wiederholen wir die Aussagen der konfrontierenden Seite paraphrasierend (und dabei sogar etwas zuspitzend): *»Hörst du, wie die Kritiker zu dir sagen, aus dir wird nie was, du schaffst das nie, bring dich doch gleich um? – Was löst das für ein Gefühl in deinem Körper aus?«* Wir können beim Paraphrasieren durchaus schemaaktivierend-zugespitzte Formulierungen einsetzen wie: *»Du bist wieder allein, du hast es wieder nicht geschafft, du hast wieder versagt, mit dir kann man es machen, dich braucht niemand!«* Interessanterweise wird das nicht auf uns attribuiert, sondern auf die Bewerter, deren (aktives) Echo wir während der Intervention sind.

Mentalisierung gibt inneren Halt. Durch die mentalisierende Verbindung der flutenden Gefühle mit Worten geben wir den Gefühlen eine (Sprach-)Form, welche die in den Gefühlen enthaltene emotionale Kraft gewissermaßen in Worte »bannt«. Diese Funktion taucht in vielen Märchen auf, z. B. bei Rumpelstilzchen: Wenn man das wirkende Wesen mit dem richtigen Namen anspricht, verliert es seine Macht. Dan Siegel (2012) nennt das: »If you name it, you can tame it.«

Float-Back (in die Kindheit). Wir fördern den Zugang mit den Schema-bildenden Situationen, indem wir uns (mit geschlossenen Augen) in Kontakt mit den Körpergefühlen in die Jugend- und Kindheitszeit zurücktreiben lassen (Float-Back; siehe Kap. 6.1.2).

Float-Forward (imaginative Zeitprojektion, »Altenheim«). Sowohl in der Kindheit als auch im Alter (also an den Toren des Lebens) sind wir alle zwangsläufig verletzbar und von anderen abhängig. Manche Menschen, die in der Mitte ihres Lebens sehr stark auf dem Autonomie-Bein stehen, brauchen aktuell kaum andere Menschen. Mit diesen können wir eine Zeitreise ins Altenheim machen, um sie mit ihrer verletzbaren Seite in Kontakt zu bringen, die spätestens dann andere Menschen braucht: *»Ich verstehe, Sie haben sich in Ihrem aktuellen Leben sehr gut eingerichtet und brauchen eigentlich niemanden. Lassen Sie uns einmal eine Zeitreise machen. Die Uhr dreht sich immer schneller vorwärts. Sie sind zehn Jahre älter, 20 Jahre, 30 Jahre, 40 Jahre ...* Können Sie fühlen, wie Sie immer älter und schwächer werden? *Jetzt sind Sie 80 Jahre alt und liegen in einem Gitterbett in einem Altenheim. Ja, das kann Ihnen passieren. Lassen Sie sich bitte einmal auf dieses Bild ein.«* Dann wechseln wir ins Du, um mehr Nähe zu erzeugen: *»Du musst* *auf die Toilette, kannst aber nicht über das Gitter klettern. Du klingelst nach der Pflegeperson, aber die kommt nicht ... Was löst das jetzt für ein Gefühl in deinem Körper aus?«* Falls die Person sich nicht auf das Bild einlässt, stehen wir gemeinsam auf, ordnen das (vermeidende) Verhalten in die Fallkonzeption ein und thematisieren die Folgen für die Therapie.

Grundbedürfnis erfragen. Wir fördern das Bewusstsein für die Grundbedürfnisse, indem wir (mit geschlossenen Augen) fragen: *»Was brauchst du jetzt, wonach sehnst du dich?«* (verletzbarere Seite) oder: *»Was möchtest du jetzt am liebsten tun, wenn alles erlaubt wäre (und es keiner sähe)?«* (wütende Seite). Insbesondere in Bezug zu dem, was das Kind (z.B. in der Imagination einer Kindheitsszene) tatsächlich erleben musste, kann diese Frage die Gefühle erheblich verstärken.

5.4.3 Bindungs- und akzeptanzfördernde, unterstützende Interventionen

Diese Interventionen sind grundsätzlich in allen Positionen möglich. Durch sie bauen wir *Beziehungskredit* auf (Sachse 2006). Den brauchen wir immer dann, wenn das therapeutische Bündnis bedroht ist (z.B. bei einer Schemaaktivierung in der Therapiesitzung durch uns). Dabei gehen wir forciert auf das BLAUE Bein und versuchen dadurch, das biologisch angelegte Bindungssystem in den Behandelten direkt zu aktivieren. Danach folgen Beispiele, wie man in der unterstützenden Position die Moduswahrnehmung nach einer Schemaaktvierung fördern kann.

Sich für das Erleben wirklich interessieren. *»Was löst das da tief drinnen für ein Gefühl aus? ... Wie fühlt sich das in deinem Köper an? ... Wie fühlt es sich an, darüber zu sprechen? ... Ich möchte verstehen, wie du dich da tief drinnen fühlst.«* Das klingt zugegebenermaßen banal, aber häufig hat sich nie jemand dafür interessiert, wie es der Person geht. Unser aufrichtiges, nicht urteilendes, verstehen wollendes Interesse ist dann eine ganz neue (korrigierende emotionale) Erfahrung. In der Mentalisierungsbasierten Therapie nennt man das einen »not knowing stance« (Fonagy et al. 2022). Dies wird häufig etwas misstrauisch einem professionellen Verhalten zugeordnet: *»Das sagen Sie doch nur, weil Sie ein Therapeut sind.«* Wir fragen dann: *»Ich habe den Verdacht, dass das Ihre inneren Bewerter sagen. Haben Sie selbst jetzt im Moment das Gefühl, dass ich mich wirklich für Sie interessiere?«* (Diskrimination) Oder: *»Was kann ich denn tun, damit Sie mir wirklich glauben, dass ich mitfühlen möchte, wie es dem Teil da drinnen hinter der Mauer geht?«*

Selbst die Augen schließen. Wenn wir selbst die Augen schließen, können wir leichter und tiefer in das Erleben mit eintauchen. Dann können wir auch sehr leicht Fragen stellen, die uns noch stärker in die Situation mitnehmen, z.B.: *»Wie alt bist du in dem*

Bild? ... An welchem Ort bist du genau? ... Stehst du oder sitzt du? ... Was siehst du da? ... Wer ist da noch? ... Wo sitzt diese Person? ... Was hat sie an?« (siehe auch die Anleitung in Kap. 6.1.2) Wir sehen dann gewissermaßen die Welt mit den Augen der Betroffenen und können uns optimal einfühlen.

Körperlich nahe sein. Neben der Person stehen oder sitzen, in der imaginativ-erlebenden Position (Kindmodus) auch Halt gebende, sanfte Berührungen zwischen den Schulterblättern, an der Schulter oder die Hände festhalten bzw. drücken.

Eine physische Verbindung schaffen. Anders als z. B. beim Eye Movement Desensitization and Reprocessing (EMDR) haben wir in der imaginativen Position keinen Augenkontakt mit der Person. Das heißt, wir merken nicht ohne Weiteres, wenn diese abdriftet oder gar dissoziiert. Das oben genannte Halten und Drücken der Hände hält den Kontakt zur Gegenwart aufrecht. Wenn Sie das nicht möchten, können Sie auch einen Schal oder ein Fleece zwischen sich und der behandelten Person ausspannen und daran ziehen, wenn Sie den Kontakt zum Hier-und-Jetzt verstärken wollen (Farrell & Shaw 2013; siehe auch Kap. 6.1.5).

Eine körperliche Hülle geben. Im Kontakt mit verletzlichen Emotionen wird uns häufig kalt. Dann können wir eine wärmende und schützende Decke anbieten. Das dämpft auch eine Halt- gebende Berührung zwischen oder an den Schultern etwas ab.

Sanfte Sprache und Stimme. Wenn wir nahe bei der Person sitzen (oder online mit einem guten Mikrofon arbeiten), wird unsere Stimme automatisch sanfter und wärmer. Wir sprechen dann so, als ob wir zu einem Kind sprechen. Das führt zu einem optimalen Einschwingen (Attunement) und einer starken, impliziten Bindungsaktivierung. Fonagy & Campbell (2023) nennen das *We-moments*.

Wortwahl. Bei den Worten wählen wir verbindende Formulierungen wie: *»Du bist nicht alleine, wir schauen uns das zusammen an, wir gehen da zusammen durch, wir lassen das jetzt nicht mehr zu!«*

Validierungen aller Art. *»Das ist eine ganz verständliche Reaktion«*, oder etwas abgeschwächt: *»Ja, das ist sicher eine Möglichkeit, zu reagieren.«* Sehr entlastend wirkt auch die Aussage: *»Du kannst nichts dafür«* oder *»Das hat mir dir nichts zu tun!«*

Selbstoffenbarung. Eigene Emotionen bzw. Impulse anbieten: *»Wenn ich sehe, was die Eltern (oder die Kritiker) zu dem Kind sagen, dann macht mich das auch sehr wütend.«* Mitgefühl zeigen: *»Wenn ich dich* (zum Kindmodus gewandt) *so sprechen höre, dann berührt mich das und dann möchte ich dich gerne unterstützen.«*

Hintergrund: Authentische Selbstoffenbarungen, die exakt zu dem Schemaerleben der Betroffenen passen, sind extrem bindung- und vertrauensfördernd und tragen viel zur angestrebten korrigierenden emotionalen Erfahrung bei (Caspar & Belz 2017). Jim McCullogh (2006) nennt das disciplined personal involvement (DPI). Sowohl Grawe (2004) als auch Wampold et al. (2018) benutzen wiederholt die Formulierung, dass erfolgreiche Therapeutinnen und Therapeuten »echt« sein sollten (im Sinne von authentischen emotionalen Interaktionen). Natürlich müssen wir uns wohl dabei fühlen und nur soweit gehen, wie es auch für uns »echt« ist.

Universalität des Leides. Yalom (1992) nutzt diese Formulierung, um Menschen zu vermitteln, dass sie mit ihrem Leid nicht allein sind. Aus einer buddhistisch informierten Perspektive möchten wir ergänzen, dass Leid ein nicht eliminierbarer, essenzieller Bestandteil des Lebens ist, mit dem wir leben lernen müssen (Dalai Lama 1999). Ein schmerzfreies (oder auch nur schmerzarmes) Leben ist kein realistisches Ziel.

Ein Übergangsobjekt mitgeben. Menschen lieben Symbole. Wenn wir symbolisch »aufgeladene« Dinge als *Anker* aus unserem Therapieraum mitgeben, kann das die gefühlte Verbindung zu uns und der Therapie auch im Alltag fördern. Das können Postkarten mit sinnhaften Motiven oder Sinnsprüchen, Steine oder vielleicht sogar eine Decke sein, in die sich z. B. schwer Traumatisierte an ihrem Sicheren Ort einhüllen. Auch die Audioaufnahmen aus den Sitzungen mit unserer Stimme gehören dazu.

Für emotional sehr bedürftige Menschen ist es ein großes Geschenk, wenn wir ihnen eine solche Decke nicht nur leihen, sonder schenken. Die muss nicht teuer sein, ist aber für die Betroffenen eine sehr wirksame Ressource bei der Stabilisierung zu Hause!

Sicherheit geben. Viele Traumatisierte können sich uns nur anvertrauen, wenn sie die Sicherheit haben, die Situation ausreichend kontrollieren zu können. So halten es manche Menschen mit Klaustrophobie im Kino nur aus, wenn Sie den Notausgang im Auge haben. Deshalb ist es wichtig, z. B. vor Imaginationsübungen zu versichern: *»Sie können jederzeit aus der Situation aussteigen bzw. den Prozess anhalten, wenn Sie sich nicht gut fühlen. Sie haben die volle Kontrolle! Hier geschieht nichts, was Sie nicht wollen!«*

Nach Befürchtungen fragen. Ängste nehmen ab, wenn man sie aussprechen kann und diese ernst genommen werden: *»Was macht Ihnen Angst? Was darf hier auf keinen Fall passieren? Was können wir tun, damit Sie sich sicherer fühlen?«*

Bedingungen anpassen. Wir passen uns den Bedürfnissen der Person an, z. B. was den Abstand beim Nebeneinandersitzen oder -stehen angeht, aber auch, welchen Weg sie wählen oder welche Hausaufgaben sie versuchen will. Wie beim **Motivationalen Interview** (Miller & Rollnick 1999) geben wir Rückmeldungen (feedback), aber überlassen ihr die Verantwortung (responsibility). Wir machen Angebote bzw. Vorschläge (advices), aber die Person wählt aus (menu of techniques). Das sind die ersten vier Schritte des

FRAMES-Ansatzes von William Miller (Miller & Rollnick 1999), die meisterhaft eine aktiv-direktive mit einer nicht-konfrontativen Haltung ausbalancieren. Das ist auch unser Ideal.

Bei Konflikten in der Bindung bleiben. Falls wir selbst die schemaaktivierende Person waren (z.B. in einem Beziehungskonflikt), ist es wichtig, die aktiviert-ROTE-behandelte Person durch sehr bindungsorientiert-kooperative-BLAUE Interventionen unsererseits in der Beziehung und damit in der Therapie zu halten. Dabei helfen neben Validierungen die folgenden Interventionen.

One-down-Position (Bateson 1981): Die Verantwortung auf sich nehmen: *»Danke, dass Sie mir sagen, dass Sie sich von mir nicht gut verstanden fühlen. Dann habe ich mich nicht gut ausgedrückt.«* Oder subtil konfrontierender bei narzisstischen Menschen: *»Vielleicht bin ich an dieser Stelle auch nicht der bestmögliche Therapeut für Sie. Wollen wir trotzdem versuchen, noch an diesem oder jenem Problem zu arbeiten?«* Selbst wenn wir das selbst nicht so sehen, sollten wir imstande sein, in diese Position gehen zu können. Damit nehmen wir das nicht gewünschte Ergebnis vorweg und ebnen den Weg, dass die Person aus einer eigenen Entscheidung heraus in der Therapie (bzw. der Verbindung) bleibt. Arntz (2011b) nennt das: Die Tür zustellen, durch die die behandelte Person nicht gehen soll.

Sich entschuldigen: Wenn eine Person auf einer Entschuldigung besteht, geht sie natürlich auf das ROTE Bein. Um zunächst die Beziehung aufrechtzuerhalten, sollten wir nicht auch auf das ROTE Bein gehen und uns z.B. rechtfertigen, selbst wenn wir uns im Recht fühlen. Hier ist unser flexibler Erwachsenenmodus gefragt, in dem wir auch einmal in eine strategische **Unterordnung** gehen können: *»Das tut mir leid, wenn Sie sich verletzt gefühlt haben, das war nicht meine Absicht. Geben Sie mir bitte die Chance, mich besser auszudrücken.«*

Diskrimination: Damit wollen wir einladen, neu auf die Situation zu schauen: *»Kann ich irgendetwas tun, damit Sie sich sicherer fühlen? Mir ist wichtig, dass Sie merken, dass Sie hier die Dinge unter Kontrolle haben und sicher sind. Haben Sie jetzt den Eindruck, dass ich im Moment alles gebe und wirklich mit Ihnen arbeiten will? Was könnte ich konkret tun, damit Sie diesen Eindruck bekämen?«* Meist können die Betroffenen das nicht sagen.

Um ein Experiment bitten: Ein wichtiger Ausweg aus einer festgefahrenen Situation ist, Zeit für ein Experiment zu gewinnen, das uns in eine neue Wahrnehmung und damit auch Urteilsgrundlage bringt: *»Mir ist schon klar, dass Sie keine Lust haben, mit mir jetzt aufzustehen. Sie würden MIR aber dabei helfen, mich besser zu sortieren, denn ich kann nicht so gut denken, wenn ich selbst angespannt bin* (One-down-Position). *Geben Sie mir bitte fünf Minuten. Dann können wir sehen, ob das etwas bringt. Sie können gerne auf die Uhr schauen! Danach können Sie entscheiden, ob das hilfreich war oder nicht.«*

Widerstand umgehen: Wir widersprechen nie (analog »einen Schlag mit einem härteren Schlag brechen«). Es gibt daher ein Wort, das wir uns vornehmen, »nie in den Mund zu nehmen« – das ist das Wort »Nein«. Wir sagen lieber: *»Ja – aber …«* (wie im traditionellen Karate nehmen wir die auf uns gerichtete Energie auf und lenken sie in eine neue Richtung). Auch das entspricht dem Vorgehen im **Motivationalen Interview**, nicht in einen Streit mit der Person zu gehen (never argue with a patient), sondern den Widerstand zu umgehen (roll with resistence) und lieber auf Widersprüche hinzuweisen (develop discrepancies; Miller & Rollnick 1999).

Markieren, Validieren, Einsortieren. Das ist der zentrale Dreischritt, um eine Schemaaktivierung zu benennen (markieren), über die Validierung in Kontakt zu bleiben und durch das Einsortieren den Weg wieder frei zu bekommen, um auf die hintere Bühne zu gelangen und dort weiterarbeiten zu können, z. B.: »*Entschuldigen Sie, wenn ich jetzt kurz unterbreche. Ich weiß, das ist unhöflich, aber ich spüre gerade eine gewisse Anspannung hier im Raum. Das ist völlig in Ordnung, aber kann es sein, dass wir beide gerade etwas auf das ROTE Bein gekommen sind?* ... Lassen Sie uns doch einmal zusammen aufstehen und das von außen anschauen!« Das führt zum nächsten Schritt:

Gemeinsam aufstehen. Der wichtigste Schritt, um aus einem kritischen Interaktionsmuster auszusteigen, ist, möglichst rasch, freundlich und validierend zu unterbrechen und dann im Stehen die Arbeitsbeziehung wieder aufzunehmen. Damit können wir die bedrohte Bindung am leichtesten aufrechterhalten (dazu ein Rollenspiel auf unserem YouTube-Channel: www.youtube.com/watch?v=BMjQw5yjJN4&t=705s).

5.4.4 Interventionen, die den Bezug zum Hier-und-Jetzt stärken

Present Moment Awareness

Aus unserer Sicht besteht ein großes Problem in der Therapie darin, dass die Menschen mit dem Bewusstsein gar nicht in der Gegenwart sind, sondern das Default Mode Network (DMN; siehe Kap. 1.3.2) aktiv ist. Oft beziehen sich die Gedanken auf Inhalte aus der Vergangenheit (dwelling) oder Dinge, die in der Zukunft vielleicht passieren könnten (worrying). Die Arbeit an Erlebnissen in der Vergangenheit ist kein Selbstzweck. Sie dient nur dazu, zu verstehen, wie sie die Gegenwart beeinflusst (z. B. durch diagnostische Imaginationen; siehe Kap. 6.1.2). Auch die Beschäftigung mit der Zukunft sollte der konkreten Handlungsvorbereitung dienen (siehe Kap. 4.6). In der Therapiesitzung versuchen wir, das Executive Control Network (ECN; siehe Kap. 1.3.2) zu aktivieren, und lenken daher die Aufmerksamkeit immer wieder auf die Gegenwart in Form von Gefühlen im Körper, auf Emotionen, Gedanken und Impulse JETZT im Moment. Dabei helfen die folgenden Techniken:

Presencing. »*Merken Sie, was Sie jetzt gerade tun?*« Das weckt sanft die Selbstaufmerksamkeit und lenkt die Betroffenen ins Hier-und-Jetzt. Wir können dann die Aufmerksamkeit auf den Körper lenken, um an die JETZT fühlbaren Basisemotionen und Körpergefühle heranzukommen, oder nach der »Stimme im Kopf JETZT« fragen.

Außenperspektive einnehmen. *»Herr Meier, ich möchte jetzt mit Ihnen als der erwachsenen Person von heute sprechen. Wie alt sind Sie? ... Genau, diese Person steht jetzt neben mir, die mit dem Auto in meine Praxis gefahren ist, wählen darf und heute früh noch ihr Kind ›in den Senkel gestellt hat‹! ... Können Sie diese Kraft jetzt in Ihrem Körper spüren?«* Wenn wir gemeinsam aufstehen und die Szene von außen anschauen, nehmen wir einen neuen Blickwinkel ein und lösen uns gleichzeitig aus dem aktivierten Zustand. Das unterstützt körperlich die Defusion. Wir stehen buchstäblich »über den Dingen«. Fällt es den Betroffenen schwer, die **Emotionen** auf dem Stuhl unten zu lassen, können wir diese **auf dem Stuhl »festkleben«**. Im Sitzen können wir uns vorstellen, die aktuelle Szene wie durch eine Kamera, die an der Decke hängt, zu beobachten. Das hilft auch uns selbst, inneren Abstand zu unseren eigenen Aktivierungen zu erlangen.

Körperzustand verändern. Jede Änderung der Körperhaltung aktiviert andere neuronale Netzwerke im Gehirn. Damit können wir volitional top-down Einfluss auf unseren emotionalen Zustand nehmen (Moscovitch et al. 2023). Das können wir auch im Alltag nutzen, wenn wir uns in einem unangenehmen Aktivierungszustand befinden, indem wir kurz den Ablauf unterbrechen, aufstehen und auf die Toilette gehen, ein Fenster öffnen oder uns ein Glas Wasser holen. Dabei gehen wir innerlich sozusagen in den »Leerlauf« und können leichter in einen anderen neuronalen Aktivierungszustand wechseln (siehe auch Kap. 1.3.2).

Grounding. *»Stellen Sie die Füße hüftbreit auf, beugen Sie die Knie ein klein wenig – also die Knie nicht durchdrücken – richten Sie sich auf und spüren Sie, wie Ihre Füße fest auf dem Boden stehen.«*

Verlangsamt Schreiten. Gemeinsam im Rhythmus des Atems durch den Raum gehen. Bewusst die Füße vom Boden heben, kurz tragen und langsam von der Ferse her aufsetzen (wie beim Storchengang). Dabei die Ellenbeugen 90° anwinkeln, die Hände öffnen und alle »Lasten« loslassen.

Starke körperliche Aktivierung. Gerade Traumatisierten sollten wir vermitteln, dass sie eine Wahl haben, z. B. aus einem Flashback auszusteigen, indem sie eine entgegengesetzte Körperhaltung einnehmen. So können wir sie z. B. auffordern, aufzustehen und uns mit aller Kraft wegzudrücken. Wenn die Person den Zustand wechselt, stoppen wir sofort und fragen: *»Spüren Sie mal, wie Sie sich jetzt im Körper fühlen! ... Und jetzt vergleichen Sie das mit dem Gefühl da unten auf dem Stuhl vor ein paar Minuten ...* [Diskrimination] *Genau! Das ist ein anderer Zustand! Die Kraft, mit der Sie hier drücken, ist kein verletzbares Kind. Das sitzt da unten. Ihr Gehirn ›kann‹ beide Zustände. Sie können wechseln!«* Wenn Sie einen unmittelbaren Kontakt der Hände vermeiden möchten, können Sie ein Kissen zwischen die Hände nehmen.

Diskrimination. *»Wie fühlen Sie sich JETZT im Vergleich zum Anfang der Stunde?«* Und zur Defusion von Bewertergedanken: *»Ist das, was Sie jetzt sagen, eine Befürchtung oder eine Beobachtung, d. h. haben Sie das schon einmal ausprobiert?«*

Interpersonale Diskrimination. *»Ich sehe, dass Sie Angst haben. Ich vermute, diese Angst hat viel mit Ihren früheren Erfahrungen zu tun. Wenn Sie mir aber JETZT in die Augen schauen, was sehen Sie? Gibt es irgendetwas, was in diesem Moment an mir bedrohlich wirkt?«* Und anschließend: *»Was kann ich JETZT tun, damit Sie sich etwas sicherer fühlen?«*

Fokussierung üben. Die Anleitung dafür lautet: *»Stellen Sie sich einen einfachen, von Menschen gemachten Gegenstand vor* [natürliche Dinge sind zu kompliziert!], *z. B. einen Bleistift, eine Kerze oder einen Schlüssel. Versuchen Sie, zwei Minuten lang nur Gedanken zu denken, die unmittelbar mit diesem Gegenstand zu tun haben, z. B. wie er aussieht, sich anfühlt, wie er hergestellt wurde, wie man ihn verwendet, wie es eines Tages mit ihm zu Ende gehen wird.«* Wenn Sie das einmal ausprobieren, werden Sie vermutlich bemerken, dass Sie abschweifen. Aber auch, dass Sie irgendwann wieder »aufwachen«. Diese Beobachtung zeigt den Unterschied zwischen einer automatisiert-assoziativen Denktätigkeit im DMN und einer bewusst geführten Denktätigkeit im ECN (siehe Kap. 1.3.2). Mehr Übungen dieser Art finden Sie bei Roediger (2006).

Aufmerksamkeitslenkung auf den eigenen Atem oder neutrale Reize in der Umgebung (z. B. Bücher im Regal des Therapieraums zählen). Diese Standardinterventionen, die wir jederzeit in der Stunde einsetzen können, bringen uns zu der ausführlicheren Übersicht über verschiedene Stabilisierungsübungen (siehe Abschn. 5.4.5).

Selbstwahrnehmung üben. Eine einfache Übung, die keine Zeit kostet und mit der Übungszeit die Fähigkeit zur Selbstwahrnehmung erheblich verbessert, ist folgende **Türklinkenübung**:

Sie definieren eine oder mehrere Türklinken als »Trigger« für diese Übung (sog. Premack-Prinzip; Premack 1962), z. B. die Klinke zu der Toilette in Ihrer Wohnung oder Ihrem Büro, zusätzlich noch Ihre Haus- und Ihre Bürotür. Immer, wenn sie diese Klinke berühren »schalten Sie innerlich kurz die Kamera an« und nehmen wahr, wie Sie sich gerade fühlen (R emot.), was Ihnen gerade durch den Kopf geht (R kog.), wie Ihr innerlicher Anspannungszustand ist (R physiol.) und wie Sie sich gerade bewegen (R mot.). Erst einmal nicht-wertend wahrnehmen. Dann gerne auch modifizieren und z. B. ein- oder mehrmals tief ausatmen, langsamer gehen, innerlich »loslassen«. Eine etwas vereinfachte Version ist, einfach nur zu spüren, ob man gerade mehr auf dem ROTEN oder dem BLAUEN Bein ist (siehe Kap. 3.8.3 und Abb. 3-8).

Die Verwendung von Apps zum Fertigkeitentraining

In den letzten Jahren wurden zahlreiche Apps entwickelt, viele davon werden auch als DiGA (Digitale Gesundheitsanwendungen) angeboten. Solche Apps bringen mehrere Vorteile mit sich: Menschen trainieren unter Anleitung, werden von der App ans Training erinnert, das Training kann dokumentiert werden und es ist deutlich wirtschaftlicher als die Teilnahme an Gruppen oder weiteren Therapiesitzungen. Die Risiken sind gering. Wir verfolgen derzeit die Entwicklung einer PBT- und ACT-spezifischen App (PsychFlex, https://psychflex.com), mit der sowohl diagnostische Selbstbeobachtung als auch zahlreiche Übungen und Trainingsprogramme durchgeführt werden können. Maßgeschneidert für den jeweiligen Menschen schalten wir beliebig Elemente frei und können aus der Ferne den Verlauf verfolgen bzw. in der nächsten Sitzung auswerten.

5.4.5 Stabilisierungstechniken in der Übersicht, Meditation

Stabilisierungsübungen

Es gibt eine große Anzahl von Stabilisierungsübungen mit unterschiedlichen Ansatzpunkten: Neben der Aufmerksamkeitslenkung auf stabile **Körperfunktionen** bzw. das momentane Körpererleben wirkt die Fokussierung auf aktuelle, neutrale **Wahrnehmungsinhalte** ebenso stabilisierend wie die Konzentration auf sichere **kognitive Inhalte** bzw. Bildvorstellungen. In alle drei Richtungen (Körper, Wahrnehmungen oder Gedanken) kann auf einen stabilisierenden Stimulus gelenkt werden, um aus einer maladaptiven Aktivierung aussteigen zu können. Tabelle 5-1 zeigt eine Aufstellung von bewährten Stabilisierungsübungen zu diesen drei Bereichen (weiterführende Literatur siehe Reddemann 2016; Roediger 2006). Wichtig erscheint uns, dass Stabilisierungsübungen nicht mechanisch (»skillen«), sondern liebevoll-selbstfürsorglich durchgeführt werden.

Übungen, die am Denken ansetzen
▪ **Positive Selbstinstruktion:** Diese können nur laut gedacht, aber auch gebetsmühlenartig halblaut vor sich hingesprochen werden. Im Prinzip wie beim Beten mit einem Rosenkranz. Die Formulierungen sollten dabei einfach und prägnant sein und ständig wiederholt werden: *»Du schaffst das schon, immer ganz ruhig bleiben, eins nach dem anderen, weniger ist mehr, slow is fast …«* ▪ **Serielles Subtrahieren:** In Gedanken oder halblaut 100 minus 7 rechnen lassen. Wenn dies auswendig geht, mit 102 oder 113 anfangen lassen ▪ **Tagebuch** oder **Briefe schreiben** (die nicht abgeschickt werden) ▪ **Imaginationsübungen** (z. B. innerer Sicherer Ort) ▪ **Meditationen** oder **Gebete** (z. B. sog. Stoßgebete)

Aufmerksamkeitslenkung auf Sinnesreize der Umgebung
▪ **Raum beschreiben:** In Gedanken oder halblaut den Raum beschreiben lassen, in dem man sich gerade befindet, z. B.: *»Die Decke ist aus abgehängten Platten zusammengesetzt, insgesamt 24 Stück, darin sind 2 Lichtgitter eingesetzt mit jeweils 4 Neonröhren, die Kantenlänge beträgt etwa 30 × 30 cm. Die Tapete ist eine mittelgroße Raufasertapete …«* (kann auch beim Gehen auf der Straße eingesetzt werden) ▪ **Wechseln der Sinneskanäle:** Eine Sache, die wir sehen, eine, die wir hören, ein Gefühl außen am Körper. Dann zwei Dinge, die wir sehen, hören und fühlen, dann drei – bis zu 5 Wahrnehmungen im Wechsel ▪ **Konzentriertes Lauschen:** Mit geschlossenen Augen alle Geräusche bewusst wahrnehmen und benennen, eines nach dem anderen, und sich dabei immer weiter in den Hörraum hinaustasten ▪ **Bewusstes Schmecken:** Beim Essen ganz auf die Geschmacksnuancen konzentrieren. Kann durch das Essen von sehr scharfen Speisen erleichtert werden (z. B. Chilischoten) ▪ **Konzentriertes Lesen** (ggf. halblaut) oder **Musik hören** (am besten mit Kopfhörern) ▪ Im Alltag **achtsames Wahrnehmen** der aktuellen Umgebung
Körperbezogene Übungen
▪ **Handlungen bewusst begleiten** (evtl. halblaut kommentieren) ▪ **Verankerung im Körper** (sog. Body-Scan, Bauchatmung, Grounding-Übungen): Fühlen, wie der Körper auf einem Stuhl bzw. dem Boden aufliegt, Reise durch den Körper, bewusst einen tieferen Stand üben (mit leicht gebeugten Knien, wie beim Kampfsport) ▪ **Selbststimulation:** Vor- und zurückschaukeln, sich in hohem Tempo fest mit den Handflächen abwechselnd auf den anderen Oberarm klopfen (Schmetterlingsklopfen), mit dem rechten Zeige- und Mittelfinger im Uhrzeigersinn auf dem Herz kreisen und sich sagen: *»Ich liebe und akzeptiere mich, so wie ich bin …«* Dabei den linken Arm nach links hinten wenden mit der Handfläche nach hinten und sagen *»… egal, was meine Bewerter sagen!«* ▪ **Verlängertes Ausatmen** (Vagusbremse): Doppelt solange aus- wie einatmen, evtl. gegen den Widerstand der Lippen, dabei innerlich mitzählen ▪ **PMR** (Progressive Muskelrelaxation) nach Jacobson ▪ **Bewusste Körperpflege:** Sich liebevoll-aufmerksam mit dem eigenen Körper beschäftigen (Baden, Eincremen, Sonnen, Saunieren), dabei ablenkende Gedanken »durchwinken« und beim Körpergefühl bleiben ▪ **Intensives Körpererleben** bis hin zu dosierten **Schmerzreizen**: Rausgehen und Licht, Luft und Wärme (oder Kälte) spüren. In stärkerer Form z. B. Igelball auf der Haut rollen, Kneifen, Gummibänder schnippen, Eiswürfel in die Hände nehmen, Wachs auf die Haut tropfen ▪ **Intensive körperliche Aktivität/Sport** (ohne dabei an etwas anderes zu denken), auch Kampfsport, der gleichzeitig die Selbstbehauptungsseite stärkt

Tab. 5-1: Übungen zur emotionalen Stabilisierung.

ÜBUNG Aufmerksamkeitslenkung als Einschlafhilfe

Die für die emotionale Stabilisierung zentrale Fähigkeit zur Aufmerksamkeitslenkung ist auch beim Einschlafen sehr hilfreich. Dazu eine kurze Anleitung:

Legen Sie sich entspannt hin. Gehen Sie wie beim Body-Scan kurz durch Ihren Körper und lassen Sie alle Anspannung bewusst los, besonders im Hals,

in den Schulten oder Händen, im Becken. Die volle körperliche Entspannung ist die Grundlage zum seelischen Loslassen beim Einschlafen. Ein spontaner, tieferer Atemzug zeigt den Wechsel von der Sympathikus- hin zur Parasympathikus-Aktivierung an.
Dann gehen Sie mit Ihrer Aufmerksamkeit in den Bereich der Brust, oder – wenn Sie das schaffen – sogar noch tiefer, bis in den Bauch oder gar die Waden. Bleiben Sie in diesem *fühlenden Denken* und lassen Sie alle klaren Gedanken im Kopf wegziehen, wie Wolken am Himmel. Alle Aktivierungen in Ihrem Körper lassen Sie herabsinken, wie sich aufgewirbelter Staub langsam absetzt.
Das fällt leichter, wenn Sie dabei den Atem mit den Gedanken »ein – aus – Pause« begleiten. Wenn die Pause zu lang ist und sich andere Gedanken hineindrängen wollen, denken Sie innerlich zweimal »Pause«, also »ein – aus – Pause – Pause«. Das hält ihr Bewusstsein beschäftigt. Das Bewusstsein »im Bauch« wird dann dumpfer und träumender, wodurch wir leichter einschlafen. So, wie man eine Lampe herunterdimmt. Dabei entsteht ein gefühlter Abstand zum Denken im Kopf. Es kann sein, dass Sie zu Beginn der Übung eine leichte Aktivierung spüren, die aber nachlässt, wenn Sie weitermachen. Wenn Sie nicht einschlafen können, drehen Sie sich um und nutzen den körperlichen Positionswechsel für einen neuen Anlauf. Wenn Sie nach 20 oder 30 Minuten nicht eingeschlafen sind, stehen Sie lieber wieder auf (gerade auch, wenn Sie nachts wach werden) und tun etwas. Wenn Sie fühlen, dass Sie müde werden, gehen Sie sofort ins Bett und versuchen es erneut. Spätestens am Abend des kommenden Tages wird Ihr Schlafdruck groß genug sein, sodass Sie besser einschlafen (vorausgesetzt, dass Sie keinen Mittagsschlaf – auch keine kurzen Nickerchen – gemacht haben).

Meditation als »Sicherer Ort«

Die gerade beschriebene Übung kann auch tagsüber im Sitzen als Meditation durchgeführt werden (siehe *Sicherer Ort-Meditation* unter https://schematherapie-frankfurt.de/index.php/materialien/videos/tutorials). Eine Meditationszeit von ca. 15 Minuten reicht für einen guten Effekt. Nach neun Monaten täglicher Meditation nimmt die Dicke der Hirnrinde zu (Valk et al. 2017). Derartige Übungen müssen sich mit wenig Aufwand in den Alltag integrieren lassen. Daher lieber häufiger und kurz als länger und am Ende gar nicht üben!

In der Fokussierung auf den Atem und das Gefühl in der Brust, also den Ort, auf den wir zeigen, wenn wir »ich« sagen, finden wir einen inneren sicheren Ort. Dieser Innenraum kann dann mit einem warmen, goldenen Licht gefüllt vorgestellt werden. Dabei verschmilzt das beobachtende Selbst (Erwachsenenmodus) mit dem fühlenden Selbst (Kindmodus) in ein einheitliches Seins-Gefühl im Inneren des Körpers. Eine Variante ist, sich vorzustellen, man sei umgeben von einer dicken lichtdurchlässigen Gummihülle (safe bubble; Farrell & Shaw 2013), die einen gegen alle Einflüsse von außen schützt. Dabei können Sie denken: *»Licht und Wärme hüllen mich ein.«* Diese Variante fällt Traumatisierten oft leichter.

In einem weiteren Schritt können wir uns vorstellen, dass dieses warme Licht in einer liebevoll-gütigen Stimmung auch Menschen um uns herum einhüllt. Sei es innerhalb oder auch außerhalb der »bubble«. Insbesondere von unseren Traumatisierten wissen wir, dass diese einfachen Übungen zuverlässiger funktionieren als komplexere Bilder eines Sicheren Ortes (z. B. Reddemann 2016).

Wer sich in diese Richtung weiter informieren möchte, findet viele Anregungen bei Roediger (2006), Bennet-Goleman (2002) oder Zarbock et al. (2012). Ein Programm zum Üben in Gruppen findet sich bei van Vreeswijk et al. (2012).

5.4.6 Reflexionsfördernde und kontextschaffende Interventionen

Dabei wechseln wir in aller Regel auch körperlich von der Erlebnisebene (im Sitzen) auf die Beobachter-/Reflexionsebene (im Stehen) – auch beim Imagery Rescpripting! Es ist wichtig, maladaptive Prozesse bzw. Schemaaktivierungen schnell zu unterbrechen.

> Pointiert gesagt: In der Zeit, in der jemand in seinen vertrauten Bewältigungsmodi ist, findet keine Therapie statt. Genau genommen ist das »verlorene Zeit«. Die Therapie beginnt erst dann, wenn die Person – von uns angeleitet – eine neue Erfahrung macht.

Unterbrechen und Perspektivwechsel. Einen anderen Menschen zu unterbrechen ist eine dominant-ROTE Geste (siehe Kap. 3.8.3 und Abb. 3-8). Insbesondere Menschen, die gerade selbst auf dem ROTEN Bein sind, mögen das gar nicht. Dann müssen wir deutlich in eine One-down-Position (und damit aufs BLAUE Bein) gehen (Bateson 1981): *»Entschuldigen Sie bitte, wenn ich Sie unterbreche. Ich weiß, dass ist unhöflich, aber haben Sie gerade gemerkt, dass ...«* oder: *»Merken Sie, was Sie da gerade sagen (oder tun, wie Ihre Stimme klingt, Ihre Gesten sind) ...?«* Je weiter wir in die Sackgasse der alten Bewältigungsmodi hineinlaufen, umso länger brauchen wir, um die Person wieder auf die »Hauptstraße«, nämlich im ECN auf die hintere Bühne, zu bringen. In diesem Sinne ist unsere Art zu arbeiten konsequent lösungsorientiert und zielgerichtet.

Beobachterposition einnehmen (im Stehen). *»Wir sind jetzt die Beobachter der Szene da unten auf den Stühlen. Es geht nicht um uns, sondern um die Bewerterstimmen (den Vater, den Chef, die Frau, den Therapeuten) und den kleinen Peter (oder den Herrn Meier). Wir sehen das wie durch eine Kamera oder wie einen Film im Kino ... Tun Sie alle Gefühle (oder Gedanken) runter auf den Stuhl ... Nicht Sie haben diese Gefühle, sondern der Peter da unten. Wir sind beide hier oben und sehen das von außen.«*

Das Video zurückspulen (stop-rewind-explore; Fonagy et al. 2022). Nachdem wir gestoppt haben und von außen schauen, sagen wir: *»Lassen Sie uns das Band von dem, was wir da unten auf den Stühlen sehen, etwas zurückspulen. Was hat die Patientin gemacht … was hat sie gefühlt, was hat sie gedacht … wie hat der Therapeut reagiert … was hat der vermutlich gedacht … oder gefühlt?«*

Markieren, Validieren, Einsortieren. Dieser bereits erwähnte Dreischritt (siehe Abschn. 5.4.3) bereitet die Wahrnehmung und Einordnung der Situation aus der Beobachterperspektive vor bzw. leitet in diese über. Zunächst markieren wir ein bestimmtes Verhalten (z. B. eine Schemaaktivierung), um in eine gemeinsame Wahrnehmung zu kommen. Dann validieren wir dieses Verhalten als eine mögliche Verhaltensoption, um in der Bindung zu bleiben.

Bezug zum Modusmodell (im Stehen). Dann stellen wir den Bezug zum gemeinsam formulierten Modusmodell her. Dadurch entsteht auf der Beobachterebene wieder ein gemeinsamer Blick auf das Verhalten und die Arbeitsbeziehung wird neu konsolidiert (rupture – repair; Safran & Muran 2000).

Weg vom Inhalt, hin zum Prozess. Wir gehen so wenig wie möglich auf die Erzählungen (konzeptuelles Selbst) ein, sondern schauen auf den Prozess im Hier-und-Jetzt, besonders auf der hinteren Bühne. Das ist für viele Menschen ungewöhnlich, denken sie doch, dass ihre Erzählungen für die Therapie wichtig seien, damit wir sie verstehen. Das ist aber alles semantische Verarbeitung und damit nicht unsere Arbeitsebene. Narrative zu bilden gehört zu den (selbstberuhigenden) Bewältigungsmodi. Wir verstehen einen Menschen in seinen Wunden und seinen Motiven besser (und tiefer), wenn wir das emotionale Erleben und die Bewertungsmuster auf der hinteren Bühne offenlegen.

Auf die Effekte schauen. Wir bewerten nicht das Verhalten, sondern schauen gemeinsam (im Stehen) auf die Effekte (*funktioneller Kontextualismus* in der Akzeptanz- und Commitment-Therapie): *»Was glauben Sie, wie das auf die andere Person wirkt und wie die reagieren wird?«*

Empathie-Übung. Wir stellen uns hinter den Stuhl der anderen Person (oder setzen uns drauf bzw. daneben) und fragen: *»Was macht das jetzt für ein Gefühl, in den ›Schuhen‹ der anderen Person zu stehen? Machen Sie bitte kurz die Augen zu und spüren in den Körper!«* Dann polare Emotionen anbieten und die Aufmerksamkeit im Körper halten. *»Was ist Ihr Impuls jetzt?«* Dadurch wird das Verhalten der anderen verständlicher.

Zeitprojektion. Wir erweitern das Bewusstsein für die Konsequenzen des Verhaltens, indem wir (im Stehen, aber mit geschlossenen Augen) eine Zeitprojektion in die Zukunft machen: *»Wenn Sie eine Woche später (einen Monat, ein Jahr, als 80-Jährige) auf diese Szene schauen, was fühlen Sie jetzt in Ihrem Körper? … Wie werden Sie darüber denken?«*

Extensionstechnik. Wir erweitern im Stehen die kontextuelle Perspektive, indem wir die Blickwinkel anderer Menschen (z. B. eines guten Freundes oder weisen Menschen) einbeziehen: *»Haben Sie einen guten Freund? ... Kann der jetzt mal hierher kommen? ... Hallo Max. Sie sind ein guter Freund von Peter. Wenn Sie die Situation zwischen Peter und seinem Therapeuten hier unten auf den Stühlen sehen, was meinen Sie dazu?«*

5.4.7 Ressourcenaktivierende Interventionen

Die Triebkräfte des Überschreibens bzw. der zentralen Prozesse der Entmachtung (bzw. Ermächtigung) und Versorgung sind der *konstruktive Ärger* (zur Selbstbehauptung) und das *Selbstmitgefühl* zur symbolischen Versorgung des verletzten Kindmodus (siehe Kap. 6.1.4). Diese in uns allen angelegten Ressourcen wollen wir durch die folgenden Techniken prozessual aktivieren. Dadurch ändern sich indirekt auch die Kognitionen bzw. Bewertungen.

Wir beschreiben hier zunächst die einzelnen Techniken. Im Kapitel 6 setzen wir diese zu komplexeren Interventionen zusammen, in denen wir die in Kapitel 2 erwähnten Prozesse realisieren.

Beobachterperspektive. Bei Menschen mit einem gut ausgebildeten Erwachsenenmodus genügt es oft schon, aufzustehen und sich die Szene von außen anzuschauen. Wenn wir uns den emotionalen Zustand in der erlebenden Position **symbolisch als Kind vorstellen** (evtl. unterstützt durch eine Moduskarte auf dem Kind-Stuhl), aktiviert das die erwachsen-elterlichen Netzwerke und das im Gehirn angelegte Beschützer- und Versorgungsnetzwerk. Wir fragen: *»Was für ein Gefühl kommt jetzt in Ihrem Körper hoch, wenn Sie sehen, was die da unten mit dem Kind machen ...?«* (den Ablauf beschreiben) Gegebenenfalls können wir die Augen schließen lassen und ergänzen: *»Stellen Sie sich das ganz plastisch wie einen Film vor, den wir jetzt zusammen anschauen.«*

Bezug zum »Still face-Experiment«. Das »Still face«-Video (www.youtube.com/watch?v=vmE3NfB_HhE) von Dr. Edward Tronick erfüllt neben der edukativen Komponente auch einen wichtigen diagnostischen Zweck: Es aktiviert bei beinahe jedem Menschen an den zwei Stellen, an denen das Kind seine Hilflosigkeit zeigt, Ärger gegenüber der Mutter und Mitgefühl für das Kind. Dies dient uns als »Beweis«, dass jede Person diese funktionalen Emotionen als Ressource hat und (für andere Kinder) mobilisieren kann: *»Erinnern Sie sich noch an das Still face-Video und was Sie da für das kleine Mädchen empfunden haben? Da unten sitzt auch ein Kind und es hat uns gesagt, wie es leidet. Was kommt da jetzt in Ihnen für ein Gefühl hoch, wenn Sie auf dieses Kind schauen?«* Einen erläuternden Kommentar zu diesem Video mit entsprechenden Hinweisen finden Sie unter www.schematherapie-frankfurt.de/index.php/materialien/videos/tutorials.

Extensionstechnik. Wir können auch hier einen besten Freund, eine gute Tante oder Oma, einen weisen Mann, die Frau vom Jugendamt oder eine gute Fee als unterstützende Person einführen und nach deren Erleben und Impuls fragen. Arnoud Arntz zitiert gerne die Menschenrechts-Charta (Arntz 2011b, S. 175).

Imaginative Ermächtigung. Anfänglich aufkommende Ärgergefühle können wir imaginativ verstärken. Bei einer solchen ressourcenaktivierenden Imagination verstärken wir gezielt die Selbstbehauptungskraft (natürlich mit geschlossenen Augen). Wir blicken dabei in Richtung des triggernden Stimulus in der konfrontierenden Position: *»Sie sind 3 Meter groß, alles ist möglich! Ihre Füße sind tief in der Erde verwurzelt, wie bei einem großen Baum. Nichts kann Sie umwerfen ... Spüren Sie Ihre Kraft? ... Was möchten Sie mit dieser Ärgerkraft jetzt tun? Was wollen Sie der Person da unten sagen oder mit der machen?«* Wenn die behandelte Person dabei ganz bewusst eine kraftvoll-dominante Haltung einnimmt und z. B. die Unterarme 90° anwinkelt und beide Fäuste kräftig ballt (sog. **power posing**), verstärkt das den Effekt.

Substitutionstechnik. Wir fördern die Mobilisierung funktionaler Emotionen (im Stehen), indem wir die verletzbare Seite auf dem Kind-Stuhl z. B. durch ein reales Kind (»Leon«) ersetzen: *»Wenn da nicht die kleine Susanne säße, sondern Sie sähen, wie die Kritiker so mit Ihrem Sohn Leon reden und ihn fertigmachen, was kommt da jetzt für ein Gefühl in Ihnen hoch?«* Bei Menschen mit eigenen Kindern aktiviert das sofort den »Löwenmuttermodus«. Haben die Behandelten keine Kinder, aber z. B. einen Hund, kann man auch diesen auf den Kind-Stuhl setzen und fragen: *»Stellen Sie sich vor, wie jemand Ihren Hund misshandeln will und z. B. mit einem Stock schlägt, was kommt da für ein Gefühl in Ihnen hoch?«* Bei vielen Männern funktioniert das auch mit einem geliebten Auto.

Diskrimination. *»Lassen Sie Leon und Susanne nebeneinander da unten sitzen. Was ist bei der kleinen Susanne anders als bei Ihrem eigenen Kind Leon? Beide sind gleich alt, sehen ähnlich aus, sind in der gleichen Lage. Was ist der Unterschied?«* Diese Frage führt direkt zu den inneren Bewertern.

Nach inneren Bewertern fragen. Der häufigste Grund, warum Menschen die in uns allen angelegten, funktionalen Emotionen nicht aktiveren können, sind kritische Stimmen der inneren Bewerter. Wenn wir gegen diese zu hart intervenieren, können wir Menschen in einen Loyalitätskonflikt zwischen uns und diesen Stimmen bringen. Wir bevorzugen, diesen Konflikt zu benennen und aufzulösen, anstatt Bewerter zu bekämpfen (vgl. Young et al. 2003, S. 344): *»Ich merke, dass Sie noch in der Schemaaktivierung sind. Was sagt denn die Stimme in Ihrem Kopf dazu? Welche Gedanken gehen Ihnen genau JETZT durch den Kopf? Sprechen Sie diese einfach aus bzw. schalten Sie den Lautsprecher ein. Alles ist okay, es sind nur Gedanken!«* Dann können wir diese Kritikergedanken ggf. validieren, auf den Stuhl für die konfrontierende Position setzen und mit diesen in einem Stühle-Dialog weiterarbeiten.

Öffnend nachfragen (Downward-arrow-Technik; Beck et al. 1979). Am prägnantesten geht das durch ein fragend-einladendes »... *weil* ...?«, das mit ansteigender Stimmlage an den paraphrasierten Satz angehängt wird: *»Susanne ist unfähig, weil ...?«*

Funktionale kognitive Reaktionen instrumentalisieren. Häufig antworten Menschen auf die Frage nach dem Gefühl mit durchaus funktionalen gedanklichen Bewertungen oder Handlungsimpulsen, z. B.: *»Das kann man doch mit einem Kind nicht machen, das ist total unfair!«* oder: *»Da muss man das Kind herausholen!«* Diese greifen wir auf, validieren sie, ordnen sie ein und fragen dann aber weiter nach dem Gefühl im Körper, das mit diesem Gedanken oder Impuls verbunden ist: *»Ja, genau, das ist total gemein! Aber was spüren Sie jetzt im Körper, wenn Sie sehen, wie gemein das Kind behandelt wird?«* Oder: *»Richtig, jemand muss das Kind da herausholen. Aber welches Gefühl kommt da jetzt in Ihrem Körper hoch, das Sie das tun lassen will?«*

> Aus unserer Sicht ist der *wohlwollende Blick auf unsere Ärgerkraft und die bewusste Wahrnehmung des Mitgefühls* ein zentraler Teil der korrigierenden emotionalen Erfahrung, die wir mit diesen Übungen bewirken wollen. Diese beiden Emotionen sind die energetischen Träger der gesunden Selbstbehauptungsfähigkeit und des Verbindung schaffenden Mitgefühls und Selbstmitgefühls.

Worte geben (als Team). Wir können abgestuft aktiv werden. Es ist relativ leicht, über den Stühlen, in der Imagination oder auch daneben sitzend passende Worte anzubieten (bzw. zu soufflieren). Die Person soll selbstverständlich aus diesen Angeboten das auswählen, was zu ihr passt. Dadurch entsteht eine Ko-Konstruktion, durch die der *Locus of control* sanft auf die Person übergehen kann. Es ist wichtig, die Person anschließend sofort nach ihrem Gefühl zu fragen, wenn sie die Sätze selbst ausspricht, denn dadurch können interferierende Kritikerstimmen erkannt werden.

Selbstoffenbarung. Auch hier können wir unser eigenes Erleben anbieten: *»Darf ich Ihnen sagen, wie es mir als Person geht, die mit Ihnen auf dieses Kind da unten schaut? Es bereitet mir große Schmerzen, zu sehen, wie dieses Kind unter ...* [hier das Verhalten der konfrontierenden Position beschreiben] *leidet. Das macht mich total ärgerlich und ich möchte das der Person* [bzw. den Stimmen im Kopf] *auch gerne sagen. Wollen wir das mal zusammen machen?«* bzw. *»... Darf ich das einfach mal machen?«* Dann kann gemeinsam nach Worten zur Entmachtung und zur Versorgung des Kindes gesucht werden oder wir gehen zum nächsten Schritt:

Selbst aktiv werden (Rollenmodell). Bei einem schwach ausgebildeten Erwachsenenmodus kann es – besonders zu Beginn der Therapie – notwendig werden, dass wir zunächst ein Modell für die Entmachtung und die Versorgung geben. Unser Vorgehen orientiert sich zunächst am Skript 1 des gut untersuchten ImRs-Protokolls (Arntz 2011a; siehe Kap. 6.1.4), sodass die Person uns als Beschützer und Versorger erleben kann.

Nicht selten erlebt die Person dies zum ersten Mal im Leben und ist sehr berührt, was die therapeutische Beziehung vertieft. Wenn möglich, kann die Person im Anschluss daran das von uns Gesagte im Erwachsenenmodus mit ihren Worten wiederholen, während sie zum dann leeren Kind-Stuhl spricht. Dies entspricht dann dem Skript 2 (siehe Kap. 6.1.4) des ImRs und betont die Verantwortung der Person für sich und ihre Emotionen bzw. Bedürfnisse. Das ist unser höchstes Ziel: Menschen möglichst schnell zur Selbsthilfe zu verhelfen.

5.4.8 Verhaltensvorbereitende Interventionen

Die verhaltensvorbereitenden Interventionen stellen den Übergang zur eigentlichen Verhaltensaktivierung dar (siehe konkrete Interventionen im Kapitel 4.6). Mit diesen Interventionen versuchen wir, die neue Erfahrung aus der Sitzung zu verstetigen, also die Übertragung in den Alltag vorzubereiten. Ein zentrales Element dabei sind neue Regelextraktionen, mit denen wir dem Erwachsenenmodus Antworten für die Bemerkungen der inneren Bewerter an die Hand geben wollen.

Regelextraktion. Noch im Stehen fragen wir: *»Wie können Sie die Erfahrung, die Sie jetzt gemacht haben, in einen neuen Merksatz zusammenfassen?«* Dieser **Merksatz** des Erwachsenenmodus (oder mehrere davon) kann auf das Smartphone aufgenommen werden, um ihn sich selbst vorzuspielen, wenn man wieder in eine Schemaaktivierung hineinrutscht. Die Erwachsenensätze sind sozusagen das »Gegengift« gegen die Kritikersätze, die helfen, die alten Werte der inneren Bewerter loszulassen und sich mit den selbst gewählten Werten zu verbinden. Die Kraft dazu kommt aus einem »Ekel« gegenüber den Bewertersätzen und aus dem tief gefühlten Wunsch, dass es einem selbst gut gehen möge und dass man das auch verdient hat. Dazu können verschiedene weitere Techniken beitragen:

Die verletzbare Seite adoptieren. Wenn wir – wie im Schritt 8b im Kapitel 6.1.4 am Schluss des Imagery Rscriptings – die Person bitten, sich noch einmal in die erlebende (Kind-)Position zu begeben, geschieht typischerweise Folgendes: *»Lassen Sie sich einen Moment Zeit ... Du bist jetzt wieder das Kind (bzw. im Kindmodus). Wie fühlt sich das jetzt an, so versorgt zu werden? ... Was brauchst du noch von der Großen?«* Im Allgemeinen wünschen sich Menschen, dass diese nie mehr weggehen möge. Das ist ein spannender Punkt! Wir stehen dann zusammen auf und wenden uns wieder an die neben uns stehende erwachsene Person: *»Sie haben gehört, was sich die Kleine wünscht? Möchten Sie diesen Teil in sich annehmen und immer mit ihm zusammenbleiben? Das heiß, wenn es ein Kind wäre, möchten Sie es adoptieren und nie wieder verlassen?«* Diese Zeitprojektion ruft häufig wieder Kritikerstimmen auf den Plan, die wahrgenommen und erneut entmachtet werden müssen. Am Ende fragen wir: *»Wie fühlt sich das jetzt in Ihrem Körper an, die Kindseite selbst versorgen zu können?«* Diese Erfahrung kann mit der Hausaufgabe verbunden werden, jeden Abend einen Tagesrückblick zu notieren und nach der eigenen emotionalen Seite zu schauen (siehe Kap. 4.6.6).

Audioaufnahmen anhören. Entweder die ganze Stunde oder die Aussagen im Erwachsenenmodus auf den Audioaufnahmen der Stunden anhören. Dadurch kann das Erleben in den Stunden später aktualisiert werden und man kann neue Kraft schöpfen.

Best day-Imagination. Noch im Stehen können wir besprechen, wie die Person (statt in den Bewältigungsmodus zu gehen) aus dem Erwachsenenmodus heraus bestimmte Situationen in ihrem Alltag in der nächsten Woche am besten auflösen könnte. Das kann in einer zukunftsgerichteten Imagination bildlich ausgestaltet werden (siehe Kap. 6.2.8). Am Ende fragen wir: *»Wie fühlt sich das jetzt in Ihrem Körper an, die Situation so aufzulösen?«* Das veränderte Körpergefühl verstärkt die Salienz (d. h. die Motivation), das Verhalten auch umzusetzen.

Planung von Verhaltensexperimenten. Aus dieser imaginativen Vision müssen jetzt noch konkrete Verhaltensschritte abgeleitet und ggf. in einem Rollenspiel eingeübt werden.

Absprache über Verhaltensexperimente. Die Planungen münden dann in eine konkrete Absprache, was in der Zeit bis zur nächsten Sitzung konkret ausprobiert werden soll. Nur das, was man zwischen den Sitzungen übt, baut im Gehirn neue Lösungsschemata auf. Daher sollten wir die Stunde nicht ohne eine Hausaufgabe beenden, damit die Person weiß, was sie üben kann (und soll). Dabei können zusätzlich verschiedene Arbeitsblätter eingesetzt werden (siehe Kap. 4.6).

Die Willenskraft schulen. Dazu gibt es eine einfache Übung, die man gut im Alltag machen kann, weil sie keine Zeit kostet. Die Anleitung dazu lautet:

»Wenn Sie einen Handlungsimpuls spüren, machen Sie vorsätzlich das Gegenteil – sofern das gefahrlos möglich ist. Wenn Sie z. B. morgens mit dem linken Bein in die Unterhose steigen wollen, nehmen Sie das rechte. Putzen Sie die Zähne mit der linken statt mit der rechten Hand (oder umgekehrt). Schmieren Sie Honig auf das Brötchen statt Marmelade. Gehen sie links an einer Person (oder einem Pfosten) vorbei statt rechts. Wenn vor Ihnen ein Stück Papier auf dem Boden liegt und Sie wollen vorbeigehen, heben Sie es auf (oder umgekehrt). Sie wollen bei Rot über eine Fußgängerampel gehen, bleiben Sie stehen.« Letzteres sollte man natürlich nicht umgekehrt machen! Man kann das auf kompliziertere Dinge ausdehnen: *»Sie möchten etwas sagen, dann ›schlucken‹ Sie es herunter (zumindest für diesen Moment). Sie möchten eine Arbeit aufschieben, dann erledigen Sie sie sofort. Sie möchten ein Stück Schokolade essen? Lassen Sie es liegen«* (sollte man vielleicht auch nicht zu oft umgekehrt machen). Sie werden erstaunt sein, wie sehr diese kleine Übung die Selbstregulation schult. Als Nebeneffekt übt man auch Selbstaufmerksamkeit (d. h. Modusbewusstsein).

Weitere Übungen finden Sie bei Roediger (2006). Derartige Übungen muss man übrigens ca. einen Monat täglich praktizieren, bis sie als Routine in der neuronalen Matrix gebahnt sind.

ZUSAMMENFASSUNG

Alle in diesem Kapitel genannten Techniken sind die Trittsteine auf unserem Therapieweg. Wir setzen sie wie Werkzeuge ein, um den angestrebten Effekt zu erreichen. Im Kapitel 6 werden wir diese Trittsteine zu Etappenzielen (d. h. zu komplexen Interventionen in einer Therapiesitzung) zusammensetzen. Viele dieser Wegetappen müssen wir mehrmals absolvieren, damit Menschen diese Wege am Ende selbst gehen können.

5.5 Die Positionen im Therapieprozess

Wir bewegen uns im Therapieprozess immer zwischen den vier Positionen: der beobachtenden, der konfrontierenden, der imaginativen und der unterstützenden Position (siehe Abschn. 5.1 und 5.2), abhängig von dem gezeigten Bewältigungsverhalten jedoch in unterschiedlicher Reihenfolge. Wir unterscheiden zwischen Internalisierenden (BLAUEN) und Externalisierenden (ROTEN) (siehe auch Kap. 3.8.3 und Abb. 3-8). Bei Ersteren ist auf der hinteren Bühne eher die verletzbare emotionale Seite aktiviert, bei Letzteren die aktiviert-selbstbehauptungsorientierte Seite. Zu Beginn einer Sitzung müssen wir entscheiden, welcher Typ vor uns sitzt, denn davon hängt die Interventionsrichtung ab. Da die Präsentation auf der vorderen Bühne unklar erscheinen kann (z. B. weinerlich, aber im Hintergrund dennoch manipulativ), beziehen wir unsere eigenen inneren Gefühlsaktivierungen in die Einschätzung ein.

5.5.1 Die internalisierenden Menschen

Die Mehrzahl der Menschen, die zu uns kommen, zeigen eine internalisierende Bewältigung: entweder eine zu große Unterordnung oder einen passiven Rückzug mit einer verletzbar-ängstlich-traurigen emotionalen Aktivierung im Hintergrund.

Hinweis: Auch Unterordnung hat die Funktion, emotionalen Schmerz z. B. durch die Aktivierung eines Verlassenheitsschemas zu vermeiden. Bei diesen BLAUEN Menschen ist das übergeordnete Therapieziel die Aktivierung der ROTEN Seite in Form von konstruktiver Ärgerkraft. Dazu müssen sie aber erst den Schmerz der Schemaaktivierung spüren, damit sie aus der Beobachterperspektive ihre Selbstbehauptungskraft und das Selbstmitgefühl aktivieren können. In der Therapiesituation sind die Betroffenen also zunächst nur begrenzt emotional aktiviert, selbst wenn sie verbal über ihr Leid sprechen. Auch »darüber zu reden« ist ein selbstberuhigender Vermeidungsmodus!

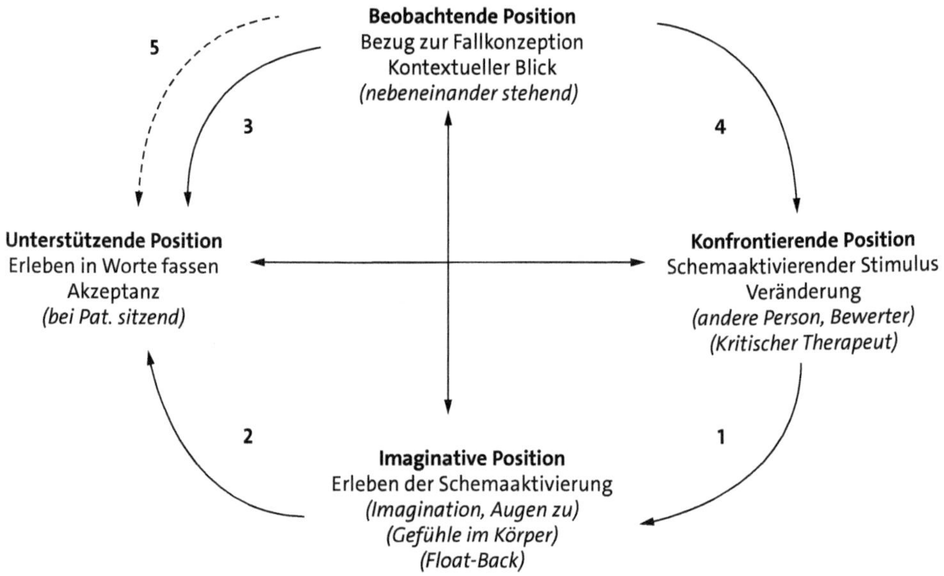

Abb. 5-2: Die Bewegung bei internalisierenden Menschen.

Die Bewegung IM Uhrzeigersinn (siehe Abb. 5-2): Wir nennen das die »Reise auf die dunkle Seite des Mondes«. Wir unterbrechen den Redefluss, schließen beide die Augen und gehen in die imaginative Haltung (Schritt 1). Nach einer ausreichenden Aktivierung gehen wir in die unterstützende Position, um in der Moduswahrnehmung das Erleben zu verbalisieren (Schritt 2). Nach der Frage nach dem Bedürfnis gehen wir zur funktionalen Schemabewältigung »auf die helle Seite des Mondes« (Schritt 3), um in der Beobachterhaltung die funktionalen Ressourcen zu aktivieren. Dann können wir mit der Ärgerkraft entmachten (Schritt 4) und uns selbst versorgen (Schritt 5).

5.5.2 Die externalisierenden Menschen

Externalisierende Menschen kommen meistens bereits schemaaktiviert in die Sitzung, und zwar auf dem aktiviert-genervt-ärgerlichen Bein – auch wenn sie sich vordergründig leidend und hilflos präsentieren (z. B. im Rahmen eines Rentenbegehrens). Sie erleben sich als von der anderen Person (konfrontierende Position) aktiviert. Wir streben also keine weitere Aktivierung, sondern eher eine Beruhigung an, um die Betroffenen im emotionalen Toleranzfenster und damit arbeitsfähig zu halten. Entsprechend müssen wir die emotionale Aktivierung abschwächen und den Blickwinkel erweitern. Erst dann können wir versuchen, auf der Erlebnisebene Kontakt zu der blockierten, verletzbaren (BLAUEN) Seite zu bekommen und dieses Erleben dann imaginativ vertiefen, um im letzten Schritt eine ausbalancierte, funktionale Lösung zu finden.

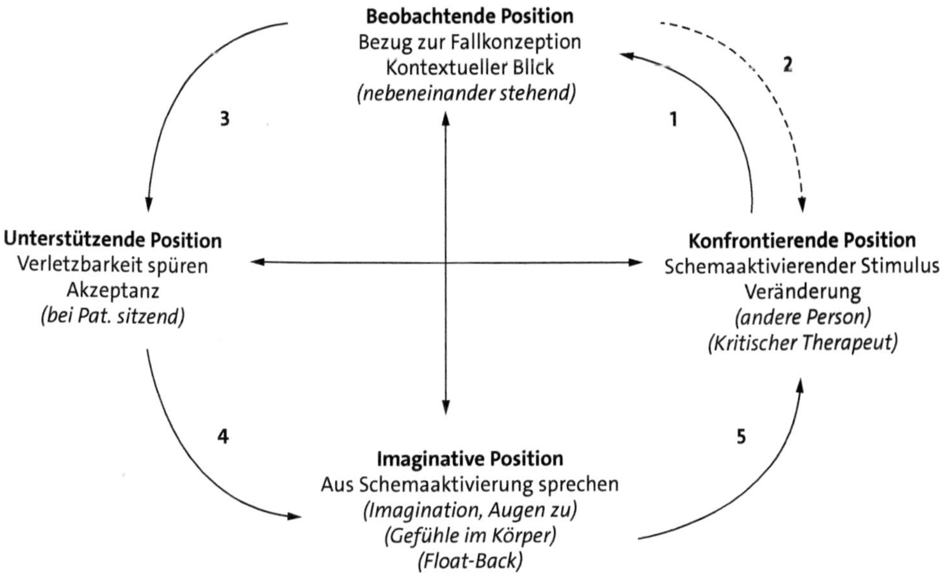

Abb. 5-3: Die Bewegung bei externalisierenden Menschen.

Die Bewegung GEGEN den Uhrzeigersinn (siehe Abb. 5-3): Wir bleiben also zunächst auf der »hellen Seite des Mondes« bzw. »knipsen das Licht noch mehr an«, indem wir das Gespräch unterbrechen und gemeinsam aufstehen, um in die Beobachterhaltung zu kommen. Dort streben wir Abstand zu den aktivierten Emotionen an und können die Arbeitsbeziehung aufrechterhalten bzw. festigen (Schritt 1). Dann blicken wir auf die Person auf dem Stuhl für die konfrontierende Position und auf die Effekte, die das Verhalten der behandelten Person bei ihr auslöst (erzielte Effekte des gewählten Bewältigungsmodus, Schritt 2). Nun versuchen wir, zunächst auf einer meta-kognitiven Ebene Motivation dafür zu schaffen, etwas Neues auszuprobieren. Sind Menschen dazu bereit, können wir in der erlebenden Position mit unserer Unterstützung in das entsprechende Erleben der verletzbar-BLAUEN Seite eintauchen (Schritt 3), das wir imaginativ vertiefen (Schritt 4). Dann können wir diesem Erleben gegenüber den anderen einen sprachlichen Ausdruck verleihen (Schritt 5). Zuletzt versuchen wir wieder im Stehen, ein ausbalanciertes Verhalten anzulegen.

5.6 Motivationale Klärung

Aus dem Beschriebenen wir deutlich, dass wir mit diesen Bewegungen versuchen, in einer empathisch konfrontierenden Weise von der *Spielebene* (Sachse 2006) auf der vorderen Bühne zur hintergründigen *Motivebene* zu gelangen, um beide Grundbedürfnisse ausbalanciert und damit funktional befriedigen zu können. Wir lehnen uns im Therapiestil an die bereits erwähnten Techniken des Motivationalen Interviews (Miller & Rollnick 1999) an. Wir gehen wie diese durchaus direktiv vor, versuchen aber, direkte Konfrontationen zu vermeiden und eher auf Widersprüche (discrepencies) zwischen langfristigen und kurzfristigen Zielen bzw. Einseitigkeiten bei der Bedürfnisbefriedigung hinzuweisen.

> Wieder etwas pointiert formuliert: Wir versuchen, die Person über ihre eigenen (Bewältigungs-)Beine stolpern zu lassen und ihr dann wieder auf die Füße zu helfen.

Dazu müssen wir die Effektivität des bisher gewählten Bewältigungsverhaltens infrage stellen können. Solange die Betroffenen ihr Verhalten als effektiv oder zumindest »alternativlos« einschätzen, befinden sie sich in der Phase der *Vornachdenklichkeit* (Pre-contemplation; Prochaska & DiClemente 1986). In dieser Phase sind Menschen nicht offen für Veränderungen (nicht einmal für Verhaltensexperimente), sondern wehren dissonante Informationen aktiv ab. Das gilt auch für positive Erlebenszustände.

BEISPIEL

Denken Sie einmal an Ihre letzte Verliebtheit. Waren Sie damals offen für kritische Kommentare Ihrer besten Freundinnen oder Freunde, z. B.: »Warum ausgerechnet der oder die?« Eher nicht! Und als Sie dann der Katzenjammer eingeholt hat, weil es doch nicht geklappt hat, hatten Sie kein Ohr für die aufmunternden Kommentare wie »Das wird schon wieder. Es gibt doch noch so viele andere Menschen auf der Welt!« Grund: Die aktivierten neuronalen Muster im DMN haben eine starke Tendenz, sich zu erhalten. Young sagt: »Die Schemata kämpfen um ihr Überleben« (Young et al. 2005, S. 37).

Nachdenklichkeit erzeugen. Das erste Ziel ist entsprechend, möglichst nicht-konfrontativ Nachdenklichkeit zu erzeugen. Das gelingt am leichtesten aus der Beobachterposition durch den Blick auf die Diskrepanz zwischen *beabsichtigten* und tatsächlich *erzielten* Effekte. Wir entwerten aber nie die bisher gewählten Bewältigungsmodi. Menschen machen nichts, was nicht irgendwann in irgendeinem Kontext funktional war (z. B. in einem dysfunktionalen Kindheitsumfeld). Im Krieg ist »schneller schießen« eine funktionale Überlebensstrategie. Das Problem entsteht erst, wenn sich die betreffende Person nicht an veränderte Lebensbedingungen anzupassen vermag (wie z. B. Rambo in den entsprechenden Filmen). Auf diese Nicht-mehr-Passungen wollen wir hinweisen. Wir valideren aber das bisherige Verhalten als »früher beste Lösung« und bieten ergänzende Strategien an. Die alten Lösungen bleiben eine Option (z. B. hinter die »Mauer« zu gehen), ergänzt durch eine (oder mehrere) neue. Dann können die Betroffenen auswählen (*Menue of techniques*; Miller & Rollnik 1999). Dadurch erweitert sich deren Verhaltensrepertoire und damit die Anpassungsfähigkeit an unterschiedliche Lebenssituationen, was einen Überlebensvorteil darstellt (Broaden and built-Theorie; Fredrickson 2014).

Die unausgesprochene Angst ist, wieder hilflos zu sein, wenn man die alten Muster aufgibt. Aber wir verlieren keine Möglichkeiten. Wir gewinnen nur neue hinzu und können wählen.

Verhaltensaufbau braucht Zeit. Die Stabilisierung eines grundlegend neu erlernten Verhaltens braucht übrigens viel Zeit. Prochaska & DiClemente (1986) sprechen von etwa zwei Jahren! In dieser Zeit (und natürlich auch danach) kann es immer wieder zu Verhaltensrückfällen kommen, z. B. weil man sich zu sicher fühlt und die Bereitschaft, sich anzustrengen, nachlässt. Dann rutschen die Betroffenen erneut in eine unkritische Vornachdenklichkeit und wir müssen in der Therapie wieder Nachdenklichkeit erzeugen. Veränderungsprozesse sind (wie Trauerprozesse) also zirkulär und nicht linear. Das müssen wir den Betroffenen erklären, sonst erleben sie Rückfälle als Scheitern. Dabei sind diese normal und gehören zum Veränderungsprozess. Wichtig ist, es immer wieder neu zu versuchen. Das nennt man im Buddhismus die *Anfängerhaltung* (beginner state).

Die Bereitschaft, nach jedem Sturz wieder aufzustehen, ist eine der wichtigsten Haltungen, die wir vermitteln sollten. Also immer wieder »rauf aufs Pferd«!

Ein gutes Modell sind Kinder, die laufen lernen wollen. Nebenaspekt: Bitte »helfen« Sie Ihren Kindern nicht dabei, indem Sie sie an den Armen hochziehen. Das untergräbt subtil deren Selbstwirksamkeitserleben. Selbstständigkeit kommt von »selbst stehen« können. Ermutigung ist wichtig, aber geben Sie keine praktische Hilfe. Die meisten Kinder lernen laufen! Diese Beobachtung ist ein Grund, warum wir in der Therapie nur in die aktiv-handelnde Rolle gehen, wenn es unbedingt notwendig ist, ansonsten eher eine ermutigende, Selbstwirksamkeits-fördernde Rolle einnehmen. Das ist für manche Menschen gar nicht so einfach, wie wir im nächsten Abschnitt zeigen werden.

Wir versuchen der Person nichts abzunehmen, was sie selbst tun kann. Aber wir bieten sofort Hilfe an, wenn sie nicht weiterkommt. Wir lassen niemanden »hängen« und die Übungen bzw. Sitzungen sollen immer gut ausgehen.

5.7 Unsere eigenen Schemata

Warum ergreift jemand den Beruf der Psychotherapeutin bzw. des Psychotherapeuten? Dafür gibt es natürlich verschiedene Gründe, aber in vielen Fällen spielen eigene Schemata und deren Kompensation eine erhebliche Rolle. Das wissen wir aus der Selbsterfahrung und aus unseren Einführungskursen, in denen Teilnehmerinnen und Teilnehmer den YSQ (Young Schema Questionnaire; siehe Kap. 4.3.4) selbst ausfüllen. Wir fragen per Handzeichen ab, welche Schemata die Anwesenden haben. Typischerweise zeigen sich bei den meisten eines oder mehrere der unkonditionalen Schemata der ersten Domäne (als Hinweis auf eine Bindungsfrustration). Darauf weisen auch Young et al. (2005, S. 244, 313) hin. Außerdem haben wir tatsächlich (fast) alle hohe Werte bei den konditionalen Schemata »Unerbittliche Ansprüche« (als Ausdruck der internalisierten Werte der Bezugspersonen) sowie »Aufopferung« als Erduldung des Anspruchsschemas bzw. als Kompensation der unkonditionalen Schemata »Erfolglosigkeit/Versagen« bzw. »Inkompetenz« (Young et al. 2005, S. 240). Dadurch, dass diese Schemata kompensiert sind, zeigen sie im YSQ nicht an, sondern nur im Kompensationsfragebogen Young Compensation Inventory (YCI). Ältere Studien (Leahy 2001) und neuere Untersuchungen (Saddichha et al. 2012) bestätigen diese Konstellation; kein Wunder, haben die meisten von uns ein Einser-Abitur und dann auch noch ein anspruchsvolles Studium der Psychologie oder Medizin absolviert. Etwas pointiert gesagt sind wir eine Gruppe ihre Schemata erfolgreich kompensierender Menschen. Das Risiko dabei ist, dass wir dadurch in unserer Selbstwertregulation vom Erfolg der Therapien abhängig werden können, was Wolfgang Schmidbauer schon 1977 in seinem Buch »Die hilflosen Helfer« sehr anschaulich ausführte.

Young et al. (2005, S. 313) schreiben: »Viele in der Psychotherapie oder Psychiatrie Tätige sind durch das Schema Selbstaufopferung dazu motiviert worden, diese Art von Tätigkeit zu tun.« Grundsätzlich sind eigene »Wunden« kein Hinderungsgrund, eine gute Therapeutin oder ein guter Therapeut zu werden, wie Carl Gustav Jung im Archetyp des *verwunderten Heilers* beschrieb: »Nur wo der Arzt selbst getroffen ist, wirkt er. Nur der Verwundete heilt. Wo aber der Arzt einen Persona-Panzer hat, wirkt er nicht.« (Jaffè 1971, S. 139) Das setzt aber voraus, dass wir um unsere Schemata wissen und wie es sich anfühlt, wenn sie in uns aktiviert werden. Daher spielt die Reflexion dieser Aktivierungen in der videobasierten Supervision eine große Rolle. Jeff Young sagte einmal, dass seiner Meinung nach bis zu 50 % der Supervision Selbsterfahrungsanteile beinhalten (Young, Persönliche Mitteilung). Wir werden im folgenden Abschnitt beschreiben, wie wir eigene Aktivierungen in der Therapie fruchtbar werden lassen können.

5.8 Fallen in der Beziehungsgestaltung (Circe und Odysseus)

Bei der Beschreibung der beiden wichtigsten Therapiefallen greifen wir zwei Figuren aus der Odyssee auf. Da diese griechische mythologische Erzählung möglicherweise den Jüngeren nicht mehr bekannt ist, hier eine kurze Erläuterung: Odysseus befindet sich nach dem zehnjährigen Krieg gegen Troja auf dem Heimweg, als seine Männer und er in den Bann der Zauberin Circe geraten. Daher rührt die heute noch bekannte Formulierung, jemanden zu »becircen«. So vergaß Odysseus, dass er auf dem Weg zu seiner Frau Penelope war, bis der Götterbote Hermes ihn wieder daran erinnerte.

Diese Konstellation beschreibt die erste Therapiefalle (siehe Abb. 5-4): Wir sind den Menschen sehr nahe, von ihrem Leid stark berührt und möchten helfen.

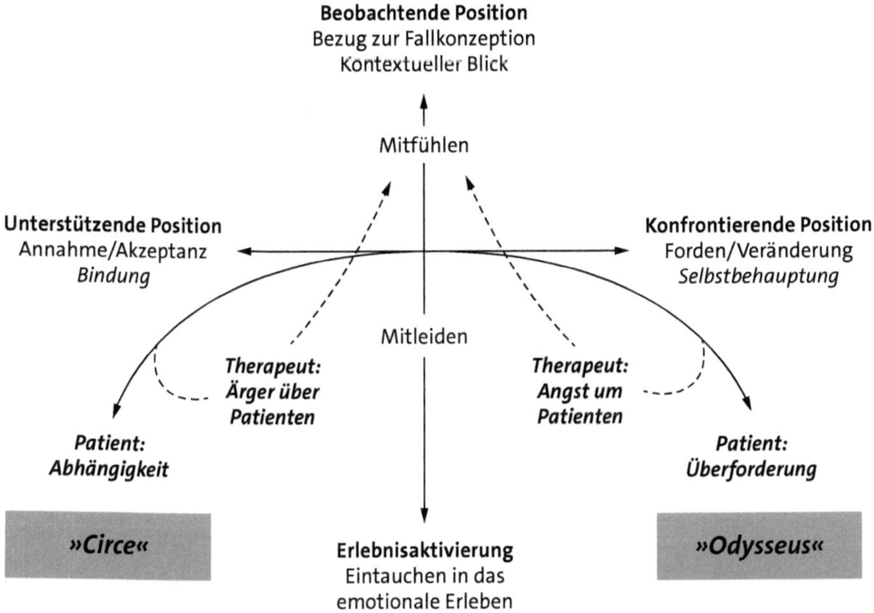

Abb. 5-4 Therapiefallen: Circe und Odysseus (der Lesbarkeit zuliebe haben wir hier nur die männliche Form dargestellt).

Die Circe-Falle. Wir befinden uns also im linken unteren Quadranten von Abbildung 5-4. Wenn wir nun unsere Schema-mitbedingten Helfer- bzw. Retterimpulse (Karpman 1968) nicht reflektieren und ausbalancieren können, laufen wir Gefahr, abgelähmt und selbst zum »Opfer« zu werden, wenn wir den Erfolg bzw. den Ausgang der Therapie von einer Verbesserung der Befindlichkeit der behandelten Person abhängig machen, die wir ja nur sehr bedingt beeinflussen können.

Diese Ohnmacht löst in uns früher oder später Gefühle von Frustration bzw. Genervt-Sein oder sogar Ärger aus. Woher kommen diese Gefühle? Im Sinne des Zwei-Beine-Modells (siehe Abb. 3-8, Kap. 3.8.3) geschieht hier etwas ausgesprochen Gesundes! In der Nähe zu den Menschen sind wir sehr stark auf dem (BLAUEN) Bindungsbein und unser CARE-System (Panksepp 2011) ist aktiviert. Bleibt der Erfolg unserer Intervention aus, meldet sich im Sinne des evolutionär angelegten Selbsterhaltungssystems (Extended Evolutionary Meta Model, EEMM; siehe Kap. 2.6.1) unser (ROTES) Selbstbehauptungsbein mit dem Impuls, uns wieder in eine evolutionär nachhaltigere innere Balance zu bringen. Dieses Signal sollten wir ernst nehmen und in einer empathisch konfrontierenden Weise in die Therapie einbringen. Dazu folgende Schritte:

- **Die Stagnation ansprechen**
  Wir sprechen die Stagnation selbst zu Beginn der Stunde an: *»Gibt es etwas, was wir heute von Ihrer Seite unbedingt besprechen müssen? ... Sonst würde ich gerne heute selbst einmal ein Thema einbringen und über unsere Beziehung sprechen.«* Wir empfehlen die Konfrontation im Stehen (siehe Abschn. 5.4.1).

- **Selbstoffenbarung der Unzufriedenheit**
  Im Stehen können wir sagen: *»Ist es für Sie in Ordnung, wenn wir heute mal über die Beziehung der beiden da unten auf den Stühlen sprechen? ... Dem Therapeuten geht es nämlich nicht so gut mit dem Verlauf der Therapie in der letzten Zeit. Er fragt sich, was die konkreten Fortschritte in den letzten Wochen sind ... Er hat den Eindruck, die Therapie stagniert und damit fühlt er sich nicht wohl.«* Im Sitzen stellen wir einen zweiten Stuhl neben den »guten« Therapeuten-Stuhl, auf den wir uns für die Konfrontation setzen, und sagen: *»Als kritischer Therapeut frage ich mich, welche konkreten Fortschritte Sie in den letzten Wochen gemacht haben ... Wenn wir nämlich keine Fortschritte machen, müssen wir die Therapieziele überprüfen und die Therapie anpassen, ggf. auch beenden!«* Das wirkt natürlich ungleich konfrontierender und schemaaktivierender als die Konfrontation aus der gemeinsamen Beobachterhaltung, was in manchen Fällen beabsichtigt sein kann.

Der weitere Ablauf der Konfrontation wurde bereits in Abschnitt 5.4.1 genauer beschrieben. Im positiven Fall endet die Sitzung, indem wir (dann in jedem Fall im Stehen) im Erwachsenenmodus gemeinsam überlegen, wie es in der Therapie weitergehen kann. Sei es im Sinne einer vermehrten Anstrengung, Dinge zu verändern, oder auch in der Akzeptanz bestimmter Einschränkungen.

Unser Erwachsenenmodus übernimmt damit die Rolle des Götterboten Hermes, der die Verstrickung auf der Prozessebene auflöst.

Die Odysseus-Falle. Außer dem angestrebten positiven Ausgang können Menschen aber auch negativ auf unsere Konfrontation reagieren (siehe Abb. 5-4). Im Sinne des *Trauma-Dreiecks* von Opfer, Täter und Retter (Karpman 1968) »bedienen« wir durch eine solche Konfrontation deren dichotome Muster und rutschen von der Retter- in die Täterrolle. Aus der Idealisierung fallen wir in die Entwertung, Dann können Formulieren kommen wie: *»Ich habe Ihnen so vertraut und jetzt lassen Sie mich auch fallen. Das ist schlimmer, als wenn ich mich gar nicht auf Sie eingelassen hätte!«* Nicht selten verstärkt sich selbstschädigendes oder sogar suizidales Verhalten.

Die Person fühlt (bzw. zeigt) sich dann wie Odysseus, der nach einem Sturm, der sein Schiff zerstörte, einsam an Land trieb. Dort wurde er von der Phäakenprinzessin Nausikaa in Obhut genommen. Ein Mensch, der sich von uns im Stich gelassen fühlt, aktiviert sowohl unser Bindungs- bzw. Versorgungssystem als auch unsere inneren Bewerter und damit starke Angst um die Person bzw. Schuldgefühle. Aus diesen heraus fühlen wir möglicherweise den Impuls, wieder auf die Person zu- und in die alte Rolle hineinzugehen. Damit wäre aber die Chance zu einer empathischen Konfrontation vertan.

- **Selbstoffenbarung der Betroffenheit**
  Analog, aber von der emotionalen Valenz her umgekehrt, können wir auch jetzt in eine Selbstoffenbarung gehen, wieder im Stehen oder im Sitzen. Im Stehen können wir sagen: *»Ich muss Ihnen sagen, dass der Therapeut da unten sehr dankbar ist, dass Herr Schmidt heute in die Stunde gekommen ist, um ihm zu sagen, was er letzte Stunde*

in ihm ausgelöst hat. Er hätte ja auch einfach wegbleiben können. Dass er gekommen ist, war mutig und gibt uns jetzt die Chance, es besser zu machen. Der Therapeut hat sich tatsächlich Sorgen um Herrn Schmidt gemacht und auch etwas Angst gehabt, als er letzte Stunde so bedrückt rausgegangen ist. Er hat da offensichtlich nicht den optimalen Ton getroffen und ist nicht gut genug auf Herrn Schmidt eingegangen. Das tut ihm leid.« Wenn der Patient zu Beginn der Stunde immer noch recht aktiviert ist, kann es besser sein, sich in der unterstützenden Position neben den Patienten zu setzen: *»Wenn es für Sie okay ist, sage ich jetzt mal du, denn ich möchte gerne mit der verletzten Seite da drinnen sprechen. Du, das tut mir total leid, dass der unsensible Therapeut da drüben so unzureichend auf dich eingehen konnte und das dich so belastet hat. Das ist natürlich nicht Sinn der Therapie! Ich bin sehr froh, dass du den Mut hattest, heute wiederzukommen und uns die Chance gibst, es besser zu machen.«* Wir fragen aber NICHT im Sitzen nach den Bedürfnissen der verletzen Seite, denn das würde die Kindmodus-Aktivierung verstärken (und damit zurück in die regressive Circe-Falle führen), was wir zu diesem Zeitpunkt der Therapie ja nicht (mehr) wollen. Stattdessen stehen wir zusammen auf und besprechen als »Beraterteam« im Stehen, wie oben beschrieben, die nächsten Schritte. In diesem Bild repräsentiert die Prinzessin Nausikaa den Erwachsenenmodus, der Odysseus wieder auf die Beine hilft.

ZUSAMMENFASSUNG

Zusammenfassend möchten wir festhalten, dass es sehr hilfreich ist, am Ende der Stunde ein kurzes Feedback der Patienten über die Qualität der Beziehung einzuholen. Stangier et al. (2024) benennen das als einen wichtigen Wirkfaktor einer guten Beziehungsgestaltung. Darüber hinaus sollten auch wir Konflikte bzw. *ruptures* (Safran & Muran 2000) in der therapeutischen Beziehung aktiv aufgreifen bzw. manchmal sogar herbeiführen, denn die Bewältigung bzw. Reparatur (repair) der Bindungsunterbrechung fördert die Resilienz der Menschen und vertieft die therapeutische Beziehung (so wie das in jeder anderen Beziehung auch der Fall ist). Das übertriebene Vermeiden von Konflikten bringt uns schnell (von unseren eigenen Schemata gesteuert) in eine zu aufopfernde Haltung und damit in die Circe-Falle. Eine empathische Konfrontation hingegen erzeugt ein gesundes Reizklima in der Therapie und bereitet besser auf den Umgang mit Konflikten im Alltag vor. Wir sind dabei realistische Rollenmodelle, wie man mit Ärger oder auch Fehlern und daraus resultierenden Schuldgefühlen umgehen kann.

Zudem wirkt dieses bewusst schemaaktivierende Verhalten einem sich schleichend entwickelnden »Kaffeekränzchenmodus« in einer therapeutischen Komfortzone entgegen, in dem sich alle Beteiligten subtil in einem Vermeidungsmodus einrichten. In Kapitel 8.4 haben wir alle typischen Konstellationen von therapeutischen Moduszirkeln zusammengestellt und deuten an, in welche Richtung sie (z. B. im Rahmen der Supervision) aufgelöst werden können.

6 Die komplexen Interventionen

In diesem Kapitel setzen wir nun die Bausteine aus den vorangegangenen Kapiteln zu komplexen Interventionen zusammen. Die drei wichtigsten Interventionen sind (1) das Imagery Rescripting (die »große Imaginationsübung«) sowie die Stühle-Dialoge mit (2) internalisierenden und (3) externalisierenden Menschen. Daneben gibt es einige Variationen von Imaginationen und Stühle-Dialogen, die wir auch vorstellen. Wir beschreiben die Übungen im Detail, machen Formulierungsvorschläge (in *kursiver Schrift*) und weisen auf einige Besonderheiten hin. Die Hintergründe der Interventionen haben wir ja bereits in den vorangehenden Kapiteln beschrieben. Dazu geben wir zahlreiche Verweise an. Zur besseren Übersicht und Orientierung zeigen wir jeweils eine Tabelle mit den zentralen Schritten. Die wichtigsten Formulierungen finden Sie noch einmal in einer Tabelle zusammengefasst, die Sie von der Website www.schematherapie-frankfurt.de/index.php/materialien/therapiematerialien/uebungsanleitungen herunterladen und ausdrucken sowie als Vorlage bei der Anwendung der Übungen verwenden und anfangs ggf. ablesen können.

6.1 Imagery Rescripting (ImRs)

6.1.1 Vorbereitung von Imaginationen

Um die Person, mit der wir arbeiten, sicher durch eine solche Übung zu führen, braucht es einerseits Fingerspitzengefühl, andererseits einige therapeutische Erfahrung. Gleichzeitig verlangen gerade die Imaginationsübungen eine gute Ausbildung und Supervision, idealerweise unter Einbeziehung von Videoaufnahmen. Eine präzise bzw. adhärente Anwendung der Technik wirkt sich positiv auf die Abbruchquoten aus (Bamelis et al. 2014). Entsprechend nimmt dieser Teil einen großen Raum in der Schematherapie-Fortbildung ein. Zur Unterstützung gibt es Trainingsvideos (www.schematherapie-frankfurt.de/index.php/materialien/videos/trainingsvideos).

Stabilisierungsfähigkeit sicherstellen. Vor der Durchführung einer Imagination wird sichergestellt, dass die Person über eine ausreichende emotionale Stabilisierungsfähigkeit verfügt, um nach der Übung wieder sicher in den Alltag zurückzufinden. Insbesondere bei Menschen mit einer Borderline-Persönlichkeitsstörung oder einer Posttraumatischen Belastungsstörung, die zu Dissoziationen neigen, ist bei der Arbeit mit Imaginationen vorsichtig vorzugehen (siehe Abschn. 6.1.5). Die Person muss vor der gezielten imaginativen Aktivierung imstande sein, die aktivierten Emotionen durch Stabilisierungsübungen eigenverantwortlich wieder in ihr persönliches Toleranzfenster herunterregulieren zu können (siehe Kap. 1.3.1).

Transparenz und gute Aufklärung. Unsicher-vermeidende und besonders desorganisiert gebundene Menschen haben häufiger Widerstände, sich auf eine Übung einzulassen, in der sie sich relativ ausgeliefert fühlen könnten. In diesen Fällen fördert eine Psychoedukation, die das Verhalten als Selbstschutzmodus validierend erklärt und den Sinn der Übung transparent macht, das Vertrauen. Dazu gehört auch eine vorherige Ansage, wie lange die Übung etwa dauern wird, damit sie nicht ungeduldig werden. Darüber hinaus wird die Einstiegsschwelle so niedrig wie möglich gelegt. Als Einstieg kann man z. B. mit einem Foto aus der Kindheit arbeiten, das sich beide gemeinsam anschauen, während die Person aus dem Leben des Kindes in der dritten Person erzählt. Wenn Emotionen hochkommen, wird in die imaginative Haltung (siehe Kap. 5.2.2) gewechselt.

Wenn möglich Augen schließen. Durch das Augenschließen wird der optische Kontakt zur aktuellen Umgebung unterbrochen und das Eintauchen in die emotional gefärbte Bilderebene im Inneren erleichtert. Wenn jemand Schwierigkeiten damit hat, kann stattdessen der Blick starr auf den Boden oder auf eine neutrale Wand gerichtet werden. Als Brücke können auch die Hände vor das Gesicht gehalten und dabei die Augen offengelassen werden, ähnlich wie es scheue Kinder tun, wenn sie Angst haben oder sich schämen. Es kann auch nach den Befürchtungen gefragt werden, was in der Imagination passieren könnte und keinesfalls passieren soll (siehe Arbeit mit dem Selbstschutzmodus in Abschn. 6.3.1). Nicht selten ruft das Augenschließen Vorstellungen obskurer Hypnoseprozeduren auf, in denen die Hypnotisierten beschämende Dinge tun. Diese Befürchtungen können sehr nahe an das Erleben des hilflosen oder missbrauchten Kindes heranführen und dadurch wiederum einen indirekten Zugang eröffnen. Es ist nachvollziehbar, dass besonders Traumatisierte eine Hemmung haben, die Augen zu schließen, während wir sie anschauen. Das gemeinsame Augenschließen und Nebeneinander-Sitzen ist solidarisch und hilft auch uns dabei, »in die Haut der Person hineinzuschlüpfen«, um »die innere Welt mit deren Augen zu sehen, als wäre es die eigene« (Rogers 1973, S. 48). Im Zweifelsfall bleiben die Augen erst einmal offen, während wir sie schließen, verbunden mit der Erklärung, dass wir uns dann besser auf die inneren Bilder einlassen können.

> Die Person soll wissen, dass sie immer wach bleibt, allzeit die volle Kontrolle über den Prozess hat und jederzeit gefahrlos aussteigen kann.

Stoppzeichen vereinbaren. Besonders Traumatisierte brauchen manchmal diesen »Notausgang«, um sich auf eine unbekannte Situation einlassen zu können. Es wird ihnen daher versichert, dass nichts geschieht, womit sie nicht einverstanden sind, verbunden mit der Frage, ob sie sich unter diesen Umständen auf das Experiment einlassen können. Es kann auch ein nonverbales Stopp-Signal, wie z. B. das Heben einer Hand oder eines Fingers, vereinbart werden. Wenn wir Geduld zeigen, schafft das manchmal mehr Vertrauen als die eigentlich »verhandelten« Inhalte, denn so ernst wurden die Zweifel der Person früher in der Regel nicht genommen. Stattdessen hieß es eher »Stell dich nicht so an!« oder »Wenn du jetzt nicht endlich mitmachst, dann ...«

Offene Sitzhaltung. Wir sitzen in aller Regel neben der Person. Die Sitzhaltung, welche die Person zu Beginn der Imagination einnimmt, sollte mit einem Kind-Erleben kompatibel sein, d. h. die Beine werden nebeneinander gestellt. Die Knie übereinanderschlagen ist hingegen eine typisch erwachsene Sitzhaltung (bzw. eines Selbstschutzmodus) und kann die Aktivierung des Kindheitserlebens erschweren. Letztlich setzen Menschen unbewusst aus genau diesem Grund diese Körperhaltungen ein, um sich selbstsicherer und erwachsener zu fühlen bzw. zu zeigen. So sollten auch die Arme nicht vor der Brust verschränkt sein, sondern möglichst auf den Lehnen des Sessels oder ggf. im Schoß liegen. Grundsätzlich wäre es denkbar, die Imagination auch im Liegen durchzuführen. Das Liegen auf der Couch in der Psychoanalyse soll ja ebenfalls in Verbindung mit der optischen Deprivation durch den Blick an die leere Decke die Regression fördern. Die liegende Haltung aktiviert aber möglicherweise andere Schemata bzw. Situationen als die gesuchten (z. B. von Entspannung) oder sie fördert Ohnmachtsgefühle (z. B. bei Traumatisierten). In der Schematherapie wird daher üblicherweise im Sitzen gearbeitet. Gegenüber stellen wir den Stuhl für den Stimulus auf.

Arten von Imaginationen. Imaginationsübungen können in verschiedener Weise eingesetzt werden:

- als stabilisierende bzw. ressourcenstärkende Imagination
- als kurze diagnostische Imaginationsübungen zu Therapiebeginn
- als klärende und verändernde Imaginationsübungen in der Arbeitsphase (sog. Imagery Rescripting)
- als Imaginationen, um Schemata gezielt zu aktivieren (z. B. um die verletzbare Seite bei Externalisierenden zu aktivieren; siehe Abschn. 6.4.3)
- als kurze, das emotionale Erleben vertiefende Imaginationen in der Übungsphase
- als zukunftsorientierte Imagination zur Vorbereitung einer Verhaltensänderung (sog. Lösungsimagination)

Aus dem Sicheren Ort starten? Der Start in eine Imagery-Rescripting-Sitzung aus dem Sicheren Ort heraus wird kontrovers diskutiert. Während Young das ursprünglich so empfahl (Young et al. 2005), verweisen auch Jacob & Arntz (2015) darauf, dass eine initiale Stabilisierung der Idee der emotionalen Problemaktualisierung, welche die Voraussetzung zu einer veränderten Gedächtniskonsolidierung ist, widerspricht. Sogar die Stabilisierung vor einer Traumaexposition wird inzwischen kritisch gesehen (siehe Kap. 7.5.2; siehe auch Neuner 2008; Reddemann 2016).

Aus einer Aktivierung starten. Am leichtesten gelingt der Einstieg in eine Imaginationsübung gerade dann, wenn die Person emotional bereits aktiviert ist. Wir vertreten daher auch die Position, dass eine Abschwächung der Aktivierung kontraproduktiv ist und besser rasch und kurz in eine tolerable Aktivierung eingestiegen und ggf. zügig in die Beobachterperspektive gewechselt werden sollte, um die Belastung im Toleranzfenster zu halten. Es ist ja gerade eine der Stärken der schematherapeutischen Imaginationsanwendung, dass sie durch ihre Flexibilität und unser aktives Einschreiten ein hohes Maß an Prozesskontrolle bietet und ggf. rasch aus einer Überlastungssituation ausgestiegen und anti-dissoziativ interveniert werden kann. Voraussetzung ist, dass die Person vorher ihre Stabilisierungstechniken geübt hat und nach der Sitzung effektiv einsetzen kann. Dosierte telefonische oder E-Mail-Kurzkontakte nach der Sitzung und Audio-Memos bieten zusätzliche Stabilisierungsmöglichkeiten im Rahmen der schematherapeutischen Beziehungsgestaltung (siehe Kap. 5.4.5).

6.1.2 Diagnostische Imagination

Zu Therapiebeginn müssen nicht alle Schritte und auch nicht in maximaler Intensität durchlaufen werden, wenn sich die Person noch nicht ganz darauf einlassen kann. Besonders ängstliche oder misstrauische Menschen führen wir langsam an diese Art des Arbeitens heran und tauchen beim ersten Mal nur für ein paar Minuten in den emotionsfokussierten Erlebenszustand ein. Erst beim nächsten Mal wird dann ein Float-Back in eine Kindheitsszene versucht. Wir gehen nur so weit, wie die Person sich sicher fühlt. Mit zunehmendem Vertrauen wird dann aktiver und tiefer in die emotionale Aktivierung gegangen. Damit dauern diagnostische Imaginationen zwischen fünf und 15 Minuten.

Zur Übersicht wird im Folgenden eine solche Imaginationsübung komplett beschrieben. Der gesamte Ablauf ist in Tabelle 6-2 (siehe Abschn. 6.1.4) zusammengefasst.

Schritt 1 (wenn angezeigt): Imaginative Stabilisierung im Sicheren Ort

Wenn man es für nötig hält, kann mit der Imagination des Sicheren Ortes (Reddemann 2016) begonnen werden. Diese Übung können Sie auch als erste Imagination machen, um die Person an diese Technik heranzuführen (Arntz 2011a). Emotional stabilere Menschen steigen direkt beim folgenden Schritt ein.

Schritt 2: Die Ausgangssituation vorstellen

Die Situation aus dem aktuellen Leben wird in allen Sinnesmodalitäten bzw. Reaktionen aus der SORC-Schleife (optisch, akustisch, vom Körpererleben her, mit allen Gedanken und Gefühlen) möglichst intensiv vorgestellt, als wäre es ein Film, der jetzt abläuft. Entsprechend der Interacting Cognitive Subsystem Theory (Teasdale 1993) gelingt die Aktivierung impliziter (episodischer) Repräsentationen besser, wenn möglichst viele sensorische Kanäle angesprochen werden. Wir begeben uns imaginativ exakt an den Ort, an dem die Situation stattfand. Alle damals anwesenden Personen befinden sich wieder dort und tun genau das, was sie in der betreffenden Situation auch getan haben. Idealerweise schließen wir in dieser Phase ebenfalls die Augen, gestalten die Situation innerlich mit und erfragen alle Details, die uns zu einem intensiven Miterleben fehlen. Dies führt immer tiefer in das Erleben hinein. Mit dieser Introspektionshaltung, die dem Focusing ähnelt (Gendlin 1997), wird von der sprachlichen Verarbeitungsebene auf die episodisch-bildhafte gewechselt (siehe Abb. 6-1, Pfeil 1). Häufig sprechen Menschen dabei noch in der Vergangenheitsform, was zunächst toleriert wird, bis sie sich an die emotional belastendste Situation herangetastet haben. Diese Sequenz kann dann (evtl. in Zeitlupe) zwei- bis dreimal wiederholt werden, um sie noch lebendiger zu machen. Nun lenken wir den Bericht in die **Gegenwartsform**, indem wir z. B. paraphrasierend sagen: *»Herr X sagt jetzt wieder ... Was ist Ihr Gefühl jetzt?«* Wenn Menschen rasch Zugang zu ihren basalen Emotionen bekommen, braucht man sich bei diesem Schritt nicht aufzuhalten, sondern geht direkt weiter in den dritten oder sogar vierten Schritt.

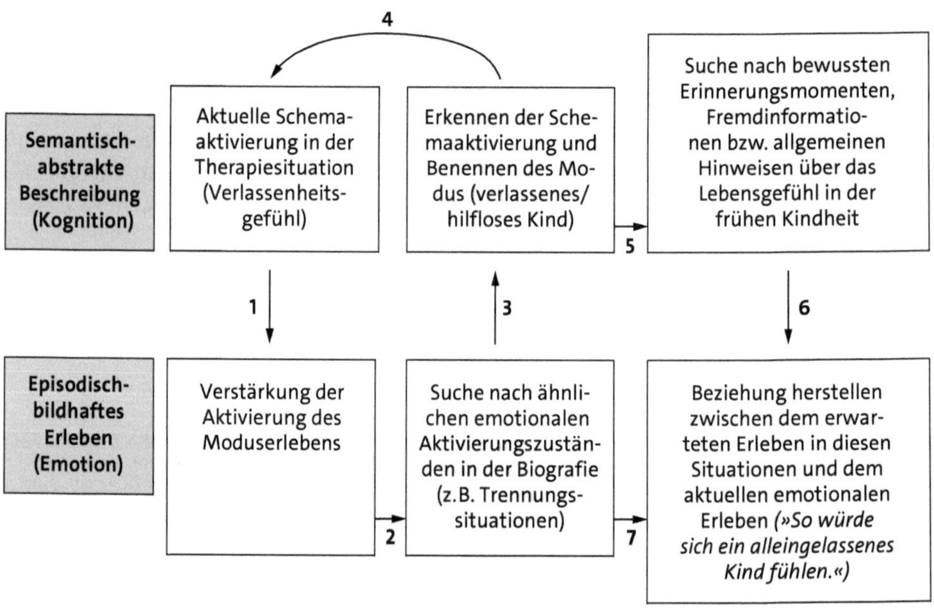

Abb. 6-1: Bewegungen in der Imagination.

Auf Kipppunkte achten. Es kann helfen, wenn wir zunächst in das Gefühl VOR der Schemaaktivierung einsteigen, also in das normale Alltagsgefühl. Dann nähern wir uns der Situation an, wo das Gefühl »kippt«, d.h. wo die Gefühle aus der Schemaaktivierung in das Alltagserleben einbrechen im Sinne der *erinnerten Gegenwart* (Edelman 1995). Das Kippen bemerkt man dann oft recht deutlich. Diese Beobachtung sensibilisiert auch dafür, die Trigger (Stimuli) VOR diesen Kipppunkten zu erkennen und mit der Erfahrung zu verbinden: *»So fühlt sich bei mir eine Schemaaktivierung an! Das passiert mir besonders leicht in diesen XY-Situationen (z.B. Warten müssen, kritisiert werden, vor anderen sprechen müssen)!«* Das ist ein wichtiger Teil des szenischen Verstehens und der vorausschauenden Emotionsregulation (Gross 2007; siehe auch Kap. 3.1).

Schritt 3: Übergang auf die Gefühlsebene

Nun wechseln wir von der Beschreibung der Szene auf die Gefühlsebene, unterstützt durch Fragen wie: *»Was ist genau Ihr Gefühl in dieser Situation?«*, die versuchen, das Bewusstsein auf die Gefühlsebene zu lenken (siehe Abb. 6-1, Pfeil 1). Manchen Menschen fällt es schwer, auf die basalen Emotionen (z.B. Angst, Trauer, Ekel, Wut) zu fokussieren, und sie fallen schnell in komplexere, kognitiv überformte Aussagen, z.B.: *»Ich wusste keinen Ausweg«* oder *»Ich habe mich ungerecht behandelt gefühlt«*. Hier lenken wir sanft, aber beharrlich, zum ursprünglichen Gefühlserleben des Kindmodus (siehe Kap. 5.4.2).

> Besonders der Perspektivwechsel von den »Gedanken im Kopf« hin zu den »Gefühlen im Bauch oder in der Brust« erleichtert den Zugang zu den basalen Emotionen.

Unterstützende Formulierungen sind: *»Gehen Sie nicht weg vom Gefühl in den Selbstschutzmodus, ich lasse Sie nicht allein. Wir schauen uns das zusammen an!«* Die gemeinsame Fokussierung auf diese emotionale Erlebensebene hilft nachher, im episodischen Gedächtnis entsprechende Erinnerungen zu assoziieren, was im kognitiven Suchmodus nicht in dieser Weise gelingt.

Basisemotionen anbieten. Gegebenenfalls können wir vier belastende Basisemotionen (Angst – Trauer – Genervt sein [Ekel] – Ärger) aktiv anbieten und fragen, welche Emotion am besten passt. Es können natürlich auch gemischte Gefühle auftreten, z.B. ohnmächtige, d.h. im Kern traurige Wut.

Gegenwartsform. Es hilft, das Erleben in der Gegenwartsform zu beschreiben. Instabilen Menschen bietet die Vergangenheitsform ggf. etwas mehr emotionale Distanz.

Ambivalenten Gefühlen Raum geben. Es wird besonders auf ambivalente Gefühle geachtet. Dabei ist es hilfreich, wenn wir unser eigenes Mitfühlen, Erfahrungen mit der beschriebenen Situation und auch unsere therapeutischen Intuitionen nutzen, um zu erwartende Gefühlsfacetten herauszuarbeiten. Sie können auch direkt nachfragen: *»Ist da neben dem Gefühl X vielleicht noch ein anderes Gefühl?«* Auch das fokussierte Paraphrasieren von emotional geladenen Aspekten einer Situation, wie *»Dieser Mann hört Ihnen einfach nicht zu, was macht das mit Ihnen?«* oder *»Er schickt Sie einfach so weg und lässt Sie ganz allein. Wie fühlt sich das an?«* kann den Zugang zur ganzen emotionalen Erlebensebene eröffnen. Wenn wir uns relativ sicher fühlen, können wir auch eine Gefühlsfacette vorsichtig anbieten.

FALLBEISPIEL

Eine Patientin, die mit 14 Jahren von ihrer sterbenden Mutter bei der letzten Begegnung regelrecht verflucht wurde, konnte in der Imagination zunächst nur sagen, dass sie wohl ein sehr schwieriges Kind war und sich deshalb schuldig fühle (Unterordnung unter die inneren Bestrafer). Der Therapeut sagte: *»Ich verstehe gut, dass Sie sich in der Situation auch schuldig gefühlt haben und sich bei der Mutter entschuldigen wollen, aber ist sich entschuldigen eigentlich dran, wenn man so lieblos behandelt wird?«* Erst nachdem das Schuldgefühl als eine Facette anerkannt wurde, konnte sie sagen, dass sie dabei auch innerlich »gekocht« habe.

Eigene Gefühle anbieten. Manche Menschen sind sehr ungeübt darin, ihr Gefühlserleben zu verbalisieren (besonders unsicher-vermeidend Gebundene). Dies wird geduldig akzeptiert und entdramatisiert. Gegebenenfalls können wir dann unser eigenes Miterleben einbringen, bevor man sich wie auf einem »heißen Stuhl« fühlt: *»Wenn ich mich so in Ihre Ohnmacht einfühle, so gottverlassen zu sein, entsteht in mir ein* Ärgergefühl. *Fühlen Sie auch so etwas?«* Dieses direktive Vorgehen wird jedoch nur sehr dosiert eingesetzt. Manchmal brauchen Menschen diese Ermutigung und trauen sich dann (u. U. gegen die inneren Bewerter), ihre Gefühle ernst zu nehmen. Aber selbst, wenn die Person das (zunächst) nicht fühlt, kann es langfristig hilfreich sein, dass dieses Gefühl einmal ausgesprochen und damit im Sprachraum verfügbar gemacht wird. Später wird das häufig aufgegriffen. Keinesfalls darf das Gefühl entstehen, irgendetwas falsch zu machen bzw. die Übung zu »vermasseln«. Wir lassen daher ausreichend Zeit.

Körpersignale. Es hilft, Körpersignale einzubeziehen, z. B. das Kneten der Hände, das Ballen einer Faust, das Wippen mit den Füßen oder Beinen. Die gezielte Frage *»Was macht denn Ihr Bein oder Ihre Faust da?«* kann eine Tür zum Erleben öffnen. Wir unterstützen, indem wir z. B. fragen: *»Was ist das, was will das sagen?«* Gegebenenfalls wird die Bewegungstendenz zur Verdeutlichung verstärkt – bis hin zum Treten gegen einen Schaumstoff-Würfel oder Schlagen auf ein Kissen (Young et al. 2005, S. 429), wenn Sie mit diesen körpertherapeutischen Techniken vertraut sind.

EXKURS Körpersignale

Grundsätzlich ist es wichtig, auf körpersprachliche Signale zu achten, denn sie geben Hinweise, in welchem Modus sich die Person befindet. In der Regel ist das Aufsteigen der Tränen, das zum Teil schon in der ersten Minute der

Imagination einsetzen kann, ein Hinweis auf eine emotionale Beteiligung. Es gibt aber auch Menschen, die weder Tränen noch andere emotionale Regungen zeigen und dennoch gut imaginieren. Wenn Menschen z. B. in Kontakt mit Hilflosigkeit und Verzweiflung (verletzbarer Kindmodus) kommen, schnäuzen sie leise und eher tupfend, so wie es Kinder tun (Menschen, die kleine Kinder haben, wissen, wie schwer es ist, diese dazu zu bringen, kraftvoll zu schnäuzen). Oder sie knibbeln an ihren Fingern oder nesteln verlegen an der Kleidung wie Kinder. Manche sinken zusammen und schaukeln hin und her. Dieses Verhalten ist ein Hinweis darauf, dass sich die Person im Kindmodus befindet bzw. wieder wie damals als Kind fühlt. Wenn Menschen sehr kräftig in ihr Taschentuch schnäuzen, sind sie hingegen auf der Gegenwarts- bzw. Erwachsenenebene. Selbstverständlich ändern sich dann auch die Sprache und die Art des Satzbaus.

Freundlich persistent bleiben. Manche Menschen flüchten auf die kognitive Ebene, indem sie z. B. sagen: *»Ich weiß, was Sie hören wollen: Wut und Ärger!«* oder sie verleugnen ihre Gefühle: *»Da ist keine Wut.«* Wenn wir geduldig »dranbleiben« und validieren und sagen: *»Ja, es ist schwer, an diese Gefühle heranzukommen oder sie zuzulassen, aber es ist gut, wenn Sie es jetzt versuchen, so gut es geht«*, öffnet sich häufig kurz nach diesen gefühlsvermeidenden Bewältigungsversuchen der Zugang zu den basalen Emotionen.

Histrionische Menschen »produzieren« auch manchmal Affekte, von denen sie denken, dass wir sie erwarten. Auch an dieser Stelle bleiben wir geduldig, sprechen unser Erleben (ggf. als Frage) selbstwertschonend an und ermutigen, auch auf kleinere, weniger dramatische Gefühlsfacetten zu achten, z. B.: *»Ich habe den Eindruck, dass Sie sich sehr viel Mühe geben, an intensive Gefühle heranzukommen, weil Sie es gut machen wollen. Es ist völlig ausreichend, wenn wir erst mal mit dem arbeiten, was ganz spontan in Ihnen auftaucht, auch wenn das zunächst nicht besonders spannend scheint. Lassen Sie die Bilder und Gefühle einfach nur kommen, wir sortieren das dann gemeinsam.«*

6.1.3 Wiedererleben und Exposition

Schritt 4: Wechsel in eine Jugend- oder Kindheitsszene (Float-Back)

Dazu fokussieren wir uns ganz auf die Emotionen und Körpergefühle in der Aktivierungssituation und lassen alle anderen sinnlichen Aspekte der Ausgangssituation verblassen, während wir mit dem Gefühl möglichst intensiv in Kontakt bleiben: *»Wenden Sie jetzt Ihren Blick weg von den Bildern draußen nach innen. Lassen Sie sich wie beim Einschlafen ganz in diese Gefühle und Körpergefühle hineinsinken und zurücktreiben in ihre Jugend- und Kindheitszeit, immer in Kontakt mit den Gefühlen im Körper. Öffnen Sie sich für die inneren Bilder und nehmen Sie wahr, welche Bilder spontan wie aus einem Nebel aufsteigen. Es kommen immer Bilder, wie nachts beim Träumen. Nehmen Sie einfach wahr, was kommt, ohne zu bewerten. Sagen Sie mir, wenn ein Bild da ist. Welches Bild* *kommt jetzt? ... Ansonsten lassen Sie sich in den Gefühlen weiter zurücktreiben ...«* (siehe Abb. 6-1, Pfeil 2).

Passive Formulierung. Es ist gut, bei dieser Float-Back-Technik (Watkins 1992) eine passive Formulierung zu wählen (statt »schauen Sie« besser »treiben lassen, warten, bis ein Gefühl kommt«), damit die Person nicht aktiv Assoziationen sucht, denn dann benutzt sie ihr semantisches Gedächtnis und nicht das episodisch-bildhafte.

Keine Pausen lassen. Wenn diese Suchbewegung etwas länger dauert, dürfen wir keine Pausen lassen, sondern sprechen im Sinne einer *Tranceinduktion* immer weiter. Diese Endlosschleife fühlt sich für uns anfangs befremdlich an, aber sobald wir Pausen lassen, geben wir den automatisch einsetzenden Denkprozessen Raum. Wir müssen diese sozusagen »an einer kurzen Leine führen«. Etwas suggestive Formulierungen können dabei hilfreich sein: *»Bleiben Sie mit dem Gefühl und dem Körpererleben in Kontakt, lassen Sie sich einfach treiben und warten Sie ab. Wir haben Zeit. Es kommt immer irgendetwas. Vielleicht ist schon etwas da. Sagen Sie einfach »ohne Filter«, was kommt. Wir schauen uns das dann zusammen an«* (wobei die Gefühle paraphrasierend wiederholt werden). Wenn geschwiegen wird, dann finden meist halb-bewusste Bewertungen sich andeutender Bilder statt, wie etwa, dass diese nicht passen.

EXKURS Assoziieren

Das Gehirn ist ein »Assoziationsautomat«, damit wir aus früheren Erfahrungen lernen (Spitzer 2002b). Es kann gar nicht anders! So entstehen auch Intuitionen (Gigerenzer 2007). Wir müssen die Assoziationen nur zulassen! Tatsächlich arbeiten die assoziativen Netzwerke des DMN ständig im Hintergrund unserer bewussten Denkprozesse und wir blenden diese Assoziationen, die uns das Gehirn anbietet, aus. Öffnet man sich diesem Assoziationsstrom, tauchen Bilder – wie auch in Träumen – extrem schnell auf. Lassen wir auch scheinbar unpassende Bilder zu und arbeiten mit ihnen, zeigen sich im Nachhinein oft verblüffende strukturelle Übereinstimmungen auf der szenischen Ebene (und sei es nur, dass beide Szenen in der Küche spielen und eine ähnliche Atmosphäre herrschte). Gerade diese atmosphärische Ebene, in der Kinder noch sehr stark leben, ist im semantischen Gedächtnis nicht enthalten, aber in Imaginationen zugänglich.

Imaginationen mit Elternbildern. Arntz & van Genderen (2022) planen als Einstieg in ihr manualisiertes Vorgehen je eine Imagination mit der Mutter und dem Vater (bzw. den entsprechenden Bezugspersonen). Wenn ihr keine konkrete Szene einfällt, stellt sich die Person ein »Standbild« von Mutter oder Vater vor: *»Du bist jetzt fünf oder sechs Jahre alt. Stelle dir deine Mutter vor. Was siehst du? Wie schaut sie dich an? Wie fühlt sich das an?«*

Das Kind in der alten Szene duzen. Im positiven Fall gelingt der Zugang zu einer Kindheits- bzw. Jugendsituation und Menschen lassen dann – in der bereits beschriebenen Weise alle Sinneskanäle nutzend – den »Film« wieder ablaufen. Wenn die Person im Kindmodus ist, fragen wir nach dem Alter des Kindes. Das Kind wird nicht gesiezt, sondern altersgemäß in der Du-Form im Sinne eines *Arbeits-Du* angesprochen, da dies synton zum Erleben ist (Watkins & Watkins 2003). Der Übergang gelingt z. B. mit der Formulierung: *»Wie alt ist das Kind in der Szene? Aha, wenn das Kind acht Jahre alt ist, passt es, wenn ich es mit ›du‹ anrede?«* Nach dem Ende der Übung bzw. wenn wir während der Übung in den Erwachsenenmodus wechseln, werden die Behandelten wieder gesiezt, um Kind- und Erwachsenenerleben zu differenzieren.

> Traditionellerweise siezen wir immer, wenn wir den Erwachsenenmodus bzw. die Alltagsperson ansprechen, und duzen den Kindmodus (sowie auch die Bewältigungsmodi, wenn wir mit ihnen gezielt arbeiten; siehe Abschn. 6.3.1), um diese vom Erwachsenenmodus abzugrenzen. Wenn man die Person grundsätzlich duzt, dann verliert die Anredeform an Bedeutung. Duktus und Tonart verändern sich jedoch, was den gleichen Effekt erzielt.

Direkte Ansprache. Während der Imaginationsübung sprechen wir in aller Regel die Person direkt an, sowohl im Erwachsenen- wie auch im Kindmodus. Young et al. (2005, S. 175) schlagen im Englischen alternativ vor, den Kindmodus mit »kleiner Thomas« oder »kleine Sabine« als dritte Person anzusprechen *(»Was fühlt der kleine Thomas jetzt?«)*. Die Ansprache in der dritten Person ist zumindest im Deutschen distanzierter als die Du-Form. Das kann in manchen Fällen bei sehr belastenden (z. B. traumatischen) Szenen hilfreich sein. Auch hier können wir wieder abgestuft vorgehen und entscheiden, ob wir eher etwas Distanz zum Erleben oder eine möglichst starke Aktivierung anstreben, um optimal im emotionalen Toleranzfenster zu bleiben (siehe Kap. 5.3).

Nach Details fragen. Im Kindheitszustand fragen wir (idealerweise mit geschlossenen Augen) wieder so lange nach Details in den verschiedenen Sinneskanälen, bis ein möglichst plastisches Bild der Situation entstanden ist (siehe Abb. 6-1, Pfeil 3). Arnoud Arntz (2011a) schlägt unter anderem folgende Fragen vor: *»Was siehst du, hörst du, riechst du? ... Was passiert genau? ... Was fühlst du? ... Was spürst du im Körper? ... Was denkst du?«* Die Frage nach den Gedanken ist wichtig, da häufig Kritikergedanken auftauchen, z. B.: *»Ich bin ja selbst schuld!«* Beim Rescripting korrigieren wir dann genau diese Gedanken.

Wie reagieren die anderen? Dann können wir noch gezielt nach den Verhaltensweisen und Reaktionen der anderen anwesenden Personen, typischerweise der Eltern, fragen. Durch eine Paraphrasierung der Situation wird der Kontrast zwischen dem Denken und Verhalten der Bezugspersonen und dem Erleben des Kindes so gut wie möglich intensiviert: *»Das heißt: Die merken überhaupt nicht, wie einsam du bist? ... Die gehen einfach weg und lassen dich nachts in der Wohnung allein? ...* Dabei bist du doch erst vier Jahre alt!«

Benennen der Szene. Ziel ist, dass die Person für eine kurze Zeit (ca. 2 bis 3 Minuten) in dem Gefühl drinnen bleibt, um sich mit dem Erleben vertraut zu machen – und nicht in einen Bewältigungsmodus zu gehen (*Moduswahrnehmung*). Die Wahrnehmung und Akzeptanz der Wunde hilft später im Alltag, diese Gefühlsfigur als Schemaaktivierung wiederzuerkennen. Das ist der Anfang des sogenannten *Modusbewusstseins* (siehe Abschn. 6.1.4). Nicht selten fallen in diesem kurzen Moment des Verweilens andere Kindheitsszenen ähnlicher Qualität ein, was den Schmerz verstärken kann. Das Erleben in dieser Situation kann dann mit einem Namen benannt werden (»das verlassen Kind«, »das beschämte Kind«). Diese individuellen Bezeichnungen sind spezifischer als die in der Schemasystematik in Tabelle 3-1 aufgelisteten Schemata (siehe Kap. 3.2). Die dazu passenden automatischen Gedanken (R kog.) können in einen regelartigen Satz (der Grundannahme) verdichtet werden, der später wie ein Symbol (bzw. ein Anker) angesprochen werden kann, z. B.: *»Ich kann machen, was ich will, es ist immer falsch! ... Ich habe keine Chance! ... Die sehen mich gar nicht! ... Ich bin denen völlig egal!«* oder *»Ich bin immer der Dumme, der ausgenutzt wird und die Zeche zahlt!«* Mit dem Namen der Szene und den negativen Grundannahmen wollen wir später die episodische Essenz der Schema-bildenden Szene mit den heutigen Aktivierungssituationen verknüpfen (siehe Abb. 6-1, Pfeil 4).

Verankerung des Schemaverständnisses. Der auf diesem emotionsnahen Weg gefundene Bezug zwischen den in der Ausgangsituation (Aktualszene) wahrgenommenen Gefühlen und der Kindheitsszene wird durch die Benennung des Schemas kognitiv verankert und im biografischen Gedächtnis als Teil des Selbstkonzeptes bzw. Narrativs verfügbar gemacht. Dieser Weg verbürgt ein hohes Maß an subjektiver Evidenz, da er aktuelles Erleben vor dem Hintergrund früherer Erfahrungen plausibel macht. Dies relativiert die inneren Bewerter, schwächt sie und schafft Raum für neue Lösungen durch den Erwachsenenmodus.

Generalisierung. Haben Menschen exemplarisch gelernt, ihr diffuses, heute zunächst nicht verständliches Erleben als mögliche Reaktivierung früher Kindheitserlebnisse zu betrachten, entsteht die Möglichkeit, in einem metakognitiven Vorgehen diese Erfahrung auf andere Erlebensweisen dieser Art zu generalisieren und sich im Erwachsenenmodus zu sagen: *»Da ist wieder so eine alte Gefühlsschublade aufgegangen!«*, und durch diese Neubewertung die emotionale Aktivierung des Kindmodus herunterzuregulieren (*Modusbewusstsein*). Durch dieses exemplarische Lernen und die nachfolgende Generalisierung müssen z. B. bei traumatisierten bzw. dissoziierenden Menschen nicht alle belastenden bzw. unklaren Aspekte des traumatischen Erlebens durchgearbeitet werden. Das verkürzt die Therapie, deren Wirkprinzip »nicht auf Extinktion beruht, sondern auf einer korrigierenden Informationsverarbeitung und Neu- bzw. Umbewertung der Situation« (Arntz & Weertman 1999, S. 719; sinngemäße Übersetzung durch die Autoren).

Mit diesen Schritten, die nicht alle in einer einzigen diagnostischen Imagination zu Therapiebeginn absolviert werden müssen, ist der erste, klärungsorientierte Teil der großen Imaginationsübung abgeschlossen.

Ausstieg: Rückkehr in den Alltag, ggf. über den Sicheren Ort (nur bei einer diagnostischen Imagination)

Am Ende der diagnostischen Imagination bitten wir die Person, in ihrem Tempo in den Therapieraum zurückzukehren. Dazu können wir langsam von zehn mit zunehmend etwas lauterer Stimme bis eins zurückzählen. Bei »drei« werden die Augen geöffnet, bei »eins« strecken wir uns etwas und spannen die Arme an, um den Kreislauf zu aktivieren. Ist die Person am Ende der Übung noch emotional sehr belastet, kann auch über den Sicheren Ort ausgestiegen werden.

EXKURS Ausstieg über den Sicheren Ort
Ist eine Ressourcenstärkung gewünscht, werden Menschen im Kindstatus gefragt: *»Was möchtest du jetzt gerne noch mit der/dem Großen machen? Wo möchtest du hingehen? Wo ist dein Lieblingsort? Wie sieht es da genau aus?«* Dies entspricht einer Sicheren-Ort-Übung speziell aus der Perspektive des Kindes. Die Villa Kunterbunt aus Pipi Langstrumpf ist ein solcher Ort. Dieser Ort wird mit möglichst vielen Sinnesqualitäten aufgebaut. Falls anfangs der Wunsch besteht, dass wir in den Ort mitkommen, ist das möglich. Wir können uns am Ende aus der Situation verabschieden, indem wir (imaginativ) ein Handy dalassen, mit dem das Kind uns anrufen kann. Später kann es uns eine Textnachricht schicken. Manche Kolleginnen und Kollegen gehen auch gerne mit den Kindern Eis essen ... (siehe z. B. Farrell & Shaw 2013). Wir würden allerdings nicht Menschen im imaginierten Kind-Zustand zu uns nach Hause nehmen, wie das auch empfohlen wird (Jacob & Arntz 2015); das schafft aus unserer Sicht eine Vermischung der Ebenen.

Die Wahl passender Erinnerungsbilder

Bilder aus der Adoleszenz. Es kann sinnvoll sein, nicht das erste auftauchende Bild einer Situation zu nehmen, sondern zu warten, ob nicht noch Bilder einer früheren Situation aufsteigen: *»Legen Sie die ersten Bilder ruhig erst einmal zur Seite, lassen Sie sich weiter zurücktreiben und schauen, ob noch weitere, vielleicht auch ältere Bilder kommen, z. B. aus der Grundschulzeit.«* In diesem Alter haben Kinder bereits recht präzise Erinnerungen. Situationen vor diesem Alter sind häufig mit Schilderungen von Bezugspersonen durchsetzt und weniger verlässlich. In der Pubertät wiederum ändert sich die Gehirnfunktion (Uhlhaas et al. 2009) und damit auch die Qualität, in der Erlebnisse bewertet und abgespeichert werden. Erinnerungen aus der Grundschulzeit sind weniger kognitiv bearbeitet und bilden das ursprüngliche Erleben unmittelbarer ab (Arntz & Weertman 1999, S. 726). Besonders brauchbar sind Szenen, bei denen die Person sich auch an scheinbar belanglose Details wie Gerüche, Tapetenmuster oder die Form einer Lampe erinnert, weil diese tendenziell einen Hinweis auf die Authentizität des Erlebens geben. Aber auch sehr intensive Situationen aus der Pubertätszeit, in denen Menschen z. B. ausgegrenzt oder gequält wurden (Bullying oder Mobbing), sind durchaus geeignet, einen intensiven, erlebnisnahen Zugang zur Kindseite zu eröffnen. Das Schema »Isolation« wird oft erst hier angelegt, denn durch den neuronalen Umbau in dieser Zeit sind Menschen wieder sehr vulnerabel. Gegebenenfalls kann zu einem späteren Zeitpunkt noch an eine frühere Schicht des Erlebens Anschluss gefunden werden. Es ist aber letztlich nicht entscheidend, an welcher Szene wir arbeiten, denn das Rescripting und die damit verbundene Neubewertung erfolgen exemplarisch.

Keine Detektivrolle einnehmen. Imaginationen dienen nicht dazu, die historisch kausale Ursache der Schemata herauszufinden. Sie liefern typische Szenen aus der Biografie, die symbolisch bzw. exemplarisch zeigen, dass das aktuelle Erlebensmuster »alt« ist, d. h., dass ein Schema dahintersteckt.

> Wir betreiben keine »Gefühlsarchäologie«, denn wir wissen um die subjektiven Verzerrungen von Erinnerungen. Wir schaffen individuelle Sinnkonstruktionen, um heutiges Erleben einem erinnerten Kindheitserleben zuordnen und dann loslassen zu können.

Menschen müssen sich auch nicht sicher sein, dass sich die Szene genau so abgespielt hat, denn es wird letztlich an den subjektiven Niederschlägen (d. h. den Schemata) gearbeitet, so wie sie eben angelegt wurden (Arntz & Weertman 1999, S. 720). Sie dürfen durchaus assoziativ aus dem Gefühl heraus antworten, anstatt sich kognitiv zu verfangen. In diesem Sinne kann sogar mit **Träumen** gearbeitet werden, denn sie werden aus den gleichen Gedächtnisspeichern im DMN gebildet wie die Assoziationen.

Direkt in eine bekannte belastende Kindheitsszene gehen. Manchmal ist es der Person überhaupt nicht möglich, einen emotionalen Zugang zu einer Kindheits- oder Jugendszene zu finden. Dies kann durch äußere Störungen bedingt sein, durch ein begrenztes Vertrauen zu uns oder hartnäckige Bewältigungsmechanismen, z. B. ein Selbstschutzmodus bei narzisstischen Menschen. Wenn aus der biografischen Anamnese eine sehr belastende Situation bekannt ist, können wir versuchen, diese in der Imagination direkt zu aktivieren. Wir lassen die Personen dann mit den ihnen bekannten Aspekten der Situation beginnen und uns so von ihnen in der beschriebenen Weise immer tiefer in die Details der Situation einführen. Dies entspricht dem Vorgehen in einer imaginativen Traumabearbeitung (siehe Abschn. 6.1.6).

»Spaziergang in der Kindheit«. Sind keine konkreten Szenen greifbar, kann auch mit dem in der Ausgangssequenz aktivierten Gefühl in besonderen Situationen der Kindheitszeit »spazieren gegangen« werden: *»Bleiben Sie in diesem Gefühl. Gehen Sie zurück in der Zeit ... bis ins Alter von acht oder zehn Jahren ... du bist jetzt wieder da! Wo wohnst* *du ... wo geht du in die Schule ... mit wem spielst du ... was machen deine Eltern ... deine Geschwister ... was passiert an deinem Geburtstag ... an Weihnachten?«* Oder die Person stellt sich vor, wie sie als Schulkind in der ersten Klasse nach Hause kommt, und lässt diesen »Film« detailliert innerlich ablaufen. Wenn wir mit geschlossenen Augen diesen Weg mitgehen, können wir durch entsprechendes Nachfragen das Erleben intensivieren bzw. verbalisieren helfen:

- *»Wie sieht die Haustür genau aus?«*
- *»In welches Stockwerk gehst du? Aus welchem Material sind die Stufen?«*
- *»Ist es anstrengend, da hochzugehen? Fühlst du das jetzt wieder?«*
- *»Wo ist deine Mutter? Wie begrüßt du sie? Wie fühlt sich das an?«*
- *»Womit spielst du jetzt gerade?«*

Auch besondere Situationen wie Wochenenden, Urlaube, Geburtstage oder Weihnachtsfeiern eignen sich zu einem solchen direkten Einstieg.

Arbeit mit Kindheitsfotos. Mitgebrachte Fotos aus der Kindheit können den Zugang erleichtern. Meist ist unter den mitgebrachten Fotos eines, auf dem Menschen traurig schauen, nicht selten im Kontrast zu den Gesichtern der anderen Menschen. Dann können wir die Elemente der SORC-Schleife erfragen: *»Wie schaut dieses Kind ... was sehen Sie in seinen Augen ... was fühlt es ... wie geht es ihm in dieser Szene ... was könnte passiert sein ... was denkt es ... was ist sein Impuls ... was braucht dieses Kind ... was macht das für ein Gefühl in der Brust und im Bauch, wenn Sie dieses Kind so anschauen ... was ist jetzt Ihr Impuls?«* Es kann auch nach der frühesten Erinnerung überhaupt gefragt werden. Wird die Szene aus der Perspektive einer dritten Person (bzw. der Außenperspektive) beschrieben, reduziert das die emotionale Aktivierung und hilft, die »Handbremse« zu lösen.

Zusammenfassung möglicher Einstiege. Es gibt zahlreiche Möglichkeiten, wie Tabelle 6-1 zeigt. In jedem Fall wird die Übung so geführt, dass Menschen sie nicht als Misserfolg oder Versagen ihrerseits erleben. Manchen intellektualisierenden Menschen fällt der Einstieg über Dialoge auf Stühlen leichter (siehe Kap. 4.3.3). Wenn dabei auf dem Kindmodus-Stuhl Emotionen kommen, kann direkt in eine Imagination gewechselt werden.

1. Direkt über ein in der Therapie spontan aktiviertes Gefühl einsteigen und zurücktreiben lassen.
2. Bei einem in der Therapiebeziehung aktivierten Konflikt auf die Gefühle fokussieren und zurücktreiben lassen.
3. Eine bekannte biografische Szene wie einen Film vorstellen lassen und dann auf Gefühle fokussieren (z. B. bei traumatisierten Behandelten).
4. (Wenn der Float-Back scheitert:) Auf das spontan aktivierte Gefühl fokussieren und damit in der Grundschulzeit in typischen Familiensituationen (Wochenenden, Weihnachten etc.) »spazieren« gehen und warten, ob sich irgendwo eine konkrete Situation anheftet.
5. (Wenn gar keine Kindheitserinnerungen kommen:) Ein (möglichst trauriges) Kinderbild mitbringen lassen; dann sollen die Behandelten das Erleben des Kindes in der dritten Person beschreiben, in das Bild hineinträumen und schauen, welche Gefühle in ihnen aufsteigen.
6. Die Person bitten, sich die Situation in der Schule vorzustellen und dann in der Imagination nach Hause zu gehen; dabei detailliert die Gefühle bei der Ankunft beschreiben lassen (bei Mobbing in der Schule entsprechend umgekehrt).
7. Die Person bitten, sich die Mutter oder den Vater (bzw. die Bezugspersonen) in einer typischen Szene (evtl. als Standbild) vorzustellen.

Tab. 6-1: Einstiegsvarianten in die Imagination.

Besondere Aspekte der diagnostischen Imagination

Traumatisierte Menschen. Insbesondere bei schwer Traumatisierten mit Dissoziativen Identitätsstörungen gibt es sehr aggressive Introjektinstanzen, die z. B. ein selbstverletzendes Verhalten bis hin zum Suizid einleiten können, wenn die Person beginnt, über negative bzw. aggressive Gefühle zu sprechen (Huber 1995). An dieser Stelle ist Vorsicht geboten und unbedingt auf eine ausreichende Stabilisierungsfähigkeit sowie eine tragfähige therapeutische Beziehung zu achten, deren Aufbau oft einige Monate dauern kann, in der wir sie behutsam an das imaginative Arbeiten heranführen. Dann können auch dissoziierende Menschen in der beschriebenen Weise behandelt werden (siehe Kap. 7.5.2).

Vorsicht mit Schuldzuweisungen an die Eltern. Manchmal entlastet der Hinweis, dass es bei unserer Arbeit nicht um Schuldzuweisungen gegen die realen Eltern geht (und dass diese möglicherweise selbst das Opfer ihrer eigenen biografischen Lebenssituationen waren und es oft nicht besser wussten oder konnten), sondern dass das Ziel der Zugang zum damaligen Erleben des Kindes und eine Veränderung der Nachwirkungen des damaligen Erlebens in der Gegenwart ist. Das hier beschriebene imaginative Arbeiten ist in dieser Weise allerdings nur anwendbar für Situationen, in denen im biografischen Gedächtnis Erinnerungsspuren angelegt wurden, mit denen die emotionalen Erlebensinhalte verbunden werden können. Für die emotional prägenden Erlebnissituationen der ersten zwei Lebensjahre gibt es aus neurobiologischen Gründen aber keine Spuren im biografischen Gedächtnis.

Aktive Sinnkonstruktion. Durch einen weiteren Schritt kann diese Lücke im Sinne einer heuristischen bzw. pragmatischen Sinnkonstruktion geschlossen werden, indem fremdanamnestisch vermittelte Daten (siehe Abb. 6-1, Pfeil 5) mit dem inneren, körpernahen Erleben verbunden werden (siehe Abb. 6-1, Pfeile 6 und 7).

FALLBEISPIELE

Eine Unternehmensberaterin weiß von ihren Eltern, dass sie im Alter von wenigen Monaten einmal über Stunden draußen vor dem Haus unter einem Baum im Kinderwagen »vergessen« wurde, bis nach Einbruch der Dunkelheit jemandem einfiel, dass sie noch draußen stand. Es war in der Therapie der tiefen Ohnmachts- und Hoffnungslosigkeitsgefühle hilfreich, der Patientin zunächst auf einer kognitiven Ebene plausibel machen zu können, dass es eine größere Ohnmacht und Hilflosigkeit wie die, die sie als Kind mutmaßlich schon überleben musste, kaum gibt und dass sie jetzt in der Therapie die Gefühle zulassen kann, die sie über Jahre mit exzessivem Arbeiten betäubte. Der aus dem Selbstberuhiger-Modus heraus formulierte Einwand: *»Damals ging es mir aber besser«* musste geduldig entkräftet und die Patientin überzeugt werden, dass sie jetzt den Schmerz fühlte, der schon lange latent in ihr steckte. Nachdem sie es schaffte, nicht mit Resignation oder Aktionismus zu reagieren, sondern (mithilfe therapeutischer Ermutigung z. B. in Telefonkontakten) diese traurigen Phasen durchzustehen und sich (durch ihre inneren Kritiker) nicht schlecht oder schuldig zu fühlen, konnte sie erleben, dass diese schlimmen Gefühle aushaltbar sind und vergehen. Später lernte sie, sich selbst die Worte zu sagen, durch die sie zunächst von ihren Freunden und vom Therapeuten getragen und ermutigt worden war.

Eine etwa 40-jährige Patientin litt nach einer Narkose vor einem Jahr an heftigen Panikattacken mit starker Todesangst, die in einer Kognitiven Verhaltenstherapie nicht in den Griff zu bekommen waren. Eine Imaginationsübung führte sie in eine Situation, in der sie ein bestimmtes Tapetenmuster vor sich sah und dabei ein Anfluten von Todesangst fühlte. Sie erinnerte sich, dass das die Tapete ihres Kinderzimmers war. Kurz danach fiel ihr ein, dass ihr die Eltern erzählten, dass sie sich in diesem Zimmer im Alter von zwei Jahren einmal beinahe an den Schnüren einer festgebundenen Bettdecke erdrosselt hätte. *»Ich sei schon ganz blau gewesen, als ich gefunden wurde.«* Die Verbindung dieser Nahtod Situation mit dem Gefühl, bei der Narkose »wie herauszukippen«, half der Patientin, die Todesangstgefühle zeitlich als »alte Schublade« einzuordnen. Nachdem »das Kind einen Namen hatte«, beruhigte sich die innere Alarmreaktion und die Aufmerksamkeitslenkungs- und Selbstberuhigungsstrategien konnten besser greifen.

Hypothetische Zuordnung. Wenn auch solche konkreten, fremdanamnestischen Hinweise fehlen, bleibt in einem letzten Schritt noch die Möglichkeit, aus dem vorhandenen Gefühlserleben oder allgemeinen biografischen Angaben hypothetisch auf mutmaßliche Entstehungsbedingungen zu schließen, z. B. bei Heimkindern oder Frühgeburten. Dieses Vorgehen fußt auf dem Konzept, dass eine neuronale Erregungsbereitschaft für ein bestimmtes Gefühlserleben nicht da wäre, wenn sie nicht in einer früheren Erlebenssituation angelegt worden wäre. Für viele vorsprachliche Erlebensweisen gibt es keine Worte, sondern das Erleben ist in den körperlichen Zuständen des sog. Proto-Selbst (Damasio 2000) gespeichert (siehe Kap. 1.4.4). Das in der Gegenwart auftauchende Körpererleben beruht aber nicht unerheblich auf Aktivierungen derjenigen Schemaanteile im DMN, die durch das damalige Körpererleben eingebrannt wurden. Wie bei den Flashbacks Traumatisierter müssen diese Gefühle nachträglich in einen sprachlichen Kontext eingebettet werden, der erst in der Therapie geschaffen wird. Aktuell vorhandene, aber aus der momentanen Situation nicht erklärbare Gefühle werden dazu zunächst präzise beschrieben, ernst genommen und dann auf eine passende Kindheitssituation bezogen, z. B.: *»Sie fühlen sich gerade wie ein völlig hilfloses Kind. Dieses Gefühl ist aus der Perspektive eines Erwachsenen in der jetzigen Situation nicht nachvollziehbar. Aber wenn das Gefühl jetzt da ist, wenn Sie von Ihrem Partner im Stich gelassen werden, könnte es ja sein, dass Sie schon als Kind im Stich gelassen wurden. Und aus Kinderaugen betrachtet ist ›verlassen werden‹ ja viel schlimmer als aus der Erwachsenenperspektive. Damit hätten wir eine Erklärung, warum Sie heute so empfindlich auf Verlassenheitssituationen reagieren.«*

Manchen Menschen fällt es anfangs schwer, sich auf diese rückwirkenden, hypothetischen Entstehungszusammenhänge einzulassen. Wenn sie die Selbstreflexionshaltung gelernt haben, finden sie aber selbst Hinweise, dass bei ihnen in der Kindheit erlernte Verhaltensweisen unbewusst auftauchen. Dazu wieder einige Fallbeispiele.

FALLBEISPIELE

Eine Patientin glaubte das Prinzip der erinnerten Gegenwart erst, nachdem sie bei sich eine (zunächst unerklärliche) Hemmung bemerkte, ihre Hand in die Jackentasche zu stecken. Verzögert kam ihr die assoziative Verbindung, dass ihr Vater (ein Schneider) ihr als Kind verbot, die Hände in die Taschen zu stecken, da das diese ausbeulen würde. Besonders fasziniert bemerkte die Patientin, dass sie dieses Verhaltensmuster unbewusst an ihre Tochter weitergegeben hatte.

Eine Patientin entwickelte ein Gefühl für die nachhaltige Wirkung scheinbar nebensächlicher Kindheitserlebnisse anhand der Tatsache, dass sie sich bezüglich einer Beschämungssituation in der Schulzeit noch genau daran erinnerte, dass sie das Wort »Pfund« falsch geschrieben hatte (und das bis heute nicht vergaß).

Eine Patientin war erschrocken vor dem Gefühl abgrundtiefer Verzweiflung und Ohnmacht, das sie immer wieder in Situationen überfiel, in denen sie sich »abgeschoben« fühlte. In einer Imaginationsübung fiel ihr plötzlich ein, dass ihre Mutter erzählt hatte, dass die Patientin nach der Geburt von ihr in der ersten Nacht ins Bad geschoben wurde und die Mutter sie schreien ließ, damit sie sich ungestört von der »schweren Geburt« erholen konnte.

Nicht nach Erinnerungen »suchen«. Diese Form der aktiven Sinnkonstruktion birgt allerdings die Gefahr, dass man – ganz nach dem Motto »Da muss doch etwas gewesen sein« – zu viel Zeit und Mühe investiert, um »Gefühlsarchäologie« zu betreiben, für die es keine sicher bestätigenden »Funde« geben kann. Kognitive Suchbewegungen in der Vergangenheit führen in eine therapeutische Sackgasse. Letztlich muss das vorhandene Gefühl jenseits jeder Schuldfrage als gegeben akzeptiert bzw. anerkannt werden. Das folgt dem Motto: Wo heute Rauch (bzw. Schemaaktivierung) ist, muss einmal Feuer gewesen sein (auch wenn man das Feuer heute nicht mehr sieht). Es geht darum, den Rauch zu vertreiben, egal, wo er herkommt. Viele Menschen weichen diesem schmerzhaften Schritt aus, denn er impliziert, dass sie heute die Verantwortung übernehmen müssen, dieses Erleben zukunftsgerichtet zu verändern, unabhängig davon, wie es entstanden ist. Besonders bei manchen Traumatisierten besteht ein großes Bedürfnis, herauszufinden, »was da wirklich los war«. Es geht in der Therapie aber nicht um die Rekonstruktion eines mutmaßlichen objektiven Ablaufs in der Vergangenheit, sondern um die Bearbeitung des in der Gegenwart weiterwirkenden, subjektiven Abdrucks im Erleben, damit man aus dem Gefängnis der *erinnerten Gegenwart* (Edelman 1995) heraustreten kann.

> Die Akzeptanz und Integration des verletzten und ungeliebten Selbstanteils in das Selbstbild erschließt dessen Ressourcen und schafft ein umfassendes, ganzes bzw. »heiles« Selbsterleben als Grundlage für zukunftsgerichtete, funktionale Verhaltensweisen.

6.1.4 Imaginative Überschreibung (Rescripting)

Dient die Imaginationsübung nicht nur der klärenden Erlebnisaktivierung und Diagnostik, sondern wird eine explizite Veränderungsarbeit angestrebt, wird der fünfte Schritt modifiziert und imaginativ weitergearbeitet. Dabei werden die Gefühle im Schutz der therapeutischen Beziehung im Sinne eines Imagery Rescripting (am besten mit imaginativer Überschreibung übersetzt) positiv aufgelöst. Im Prinzip macht es Sinn, auch eine diagnostische Imagination durch ein Rescripting aufzulösen, weil Menschen dann nicht nur eine diagnostische, sondern auch gleich eine vertrauensfördernde therapeutische Erfahrung machen können. Das ist auch unser Vorgehen.

Auch wenn es andere Protokolle für ImRs gibt, orientieren wir uns am sehr gut untersuchten Protokoll von Arnoud Arntz (2011a). Dieses Protokoll sieht zwei Skripte für die eigentliche Überschreibung vor:

- Im 1. Skript (treatment stage 1) intervenieren wir und die Person bleibt während der gesamten Übungszeit in der Kinderperspektive. Viele emotional deprivierte Menschen erleben so in der Therapie zum ersten Mal, dass sich jemand vorbehaltlos für sie einsetzt, und reagieren sehr berührt. Auch für uns kann es entlastend sein, die Sicherheit zu haben, auf diesem Wege die Situation positiv auflösen und die Stunde rechtzeitig beenden zu können.
- Im Skript 2 (stage 2) interveniert die erwachsene Person von heute und hilft sich

selbst als Kind. Da wir tendenziell in den ersten Imaginationsübungen mit dem Skript 1 arbeiten, können sich Betroffene in den nachfolgenden Skript-2-Interventionen in Stil und Formulierungen an uns als Rollenmodell orientieren, wenn sie die Interventionen selbst durchführen.

WANN WELCHE TECHNIK NEHMEN?

Es gibt verschiedene Präferenzen, welche der genannten Techniken bevorzugt einzusetzen ist. Während Arnoud Arntz zunächst ein an die Ressourcen der Person angepasstes Vorgehen empfahl (Weertman & Arntz 1999), propagierte er später ein Vorgehen, bei dem zunächst die Therapierenden intervenieren (in den Studienprotokollen die erste Hälfte der Behandlung für ca. 6 Sitzungen) und dann die Person die aktive Rolle übernimmt (ebenfalls bis zu sechsmal). Aus unserer Sicht ist es sinnvoll, sich an diesem standardisierten Vorgehen zu orientieren (für eine aktuelle Übersicht siehe Ehring et al. 2022).

In Tabelle 6-2 zeigen wir Ihnen die Schritte des ImRs mit beiden Varianten (diagnostischer und Rescripting-Teil zusammen). Formulierungsvorschläge für die wichtigsten Schritte können Sie auch unter www.schematherapie-frankfurt.de/index.php/materialien/therapiematerialien/uebungsanleitungen herunterladen und ausdrucken; dort finden Sie auch eine Audioanleitung.

Klärung und Diagnostik	1. Ausführliche **Beschreibung der aktuellen Auslösesituation** mit verschiedenen Sinnesaspekten und Wiedererleben als Film; Erfragen der Reaktionen entlang den SORC-Kategorien a. Situation: Was passiert gerade? b. Emotion: Was fühlen Sie im Körper? c. Kognition: Was denken Sie? d. Bedürfnisse: Was brauchen Sie? e. Handlung: Was tun Sie konkret? 2. Nach Erreichung des emotionalen Hotspots wird vor allem das **aversive Gefühl** fokussiert 3. Beginn des **Float-Backs** in eine Kindheits- oder Jugendszene
Wiedererleben und Exposition	4. **Beschreibung der alten Szene** aus der Kindheitsperspektive, ebenfalls möglichst lebendig; Wiedererleben als Film; zirkuläres Fragen entlang der SORC-Schleife a. Situation: Was passiert gerade? b. Emotion: Was fühlst Du? Wo im Körper? c. Kognition: Was denkst Du? d. Bedürfnis: Was brauchst Du? Wonach sehnst Du Dich? e. Handlung: Was machst Du? f. Konsequenz/Situation: Und wie reagiert (Person X) ... etc. 5. Nach Erreichung des Hotspots Fokus auf Körper und bei Traumata **emotionale Exposition** (2–3 Minuten) und **Bezug zum unerfüllten emotionalen Grundbedürfnis**

Überschreibung (rescripting)	**Skript 1: Therapeut interveniert** 6. Wenn notwendig **Konfrontation von Bezugspersonen**; Beschreibung der Intervention und Befragung der Reaktion (SORC-Schema), bis Sicherheit und Kontrolle wiederhergestellt sind 7. **Tröstung und Validierung des Kindes** und seiner Bedürfnisse; Befragung der Reaktionen nach SORC 8. Auflösung über ein **positives Erlebnis**; das Kind wird an einen Sicheren Ort gebracht	**Skript 2: Patient als Erwachsener interveniert** 5b. **Perspektivwechsel** und **emotionale Neubewertung** (Mobilisierung von Mitgefühl und Ärger); bei Schwierigkeiten: a. Extensionstechnik (Hilfsperson) b. Substitutionstechnik (ein anderes Kind sehen) c. Modellieren: wir greifen aktiv ein durch Mitteilen der eigenen Emotionen, soufflieren oder stellvertretendes Handeln. 6b. Die **erwachsene Person konfrontiert** (wenn notwendig) eine Bezugsperson; Befragung der Reaktion nach SORC 7b. **Tröstung und Validierung des Kindes** durch die erwachsene Person; Befragung der Reaktionen nach SORC 8b. **Wiederholung** der Überschreibung aus Sicht des Kindes, das die Handlungen durch die erwachsene Person beschreibt; Auflösung über ein **positives Erlebnis**
(fakultativ) Transfer in die Gegenwart	9. Gegebenenfalls **Float-Forward in die aktuelle Auslösesituation** und mit dem veränderten Gefühl eine neue funktionalere Handlung erproben 10. **Kognitive Verankerung** und Regelextraktion 11. **Selbstständige Wiederholung** mithilfe der Audioaufnahme	

Tab. 6-2: Schritte der Imaginationsübung (Diagnostik und Rescripting) für beide Skripte.

Während es bei der diagnostischen Imagination nur darum geht, den Zusammenhang zwischen dem aktuellen Erleben und den dahinter aktivierten Schemata zu *erkennen*, wollen wir beim Rescripting diese Verknüpfung *modifizieren*. Dazu müssen wir die Person diesen bisher vermiedenen Gefühlen gegenüber ausreichend exponieren. Das **Aussprechen des Erlebens** in der unterstützenden Position synchronisiert das episodische Erleben mit dem semantischen Verarbeitungsmodus des Gehirns und schafft *Modusbewusstsein*. Das Gehört- bzw. Gesehen-Werden in der Imagination schwächt die lähmende Fixierung auf das alte Kindheitsgefühl und die damals überlebensnotwendige Identifikation mit den Eltern ab, da nun wir als alternative Identifikationsfigur zur Verfügung stehen. Es kann aber sein, dass Menschen anfangs noch sehr stark mit den Bewertungen der realen Eltern bzw. den inneren Bewertern identifiziert sind und denken, dass das Kind selbst schuld sei. Dann ist an dieser Stelle Vorsicht geboten. Auf die dann notwendige Vorgehensweise wird im nächsten Abschnitt eingegangen.

SORC-Schleife abfragen. Wir immer wieder die Reaktionen auf das Erleben und die Ereignisse entlang der SORC-Schleife ab. Das erleichtert einerseits die Arbeit, denn man erfragt alle wichtigen Elemente und lässt nicht aus Versehen etwas aus. Wir erfragen die Situation *(»Was passiert gerade? Wer sagt/tut was?«)*, Emotionen *(»Was fühlst Du jetzt? Wo im Körper?«)*, Kognitionen *(»Was denkst Du gerade?«)*, Bedürfnis *(»Was brauchst Du? Wonach sehnst Du Dich?«)*, Handlung *(»Was machst Du? Was ist dein Impuls jetzt?«)* und Konsequenz/veränderte Situation *(»Wie reagiert Person X?«)*.

Bezüge zur Fallkonzeption. Es ist für den Aufbau von Modusbewusstsein sinnvoll und stört die Imaginationsübung nicht, immer wieder (mit geschlossenen Augen) kurze, klärende Bezüge zur Fallkonzeption herzustellen und so Erleben und Modell besser zu verknüpfen (siehe Bewegung auf der senkrechten Achse von Abb. 5-1, Kap. 5.1), z. B. durch Markierungen wie *»Jetzt sind wir in Kontakt mit der wütenden Kindseite«* oder *»Merken Sie, wie Sie schon wieder in die Unterordnung gehen wollen?«* Danach lenken wir durch Paraphrasierungen wieder auf das Gefühl: *»Gehen Sie wieder hin zu dem kleinen Thomas. Wie fühlt sich das an, so hängengelassen zu werden? ... Was fühlst du jetzt im Körper, Thomas?«* Auch hier gelingt der Wechsel der Anrede relativ elegant: Die selbstreflexive Perspektive des Erwachsenenmodus wird gesiezt und dann über die Beobachterperspektive (der kleine Thomas) auf die Feldperspektive des Kindmodus in Du-Form in einem Satz übergegangen. Es ist nur wichtig, dass wir selbst uns bewusst sind, mit welchem Modus wir gerade sprechen. Das wird in der videogestützten Supervision geübt.

Zusätzliche Stabilisierung, wenn notwendig. Dazu kann metaphorisch gesagt werden: *»Lassen Sie uns den Film an dieser Stelle einmal anhalten und genau hinschauen. Sie haben die Fernbedienung in der Hand und alles unter Kontrolle. Das Bild steht, niemand bewegt sich mehr!«* Dies schafft etwas Distanz, wenn die Affekte zu stark zu werden drohen. Die Betonung und Verbalisierung des emotionalen Erlebens bahnt den Weg zur kognitiven Weiterverarbeitung. Bei starker Traurigkeit oder Hilflosigkeit kann eine sanfte Berührung am Ellenbogen, an der Schulter oder auch an der Hand sehr stabilisierend wirken, wobei die Person vorher um Erlaubnis gefragt wird: *»Ist es für Sie in Ordnung, wenn ich Sie jetzt sanft an der Schulter berühre, um den kleinen Thomas zu trösten?«* Vor dem Augenöffnen wird eine mögliche Berührung zurückgenommen, da wir in aller Regel eine Person nur im verletzlichen Kindmodus berühren. Auch eine umgehängte Decke wirkt für viele Menschen beruhigend (siehe Kap. 5.4.3).

Schritt 5: Fokussierte kurze emotionale Exposition und Bezug zum unerfüllten Bedürfnis

Im Gegensatz zur klassischen prolongierten Expositionsbehandlung dauert die Aktivierung bei der imaginativen Überschreibung aber nur wenige Minuten, bevor in das Rescripting gewechselt wird. Ziel ist ja nicht Habituation, sondern eine Neubewertung der Situation und dann die Aktivierung erwachsener Ressourcen (Arntz 2011a) Nach einer angemessenen Zeit des Sich-vertraut-Machens mit der zuvor abgespaltenen Emotion (*Modusbewusstsein*) wird daher die Schemamodifikation durch das sogenannte Rescripting eingeleitet.

Dibbets & Arntz (2016) konnten nachweisen, dass die Effekte des Imagery Rescripting größer waren, wenn die Behandelten kurz submaximal aktiviert waren, als wenn bereits im Belastungsanstieg aus der Szene ausgestiegen wurde.

Belastung gegebenenfalls dosieren. Die Wahl der Formulierungen und der Perspektive durch uns ist hier nicht beliebig, sondern trägt dazu bei, die emotionale Belastung zu »titrieren« (Levine 2011; siehe auch Kap. 1.3.1) – entsprechend dem Prinzip »so viel emotionale Exposition wie nötig«, denn von einer ausreichenden Aktivierung hängen die Effekte des Rescripting ab (Dibbets & Arntz 2016). An dieser Stelle der Imagination sind manche Personen emotional sehr belastet, sprechen leise und mit langen Pausen. Manchmal wird die Stimme kindhaft, ebenso die Körperhaltung. Wir können die Begegnung mit diesem zuvor vermiedene Erleben in das Selbstbild durch Paraphrasierungen fördern: *»Ja, das tut sehr weh, so allein zu sein. Aber jetzt bin ich bei dir!«* oder *»Dieser Schmerz war die ganze Zeit in Ihnen, das ist das hilflose Kind in Ihnen!«* Keinesfalls soll die Person jedoch so stark belastet werden, dass sie aus dem Toleranzfenster herausfällt, was durch ein Erfragen der emotionalen Belastung mit sog. SUDs (Subjective Units of Discomfort bzw. Subjective Units of Disturbance; siehe Abschn. 6.1.6) überprüft werden kann.

Die begleitete Exposition mit den zuvor abgespaltenen negativen Emotionen ermöglicht den Übergang aus der entwicklungshemmenden, emotionsvermeidenden maladaptiven Bewältigung in eine Trauerarbeit und Integration (siehe Spannungsanstieg in Abb. 1-5, Kap. 1.2.7).

FALLBEISPIEL

Eine 42-jährige Patientin berichtet zu Beginn der Stunde über einen Konflikt mit ihrem Chef, der sie nach Dienstende noch zu einem Gespräch bat, weil er Informationen von ihr brauchte, die nur sie ihm geben konnte. Die Patientin litt sichtbar an einer beginnenden Erkältung und am Ende sagte er: »So, nun bereiten Sie das alles noch mal schön auf und nehmen ein paar Nasentropfen, damit das morgen mit dem Briefing für die Kollegen auch klappt.«

In der Imagination erlebt sie Gefühle von Trauer, Ohnmacht und Wut, die sich in

Sätzen wie »Er ignoriert mich, außer wenn er mich braucht!« und »Stell dich nicht so an!« zusammenfassen lassen.
Beim Wechsel in die Kindheitssituation erinnert sie sich rasch an eine Szene, in der sie als Zwölfjährige vor einem Berg Geschirr in der Küche steht. Die Mutter hat die Familie gerade verlassen, ihren beiden fast erwachsenen Geschwistern »ist der Haushalt egal« und der Vater arbeitet. *»Die waren alle froh, dass die Mutter weg war, aber ich fühlte mich so gottverlassen. Die haben mir damals viel zugemutet und nicht geschaut, wie es mir geht. Und ich wollte nach außen immer noch den Schein aufrechterhalten und habe deswegen auch mit niemandem darüber sprechen können und mir nichts anmerken lassen.«* Am schlimmsten erlebte die Patientin damals die Invalidierung ihres Leides, wodurch sie sich auch noch beschämt und schuldig an ihrem eigenen Schmerz fühlte *(»Bei mir ist was nicht in Ordnung!«).*

So kann der Schmerz des verlassenen Kindes keinen Ausdruck finden, die inneren Antreiber setzen sich durch (»Du musst den Laden schmeißen!«) und bewirken eine unterordnende Bewältigung (»Zähne zusammenbeißen und sich nichts anmerken lassen!«). Szenisch aktiviert der Chef das Gefühl, ausgenutzt zu werden, sich aber nicht um sie zu kümmern, sondern ihr Leid (die Erkältung) zu bagatellisieren.

Bezug zu Grundbedürfnissen des Kindes herstellen. Wenn die emotionale Aktivierung und Exposition ausreichend stark war, leiten wir die Schemamodifikation ein, indem wir erneut nach den Bedürfnissen und Wünschen des Kindes fragen, z. B. *»Wonach sehnst Du Dich jetzt am meisten?«* bzw. *»Was brauchst du jetzt?«* An dieser Stelle ist es wichtig, dass wir das Bindungsbedürfnis validieren und z. B. sagen: *»Natürlich wünscht Du Dir, dass es aufhört, dass Dein Papa Dich nicht mehr schlägt, dass Dich jemand beschützt!«* Oder: *»Es ist völlig normal, dass du jetzt in den Arm genommen und getröstet werden möchtest. Jeder kleine Junge in dem Alter braucht das von den Eltern. Es ist nicht dein Fehler, dass die Eltern dich nicht getröstet haben, sondern ein Versäumnis/Fehler/Versagen der Eltern!«*

Wünsche positiv (um-)formulieren. Der konkrete Wunsch wird positiv formuliert und soll ein Annäherungsziel beschreiben, z. B.: *»Ich möchte, dass mich jemand tröstet, dass mir jemand zuhört, sich mit mir beschäftigt, dass ich sicher bin.«* Die positive Formulierung eröffnet Ansatzpunkte, wie die Behandelten besser für die Kindseite sorgen können. Diese Lösungsansätze können dann in der *Schematherapeutische Verhaltensanalyse* unter Punkt 6 festgehalten werden (siehe Kap. 4.4.3, Abb. 4-5). Vermeidungsziele, z. B. *»Ich möchte nicht so einsam sein«* oder *»nicht geschlagen werden«*, werden in Annäherungsziele umformuliert, damit sie später in der Rescriptingphase aktiv von der Person angegangen werden können und sie so aus der kindlichen Ohnmacht herauskommt, z. B.: *»Ich will auf Menschen zugehen«* oder *»Ich hole mir Hilfe, wenn ich geschlagen werde.«*

Über das Überschreiben im Allgemeinen. Ein zentrales Anliegen bei diesem Vorgehen ist nicht, die damalige Situation in der Kindheit ins Gute zu wenden (das nennt man in der Hypnotherapie *Change History* (Bandler & Grinder 1981), was in manchen Fällen zwar möglich, aber in der Regel unrealistisch ist. Uns geht es darum, die in der Kindheitssituation angelegten und heute noch im Sinne des Predictive Coding (siehe Kap 1.2) wirksamen Erfahrungen und damit einhergehende Bewertungen im Sinne der Relational Frame Theory (siehe Kap. 2.3) zu flexibilisieren.

> Diese Neubewertung ist der zentrale Wirkfaktor: »Changing meaning – not memory!« (Arntz & Weertman 1999)

Dazu wird zunächst das mit der Situation verbundene Lähmungs-, Sprachlosigkeits- und Ohnmachtsgefühl als der Hintergrund der heute erlebten Gefühle dieser Art wahrgenommen. Im zweiten Schritt werden diese Gefühle heute aufgelöst, indem das Kind jetzt nicht stumm bleibt, sondern seinem Leid und seinen (berechtigten) Bedürfnissen Ausdruck verleiht und sich dabei von uns gesehen und unterstützt fühlt. Diese initiale Neubewertung verstärkt die emotionale Bindung an uns und bereitet die spätere Neubewertung durch die Person selbst vor.

Skript 1: Intervention durch die therapierende Person

Grundsätzlich bewirkt diese Arbeit in der Feldperspektive (oder Erste-Person-Perspektive) eine maximale emotionale Beteiligung im Sinne des Wirkfaktors *Problemaktualisierung* (Holmes et al. 2008). Dabei liegt der Fokus auf der Bindungsfähigkeit der Person, die in der verletzlichen Kindperspektive bleibt und uns vertraut, während wir für sie sorgen (Arntz 2011a).

Schritt 6 (wenn indiziert): Konfrontation einer Bezugsperson

Je nach Situation erlebt das Kind übermäßigen Leistungsdruck, entwertende Kritik, Bedrohungen oder auch Gewalterfahrungen bis hin zu einem sexuellen Missbrauch durch andere Personen. **Wir intervenieren** und setzen uns entschlossen für die Sicherheit und den Schutz dieses Kindes ein. Dabei beschreiben wir unsere Handlungen: *»Ich komme in diesem Moment durch die Tür und stelle mich zwischen dich und deinen Vater. Kannst du mich sehen? ... Er kann dir nichts mehr tun. Ich schubse ihn auch zurück, wenn er näherkommt. Und ich sage ihm ›Sind Sie eigentlich von allen Geistern verlassen? Wie können Sie Ihrem Sohn so was antun? Das verdient er nicht. Sie verhalten sich wie ein Tyrann. Hören Sie sofort auf damit. Das schaue ich mir keine Sekunde länger an.‹«* Gegebenenfalls schlagen wir für überforderte oder selbst psychisch kranke Eltern ein Hilfs- oder Therapieangebot vor, gewalttätige Personen werden von Polizisten in Gewahrsam genommen, damit sichergestellt ist, dass sie dem Kind nicht mehr schaden können.

Entlang der **SORC-Kategorien** erfragen wir dann Reaktionen: *»Wie fühlst du dich, während du mich siehst und hörst? ... Wie reagiert dein Vater? ... Und wie fühlst du dich jetzt? ... Was geht dir jetzt durch den Kopf? ... Was brauchst du eigentlich?«* Wünsche und

Bedürfnisse geben uns die Orientierung für die nächste Intervention, die genau nach dem gleichen Muster abläuft, bis die **Bedrohung neutralisiert** bzw. die Belastung beendet wurde. In manchen (eher seltenen) Fällen entfällt dieser Schritt, da es keine Person gibt, die konfrontiert werden kann, wie etwa nach dem Tod einer wichtigen Bezugsperson. In diesem Fall beginnt das Rescripting mit Schritt 7.

Schritt 7: Tröstung und Validierung des Kindes
Nach Neutralisierung der Gefahr gehen wir in der Regel mit dem Kind aus der Situation heraus und versorgen es emotional. Wir erklären ihm, dass es nichts für die Handlungen der Erwachsenen kann und dass das Geschehnis nicht seine Schuld ist. *»Ich weiß, du denkst, dass du das Problem bist, und glaubst auch alles, was dein Vater vorhin zu dir sagte. Aber das einzige Problem hier ist sein Verhalten und auch seine Unfähigkeit, für dich zu sorgen und sich wie ein Vater zu verhalten. Er und er alleine trägt die Verantwortung für die Art, wie er mit dir umgeht. Und du kannst nichts dafür, wirklich nicht.«* Dabei korrigieren wir dysfunktionale Gedanken liebevoll. Besonders bei sexuellem Missbrauch und Misshandlungen spielt die **Korrektur von Schuldgedanken** eine große Rolle, sodass wir diese direkt erfragen und korrigieren müssen. Im Wesentlichen geben wir den verletzlichen Emotionen des Kindes Raum: *»Wie fühlst du dich jetzt? ... Wie fühlst du dich, wenn du hörst, was ich gerade sage?«* Auch hier orientieren wir uns an den SORC-Kategorien und erfragen Gefühle, Gedanken und Bedürfnisse nach jeder unserer Interventionen.

Schritt 8: Auflösung über ein positives Bild
Wenn die schmerzlichen Emotionen langsam abklingen, entsteht Raum für ein positives Bild. Das sind häufig Spielsituationen und unmittelbare **Wunscherfüllungen**. Wir fragen sehr offen: *»Wonach ist dir jetzt?«*, und stellen es uns anschließend mit der Person gemeinsam vor. Dadurch kommt es zu einer spürbaren Entspannung und wir erleben gemeinsam auch angenehme Emotionen. Arnoud Arntz (2011a) empfiehlt, das Kind zu einer **Person** oder einem **Ort seines Vertrauens** zu bringen: *»Gibt es jemanden, zu dem du jetzt gerne gehen möchtest?«* Dann bringen wir das Kind dort hin, z. B. zur Oma: *»Hallo, Frau Becker. Hier ist Ihr Enkelkind. Das möchte gerne zu Ihnen. Wollen Sie es bei sich aufnehmen?«* Das wird in der Regel bejaht. Dann soll sich die Patientin bzw. der Patient diese Szene und das Erleben bei dieser Person ebenfalls in allen Sinnesqualitäten vorstellen und wir fragen wieder die SORC-Qualitäten ab und fixieren das veränderte Erleben (felt shift; Gendlin 1997) im semantischen Gedächtnis. Gibt es keinen positiven Ort, bauen wir ihn imaginativ auf, analog der erwähnten Villa Kunterbunt bzw. als Sicheren Ort (siehe Abschn. 6.2.2). Als **Hausaufgabe** sollen die Betroffenen dann – idealerweise täglich – diesen **positiven Ort imaginieren**, ggf. unterstützt von der Audioaufnahme. Das hilft, positive Schemata aufzubauen.

Skript 2: Intervention durch die erwachsene Person

Der Schritt, aus dem kindhaften Gefühl der Abhängigkeit von anderen herauszutreten und im Erwachsenenmodus die »Sache selbst in die Hand zu nehmen«, ist ein zentraler Wendepunkt in der Therapie. Für die Intervention durch die erwachsene Person findet zunächst ein **Perspektivwechsel** statt, der von uns angeleitet werden muss. Dabei ändert sich die Stimme und wir wechseln, sofern wie die Person ansonsten auch siezen, in die Sie-Formulierung: *»Jetzt wechseln wir, wie besprochen, die Perspektive und Sie betreten diese Szene als der erwachsene Thomas, der Sie heute sind. Können Sie sehen, wie diese Person den Raum betritt?«* Dann stehen wir beide auf (dabei kurzes Augenöffnen) und schauen herab auf die Stühl (Augen zu oder auf). *»Wie alt sind Sie jetzt? ... Genau, Sie sind jetzt die erwachsene Person von heute, die in den Raum kommt. Spüren Sie bitte jetzt Ihren erwachsenen Körper ... Wir schauen uns jetzt diese Szene wie einen Film zusammen von außen an. Das sitzen der kleine Thomas und die andere Person.«*

Der Wechsel in die Beobachterperspektive (bzw. Dritte-Person-Perspektive), in der sich die Person als Kind wie von außen sieht (z. B. als »kleiner Thomas«), reduziert die emotionale Belastung (Berntsen & Rubin 2006) und stärkt die Selbstbehauptungsfähigkeit. Wir empfehlen, dabei auch körperlich nebeneinanderzustehen, denn wir gehen schließlich auch imaginativ im Stehen in die Situation hinein. Unserem Primat folgend, möglichst alle angelegten Ressourcen zu nutzen, unterstützt eine stehende Körperhaltung erwachsene Ressourcen, während eine sitzende Haltung dem hilflosen Kinderleben näher ist. Wir stehen dann buchstäblich über den Dingen.

Schritt 5b: Emotionale Neubewertung und Perspektivwechsel

Abstand dosieren. Die Kombination von Aufstehen mit geschlossenen oder offenen Augen erlaubt eine sehr feine Dosierung der emotionalen Distanzierung: Aufstehen schafft grundsätzlich erst einmal Abstand und signalisiert eine deutliche Musterunterbrechung. Alle mentalen Bewegungen in der gleichen sitzenden Haltung durchzuführen ist für die meisten Menschen deutlich anspruchsvoller. Wenn wir hingegen mit geschlossenen Augen die vorher aus der Kind-Perspektive (Feld- oder 1 Person-Perspektive) angeschaute Szene nun im Stehen von außen aus der Beobachter- bzw. Dritte-Person-Perspektive betrachten, markiert das einen deutlichen Wechsel: Falls die Person auch im Stehen noch stark in der Schemaaktivierung »steckenbleibt«, können wir die Augen öffnen, real auf die Stühle unter uns schauen und uns dort den Vater und das Kind außerhalb von uns vorstellen. Reicht das nicht zur Disidentifikation (z. B. bei Traumatisierten bzw. Dissoziierenden), können alle Techniken aus Kapitel 5.4.4 eingesetzt werden, um das Gegenwartsbewussstsein zu stärken. Auf diese Weise können die Betroffenen praktisch immer in die Gegenwart zurückgeholt werden. Wichtig ist, zu betonen, dass es mehrere Netzwerke nebeneinander in unserem Gehirn gibt, zwischen denen wir wechseln können (siehe dazu das Tutorial »Wahrnehmung und Imagination« auf www.schematherapie-frankfurt.de/index.php/materialien/videos/tutorials).

FEUERALARM-BILD

»Stellen Sie sich vor, jetzt haben wir einen Feueralarm! Was würde Frau Meier tun, selbst wenn sie dissoziiert wäre? Glauben Sie, sie würde sitzen bleiben und verbrennen? Das glaube ich ehrlich gesagt nicht. Ihr Überlebenssystem würde anspringen und sie würde rausrennen.« Dann können wir noch etwas provokativ ergänzen: »Oder haben Sie schon einmal in der Zeitung gelesen (oder in den Social Media gehört): Dissoziierende Person auf ihrem Stuhl sitzend in Wohnung verbrannt?«

Dieses gemeinsame Eintreten als erwachsene Personen von heute schafft wieder eine »shared perspective« und erlaubt im Weiteren mit den Techniken aus Kapitel 5.4.7 ein optimal ausbalanciertes Vorgehen und eine abgestufte Intervention, abhängig vom aktuellen Funktionsniveau. Die Schritte unterscheiden sich im *locus of control* (Rotter 1966), d. h. darin, inwieweit wir den Prozess aktiv steuern und damit die Patientin bzw. den Patienten entlasten und unterstützen bzw. inwieweit diese selbst die Lösung schaffen und dadurch einen maximalen Zuwachs an Selbstwirksamkeit erreichen. Wieder einmal ist es unsere Aufgabe, den Prozess auf der horizontalen Achse in Abbildung 5-1 (siehe Kap. 5.1) auszubalancieren. Es können aber in einer Sitzung nacheinander durchaus beide Skripte versucht werden, bis ein befriedigender Effekt erreicht ist (Arntz & Weertman 1999). Auch hier sollten wir uns nicht zu sehr unter Erfolgsdruck setzen.

Emotionale Neubewertung. Die Sicht aus der Beobachterperspektive ermöglicht die **Aktivierung von Mitgefühl** für das Kind, was im Sinne von Panksepps CARE-System (Panksepp 2011) eine hohe Handlungsmotivation bewirkt: *»Was kommt in Ihnen für ein Gefühl hoch, wenn Sie sehen, wie dieses Kind behandelt wird?«* Die Formulierung »Was kommt in Ihnen hoch« bahnt den Weg zur Wahrnehmung des gewünschten, körpernah erlebten Ärgergefühls und die Formulierung »dieses Kind« fördert die Disidentifikation und den neutral-wohlwollenden Blick, d. h. es schwächt die inneren Bewerter. Die **Mobilisierung von konstruktivem Ärger** (Greenberg et al. 2003) bzw. Wutkraft zeigt den beginnenden Zugriff auf die Energie der gesunden Selbstbehauptungsseite an. Sie ist der »Sprit im Tank« für die Reise in die Autonomie. Young et al. (2005, S. 429) schreiben: »Der Ausdruck ihres Ärgers ermöglicht ihnen, den unterdrückten Affekt zuzulassen und die aktuelle Situation in einer angemessenen Perspektive zu sehen.« Man kann diese autonomiefördernde Form der Wut als *Trennungswut* bezeichnen im Sinne einer neuen Regel: »Wenn Ihr mir nicht helft, mache ich das halt alleine. Ich lasse mich nicht mehr lähmen!«, oder abstrakter als Regel formuliert: »Hilf dir selbst, dann hilft dir Gott.« Ist die Person wutfähig, kann sie zu der Komponente der emotionalen Aktivierung die kognitive Neubewertung hinzufügen. Wir fragen dazu: *»Und ist es richtig, dass Sie so fühlen?«* Dieser Schritt ist wichtig, um evtl. noch vorhandene innere Bewerterstimmen aufzuspüren.

Nur wenn die Betroffenen sich auch im Recht fühlen, werden sie die notwendige Kraft in der Entmachtung einsetzen können, die für eine durchgreifende korrigierende emotionale Erfahrung notwendig ist. Wenn auch nur diskrete Zweifel bleiben, führt die Übung nicht zu einer fundierten Ermächtigung.

Aufspüren der Bewerterstimmen. Bleibt die emotionale Beteiligung gering oder gar ganz aus (»Ich spüre gar nichts!«), ist zunächst zu prüfen, ob die Person tatsächlich ganz im Hier-und-Jetzt ist. Gegebenenfalls sind entsprechende Maßnahmen zur Verstärkung des Gegenwartsbezugs zu ergreifen (siehe Kap. 5.4.4). Meist blockieren jedoch Bewerterstimmen die Neubewertung. *»Ich merke, dass Sie irgendwie blockiert sind. Kann es sein, dass da gerade kritische Gedanken dazwischenkommen? Was sagen denn die Stimmen in Ihrem Kopf im Moment? Schalten Sie doch einfach mal den Lautsprecher an und lassen mich mithören!«* Da wir mit diesen Stimmen nicht imaginativ arbeiten können, müssen wir nun entscheiden, ob diese aufgeschrieben und zunächst zur Seite gesetzt werden können, um weiterzuarbeiten. Dann werden wir vermutlich eine aktive Rolle einnehmen müssen und z. B. als Rollenmodell die Entmachtung und Versorgung übernehmen (analog Skript 1). Später können wir die Bewerterstimmen zu den »Tätern« auf den konfrontierenden Stuhl setzen (siehe Kap. 5.2.1) und in einem Stühle-Dialog weiterarbeiten (siehe Kap. 6.3).

Imaginative Ermächtigung. Fühlt sich eine Person im Recht, aber zu schwach, um das Kind zu schützen, können wir beispielsweise die Person auf drei Meter Größe »aufblasen«, sodass sie ihrem Gegenüber körperlich deutlich überlegen ist. Es kann auch Unterstützung geholt werden. Laut Arntz & Weertman (1999, S. 724) bestehen deutliche kulturelle und soziale Unterschiede, welche Form von Hilfe gesucht wird: In den USA werden Waffen bevorzugt, in Mitteleuropa wird eher die Polizei geholt.

Voraussetzung für eine erfolgreiche Ermächtigung ist, dass sich die Person JETZT sicher und überlegen fühlt und die Angst vor den Bezugspersonen (ggf. Tätern) in den Hintergrund tritt. Das müssen wir sicherstellen und die Szene entsprechend verändern.

In die Aufrechte kommen. Durch die Neu-Synthese der befreiten Selbstbehauptungskraft und die Korrektur der inneren Bewerter sind die beiden notwendigen Komponenten für ein funktional-erwachsenes Verhalten (oberer Kasten in der Modus-Landkarte; siehe Abb. 3-9, Kap. 3.8.3) gegeben. Man erlebt das häufig als ein Aufrichtegefühl und Menschen ändern auch entsprechend die Körperhaltung. Das zeigt an, dass die Ermächtigung stattgefunden hat und körperlich ein Lösungsschema angelegt wurde. Metaphorisch kann man sagen, dass von unten die gesunde Selbstbehauptungskraft aufströmt und von oben die neuen Werte die Richtung »zum Licht« freimachen. Das Bild, dass auch über den dunklen Wolken immer die Sonne scheint, wenn man nur hoch genug aufsteigt, unterstützt diese Aufrichtebewegung. Das alles gelingt natürlich im Stehen viel leichter als im Sitzen.

Die aus der Tiefe des Körpers aufsteigende Ärgerkraft verbindet sich mit der Klarheit der rationalen Gedanken zu einer senkrecht gefühlten Aufrichtekraft des Erwachsenenmodus.

Wenn der Perspektivwechsel nicht reicht. Ist die emotionale Neubewertung nicht ausreichend, können die in Kapitel 5.4.7 beschriebenen Techniken eingesetzt werden. Wir geben hier den Wortlaut noch einmal wieder, um den Zusammenhang zu erhalten, und gehen zur Vertiefung auch auf ein paar Hintergründe ein, die in den vorigen Kapiteln nicht erwähnt wurden:

- **Extensionstechnik.** *»Haben Sie einen guten Freund oder eine Freundin, die sozial kompetent sind und uns hier vielleicht weiterhelfen können?«* Dann wird die genannte Person mit ihrem Vornamen und »Sie« angesprochen und gebeten, in die Situation einzutreten: *»Petra, was ist Ihr Gefühl, wenn Sie sehen, wie der kleine Thomas hier behandelt wird?«* Wenn es keine derartige Person gibt, kann eine Fantasiefigur dazugeholt werden, die die notwendigen Ressourcen repräsentiert. *»Sie können alle Hilfsmittel oder Hilfspersonen dazuholen, auch fantastische. Was brauchen Sie, um die anderen zu entmachten?«* Manche älteren oder rational orientierten Menschen mögen das albern finden, aber Jüngere oder Menschen, die sich häufiger in Science-Fiction-Romanen oder Computerspielen in diesen Welten bewegen, nutzen diese Ressource gerne. Schaffen die Behandelten die emotionale Neubewertung immer noch nicht, gehen wir zur Substitutionstechnik über.
- **Substitutionstechnik.** Hier wird das Bild von sich selbst als Kind in der Imagination durch ein anderes Kind ersetzt, das unten auf dem Stuhl der behandelten Person sitzt. Am besten eignet sich ein leibliches oder ein anderes gemochtes Kind (z. B. ein Patenkind oder das Kind eines befreundeten Paares). Dieses wird mit seinem Namen angesprochen: *»Stellen Sie sich vor, da säße jetzt die kleine Sophie und wird so behandelt. Welches Gefühl kommt jetzt in Ihnen hoch?«* Falls die Person keine geeigneten Kinder kennt, kann auch ein Haustier genommen werden. Es kann abstrakter gefragt werden: *»Wenn Sie auf der Straße eine Mutter sehen, die ihr Kind so behandelt, was kommt da für ein Gefühl hoch?«* Oder wir stellen den Bezug zum Still face-Video her. In dem Tutorial dazu (www.schematherapie-frankfurt.de/index.php/materialien/videos/tutorials) wird an zwei Stellen nach dem Mitgefühl für das kleine Mädchen gefragt. Hat die Person an diesen Stellen Mitgefühl gezeigt, dann kann nun darauf Bezug genommen werden. Gegebenenfalls kann neben den Stuhl für das substituierte Kind ein Stuhl für den eigenen Kindzustand danebengestellt und nach dem Unterschied gefragt werden: *»Was ist an dem kleinen Thomas anders, dass Sie für ihn kein Mitgefühl haben, für Ihr leibliches Kind aber schon?«* Das führt zu den aktivierten Bewertergedanken, die in einer weiteren Runde auf den konfrontierenden Stuhl gesetzt und entmachtet werden (siehe auch Abschn. 6.3.4). Typischerweise reagieren Menschen an dieser Stelle empört und weisen es weit von sich, mit ihren eigenen Kindern so umzugehen. Es ist erstaunlich, wie stark die Identifikation mit dem Elternintrojekt den Blick für das objektiv bzw. überpersönlich Angemessene zu verzerren vermag. Oder anders gewendet: wie stark der Schutzinstinkt

für die eigenen Kinder als biologisch angelegtes Muster aktivierbar ist (»Löwenmutter-Modus«). Der Hinweis auf die Diskrepanz zwischen dem Introjekt-verfärbten Selbsterleben und dem Verhaltensmuster anderen Kindern gegenüber sensibilisiert für die Verzerrung des eigenen Erlebens durch die inneren Bewerter/Elternmodi. Anschließend fällt es leichter, die angemessenen Gefühle und Bedürfnisse deutlich zu formulieren. Bleiben die Betroffenen in dem Einfluss der inneren Bewerter weiterhin gefangen, gehen wir analog Skript 1 in eine noch aktivere Rolle.

- **Therapeutisches Modell.** Gegebenenfalls machen wir Vorschläge zum Ausdruck der gesunden Bedürfnisse und Rechte eines Kindes im Allgemeinen. Arnoud Arntz (2011b, S. 175) verweist an dieser Stelle gerne auf die Menschenrechts-Charta. Aus unserer Sicht ist eine Stärke der Schematherapie im Vergleich zum sokratischen Dialog (Beck et al. 1979) oder dem geleiteten Entdecken (Sachse 2008) die Orientierung am pädagogischen Modell: Wenn Menschen in ihren Aktivierungszuständen festhängen, können wir auf eine ganz menschlich-natürliche Weise aktiv-fürsorglich eingreifen. Damit helfen wir ihnen einerseits aus dem Zustand heraus und geben gleichzeitig ein Modell für fürsorgliches Verhalten eines funktionalen Erwachsenen bzw. guter Eltern.

Schritt 6b (wenn indiziert): Konfrontation von Bezugspersonen durch die erwachsene Person (Rescripting – Teil 1)

Ist der zentrale Schritt der emotionalen Neubewertung und Ressourcenaktivierung gelungen, ist der Weg für das Rescripting frei. Im Skript 2 geschieht das aus eigener **Selbstbehauptungskraft**. Das beinhaltet analog dem Skript 1 – wenn indiziert – sowohl die Konfrontation der Bezugspersonen (Teil 1) als auch die Versorgung des Kindes (Teil 2).

Im Idealfall fühlen Menschen bereits durch den ersten Schritt des Perspektivwechsels beim Betrachten der Szene von außen Ärger bzw. Verachtung. Damit sind sie wutfähig und können direkt die Bezugspersonen konfrontieren. Wir fragen: *»Wenn Sie Ihre Kraft spüren und wissen, dass Sie recht haben, was möchten Sie jetzt zu den Bezugspersonen sagen oder mit denen machen?«* Die Aktivierung entsprechender affektmotorischer Schemata (Downing 2007) unterstützt den Prozess, indem die Arme angewinkelt und die Fäuste geballt werden (siehe Kap. 5.4.7). Wenn die Person Schwierigkeiten hat und wir nebeneinander im Stehen arbeiten, gibt es Möglichkeiten, den Übergang des Locus of control von uns auf die Person sehr sanft zu gestalten, indem wir soufflieren und ihr unsere Worte »geben«. Diese Technik entspricht dem Doppeln im Psychodrama (Moreno 1959). Die Person soll das von uns Angebotene dann in ihren Worten selbst aussprechen. Zunächst zu uns, dann zu den betreffenden Personen in direkter Rede (was deutlich schwieriger ist).

Direkte Rede. Die Person spricht die selbst gefundenen oder von uns vorgeschlagenen Formulierungen in direkter Rede aus. In der Imagination spricht sie zu einer konkreten Person aus ihrer Vergangenheit. Bei offenen Augen kann die Person zu dem unten stehenden leeren Stuhl laut sprechen (damit sie ein Gegenüber hat), ggf. auch zunächst nur nachsprechen. Hilfreich sind kritische Nachfragen wie: *»Glauben Sie, dass das Ihren Vater beeindruckt, wenn Sie das so sagen? Versuchen Sie, Ihrem Wunsch noch etwas deutlicher und lauter Ausdruck zu verleihen. Jetzt dürfen Sie das! Ich bin bei Ihnen!«* Gleichzeitig brauchen Menschen immer wieder ausreichend Bestätigung und Ermutigung (Cheerleading; Linhan 1996). Gemeinsam wird korrigiert, bis die Formulierungen subjektiv stimmen.

Erfragen von Reaktionen. Analog zum Skript 1 fragen wir zirkulär nach Veränderungen und Reaktionen. Zunächst erfragen wir die Veränderungen der Situation: *»Wie reagiert der Vater? Was sehen Sie in seinen Augen?«* Die Frage zeigt, wie unverständig die Bezugspersonen waren und dass das Kind keine Chance hatte. Ziel ist aber nicht, die Bezugspersonen zur Einsicht, Reue oder zu einem veränderten Verhalten zu bewegen, sondern ihnen die Macht über das Kind zu nehmen (*Entmachtung*), damit die Betroffenen selbst die Verantwortung für die Situation und die Versorgung des Kindes übernehmen, und dann die Bezugspersonen aus dem Bild zu entfernen (*Ermächtigung*). Nach der Entmachtung wird nach dem **Gefühl** (*»Was fühlen Sie jetzt, während Sie das sagen/tun?«*), den **kognitiven Reaktionen** (*»Was denken Sie jetzt?«*) und den **Wünschen/Bedürfnissen des Kindes** (*»Was braucht der kleine Thomas jetzt noch?«*) gefragt.

Auf innere Bewerter achten. Der Perspektivwechsel in den Erwachsenenmodus kann anfangs noch labil sein, denn in der Person »kämpft« (bildlich gesprochen) der nach den Bewertungen der Bezugspersonen gebildete innere Bewerter mit dem erst im Aufbau befindlichen Erwachsenenmodus. Faktisch sind das zwei konkurrierende neuronale Repräsentanzen bzw. Attraktoren.

Folgende Fragen können dann weiterhelfen:

- *»Was sagen die Stimmen in Ihrem Kopf über den kleinen Thomas?«*
- *»Was ist anders an dem kleinen Thomas als an anderen Kindern?«*
- *»Was hat der kleine Thomas getan, dass er diese Behandlung verdient hat?«*
- *»Helfen Sie mir zu verstehen, was an dem kleinen Thomas falsch ist.«*

Wichtig ist, die Zeit und den Raum zu lassen, auch »komische« Vorwürfe oder Gedanken auszusprechen, wie z. B. *»Die Kleine ist doch selbst schuld«* oder *»Am besten, sie wäre gar nicht da«*. Denn ohne bewusste Modifikation wirken diese Gedanken weiter (»if you can name it, you can tame it!; siehe Kap. 5.2.3). Hier ist wieder die Haltung des *inquisitive stance* (Fonagy et al. 2022), also des unbedingten Verstehen-Wollens, angezeigt. Dann kann mit den beschrieben vier Schritten versucht werden, in dieser Stunde zu einer erwachsenengemäßen Neubewertung dieser Gedanken zu kommen.

> Ohne die Entmachtung dieser selbstkritischen Stimmen bleibt die Person in der inneren Ambivalenz stecken, was den Effekt der Übung verringern wird.

Im Ausnahmenfall wechseln wir zurück zu Skript 1. Als letzte Möglichkeit machen wir die Entmachtung erneut modellhaft vor. Das ist besonders bei emotional instabilen oder belasteten Personen mit einem schwach ausgeprägten Erwachsenenmodus (z. B. bei einer Borderline-Störung oder traumatischen Erlebnissen) sinnvoll bzw. wenn die Zeit in der Sitzung knapp wird. So können wir sicherstellen, dass die Imagination auf jeden Fall gut ausgeht. Wir können diesen Schritt wie folgt einleiten: *»Ich merke, dass es Ihnen schwerfällt, sich wirklich konsequent durchzusetzen. Wir können ja später noch einmal genauer schauen, was Sie da blockiert. Ist es für diese Stunde für Sie in Ordnung, wenn ich das heute noch einmal stellvertretend für Sie mache? Später können wir es ja noch einmal gemeinsam versuchen.«* In der Regel sind die Betroffenen über dieses Angebot erleichtert, weil sie Angst haben, uns zu enttäuschen.

Nicht verurteilen, sondern auf den Effekt hinweisen. Die Klärung kommt dadurch in die Situation, dass wir die Wahrheit bzw. die vernünftige Außenperspektive in die Kindheitssituation hineintragen und den dysfunktionalen (»toxischen«) Kern des Elternverhaltens und das schlechte Ergebnis klar herausarbeiten. Nicht zuletzt hilft der (evtl. augenzwinkernd an die Person herangetragene) »Beweis«, dass die aktuelle Psychotherapie vermutlich nicht notwendig gewesen wäre, wäre in der Kindheit alles problemlos gelaufen. Es kann sein, dass sich die Person trotzdem wieder auf die Seite der inneren Bewerter schlägt, die das Verhalten der äußeren, imaginierten Eltern letztlich doch gutheißen. Dies zeigt sich z. B. in Gedanken wie »Ich war ja auch ein schlimmes Kind und hatte es nicht besser verdient!« oder »Meine Eltern haben es nicht besser gewusst!«.

> Im Kern geht es nicht darum, ob die Eltern vielleicht recht hatten, sondern darum, wie sich deren Verhalten letztlich ausgewirkt hat – also nicht um den Inhalt, sondern den Effekt!

Wir benennen das dann als Unterwerfung und anerkennen es als damals vielleicht angemessene Reaktion. Aber in der Sache bleiben wir möglichst klar und zeigen, dass das Verhalten der Eltern objektiv nicht kindgerecht war und das Kind belastet oder sogar beschädigt hat (unabhängig von den äußeren Umständen).

Auf sachliche Formulierungen achten. Es macht es Menschen leichter, wenn unsere Formulierungen vielleicht hart, aber klar und in der Sache nachvollziehbar bzw. beobachtbar sind. Übertriebene Formulierungen können die Person den inneren Bewertern »in die Arme treiben« und den erwähnten Loyalitätskonflikt verstärken. »Weniger« ist daher oft »mehr«.

Wiederholen lassen. Wenn wir direkt zu den »Tätern« sprechen, ist es wichtig, dass auch das von der Patientin bzw. dem Patienten – möglichst in deren Worten – wiederholt wird. Dabei werden häufig kritische innere Bewerter aktiviert. Wir fragen daher sorgfältig nach dem Erleben nach unseren Interventionen: *»Wie fühlen Sie sich, wenn ich so mit dem Vater spreche? ... Was sagen die Stimmen im Kopf dazu? ... Was ist falsch an dem, was ich gesagt habe? ... Wie möchten Sie das in Ihren Worten sagen?«* Das Nachsprechen mit den eigenen Worten zeigt, inwieweit die gewählten Formulierungen wirklich mitgetragen werden und zu den eigenen gemacht werden können. Selbstverständlich übernehmen wir in der weiteren Arbeit diese Worte! Hier ist sehr genau auf ein Unterordnungsverhalten uns gegenüber zu achten und ggf. nachzufragen: *»Sagen Sie das jetzt nur mir zuliebe oder denken Sie das wirklich?«*

Nach dem Erleben fragen. Anschließend fragen wir nach, wie die Person das gesamte Vorgehen erlebt. Manchmal akzeptieren sie die Grundtendenz, empfinden die gewählten Worte aber als zu hart. Dann schwächen wir die Formulierungen etwas ab, bleiben jedoch in der Sache klar: *»Es mag sein, dass Sie sich nicht bewusst waren, was Sie dem Kind antun, aber wie wir heute rückblickend sehen können, hat das, was Sie vielleicht gut gemeint haben, Thomas sehr geschadet. Dieses Ergebnis müssen wir festhalten. Als Konsequenz werden wir jetzt dafür sorgen, dass Thomas besser behandelt wird und Sie keinen Einfluss mehr auf ihn haben.«* Einmal mehr ist hier eine gute Balance wichtig, Menschen nicht zu erschrecken oder zu überfordern, aber auch nicht der unterordnenden oder vermeidenden Bewältigung zu folgen, sondern ihnen so gut wie möglich bei einer funktionalen Selbstbehauptung zu helfen. Im Abschnitt 6.1.5 gehen wir auf diese Problematik noch etwas detaillierter ein, da es dazu kontrovers diskutierte Konzepte gibt.

In kleinen Schritten arbeiten. Damit die Person diesen »Wechsel der Seite« leichter schafft, gehen wir geduldig und in mehreren Schritten vor und fragen jedes Mal, ob die vorgeschlagene Formulierung im Kern zutrifft, auch wenn es schwerfällt, das anzuerkennen. Zumindest wird auf den Widerspruch zwischen der verstandesmäßigen Einsicht und der verzögerten Reaktion des inneren Gefühls hingewiesen: *»Ich freue mich, dass zumindest Ihr Erwachsenenmodus die Dinge angemessen sieht. Vielleicht bekommen wir in der weiteren Arbeit den kleinen Thomas auch noch aus seiner Angstbindung heraus. Wir haben Zeit und Geduld!«* Laut Cohen (1984) sind schlecht behandelte Kinder (möglicherweise aus einer sog. Angstbindung heraus) besonders loyale Kinder.

> Viele erleben diese Art von Unterstützung oder Fürsorge zum ersten Mal und sind davon tief berührt.

Auf Loyalitätskonflikte achten. Ein solch direktives Vorgehen ist nur möglich, wenn wir sehr kritisch auf den verbalen und nonverbalen Rapport achten und im Zweifelsfalle (selbst-)kritisch nachfragen. Aktives (ROTES) Handeln muss mit absicherndem (BLAUEN) Nachfragen ausbalanciert werden. Fallen wir aus der Balance und gehen zu streng vor, arbeiten wir den inneren Bewertern zu. Schlimmer noch: Es kann zu einer Belastung der therapeutischen Beziehung kommen, wenn wir Bezugspersonen entmachten, während die Betroffenen noch mit ihnen identifiziert sind. Dazu ein Beispiel:

FALLBEISPIEL

Eine Therapeutin wirft im Sinne des vierten Schrittes der Mutter der Patientin vor, diese in der imaginierten Szene schlecht behandelt zu haben. Am Ende der Imagination fragt sie die Patientin, wie sie sich dabei gefühlt hat. »Ganz schlecht«, antwortet diese, denn die Mutter hätte es halt nicht besser gekonnt. Hier wäre ein vorsichtigeres, exploratives Vorgehen im Sinne von »slow is fast« hilfreicher gewesen.

Körperhaltung und Stimme. Bei der Entmachtung ist darauf zu achten, dass die Person wirklich im Erwachsenenmodus ist. Klärend sind die Frage nach dem körperlichen Erleben und der Blick auf die Körperhaltung: Im Erwachsenenmodus stehen wir aufrechter und haben im Körper mehr Kraft und im Kopf mehr Klarheit (siehe unten). Diese Haltung kann ggf. durch ein *Power-Posing* (siehe Kap. 5.4.7) und Arbeit an der Stimme verstärkt werden. Der Vorgang ist in der Regel mehrfach zu wiederholen, bis sich Menschen mit dem neuen Ausdrucksverhalten vertraut gemacht haben und dieses neuronal eingebrannt ist. Je mehr man aus sich heraus für sich sprechen kann, umso größer ist der Zuwachs an Selbstwirksamkeit; je mehr wir zuarbeiten, desto stärker bleibt der Locus of control (Rotter 1966) extern bei uns. Wir balancieren damit auf der horizontalen Achse in Abbildung 5-1 (siehe Kap. 5.1), indem wir dosiert fordern. Dieses *Shapen* ist für viele etwas unangenehm, unterstützt aber neuronal die Fixierung des Erwachsenenmodus. Am Ende der Entmachtung sollte die Person ein gutes, kraftvolles Gefühl haben. Dann kann zum Teil 2 des Rescripting, der Versorgung des Kindes, übergegangen werden.

Schritt 7b: Versorgung des Kindes (Rescripting – Teil 2)

Solange man im Gefühl der Abhängigkeit von anderen verharrt, wird man geneigt sein, die eigene »verletzbare Seite immer wieder anderen Menschen auf den Schoß zu setzen«, die es dann früher oder später »herunterschubsen«. Erst wenn die Betroffenen durch die Annahme des Trennungsschmerzes und einer basalen, existenziellen Einsamkeit beginnen, zu verstehen, dass der einzige Mensch, der das »Kind« nie verlassen wird, ihr eigener Erwachsenenmodus ist, sind sie bereit, Halt in sich selbst zu suchen. Dann können sie den enttäuschenden und nicht selten demütigenden Wiederholungen der Ablehnungs- und Vernachlässigungserfahrungen in den Schemaaktivierungssituationen entkommen. Auch wenn es vielen anfangs oft schwerfällt, sich selbst anzunehmen und zu trösten, ist das ein entscheidender Schritt für den Erfolg der Therapie.

Das ist ein wichtiger Schritt in die Autonomie, der die beiden mittleren Felder in der obersten Zeile der Fallkonzeption füllt, die für das funktionale Verhalten im Erwachsenenmodus stehen, also »Schmerz akzeptieren und loslassen können« und »gut für sich selbst sorgen« (siehe Kap. 4.4.3, »Deskriptiv-taxonomische Modusskizze«, Abb. 4-7). Entsprechend sollten aus unserer Sicht bei Skript 2 (anders als beim Skript 1) möglichst auch keine früheren realen Personen die Tröstung des Kindes übernehmen (siehe Abschn. 6.3.1).

Aktivierung von Mitgefühl. Es wird analog der vier Schritte bei der Neubewertung und der Entmachtung mit dem Perspektivwechsel begonnen. Wir fragen zunächst nach dem Gefühl, wenn die Behandelten als Erwachsene auf das Kind in der imaginierten Szene schauen: *»Was ist Ihr Gefühl jetzt, wenn Sie auf den kleinen Thomas schauen ... was spüren Sie im Körper?«*

> Nur wenn es ein warmes, liebevolles Gefühl ist (typischerweise in der Herzgegend), ist die Person sich selbst gegenüber in der selbstannehmenden Bindungsorientierung und imstande, das Kind zu versorgen. Ist das nicht der Fall, können wir – je nach Ressourcen – wieder die weiteren Schritte (Extension, Substitution oder wir als Modell) versuchen.

Schrittweise vorgehen und für das Kind sorgen. Im positiven Fall hat die Person Mitgefühl mit dem Kind. Dann fragen wir: *»Was möchten Sie aus diesem Gefühl heraus zu dem Kind sagen oder mit ihm machen?«* Auch hier lassen wir die Person erst zu uns sprechen und können ggf. noch modifizierend eingreifen. Wenn die Formulierungen »passen«, bitten wir: *»Sagen Sie das bitte nun dem Kind in direkter Rede und tun Sie es jetzt!«* Auch hier ist es wieder wichtig, dass wir Zeit lassen und wirklich in diese Tröstung eintauchen: Passen die Stimme und der Gesichtsausdruck dazu? Fühlen wir stellvertretend, dass uns die Worte der Behandelten erreichen? – Wenn nicht, geben wir eine freundliche Rückmeldung und shapen durch soufflieren oder wählen eine der beschriebenen Techniken (Extension, Substitution, therapeutisches Modell). Häufig übernehmen die Betroffenen unsere Formulierungen aus Skript 1. Im Verlauf lernt die Person, sich selbst zu trösten, indem z. B. der »große Thomas« (im Erwachsenenmodus) den »kleinen Thomas« (im verletzbaren Kindmodus) imaginativ in den Arm nimmt. Sehr hilfreich ist es, wenn die Personen selbst Kinder haben, sodass in ihnen bereits ein »Tröstungsattraktor« aufgebaut ist, den sie jetzt nur noch auf ihren Kindmodus anwenden müssen anstatt auf ihre äußeren Kinder.

Auf das Kind schauen. Dann wird nach der Reaktion des Kindes aus der Beobachterperspektive gefragt: *»Können Sie sehen, wie das Kind reagiert?«* Anschließend wird nach dem Gefühl der erwachsenen Person beim Trösten gefragt: *»Wie fühlt es sich bis in den Körper hinein an, das Kind so zu trösten?«* Im Rahmen der verhaltensverändernden Techniken kann diese Selbstberuhigung durch das Umarmen eines dicken Teddybären oder eines festen Kissens unterstützt werden oder auch durch das Gespräch mit einer Puppe, die stellvertretend für die verletzbare Kindseite steht (die dann tatsächlich personifiziert symbolisiert wird; siehe Trainingsvideo »Spezielle Techniken« unter www.schematherapie-frankfurt.de/index.php/materialien/videos/trainingsvideos). Wie bereits an anderen Stellen fragen wir wiederum weiter nach **Gedanken** (*»Und was denken Sie, während Sie jetzt diese Situation erleben?«*), nach **Bedürfnissen** (*»Was bracht der kleine Thomas noch?«*) und **nach weiteren Handlungen** (*»Okay, dann machen Sie das! Was sagen Sie zu ihm? Was machen Sie jetzt?«*).

Durch das starke Mitgefühl und den Fokus auf die Reaktionen des Kindes aktiviert sich das CARE-System, indem die aversiven Basisemotionen fast zwangsläufig nachlassen und die Person sich beruhigt und geborgen fühlt. Das markiert der Übergang zum nächsten Schritt.

Schritt 8b: Wiedererleben aus der Sicht des Kindes

Nach der Intervention der erwachsenen Person fragen wir nach der Veränderung des emotionalen und des Körpererlebens aus der Kindperspektive, damit das Erleben auch wirklich auf der emotionalen Ebene ankommt (felt shift; Gendlin 1997). Sonst könnte eine distanziert-kognitive Perspektive als Lösungsattraktor angelegt werden, neben der unverbunden das (alte) emotionale Erleben des Kindmodus fortbesteht, wie etwa: *»Als Erwachsener kann ich sehen, dass das falsch war, was meine Eltern gemacht haben, und dass ich nicht schuld bin, aber ich kann es nicht fühlen.«*

Körperreaktionen. Kommt das Erleben im Gefühl an, ändert sich in der Regel auch der Körperausdruck. Die Person atmet auf, setzt sich aufrecht hin und schnäuzt sich kräftig, als ob sie sich von dem alten Erleben trennen will. Auch die Sprache wird wieder fester und erwachsenengemäß. Nicht selten bringen Menschen danach eigene Assoziationen zu der Situation ein und wirken wie erlöst. Das Mentalisieren dieses veränderten Körpererlebens ist hilfreich, damit sich eine bewusste Erinnerungsspur bzw. Repräsentanz für das neue Kraftgefühl aufbaut (einen sog. **Körperanker**; O'Hanlon & Hexum 1994). Auf diese Weise können sie später in Konfliktsituationen besser aktiviert werden, oder anders gesagt: top-down damit in Kontakt kommen. Entsprechend sind die Therapieergebnisse besser (Holmes et al. 2008). Dadurch werden nonverbale Kommunikationssignale gesendet, die vom Gegenüber unbewusst wahrgenommen werden und zu einem besseren Ergebnis der Interaktion beitragen (Watzlawick et al. 1969). Bildlich gesprochen lernen die nun Selbstbewussteren, sich unbewusst »aufzuplustern«, um das Gegenüber auf der körpersprachlichen Ebene zu beeindrucken und so ihren verbalen Mitteilungen auf der nonverbalen Ebene kongruent Nachdruck zu verleihen. Das ist eine wichtige Komponente, in sozialen Interaktionen nicht mehr als potenzielles »Opfer« wahrgenommen zu werden.

Arntz & Weertman (1999) betonen entsprechend, dass es wichtig ist, sicherzustellen, dass die therapeutischen Interventionen auch wirklich im *Erleben* der Behandelten ankommen.

Dazu setzt sich die Patientin bzw. der Patient wieder unten auf dem *Stuhl* in die Rolle des *Kindes*, wir daneben. Bei geschlossenen Augen fragen wir dann: *»Kannst du mir sagen, was die beiden Großen gemacht haben? ... Wie fühlst du dich, wenn der Große dich so in Schutz nimmt? Wie fühlst du dich, wenn du jetzt so getröstet und versorgt wirst? Was brauchst du noch von der/dem Großen?«* In der Regel antworten die »Kinder«, dass die »Großen« sie nie wieder alleinlassen sollen. Diesem Wunsch kann durch die tägliche Tagesrückblickübung (siehe Kap. 4.6.6) Rechnung getragen werden. Das wäre ein guter

Transfer aus dieser Übung in den Alltag. Es kann sein, dass sich die Person von dem Wunsch des Kindes überfordert fühlt – denn an dieser Stelle kommen natürlich wieder die Bewerter ins Spiel. In Abschnitt 6.1.5 beschreiben wir, wie mit diesen ernst zu nehmenden Widerständen umgegangen werden kann. Wenn wir aus einer Gegenwartssituation gestartet sind und noch genügend Zeit ist, gehen wir am Ende in diese Situation zurück.

Schritt 9: Wechsel in die Ausgangssituation und deren Veränderung (Float-Forward)

Nach dem Rescripting (gilt für beide Skripts!) fokussieren wir erneut auf das veränderte emotionale und körperliche Erleben, lassen alle Sinneseindrücke der Kindheitsszene verblassen und gehen mit dem modifizierten Selbsterleben in die eingangs gewählte Alltagssituation zurück (Float-Forward). Wenn Menschen einen guten Zugriff auf ihren Erwachsenenmodus haben, kann das durchaus im Sitzen geschehen. Bei Menschen, die schnell wieder in einen Kindmodus bzw. in automatisierte Bewältigungsmodi kippen, hilft ein erneutes Aufstehen, um den Erwachsenenmodus körperlich zu unterstützen und »über den Dingen zu stehen«, also im Stehen zu der imaginierten anderen Person unten auf dem Stuhl zu sprechen (mit geschlossenen Augen). Alternativ kann auch mit offenen Augen als Stühle-Dialog gearbeitet werden, denn die Prozesse sind dieselben. Später können wir dann in ein Rollenspiel auf den Stühlen übergehen (siehe Abschn. 6.1.5). Sie sehen, wir bauen die neuen Verhaltensweisen sehr kleinschrittig auf (mode choice).

Ausgangszene imaginativ aufbauen. Dazu baut die Person die Szene wieder wie ein Filmset vor ihrem inneren Auge auf. Dies geschieht jedoch so *langsam*, dass sie immer im Kontakt mit dem modifizierten Gefühl bleibt. Dazu hilft die Formulierung: *»Bleiben Sie mit Ihrem jetzigen Gefühl intensiv in Kontakt und blenden Sie das Bild der Ausgangssituation ganz langsam drüber. So langsam, dass Sie in dem Gefühl bleiben können, während das Bild immer deutlicher wird.«* Sonst besteht die Gefahr, dass die alten sensorischen Trigger als Attraktor zu stark wirken und die Person wieder in den alten Ordnungszustand zurückkippt. Der Aufbau erfolgt unter der Kontrolle der Ich-Funktion, d.h. des Erwachsenenmodus, so langsam, dass eine **neue neuronale Synchronisation** zwischen den alten Stimuli und dem neuen innerlichen Erleben und Verhalten (R funkt.) im Erwachsenenmodus entsteht.

Den aktuellen Interaktionspartnern neu begegnen. Die Patientin bzw. der Patient versucht nun, analog der Wende in der Kindheitssituation, aus der neu gewonnenen Kraft heraus gegenüber der anderen Person den Wünschen bzw. Bedürfnissen adäquat Ausdruck zu verleihen. Anschließend wird gefragt, wie sich die Situation durch ihr verändertes Verhalten weiterentwickelt. Es ist verblüffend, dass viele dieselben Formulierungen als stimmig erleben, die sie auch in der Kindheitssituation gewählt haben.

Dadurch wird noch einmal bestätigt, dass hinter der aktuellen Konfliktsituation tatsächlich alte Schemaaktivierungen aus der Kindheit bzw. Jugendzeit liegen.

Auch hier geben die Betroffenen der anderen Person, ggf. auch mehrfach, in möglichst adäquater Weise zu verstehen, was ihr Erleben ist und was sie sich wünschen, bis sich die Situation so gut wie möglich zu einem Ende kommt. Allerdings sollte die **Problemlösung** jetzt *realistisch* sein, da es sich ja um aktuelle Konfliktsituationen handelt, in denen Fantasielösungen nicht weiterhelfen:

FALLBEISPIEL

Anstatt krank zur Arbeit zu gehen, entschied sich eine Patientin in der Imagination, sich krank zu melden, den Chef darüber zu informieren und einen Kollegen telefonisch zu instruieren, damit er das Briefing übernehmen konnte (»Dabei war ich fast schon wieder so weit, mich hinzuschleppen und über das Wochenende nur notdürftig auszukurieren!«).

Schritt 10: Kognitive Verankerung und Regelextraktion

Abschließend vergegenwärtigen sich Menschen noch einmal, wie sich die jetzt gefundene Lösung im **Vergleich zur Ausgangssituation** anfühlt (**Diskrimination**), um das Vertrauen in ihre Konfliktlösungsfähigkeiten in der Gegenwart zu vergrößern. Danach öffnen wir die Augen und der Ablauf und die erreichten Veränderungen werden nachbesprochen. Wenn Zeit bleibt, kann ein **Schema-Modus-Memo** (siehe Kap. 4.6.1) ausgefüllt werden. Zuletzt werden die Behandelten gebeten, eine **Zusammenfassung des Erlebnisses** als **Merksatz** zu formulieren und diesen nach der Stunde aufzuschreiben, damit es sich noch stärker in das biografische Gedächtnis einprägt.

Die Verknüpfung von imaginativem Erleben und Versprachlichung fördert die Vernetzung mit kognitiven Verarbeitungsprozessen, die z. B. für Neubewertungen wichtig sind (Holmes & Mathews 2010).

Wie weiterarbeiten? Die meisten Menschen erleben diese Übungen als außerordentlich intensiv und klärend. Nicht selten führt eine einmalige Imagination zu einer deutlichen Verhaltensänderung in der Gegenwart. Bei Personen ohne Persönlichkeitsstörungen mit guten Ressourcen sind häufig nur zwei oder drei dieser Imaginationen mit Rescripting in der Therapie notwendig. Bei Schemaaktivierungen im weiteren Therapieverlauf reicht es dann aus, möglichst oft kurz in die erwähnten **kleinen imaginativen Vertiefungen** zu wechseln (siehe Abschn. 6.2.1). Leiden Menschen unter starken oder gar intrusiven Schemaaktivierungen (wie z. B. Traumatisierte), dann werden imaginative Überschreibungen zu einer zentralen Technik in der Therapie, da sie wichtige Fähigkeiten und Prozesse aufbauen. In der Studie von Raabe et al. (2022) wurden 16 Rescripting-Sitzungen als stand-alone treatment mit gutem Effekt durchgeführt.

Die Arbeit mit den inneren Bewertern gelingt allerdings besser in den **Stühle-Dialogen**, die auf die gleichen Prozesse zurückgreifen (siehe Kap. 4.5).

Schritt 11: Anhören der Audioaufnahmen als Hausaufgabe

Wir haben bereits mehrfach darauf hingewiesen, wie hilfreich es ist, die Aufnahmen aus den Sitzungen zu Hause anzuhören. In unseren Sitzungen passiert sehr viel und sie sind sehr intensiv. Diese Komplexität können sich Menschen nicht merken. Wir können aktiv vor allem auf die expliziten Erinnerungen im semantischen Gedächtnis zugreifen. Die Aufnahmen zu Hause anzuhören verstärkt den Effekt erheblich, da alle impliziten Erinnerungen wieder aktiviert und verstärkt eingespeichert werden. Dies gilt in besonderem Maße für die Imagery Rescripting-Sitzungen. Wir empfehlen, die Aufnahmen mindestens einmal zwischen den Sitzungen anzuhören. Auch in den späteren Phasen der Therapie mit längeren Sitzungsintervallen kann auf dieses »Archiv« zurückgegriffen und der Therapieeffekt gebooster werden (siehe Kap. 4.6.3).

6.1.5 Umgang mit Schwierigkeiten bei der Überschreibung

Zweifel und Schuldgefühle nach der Sitzung. Häufig tauchen nach der Stunde zu Hause die inneren Bewerter gewissermaßen als »Statthalter« der realen Eltern wieder auf und verunsichern die Person. Das ist ein biologisch nachvollziehbarer Prozess, denn die alten Attraktoren werden ja nicht gelöscht. Es werden nur neue Attraktoren aufgebaut (siehe Kap. 1.2.7). Darauf sollten wir hinweisen. Das schafft Vertrauen zu uns. Entsprechend ist es für einen nachhaltigen Erfolg wichtig, auch die zunächst auf der hinteren Bühne verborgenen inneren Bewerter in der Imagination soweit wie möglich aufzuspüren, infrage zu stellen, zu korrigieren und zu entmachten. Daher wird auf die Exploration dieser Stimmen im Kopf so viel Wert gelegt. Das geht aber leichter in Modusdialogen auf mehreren Stühlen, wie im Abschnitt 6.3 beschrieben. Die Loyalitätskonflikte, welche die inneren Bewerter verursachen, müssen sehr genau wahrgenommen und geduldig abgearbeitet werden. Sonst besteht die Gefahr, dass die Person ein ähnliches Verhalten zeigt wie traumatisierte Kinder, die trotz therapeutischer Angebote zu ihren missbrauchenden Eltern zurückgehen, weil dieser Beziehungsattraktor noch stärker wirkt (Goulding & Goulding 1997).

Eltern vs. Bewerter. Zur Präzisierung: Die in der Imagination auftauchenden Elternbilder sind überwiegend die reaktivierten Erinnerungen an die realen, äußeren Eltern. Das ist nicht dasselbe wie die inneren Bewerter (was bei der veralteten Bezeichnung »Elternmodi« häufig missverstanden wird). Die inneren Bewerter tauchen nicht als äußeres Bild auf, sondern als Ich-syntone Stimme im Inneren. Die Stimmen bzw. die Bewertungen der inneren Bewerter (bzw. Elternmodi) »solidarisieren« sich aber mit den Bildern der äußeren Eltern in der Imagination und sagen nachher (oder schon in der Imagination) z. B.: *»Wie konntest du so mit deinen Eltern sprechen, die doch so viel für dich getan haben!«*, und induzieren entsprechende Schuldgefühle oder sogar selbstbestrafendes Verhalten. Die Aussagen der Eltern damals und die Bewerterstimmen heute greifen auf dieselben Bewertungen (bzw. Grundannahmen) zurück. Daher können wir sie auch auf denselben (konfrontierenden) Stuhl setzen (siehe Kap. 5.2.1).

Auf der Kindseite bleiben. Drohen Schuldgefühle die Übung zu blockieren, wird das Verhalten der äußeren Eltern zunächst als Kompensation derer eigenen Kindheitssituation gesehen und mit den Worten *»Die Eltern haben es nicht besser gekonnt«* respektiert. Danach wird aber mit dem jenseits allen Verständnisses induzierten Erleben des Kindes weitergearbeitet. Das Verständnis für die (realen) Eltern darf keinesfalls (wie früher) zulasten der Wahrnehmung und Vertretung der eigenen Grundbedürfnisse gehen!

EXKURS Umgang mit den inneren Bewertern

Viele haben die Illusion, dass die inneren Bewerter nach einer Entmachtung wegbleiben. Eine etwas orthodox gläubige katholische Patientin hatte sie zu diesem Zweck sogar verbrannt. Aber auch das half nicht und die Patientin kam ganz empört in die nächste Stunde und beklagte sich bei der Therapeutin, dass die Stimmen wiedergekommen seien. Eine Kollegin, in der Selbsterfahrung aufgefordert, ihre inneren Kritiker bewusst wahrzunehmen, sagte: »Eckhard, die reden immer!« Das ist einer der Gründe, warum in diesem Buch ein akzeptanzorientierter Umgang mit den inneren Bewertern vorgeschlagen und ein »Durchwinken« der Gedanken statt eines Bekämpfens empfohlen wird. Dies entspricht vielmehr dem Prinzip der kognitiven Defusion (ACT) als Jeffrey Youngs ursprüngliche Prämise »always fight the punitive parent«. Er benutzt sogar das Wort »battle« (Young et al. 2003, S. 344). Die (buddhistisch geprägte) Metapher dazu ist: »Machen Sie es wie eine Kuh, wenn die Fliegen kommen: Wedeln Sie mit dem Schwanz, dann haben Sie einen kurzen Moment Ruhe. Und wenn die Fliegen wiederkommen, wedeln Sie eben wieder mit dem Schwanz! Die inneren Bewerterstimmen gehören zu uns wie die Fliegen zum Leben der Kühe. Weder die Kühe noch wir verzweifeln darüber!«

Wegen der besonderen Bedeutung dieser Technik dazu noch ein ausführliches Fallbeispiel mit einem Transkript des Veränderungsteils, das auch zeigt, wie immer wieder in recht direktiver Weise zwischen gezielter emotionaler Aktivierung, klärender Einordnung und Aufbau neuer Problembewältigung gewechselt werden kann:

FALLBEISPIEL

Konfrontation durch den Therapeuten

Eine arbeitssüchtige, selbstständige und übergewichtige Patientin berichtet zu Beginn der Stunde von ihrer Schwierigkeit, sich auf Beziehungen zu Männern einzulassen. Sie wird aufgefordert, die Augen zu schließen und auf ihr Gefühl zu achten, und gibt an: *»Egal, was ich mache, es ist verkehrt: Wenn ich mich einlasse, bin ich ausgeliefert, wenn ich meine unendlichen Bedürfnisse nach Nähe zeige, hält mich keiner aus und ich werde verlassen.«* Ihre spontane Bewältigung sind trotziger Rückzug (ärgerlicher Selbstschutz), arbeiten und Schokolade essen (distanzierte Selbstberuhigung). Sobald sie versucht, etwas zu fordern, melden sich sofort die nach innen gerichteten Bremser und sagen: *»Du bist selbst schuld, dich kann keiner mögen, du bist so gierig und unerträglich!«*

Beim Wechseln in die Kindheitssituation fällt ihr zunächst spontan ein Traum ein, der immer wiederkommt: Die Mutter kommt mit einem Messer, um sie zu erstechen. Dann kommt in der Kindheit die Situation, wie der Vater sie mal wieder wegen einer Kleinigkeit hart schlägt und die Mutter sie nicht schützt. Die Patientin sagt: *»Aber der Vater hat ja recht: Ich war ja oft trotzig und ein wildes Kind!«* Offensichtlich hat die Patientin »die Seite gewechselt« und sich auf die Seite der Täter bzw. deren Introjekte in Form der inneren Bestrafer gestellt.

Dies wurde wie folgt bearbeitet: Die Patientin wird zunächst aufgefordert, genau hinzuschauen, was sie in den Augen der Mutter im Traum und bei der Kindheitsszene sieht: *»Da sehe ich nur Kälte und keine Liebe!«* Dann wird die Patientin gebeten, die Perspektive zu wechseln und sich vorzustellen, der Vater würde ihren eigenen Sohn so hart bestrafen und die Mutter würde zusehen (Substitutionstechnik). *»Das würde ich niemals dulden. Ich würde ihn da sofort rausholen!«* Diese Lösung scheint verführerisch, bedeutet jedoch eine Vermeidung. Um die Täter (und die Introjekte) zu entmachten, reicht diese Lösung nicht aus! Die Patientin muss eindeutig Partei für die eigene Kindseite ergreifen und die Täter entmachten. Dazu braucht sie aber den Affekt des wütenden Kindmodus in sich.

Therapeut (T): »Was fühlen Sie im Bauch, wenn Sie sehen, dass der Vater Ihren Sohn so hart schlägt?«

Patientin (P): »Ja, da kommt schon Wut. Aber das ist auch was anderes: Ich war böse und außerdem wurde der Vater von seinem Vater auch geschlagen!«

T: »Jetzt wechseln Sie schon wieder die Seite! Bitte trennen Sie das: Bei Gericht wird auch erst ein Urteil in der Sache gesprochen und dann das Strafmaß bestimmt. Dabei können dann mildernde Umstände geltend gemacht werden. Bitte erst das Urteil in der Sache: Ist das Verhalten des Vaters richtig, ja oder nein?! Würden Sie Ihren Sohn auch so strafen?«

P: »Wenn Sie so fragen, natürlich nein ...«

T: »Gut, dann sagen Sie das bitte dem Vater!«

P (weint): »Das kann ich nicht, ich bin völlig gelähmt und will nur weg!«

Hier besteht die Gefahr, dass wir die aktivierten Gefühle selbst schlecht aushalten und den Vermeidungsangeboten der Patientin folgen. Um den Affekt der Patientin etwas abzufangen, kann das Erleben in die Fallkonzeption eingeordnet werden. Danach ist aber mit der emotionalen Aktivierung und Auflösung mittels einer der vier oben genannten Möglichkeiten bis zur Entmachtung fortzufahren.

T: »Okay, Sie sind wieder das gelähmte Kind. Darf ich es dem Vater sagen?« (Rückkehr zu Skript 1). Nach der Bejahung zum Vater-Stuhl gewendet: »Was Sie da machen, ist eine Misshandlung! Sie missbrauchen das Kind als Blitzableiter für Ihre schlechte Laune und verletzen es körperlich und seelisch. Das ist verboten und gute Eltern tun das nicht.« Zur Patientin gewandt: »Wie regiert Ihr Vater darauf?«

P: »Er lacht Sie aus und sagt, dass Sie das gar nichts angeht, das sei sein Kind.«

T: »Ein Kind ist eben nicht Ihr Besitz. Da zeigt sich, wie egozentrisch Sie sind. Heute werden Kinder vor ihren misshandelnden Eltern geschützt. Wenn das Jugendamt das erfährt, nimmt es Ihnen das Kind weg!« Zur Patientin gewandt: »Wie regiert Ihr Vater darauf?«

P: »Er sagt, Sie sollen sich nicht so aufblasen!«

T: »Gut, dann komme ich jetzt mit einer Kollegin vom Jugendamt und einem Polizisten. Was sagt Ihr Vater jetzt?«

P: »Er sagt, das sei doch alles nicht so schlimm gewesen und außerdem hätte ich es verdient, bestraft zu werden!«

T: »Jetzt frage ich das Kind: Hast du es verdient, so bestraft zu werden?«

P: »Ich weiß nicht – irgendwie vielleicht schon!«

Diese Reaktion ist für Menschen mit starker Unterordnungsneigung typisch und darf nicht stehen gelassen werden. Daher werden alle Bewältigungsversuche in die Fallkonzeption eingeordnet und die Korrektur durch konsequente Aktivierung der blockierten Ressource des wütenden Kindmodus herbeigeführt.

T: »Das sagt der Teil in Ihnen, der sich unterordnen will. Setzen wir den einmal zur Seite. Was sagt denn das Gefühl im Bauch? Bist du wirklich böse?«

P: »Nein, eigentlich nicht. Ich bin traurig und einsam, weil mich keiner sieht und keiner sich um mich kümmert.«

T: »Was macht das für ein Gefühl im Bauch, wenn du merkst, dass die Eltern dich gar nicht sehen und nur mit sich beschäftigt sind?«

P: »Das macht mich traurig.«

T: »Gut, dass Sie das jetzt sagen können! Jetzt frage ich dich als Kind: Was brauchst du jetzt?«

P (grinst): »Am besten Schokolade …«

T (grinst auch): »Alles klar, das ist der Selbstberuhiger. Aber was brauchst du von den anderen?«

P: »Ja, eben jemanden, der auch mal für mich da ist.«

T: »Gut, dann stehen wir jetzt mal zusammen auf. Sie sind jetzt die große Person, die das Kind braucht. Wir beide kommen jetzt in den Raum und sehen, wie der Vater das Kind schlägt. Was kommt in Ihnen JETZT für ein Gefühl hoch, wenn Sie sehen, dass die ganz normalen Bedürfnisse des Kindes nicht gesehen und befriedigt werden und es auch noch hart bestraft wird, wenn es mal versucht, die Aufmerksamkeit auf sich zu lenken?«

P: »Ich weiß, was Sie hören wollen: Ärger oder so …«

T: »Es geht nicht darum, was ich hören will. Das ist schon wieder Unterordnung. Diesmal unter mich! Es geht mir darum, dass die berechtigten und normalen

Gefühle und Bedürfnisse des Kindes von uns jetzt wahrgenommen und gegenüber den Eltern ausgesprochen werden, damit es sich wenigstens heute gesehen fühlt.«

P: »Okay, da ist schon etwas Enttäuschung ...«

T: »Dann gehen Sie mit dem Gefühl im Bauch in Kontakt und sagen das jetzt als Große dem Vater!«

P: »Ich möchte, dass Ihr mich endlich so seht wie ich bin und nicht nur das gehorsame Püppchen, das Ihr gerne hättet!«

T: »Wie fühlt sich das an?«

P: »Ganz komisch! Ich bekomme sofort Schuldgefühle.«

T: »Klar, das ruft sofort die Bremser auf den Plan und die wollen Sie wieder in die Unterwerfung locken. Sehen Sie, wie der Oberkörper schon wieder runtergesackt ist?! Bitte bleiben Sie bei dem Kind. Stellen Sie sich aufrecht hin, spüren Sie die Aufrichtekraft in Ihrem Körper und prüfen Sie, ob es stimmt, was Sie gesagt haben!«

P: »Ja, stimmen tut es schon, aber es fühlt sich verkehrt an!«

T: »Genau! Weil im Gefühl die alten Ängste und die Entwerter wirken, die Sie immer wieder in die Unterwerfung oder den Rückzug locken wollen. Aber jetzt dürfen und können wir für die Kleine kämpfen. Die Wahrheit fängt im Kopf an zu wirken. Also nochmal: Stimmt es oder nicht?!«

P (leicht genervt): »Ja, es stimmt!«

T: »Merken Sie, wie Sie sich schon wieder auf die Seite der Täter schlagen wollen? Bleiben Sie bitte bei dem Kind und sagen Sie dem Vater, dass er Sie nicht gut behandelt und dem Kind Unrecht getan hat. Wenn Sie jetzt nicht zu dem Kind stehen, wer dann?!«

P (grinst wieder): »Sie vielleicht?! Sie können das viel besser sagen als ich!«

T: »Ja, das stimmt. Es ist für mich leichter, die Sache nüchtern zu sehen und Partei für das Kind zu ergreifen, so wie es für Sie leichter war, für Ihren Sohn zu kämpfen als für sich selbst. Ich möchte aber, dass Sie lernen, für die Kleine in Ihnen genauso zu kämpfen wie für alle anderen. Und weil nur selber essen stark macht – nochmal: Schützen Sie die Kleine und sagen Sie es dem Vater!«

P (lacht): »Sorry, aber bei mir macht selber essen nur dick.«

T (lacht auch): »Zugegeben, war ein schlechtes Beispiel. Aber jetzt bitte nicht ausweichen!«

Die Dialogsequenz zeigt, in wie viele Richtungen Ausweichbewegungen erfolgen, die alle von uns durch die Benennung »ausgebremst« werden müssen. Das verlangt ein hohes Maß an Geistesgegenwart und Flexibilität. Es ist uns jederzeit möglich, den Prozess zu verlangsamen und in eine gemeinsame Reflexion zu gehen. Ziel ist am Ende, dass die Patientin die Situation neu bewertet und mit dem Affekt des wütenden Kindmodus ihr Erleben ausdrückt und dabei ihr verändertes Körpergefühl verankert.

P: »Na gut. Also: Vater, es ist nicht okay, dass du deine schlechte Laune an mir auslässt. Das wirkt heute noch in mir nach!« Interessanterweise spricht die Patientin jetzt in der 1. Person für sich.

T: »Gut, wie fühlt sich das an?«

P: »Komisch, aber es stimmt ja irgendwie.«

T: »Und zur Mutter?«

P: »Auf dich bin ich eigentlich noch viel wütender. Du hast immer so heuchlerisch getan und mich dann so hängen lassen. Das macht keine gute Mutter!«

T: »Genau! Sie sind nicht dran schuld, dass es Ihrer Mutter schlecht ging. Es ging ihr sowieso schlecht. Da hätten Sie tun können, was Sie wollen!«

P: »Stimmt, das war auch mein Gefühl. Ich hatte keine Chance. Deshalb habe ich mich ja auch zurückgezogen.«

T: »Und wenigstens stumm mit etwas Trotz protestiert, weil das das Einzige war, was noch ging. Sie brauchen sich nichts vorzuwerfen. Sie haben als Kind getan, was Sie konnten.«

P: »So habe ich das eigentlich noch nie gesehen. Ich dachte immer nur, ich war ein schwieriges Kind.«

T: »Ich glaube, Sie waren ein ganz normales Kind mit ganz normalen Bedürfnissen, welche die Eltern aber nicht erfüllen konnten. Ich möchte, dass Sie jetzt eine bessere Mutter für Ihre Kindseite sind und für die Kleine besser sorgen, so wie Sie es auch für Ihren Sohn tun. Warum behandeln Sie die Kleine in sich schlechter als Ihren Sohn?«

P: »Stimmt, ist eigentlich ungerecht …«

T: »Eben. Also, die Hausaufgabe ist: Jeden Abend setzen Sie sich bitte auf Ihren Tagesrückblick-Stuhl und schauen, ob Sie die Antreiber entmachtet und für die Kleine einigermaßen gesorgt haben, okay?«

P: »Okay das macht Sinn.«

T: »Dann versprechen Sie das jetzt bitte der Kleinen.«

P: »Au weia, dann wird das ja ernst!«

T: »Genau darum geht es!«

P: »Na gut, also: Ich verspreche hiermit, jeden Abend nach dir zu schauen. Oh Mann, ob ich das schaffe?«

T: »Ohne gleich wieder ein Antreiber zu sein: Sie sollten es mindestens so ernsthaft versuchen, wie Sie nach Ihrem Sohn schauen. Das hat die Kleine verdient.«

P: »Stimmt! Also: Ich will nach dir schauen!«

T: »Wie geht es der Kleinen damit?«

P: »Die ist schon erleichtert und freut sich.«

T: »Und der Hunger nach Schokolade?«

P (grinst): »Der ist weg!«

Wir betonen immer wieder, dass es sich in der Imagination nicht um die Abbilder der realen Eltern bzw. Bezugspersonen handelt, sondern um die verinnerlichten (subjektiven) Bilder aus der Kindperspektive, die nicht mit den objektiven damaligen Gegebenheiten übereinstimmen müssen. Besonders wenn jemand noch Kontakt mir den realen Eltern hat, besteht hier sonst, wie bereits erwähnt, die Gefahr einer Verwechslung zwischen äußeren und inneren Eltern.

> Mit den realen Eltern ist eine Aussöhnung möglich – die dysfuntionalen Introjekte in Form der inneren Bewerter werden konsequent entmachtet!

Die Elternbilder sind in die neuronale Matrix eingeprägt; eine imaginative Überschreibung kann diese Einprägung nicht löschen. Genau darin besteht die Internalisierung (Young et al. 2005, S. 345). Aber die Fixierung an die inneren Bewerter bzw. die durch sie bewirkten Beziehungsmuster können erkannt und gelöst werden, indem die Ressourcen des Erwachsenenmodus mit dem fixierten und abgespaltenen Kinderleben verbunden werden. Durch die Imagination wird zunächst der Kontakt zu den Bedürfnissen und den Emotionen der Kindseite wieder aufgebaut. Aus der Erfahrung der Autoren gelingt die für den Therapiefortschritt zentrale Auseinandersetzung mit hartnäckigen inneren Bewerten aber besser in einer anschließenden Sitzung mit Stühle-Dialogen, da dann die Stimme im Kopf leichter auf einen anderen Stuhl herausgesetzt werden kann (siehe Abschn. 6.3.2).

Zur Kontroverse im Umgang mit den inneren Bewertern (früher »Elternmodi«). Zum Umgang mit den inneren Bewertern (»Inner Critics or Parent modes«) gibt es auch in der Schematherapie-Community Kontroversen. Jeffrey Young benutzt eindeutig die Formulierung »fight the punitive parent« (Young et al. 2003, S. 344). Im Ego-State-Ansatz (Peichl 2013; Watkins & Watkins 2003) wird hingegen versucht, den Ressourcenaspekt dieses Teils zu sehen und in eine Lösung zu integrieren, was Young et al. (2005, S. 421) klar ablehnen.

EXKURS Was sind »innere Bewerter« im Modusmodell?

Diese Frage berührt aus unserer Sicht wiederum auf einer tieferen Ebene die Frage, was man sich unter einem Modus genau vorstellt. Wir sehen es als konzeptuell bedenklich an, Modi zu sehr zu anthropomorphisieren, d. h. zu autonom nebeneinander bestehenden Teil-Selbsten zu machen (siehe Kap. 3.6.2). Es ist aus unserer Sicht gerade die Stärke des hier dargestellten Ansatzes, dass er Modi als Ausdruck funktioneller Zustände im neuronalen bzw. mentalen Prozess sieht. Etwas anderes wäre auch nicht anschlussfähig an eine wissenschaftlich orientierte Verhaltenstherapie. Egal, wie pragmatisch hilfreich die Arbeit mit solchen Teil-Selbsten auch sein mag, es ist ein wissenschaftstheoretisch kritisches Konstrukt und führt immer wieder zur Ablehnung des Modusmodells von akademischer Seite (siehe Kap. 1, Einführung). Daher liegt der Schwerpunkt der Ausführungen in diesem Buch auch auf der Arbeit mit den inneren Bewertern im Sinne von erlernten, dysfunktionalen Grundannahmen. Diese Bewertungen sind nicht verhandelbar! Die tatsächlichen Positionen der realen Eltern sind für die Therapie nicht relevant, sondern deren dysfunktionale Niederschläge in Form der kognitiven

Fusion mit diesen Bewertungen und deren Folgen. Und funktionales Denken und Verhalten im Sinne der Defusion ist dem Erwachsenenmodus zugeordnet. Daher sind »positive innere Eltern« oder Hilfsfiguren aus unserer Sicht entbehrlich, wenn nicht sogar Ich-schwächend.

Bewerter aufspalten. Um Abstand zu den inneren Bewertern zu finden, schlagen Brockman et al. (2023) vor, die Bewerter auf einen Stuhl zu setzen und nach ihren Motiven zu fragen, analog der Befragung des distanzierten Selbstschutzmodus in Abschnitt 6.3.1. Die können ja durchaus wohlwollend und vernünftig erscheinen, z. B.: »Wenn du nicht genug lernst, fällst du durch die Prüfung.« In einer kognitiven Probe sind diese Aussagen kaum zu entkräften. Effektiver ist es, wie in Abschnitt 6.3.3 beschrieben, die Stimmen in einem Stühle-Dialog direkt zum Emotions- (bzw. Kind-) Stuhl sprechen zu lassen, um die tatsächlichen Effekte zu spüren. Im Stehen können dann die funktionalen Aspekte der Bewerterbotschaften in die Selbstinstruktionen übernommen werden, die der Erwachsenenmodus z. B. zur impulsiv-undisziplinierten Seite spricht, um diese zur Mitarbeit zu gewinnen.

6.1.6 Imaginationsübungen mit Traumatisierten

Auch Traumatisierte können mit Imagery Rescripting behandelt werden, sogar sehr gut! Die Ergebnisse von Eye Movement Desensitization and Reprocessing (EMDR) und Imagery Rescripting als Stand-alone-Treatment nach jeweils 16 Sitzungen bei in der Kindheit komplex Traumatiserten waren gleich gut (Boterhoven de Haan et al. 2020). Interessanterweise waren die Effekte beim Imagery Rescripting bei Menschen mit komorbider Major Depression besser als beim EMDR. Imagery Resripting ist also eine vollwertige Traumatherapie. Es bedarf nur einiger Modifikationen, damit der Prozess sicher abläuft und Retraumatisierungen verhindert werden. Das hier dargestellte Vorgehen ist etwas von der Imagery Rescripting and Reprocessing Therapy (IRRT; Schmucker & Köster 2014) befruchtet. Mervyn Schmucker, der von Jeffrey Young in den 1980er-Jahren bei Aaron Beck supervidiert wurde, hat über Jahre sehr detailliert eine imaginative Therapie für Traumatisierte ausgearbeitet und manualisiert. Zu deren Wirksamkeit bei komplex Traumatisierten liegen jedoch keine Studienergebnisse vor. Wir bevorzugen daher das hier dargestellte, evidenzbasierte Imagery Rescripting sensu Arntz.

Zwischen den Sitzungen (auch) alte Skills einsetzen. Natürlich achten wir vor einer Traumaexposition auf die Stabilisierungsfähigkeiten und besprechen die Verantwortlichkeiten. Eine übergroße Angst vor einer Retraumatisierung kann allerdings zu einem Vermeidungsverhalten auf Therapeutinnen- bzw. Therapeutenseite führen mit der impliziten Botschaft: »Du bist so instabil, dass man mit dir nicht weiterarbeiten kann« (Neuner 2008). Dabei wird übersehen, dass die Betroffenen ohne eine effektive

Therapie im Alltag oft Retraumatisierungen durch Flashbacks ausgesetzt bleiben. Außerdem haben sie sich auch vor der Therapie irgendwie stabilisiert. Diese Fähigkeiten gehen nicht verloren, sondern stehen auch in emotionalen Überflutungssituationen *neben* dem Traumaerleben latent zur Verfügung. Unterschätzt bzw. unterfordert man die Betroffenen, kann die Therapie in der Circe-Falle (siehe Kap. 5.8) stecken bleiben. Es ist hilfreich, den Betroffenen zu erlauben, anfangs zwischen den Sitzungen auf die alten (und bewährten) spannungsreduzierenden Bewältigungsmodi zurückzugreifen. Dazu kann zu Beginn einer Therapie auch mäßig ausgeprägtes selbstverletzendes Verhalten (wie z. B. Ritzen) gehören, bis neue Verhaltensalternativen aufgebaut werden konnten (Arntz & van Genderen 2022).

> Es gilt, unter Nutzung aller Vorerfahrungen konsequent zu üben, vom Traumaerleben auf Stabilisierungstechniken »umzusteigen«, egal wie. Oder pointierter gesagt: Die Betroffenen sollen entscheiden, welches Verhalten sie zur Stabilisierung wählen, solange sie sich nicht selbst ernsthaft verletzen.

Geteilte Verantwortung. Bei instabilen Menschen ist das eigenständige Erlernen und Durchführen von Stabilisierungsübungen nach Einweisung und Anleitung durch uns ein wichtiges Kriterium dafür, ob sie bereit sind, Verantwortung für die Bewältigung ihrer Problematik zu übernehmen. Für eine partnerschaftliche Beziehungsgestaltung ist ein solches Commitment wichtig. Es gibt durchaus Menschen, die mit einer gewissen passiv-aggressiven Tendenz bis hin zur sogenannten *malignen Regression* (Kernberg 2020) die Beziehungssituation mit uns eventuell unbewusst dazu nutzen, alte Aggressionen auf mächtige andere Bezugspersonen zu aktivieren und im Sinne einer Opfer-Täter-Umkehr (Roediger 2024) gegen uns zu wenden (siehe Kap. 3.3.2, Varianten des manipulativen Modus), indem sie z. B. sagen: *»Durch die Imagination geht es mir viel schlechter als vorher! Und daran sind SIE schuld!«* Ungeduld und Übermut, aber auch Übermotivation (z. B. im Sinne eines unreflektierten Aufopferungsschemas bzw. einer Helfendenrolle oder als Folge des Schemas »Unerbittliche Ansprüche«) sind daher gefährliche Fallen für Therapeutinnen und Therapeuten (siehe Kap. 5.8 und 8.4). Zweifel unsererseits besprechen wir sehr offen und sie werden mittels empathischer Konfrontation (siehe Kap. 5.4.1) kontingent bearbeitet. Kontingent im Sinne von Linehan (1996) meint: Regressives Verhalten wird in der therapeutischen Beziehung reflektiert und nach entsprechender Hilfestellung mit einer reduzierten Zuwendung ausbalanciert beantwortet, bis die Betroffenen den zur Weiterarbeit notwendigen eigenen Anteil beitragen (siehe Kap. 7.1.1). Wir könnten z. B. sagen: *»Ich kann Ihren Wunsch nach Hilfe durch andere gut verstehen, nach all dem, was Sie erlebt (oder entbehrt) haben. Dennoch ist eine langfristige Lösung davon abhängig, dass Sie trotz allem die Sache selbst in die Hand nehmen und aktiv an einer Verbesserung Ihrer Situation arbeiten. Dabei will ich Ihnen gerne helfen, auch wenn Sie sich vermutlich mehr von mir erwarten, als ich geben kann. Denn nur ›Selber essen macht stark!‹. Machen Sie doch mal eine Liste mit den Techniken, mit denen Sie sich bisher stabilisiert haben. Dann können wir schauen, was ein erster Schritt sein könnte, den Sie sich selbst zutrauen.«*

Anspannung erfassen. Neben der Stabilisierungsfähigkeit hilft das Monitoring der emotionalen Anspannung bzw. Belastung durch sog. SUDs (Wolpe 1958; siehe Abschn. 6.1.5 Schritt 5). Die Belastung wird zwischen null und zehn skaliert, im Abstand von z. B. fünf Minuten abgefragt, im Toleranzfenster (siehe Kap. 1.3.1) gehalten und damit Dissoziationen vorgebeugt. Mehr dazu in den folgenden Abschnitten.

Verfremdung der Szene. Reagieren die Betroffenen von Anfang an mit einem starken Spannungsanstieg, kann die Imagination tolerabler gestaltet werden, z. B. durch die Leinwand- bzw. **Vidoetechnik** (Reddemann 2021), in der die Szene als Film von außen gesehen wird. Dann kann der Film verkleinert oder angehalten werden. Man kann das Bild unschärfer stellen, die Farbe oder den Ton wegnehmen und in kleinen Schritten von Bild zu Bild weiterschalten. Die Betroffenen halten dazu die Fernbedienung in der eigenen Hand, sodass sie die volle **Kontrolle** haben. Oder wir entfremden die Situation, indem wir z. B. eine Patientin als Passantin durch einen Park laufen lassen. Sie bemerkt, dass hinter einem Busch etwas passiert. Sie geht hin und sieht, wie der Täter das mit dem Kind macht, was mit ihr gemacht wurde. Wir sprechen dann in der dritten Person über dieses Kind und fragen die Patientin indirekt: *»Was fühlt das Kind jetzt? … Was braucht das Kind jetzt? … Was macht das für ein Gefühl, wenn Sie das sehen? … Was möchten Sie jetzt sagen oder tun?«*

Den Hotspot erkennen. Es ist hilfreich, wenn wir vor der Expositionssitzung ein grobes Skript bekommen, damit wir eine Idee haben, was uns in etwa erwartet. Ansonsten kann zunächst imaginativ ohne tiefere Aktivierung, ggf. in der dritten Person (*»was passiert in der Szene, was macht das Kind, was macht der Täter …«*) ein Überblick über den ganzen Ablauf gewonnen werden. Dann fragen wir: *»An welcher Stelle war Ihre Anspannung am größten?«* (hier siezen wir noch, weil wir gewissermaßen im Rückblicks- bzw. Erzählmodus sind und noch nicht im Blickwinkel des Kindes).

Direkter Einstieg am Hotspot. Die Patientin bzw. der Patient steigt in der Imagination (wie in Abschn. 6.1.2 am Ende beschrieben) direkt in den Hotspot der biografischen Szene ein, wobei die emotionale Anspannung skaliert wird: *»Lassen Sie sich jetzt bitte in der Zeit rückwärts zurücktreiben in diese Szene Ihrer Kindheit. Sie sind wieder das Kind. Darf ich du zu dir sagen? … Wo bist du jetzt, was siehst du, hörst du …?«* Aus unserer Sicht kann dann bei der ersten Imagination bis zu einem mäßig hohen Belastungsniveau von etwa 8 in dem Prozess geblieben werden, bevor angehalten und die Perspektive gewechselt wird. In weiteren Imagery-Rescripting-Sitzungen können wir uns tiefer in den Prozess hineinwagen. Dann versuchen wir, kurz, aber möglichst maximal zu exponieren.

Skalieren kann man nur aus der Beobachterperspektive. Wenn die Betroffenen wirklich bzw. ganz in das Erleben des Kindes einsteigen, werden die Gefühle »riesengroß«. Entsprechend wird die Anspannung dann oft als »11« oder »riesig« angegeben.

Emotionale Aktivierung. Dibbets & Arntz (2016) empfehlen eine kurze, maximale Aktivierung, in der das Bild angehalten wird: *»Du bist jetzt wieder in der Szene drin. Aber wir haben das Bild angehalten. Es passiert nichts mehr. Das Bild steht. Ich bin bei dir, du bist nicht allein. Was fühlst du jetzt ... im Körper ... was sind deine Gedanken ... was ist dein Impuls?«* Das Erleben in der imaginierten Szene wird ausreichend präzise beschrieben. Es wird eine Balance von zur Klärung notwendiger Aktivierung und tolerabler Belastung angestrebt. Es müssen nicht alle Details ausgesprochen werden. Wir halten dabei unsere Neugierde selbstverständlich zurück. Zur Stabilisierung wird validiert und Mitgefühl ausgedrückt (Techniken dazu siehe Kap. 5.4.3). Andererseits dürfen wir nicht zu schamhaft (bzw. vermeidend) sein und evtl. peinliche Aspekte auslassen, sonst werden die Betroffen erneut mit ihrem beschämenden Erleben alleingelassen.

Antidissoziative Maßnahmen. In Kapitel 5.4.5 haben wir stabilisierende bzw. antidissoziative Maßnahmen im Überblick dargestellt und wollen hier auf ein paar Besonderheiten eingehen. Wir empfehlen, das Ausmaß der Dissoziationsneigung mit dem Fragebogen zu Dissoziativen Symptomen (FDS; Spitzer et al. 2015) zu erfassen, da Dissoziationen kaum bemerkbar ablaufen können. Bei einer Dissoziation geht zuerst der optische Kontakt zur Umgebung verloren. Das heißt, die Betroffenen sehen dann nicht mehr uns, sondern Bilder aus den Flashbacks. Diese können genauso stark und real sein wie Sinneswahrnehmungen (Ganis et al. 2004).

EXKURS Über die Intensität von Wahrnehmungen und Imaginationen

Überraschenderweise erzeugen Imaginationen die gleichen Hirnaktivierungsmuster wie Wahrnehmungen, auch gleich starke (Ganis et al. 2004). Dazu gibt es ein Video-Tutorial unter www.schematherapie-frankfurt.de/index.php/materialien/videos/tutorials. Dort kann man sehen, dass sich die fMRT-Bilder in beiden Bedingungen im Frontal- und Mittelhirnbereich nicht unterscheiden. Lediglich im Hinterkopfbereich, in dem die primären visuellen Verarbeitungsareale liegen, gibt es deutliche Unterschiede. Davon bekommen wir aber nichts mit! In den Bereichen der emotionalen und bewussten Verarbeitung der Bilder gibt es keine Unterschiede. Daher nimmt es nicht wunder, dass wir Imaginationen schwer von Wahrnehmungen unterscheiden können (Dijkstra & Fleming 2023). Das erklärt auch die Wirkmacht von Imaginationen.

Bei Traumatisierten werden die inneren Bilder sogar stärker als die aktuellen Außenwahrnehmungen, d.h. die Traumatisierten wähnen sich wieder in der alten Traumaumgebung. Etwas länger hält die akustische Verbindung, wenn wir sehr laut und deutlich sprechen. Am längsten bleibt die haptische Verbindung erhalten. Es ist also sinnvoll, bei Menschen, die zu Dissoziationen neigen, eine körperliche Verbindung aufzubauen.

Einen körperlichen Halt anbieten. Farrell und Shaw (2013) empfehlen dazu ein Fleece bzw. einen Schal, dessen Enden jeweils wir und die Patientin bzw. der Patient in der Hand halten. Bei einer beginnenden Dissoziation können wir dann an dem Schal ziehen und die Person dadurch »zurückholen«. Wir empfehlen einen direkteren Weg: Dazu setzen wir uns – natürlich nach vorheriger Einwilligung – direkt der Person gegenüber und fassen fest deren beide Hände, während wir die Augen schließen und in die Imagination einsteigen. Wenn diese dann dissoziieren, drücken wir fest die beiden Hände und sagen energisch: *»Wenn du jetzt meine Hände spürst und meine Stimme hörst, kannst du sicher sein, dass die nicht in deinen Bildern sind. Meine Stimme und meine Hände sind hier in der Gegenwart. Das ist die Verbindung zur Gegenwart. Die Bilder sind alt. Ich bin nicht in deinen Bildern. Du kannst aus den alten Bildern herausgehen und hierher zu mir kommen. Bleibe hier bei mir, hier ist es sicher.«* Häufig wird eingewendet – anfangs auch von manchen Traumatisierten selbst –, dass sie *»nicht angefasst werden wollen, weil sie das retraumatisiere«*. Tatsächlich geht es hier auch nicht um eine »Berührung«, sondern darum, »Halt« anzubieten. Daher auch der feste, druckvolle Griff an einer sozial akzeptierten Körperstelle, nämlich den Händen. Die Bereitschaft, sich auf diese Art von Berührung einzulassen, stellt tatsächlich eine gewisse Exposition dar. Diese ist aber wichtig, um die Trennung zwischen »früher« und »jetzt« zu üben, die für die Therapie wichtig ist. Wir hatten bereits in Kapitel 1.3.1 auf die dramatischen Folgen der Fusion mit aktuellen Bewusstseinsinhalten hingewiesen. Deshalb ist die empathische Konfrontation mit dieser Fusion und dem daraus resultierenden Vermeidungsverhalten ein wichtiger Schritt in der Beziehungsgestaltung. Dabei können alle Interventionen aus Kapitel 5.4.4 eingesetzt werden, die den Gegenwartsbezug stärken.

Nachfolgend werden die wichtigsten **antidissoziativen Schritte**, die in dieser Reihenfolge durchlaufen werden können, kurz aufgeführt.

- **Prozess stoppen:** *»Es passiert nichts mehr, alles steht. Sie haben die Fernbedienung in der Hand.«*
- **Augen öffnen und Außenwelt beschreiben:** *»Öffnen Sie die Augen und schauen Sie sich um. Beschreiben Sie laut, was Sie sehen!«*
- **Gemeinsam Aufstehen:** *»Stehen Sie bitte auf und gehen Sie mit mir in die Beobachterposition. Sehen Sie, jetzt können Sie aufstehen und herumlaufen. Wir können aus dem alten Bild aussteigen.«*
- **Disidentifikation:** *»Alle Gefühle des Kindes und der Täter sitzen da unten auf den Stühlen, wir sind nur die Beobachtenden. Die Gefühle haben mit uns nichts zu tun.«*
- **Körperliche Aktivierung:** *»Bewegen Sie Ihren Körper ein wenig, schütteln Sie sich oder hüpfen Sie. Jetzt sind Sie frei, sich zu bewegen. Wie fühlt sich das jetzt in Ihrem Körper an? Können Sie sehen, wie Sie in Ihrem Kopf das Netzwerk wechseln können?«* Gegebenenfalls können wir dazu auffordern, die Körperkraft jetzt kämpferisch einzusetzen: *»Drücken Sie mich jetzt mal mit aller Kraft weg!«* Wenn die Betroffenen unsere Hände dabei nicht anfassen wollen, kann man ein Kissen zwischen die Hände nehmen.
- **Diskrimination:** *»Was genau ist hier im Raum jetzt gefährlich? Was ist an mir gefährlich? ... Was kann ich tun, damit Sie jetzt weniger Angst haben? ... Sehen Sie: Hier um*

Raum ist nichts Ängstigendes. Die Angst ist die alte Angst. Die tun wir da runter auf den Stuhl.«

Gegebenenfalls können weitere antidissoziative Maßnahmen erfolgen (siehe Kap. 5.4.5)

> Die Person soll die Erfahrung machen, dass uns Dissoziationen nicht erschrecken, nicht gefährlich sind und aktiv beendet werden können.

Umgang mit dem Kind. In der Regel wollen Menschen als Erstes das Kind herausnehmen und schützen. Das wird validiert, sollte aber nicht gemacht werden. Bei Bedarf kann das Kind durch eine Panzerglaswand geschützt werden, aber Schmucker & Köster (2014) verweisen zu Recht darauf, dass das Kind sehen soll, wie die Täter entmachtet werden, damit es Vertrauen zu uns entwickelt. Das von Reddemann (2021) empfohlene Herausnehmen der Kinder ist – wenn überhaupt – vermutlich nur bei extrem belasteten und dissoziativen Menschen notwendig bzw. sinnvoll.

Entmachtung. Wenn die Betroffenen wutfähig sind, fragen wir: *»Was wollen Sie dem Täter sagen oder mit ihm tun? Es ist alles erlaubt, es ist nur eine Imagination. Sie dürfen wirklich alles machen und können ruhig übertreiben. Es gibt hier keine Verbote ... Können Sie sich sehen, wie Sie das tun?«* Das »sich selbst im Bild sehen« fixiert die prozessuale Aktivierung neben dem Narrativ in einem Bild und führt zu einer stärkeren Vernetzung, aber auch zu einer gesunden Hemmung überschießender Wutexzesse. *»Wie fühlen Sie sich, wenn Sie das jetzt tun können?«* Auf die unterschiedlichen Vorgehensweisen bezüglich des Locus of control wurde in Kapitel 5.4.7 hingewiesen. Bei Traumatisierten sollte in jedem Fall eine modellhafte Entmachtung durch uns als erster Schritt erfolgen. Im weiteren Verlauf ist aber unbedingt darauf zu achten, dass die Betroffenen die aktive Rolle übernehmen (Arntz 2011a).

Überlegenheit schaffen. Häufiger als sonst müssen wir bei Traumatisierten Hilfsmittel wie Waffen oder Polizisten einsetzen, um Überlegenheit zu erreichen. Besonders im Skript 2 (siehe Abschn. 6.1.4) sollen sich die Betroffenen alle möglichen Hilfen suchen, bis sie stark genug sind, die Täter zu entmachten. Wir fragen dann: *»Was macht das mit ihm? ... Was sehen Sie in seinen Augen? ... Was wollen Sie noch sagen oder tun? ... Sind Sie wirklich mit ihm fertig?«* Wir versuchen, die Betroffenen dazu zu bringen, genau auf die Reaktionen der Täter zu achten, und lassen uns nicht von einem möglichen Vermeidungsverhalten »ausbremsen«! Umgekehrt dürfen wir nicht erschrecken, wenn die Betroffenen aus ihrer Wut heraus z. B. einen Täter brutal erstechen – es ist ja nur eine Imaginationsübung mit Probehandeln! Die Betroffenen probieren dann im ersten Schritt imaginativ aus, wie sich die Szene anfühlt, wenn sie z. B. dem Täter ein Messer ins Herz stechen, sein Genital verstümmeln und er langsam vor ihnen verblutet. Gegebenenfalls kann die Szene wie ein Film zurückgespult und beliebig verändert werden. Wichtig ist, dass die Betroffenen nicht mehr ohnmächtig und ausgeliefert, sondern »Herr(in) der Lage« sind.

Wie viel Gewalt darf sein? Gelegentlich befürchten Therapeutinnen und Therapeuten an dieser Stelle, dass die archaische Wut überflutende und kaum kontrollierbare Ausmaße annehmen bzw. sogar in realen Handlungen münden könnte. Erfahrungsgemäß wird die Wut eher gemischt mit Schmerz erlebt und nicht real externalisiert.

> Das Problem ist grundsätzlich nicht die ungerichtete Wut des Kindmodus, sondern wenn Wut in einem Bewältigungsmodus instrumentalisiert und als unkontrollierte Aggressivität externalisiert wird.

In der Imagination erleben sich die Betroffenen als mächtig. Im Missbrauch wurden sie systematisch ihrer Selbstbehauptungskraft beraubt. Sie wurden »wie eine Blechdose zusammengedrückt«. Sie erobern sich nun spielerisch-konstruktivistisch ihre Wutkraft zurück und »beulen die Dose damit wieder aus«. Der Hinweis, dass die nun erlebte Wut latent in den Betroffenen »schlummerte«, sich bisher in Symptomen wie Selbstverletzungen oder anderem selbstschädigendem Verhalten zeigte und nun lediglich in reinerer Form ins Erleben tritt, mag beide Seiten beruhigen. Von einem körperlichen Ausagieren (z. B. auf ein Kissen einschlagen) raten wir in dieser Stelle ab, da wir der unterdrückten Wut einen Ausdruck geben, sie aber nicht befeuern wollen.

Überschießende Aggression begrenzen. Der bildliche Ausdruck der Wut dient nur zur Ermächtigung und stellt keinen Selbstzweck dar. Sobald die Bilder instrumenteller werden bzw. wenn die Wut nach wenigen Minuten nicht spontan abflaut, lenken wir die Aufmerksamkeit vom Ausagieren auf die nächsten Schritte (siehe unten): *»Gut, Sie haben jetzt Ihrer Wut ordentlich Ausdruck verliehen. Was soll denn jetzt sonst noch geschehen?«* Wir müssen uns bewusst sein, dass viele Traumatisierte sich in Gedanken über lange Zeit Rachefantasien hingeben, wie sie die Täter bestrafen könnten. Das ist dann aber kein Kindmodus mehr, sondern ein überkompensierender Bewältigungsmodus, der die Betroffenen an die Täter bindet. Dem wollen wir keinen Vorschub leisten. Wir wollen lediglich den Betroffenen ihr »Selbstbehauptungsbein« wiedergeben, das ihnen die Täter weggenommen haben. Das Ausmaß des Wutausbruchs scheint auch nicht mit dem Effekt der Sitzungen zu korrelieren (Seebauer et al. 2014), daher sollte er auch nicht aktiv befördert werden.

> Der Wutausbruch dient nur dazu, energetisch die Selbstbehauptungskraft zurückzugewinnen .Durch die Imagination wird nichts in der behandelten Person hervorgerufen, was nicht schon vorher als Erregungsbereitschaft angelegt war.

Versprachlichung. Durch die Versprachlichung wird ein Teil der emotionalen Kraft der Wutimpulse in Worte transformiert, wodurch der Handlungsdruck nachlässt. Wenn man jemandem sagt, dass man ihm am liebsten eine Ohrfeige geben würde, lässt der Impuls, es tatsächlich zu tun, nach. Auf der Sprachebene haben wir die Freiheit, die zunächst ungerichtete Wut kontrolliert nach außen zu lenken, anstatt z. B. in Selbstverletzungen nach innen. Daher kommt der Versprachlichung eine so große Bedeutung zu (siehe Kap. 1.2.4).

Reaktion der Täter. *»Wie reagiert der Täter darauf? Wie reagieren Sie heute als erwachsene Person auf das Verhalten des Täters?«* Ausweichende Bewältigungsmodi werden auch hier sofort benannt und die Behandelten in die Rolle der Erwachsenen zurückgeholt, z. B.: *»Ist das stimmig, was Sie sagen? Dann dürfen Sie das auch durchsetzen!«* Beispielsweise zum Täter zu sagen: *»Ja, das ist verboten, was du tust, auch wenn du damals die Macht dazu hattest, jetzt ist es anders. Ich weiß, dass du weißt, dass ich recht habe, ich war nicht schuld, sondern du!«*

> Die Unterscheidung, dass die Täter die *Macht*, aber nie das *Recht* zu ihren Taten hatten, ist für eine Neubewertung der Situation wichtig!

Wie auch sonst bei der Überschreibung geht es nicht um eine Veränderung des Täterverhaltens. So sollen diese keine Einsicht oder Reue zeigen. Das wäre ein unrealistisches change history (Bandler & Grinder 1981). Die Täter sind in unserem Gedächtnis nun einmal so eingebrannt, wie sie waren. Wir wollen diese Muster ja nicht verändern, sondern der Person helfen, aus ihnen auszusteigen. Ein verwirrt schauender der Täter, der sich wundert, warum das plötzlich heute nicht mehr geht, wo es doch so oft geklappt hat, ist eine gute und ausreichende Reaktion. Wie man reale heutige Kontakte zu Tätern gestalten kann, beschreiben wir in Kapitel 7.5.3. Weitere Anregungen zur Arbeit mit Traumatisierten finden Sie bei Roediger (2024).

Nächste Schritte. Nach einer solch gewaltsamen ersten Lösung ist dann noch Raum für andere Aspekte. Das kann durch die Frage *»Wollen Sie sonst noch etwas mit dem Täter machen?«* gefördert werden. Oder noch direkter: *»Wer soll von dem, was da passiert ist, erfahren?«* Häufig inszenieren die Betroffenen im zweiten Schritt eine Art **Enttarnung** und Richtigstellung. Diese Aufhebung der Vertuschung und das Durchbrechen des Schweigens sind wichtig, sind doch die Geheimhaltung und Isolation des Opfers ein zentraler Teil der Traumainszenierung. So inszenierte eine missbrauchte Patientin in der Imagination eine Gerichtsverhandlung mit ihr als Richterin, in der sie dem missbrauchenden Bruder in aller Öffentlichkeit sagte, was er damals mit ihr gemacht hat und dass sie das nie wollte. Die Wirkung einer solchen symbolischen Rehabilitation ist verblüffend, besonders, wenn die Person damals als Kind in ihren Schilderungen nicht ernst genommen wurde. Eine andere Patientin hing dem Täter ein Schild um, auf dem stand: »Ich bin ein Kinderschänder!« Mit dem musste er durch den Ort laufen, *»damit alle sehen, was dieser ehrenwerte Mann in Wirklichkeit für ein Saukerl ist!«*

In einem dritten Schritt sollen die Täter dann oft nur noch »weg sein« (**Entfernung**). Sie sind »fertig« mit ihnen (siehe Roediger 2024). Damit löst sich die innere Bindung an die Täter auf. Am Ende wird wieder nach den SUDs gefragt, die aber typischerweise nur wenig gesunken sind. Dies liegt vermutlich daran, dass die Betroffenen noch im Sinne der Selbstbehauptung sympathikoton aktiviert sind, was als Anspannung erlebt wird, oft aber in angenehmerer Qualität. Die Aktivierung und die SUDs lassen erst nach der Beruhigung des Kindes nach.

Das Trauma-Rescripting vollzieht sich also typischerweise in drei Schritten:

1. **Ent-Machtung** – Wutkraft zur Selbstbehauptung einsetzen (die »zusammengedrückte Dose wieder entfalten«)
2. **Ent-Tarnung** – Öffentlichkeit herstellen, z. B. Pranger, Gerichtsverhandlung (»alle sollen es wissen«)
3. **Ent-Fernung** – sich aus der emotionalen Verstrickung mit dem Täter lösen (»es ist mir egal, was mit ihm geschieht«)

Wenn die Betroffenen nicht »mitziehen«, liegt eine Störung vor, die zunächst geklärt werden muss. Häufig mischen sich die inneren Bewerter ein, die erfasst und ggf. in Stühle-Dialogen weiterbearbeitet werden können (siehe Abschn. 6.3.2). Im Gegensatz zur IRRT können aber – das Einverständnis vorausgesetzt – wir die Entmachtung beispielhaft übernehmen. Das gibt uns deutlich mehr Flexibilität und Prozesssteuerungskompetenz. Es kann auch sein, dass die Betroffenen wichtige Details noch nicht angesprochen haben, leicht dissoziiert sind, ein unausgesprochener Konflikt zwischen verschieden inneren Teilen oder noch Täterkontakt besteht bzw. sekundäre Interessen (z. B. ein Rentenantrag) einer Veränderung im Wege stehen (siehe Kap. 7.7.2).

Die **Versorgung des Kindes** geschieht wie in den Schritten 7 und 7b beschrieben (siehe Abschn. 6.1.4).

Das Kind muss explizit hören, dass es nicht schuld ist!

Danach sinken auch die SUDs auf Werte von ca. 3. Sie müssen nicht weiter sinken, denn die Anspannung wirkt natürlich noch nach. Dann wird die Übung mit folgenden Worten beendet: *»Wenn Sie bereit sind, können Sie die Bilder verblassen lassen und die Augen langsam öffnen.«*

Das Kind wird abgelehnt. Es kommt nicht selten vor, dass die Erwachsenen in der Imagination das Kind ablehnen oder keinen Kontakt mit ihm aufnehmen wollen. Dann mischen sich wieder die inneren Bewerter ein und blockieren die Aktivierung des gesunden Bindungs- bzw. Versorgungssystems. Auch hier müssen diese wieder geduldig erfragt und in Stühle-Dialogen neu bewertet und entmachtet werden. Um die Übung zu einem guten Ende zu führen, holen wir uns anfangs das Einverständnis und versorgen das Kind modellhaft selbst.

Im Gegensatz zum sog. sokratischen Vorgehen der IRRT (Schmucker & Köster 2014) oder des Standardprotokolls des EMDR (Shapiro 1989) gibt uns diese Option mehr Prozessteuerungskompetenz und macht uns sicherer.

Warum direktiv vorgehen? Die große Flexibilität der Schematherapie mit ihren abgestuften Interventionen eröffnet ein sehr breites therapeutisches Spektrum und ermöglicht auch die Behandlung dissoziierender Menschen. Das Festhalten an einer sokratischen Vorgehensweise limitiert die Anwendungsmöglichkeit und bietet letztlich keinen nachgewiesenen Vorteil.

> Wir kennen keine Studien, die belegen, dass ein sokratisches Vorgehen bessere Ergebnisse erzielt als ein direktives. Die Bevorzugung eines non-direktiven oder sokratischen Vorgehens stellt also eine therapeutische Konvention dar, die unseres Erachtens aus einem unhinterfragten analytischen Abstinenzideal resultiert.

Kontakte zwischen Sitzungen. Da es immer wieder vorkommt, dass nach den Sitzungen Flashbacks auftreten, räumen wir die Möglichkeit ein, sich bei uns zu melden. In der Regel reichen kurze E-Mail-Kontakte aus, damit die Betroffenen spüren, »dass wir noch da sind«. Telefonkontakten gegenüber sind wir sehr kritisch. Diese sollten wirklich extremen Krisen vorbehalten sein, die es nicht so häufig gibt. Inhaltlich wird nur in den Sitzungen gearbeitet. Darüber hinaus verweisen wir auf die Aufnahmen der Sitzungen, durch die wir jederzeit indirekt anwesend sein können.

Selbstverletzungen. Kommt es nach der Übung zu Selbstverletzungen, kann diese Situation in einem Stühle-Dialog nachbearbeitet werden. Die Betroffenen werden dabei in eine Bewerterstimme (Täterintrojekt) und in einen erlebenden (Kind-)Teil aufgeteilt und wechseln zwischen diesen beiden Stühlen (siehe Kap. 7.4.1). Dann stehen wir als Erwachsene zusammen auf und entmachten, wenn möglich, die »inneren Täter« und versorgen das Kind, wie oben beschrieben.

Mögliche Fragen zur Entmachtung des selbstverletzenden Täterintrojektes sind:

- *»Wie wirkt das verletzende Verhalten von außen auf Sie?«*
- *»Wie redet die Stimme der Verletzer?«*
- *»Kennen Sie jemanden, der so redet (oder geredet hat)?«*
- *»Würden Sie so mit Ihrem eigenen Kind reden?«*
- *»Wenn Sie jemanden vom Jugendamt oder vom Kinderschutzbund fragen, wie sieht das diese Person?«*
- *»Ist das mit den Menschenrechten vereinbar?«*

Typischerweise sind die Betroffenen anfangs stark mit dem Täterintrojekt identifiziert. Hier ist eine geduldige, empathische Konfrontation mit wiederholten Versuchen der Disidentifikation mittels der verschiedenen Perspektivwechselstrategien notwendig (siehe Kap. 5.4.6). Das Offenlegen und die Re-Externalisierung des Täterintrojektes sind jedoch eine zentrale Voraussetzung der Neubewertung der eigenen Person im Übergang zur Integrationsphase in einer Traumatherapie (Roediger 2024).

Umgang mit Erinnerungslücken. Bei Amnesien für Teile des Ablaufs können wir uns vom Rand der noch erinnerbaren Situation langsam an das im »Nebel« Verborgene herantasten, ggf. in mehreren Sitzungen. Wichtig ist, dass die Betroffenen mit ihren Gefühlen in Kontakt bleiben und nicht in einen Selbstschutzmodus gehen. Dabei dürfen sie aus dem Gefühl heraus antworten, denn es geht ja nicht um eine Rekonstruktion früherer Abläufe, sondern darum, ein Narrativ für ein diffus-sprachloses Erleben zu schaffen (siehe Abschn. 6.1.2). Lücken können mit Gefühlsbildern gefüllt werden, was den Betroffnen deutlich gesagt werden sollte: *»Wenn Sie jetzt an den Rand Ihrer Erinnerung kommen, was könnte denn als Nächstes passiert sein, was zu Ihrem Gefühl passt? Es geht hier nicht um irgendeine Wahrheit, sondern dass wir Worte für das Erleben des Kindes finden, z. B.: ›Das Kind fühlt sich, als ob …‹. Was könnte da kommen?«* Es genügt, wenn passende Abläufe für das entsprechende Gefühl konstruiert werden, damit die Täter entmachtet und für das Kind gesorgt werden kann. Wichtig ist, dass die Betroffenen aktiv in diesen Prozess einsteigen und nicht in der gelähmten bzw. erstarrten Opferhaltung bleiben. Erinnerungslücken treten besonders häufig bei Menschen mit einer Dissoziativen Identitätsstörung (DIS) auf. Auf die Arbeit mit dieser Klientel gehen wir in Kapitel 7.5.4 ein.

ZUSAMMENFASSUNG

Das Wichtigste ist, dass die Übungen »gut ausgehen«, d. h., dass die Betroffenen merken, dass sie nichts »falsch« machen können, sie immer die Kontrolle haben, wir sie nicht alleine lassen und die Situationen heute bewältigbar sind. Es ist durchaus möglich, nur einen Teil des traumatischen Erlebens zu bearbeiten. Bei einer zweiten oder dritten Imaginationsübung mit derselben Szene lässt die Dissoziationsneigung üblicherweise nach und es ist möglich, langsam näher an die belastendsten Sequenzen heranzukommen (Arntz & Weertman 1999). Dabei sollen die Betroffenen, sobald die Spannung ansteigt, von dem vereinbarten Stopp-Signal Gebrauch machen, bevor sie dissoziieren. Auch hier ist die aktive Mitarbeit ein wichtiges Zeichen der Compliance. Die Summe der aus anderen Kontexten übernommenen Traumatherapietechniken – eingebettet in die Halt gebende, flexible schematherapeutische Beziehungsgestaltung – erlaubt, in einer Schematherapie auch komplex Traumatisierte mit Imaginationstechniken sicher und für beide Seiten schonend zu behandeln.

6.2 Andere Imaginationsübungen

6.2.1 Kurze imaginative Vertiefung

Alle Situationen, in denen jemand stärker als erwartet emotional beteiligt ist, können im Sinne des szenischen Verstehens zur erlebnisaktivierenden Arbeit genutzt werden (siehe Kap. 4.4.3), auch wenn diese den Betroffenen selbst zunächst gar nicht aufgefallen wären, nicht zuletzt, weil sie für sie normal bzw. Ich-synton sind. Situationen außerhalb der Therapie müssen für die Behandelten deutlich auffälliger bzw. normabweichender sein, damit sie ihnen bewusst und spontan in die Therapie eingebracht werden.

Ablauf stoppen. Registrieren wir während der Sitzung eine emotionale Aktivierung, stoppen wir sofort den normalen Kommunikationsfluss und bitten darum, intensiv auf das momentane Gefühl zu fokussieren. Man darf keine Minute warten, weil dann die Situation nicht mehr greifbar ist. Zu diesem entschlossenen und direktiven Intervenieren müssen manche Therapeutinnen und Therapeuten anfangs in der videobasierten Supervision ermutigt werden, weil es unhöflich wirkt. Eine Formulierung wie *»Entschuldigung, ich weiß, dass das jetzt unhöflich ist, aber ich möchte den Prozess kurz anhalten und Ihre Aufmerksamkeit darauf lenken, was Ihre Hand gerade gemacht hat. Machen Sie diese Bewegung bitte noch einmal. Welches Gefühl kommt da hoch?«* kann dem Eingreifen die Schärfe nehmen.

Modus- bzw. Schemawahrnehmung. Wir begleiten nun geduldig in die Imaginative Haltung (siehe Kap. 5.2.2) und gehen von dort aus in eine diagnostische Imagination (siehe Abschn. 6.1.2). Im weiteren Verlauf der Therapie (besonders in der Übungsphase) kann bei einer aktuell auftauchenden Schemaaktivierung während einer Übung unmittelbar in die imaginative Haltung gewechselt werden. Es genügt in der Regel, die Augen schließen zu lassen und den Aufmerksamkeitsfokus auf die Gefühlsebene zu lenken: *»Was ist das jetzt im Moment für ein Gefühl in Ihnen, schauen Sie mal genau hin!«* Durch die Vorerfahrungen gelingt der Float-Back sehr schnell, zumal es ja die immer gleichen Schemata bzw. Szenen sind, die auftauchen. Durch diese kleinen imaginativen Vertiefungen wird evident, wie hinter dem aktuellen Erleben anhaltend eine Ebene von Kindheitserleben (bzw. ein Schema oder eine »Schublade«) gestaltend wirkt.

Vertiefung des emotionalen Erlebens. Diese Kurzimaginationen brauchen nur wenige Minuten (in der zweiten Therapiehälfte, wenn die Schemata und Szenen bereits gut bekannt sind, sogar oft noch weniger), sodass sie spontan in eine laufende Sitzung integriert werden können. Sie tragen durch die wiederholte, konkrete Verknüpfung mit biografischen Erfahrungen sehr zur Vertiefung des Verständnisses des heutigen emotionalen Erlebens und damit zur Problemklärung bei. Nicht selten kommen im Verlauf neue Facetten und Bezüge dazu, welche die Symptomatik tiefer verstehen und damit auch annehmen lassen (statt in die Vermeidung zu gehen), z. B.: *»Diese Todesangst, die Sie jetzt fühlen, war die ganze Zeit im Untergrund anwesend und hat Sie gelähmt. Das ist eine ganz alte Angst des Kindes aus einer Zeit, als es noch keine Worte hatte. Aber wir können dieser Angst heute ins Auge sehen, wir gehen da durch, das bringt Sie nicht um, das ist nur ein Gefühl und alle Gefühle kommen und gehen.«*

> Anstatt dieses Erleben durch ein reflektierendes Sprechen zu lähmen, kann es hilfreicher sein, die Augen zu schließen und tiefer in das Gefühl einzutauchen.

Das bewusste gemeinsame Annehmen dieser Gefühle als ein Teil des Selbst und das Durchschreiten eines solchen »Tals der Tränen« in starker emotionaler Aktivierung kann zu einem tiefen Gefühl der inneren Befreiung führen, als ob unsichtbare Fesseln abgefallen wären. Erst danach fühlen sich die Behandelten richtig »ganz« (bzw. heil) im Sinne einer gelungenen Individuation (Jung 1971). Im Abschnitt 6.5.6 wird eine verwandte Technik als *Arbeit im emotionalen Resonanzraum* für die Vertiefung der Selbstakzeptanz in der Veränderungsphase beschrieben. Beide Techniken sind hilfreich, um gegen Therapieende die Akzeptanzhaltung zu fördern und innere Widerstände im Sinne einer anhaltenden emotionalen Vermeidung aufzulösen.

6.2.2 Imagination »Sicherer Ort«

Zur Durchführung nehmen wir eine entspannte Sitzhaltung ein. Im Gegensatz zu den anderen von uns vorgestellten Imaginationsübungen darf es hier auch ein leicht zurückgelehnter Sessel sein, denn die Übung soll ja entspannen und Wohlgefühl vermitteln. Unseres Erachtens handelt es sich bei dieser Übung nämlich nicht um eine Stabilisierungs-, sondern um eine euthyme (Wohlfühl-)Übung. Das bestätigen uns auch Traumatisierte. Zur Stabilisierung helfen »härtere« Interventionen besser, die den Bezug zur Gegenwart direkter herstellen (siehe Kap. 5.4.5). Für das Üben zu Hause empfehlen wir, immer wieder den gleichen Sessel zu benutzen, weil das den Entspannungseffekt konditioniert.

Nachdem die Patientinnen und Patienten die Augen geschlossen haben, begeben sie sich an einen imaginativ selbstgeschaffenen Sicheren Ort und erleben diesen mit allen Sinnen, Gedanken, Gefühlen und Körpererleben imaginativ. Es ist durchaus hilfreich, wenn es sich um einen Fantasieort (z.B. eine Kugel im Weltraum) handelt, zu dem niemand anderes Zugang hat. Aber auch modifizierte Naturorte sind möglich, solange die Betroffenen den Zugang sicher kontrollieren können. Tiere sind an diesem Ort willkommen. Wir raten aber davon ab, Menschen einzuladen, denn Menschen können in ihrem Verhalten »kippen« – Ausnahmen sind natürlich möglich. Am Ende kommen die Betroffenen in ihrem Tempo in den Gegenwartsraum zurück. Eine gute Länge für diese Übungen sind zehn bis 15 Minuten. Werden die Übungen zu lange durchgeführt, können sie die Funktion eines distanzierten Selbstberuhigers bekommen. Auch hier ist eine gute Balance das Ziel.

Jeder Mensch kann einen Sicheren Ort konstruieren. Besonders Traumatisierte sagen anfangs oft, dass es für sie keinen Sicheren Ort gäbe. Dieser ist Ausdruck eines distanzierten (oder sogar passiv-aggressiven) Beschützers. An dieser Stelle ist eine empathische Konfrontation angebracht. Wir weisen darauf hin, dass es in der Macht eines jeden Menschen liegt, einen solchen Ort in der Fantasie aufzubauen und sie niemand daran hindern kann, entsprechend dem Volkslied: »Die Gedanken sind frei!« Tagträumen ist eine bei jedem Menschen vorhandene (selbstberuhigende) Hirnfunktion. Hier bietet sich eine gute Gelegenheit, aufzuzeigen, wie entweder die inneren Bewerter verhindern, dass die Betroffenen die volle Verantwortung für sich übernehmen bzw. wie sie im Erleben eines gelähmten Kindmodus verhaftet sind. Zur Klärung sind Stühle-Dialoge hilfreich (siehe Abschn. 6.3.1). Eventuell geben wir Hilfestellungen und Anregungen, aber jeder Mensch kann einen Sicheren inneren Ort aufbauen (siehe auch Kap. 5.4.5)! So kann z. B. ein Audio-Mitschnitt dieser Übung in der Stunde aufgenommen werden, mit dem die Betroffenen an definierten Tagen, z. B. zweimal in der Woche, zu Hause üben und uns das per E-Mail zurückmelden. Ein Video-Tutorial mit einer einfachen Sicheren-Ort-Imagination finden Sie unter www.schematherapie-frankfurt.de/index.php/materialien/videos/tutorials.

6.2.3 Imagination »Kind auf der Straße«

Diese Übung haben wir von Joan Farrell und Ida Shaw (2013) übernommen und etwas modifiziert. Sie soll das Selbstmitgefühl imaginativ üben.

Einleitung: *»Sie sind abends auf dem Weg nach Hause. Niemand ist außer Ihnen auf der Straße. Da sehen Sie kurz vor Ihrer Wohnung ein kleines Kind alleine am Rand des Weges sitzen. Sie gehen zu ihm und erkennen, dass es leise weint. Sie kommen ganz nah heran, gehen in die Hocke und das Kind streckt die Arme aus. Was tun Sie?«*

Zuwendung: *»Wollen Sie das Kind umarmen? ... Wie umarmen Sie das Kind? ... Können Sie den kleinen Körper spüren? ... Was spüren Sie genau? ... Was passiert? ... Was fühlen Sie (in Ihrem Körper)?«* Falls die Behandelten Traurigkeit oder Mitgefühl spüren: *»Gut! Spüren Sie die Traurigkeit, Angst ... Lassen Sie es einfach zu!«*

Rollentausch: Wenn sich das Kind entspannt hat, kann die Patientin oder der Patient in die Rolle des Kindes gehen: *»Sie sind jetzt das Kind, daher duze ich Sie als Kind. Kannst du spüren, dass jetzt jemand da ist? ... Was spürst du? ... Wie geht es dir? ... Brauchst du noch etwas von der Großen?«*

Falls das Kind abgelehnt wird: *»Sie wollen es nicht in den Arm nehmen, weil ... Aber die Kleine braucht Sie, sie hat nur Sie ... Können Sie es versuchen? ... Was brauchen Sie, um es zu versuchen?«* Falls die Betroffenen es trotz Unterstützung nicht schaffen, auf das Kind einzugehen, beenden wir die Imagination, bleiben aber validierend: *»Jetzt konnten wir richtig sehen bzw. verstehen, wie schwierig es für Sie ist, ein verletzbares Kind anzunehmen. Was macht es so schwierig? Was sagen die Stimmen im Kopf über das Kind?«* Die Bewerterstimmen bearbeiten wir im Stühle-Dialog weiter (siehe Abschn. 6.3.3).

Die Patientin oder der Patient ist das Kind: Wenn die Betroffenen das Kind hinreichend trösten konnten, wiederholen wir die Übung in einem zweiten Durchgang. Dieser beginnt genauso, nur dass die Betroffenen beim Hinhocken dem Kind, das die Arme ausstreckt, ins Gesicht schauen sollen: *»Sie schauen dem Kind ins Gesicht und sehen, dass Sie es selbst sind, als Kind ... Was sehen Sie in den Augen des Kindes? ... Was ist Ihr Gefühl (in Ihrem Körper)? ... Was ist Ihr Impuls?«* Danach läuft die Übung gleich ab. Im Prinzip handelt es sich also um eine Substitutionstechnik (siehe Kap. 5.4.7)

6.2.4 Imagination »Best Day«

Eine ressourcenaktivierende, zukunftsgerichtete motivierende Imagination ist der »Perfekte Tag« (van der Wijngaart 2021). Er stellt eine imaginative Variante der *Wunderfrage* (de Shazer & Dolan 2024) dar: *»Stellen Sie sich vor, morgen kommt ein Kamerateam und filmt Ihren perfekten Tag. Über Nacht ist ein Wunder passiert und alles ist, wie Sie es sich wünschen. Wir brauchen jetzt von Ihnen das Drehbuch. In welchem Bett wachen Sie auf? ... In welcher Wohnung steht das Bett? ... Ist da jemand bei Ihnen? ... Wie begegnen Sie sich? ... Wie sieht das Frühstück aus? ... Was machen Sie dann ...?«* Unsere Aufgabe besteht darin, die zwischenmenschliche Essenz der Szenen, die sich die Person vorstellt, zu erfassen und in eine realistisch umsetzbare Handlung umzuformulieren. Träumt die Person z. B. von einer großen Party oder einer Weltreise, können wir fragen: *»Gut, Sie wollen unter Menschen sein. Mit wem könnten Sie sich denn mal wieder treffen?«* oder: *»Sie wünschen sich einen Tapetenwechsel. Wohin könnten Sie denn einmal fahren und was genau anschauen oder machen?«* Das so gefundene realistische Ziel kann dann in die konkrete Aktivitätenplanung (siehe Kap. 4.6.5) eingebaut werden.

6.2.5 Imagination »Honeymoon«

Bei der Honeymoon-Imagination machen wir das Gegenteil. Diese Imagination kommt eigentlich aus unserem Paartherapieansatz (siehe Kap. 8.3), kann aber auf das Setting einer Einzeltherapie angepasst werden. Insbesondere, wenn es in der Einzeltherapie um Paarprobleme geht, was ja nicht selten der Fall ist. Dann hilft diese Übung, innerlich an positive Erlebnisse mit der Partnerperson anzuknüpfen und daraus die Motivation zu ziehen, etwas zur Verbesserung der Beziehung zu tun: *»Lassen Sie sich in der Zeit zurücktreiben und ein Bild aus Ihrer Beziehung vor Ihrem inneren Auge auftauchen, in dem Sie miteinander eine gute Zeit hatten oder sogar glücklich waren. Wo landen Sie? ... Sie sind jetzt wieder da? Wo sind Sie genau? ... Was machen Sie? ... Was hören Sie* [alle Sinnesmodalitäten abfragen]*? ... Wie fühlt sich das in Ihrem Körper an? ... Welche Gedanken kommen Ihnen in den Sinn? ... Was ist Ihr Impuls jetzt? ... Können Sie das der Person sagen? ... Tun Sie es! ... Wie fühlt sich das an? ... Sie sind heute noch mit derselben Person zusammen? In deren Gehirn sind diese Erinnerungen auch drin. Wollen Sie an diese Erlebnisse heute noch einmal anknüpfen? Ihre beiden Gehirne könnten das!«* Diese biologistische Sprache soll zeigen, dass unsere Begrenzungen in unseren mentalen Einstellungen bzw. Bezugsrahmen und dem fusionierten Denken bestehen und in uns grundsätzlich andere Möglichkeiten angelegt sind. In einer Einzeltherapie können wir so energetisch die Motivation verstärken, an eine früher erlebte positive Szene anzuknüpfen und aktiv auf die Partnerperson zuzugehen (anstatt im Selbstschutzmodus zu verharren). Das konkrete Vorgehen wird dann in einem Rollenspiel geübt (siehe Abschn. 6.4.4).

6.2.6 Imagination »Ermächtigung«

Auch diese Imagination kommt ursprünglich aus dem Paartherapie-Modulsystem, kann aber gut bei internalisierenden, unsicheren Menschen zur Ermutigung eingesetzt werden. Kurz: Wir wollen deren zu schwaches ROTES Bein stärken und dann ausbalancieren (siehe Kap. 3.8.3 und Abb. 3-8). Dabei stellt sich die von uns behandelte Person (im Stehen, damit sie sich sicherer fühlt) eine andere Person vor, zu der sie die Beziehung neu ausbalancieren will. Wir stellen uns daneben und stellen gegenüber einen Stuhl für die andere Person auf. Wir schließen die Augen und stellen uns vor, die andere Person sitzt auf dem Stuhl. Wir »stehen also drüber«.

Empowerment: Die von uns behandelte Person (nehmen wir einmal an, es sei eine Frau) soll sich innerlich mit Ihrer kraftvollen ROTEN Seite verbinden. Dazu nimmt sie eine entsprechende Körperhaltung ein (sog. power posing; siehe Kap. 5.4.7) und stellt sich vor, wie ihre Füße tief in der Erde verwurzelt sind, sodass sie nichts umwerfen kann. Zusätzlich kann sie sich vorstellen, eine kraftvolle Figur aus einem Film oder einer Sage zu sein: *»Kennen Sie eine kraftvolle Figur aus einem Film oder einer Sage, die Sie gut finden? ... Stellen Sie sich vor, Sie sind jetzt diese Figur. Können Sie sehen, wie Sie diese Figur sind? ... Wie fühlt es sich bis in den Körper hinein an, diese Figur zu sein?«*

Wunsch äußern: *»Sie sind jetzt diese Figur und vor Ihnen sitzt Peter (ihr Partner). Was soll Peter jetzt tun? ... Wie soll er sich verhalten? ... Was soll passieren? ... Was wollen Sie tun?«* Es macht die Sache leichter, wenn die Betroffenen erst einmal zu uns sprechen. Dann können wir nachfragen und die Wünsche eingrenzen bzw. konkretisieren, z. B.: *»Ich verstehe, dass Sie erst einmal Ihre Ruhe haben wollen, wenn Sie von der Arbeit nach Hause kommen, dass Peter Sie nicht immer wieder unterbrechen soll und dass Sie sich abends mit Ihren Freundinnen treffen wollen. Gut, dann sagen Sie das jetzt bitte direkt zu Pete: ›Peter, ich möchte, dass ...‹«* Das Ansprechen in direkter Rede intensiviert den Prozess.

Angebot machen: Wir wissen, dass Beziehungen immer ein Geben und Nehmen sind. Wenn jetzt unsere Patientin (für Peter unvermittelt) mit neuen Forderungen aus der Therapie kommt, wird das die Beziehung vermutlich belasten. Damit es der Partnerperson leichter fällt, auf die Wünsche unserer Patientin einzugehen, sollte der Wunsch mit einem Angebot verbunden werden. Auch das sollte die Patientin erst mit uns besprechen und dann Partner direkt sagen: *»Peter, ich kann dir anbieten, wenn ich 15 Minuten Zeit für mich hatte, mit dir zusammen Abend zu essen und dir mehr von meinem Tag zu erzählen, wenn du mich ausreden lässt. Wenn ich einen Abend mit meinen Freundinnen weg war, können wir danach auch einen Abend zusammen verbringen ...«*

Rollentausch: Danach setzt sich die Patientin auf den Stuhl der Partnerperson, wir uns daneben (alles noch mit geschlossenen Augen): »Können Sie die große Susanne da drüben sehen? ... Spüren Sie etwas von deren Kraft und Entschlossenheit? ... Wie wirkt diese Susanne auf Sie? ... Was spüren Sie jetzt bis in Ihren Körper hinein? ... Finden Sie diese Susanne auch attraktiv? ... *Möchten Sie mit dieser Susanne zusammen sein? ... Was brauchen Sie von Susanne, damit Sie sich mit ihr einlassen können?«* Dieser Rollentausch soll – soweit das in einer Einzelsitzung möglich ist – die Reaktion der Partnerperson antizipieren, damit dieses Erleben noch in der Sitzung in das Ausbalancieren des neuen Verhaltens einbezogen werden kann. Das gelingt natürlich besser, wenn diese Person im Rahmen einer Paararbeit wirklich im Raum anwesend ist (siehe Kap. 8.3). Gegebenenfalls kann noch einmal gewechselt und nachgebessert werden.

Hinweis: Diese Übung gelingt leichter, wenn wir vermeidende Menschen in der männlichen Rolle gegenüber einer dominanten Person in der eher weiblichen Rolle ermächtigen wollen, weil die dominante Person sich im Grunde auch einen belastbareren, präsenteren Partner wünscht – kurz gesagt: Kontakt will, unvorteilhafterweise zu sehr zu ihren Bedingungen! Grundsätzlich besteht aber die Bereitschaft, sich einzulassen. Die Übung ist schwieriger und verlangt viel interaktionelles therapeutisches Fingerspitzengefühl, wenn die vermeidende Person in der eher unterlegenen Rolle und die dominante Seite z. B. eine narzisstische oder sehr autonomieorientierte Person ist, bei der die Bindungsbereitschaft auf Augenhöhe grundsätzlich nicht sehr groß ist. Dann kann der dominanten Person gezeigt werden, dass eine kompetente, akzeptierte Person eher bereit ist, sich auch emotional zu öffnen und einzulassen. Narzisstische Menschen verwechseln häufig Bewunderung mit Liebe. Wer geliebt werden möchte, muss sich auch selbst respekt- und liebevoll verhalten. Ansonsten mündet diese Übung nicht in eine tiefere Verbindung, sondern eher in ein erduldendes, mehr oder weniger kooperatives Nebeneinander. Aber auch das kann zur Befriedung der Situation beitragen.

6.2.7 Imagination »Galerie« bzw. »Museum der Ressourcen«

Anke Handrock (Handrock et al. 2016, S. 260 ff.) beschreibt sehr detailliert die Imagination einer Galerie bzw. eines Museums der Ressourcen mit verschiedenen Ausstellungsräumen. Da gibt es einen Raum für freudige Erinnerungen, einen dafür, was man als erwachsene Person alles darf, einen für die eigenen Stärken, einen Raum für das, was man Gutes für andere getan hat, und eine Cafeteria für innere Ratgeber. Weitere Räume können eröffnet werden, z. B. für Komplimente, die man bekommen hat. Im Dachgeschoss gibt es noch einen Raum für Visionen. Vielleicht mit einem Teleskop, mit dem man in die Zukunft schauen kann. Außerdem gibt es noch ein Nebengebäude mit einem Labor, in dem man unbearbeitete Dinge abgeben kann, die später aufbereitet werden, und ein Archiv, in dem gerade nicht ausgestellte Objekte gelagert werden. Dies stellt eine Variante der Tresorimagination dar (Reddemann 2016). Das Gebäude als Ganzes und die einzelnen Räume werden imaginativ besucht (d. h. imaginiert) und in jeden Raum bis zu fünf Objekte gebracht. Das können durchaus auch Filme sein, in denen zu sehen ist, was man getan hat oder gerne tun möchte. Die Cafeteria mit den Ratgebern kann als Extensionstechnik oder durch eine Progression auf der Zeitachse als zukunftsgerichtete Imagination gestaltet werden. Kurz, es gibt sehr viele Möglichkeiten und Interessierte sind eingeladen, das im Detail – bis ins Wording – in dem genannten Buch nachzulesen.

6.2.8 Imaginatives Probehandeln

Imaginationen können nicht nur zur Bearbeitung bzw. Überschreibung früherer Situationen und zur Ressourcenaktivierung eingesetzt werden, sondern auch zur Vorbereitung zukünftiger Problemlösungen. Die im Abschnitt 6.2.6 beschriebene Ermächtigungsimagination ging schon in diese Richtung. Damit bilden Imaginationen – neben Rollenspielen auf Stühlen – einen Übergang zu den realitätsnahen Techniken der Problembewältigung (siehe Kap. 4.6.5). Durch die intensive bildhafte Vorstellung des geplanten Ablaufs antizipieren wir den Prozess und helfen, mögliche Stolpersteine auszuräumen. Zudem scheint der mentale Prozess den späteren Handlungsvollzug zu erleichtern, weshalb auch Sportler z. B. eine Slalomstrecke vorher mental durchfahren. Die Übung gelingt besser, wenn wir die Augen schließen und die Übung mitmachen, damit wir die »richtigen« Fragen stellen und mögliche Probleme detektieren und auflösen können.

FALLBEISPIEL

Therapeut (T): »Wir bereiten jetzt mal Ihr Rendezvous mit Julia vor. Wir schließen beide die Augen. An welchem Ort werden Sie Julia treffen?«

Patient (P): »Vor dem Büro«

T: »Gut. Sie kommen den Gang entlang und sehen Julia. Können Sie sie sehen? Was hat sie an?«

P: »Äh – keine Ahnung ... vielleicht wieder das rote Kleid?«

T: »Okay, gefällt Ihnen das Kleid?«

P: »Ja!«

T: »Super. Was halten Sie davon, ihr zur Begrüßung ein Kompliment zu machen?«

P: »Klingt gut ... Hallo Julia! Das Kleid steht dir wirklich ausgezeichnet!«

T: »Wie reagiert Julia?«

P: »Ich glaube, sie würde sich schon freuen.«

T: »Wie fühlt sich das in Ihnen an, wenn Sie Julia mit diesem Kompliment erfreuen können?«

P: »Ich fühle mich etwas sicherer.«

T: »Sehen Sie, wie wichtig es ist, solche Komplimente zu machen? Was sagen Sie als Nächstes?«

P: »Ich müsste Sie jetzt fragen, ob sie mit mir ins Kino gehen will.«

T: »Können Sie das jetzt in direkter Rede mal zu ihr sagen: ›Julia ...‹?«

P: »Jetzt bekomme ich Angst! Am liebsten würde ich jetzt gar nichts mehr sagen ...«

T: »Das ist völlig normal. Gut, dass wir das jetzt bemerken. Stellen Sie den ängstlichen Thomas einfach zur Seite und tun Sie so, als ob Sie George Clooney wären und reden einfach los!«

P: »Okay, ich kann es ja mal versuchen: ›Julia, ich wollte dich fragen, ob du mit mir ins Kino gehen möchtest.‹ – Oh je, meine Beine sind schon wieder wie Pudding!«

T: »Ist doch klar. Aber selbst wenn sie ablehnt, was haben Sie dann verloren? Sie bleiben ruhig und machen weiter wie vorher. Wer nichts wagt, hat schon verloren! Sie machen das doch ganz prima! Wie reagiert Julia?«

P: »Ich weiß nicht ... Vielleicht würde sie schon Ja sagen. Sie hat mich vor ein paar Wochen ja selbst schon mal gefragt und ich habe vor Angst abgelehnt.«

T: »Oh, das ist gut, dass Sie das erwähnen. Das hatten Sie gar nicht erzählt. Dann könnten Sie ja sogar darauf Bezug nehmen, wenn Sie Julia ansprechen. Das macht es sogar noch leichter. Versuchen Sie es mal!«

P: »Also gut: ›Julia, du hattest mich doch neulich mal gefragt, ob ich mit ins Kino kommen möchte. Also ich würde sehr gerne mit dir ins Kino gehen. Hast du noch Lust?‹«

T: »Und wie fühlt sich das an?«

P: »Geht so – nicht wirklich gut!«

T: »Wie gesagt: Das ist völlig normal. Wichtig ist, dass Sie es trotzdem versuchen. Sie wissen doch: Ein Gefühl ist nur ein Gefühl! Im schlimmsten Fall sagt sie Nein. Aber mir fällt gerade ein: Was machen wir, wenn Sie nicht alleine ankommt, sondern von einer Kollegin begleitet wird?«

P: »Dann kann ich sie natürlich nicht ansprechen!«

T: »Wieso nicht? Darf ich Ihnen einen Vorschlag machen?«

P: »Wenn Sie meinen ...«

T: »Was halten Sie davon zu sagen: ›Entschuldigung, Julia, ich will nicht lange stören. Ich wollte nur kurz fragen, ob du noch Lust hast, mit mir ins Kino zu gehen.‹«

P: »Das findet sie doch bestimmt plump ...«

T: »Na ja, das Kompliment mit dem Kleid zum Einstieg sollten Sie vor einer anderen Frau besser nicht machen, aber wenn Sie höflich fragen, können Sie schon mal kurz stören. Das ist doch normal. Oder haben Sie das andersherum nicht auch schon erlebt?«

P: »Doch, schon! Also gut, ich versuche es mal.«

Wichtig ist, dass mit hoher Wahrscheinlichkeit in schwierigen Situationen auftretende negative Gefühle antizipiert und der Umgang damit geübt wird, sonst sind sie der Auslöser für Vermeidungsverhalten. Wie beschrieben können verschiedene Varianten einschließlich möglicher Störungen und die Reaktion darauf durchgespielt werden, was das Verhaltensrepertoire vergrößert. Auch hier dürfen wir eine aktive Rolle einnehmen und Vorschläge machen, wenn wir darauf achten, dass die Behandelten diese aufnehmen und ihren Möglichkeiten anpassen. Das zuversichtliche Gefühl am Ende wird wiederum möglichst intensiv verankert.

6.2.9 Imagination eines Verlustes

Wir können Imaginationen aber auch einsetzen, um zu selbstsichere (auf dem ROTEN Bein stehende) Menschen mit Ihrer verletzbaren (BLAUEN) Seite in Kontakt zu bringen (siehe Kap. 3.8.3 und Abb. 3-8). Also im Prinzip das Gegenteil der oben beschriebenen Ermächtigungsimagination. Das Problem dieser zu dominanten Personen ist, dass sie die anderen häufig in den Rückzug treiben, wenn diese sich nicht mehr unterordnen wollen.

> Wer zu sehr bei sich ist, verliert die anderen. Wer zu sehr bei den anderen ist, verliert sich selbst.

Der antizipierte, mögliche Verlust aktiviert konstruktive Angst als prosoziales Gefühl (siehe Kap. 1.3.4). Um dieses »Verlieren der anderen« erlebbar zu machen, setzen wir die Patientin (wiederum Susanne) auf einen Stuhl, uns daneben und gegenüber stellen wir einen Stuhl für die andere Person auf. Dann drehen wir den anderen Stuhl weg als Ausdruck für deren Rückzugsmodus, sodass wir beide auf die Lehne schauen. Dann schließen wir die Augen.

Aktivieren der verletzbaren Seite: *»Können Sie sehen, wie Ihre dominante Seite Peter wegtreibt? ... Was macht das für ein Gefühl in Ihrem Körper?«* In der Regel sind die Behandelten immer noch auf dem ROTEN Bein und antworten mit einer Rechtfertigung bzw. ärgerlich. *»Merken Sie, wie Sie gerade sprechen? ... Ich glaube, Sie sind immer noch auf dem ROTEN Bein. Können wir mal versuchen, diese ärgerliche Seite in Ihnen hier zur Seite zu setzen?«* Gegebenenfalls stellen wir einen zusätzlichen Stuhl für die ROTE Seite neben den der Patientin (siehe Abschn. 6.3.2, Abb. 6-2). *»Ich möchte jetzt gerne mal mit der verletzbaren Seite in Ihnen in Kontakt kommen. Die gibt es ja auch. Die meisten Menschen kommen ja mit zwei Beinen auf die Welt. Ich verstehe schon, dass Sie im Laufe Ihres Lebens gelernt haben, mehr Ihrem ROTEN Bein zu vertrauen* [Schema-Kompensation], *aber ich möchte jetzt gerne mal mit der anderen Seite sprechen, die da innen drin darauf wartet, gesehen zu werden* [das wäre das ursprüngliche Schema]. *Darf ich die mit Du ansprechen? ... Wie fühlst du dich denn da drinnen, wenn du siehst, wie die ROTE Seite Peter immer wieder wegtreibt? ... Kannst du sehen, wie er sich wegdreht und geht? ... Wie er jetzt durch die Tür geht, immer kleiner wird, bis du ihn nicht mehr sehen kannst? ... Er ist jetzt weggegangen, für immer. Und du weist, du siehst ihn nie wieder, dein ganzes Leben lang nicht! ... Was macht das jetzt für ein Gefühl in deinem Körper? ... Du bist wieder allein, du hast es vermasselt!«* Die letzten Formulierungen sollen direkt den Schemaschmerz aktivieren.

> Die Idee ist, die beiden emotionalen Seiten wie siamesische Zwillinge zu betrachten, die zusammenhängen: Der BLAUE Zwilling bezahlt den Preis dafür, was der ROTE Zwilling durch seine Schemakompensation verursacht.

Aussprechen des Bindungswunsches: Ist die Person in Kontakt mit der verletzbaren Seite, können wir aus dieser BLAUEN Stimmung heraus den Wunsch zum leeren Stuhl gegenüber aussprechen lassen. Menschen, deren bevorzugte Schemabewältigung in der Kompensation besteht, kippen im Autopiloten sehr rasch wieder in einen vorwurfsvollen, fordernden oder enttäuschten Tonfall. Das markieren, validieren und ordnen wir sofort ein: *»Können Sie Ihre Stimme (Ihren Tonfall) hören, Ihre Gesten sehen? Spüren Sie bitte einmal in den Körper: Sind Sie jetzt eher auf dem ROTEN oder BLAUEN Bein? ... Richtig, Sie sind wieder rübergekippt! Merken Sie, wie schnell das geht? Das ist gar nicht so einfach, mit dieser verletzbaren Seite in Kontakt zu bleiben! Lassen Sie es uns noch einmal versuchen!«* Aufmerksam Lesende bemerken, dass wir wieder ins »Sie« gewechselt haben. Den Beobachtermodus, als Teil des Erwachsenenmodus, Siezen wir. Sie können jetzt noch verschiedene bindungsfördernde Intervention anhängen, wie z. B. Selbstoffenbarungen oder Universalität des Leides (siehe Kap. 5.4.3). Wir »fahren den Aufzug also kurz hoch« (siehe Kap. 5.3). Wenn wir in der imaginativen Haltung weiterarbeiten wollen, wechseln wir wieder ins Du: *»Also, spüre noch einmal in deinen Körper hinein, setze alle Anspannung dort auf den ROTEN Stuhl. Peter geht weg. Was wünschst du dir von ihm? Wonach sehnst du dich?«* Wie auch sonst dürfen die Behandelten erst zu uns sprechen. Wir können noch etwas modifizieren bzw. soufflieren: *»Stell dir vor, Peter steht jetzt da vor dir. Was kann er tun? Soll er dich einfach in den Arm nehmen? Magst du seine Nähe, seinen Halt, seinen Körper spüren? Was kann er noch tun, damit es dir jetzt etwas besser geht?«* Dann spricht die Person in direkter Rede (wie immer mit geschlossenen Augen, wenn wir im Inneren arbeiten) zum imaginierten Peter auf dem anderen Stuhl, der dazu wieder von uns zurückgedreht wird.

Angebot machen: Wie bei der Ermächtigungsimagination (siehe Abschn. 6.2.6) kann an den Wunsch ein Angebot angeschlossen werden, das die Person der anderen macht, damit diese vielleicht eher auf den Wunsch eingeht, z. B.: *»Wenn ich deine Nähe spüre und weiß, dass du mich nicht alleine lässt, bin ich auch ruhiger und kann besser loslassen«* oder: *»Wenn ich mehr Hilfe und Unterstützung bekomme, fällt es mir leichter, dich nicht dauernd zu kritisieren.«*

Frage nach dem Gefühl: Nach dem Aussprechen der Wünsche fragen wir zunächst nach dem Gefühl im Körper. In der Regel fühlt sich die Person eher unwohl. Wir validieren das, dabei loben wir aber auch ordentlich, ruhig ein klein wenig zu überschwänglich und verbunden mit einer Selbstoffenbarung: *»Ja klar, das fühlt sich fremd an. Sie haben sich ja auch schon lange nicht mehr getraut, so zu sprechen, und eher auf Ihre ROTE Seite vertraut. Aber für mich haben Sie das ganz toll gemacht. Und ich kann Ihnen versichern: Mich hat das berührt. Und ich bin mir ziemlich sicher, dass auch Peter positiv reagiert hätte. Zumindest positiver als auf Ihr ROTES Bein. Nein, das war wirklich gut. Ich verstehe auch, dass das für Sie extrem ungewohnt ist. Aber ich sage Ihnen, daran gewöhnen Sie sich schnell, wenn Sie merken, dass es besser funktioniert! So sprechen wir natürlich normalerweise nicht, aber es ist gut, wenn Sie es können. Es ist immer gut, auf beiden Beinen stehen zu können. Wenn Sie Ihr ROTES Bein brauchen, können Sie es immer noch einsetzen. Ihnen geht ja nichts verloren, wenn Sie zusätzlich auch BLAU sprechen können.«*

Einüben einer realistischen Ansprache: Dazu stehen wir wieder beide auf: *»So, nun sind wir beide wieder im Erwachsenenmodus. Spüren Sie jetzt Ihre beiden Beine und versuchen Sie bitte, in der Mitte zu bleiben. Wie können Sie aus der Mitte heraus zu Peter sprechen?«* Im Stehen ist es noch wichtiger, Wunsch und Angebot gut auszubalancieren. Das ist der Übergang zum Rollenspiel (siehe Abschn. 6.4.4).

Audioaufnahme anhören: Viele externalisierende Menschen haben kein ausreichendes Bewusstsein dafür, WIE sie sprechen, gestikulieren, unterbrechen, kurz: wie dominant sie sich tatsächlich verhalten. Übrigens oft auch uns gegenüber in der Therapie! Es ist dann sehr hilfreich, sie zu bitten, sich die Aufnahme der Stunde noch einmal allein und in aller Ruhe anzuhören. Meist kommen die Menschen dann in die nächste Sitzung und sagen so etwas wie: *»Ich war mir gar nicht bewusst, wie ich auf andere wirke!«* Das ist eine sehr elegante Art der empathischen Konfrontation, um Modusbewusstsein zu erzeugen.

6.2.10 Imagination »80. Geburtstag«

Wie viele der von uns verwendeten Imaginationen kommt auch diese Imagination aus der Hypnotherapie, die im Sinne der Werteermittlung im Kontext der Akzeptanz- und Commitment-Therapie häufig angewendet wird. Sie soll einen Perspektivwechsel ermöglichen. Aber diesmal nicht räumlich, sondern auf der Zeitachse. *»Bitte schließen Sie die Augen. Darf ich Du sagen, weil wir jetzt in der inneren Bilderwelt arbeiten wollen? Atme ein paar Mal tief ein und aus und komme zu dir ... Die Uhr läuft jetzt voraus, ein Jahr, fünf Jahre, zehn Jahre, immer weiter, bis zu deinem 80. Geburtstag. Halte einen Moment inne. Du bist jetzt 80 Jahre. Lasse dir Zeit, um zu fühlen, wie sich dein Körper jetzt in diesem Altern anfühlt, soweit du dir das vorstellen kannst ... An welchem Ort bist du jetzt angekommen? In welchem Raum steht dein Bett, wie sieht es in deinem Zimmer um dich herum aus? Bitte mache dir klar, dass du vermutlich nicht mehr am selben Ort lebst wie jetzt, sondern vielleicht in einem Altenheim. Du bist auch nicht mehr imstande, deinen Geburtstag selbst zu organisieren. Wer wird das für dich tun? ... Wer wird zu deinem Geburtstag kommen? ... Kannst du diese Menschen sehen? ... Auch die sind älter geworden! Drei dieser Menschen werden jetzt eine kleine Rede halten. Wer ist die erste Person? ... Kannst du sie sehen? ... Was sagt diese Person über dich? ... Was macht das für ein Gefühl in deinem Körper? ... Jetzt tritt die zweite Person vor (und dann die dritte) ... Was ist jetzt dein Gefühl (bis in deinen Körper), nachdem diese drei Personen gesprochen haben? ... Welche Gedanken gehen dir durch den Kopf, wenn du das hörst? ... Jetzt läuft die Uhr wieder zurück ... bis in unsere Zeit ... Du bist jetzt wieder hier im Raum. Was ist dein Gefühl jetzt, wenn du dieses Erlebnis hierher mitnimmst? ... Mit welchen Menschen, mit denen du jetzt zu tun hast, wirst du dann noch Kontakt haben? ... Wer von denen, die dir jetzt nahe sind und mit denen du viel Zeit verbringst, wird nicht da sein? ... In welche Beziehungen und Aktivitäten willst du Zeit investieren, was wird bleiben? ... Welchen Vorsatz nimmst du mit aus dieser Übung? ... Komme jetzt wieder langsam in diesen Raum* *hier ... Machen Sie die Augen auf, Sie sind wieder hier!«* Die Idee der Übung ist, sich über unsere Werte in einer imaginativen Weise in Beziehung zu setzen, um zu spüren, was uns langfristig wirklich wichtig ist, um jetzt die Weichen für die Zukunft wertekonform zu stellen.

Variante Rückblick im Moment des Todes: *»Heute ist der Tag Ihres Todes. Sie können nichts mehr an Ihrem Leben ändern. Es gibt kein Morgen oder ›das mache ich später‹! Ihr Leben ist gelebt. Was hätten Sie gerne noch erlebt, was getan, wen gesprochen oder getroffen? ... Jetzt können Sie es noch tun!«* Die Idee ist auch hier, wichtige Dinge nicht aufzuschieben, sondern in naher Zukunft konkret anzugehen bzw. in die Aktivitätenplanung einzubeziehen. Eine Variante ist, die Situation in einem Gitterbett in einem **Altenheim** zu imaginieren (siehe Kap. 5.4.2).

EXKURS Die »Tore des Lebens«

An den Toren des Lebens, also am Anfang bei der Geburt und am Ende als Pflegefall, sind wir alle verwundbar und von anderen Menschen abhängig. Den Bezug zum Erleben des Kleinkindes stellen wir mit dem Still face-Video her, den Bezug zur Pflegesituation durch die Altenheim-Imagination.

Historisch-mythologischer Kontext: Als der Prinz Siddharta als erwachsener Mann zum ersten Mal den Palast seines Vaters in Begleitung eines weisen Mannes verließ, begegnete er zuerst einem alten Mann, dann einem Kranken und zuletzt einem Sterbenden. Er fragte daraufhin seinen Begleiter: Steht mir das auch bevor? Als dieser das bejahte, entschied er sich, nicht länger seinen bisherigen Vergnügungen nachzugehen, sondern sich auf das Leben im Jenseits vorzubereiten. Er setzte sich unter den Bodhi-Baum und wurde zu Buddha.

6.3 Stühle-Dialoge mit internalisierenden Menschen

Stühle-Dialoge stellen eine Technik dar, die emotionsfokussiertes und metakognitives Arbeiten verbindet (siehe Kap. 5.3). Insbesondere das Auseinandersetzen eines motivationalen Konfliktes (z. B. zwischen Befürfnissen und Bewertungen) auf verschiedene Stühle ist eine ideale Technik der Problemklärung und Einleitung einer adäquaten Problembewältigung. Gegebenenfalls kann aus den Stühle-Dialogen zur Vertiefung der emotionalen Aktivierung in eine Imagination (siehe Abschn. 6.2.1) oder zum Aufbau von Bewältigungskompetenz auch in ein äußeres Rollenspiel (siehe Abschn. 6.4.4) übergegangen werden, in dem der Erwachsenenmodus die im inneren Rollenspiel erarbeitete Lösung nach außen durchzusetzen versucht. Wir bauen die ganze Übung über mehrere Unterkapitel verteilt schrittweise auf, da einzelne Elemente des Gesamtablaufs auch als Modul in anderen Kontexten eingesetzt werden können. Hier folgt nun die detaillierte Darstellung der gesamten Schritte, insbesondere der Neubewertung, Entmachtung der inneren Bewerter/Elternmodi und die Versorgung der emotionalen Bedürfnisse in den Kindmodi. Damit folgt der Ablauf des Modusdialogs weitgehend dem des in Abschnitt 6.1.3 beschriebenen Imagery Rescripting, was das Erlernen vereinfacht.

> Der wesentliche Unterschied ist, dass bei der Imagination mit einer *äußeren* Konfliktsituation gearbeitet wird und bei den Stühle-Dialogen mit einer *inneren*.

Zur besseren Übersicht ist zunächst der Standardablauf der gesamten Übung in Tabelle 6-3 zusammengefasst. Danach beschreiben wir im Detail die einzelnen Schritte einschließlich einiger Modifikationen. Eine Zusammenfassung der wichtigsten Interventionen sowie eine Audioanleitung kann unter www.schematherapie-frankfurt.de/index.php/materialien/therapiematerialien/uebungsanleitungen heruntergeladen werden. Unter https://schematherapie-frankfurt.de/index.php/materialien/videos/trainingsvideos gibt es Trainingsvideos dazu.

Schritt	Beschreibung
Klärung, Schemaaktivierung	
1.	Einen aktuellen Konflikt (als Anlass für die Schemaaktivierung auf der vorderen Bühne) aufgreifen, dann die Stimmen im Kopf identifizieren, paraphrasieren und auf einen eigenen Stuhl heraussetzen.
2.	Die identifizierten Bewerter sprechen in Du-Form zum Kindmodus-Stuhl gegenüber auf der hinteren Bühne. Wir sitzen immer neben der Person.
3.	Die Person wird auf dem Kindmodus-Stuhl gefragt, wie sie das Gesagte erlebt, bis in den Körper hinein. Impulse, in die Bewältigungsmodi zu gehen, werden benannt und immer wieder auf den Bewältigungs-Stuhl herausgesetzt. Gegebenenfalls Basisemotionen aktiv anbieten und noch einmal zwischen den Stühlen wechseln, bis Gefühle deutlicher werden. Zuletzt die Kindseite nach ihren Bedürfnissen fragen.
Neubewertung, Veränderung	
4.	Beide stehen gemeinsam auf und betrachten von oben die Szene auf den Stühlen. Welches Gefühl steigt im Körper der behandelten Person auf? Gegebenenfalls werden wie bei der Imaginationsübung Extension oder Substitution eingesetzt oder wir bringen uns aktiv als Modell ein.
5.	Wenn die Person wutfähig ist, kann (muss aber nicht) für diese Basisemotion ein zweiter Kind-Stuhl als Symbol für die Wutseite neben den ersten Kind-Stuhl gestellt werden. Die Person entmachtet mittels dieser Wut die Bewerter und spürt nach, wie sie sich dabei fühlt. Gegebenenfalls formulieren wir vor, die behandelte Person wiederholt in ihren Worten. Erneut auftretende Bewerter werden benannt und wiederum auf den Bewerter-Stuhl herausgesetzt. Effekte überprüfen. Der Erwachsenenmodus soll seine Kraft im Körper und die Klarheit im Kopf spüren. Dann dürfen sie den Bewerter-Stuhl dahin stellen, wo sie ihn haben wollen.

6.	Die Person schaut auf den Kind-Stuhl und sollte dabei Mitgefühl empfinden und ausdrücken. Gegebenenfalls unterstützen wir. Eine undiszipliniert-impulsive Seite wird wohlwollend begrenzt und zur Mitarbeit aufgefordert, die verletzbare beruhigt.
Konsolidierung und Verhaltensvorbereitung	
7.	Die Person setzt sich noch einmal auf die verletzbare Kindseite (wir daneben) und spürt mit geschlossenen Augen, wie sie sich dort jetzt fühlt und was sie noch von der Erwachsenenseite braucht.
8.	Wir stehen erneut auf und fragen den Erwachsenenmodus, ob er »das Kind da unten adoptieren möchte«. Ziel ist, dem Schmerz in sich einen Ort zu geben und ihn anzunehmen. Innere Bewerter werden erneut wahrbenommen und auf den Bewerter-Stuhl herausgesetzt. Gegebenenfalls beginnen wir die Übung von vorne mit einem neuen Durchgang.
9.	Regelextraktion und Vorbereitung des Transfers in den Alltag. Übergang in ein Rollenspiel oder Vereinbarung von Verhaltensexperimenten. Es kann ein regelmäßiger Tagesrückblick vereinbart werden.

Tab. 6-3: Schritte des Dialogs mit internalisierenden Menschen.

6.3.1 Befragung eines Bewältigungsmodus bzw. Symptoms

Zunächst beschreiben wir die Befragung eines Bewältigungsmodus. Diese Technik ist gewissermaßen dem normalen, direkteren Einstieg vorgeschaltet, den wir im folgenden Abschnitt beschreiben. Diese Befragung kann mit jedem Verhalten (also auch Symptomen wie Zwängen, Schmerzen, Ängsten, süchtigem Verhalten etc.) eingesetzt werden, um dessen **Funktionalität** zu klären. Sie entspricht dem, was Scott Kellogg in seinem Ansatz des *Transformational Chairwork* (Kellogg 2015) mit »giving words« als einen seiner *vier Dialoge* beschreibt. Dabei geht es darum, einem bestimmten inneren Zustand eine Stimme zu verleihen, in unserem Modell also ein episodisches Erleben mit der semantischen Ebene zu verbinden.

In die Arbeitshaltung wechseln. Früher haben wir den zu bearbeitenden Bewältigungsmodus auf einen extra Stuhl gesetzt. Das kann man machen, ist aber nicht notwendig. Insbesondere wenn man online arbeitet, verkompliziert das die Sache unnötig (siehe Kap. 8.2). Man kann direkter arbeiten, indem man das zu bearbeitende Verhalten markiert, validiert und mit Bezug zu der zu Beginn der Therapie erstellten Fallkonzeption einordnet. Dann wechseln wir in die Arbeitshaltung. Dazu reicht es völlig aus, die Person zu bitten, die Augen zu schließen: *»Ich bitte Sie jetzt, zusammen mit mir die Augen zu schließen, denn ich möchte mit Ihnen gerne an* [benennen des Modus oder des Symptoms] *arbeiten.«* Dann können wir mit unserem Stuhl etwas näher heranrücken, uns vorbeugen und die Ansprache in Tonfall und Stimmlage deutlich ändern, damit die Person fühlt, dass wir jetzt auf einer anderen Ebene, nämlich in der *imaginativen*

Position, arbeiten (siehe Kap. 5.2.2). Es ist hilfreich, den angesprochenen Modus bzw. das Symptom im Sinne des *Arbeits-Du* (Watkins & Watkins 2003) zu duzen.

Funktion des befragten Modus bzw. Symptoms erfragen. Dazu gehen wir aus unserer sonst häufig direktiven und zielgerichteten Rolle bewusst heraus und »stellen uns dumm bzw. unwissend«. Fred Kanfer nannte das *Columbo-Technik* (Kanfer et al. 2012), Peter Fonagy nennt es *not knowing stance* (Fonagy et al. 2022). Folgende Fragen sind hilfreich:

- *Seit wann gibt es dich im Leben von Susanne? ... Oh, das ist aber schon sehr lange. Dann hast du vermutlich eine wichtige Funktion in Susannes Leben (Validierung).*
- *Was ist denn deine Aufgabe im Leben von Susanne? Wofür bist du da?*
- *Was kannst du besonders gut?*
- *Was könnte denn passieren, wenn du nicht da wärst?*
- *Was wäre denn das Schlimmste, was passieren könnte?*

Je nachdem, in welche Richtung die Aktivierung geht, arbeiten wir dann mit den inneren Bewertern/Elternmodi oder den aktivierten Basisemotionen (Kindmodi) weiter.

Hier ein Fallbeispiel mit einem Selbstschutzmodus bei einem jugendlichen Behandelten:

FALLBEISPIEL Stühle-Dialog mit einem Selbstschutzmodus

Therapeut (T): »Okay, du hast keine Gefühle. Wofür ist das gut, die Gefühle wegzupacken?«

Selbstschutzmodus (DB): »Ich packe keine Gefühle weg, die sind einfach nicht da!«

T: »Waren da nie Gefühle, auch nicht als Kind?«

DB (nach einer kurzen Pause): »Hm, als Kind waren wohl schon noch Gefühle da, aber ich kann mich nicht mehr daran erinnern.«

T: »Waren da damals auch unangenehme Gefühle dabei?«

DB: »Vielleicht. Aber jeder hat doch mal unangenehme Gefühle, das ist doch normal!«

T: »Stimmt, aber wenn die jetzt weg sind, frage ich mich, ob du die vielleicht weggemacht hast?!«

DB (grinst): »Kann sein.«

T: »Was könnte denn passieren, wenn du nicht aufpasst und diese Gefühle rauskämen?«

DB: »Keine Ahnung ...«

T: »Komm, lass mich nicht so hängen! Du bist doch nicht umsonst da. Wofür bist du gut?«

DB: »Damit wir funktionieren. Ich kann doch auf der Arbeit nicht dauernd rumflennen und meine Freunde nervt das auch, wenn ich schlecht drauf bin.«

T: »Okay, das kann ich gut verstehen. Das heißt: Die negativen Gefühle stören und du passt auf, dass ihr im Alltag klarkommt.«

DB: »Ist doch logisch, oder?«

T: »Ja, aus diesem Blickwinkel kann ich das verstehen. Da leistest du ganze Arbeit, wenn du alle Gefühle wegpackst. Hast du schon mal erlebt, dass dir jemand gesagt hat, dass du zu wenige Gefühle hast?«

(Der Zugang zu dem abgespaltenen verletzbaren Kindmodus wird über den Blick auf die langfristig negativen Konsequenzen des Selbstschutzmodus angestrebt.)

DB: »Was ist denn das für eine blöde Frage?«

T: »Ich denke mir, dass es auch Situationen geben könnte, wo Gefühle wichtig sind, z. B. bei einem guten Freund oder bei einer Freundin ...«

DB: »Ich habe keine Freunde und erst recht keine Freundin. Die nerven eh nur!«

T: »Vielleicht liegt das ja auch daran, dass du auch da keine Gefühle zeigst. Um Nähe zu einem anderen Menschen aufzubauen, braucht es Gefühle. Und Du hast alles weggepackt: Die schlechten Gefühle, aber auch die guten. Und das macht dich einsam. Das ist der Nachteil.«

(Der Therapeut macht bewusst eine Pause, wobei dem Behandelten die Augen etwas feucht werden.)

T: »Du, was kommt denn da jetzt hoch?«

Nun kann mit dem verletzbaren Kindmodus weitergearbeitet werden. Umgekehrt kann im Laufe des Dialogs gefragt werden: *»Was sagt denn die Stimme im Kopf jetzt genau?«* Damit bekommen wir einen Zugang zu den im Hintergrund aktivierten Bewertern und können mit denen weiterarbeiten. Das ist in der Regel der leichtere Zugang, den wir im Rahmen des Stühle-Dialogs mit Internalisierenden wählen und im Folgenden daher auch genauer beschreiben.

Das gezeigte Verhalten validieren. Auch wenn die langfristigen Konsequenzen negativ sein mögen, war die kurzfristige emotionale Entlastung doch »der Ast, auf dem die Betroffenen saßen« (Kanfer et al. 2012; siehe auch Abb. 1-5 in Kap. 1.2.7). Den »kann man nicht absägen, bevor man eine Leiter hingestellt hat«. Für den Beziehungsaufbau ist es gut, diese Funktion (wie im Fallbeispiel oben) zunächst anzuerkennen: *»Ich verstehe gut, dass dieses Verhalten Ihnen geholfen hat, klarzukommen. Es gab früher keine bessere Lösung. Vielleicht können wir heute zusammen schauen, ob es inzwischen bessere Alternativen gibt.«* Das wäre dann im Sinne Kanfers »die Leiter, die wir zum Herabsteigen hinstellen müssen«.

Zur Mitarbeit motivieren. Unter Anerkennung der positiven Effekte des alten Verhaltens, versuchen wir dann, die Person zu einem Experiment für diese Sitzung zu gewinnen. Im Falle eines Selbstschutzmodus sagen wir: *»Ich habe verstanden, dass es bisher hilfreich war, die Gefühle wegzumachen, weil ihr dann nicht so verletzbar seid. Das hat auch funktioniert. Ich frage mich, ob es vielleicht auch einen Teil da drinnen gibt, der ab und zu schon mal mit Menschen in Kontakt kommen will. Das geht natürlich nur, wenn ihr trotzdem sicher seid. Bist du bereit, für diese Sitzung kurz zur Seite zu gehen, damit wir etwas Neues ausprobieren? Danach kannst du entscheiden, ob du wiederkommen willst. Du kannst dich auch jederzeit melden, wenn du mit dem, was hier läuft, nicht einverstanden bist. Dann reden wir drüber. Ist das okay?«*

DIE STADTTOR-METAPHER

Stellen Sie sich eine mittelalterliche Stadtmauer vor. Die schützt die Einwohner vor Überfällen. Aber wenn sie keine Tore hätte, wäre das eine Gefängnismauer. Daher hat eine solche Stadtmauer Tore, damit man rein und raus kann, wenn alles sicher ist. Können Sie sich vorstellen, dass wir in Ihre Beschützermauer auch solch ein Tor einbauen, und oben auf den Zinnen steht der Erwachsenenmodus und entscheidet, wann das Tor auf und wann es zu ist? Dann wären Sie einerseits sicher, aber könnten auch in Kontakt gehen, wenn Sie es wollen. Sie haben die Wahl!

Der Bewältigungsmodus darf wiederkommen. Menschen haben oft implizit die Befürchtung, dass sie völlig schutzlos sind, wenn die Mauer nicht mehr da ist bzw. zusammenbricht. Die Mauer ist aber ein neuronales Netzwerk, das jederzeit wieder aktiviert werden kann. Das ist anfangs zur Stabilisierung zwischen den Sitzungen auch zu unserer Beruhigung sehr hilfreich: *»Ich bin durchaus damit einverstanden, wenn zwischen den Sitzungen der Beschützer wiederkommt und dazu beiträgt, dass Sie gut über die Woche kommen. Das hat ja viele Jahre ganz gut geklappt. Der Beschützer ist ja ein Netzwerk in Ihrem Gehirn, das immer noch da ist, auch wenn wir in dieser Sitzung etwas Neues ausprobieren. Solange wir noch keine bessere Alternative haben, kann er also gerne wiederkommen. Sie entscheiden, welchen Bewältigungsmodus Sie wählen.«*

Wenn wir mit unseren Patienten das sichtbare Verhalten als zentrales Element eines Bewältigungsmodus identifizieren, dann öffnen wir die Tür für die kontextuelle Betrachtung dieses Modus: Nicht das Verhalten an sich ist funktional oder dysfunktional, sondern die Kontextsensitivität (also die Fähigkeit eines Menschen, unter Wahrnehmung der Situation dieses Verhaltensmuster willentlich zu aktivieren oder sich für ein anders zu entscheiden) und der bewusste Umgang mit dem funktionalen Ergebnis (also die Kongruenz mit eigenen Werten im Sinne von ACT). Das unterscheidet in unserem Verständnis einen dysfunktionalen Bewältigungsmodus von »erwachsenen« Handlungen.

6.3.2 Umgehen des Bewältigungsmodus – Bewerterstimmen erkennen und heraussetzen

Nun wollen wir den direkten Einstieg in den Stühle-Dialog beschreiben, der immer dann möglich ist, wenn die Betroffenen nicht zu stark in ihren Bewältigungsmodi fixiert sind. Wir beginnen also mit den in Tabelle 6-3 beschriebenen Schritten, die wir über die Unterkapitel hinweg durchnummerieren, damit der Zusammenhang erhalten bleibt.

Schritt 1: Eine konkrete Aktivierungssituation aufgreifen und die Bewerter heraussetzen. Im vorigen Abschnitt wurde empfohlen, mit dem deutlicher erkennbaren, motivationalen Teil auf der hinteren Bühne zu arbeiten. In der Regel sind das die in den Äußerungen der Bewältigungsmodi durchschimmernden inneren Bewerter. Daher wird im Folgenden dieser Weg als der Königsweg dargestellt. Wir unterbrechen die Alltagskommunikation, markieren die Schemaaktivierung und gehen in die Arbeitshaltung. Der Übergang geht leichter, wenn wir die Augen schließen, denn auch die inneren Bewerter sind ja Aktivitäten im Inneren, mit denen wir mit geschlossenen Augen leichter in Kontakt kommen.

Schritt 2: Nach den Stimmen im Kopf fragen. Die zielführendste Formulierung ist tatsächlich, zu fragen: *»Was sagen die Stimmen in Ihrem Kopf jetzt im Moment? Schalten Sie einfach den Lautsprecher an und lassen uns beide mithören!«* Diese Formulierung nimmt gewissermaßen eine Beobachterhaltung gegenüber den Stimmen ein und macht diese zum Objekt der Wahrnehmung. In den meisten Fällen führt das bereits zu einer Re-Externalisierung und die Person antwortet z. B.: *»Die sagen, ich soll mich anstrengen«*, oder sogar, sozusagen im Originalton: *»Streng dich an!«*

EXKURS Die Re-Externalisierung der inneren Bewerter

Im Bewältigungsmodus sind wir stark mit den Bewertungen identifiziert. Wir »unterwerfen« uns gewissermaßen diesen Bewertungen, die wir in der Kindheit erlernt bzw. internalisiert haben. Dadurch werden diese Ich-synton bzw. als Teil des Selbst erlebt. Diese Identifikation wird in der Therapie umgekehrt, indem wir die in den Aussagen der behandelten Person enthaltenen Bewertungen identifizieren, isolieren und von der Ich-Form (1.-Person-Perspektive) in die Du-Form (2.-Person-Perspektive) zurückübersetzen. Aus »ich bin schuld« wird »du bist schuld«, aus »ich muss mich mehr anstrengen« wird »du musst dich mehr anstrengen«, aus »mich mag niemand« wird »dich mag niemand«. Die Ich-dystone Bewertung kann dann auf den Bewerter-Stuhl herausgesetzt werden.

»Ich habe keine Gedanken!« Diesen Satz hören wir häufig. Natürlich stimmt das nicht, denn wie wir schon im Kapitel 1.2.6 erwähnten, produzieren wir im Default Mode Network (DMN) fortwährend Gedanken, die unserem Bewusstsein angeboten werden. Es handelt sich vielmehr um einen Selbstschutzmodus bzw. ein Vermeidungsverhalten. Darauf reagieren wir etwas ironisch: *»Das ist ja interessant. Ich habe einmal gehört, dass buddhistische Mönche jahrelang meditieren müssen, um einmal ganz kurz keine Gedanken zu haben! Also sagen Sie einfach laut, was Ihnen gerade durch den Kopf geht. Egal, was es ist!«*

Paraphrasieren der Aussagen in der 2.-Person-Sprache. Im Detail geht diese Re-Externalisierung so, dass wir zunächst die Sätze wiederholen. Im Bewältigungsmodus lautet der Satz z. B.: *»Ich muss funktionieren, sonst mag mich keiner und niemand will etwas mit mir zu tun haben.«* Aus der Beobachterhaltung ist es aber völlig stimmig, wenn wir sagen: *»Habe ich dich richtig verstanden, dass du funktionieren musst, weil dich sonst keiner mag und niemand etwas mit dir zu tun haben will?«* Das heißt, wir wiederholen die Sätze nicht im Originalton (der Ich-Form), sondern aus unserer Beobachterrolle in der Du-Form. Interessanterweise fällt das gar nicht auf. Aber mit diesem einfachen Schritt transformieren wir die Sätze in die Form zurück, in der sie früher von den Bezugspersonen gesagt wurden. Diese Sätze können wir nun direkt auf den Bewerter-Stuhl setzen und auf der hinteren Bühne (siehe Abschn. 6.3.3) im Inneren weiterarbeiten. Das ist eine sehr effektive und elegante Technik.

Eine Abkürzung. Noch direkter und tatsächlich sogar zuverlässiger gelingt der Einstieg, wenn wir die Beschützer markieren, validieren und einsortieren und dann auf dem gleichen Stuhl direkt die Stimmen im Kopf ansprechen: *»Okay, ich glaube da spreche ich gerade mit einem Beschützermodus. Ich möchte aber gerne mit den Stimmen im Kopf dahinter sprechen und hören, was die über die Susanne da drüben auf dem anderen Stuhl denken.«* Dann stellen wir den Stuhl für die Gefühlsaktivierungen (Kind-Stuhl) gegenüber auf, setzen uns neben den Stuhl der behandelten Person, der einfach zum Bewerter/Innere-Eltern-Stuhl umbenannt wird (siehe auch nächster Abschnitt): *»Lassen Sie uns beide einmal die Augen schließen und nach innen lauschen. Jetzt frage ich einfach mal die Stimmen im Kopf: Was denkt ihr über die Susanne da drüben?«* Es ist wirklich erstaunlich, wie leicht dieser Zugang gelingt!

Die Anordnung der Stühle bei der Arbeit auf der hinteren Bühne. Wir empfehlen, die Stühle wie auf der Modus-Landkarte (siehe Abb. 4-7, Kap. 4.4.3) anzuordnen, wenn man die Karte auf den Boden legt und aus unserer Sicht betrachtet. Dann stehen auf der linken Seite die Kindmodus-Stühle (für das emotionale Erleben im Körper) und auf der rechten Seite der Stuhl für die Bewerter (siehe Abb. 6-2). Die einfachste Variante, wenn Sie wenig Platz haben oder online arbeiten, besteht darin, den Stuhl, auf dem die Person zu Beginn sitzt, zu nehmen und auf die Position der Bewerterstimmen (bzw. der konfrontierenden Position; siehe Abb. 5-1 in Kap. 5.1) etwas nach hinten und zur Seite zu ziehen und einen weiteren Stuhl für die aktivierten Emotionen bzw. Kindmodi gegenüber aufzustellen. Das funktioniert gut, da die Stimmen Ich-synton sind und wir nur die Position etwas ändern. Man muss also die Stimmen nicht auf einen anderen Stuhl setzen. Die Anordnung der Stühle geht zurück auf Stuntz (1973) und ermöglicht, innere Ambivalenzen bzw. Konflikte deutlicher erlebbar zu machen, indem wir die Behandelten physisch »auseinandersetzen«. Ihren eigenen Stuhl können Sie als Repräsentation der Außenwelt stehen lassen und Sie nehmen einen Hocker oder einen weiteren Stuhl, um sich neben den Bewerter-Stuhl zu setzen (siehe Abb. 6-2). So können Sie das Erleben bzw. die Interaktion der Behandelten auf deren innerer Bühne mit nur zwei Stühlen abbilden. Das ist besonders dann hilfreich, wenn Sie online arbeiten (siehe Kap. 8.2). Wenn Sie Platz haben und insbesondere zu Beginn der Therapie kann es helfen, wenn Sie den Stuhl, auf dem die Behandelten zu Beginn der Sitzung saßen, als Stuhl für den Bewältigungsmodus stehen lassen und dahinter (also genau wie auf der Modus-Landkarte) – gewissermaßen als hintere Bühne – den Stuhl für die Bewerter und die Kindmodi dazustellen.

Diese Anordnung der Stühle sollte im Weiteren beibehalten werden, da durch die

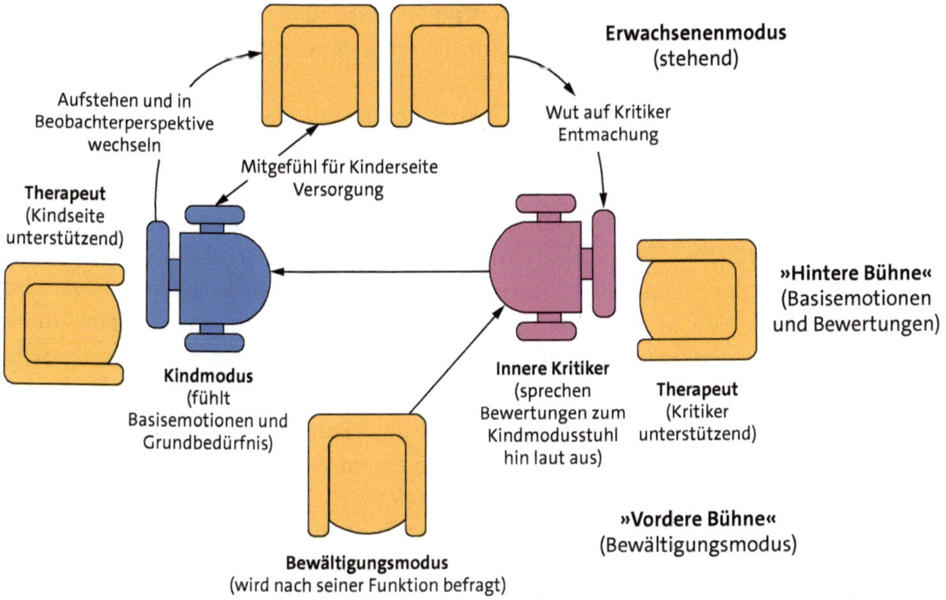

Abb. 6-2: Anordnung der Stühle bei Dialogen mit internalisierenden Menschen.

Übung im Gehirn mentale Repräsentanzen aufgebaut werden, auf die bei späteren Lösungen zurückgegriffen werden kann.

Die Person wird dann später (z. B. beim Tagesrückblick; siehe Kap. 4.6.3) innerlich (oder sogar äußerlich) zu den Bewertern auf die eine und zu den Kindmodi auf die andere Seite blicken.

6.3.3 Dialog zwischen Bewerter und Kindmodi

Schritt 3: Die herausgesetzten Bewerter sprechen zum emotionalen (Kind-)Stuhl. Die behandelte Person sitzt nun auf dem Bewerter Stuhl, wir daneben. Es unterstützt den Prozess der Disidentifikation von den übernommenen Bewertungen, wenn die Bewerter mit »ihr« angesprochen werden, als seien sie ein Chor von Stimmen (wie die Furien in einem griechischen Theaterstück). Das entpersonalisiert sie und fokussiert auf den dysfunktionalen Inhalt der Aussagen. Da es auf diesem Stuhl nur darum geht, die toxischen Bewertungen als Stimulus für die Schemaaktivierungen zu nutzen, bleiben wir hier konsequent beim Inhalt und fragen nicht nach Gefühlen. Es ist etwas leichter, wenn wir die Sätze zunächst zu uns sagen lassen: *»Also, was denkt ihr über die Kleine da drüben?«* Dann sagen die Betroffenen zunächst häufig: *»Ja, die soll funktionieren, sonst braucht die hier keiner!«* Erstaunlicherweise fällt es den Betroffenen überhaupt nicht schwer, diese Sätze zu sagen. Letztlich SIND das ja auch genau die Gedanken, die sie sowieso im Kopf haben. Wir geben denen nur eine Stimme. Nach drei oder vier Sätzen fordern wir dazu auf, diese Sätze nun in direkter Rede zu dem Kind-Stuhl auszusprechen: *»Ja, genau! Sag das der Kleinen da drüben mal direkt ins Gesicht!«* Nach kurzem Zögern gelingt das in der Regel recht gut.

Paraphrasierungen und Nachfragen. Durch pointiertes Nachfragen versuchen wir nun, die hintergründigen toxischen Bewertungen in der Rolle eines agent provocateur bzw. Advocatus Diaboli schrittweise »herauszukitzeln« (zu amplifizieren): *»Was wollt ihr zu der Kleinen da drüben noch sagen? ... Was haltet ihr von der überhaupt? ... Schaut sie euch an: Wer braucht so jemanden? ... Was würdet ihr am liebsten mit der machen? ... Wer würde die vermissen, wenn sie weg wäre?«* Die Antworten werden wieder erst zu uns, dann in direkter Rede zum Kind-Stuhl hin ausgesprochen. Ob die Augen dabei offen oder geschlossen sind, mögen die Betroffenen selbst entscheiden. Meist lassen diese die Augen offen.

Nichts vorgeben! Wenn man diese Fragen so liest, kann man sich kaum vorstellen, dass jemand diesen Schritt mitgeht. Tatsächlich haben viele Menschen derartig »toxische« Gedanken internalisiert und sind fast erleichtert, wenn wir ihnen die Möglichkeit geben, diese offen auszusprechen. Wir sollten aber nur öffnende Fragen stellen und selbst keine bewertenden Aussagen machen! Auch sollte dieser Schritt nicht zu lange dauern. Die Personen sollen nicht in dieser Rolle »schwelgen«, denn wir wollen diese Aktivierungsmuster ja nicht verstärken. Wie gesagt: Vier bis fünf zugespitzte Sätze sind genug. Mehr können wir uns sowieso nicht merken. Gegebenenfalls macht es daher Sinn, die Formulierungen im Wortlaut mitzuschreiben.

Schritt 4: Erleben auf der emotionalen (Kind-)Seite. Sind die Bewertungen möglichst scharf herausgearbeitet und zum Kind-Stuhl hin ausgesprochen, wechseln beide auf die Kindseite und schließen die Augen.

EXKURS Unsere Sitzposition

Technisch ist es hilfreich, sich immer in die Nähe des Stuhls zu setzen, dessen Position man anfeuern möchte. Entweder benutzen wir dazu einen Stuhl mit Rollen und können so die Seite wechseln oder man stellt einen Hocker oder leichten Stuhl neben den Stuhl, der jeweils spricht, und souffliert (Young et al. 2005, S. 419). Wir raten davon ab, sich zu hocken, denn das kann auf Dauer anstrengend werden. Es ist wichtig, dass wir selbst körperlich entspannt bleiben, sonst überträgt sich das auf die behandelten Personen.

Es ist für diese Art der Arbeit übrigens nicht entscheidend, ob auf dem triggernden bzw. schemaaktivierenden Stuhl Bilder der realen Eltern (z. B. bei einer Imagination), deren Introjekt in Form der inneren Bewerter oder reale Personen (bei einem Rollenspiel) sitzen. Die emotionalen Reaktionen auf der Kindseite sind immer die gleichen, weil immer dieselben Schemata aktiviert werden. Oder wie es eine Patientin (fast entsetzt) formulierte: *»Da sitzen nicht nur meine Eltern. Da sitzen auch mein Mann und meine Freundin, auch eine Kollegin, da sitzen ganz viele!«* Im Laufe der Therapie verlagert sich dann der Fokus mehr auf die inneren Bewerter bzw. die Stimmen im Kopf.

Verstärkung durch Paraphrasieren. Der Gang auf den emotionalen bzw. Kind-Stuhl ist vielen Menschen unangenehm, denn sie ahnen schon, was jetzt kommt. Dass wir daneben sitzen, entlastet. Der Kindmodus wird (selbstredend bei geschlossenen Augen) geduzt, da das dem kindhaften Erlebensmodus entspricht. Um die Schemaaktivierung aufrechtzuerhalten, wiederholen wir die Sätze der Bewerter möglichst im Wortlaut. Wir fragen z. B.: *»Was macht das mit dir, wenn die sagen: Du musst funktionieren, du darfst keine Schwäche zeigen, deine Gefühle sind lächerlich, reiß dich gefälligst zusammen, sonst braucht dich hier keiner? ... Wie fühlt sich das an, bis in deinen Körper hinein?«* Da die Betroffenen die Augen geschlossen haben, können wir dazu auch auf unsere Notizen schauen oder die herunterladbaren Instruktionen mitlesen (siehe https://schematherapie-frankfurt.de/index.php/materialien/therapiematerialien/uebungsanleitungen). Interessanterweise erleben die Betroffenen das so, als ob die Stimmen auf dem anderen Stuhl das sagen und nicht wir. Wir wirken eher wie ein Echo. Das schützt uns!

Die aktivierten Emotionen spüren. Gegebenenfalls werden polare Körpergefühle angeboten (siehe Kap. 5.4.2). Die Aufmerksamkeit Richtung Körper zu lenken hilft, diese von den automatisch einsetzenden Gedanken weg auf das Erleben im Hier-und-Jetzt zu lenken. Es geht nämlich nicht darum, sich inhaltlich mit den Aussagen der Bewerter auseinanderzusetzen; diese mögen zum Teil sogar zutreffen. Es geht primär um die erzielten emotionalen Effekte im Kindmodus. Trennt man das nicht, rutschen die Betroffenen schnell wieder in den Bewältigungsmodus.

> Beim Blick auf die Bewerter geht es nur darum, welche Gefühle sie beim Kindmodus auslösen und welche Effekte sie damit erzielen (sog. finale Orientierung).

Scham/Schuld und Bewältigungsimpuls herausnehmen. Dysfunktionale selbstreflexive Emotionen und inhaltliche Zustimmung der Person im Kindmodus werden als Bewältigungsverhalten markiert und auf den Bewältigungs-Stuhl (das ist der Stuhl, auf dem die Person anfangs saß, falls wir den stehen gelassen haben) verwiesen. Sonst winken wir die Bewältigungsmodi mit einer entsprechenden Geste symbolisch zur Seite. Eine Frage, die recht zuverlässig zwischen sozialen und basalen Emotionen trennt, ist: *»Sind Sie mit diesem Gefühl auf die Welt gekommen?«* Wenn wir dann nach den Gefühlen im Körper fragen, kommen wir zu den untergründigen Basisemotionen. Zum Beispiel steckt in Scham häufig Angst (im Sinne eines Unzulänglichkeitsschemas), in Schuld oft Trauer (im Sinne eines Inkompetenz-Schemas), in Verachtung Ekel (im Sinne außengerichteter unerbittlicher Ansprüche), in Hass Wut (im Sinne eines nach außen gerichteten Bestrafungsschemas; siehe Kap. 3.5.1). Das körpernahe Erleben ermöglicht auch bei »verkopften« Menschen einen unbefangeneren Zugang jenseits der automatisierten Sprachschablonen. Umschreibungen wie ohnmächtig, hilflos oder verzweifelt werden von uns validiert: *»Ja, das ist ganz normal, dass du dich hilflos und ohnmächtig fühlst. Wenn du jetzt noch tiefer in dich hineinspürst, welche Gefühle stecken da drin? Ist das eher die verletzbar-ängstlich-traurige oder die angespannt-gernervt-ärgerliche Seite?«*

Nur wenige Menschen empfinden auf dem Kind-Stuhl neben Trauer oder Angst auch Ärger bzw. Wut. Geschieht das, werden diese Gefühle selbstverständlich auch validiert und ggf. imaginativ weitergearbeitet (siehe Kap. 7.8.1).

Schritt 5: Bedürfnis bzw. Wunsch erfragen. Sobald die Gefühle auf dem Kind-Stuhl deutlich geworden sind, fragen wir wie in der Imaginationsübung: *»Was brauchst du?«* oder *»Wonach sehnst du dich jetzt?«* In der Regel können das die Betroffenen mit etwas Unterstützung durch uns recht gut formulieren. Typischerweise brauchen sie jemanden, der sie schützt, unterstützt oder beruhigt. Auch das wird selbstverständlich von uns validiert: *»Genau, jedes Kind in deiner Situation braucht das. Kein Kind kann sich selbst versorgen!«* So banal diese Validierung klingen mag, so wichtig ist sie, denn die Bewerter suggerieren den Betroffenen, dass sie sich selbst aus dieser emotionalen Lage befreien könnten bzw. sollten.

Bewältigungsimpulse markieren und heraussetzen. Manchmal kommen Sätze wie: *»Ich muss das schaffen!«* Damit unterwerfen« sich Menschen aber den Bewertern und wollen in die alten Bewältigungsmodi gehen. Das stoppen und markieren wir sofort: *»Halt! Merken Sie, was Sie da machen?«* (Wir siezen die Person dabei wieder, weil wir ja nicht mehr mit dem Kinderleben sprechen, sondern uns an den beobachtenden Erwachsenenmodus wenden.) *»Genau, Sie glauben den Sätzen und wollen schon wieder in den unterordnenden Bewältigungsmodus gehen. Lassen Sie uns anhalten! Spüren Sie in den Körper hinein. Was macht das für ein Gefühl das drinnen, wenn die dir sagen: Du musst das schaffen? ... Was brauchst du jetzt wirklich?«* Gegebenenfalls nehmen wir die Bewertersätze, setzen uns beide zurück auf die Bewerterseite, sprechen diese Sätze erneut zur Kindseite aus und wechseln dann wieder auf die Kindseite, um nochmal die Effekte zu spüren. Wir setzen die Betroffenen aber NICHT auf einen Stuhl für den Bewältigungsmodus oder arbeiten mit demselben. Das wäre wie in eine Sackgasse laufen. Wir arbeiten immer nach vorne, d. h. zu einer funktionalen Lösung hin.

> Metaphorisch gesprochen: Wenn die Betroffenen in die Sackgasse (ihren maladaptiven Bewältigungsmodus) gehen wollen, stoppen wir und bleiben auf der »Hauptstraße«, d. h. wir arbeiten auf der hinteren Bühne mit den Basisemotionen und Bedürfnissen und setzen die Bewerter immer wieder raus.

6.3.4 Perspektivwechsel und Ressourcenaktivierung

Sind die **Bedürfnisse ausgesprochen**, stehen beide auf. Auch wenn die Betroffenen auf dem Emotions-Stuhl **keinen Zugang zu ihren Gefühlen** bekommen, kann es helfen, sie aufstehen und neben uns treten zu lassen, sodass wir gemeinsam auf die sich gegenüberstehenden Stühle unter uns herunterschauen. Das Aufstehen erlaubt schon äußerlich einen anderen Blick auf die Sache! Wir bilden ein **reflecting team** (Andersen 1987).

Diesen Blickwinkel fixieren wir mit der Beschreibung: *»Es geht jetzt nicht mehr um uns. Wir sind nur die Beobachter und da unten sitzen die Stimmen im Kopf und das Kind. Wir sehen das jetzt von außen.«* Die Bewerterstimmen und die emtionale Seite können auch durch passende Moduskarten symbolisiert werden, die wir auf die Stühle legen.

Das symbolische »Kind« auf dem Kind-Stuhl. Wir haben im Kapitel 3.6.2 über das Risiko einer zu konkretistischen Symbolisierung im Sinne eines *inneren Kindes* gesprochen. An dieser Stelle gehen wir bewusst vorübergehend in eine solche Symbolisierung, indem wir das emotionale Erleben im Inneren nun auf dem Kind-Stuhl wie ein (sichtbares) Kind im Raum anschauen. Das machen wir, um die Betroffenen in die Beobachterhaltung zu bringen, aus der heraus wir die Ressourcen des CARE-Systems (siehe Kap. 1.3.6) aktivieren und nutzen wollen (z. B. mit der Substitutionstechnik). Denn die Disidentifikation vom Kinderleben und die Aktivierung der Ressourcen geht aus der Außenperspektive deutlich leichter.

Schritt 6: Perspektivwechsel und emotionale Neubewertung. Unsere initiale Frage nach dem Aufstehen richtet sich an das aufsteigende **Gefühl**: *»Wir beide sind jetzt die Großen, die das Kind da unten braucht. Was kommt denn in Ihnen für ein Gefühl hoch, wenn Sie sehen, wie die Bewerter das Kind lähmen?«* Vielen gelingt es bereits durch den Perspektivwechsel, zu erkennen, wie dysfunktional die Bewerter wirken, und sie spüren Ärger in sich. Anfangs (wenn wir genügend Platz und Stühle haben) kann ein zweiter Stuhl für den wütenden Kindmodus neben den Stuhl des verletzbaren Kindmodus gestellt werden. Dann stehen beide Pole des Emotions- bzw. Bedürfnisspektrums sichtbar im Raum, so wie das auf der Modus-Landkarte dargestellt ist. Damit ist das emotionale Erlebensspektrum wieder voll repräsentiert und zugänglich. Die Betroffenen stehen auf beiden »Beinen« (BLAU und ROT; siehe Abb. 3-8, Kap. 3.8.3): *»Es ist gut, dass Sie neben Ihrer Trauer und der Angst da unten auf dem Kind-Stuhl hier oben auch Ärger spüren können. Da regt sich neben Ihrem Bindungsbedürfnis, das immer wieder in die Unterwerfung gehen will, auch Ihr gesundes Selbstbehauptungsbedürfnis. Sie sind jetzt mit der Wutkraft verbunden. Dies wollen wir jetzt als Erwachsene gemeinsam nutzen, um diese Kraft für das Kind einzusetzen.«*

Tatsächlich muss man keinen zweiten Kind-Stuhl dazustellen. Es funktioniert genauso gut (besonders in der Online-Arbeit), wenn unten auf dem Kind-Stuhl nur die verletzbare Seite sitzt und die Behandelten im Erwachsenenmodus den Ärger als Ressource spüren.

> Es reicht völlig aus, wenn im Stehen beide Beine für die ROTE und die BLAUE Seite gespürt werden. Daher nennen wir das Modell umgangssprachlich auch Zwei-Beine-Modell (siehe Abb. 3-8, Kap. 3.8.3). Man kann, aber muss keine weiteren Stühle dazustellen!

Um die Dinge einfach zu halten, genügt es, die Ärgerkraft im Erwachsenenmodus zu validieren, dem ROTEN Bein zuzuordnen und damit weiterzuarbeiten. Der Ablauf des in Abschnitt 6.1.3 beschriebenen Imagery Rescripting nutzt exakt die gleichen Prozesse wie wir mit diesem Stühle-Dialog; den Betroffenen sind also das »Kind« und die mit ihm verbundenen Schemata bereits vertraut.

DER ERWACHSENENMODUS HAT KEINE »EIGENEN« GEFÜHLE

Im Sinne der in diesem Buch vorgestellten Perspektive sind wir im Erwachsenenmodus mit allen Emotionen der beiden Kindmodus-Pole verbunden. Darin besteht die heilende Integrationsleistung. Die Emotionen kommen immer von den Kindmodi (bzw. aus dem Körper), so wie die automatisierten, negativen Gedanken von den Bewertern/Elternmodi kommen. Der Erwachsenenmodus ist die neu bewertende Funktion im frontalen Arbeitsgedächtnis bzw. Executive Control Network (bzw. die »Regiekompetenz«).

Positive Schemata körperlich aufbauen. Durch ein gezielt verändertes Körpererleben können wir den Aufbau positiver affektmotorischen Schemata (Downing 2007) unterstützen (siehe Kap. 3.5.2): *»Können Sie spüren, wie aus der Tiefe Ihres Körpers Ihre Selbstbehauptungskraft aufsteigt? Und spüren Sie im Kopf, dass Sie mit guten Werten verbunden sind? Diese aufrechte, senkrechte Achse in Ihnen ist das Gefühl im Erwachsenenmodus!«* Die Bewegungen in den Bewältigungsmodi (Kämpfen, Flüchten, Erstarren) werden hingegen eher auf einer horizontalen Ebene gefühlt.

Umgang mit Widerständen. Kommt zunächst kein Ärger auf, sondern geben die Betroffenen den Bewertern ganz oder teilweise recht, wird das als Unterwerfung benannt, auf den Bewältigungs-Stuhl verwiesen und nach den Auswirkungen der Bewertungen auf die Kindseite gefragt (finale Orientierung): *»Lassen wir den Inhalt mal beiseite. Wie wirkt sich das auf das Kind aus, was die Bewerter sagen? Machen die das Kind besser? Vielleicht meinen die es ja sogar gut, aber was kommt am Ende dabei heraus?«* Das Auseinander-Setzen und Herausnehmen der alten Bewältigungsversuche fördert die innere Differenzierung und bringt Ambivalenzkonflikte deutlicher zutage.

Alle Rechtfertigungen, Beschönigungs- oder Relativierungstendenzen werden von uns als **Vermeidungsmodi** benannt und symbolisch »vor die Tür« herausgesetzt (auch wenn wir dazu keinen weiteren Stuhl hinstellen). Dann wird weiter auf der hinteren Bühne gearbeitet.

FALLBEISPIEL

Einer Patientin mit einem Waschzwang ging die Waschmaschine kaputt und es gab eine Überschwemmung. Verzweifelt versuchte sie selbst, die Maschine zu reparieren, und sie fühlte sich schlecht, weil ihr das nicht gelang und sie ihren Mann zu Hilfe holen musste. Die Befragung der inneren Antreiber ergab, dass diese meinten: *»Du musst das alleine schaffen!«* Auf die kritische Frage des Therapeuten, wie viele der etwa drei Millionen Menschen in Berlin das wohl könnten, sagte sie: *»Wahrscheinlich niemand. Aber das ist egal, ich muss das trotzdem schaffen, denn ich schaffe alles, wenn ich nur will!«* Erst die Frage, wie sich dieser Anspruch denn emotional in ihrem Körper anfühle, eröffnete den Zugang zu einem tiefen Überforderungs- und Verzweiflungsgefühl sowie panischer Angst.

Gelingt der Perspektivwechsel nicht, wird analog den Neubewertungsschritten in der Imaginationsübung (siehe Kap. 5.4.7) in die Extensions- oder Substitutionstechnik gewechselt oder wir bieten unser eigenes Erleben an. Sind die Betroffenen durch einen der genannten Schritte wutfähig geworden, führen sie die nachfolgende Entmachtung selbst durch. Ansonsten fragen wir, ob wir einspringen dürfen.

Hinweis: Das hier geschilderte Vorgehen entspricht dem Skript 2 des Imagery Rescripting (siehe Abschn. 6.1.4). In der Regel gelingt das, da wir in der Therapie zunächst mehrere Imaginationen machen, in denen die behandelten Personen ihre Selbstbehauptungskraft üben, die nun auf die inneren Bewerter übertragen werden kann. Sollten Personen zu sehr im verletzbaren Erleben »festhängen« und der Perspektivwechsel nicht gelingen, können wir auch (analog dem Skript 1) am Ende von Schritt 5 neben dem Kind-Stuhl sitzen bleiben und zunächst selbst als Modell die Bewerter konfrontieren und entmachten (so wie wir es im Zwei-Stühle-Dialog in Abschn. 6.5.1 beschreiben). Danach mögen die Betroffenen im Stehen das von uns Gesagte wiederholen. Damit nähern wir das Vorgehen in den Stühle-Dialogen dem beim Imagery Rescripting an.

Schritt 7: Entmachtung der Bewerter. Nun setzen die Betroffenen ihre Selbstbehauptungskraft ein, um »von oben herab« die auf dem Bewerter-Stuhl sitzenden Stimmen zu entmachten. Dazu kann es helfen, die sich als hässliche Fratzen oder Monster vorzustellen. Die Entmachtung geschieht jedoch nicht nur verbal, sondern die Stimme und die ganze Körpersprache sollten dazu passen (sog. affektmotorische Schemata; Downing 2007). So können die Arme angewinkelt und die Fäuste geballt werden. Das aktiviert die mit der Selbstbehauptung verbundenen Muster noch stärker. Bleiben die Formulierungen zaghaft, kann es helfen, wenn wir etwas **schärfere Formulierungen soufflieren**, ähnlich wie beim »Doppeln« im Psychodrama (Moreno 1959). Kellogg (2015) nennt diese Technik »feed them a line«. Sie wird auch von Young et al. (2005, S. 419) empfohlen. Man könnte das frei und etwas salopp mit »dem Affen Zucker geben« übersetzen. Adäquate Sätze werden laut wiederholt und validiert. Dann bitten wir darum, den Satz noch einmal etwas lauter oder schärfer zu wiederholen: *»Ja, genau! Die Stimmen lähmen den Peter da unten nur und machen ihn ängstlicher. Dann kann er erst recht nicht gut für die Prüfung lernen. Sagen Sie den Stimmen noch deutlicher, wie toxisch sie sind!«* Das Wort »toxisch« ist in diesem Kontext recht plastisch und hilfreich und wird daher gut angenommen. Die Sätze können mit einer wegstoßenden Bewegung kombiniert werden (siehe Kap. 5.4.2).

DIE FRISCHKÄSE-METAPHER

Um den toxischen Effekt zu verdeutlichen, benutzen wir diese Metapher. *»Stellen Sie sich vor, Sie kaufen einen Frischkäse und auf der Packung steht: Haltbar bis nächste Woche. Sie ziehen den Deckel ab und sehen eine blaue Schicht. Was machen Sie?«* Typischerweise ist die Antwort: *»Wegschmeißen!«* (Auch wenn manche Schwaben sagen, dass man die oberste Schicht auch abkratzen und den Rest essen könne!) Wir antworten gespielt empört: *»Moment mal, auf der Verpackung steht: Haltbar bis nächste Woche! Der Frischkäse muss also noch gut sein! Wieso schmeißen Sie den dann weg?«* Die typische Antwort ist: *»Weil Schimmel giftig ist!«* Wir antworten: *»Aha, Sie glauben also Ihrem Gefühl und nicht dem Packungsaufdruck! Aber wenn Sie giftige Nahrungsmittel nicht essen und der Aufschrift (d. h. den Bewertern) nicht trauen, warum ›schlucken‹ Sie dann giftige Gedanken? ... Sie können die Gedanken genauso ignorieren wie die Packungsaufschrift und Ihrem Gefühl trauen, wenn Ihnen die Gedanken nicht guttun!«*

Nach dem veränderten Körpergefühl fragen. Um dieses neue Erleben innerlich zu fixieren, wird nachgefragt: *»Wie fühlt sich das jetzt an? Fühlen Sie diese Kraft und Klarheit in sich? Das ist ihr Erwachsenenmodus!«* Das veränderte Gefühl im Erwachsenenmodus soll bis in das **Körpererleben** hinein verankert werden (*felt shift* im Focusing; Gendlin 1997). Damit wird eine Integration der verschiedenen Repräsentationen des Lösungsschemas auf allen Ebenen der Verhaltensanalyse (kognitiv, physiologisch, emotional und motorisch) angestrebt. Die Personen lernen, sich auf der senkrechten Achse (siehe Abb. 5-1, Kap. 5.1) sicher zu bewegen. Das heißt, Erleben (Selbstaktualisierung) und Selbstreflexion werden lebendig miteinander verbunden und positive Lösungsschemata werden verstärkt bzw. neu angelegt.

Körpertherapie-Techniken. Dieser Prozess kann – je nach Technik-Repertoire der Therapierenden – in Richtung körpertherapeutisches Arbeiten durch konkrete **körperliche Handlungen** (sog. *Impact-Techniken*; Beaulieu 2005) unterstützt werden, indem die Betroffenen z. B. ein Kissen fest auf den Stuhl der Antreiber werfen und dabei laut und kräftig rufen: *»Behaltet euren Mist für euch, ich pfeife auf eure Normen und lasse mir von euch keine Schuldgefühle mehr machen!«* (siehe auch Lehrvideo »spezielle Techniken« des IST-Frankfurt unter https://schematherapie-frankfurt.de/index.php/materialien/videos/trainingsvideos). So können auch biografische **Lasten zurückgegeben werden** (Schwartz & Sweezy 2022). Dazu »heizen« wir durchaus die Situation etwas an, um die Trennung von den dysfunktionalen Bewerten zu fördern. Es kommt aber auf ein feinfühliges Timing an, damit die Übungen nicht künstlich wirken. Wir sind Garant dafür, dass »nichts passiert«, indem wir die Situation moderieren und innerhalb des emotionalen Toleranzfensters halten (siehe Kap. 1.3.1).

Funktionale Bewertungen können in die Funktion des Erwachsenenmodus integriert werden. Der harte, toxische Kern der Introjekte, also die eigentlichen dysfunktionalen Bewertungen, muss demaskiert, entmachtet und herausgesetzt werden (Young et al. 2005. S. 421).

Die Person braucht in der Regel unsere Klarheit. Es ist gefährlich, wenn wir an dieser Stelle zu kompromissbereit sind (weil wir z. B. unseren eigenen Schemata bzw. einem Vermeidungsverhalten »aufsitzen«), denn die Betroffenen brauchen uns (wie beim Imagery Rescripting) als Modell, das sich unerbittlich für die berechtigten Grundbedürfnisse der Kindmodi einsetzt und notfalls sogar gegen den Widerstand der Bewältigungsmodi durchsetzt (siehe Zwei-Stühle-Dialog-Beispiel unten).

Es wird **im Indikativ gesprochen**, damit die Szene aus dem Als-ob-Modus in eine ressourcenaktivierende Realitätsnähe wechselt. *»Was Ihr da macht, ist emotionaler Missbrauch, das machen gute Eltern nicht. Das ist menschenverachtend und völlig ungerecht. Das hat kein Kind verdient!«* An dieser Stelle hängt es von unserem **Stil** ab, wie aktiv wir ggf. mit eigenen Formulierungsvorschlägen einsteigen: Einerseits besteht die Gefahr, dass wir unsere eigenen Verwundungen stellvertretend abarbeiten (siehe Kap. 5.7). Andererseits erleben manche Menschen zum ersten Mal, dass sich wirklich jemand vorbehaltlos für sie einsetzt, und sind dadurch sehr entlastet. Viele Betroffene erschrecken sich anfangs vor dieser Schärfe und Klarheit. Kognitiv wird die Entmachtung der Bewerter leichter, wenn deutlich wird, dass die starren Bewerter die Probleme nach dem Prinzip »mehr desselben« zu lösen versuchen und nicht flexibel auf die Situation reagieren.

Selbst an unsere Grenzen gehen. Es ist für kognitiv orientierte Kolleginnen und Kollegen anfangs manchmal etwas schwierig, die notwendige Schärfe aufzubringen. Gestalt- oder Psychodrama-Erfahrungen sind da hilfreich. Menschen mit verhaltenstherapeutischem Hintergrund können hier lernen, an ihre Grenzen zu gehen (oder in kleinen Schritten auch darüber hinaus). Warum sollen wir von uns keine Verhaltensexperimente verlangen, wenn wir es auch von unseren Patientinnen und Patienten erwarten?

Symbolische Entfernung des Bewerter-Stuhls. Aus unserer Sicht müssen die Bewerter nicht beschimpft werden. Es geht uns mehr um eine konsequente Defusion als um demonstrative Bestrafungen. Eine gute symbolische Lösung ist das Wegdrehen, Wegschieben oder Vor-die-Tür-Stellen des Bewerter-Stuhls. Die Betroffenen spüren selbst, wie weit sie den Stuhl weghaben wollen, und stellen diesen auch selbst weg. Für die **Kindseite** ist eine **klare Parteinahme** gefragt – entsprechend dem Bild aus dem Märchen »Hänsel und Gretel«: Es hilft Hänsel nicht weiter, wenn er versucht, durch das Hinhalten eines Knöchelchens eine vermeidende Lösung zu finden. Es hilft nur der mutige (und auch etwas listige) Kampf von Gretel mit der Hexe, die diese in den Ofen schubst. Oder kürzer gesagt: »Die Hexe muss brennen!« (Das heißt: Die **Bewerter müssen entmachtet werden.**) Erst dann gibt es die Schätze.

Zur Veranschaulichung noch ein Fallbeispiel, wie die dysfunktionalen Bewerter hinter einem scheinbar funktionalen Verhalten demaskiert werden können:

FALLBEISPIEL Zwei-Stühle-Dialog: Demaskieren der toxischen inneren Antreiber

Patient (P): »Ich weiß gar nicht, warum Sie meine Antreiber immer so schlechtmachen müssen, die wollen doch nur mein Bestes!«

Therapeut (T): »Gut, dann gehen Sie doch bitte jetzt mal hier auf den Antreiber-Stuhl. – Was wollt ihr denn genau?«

Innere Antreiber (IA): »Wir wollen, dass er selbstsicher ist!«

T: »Wofür ist das gut?«

IA: »Entschuldigung, aber das ist doch eine blöde Frage! Damit er erfolgreich ist im Leben!«

T: »Das heißt, erfolgreich ist nur der, der selbstsicher ist?«

IA: »Klar, wer interessiert sich schon für einen schüchternen Schlaffi?!«

T: »Ihr habt also die Erfahrung gemacht, dass sich schwach oder verletzbar zeigen nicht gut ankommt?«

IA: »Genau, etwas wert bist du nur, wenn du richtig gut bist und von keinem abhängig.«

(Der Therapeut darf sich nicht provozieren lassen, sondern geht wieder den Weg über die Beobachtung der langfristigen Konsequenzen des Verhaltens.)

T: »Wie lange versucht Ihr das schon?«

P (zögert, wechselt in den Erwachsenenmodus und antwortet etwas kleinlaut): »Mein ganzes Leben ...«

T: »Und waren Sie erfolgreich?«

P (zögernd): »Eigentlich nicht ...«

T: » Sehen Sie! Und jetzt müssen Sie sogar noch hier zur Therapie kommen. Wenn die Antreiber alles richtig gemacht hätten, wäre das doch sicher nicht nötig gewesen. Gut, dann sagen Sie den Antreibern ins Gesicht, was Ihnen jetzt klargeworden ist.«

Wir stehen beide auf und der Patient spricht von oben zum Kritiker-Stuhl: »Das ist eine Falle. Wir versuchen das seit Jahren und kommen nie zur Ruhe. Ihr seid mit nichts zufrieden, gebt nie Ruhe, treibt immer weiter an und wir werden immer isolierter. Euer Autonomie- und Selbstsicherheitsideal macht uns unglücklich!«

T: »Wie fühlt sich das an, jetzt so zu sprechen?«

Dieses Vorgehen ist **metakognitiv** orientiert (siehe Kap. 1.2). Es wird nicht *inhaltlich* auf die Position der Bewerter eingegangen und diese werden kognitiv nicht korrigiert, sondern aus einer gewissen inneren Distanz wird auf die *Effekte* dieses Verhaltensmusters geschaut. Viele Kolleginnen und Kollegen lassen die Behandelten auf der gleichen Ebene von einem Erwachsenen-Stuhl aus zu den Bewertern sprechen. Das geht natürlich auch. Tatsächlich ist es aber deutlich leichter, aus der (metakognitiven) Beobachterhaltung »von oben herab« zu den Bewertern zu sprechen, weil aus dieser Perspektive der dysfuntionale Aspekt auf die emotionale (Kind-)Seite viel deutlicher zu sehen ist. Wir gehen dann schrittweise wieder auf die Prozess- bzw. Stühleebene in ein Rollenspiel (siehe Abschn. 6.4.4).

P: »Es ist einfach so und ich finde es total traurig, dass ich diesem Popanz so lange nachgelaufen bin, einfach idiotisch!«

T: »Nun kippen Sie nicht gleich in den Selbstanklage-Modus! Wir können das ja immer noch ändern. Sagen Sie denen lieber mal, wie Sie das heute als Erwachsener sehen.«

P: »Ich muss den Menschen nicht eine falsche Selbstsicherheit vorspielen und alles können. Wir können andere fragen. Wir haben längst genug erreicht und ich will mehr von mir zeigen, weil das die Menschen eher berührt als die tollen Erfolge, die ihr fordert. Ich werde mich von nun an gegen den Druck von euch abgrenzen und euch wegschicken, wann immer ihr kommt, und unsere Schwächen nicht mehr wegdrücken und verstecken, denn immer nur stark sein macht einsam!«

T: »Wie fühlt sich das an, auch im Körper?«

P: »Ich fühle es noch nicht richtig, aber im Kopf weiß ich, dass es richtig ist! Aber ich fühle mich groß und auch ein wenig stark.«

T: »Das haben Sie auch ganz toll gemacht. Es ist kein Problem, wenn das Gefühl im Körper noch nicht so ankommt. Die Wahrheit fängt im Kopf an zu wirken. Der ist am beweglichsten und offensten für das Neue. Im Körper sitzen noch die alten Muster. Es dauert länger, bis das auch da ankommt.«

Kraftgefühl und Einsicht verbinden. Ab einem gewissen Punkt führt mehr Druck nicht zu mehr Leistung, denn die Leistungsfähigkeit folgt einer umgedrehten U-Kurve. So wie bei durchdrehenden Rädern im Sand mehr Gas geben nur dazu führt, dass sich diese immer tiefer eingraben, führt auch mehr Druck der Antreiber lediglich zur Verkrampfung, wie bei einem Muskel. Um die Entmachtung nicht zu einem Schlagabtausch werden zu lassen, ist es wichtig, die Ebene der emotionalen Unterstützung für die Kindseite mit solchen sachlichen Aspekten zu untermauern und das kritisch zu besprechen, z. B. zu fragen: *»Ja, ich weiß, das sind sehr klare und harte Worte. Aber ich frage Sie: Stimmt es oder nicht?«* Das alles geht in der Beobachterposition im Stehen natürlich viel leichter! In der Regel können die Behandelten **im Kopf die Wahrheit erkennen**, bleiben aber gefühlsmäßig ambivalent. Daher müssen die durch die Neubewertung gewonnenen Einsichten und Haltungen in inneren Dialogen (letztlich im Alltag) konsequent gegen die inneren Bewerter durchgesetzt werden.

Die Bewerter kommen wieder! Darauf müssen wir unsere Patientinnen und Patienten vorbereiten. Sonst erleben sie das Wiederkehren der Bewerter als Niederlage (oder Versagen der Therapie). Die Bewerter sollten als existent akzeptiert, aber ihnen die Aufmerksamkeit entzogen werden. Dazu gibt es verschiedene **Defusionstechniken** aus der Akzeptanz- und Commitment-Therapie (ACT; siehe Tab. 6-4). Neben diesen Defusionstechniken können auch alle Interventionen aus Kapitel 5.4.4 eingesetzt werden, die die Aufmerksamkeit auf den gegenwärtigen Moment lenken.

Interventionen im Gespräch
▪ Sie können eine provokante und für die Person überraschende Frage stellen oder einen unerwarteten Kommentar äußern, nachdem sie einen Bewertergedanken geäußert hat, z. B.: *»Glauben Sie wirklich jeden Pups, den Ihnen die Bewerter ins Ohr flüstern?«* oder *»Ich dachte, Ihre inneren Kritiker haben heute frei, aber so wie es ausschaut, sind sie doch mitgekommen, die sind wohl sehr, sehr fleißige und überengagierte Kritiker.«* ▪ Sie können auch bei wiederholter Aktivierung Ihre eigene Verzweiflung oder Hilflosigkeit humorvoll und überspitzt-theatralisch mit Handlungen zum Ausdruck bringen, wie etwa die Hände über dem Kopf zusammenschlagen, anfangen zu weinen oder sich auf den Boden hinknien und sich dem Kritiker ergeben: *»Oh du großer innerer Bewerter, du bist zu stark für mich, ich gebe auf … ich nehme alles zurück und behaupte jetzt das Gegenteil! Einverstanden?«* ▪ Einen ähnlichen Effekt erreichen Sie mit der Verwendung eines Buzzers zur Markierung von Aktivierungen der inneren Bewerter.
Spezifische Übungen
Es gibt zahlreiche Spiele, die Sie mit Kritikersätzen durchführen können. Anders als bei den oben genannten Interventionen sind solche Spiele definierte Übungen, welche Sie kurz erklären und bitten, einfach einmal auszuprobieren. Hier einige Beispiele: ▪ sich vorstellen, wir stehen auf eine Autobahnbrücke und die Bewertersätze seien Autos, die unter uns hindurchfahren; man kann auch Wolken am Himmel wegziehen oder Blätter auf einem Fluss abwärts treiben lassen ▪ sich vorstellen, man würde Nachrichten im Radio hören und dabei etwas anderes machen; dort hört man die Bewertersätze, welche man aber nicht ernst nehmen muss; man kann das Radio auch einfach leiser stellen ▪ den Satz für eine Minute möglichst schnell aussprechen und in Dauerschleife wiederholen (dabei darf auch eine Art Konkurrenz entstehen: Wer kann den Satz schneller aussprechen?) ▪ Sätze betont salbungsvoll aussprechen, als wären wir Mönche oder Priester ▪ Sätze besonders langsam, schnell, mit hoher oder tiefer Stimme oder in »Walisch« (aus dem Film »Findet Nemo«) bzw. wie Yoda (Star Wars, falscher Satzbau) aussprechen ▪ mehrere Bewertersätze aufschreiben und daraus ein Liedtext komponieren; dafür kann man z. B. ein Lieblingslied nehmen und dann das Lied gemeinsam singen; falls Sie musikalisch begabt sind und ein Instrument zur Hand haben, können Sie dies auch entsprechend begleiten

Tab. 6-4: Defusionstechniken im Umgang mit den inneren Bewertern (mod. nach Valente 2021).

Musterunterbrechung. Natürlich müssen diese Interventionen zu Ihrem Therapiestil passen und Sie müssen von ihnen überzeugt sein. Probieren Sie es einmal mit einer kooperativen Person aus. Man muss sich mit solchen anfangs absurd wirkenden Interventionen vertraut machen. Sie schaffen eine *konstruktive Verwirrung*, unterbrechen erfolgreich die Muster des Autopiloten im DMN und holen die Menschen in die Gegenwart (und damit ins ECN).

> Fazit: Die inneren Bewerter können bleiben, wie sie sind, müssen aber von der Entscheidungsbildung und Verhaltenssteuerung abgeschnitten werden.

Metaphorisch gesagt: Die Bewerter werden auf den Rücksitz des Autos gesetzt. Da können sie »weiterbrabbeln«. Der Erwachsenenmodus passt auf, dass sie nicht mehr ins Steuer greifen, indem er beispielsweise sagt: *»Ich höre nicht mehr auf euch, egal, was ihr da hinten meckert! Ihr seid schuld daran, dass wir die Probleme haben. Ihr habt versagt, nicht wir. Wir übernehmen jetzt das Steuer und ihr werdet sehen, dass das besser funktioniert!«* Notfalls kann im Bild auch eine Trennscheibe zwischen den Vorder- und Rücksitzen hochgefahren werden.

Schritt 8: Bedingungslose Annahme der emotionalen (Kind-)Seite. Anschließend schauen wir im Erwachsenenmodus auf den Kind-Stuhl und fragen nach den Gefühlen diesem gegenüber im Körper (besonders in der Brust). Wichtig ist ein angemessenes Mitgefühl bzw. Selbstmitgefühl (self-compassion; Germer & Neff 2021). Das wird typischerweise als warmes Gefühl bzw. Mitgefühl in der Brust gespürt. Oft auch als Traurigkeit, aber als »warme Traurigkeit«, im Gegensatz zu der kalten, gelähmten Traurigkeit auf dem Kind-Stuhl in Schritt 3. Wir sichern Schutz und Unterstützung (für die verletzbare Seite) zu und fordern im Gegenzug Kooperation (von einer impulsiv-»undisziplinierten« Seite). Als **Modell** für dieses Gespräch können **Dialoge zwischen guten Eltern und deren Kindern** dienen. Bei vielen emotional-instabilen, traumatisierten bzw. stark vernachlässigten Menschen wird an dieser Stelle erschreckend deutlich, wie stark sie mit den (Täter-)Introjekten identifiziert sind und sich selbst (bzw. genauer: ihre »schwachen« Gefühle bzw. den verletzbaren Kindmodus) hassen und »weghaben« möchten. Dann werden diese Bewertungen präzise erfragt und auf den Bewerter-Stuhl heruntergesetzt. Nun geht es in eine neue Runde, indem wir uns beide wieder auf die Bewerterseite setzen und die Bewertungen zum Kind-Stuhl hin aussprechen (zurück zu Schritt 2).

Bewertungen immer wieder heraussetzen. An dieser Stelle muss dann unter Umständen über mehrere Sitzungen daran gearbeitet werden, dass die Betroffenen sich für die Bewerterstimmen sensibilisieren, durch eine wiederholte Distanzierung und Neubewertung einen neuen Zugang zu dem Erleben im Kindmodus bekommen und üben, diesen anzunehmen und angemessen liebevoll zu behandeln. Zuletzt fragen wir noch einmal nach dem Gefühl am Ende dieses Teils. Wenn »der Kopf klar und das Herz kräftig« ist, ist die Neubewertung gelungen.

Schritt 9: Nach dem Effekt auf die emotionale Seite (Kindmodi) fragen. Wie im Skript 2 des ImRS setzen wir uns beide noch einmal auf die Emotions- bzw. Kindseite und fragen nach dem wahrgenommenen Effekt der Intervention (wieder mit geschlossenen Augen, wie immer, wenn wir nach dem inneren Erleben fragen): *»Kannst du sagen, was die beiden da oben gesagt und gemacht haben? ... Was macht das jetzt für ein Gefühl in deinem Körper?«* Gegebenenfalls bieten wir wieder die polaren Körpergefühle an. Es sollte ein entspannteres, ruhigeres Gefühl sein im Sinne des erwähnten felt shift (siehe

Schritt 7). Der wird also auf beiden Ebenen gefühlt. Falls dieser Shift nicht eintritt, fragen wir wieder nach den Bewerterstimmen im Kopf.

Nach weiteren Wünschen der Kindseite fragen. Nun fragen wir, welche Wünsche das Kind noch an die erwachsene Seite hat. In den meisten Fällen ist die Bitte, *»nie wieder alleinegelassen zu werden«*.

Schritt 10: Die verletzbare Seite adoptieren (siehe Kap. 5.4.8). Das ist eine Art Lackmustest für das Ausmaß der Selbstakzeptanz. Wie schon beim Imagery Rescripting können wir nach Unterschieden zwischen der kleinen Susanne und den eigenen Kindern fragen (so welche vorhanden sind, sonst beziehen wir uns auf das Kind im Still face-Video). Danach geht es ggf. wieder zu Schritt 2 zurück und in eine neue Entmachtungsrunde.

Zu einem ganzheitlichen »heilen« Gefühl kommen. Um unser Mitgefühl zu aktivieren, haben wir auf unsere verletzbare Seite wie auf ein äußeres Kind geschaut. Es handelt sich dabei aber um ein altes Gefühl in uns. Daher versuchen wir am Ende, diese verletzbare Seite im Sinne eines **embodied self** (Fuchs et al. 2010) in uns in unsere Brust bzw. in die Herzgegend zu lokalisieren. Dort können wir in uns die schmerzhaften alten Gefühle verorten und aus Mitgefühl für das symbolisierte Kind **Selbstmitgefühl** (self-compassion; Germer & Neff 2021) machen. So finden wir zu einer Aussöhnung mit unseren Wunden. Das kann durch Meditionen verstärkt werden (siehe Kap. 5.4.5).

Schritt 11: Regelextraktion und Transfer in den Alltag. Wie im letzten Schritt der »großen Imaginationsübung« in Abschnitt 6.1 bitten wir, das Gefühl im Körper vor und nach der Übung zu vergleichen (Diskrimination), das Erleben in einen Merksatz zu bringen und diesen zu Hause in das Therapietagebuch zu schreiben. An dieser Stelle kann auch ein kurzes Sprachmemo mit Selbstinstruktionen aufgenommen oder ein **Schema-Modus-Memo** (siehe Kap. 4.6.1) ausgefüllt werden.

FOTOS MACHEN

Eine sehr schöne Erinnerungsstütze sind auch Fotos von der **Anordnung der Stühle**, besonders, wenn ein Symbol für die Bewerter die verletzbare Kindseite erdrückt. Diese können an sichtbare Orte in der Wohnung gepinnnt werden.

Zuletzt besprechen wir als **Hausaufgabe**, wie das in der Sitzung Erlebte im Alltag angewendet werden kann. So können die Betroffenen z. B. in konflikthaften Alltagssituationen nach dem Modell dieser Sätze antworten und den Effekt dokumentieren. Um möglichen Hindernissen vorzugreifen, wird bereits in der Therapiesitzung gefragt, wo Probleme auftreten könnten, und ggf. in **Rollenspiele** übergegangen. In der nächsten Therapiestunde werden die Situationen dann nachbesprochen und die Bewältigungsstrategien verbessert.

6.3.5 Einüben funktionalen Verhaltens

In den ersten Stühle-Dialogen werden wir vermutlich eine eher aktive Rolle einnehmen müssen. Dennoch versuchen wir, die Übung damit zu beenden, dass wir den Erwachsenenmodus dabei unterstützen, funktional mit der Auslösesituation umzugehen. Ein wichtiges Element dabei sind innere Dialoge.

> Die Definitionsmacht, was richtig und falsch ist, wird den inneren Bewertern/ Elternmodi genommen. Oder wie es eine Patientin so treffend ausdrückte: *»Ab jetzt bestimmt nicht mehr ihr, sondern ich bestimme!«*

Eine hilfreiche und weniger konfrontative Sprachform für diese inneren Dialoge sind **»Ja-dennoch«-Sätze** (siehe Kap. 4.6.3). In diesen werden die berechtigten emotionalen Bedürfnisse (Kindseite) bzw. die funktionalen Aspekte der Bewerter mit einer funktionalen Auflösung verbunden. Das muss geübt werden.

> Wenn wir etwas richtig finden, sollten wir es einfach tun: »Fake it, 'till you make it«. Das muss sich erst einmal nicht gut anfühlen. Das gute Gefühl kommt nachher – wie beim Sport!

Die impulsiv-undisziplinierte Seite zur Mitarbeit gewinnen. Wir können leider nicht davon ausgehen, dass alle Menschen durchweg kooperativ sind. Bei vielen gibt es offene oder verdeckte, maladaptive Bewältigungsmodi, hinter denen eine genervtärgerliche oder auch impulsiv-undisziplinierte emotionale (ROTE) Seite steckt. Für diese Seite können wir, wie oben in Schritt 4 erwähnt, einen zweiten Kind-Stuhl dazustellen (müssen wir aber nicht, denn wir können auch schlicht auf das ROTE Bein verweisen; siehe Abb. 3-8, Kap. 3.8.3). Dieser Seite gegenüber muss der Erwachsenenmodus nicht nur Mitgefühl, sondern auch Führungsqualitäten zeigen und diese in inneren Dialogen durchsetzen. Langfristig funktionales Interaktionsverhalten muss ja nicht nur die eigenen Grundbedürfnisse ausbalancieren, sondern auch das soziale Miteinander. Bei manchen Jugendlichen oder Patientinnen und Patienten in der Forensik wurden in diesem Sinne kaum funktionale Erwachsenenmodi ausgebildet. Normen und Werte wurden nur extern von Erziehern, Lehrern, Einzelfallhelfern oder Richtern an die Jugendlichen herangetragen. Dann vertreten wir die Außenwelt und versuchen, einen Erwachsenenmodus zwischen dem impulsiv-undisziplinierten Kind und den (berechtigten) Erwartungen der Umwelt im Sinne einer echten Nacherziehung aufzubauen. Auch dazu können innere Dialoge in der beschriebenen Ja-dennoch-Struktur aufgebaut werden, z. B.: *»Okay, du hast keine Lust, zu lernen. Wir wollen aber die Prüfung schaffen. Also lernen wir jetzt eine halbe Stunde und dann darfst du 15 Minuten Daddeln. Aber dann ist auch wieder Schluss und es wird weiter gelernt.«* Mehr dazu im folgenden Abschnitt.

6.4 Stühle-Dialoge bei externalisierenden Menschen

Neben dem Imagery Rescripting und dem gerade beschriebenen Stühle-Dialog für Internalisierende ist der nun folgende Stühle-Dialog für Externalisierende unsere dritte zentrale Intervention. Mit diesen drei Interventionen (und den erwähnten Varianten) lassen sich im Prinzip alle unsere Patientinnen und Patienten behandeln, auch die schwierigen! Sie stellen das Rückgrat unseres interventionellen »Werkzeugkoffers« dar. Entsprechend setzen wir die folgende Übung bei allen zum Externalisieren neigenden Menschen ein, egal, ob sie offen dominantes, überkontrollierendes, verdeckt manipulatives, passiv-aggressives oder auch selbstberuhigendes Verhalten zeigen, das die Umgebung in Mitleidenschaft zieht. Tabelle 6-5 gibt eine Übersicht über die Interventionsschritte.

1. Unterbrechen (möglichst schnell, aber empathisch!)
2. Bezug zur Fallkonzeption herstellen (im Stehen): soziale Rolle (Bewältigungsmodus), Emotion im Körper (Kindmodus), Bedürfnis-Bein (ROT/BLAU identifizieren und benennen)
3. Nachdenklichkeit schaffen durch Erkennen der Dysfunktionalität des (dominanten) Bewältigungsmodus; Diskrimination erwünschter vs. tatsächlicher Effekt, ggf. Extensionstechnik oder eigene Wahrnehmung anbieten
4. Empathieübung durch Rollentausch (nach oder alternativ zu 3.); zuerst im Stehen ein gemeinsames Bild schaffen, dann auf den Stuhl der anderen Person setzen und induzierte Gefühle und Impulse wahrnehmen, zuletzt Experiment anbieten
5. Zugang zur verletzbaren (BLAUEN) Seite bekommen (auf dem Stuhl für die verletzbare Seite), ggf. mit imaginativer Vertiefung (Verlassen-Werden)
6. der verletzbaren Seite eine Stimme geben und Wunsch äußern, erst zu uns, dann zur anderen Person
7. Diskrimination und Regelextraktion (im Stehen)
8. aus der Balance sprechen (funktionale Kommunikation einüben in drei Schritten – zunächst im Stehen, zuletzt im Rollenspiel auf den Stühlen zu uns als stellvertretende Person sprechen, Effekt prüfen); ggf. mit Shaping und Modeling
9. Hausaufgabe für die nächste Woche vereinbaren

Tab. 6-5: Stühle-Dialog bei Externalisierenden.

Auf die in uns aktivierten Gefühle achten. Wie in Kapitel 5.7 beschrieben, sind unsere eigenen Gefühle in der Begegnung mit diesen Menschen ein wichtiger Indikator. Wenn wir nicht mit Mitgefühl oder zumindest Ratlosigkeit, sondern mit mehr oder weniger deutlicher innerer Aversion reagieren, ist das zum einen ein wichtiges diagnostisches Zeichen und zugleich ein möglicher Ansatzpunkt (siehe Kap. 5.4.1), lässt sich doch die Interaktion im Therapieraum viel präziser bearbeiten als eine erzählte Szene aus dem Alltag.

Den Fuß in die Tür bekommen. Externalisierende Menschen versuchen mehr oder weniger offen, »ihre Agenda durchzubringen«. Solange sie sich in einem Bewältigungsmodus befinden, findet streng genommen keine Therapie statt, denn sie tun, was sie sonst im Alltag auch tun. Daher ist es wichtig und legitim, sehr früh nach dem Beginn der Sitzung die Führung in die Hand zu nehmen, indem wir aus der Interaktion aussteigen und den Bewältigungsmodus markieren, validieren und (in die Fallkonzeption) einsortieren. Sonst verfestigt sich auch in der Therapiebeziehung das alte Interaktionsmuster. Wir wollen aber in der Therapie neue Interaktionsmuster anlegen. Auch hier zeigen wir zunächst in der Tabelle 6-5 die Schritte in der Übersicht, bevor wir sie detailliert beschreiben und erklären. Wiederum haben wir einigen Schritten ein eigenes Unterkapitel gegeben, weil diese Übungen auch in anderen Kontexten eingesetzt werden können bzw. für sich stehen. Das soll den Flow aber nicht unterbrechen, sondern nur das Aufsuchen später erleichtern.

6.4.1 Unterbrechen der Interaktion

1. Schritt: Unterbrechen. *»Entschuldigen Sie bitte, dass ich Sie hier etwas unvermittelt unterbreche. Ich glaube, da ist gerade etwas Wichtiges passiert. Merken Sie, in welchem Modus Sie gerade sind? Es ist gut, dass Sie den hier jetzt zeigen, dann können wir damit arbeiten. Ist es für Sie okay, wenn wir uns das direkt gemeinsam anschauen?* (vermutlich ja) *Vielen Dank, dann schlage ich vor, dass wir an dieser Stelle zusammen aufstehen, um von außen auf das Muster und auf die eigentlichen Bedürfnisse zu schauen.«* Beide stehen auf. Diese Bewegung unterbricht den automatisiert eingesetzten Bewältigungsmodus und erleichtert den Ausstieg aus der Schemaaktivierung im DMN und das Einnehmen einer Meta-Perspektive im ECN. Bei emotional stark aktivierten bzw. sehr kränkungssensitiven Menschen setzen wir die bindungsaktivierenden Techniken aus Kapitel 5.4.3 ein, um in Kontakt zu bleiben (weitere Optionen für weniger kooperative, z. B. narzisstische Menschen siehe Kap. 7.9).

EXKURS Der »Mitzieh-Effekt«

Zwei Autos stehen nebeneinander vor einer roten Ampel. Plötzlich fährt das eine Auto einen Meter vor. Was macht das andere? In sehr vielen Fällen (zugegebenermaßen abhängig vom Temperament der fahrenden Person) wird diese reflexhaft auch etwas vorfahren. Diesen Effekt nutzen wir beim Aufstehen, indem wir uns mit einem gewissen Impuls erheben und dabei die andere Peron etwas »kumpelig« am Ellenbogen ermutigend mitziehen: *»Kommen Sie, lassen Sie uns das einfach mal probieren!«*

2. Schritt: Bezug zur Fallkonzeption herstellen. Zunächst vergewissern wir uns, dass die Person wirklich die Perspektive wechselt und in die (disidentifizierte) Beobachterrolle geht: *»Danke, dass Sie das mitmachen. Wir beide sind jetzt die Beobachter. Es geht also nicht um uns, sondern um die beiden Personen da unten. So, als würden wir einen Film anschauen. Wenn Sie jetzt auf Herrn Meier schauen: In welcher sozialen Rolle ist er* *denn gerade? Sie wissen das ja noch aus der Fallkonzeption, dass es nur drei Rollen gibt: die aktive, gestalten wollende bis hin zum dominanten Verhalten, die kooperativ-nachgebende bis hin zur Unterordnung und die sich zurückziehende. In welcher dieser drei Rollen sehen Sie denn am ehesten Herrn Meier?«* Falls das Modell bereits bekannt und angenommen ist, kann auch verkürzt von der Top-dog-, Under-dog- und No-dog-Rolle gesprochen werden (siehe Kap. 3.8.2).

> **Hinweis:** Wir sprechen von »sozialer Rolle«, da dieser Begriff nicht erklärt werden muss, sondern jedem sofort verständlich ist. Wenn der Begriff »Bewältigungsmodus« eingeführt wurde, kann dieser selbstverständlich auch benutzt werden.

Dritte-Person-Sprache. Falls es den Betroffenen schwerfällt, in der dritten Person zu sprechen, können wir sagen: *»Ich weiß, dass ist sehr ungewohnt, so zu sprechen. Aber das hilft uns, hier oben in Kontakt zu bleiben und Abstand zu dem Prozess da unten auf den Stühlen zu bekommen.«* Das muss am Anfang sehr konsequent geübt werden. Aber es lohnt sich, weil die Emotionen heruntergehen (Holmes et al. 2008).

> Wir empfehlen, nicht zu korrigieren (weil das aversiv wirkt), sondern stattdessen die Formulierung in der Dritten-Person-Sprache zu wiederholen: *»Okay, Herr Meier geht eher in die aktive Rolle.«*

Weg vom Inhalt – hin zum Prozess! Falls die Betroffenen in Erklärungen oder Rechtfertigungen gehen, unterbrechen wir wiederum freundlich: *»Es geht mir hier gar nicht um die Inhalte, sondern nur um die Interaktion bzw. die Analyse des Moduszirkels, also um die entstehenden Effekte!«* Lassen Sie sich also nicht auf irgendwelche Diskussionen über Vergangenes, Bewertungen oder Absichten ein. Bleiben Sie konsequent beim Interaktionsmuster. Gegebenenfalls unterbrechen wir die Person freundlich und fragen: *»Entschuldigen Sie, wenn ich Sie jetzt schon wieder unterbreche, aber merken Sie, in welchem Modus Sie JETZT im Moment sind?«* Dann ordnen wir diesen Bewältigungsmodus den Stühlen zu und machen weiter.

Eigene Wahrnehmung einbringen. Wenn es der Person schwerfällt, ihren Bewältigungsmodus zu erkennen, können wir unsere Wahrnehmung bzw. unser Erleben danebenstellen: *»Das ist interessant! Ich kenne den Therapeuten da unten ja ganz gut. Wollen Sie wissen, wie er Herrn Meier erlebt? ... Das freut mich, dass Sie dafür offen sind. Das ist nämlich interessant, denn er erlebt Herrn Maier durchaus aktiv, die Situation mitgestaltend!«* Um in der Beobachterrolle nicht in ein Streitgespräch zu rutschen, sagen wir anschließend sofort: *»Die beiden da unten müssen sich gar nicht einig sein. Ich habe Ihnen ja bereits schon früher das Smartphone gezeigt* [siehe Kap. 1.2.7]*: Menschen sehen oft die Dinge von zwei unterschiedlichen Seiten. Da geht es auch gar nicht um Richtig oder Falsch. Wir können beide Blickwinkel jetzt erst einmal stehen lassen und damit arbeiten, einverstanden?«*

Vordere und hintere Bühne trennen. Ein sehr hilfreicher, öffnender Schritt ist, beiden Perspektiven Raum zu geben: *»Ich kann schon sehen, dass sich Herr Meier um Mitarbeit bemüht, aber der Therapeut hat das Gefühl, dass da innen drin noch mehr ist.«* (Benennen der beobachteten Verhaltensweisen) Dies ist besonders wichtig, wenn es sich bei den Behandelten um ein vordergründig fürsorgliches oder kooperatives, aber letztlich doch selbstbezogenes, subtil-dominantes Verhalten handelt (z. B. bei überkontrollierenden Menschen).

Identifizieren der aktiven Basisemotion (Kindmodus). *»Okay, lassen Sie uns sehen, welche Emotionen ›hinter‹ diesem Verhalten auf der vorderen Bühne aktiv sind. Was meinen Sie, welche Emotionen treiben dieses Verhalten an?«* (hier ggf. die Basisemotionspaare angespannt-genervt-ärgerlich oder verletzbar-ängstlich-traurig anbieten) *»Richtig! Es ist eine Art Ärger oder Genervt-Sein – zumindest ist Herr Meier angespannt, oder? Und auf welchem Bein* [Bindung oder Selbstbehauptung] *steht Herr Meier, wenn er diese Gefühle hat? ... Richtig! Er ist mehr auf der Selbstbehauptungsseite.«* Wenn wir wollen, stellen wir dann auf der hinteren Bühne einen Stuhl hinzu, der die angespannt-ärgerliche Selbstbehauptungsseite hinter dem dominanten Bewältigungsmodus symbolisiert (siehe Abb. 6-3). Wir können aber auch (besonders wenn wir online arbeiten) einfach auf unser eines Bein zeigen und sagen: *»Genau, Herr Meier steht mehr auf dem Selbstbehauptungs-, also dem ROTEN Bein. Das ist auch völlig okay, denn das ist ja auch eines unserer beiden Beine.«*

Raum für beide emotionalen Pole lassen. Wie schon auf der vorderen Bühne können wir konfrontativen Zuspitzungen dadurch ausweichen, dass wir Raum für beide Perspektiven lassen: *»Ich verstehe gut, dass sich Herr Meier auch traurig fühlt. Gut, dass dieses Gefühl, also die BLAUE Seite, auch da ist. Von außen sieht der Therapeut eher die angespannt-genervte ROTE Seite. Wir haben ja beide Beine!«* Diese Konstellation nennen wir »ROT – BLAU eingepackt«.

3. Schritt: Nachdenklichkeit schaffen durch Erkennen der Dysfunktionalität des (dominanten) Bewältigungsmodus. Zunächst validieren wir den Bewältigungsmodus, um im zweiten Schritt auf die Effekte hinzuweisen. Das geschieht aber nicht auf der kognitiven Ebene, sondern im Sinne des funktionalen Kontextualismus (Hayes et al. 2012) über die **Effekte**.

Validieren der aktivierten ROTEN Seite. *»Wir haben alle eine Selbstbehauptungsseite und es macht auch Sinn, sich manchmal dieser Seite zu bedienen. Aber lassen Sie uns deren Effekt auf die Beziehung betrachten. Was ist das angestrebte Ziel, wenn Herr Meier auf die aktiv-dominante Seite geht? ... Richtig! Er möchte, dass die anderen kooperieren. Aber tun die das denn?«* Hier arbeiten wir am besten zunächst mit einer konkreten Situation bzw. Szene, gerne auch an einer Interaktion mit uns in der Therapie, also der therapeutischen Szene (siehe Kap. 4.4.3). Häufig weichen die Betroffenen an dieser Stelle aus und benutzen umschreibende Formulierungen wie: *»Der Kollege soll einfach einsehen, dass ich recht habe!«* Wir gehen auch hier vom Inhalt konsequent auf die interaktionelle Rollenwahl, also den Moduszirkel (siehe Kap. 8.3.3 und 8.4), und bieten die oben genannten drei Optionen an.

Diskrimination zwischen erwünschtem und tatsächlichem Effekt. *»Gut, wir haben* *verstanden, dass die andere Person sich kooperativ verhalten soll. Das ist ja auch eine Option und ich denke, dass das bisher im Leben von Herrn Meier auch oft funktioniert hat, sonst würde er diese Rolle nicht wählen. Wer fasst schon immer wieder an einen elektrischen Weidezaun, wenn das nichts bringt! Aber wie hat sich die andere Person denn tatsächlich verhalten?«* An dieser Stelle machen wir einen Zirkelschluss: Wenn der alte Bewältigungsmodus weiterhin gut funktionieren würde, wären die Betroffenen nicht in Therapie gekommen! Wir können also davon ausgehen, dass immer öfter die anderen Menschen in den Rückzug gehen und das auch so einbringen: *»Kann es sein, dass in letzter Zeit die anderen öfter nicht kooperieren, sondern sich auch manche zurückziehen?«* Besonders überzeugend können wir unseren eigenen Impuls hier einbringen: *»Ich will ehrlich zu Ihnen sein: Der Therapeut da unten hat durchaus in den letzten Stunden immer wieder mal den Impuls in sich gespürt, sich innerlich zurückzuziehen.«* Um den Rückzug deutlich zu machen, wird der Stuhl der anderen Person weggedreht, sodass er mit der Lehne zu Herrn Meier zeigt (siehe Abb. 6-3): *»So, das ist ja nicht gerade das, was Sie anstreben.«*

Extensionstechnik und Generalisierung. Unser Ziel ist, durch die Diskrepanz zwischen dem erwünschten und dem tatsächlichen Effekt Nachdenklichkeit zu erzeugen. Damit wenden wir eine Technik aus dem Cognitive Behavioral Analysis System of Psychothe-

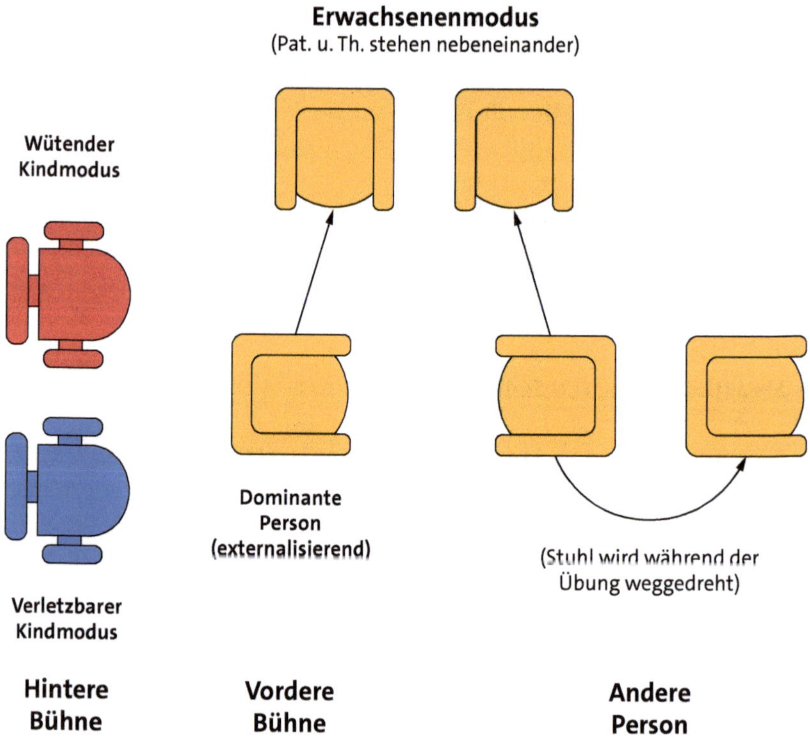

Abb. 6-3: Anordnung der Stühle bei Dialogen mit externalisierenden Menschen.

rapy (CBASP; Mc Cullough 2000) bzw. der Motivierenden Gesprächsführung (Miller & Rollnik 1999) an, nämlich *develop discrepancies*. Dieser Effekt kann ggf. durch die Extensionstechnik (siehe Kap. 5.4.6) verstärkt werden, indem wir den »best friend« einladen, zu uns in den Therapieraum zu kommen.

Eigene Wahrnehmungen anbieten. *»Ich kenne den Therapeuten da unten ja ganz gut. Interessiert es Sie, wie er sich in der Situation mit Herrn Meier fühlt? ... Also ehrlich gesagt aktiviert ihn die Art, mit der Herr Meier in die Sitzung kommt, schon deutlich und in einer unangenehmen Weise. Da kommt schon mal die Frage hoch, ob er diese Therapie so weitermachen möchte.«* Nicht selten denken externalisierende Menschen, dass wir mit Ihnen arbeiten MÜSSEN, was ja nicht der Fall ist. Im Stehen können wir das mit einem gesunden Abstand besprechen und verschiedene Facetten gemeinsam anschauen: *»Eine Therapie ist ja keine gekaufte Dienstleistung, sondern eine echte Beziehung. Die muss auch der Therapeut wollen. Wenn der sich innerlich zurückzieht, wird das der Therapie vermutlich nicht guttun und Herr Meier bekommt nicht die für ihn beste Therapie. Da kann Herr Meier auch keinen Druck ausüben, denn dem Therapeuten da unten steht es ja frei, ob und wie gut er mit Herrn Meier arbeitet. Wir können ja mal zusammen überlegen, unter welchen Bedingungen der Therapeut optimal motiviert ist.«*

Experiment anbieten. Wenn die Person nachdenklich wird, fassen wir zusammen: *»Ja, manchmal ist es richtig und wichtig, auf dem ROTEN Bein stehen zu können. Aber wenn Herr Meier das zu oft macht, riskiert er, andere Menschen zu verlieren. Was halten Sie davon, wenn wir zusammen eine weitere Strategie ausprobieren? Dann haben Sie nachher zwei Möglichkeiten und können auswählen, wann welche besser passt.«* Sind die Betroffenen bereit dazu, geht es direkt mit Schritt 4 weiter.

6.4.2 Empathieübung

4. Schritt: Rollentausch (entweder alterativ zu Schritt 3 oder ergänzend). Diese Übung setzen wir ein, um auf der Prozessebene Mitgefühl für andere zu induzieren. Auch dabei können wir kleinschrittig zwischen der Beobachter- und der Prozessebene wählen. Aber zunächst schaffen wir im Stehen aus der Beobachterposition eine gemeinsame Wahrnehmung der behandelten Person von außen, wie durch eine Kamera.

Gemeinsame Außenwahrnehmung schaffen. *»Wenn wir beide jetzt hier oben stehen und auf den Herrn Meier da unten auf dem Stuhl schauen, quasi wie durch eine Kamera, was sehen Sie da?«* Dann wird gemeinsam ein beschreibendes, nicht-wertendes äußeres Bild entwickelt. Wir achten auf die Mimik, die Gesten, den Blick, die Stimme, die Wortwahl, die Körperhaltung, Zeichen von Anspannung und die energetische Ausstrahlung.

Dann nehmen wir die Position der anderen Person ein. Das können wir in zwei Schritten tun:

- **Im Stehen.** Der kleinere Schritt besteht darin, sich zunächst gemeinsam hinter den Stuhl der anderen Person zu stellen und aus deren Blickwinkel auf den Stuhl der behandelten Person zu schauen: *»Wenn Sie jetzt auf Herrn Meier da drüben schauen, können Sie ihn sehen und hören? ... Seinen funkelnden Blick, die feste Stimme, die Worte, die entschlossene Haltung und die Bewegung seiner Hand? Spüren Sie, welche Energie Ihnen da entgegenkommt? ... Was macht das für ein Gefühl in Ihrem Körper, in Ihrer Brust, in Ihrem Bauch?«* Gegebenenfalls bieten wir wieder die polaren Gefühle an (siehe Kap. 5.4.2). *»Wenn Sie das spüren, was ist jetzt Ihr Impuls?«*

- **Im Sitzen.** Ist die Person kooperativ, können wir sie sofort, oder auch in einem zweiten Schritt, bitten, sich auf den Stuhl des Gegenübers zu setzen, wir daneben. *»Gut, dann setzen wir uns beide mal auf die Seite von Susanne. Lassen Sie uns die Augen schließen. Ich sage jetzt du, weil ich mit der Seite da drinnen sprechen möchte. Kannst du Peter da drüben sehen? Wie er dich anschaut, sich bewegt, spricht ...?* [alle Qualitäten des oben geschaffenen äußeren Bildes paraphrasieren] *Was macht das jetzt für ein Gefühl in deiner Brust, in deinem Bauch? ... Was ist dein Impuls jetzt?«*

Typischerweise können die Betroffenen jetzt den Impuls der anderen Person selbst in sich spüren, was die Nachdenklichkeit vertieft und die Motivation, etwas Neues auszuprobieren, erhöht (siehe Kap. 5.6). Wir können bei Bedarf die validierenden Techniken aus Kapitel 5.4.3 einsetzen. Bleiben die Betroffenen in ihrem Bewältigungsmodus, stehen wir wieder zusammen auf, gehen in die Beobachterhaltung und markieren, validieren und sortieren ein. Gegebenenfalls stellen wir die Blockade des Prozesses fest und gehen in die Haltung der *kreativen Hoffnungslosigkeit* (siehe Kap. 4.6.9). Im positiven Fall wechseln wir jetzt wieder auf die Ursprungsseite zurück und fahren mit der Übung fort.

6.4.3 Die verletzbare Seite unterstützen

5. Schritt: Zugang zur verletzbaren BLAUEN Seite bekommen. Wenn wir mit mehreren Stühlen arbeiten, stellen wir einen Stuhl für den verletzbaren Kindmodus neben den ärgerlich-wütenden Kindmodus hinzu (siehe Abb. 6-3, Abschn. 6.4.1). Den Stuhl der anderen Person bleibt weggedreht. Dann bitten wir die Person, sich auf diesen neuen Stuhl zu setzen, wir daneben: *»So, jetzt versuchen wir mal, mit Ihrer verletzbaren BLAUEN Seite in Kontakt zu kommen. Die meisten Menschen werden mit zwei Beinen geboren, richtig? Also haben Sie auch zwei Beine!«* Arbeiten wir nur mit einem Stuhl, setzen sich die Behandelten auf den Ausgangs-Stuhl, wir daneben: *»Sie sehen, wie die andere Person sich von Ihnen zurückzieht ...«* Bei vielen (besonders den »BLAUEN, die ROT-eingepackt sind«; siehe Abschn. 6.4.1) aktiviert bereits der Blick auf die Lehne des weggedrehten Stuhls schmerzhaft das Bindungsbedürfnis. Daher ist für diesen Stuhl ein Stuhl mit durchgehender Lehne besser als ein Hocker oder ein Klappstuhl. Ist das der Fall, können wir mit dem aktivierten Gefühl weiterarbeiten. Gegebenenfalls bieten wir wieder die polaren Körpergefühle an, um mit der verletzbaren Seite in Kontakt zu kommen. Stärker aktivierte Menschen kippen jedoch nicht so schnell auf das BLAUE

Bein. Wir empfehlen dann direkt in die Imagination des Verlassen-Werdens zu gehen (siehe Abschn. 6.2.9 für eine detaillierte Beschreibung).

»Wir schließen die Augen ...« Wir sprechen mit sehr sanfter Stimme zu der verletzbaren Seite (die ab jetzt geduzt wird): *»Kannst du sehen, wie Susanne dich jetzt wirklich verlässt? ... Sie dreht sich um, geht durch die Tür, wird immer kleiner und kleiner. Jetzt kannst du sie nicht mehr sehen. Und du weißt, du siehst sie NIE wieder, dein ganzes Leben nicht! Was macht das jetzt für ein Gefühl in deinem Körper?«* (weitere Erklärungen siehe Abschn. 6.2.9) *»Okay, was spürst du jetzt in diesem Moment in deinem Körper, wenn du siehst, wie deine ROTE Seite die anderen wegtreibt? ... Was spürst du in der Brust, im Bauch?«* Da es vielen Externalisierenden schwerfällt, mit der verletzbaren Seite in Kontakt zu kommen, müssen wir sehr geduldig alle ROTEN Aktivierungen markieren, validieren und aussortieren. Hier hilft es sehr, wenn die Betroffenen zwischen den Sitzungen ihre eigene Stimme auf der Audioaufnahme anhören können.

6. Schritt Der verletzbaren Seite eine Stimme geben. Wenn die Behandelten mit der verletzbaren Seite in Kontakt kommen, validieren wir das Gefühl energisch: *»Gut, dass du das jetzt spürst und auch sagen kannst. DAS ist deine verletzbare Seite! Die war im Hintergrund immer da. Und jetzt kannst du sie spüren und zeigen. Wie fühlt sich das an, wenn wir jetzt so in Kontakt sind? ... Ja, ich fühle mich dir auch viel mehr verbunden als vorhin, als wir oben standen ... Das ist auch für mich viel angenehmer! ... Wenn du das jetzt so spürst, was wünschst du dir von Susanne? ... Was soll sie machen?«* In aller Regel möchten die Betroffenen, dass sich die Person ihnen wieder zuwendet. Wenn das so ist, können wir den Stuhl der anderen Person zurückdrehen. Wie auch sonst spricht die Person erst zu uns. Wir können auch soufflieren bzw. Vorschläge machen. Dann bitten wir sie, (weiterhin mit geschlossenen Augen) in direkter Rede zu der anderen Person zu sprechen: *»Sage es ihr, sie hört dich!«* Wenn die Person in der Lage ist, in einer funktionalen Weise zu agieren und zu sprechen, loben wir sie und können mit Schritt 7 weitermachen.

Die ROTE Seite raussetzen. Ansonsten müssen wir einmal mehr markieren, validieren und aussortieren: *»Okay, Peter. Ich sehe, du sitzt immer noch auf dem ärgerlichen-Kind- bzw. Selbstbehauptungs-Stuhl. Das ist verständlich, weil du das so gewohnt bist. Aber das hilft uns im Moment nicht weiter. Erinnerst du dich an das Kind in dem ›Still face-Video‹? Das war nachher auch ärgerlich, aber davor war es zuerst traurig. Versuche doch einmal, den Ärger zur Seite zu setzen und noch einmal zu spüren, was du dir von Susanne eigentlich im Herzen wünschst?«* Typische Wünsche sind Unterstützung, Verständnis, Halt, Sicherheit, Geborgenheit – eben das, was auch Kinder brauchen.

Ein Angebot formulieren. Je mehr die Betroffenen authentisch mit ihrer verletzbaren Seite in Kontakt kommen, umso berührender (und damit bindungsfördernder) können sie sprechen. Viele »ROTE« schaffen das aber nicht und bleiben mit ihren Wünschen noch stark im Alltag und in einer latent fordernden Haltung. Damit wir an dieser Stelle »nicht auf der Sandbank hängen bleiben«, versuchen wir nicht, sie in ein noch verletzbareres Erleben zu führen, weil sie dann schnell in einen ärgerlichen Selbstschutzmodus kippen und den Ärger auf uns lenken. Stattdessen ist es effektiver, die noch etwas fordernd vorgetragenen (rötlichen) Wünsche durch ein (bläuliches) Angebot auszubalancieren, z. B.: *»Wenn ich von der Arbeit nach Hause komme, muss ich erst einmal runterkommen. Wenn du mich erst einmal die Zeitung lesen lässt, spreche ich auch gerne danach eine halbe Stunde mir dir über deinen Tag«* oder *»Wenn du mich vor deiner Mutter kritisierst, verletzt mich das sehr. Wenn du das lässt, kann ich mich gegenüber deiner Mutter auch freundlicher verhalten«* (siehe auch Abschn. 6.2.6).

Pointiert gesagt: Die Betroffenen mögen lernen, zu bitten, nicht zu fordern bzw. der »Macht der gezeigten Verletzbarkeit« wieder zu vertrauen (siehe Kap. 1.3.11).

Erfolge verstärken. Wenn die Person ihre Wünsche in einer angemessen BLAUEN Weise ausgedrückt hat, validieren wir das: *»Danke, dass haben Sie sehr gut gemacht. Spüren Sie doch bitte noch einmal nach, wie sich das jetzt bis in den Körper hinein anfühlt, wenn Sie so gesprochen haben ...* (Anm.: Die Patientin wird jetzt wieder gesiezt, weil wir sie im Erwachsenenmodus ansprechen wollen, der nun in Kontakt mit der verletzbaren Seite ist.) Meist fühlen sich die Betroffenen komisch oder sogar unwohl. Das validieren wir: *»Ja klar, das ist sehr komisch und ungewohnt, so zu sprechen, und das haben Sie vermutlich selten so gemacht. Im Alltag zeigen wir diese verletzbare Seite nicht so offen. Ich will Ihnen aber gerne noch einmal sagen, dass es mich sehr berührt hat, Sie verletzbar zu sehen und so sprechen zu hören. Ich habe mich Ihnen sehr nah gefühlt. Ganz anders als auf dem Stuhl da drüben vorhin. Das hat eine starke, anziehende Wirkung auf andere Menschen, wenn Sie sich trauen, diese verletzbare Seite zu zeigen! Jetzt haben Sie Kontakt auch zu dieser Seite und können sie zeigen, wenn es Ihnen hilfreich erscheint und wenn Sie Bindung wollen und nicht nur Respekt. Aber klar, im Alltag zeigen wir die nicht so offen. Lassen Sie uns daher zum Schluss noch einmal aufstehen und schauen, wie wir realistisch zu der anderen Person sprechen können.«*

7. Schritt: Diskrimination und Regelextraktion. Wir gehen beide wieder in die Beobachterposition und schauen auf die Stühle: *»Wenn Sie jetzt in sich bis in den Körper hineinspüren, was fühlen Sie jetzt? ... Wenn Sie dieses Gefühl mit dem Gefühl vergleichen, mit dem Sie vor 30 Minuten hier hereingekommen sind, was nehmen Sie wahr? ... Es hat sich äußerlich nichts verändert. Sie stehen jetzt nur auf beiden Beinen! ... Ihr Gehirn kann das! Von jetzt an haben Sie die Wahl und können flexibler auf Situationen reagieren.«*

6.4.4 Einüben einer funktionalen Kommunikation

8. Schritt: Aus der Balance sprechen (in drei Schritten).
Ansprache üben. Wir üben nun (nebeneinander stehend), in einer funktionalen Weise zu dem Stuhl für die andere Person zu sprechen. Damit legen wir im Sinne der Gangwechsel-Metapher (siehe Kap. 1.3.8) den Gang wieder ein, um Anschluss an die Hand-

lungsebene zu finden. Nun aber nicht im Autopilotenmodus, sondern unter Führung des Erwachsenenmodus. Dies geschieht in drei Schritten:

1. Von oben im Stehen. Erst zu uns, dann direkt zu der Person unten auf dem Stuhl sprechend.
2. Die behandelte Person setzt sich auf ihren Stuhl, wir daneben. Dann sagt sie die gleichen Sätze zum Stuhl für die andere Person. Wir können ggf. helfen.
3. Wir setzen uns auf den Stuhl für die andere Person und nehmen eine Haltung ein, wie sie diese Person auch hat, also durchaus kritisch oder abweisend. Damit sind wir im Rollenspiel angekommen.

> Der Prozess, gute Formulierungen zu finden, ist eine Ko-Konstruktion. Wir lassen den Betroffenen den ersten Versuch, springen aber rasch bei, wenn diese sich schwertun. Wie immer wollen wir Beschämung vermeiden und gemeinsam übend zu einem guten Ergebnis kommen.

Zu 1. Modeling und Shaping des Ausdrucksverhaltens im Stehen: Wenn der Ausdruck offensichtlich noch nicht ausbalanciert war, fragen wir die behandelte Person, ob sie wissen möchte, wie UNSER Erleben ist, und teilen das dann auch mit: *»Herr Meier, möchten Sie wissen, wie ich das erlebe … Ich sehe Ihr Bemühen, aber ich befürchte, dass das immer noch ein wenig zu ROT für Susanne ist und sie wieder in den Rückzug gehen könnte. Versuchen Sie doch mal, bis an Ihre absolute Schmerzgrenze auf das BLAUE Bein zu gehen und von dem aus zu sprechen.«* Die Person soll sich aber nicht vorgeführt fühlen. Es ist für die Betroffenen meist angenehmer, wenn wir soufflierend mit eigenen Formulierungsvorschlägen einspringen: *»Wie fühlt es sich für Sie an, wenn ich das jetzt so zu Susanne sage?* [wir sprechen ggf. vor] *Gut, dann versuchen Sie das jetzt noch einmal mit Ihren Worten zu sagen.«* Das kann so ein paarmal hin- und hergehen, bis das im Moment bestmögliche Ergebnis erzielt ist. *»Wie fühlt sich das jetzt an, das so zu sagen? … Bis in den Körper hinein?«*

Wahrnehmen des Körpergefühls. Es hilft, diese neue Art des Sprechens im Körpergefühl zu verankern, um sich eventuell später daran orientieren zu können: *»Das haben Sie sehr gut gemacht. Lassen Sie uns kurz die Augen schließen und nachspüren, wie sich das im Körper anfühlt, so aus der Mitte zu sprechen.«* Das Ziel ist, mehr Bewusstsein zu vermitteln, wie sich das Sprechen aus der sympathischen (ROTEN) und aus der parasympathischen (BLAUEN) Grundaktivierung heraus anfühlt.

Zu 2. Übertragen des Ergebnisses auf die Prozessebene: Wenn das Ergebnis Erfolg versprechend ist, setzen wir uns wieder auf die Stühle auf Herrn Meiers Seite (beide nebeneinander). Wir schauen auf den Stuhl gegenüber: *»Gut, Sie haben das Gefühl von oben mit auf den Stuhl hier heruntergenommen? Versuchen Sie bitte, das Susanne jetzt noch einmal in der gleichen Weise ins Gesicht zu sagen.«* Auch jetzt kann noch etwas unterstützt und »nachgebessert« werden: *»Sind Sie mit dem Ergebnis zufrieden? … Wie fühlt sich das bis in den Körper hinein an, Ihren Wunsch in dieser Weise auszusprechen?«*

Zu 3. Rollenspiel: Wir setzen uns auf Susannes Stuhl und nehmen ihre Rolle ein. Der Patient versucht, so gut es geht in der neu eingeübten Haltung zu bleiben.

Überprüfen des Effektes auf die andere Person. Zum Abschluss können beide auf die Seite von Susanne wechseln (wie bei der Empathieübung in Abschn. 6.4.2) und versuchen, zu antizipieren, wie die Aussage des Patienten auf sie vermutlich wirkt. Diese Antizipation kann die Betroffenen darauf vorbereiten, was sie zu Hause eventuell erwartet. Im Prinzip ist das schon »Paartherapie ohne Anwesenheit der Partnerperson« (siehe Kap. 8.3.2). Wir können auch sagen, was unser Gefühl auf Susannes Seite ist, um dem Patienten zu helfen, sich so auszudrücken, Susanne sein Bemühen auch bemerkt, auf sie einzugehen. Gegebenenfalls können wir dann noch weiter üben. Ansonsten beenden wir die Übung und setzen uns auf unseren normalen Platz zurück.

Wir müssen in jedem Fall darauf achten, dass ein Wunsch bzw. gar eine Forderung mit einem Bindungsangebot ausreichend ausbalanciert wird.

9. Schritt: Hausaufgabe. Wie immer beenden wir die Sitzung mit einer Hausaufgabe für die Zeit bis nächsten Sitzung: *»Sie können jetzt von beiden Beinen aus sprechen. Wie können wir das jetzt nächste Woche in Ihrem Alltag umsetzen? Bei welchen Gelegenheiten könnten Sie einmal bewusst üben, mehr vom BLAUEN Bein aus zu sprechen?«* Andere Optionen für Hausaufgaben sind das Anhören der Audioaufnahme, Selbstwahrnehmung üben (»die Kamera einschalten«), auf Kommunikationssignale der anderen zu achten, das Aussteigen aus einer Aktivierungssituation, wenn die innere Anspannung steigt (z. B. mittels der BEATE-Schritte; siehe Kap. 4.6.2), oder das Ausbalancieren von Wunsch und Angebot. Ein Schema-Modus-Memo (siehe Kap. 4.6.1) macht hier keinen Sinn, da dieses (zumindest in Schritt 3) für den Umgang mit den nach innen gerichteten Kritikern ausgelegt ist.

Als **Zusammenfassung** finden Sie die wichtigsten Instruktionen für einen Stühle-Dialog mit Externalisierenden auf der Website https://schematherapie-frankfurt.de/index.php/materialien/therapiematerialien/uebungsanleitungen.

6.5 Andere Stühle-Dialoge

6.5.1 Zwei-Stühle-Dialog als Rollenmodell

Dialoge auf Stühlen berühren tiefer, das Aussprechen in direkter Rede ist näher an der Handlungsebene und schafft komplexere Repräsentanzen. Der Ablauf entspricht weitgehend dem »Ein-Personen-Rollenspiel« von Sachse (2008).

Zwei-Stühle-Dialoge zu Therapiebeginn. Wir haben in Abschnitt 6.3 beschrieben, wie wir mit internalisierenden Menschen arbeiten. Dabei gehen wir nicht primär selbst in die Rolle des (nachbeelternden) Modells, sondern versuchen, die Betroffenen früh selbst in den Erwachsenenmodus zu bringen, ggf. mit den **Stufen** des Aufstehens, der Extensions- oder Substitutionstechnik und steigen erst zuletzt selbst als Modell ein. In der konventionellen Schematherapie übernehmen die Therapeutinnen und Therapeuten (wie schon in der imaginativen Überschreibung in Abschn. 6.1.3 beschrieben) auch bei den Stühle-Dialogen anfangs die modellhafte Rolle. Dann natürlich ohne aufzustehen, nur im Sitzen.

Therapeutinnen bzw. Therapeuten als Modelle auf der Stuhlebene wirken auf der Prozessebene direkt auf die Kindmodi. Im Stehen fördert das eher den Erwachsenenmodus.

Auf der Prozessebene setzen wir uns dicht neben die Betroffenen und entmachten mit klaren Worten und deutlicher emotionaler Beteiligung die inneren Bewerter/Elternmodi auf dem Stuhl gegenüber. Wir bilden gewissermaßen eine gemeinsame Front. Nach der Intervention wird gefragt, was die Bewerter antworten, und wir »legen entsprechend nach«, bis die Modi auf dem Stuhl gegenüber entmachtet sind. Dabei tolerieren die Betroffenen auch drastische Formulierungen, solange diese im Kern stimmen. Am Ende wird gefragt, wie sie die Übung erlebt haben.

Dazu ein Beispiel einer depressiven Patientin, die ihre Modi schon kennt.

FALLBEISPIEL Stühle-Dialog: Entmachtung durch den Therapeuten

Wenn wir im Gespräch die inneren Antreiber/Elternmodi bemerken, laden wir die Patientin zu einer Übung mit zwei Stühlen ein: Auf dem einem Stuhl sitzt sie und spricht für die Stimmen im Kopf, auf dem anderen Stuhl ist sie die Person, die sich diese Gedanken anhört und emotional darauf reagiert.

Klärungsphase

Während der Klärungsphase interviewen wir die Patientin, die den Antreiber auf dem entsprechenden Stuhl spielt. Wir setzen uns daneben und unterhalten uns mit dem Modus über die Patientin (auf dem leeren Stuhl gegenüber) und eruieren die konkreten Gedanken und Sätze. Das entspricht im Prinzip Schritt 2 der in Abschnitt 6.3 beschriebenen Internalisiererübung.

Therapeut (T): »Was sagst du Antreiber denn, wenn Annette so gelähmt ist?«

Patientin (P): »Die soll sich nicht so hängen lassen, andere schaffen das bisschen Hausarbeit doch auch!«

T: »Okay ... verstehe. Man könnte aber auch sagen, Annette hat doch noch die drei Kinder und dadurch genug zu tun ...«

P: »Die wollte die Kinder doch haben. Das hat sie nun davon. Sie soll sich nicht so anstellen! Außerdem hat sie es früher auch geschafft. Die ist nur zu faul, sich ordentlich anzustrengen, und belastet damit die ganze Familie.«

T: »Verstehe ich dich richtig: Du denkst, dass Annette nur simuliert?«

P: »Ja, genau! Die ist schon immer eingeknickt, wenn es drauf ankam. Die ist nicht belastbar, irgendwie minderwertig. Wenn man die nicht tritt, macht die gar nichts!«

T: »Okay, schau jetzt auf Annette auf dem Stuhl vor dir und sage bitte diese Sätze in Du-Form zu ihr.«

P: »Du bist nur faul, du tust nur so, als wäre dir das zu viel. Du bist schwach und knickst immer ein, wenn man dich eigentlich braucht. Das ist erbärmlich. Du könntest eine bessere Mutter sein, eine bessere Ehefrau, eine bessere Hausfrau. Du musst es nur wollen, du musst aufhören, so faul und jämmerlich zu sein, und in die Pötte kommen. Dann geht es.«

Anschließend bitten wir die Person, auf den anderen Stuhl zu gehen. Wir setzen uns daneben und erfragen den Effekt dieser Gedanken auf die Gefühle.

T: »Annette, wie fühlst du dich, wenn du diese Sätze des Antreiber-Stuhls hören?«

P (weinend): Fürchterlich ... wofür lebe ich eigentlich noch?«

T: »Da kommt sofort die Mauer hoch und Sie suchen den Abstand und den Selbstschutz. Aber was für ein Gefühl ist dahinter? Wie geht es dir im Herzen?«

P (weint weiter): »Es tut weh ... ich kriege keine Luft.«

Veränderungsphase

Jetzt konfrontieren wir den leeren Stuhl des Antreibers und entmachten ihn. Dazu sitzen wir dicht neben der Patientin, jedoch 15–20 cm näher am Antreiber-Stuhl, was deutlicher spüren lässt, dass wir »dazwischen gehen«.

T: »So, ich will dir mal was sagen: Du hast keine Ahnung, was mit Annette eigentlich los ist. Du siehst sie gar nicht. Du siehst nur ein verzerrtes Bild von ihr. Du interessierst dich auch gar nicht dafür, wie es ihr eigentlich geht, du willst nur, dass sie wie eine Maschine funktioniert. Das ist absolut lieblos und menschenverachtend. So geht man mit keinem Hund um. Annette hat sich die ganze Zeit angestrengt, deine Erwartungen zu erfüllen, und ist dabei über ihre Grenzen gegangen. Jetzt hat sie eine Erschöpfungsdepression. Du weißt gar nicht, was das ist. Das ist eine Krankheit, die den Stoffwechsel im Gehirn verändert. Genau wie man bei einem Beinbruch nicht mehr laufen kann, kann man bei einer Depression nicht mehr arbeiten. Der Tank ist leer. Aber du bist so ignorant, dass dich das gar nicht interessiert. Du bist wie ein Sklaventreiber der immer weiter draufhaut. Deine Zeit ist vorbei. Du bist durchschaut. Ich werde Annette helfen, dass sie sich nicht mehr von dir terrorisieren lässt!«

Dann warmherzig zur Patientin gewandt:

T: »Wie geht es Ihnen, wenn ich so mit den Antreibern spreche?«

P: »Das ist komisch, so hat noch nie jemand mit denen gesprochen.«

T: »Gut! Was sagt der dann? Gibt es eine Antwort?«

P: »Das sagen Sie doch nur, weil Sie dafür bezahlt werden. Sie haben doch keine Ahnung, wie das Leben da draußen abläuft. Annette hat doch ein gutes Leben, anderen geht es viel schlechter!«

T (zum Antreiber-Stuhl gewandt): »Es stimmt, dass das mein Beruf ist. Aber das ist ein typisches Beispiel deiner Ignoranz, dass du nicht sehen kannst, dass ich inhaltlich recht habe. Ich kenne mich nämlich mit seelischen Krankheiten besser aus als du. Aber du hörst gar nicht zu, sondern haust einfach nur blind drauf!«

T (zur Patientin): »Was hat die blöde Stimme jetzt noch zu sagen?«

P: »Hmm ... der glaubt trotzdem, dass ich mehr schaffen könnte, wenn ich es nur wollte.«

T (zum Antreiber-Stuhl): »Ja, ich finde es gut, dass sie nicht mehr so will wie früher. Da hat sie sich nämlich blind deinen Anforderungen unterworfen und ihre eigenen Wünsche aufgeopfert. Deshalb ist sie jetzt auch so ausgebrannt. Wir werden einen neuen Weg finden und du kannst im Regen stehen, mein Freund. Du hast ausgedient. Du bist nur eine Stimme im Kopf, die immer den gleichen Blödsinn wie eine zerkratzte Schallplatte wiederholt.«

T (zur Patientin): »Wissen Sie, was wir jetzt machen? Wir nehmen meine magische Fernbedienung und stellen die Sprache des Antreibers auf Chinesisch. Dann kann er reden, so viel er will. Stellen Sie sich das bitte vor! Jetzt redet er nur noch Chinesisch. Wie fühlen Sie sich jetzt?« (das ist ein Beispiel für eine Defusionstechnik aus Tab. 6-4)

P (lächelt): »Na ja ... ich verstehe kein Wort Chinesisch ...«

T: »Super! Ich auch nicht! Aber wie fühlen Sie sich jetzt?«

P: »Leichter irgendwie ...«

T: »Genau! Sie nehmen das Gelaber nicht mehr ernst. Und darum geht es uns auch. Die Stimmen im Kopf sind wie ein Radioprogramm: Auch wenn das Radio an ist, müssen Sie nicht zwangsläufig zuhören, wenn Sie nicht wollen! Und wie fühlt sich das innerlich an, wenn sich jemand so für Sie einsetzt?«

P: »Da wurde mir ganz warm. Das kenne ich nicht. Das gab es nie. Ich hätte mich auch nie getraut, so mit meinen Eltern zu reden.«

(Es kommt häufig vor, dass Menschen spontan die Brücke zwischen den inneren Antreibern und dem Verhalten früherer Bezugspersonen schlagen. Aber das ist an dieser Stelle eher ein Nebeneffekt, denn hier geht es um die Entmachtung des Antreibers.)

T: »Meine Sätze sind also hilfreicher als die vom Antreiber?«

P: »Im Grunde schon.«

T: »Möchten Sie sich mir vielleicht anschließen?«

P: »Eigentlich schon.«

T: »Was heißt ›eigentlich‹?«

P: »Ich traue mich nicht ...«

T: »Es hat Ihnen bisher ja auch keiner dabei geholfen. Wollen Sie es jetzt lernen?«

P: »Ja, schon ...«

T: »Dann müssen wir das üben. Wenn Sie wollen, fangen wir gleich an.«

P: »Oh Gott! Muss das sein?«

(Jetzt müssen Therapeut und Patientin gemeinsam entscheiden, ob für diese Stunde genug gearbeitet wurde und die Veränderungsarbeit möglichst rasch in der nächsten Stunde fortgesetzt wird oder ob es sich um ein Vermeidungsverhalten handelt und es besser ist, in dieser Stunde die ersten Schritte zur Veränderung anzugehen.)

T: »Ich denke, wir können zumindest versuchen, heute noch die ersten Schritte in die neue Richtung zu machen. Versuchen Sie doch mal mit Ihren Worten etwas von dem zu wiederholen, was ich vorhin gesagt habe.«

Die Patientin geht in die aktive Rolle

Für die weitere Arbeit orientiert sich die Patientin an unserem Modell und setzt sich selbst im Erwachsenenmodus mit ihren Worten für die Bedürfnisse der Kindseite ein. Anfangs soufflieren wir noch, aber geben mehr und mehr das Zepter ab. Diese Zwei-Stühle-Dialoge trainieren in den Therapiesitzungen genau die inneren Dialoge, welche die Betroffenen im Alltag in den Aktivierungssituationen im Sinne von Selbstgesprächen bzw. Selbstinstruktionen (Meichenbaum 1979) zur Selbstberuhigung und Selbststeuerung brauchen. Daher ist es gut, diese als Audio-Memo aufzunehmen. Das kann dann zu Hause weiter mit dem inneren Dialogblatt aus Kapitel 4.6.3 geübt werden. Das Ziel der Übung ist eine Durchdringung der emotional gesteuerten Erlebensebene (System 1) von der rational-kognitiven Seite (System 2) her. Daher hat der Erwachsenenmodus das »letzte Wort«. Wenn man zuletzt nach dem emotionalen Erleben fragt, besteht die Gefahr, dass wieder der alte, emotional orientierte Attraktor aktiviert und verstärkt wird und die Ansätze des neuen Attraktors nicht mehr gesehen werden.

Effekt skalieren

Zur Verdeutlichung des Effektes wird am Schluss skaliert, wie glaubwürdig die Position des Erwachsenenmodus auf einer Skala von 0 bis 100 erlebt wird.

Von Therapeutinnen und Therapeuten, die eher non-direktiv arbeiten, wird das aktive Vorgehen in der Schematherapie oft als suggestiv oder gar manipulativ erlebt. Tatsächlich wirkt es von außen betrachtet deutlich anders, als wenn man selbst (z.B. im Training oder gar in der Selbsterfahrung) in der Rolle ist. Letztlich ist es nur wichtig (auch unter Einbeziehung der nonverbalen Reaktionen), darauf zu achten, ob die Betroffenen auf die Vorschläge eingehen. Wie bei der Motivierenden Gesprächsführung (siehe Kap. 5.6) nehmen wir unser aktives Verhalten immer wieder zurück und prüfen, inwieweit die Betroffenen uns folgen und die Vorschläge zwischen den Therapiesitzungen umsetzen.

Letztlich ist das Verhalten der behandelten Menschen im Alltag ein unbestechlicher Prüfstein.

6.5.2 Historisches Rollenspiel

Das historische Rollenspiel setzen Arntz & van Genderen (2022) ein, um ein tieferes Verständnis z. B. für eine Kindheitssituation zu schaffen. Es benutzt Elemente, die wir bereits vorgestellt haben. Daher wollen wir hier nur kurz den Ablauf schildern, um Redundanzen zu vermeiden.

Arntz & van Genderen (2022) empfehlen, für die Übung andere Stühle als die normalen Therapiestühle zu verwenden. Wir denken, wenn wir viel mit geschlossenen Augen arbeiten, können auch die normalen Stühle verwendet werden, wenn entsprechend klar benannt wird, in welcher Rolle wir jeweils sind. Die Betroffenen beschreiben auf ihrem Stuhl zunächst die Szene so genau, dass wir ein lebendiges Bild des Verhaltens der anderen Person haben. Wir empfehlen, dazu die Augen zu schließen. Ist die Szene klar, wird sie mit verteilten Rollen nachgespielt.

Phase 1: Wir gehen entsprechend der zuvor gegebenen Beschreibung in die Rolle der anderen Person und spielen die Szene nach. Wir sprechen dabei in der Gegenwartsform (mit offenen oder geschlossenen Augen). Die Betroffenen agieren als Kind, wir setzen uns auf einen Stuhl gegenüber und übernehmen die Rolle der anderen Person entsprechend der zuvor gegebenen Beschreibung. Am Ende der Sequenz setzen wir uns neben die Betroffenen und fragen (mit geschlossenen Augen) nach deren Gefühl, Gedanken, Verhaltensimpulsen und Bedürfnissen, die ggf. in die Fallkonzeption einsortiert werden. Insbesondere Bewertersätze (Stimmen im Kopf) können so sehr gut erkannt werden. Dazu siezen wir die Person wieder. Falls diese zu stark aktiviert ist, um im Sitzen in den dazu notwendigen Erwachsenenmodus zu wechseln, können wir dazu auch aufstehen (siehe Kap. 5.3).

Phase 2: Wir tauschen die Rollen. Die Betroffenen schlüpfen in die Rolle der anderen Person (und setzen sich auch auf den anderen Stuhl), wir gehen in die Rolle des Kindes (und auf dessen Stuhl). Dann spielen wir die Szene noch einmal durch. Am Ende der Sequenz setzen wir uns neben die Betroffenen und fragen (mit geschlossenen Augen) nach deren Gefühl, Gedanken, Impulsen und Bedürfnissen. Häufig entsteht jetzt deutlich mehr Verständnis für die Situation der Eltern (z. B. dass sie das Kind schon auf ihre Weise liebten, aber selbst überfordert waren). Das relativiert die Sätze der inneren Bewerter aus Phase 1, z. B.: *»Es lag nicht an mir, sondern meine Mutter war generell überfordert.«*

Phase 3: Vorher können beide aufstehen und aus der Beobachterrolle (ggf. unter Einsatz der Extensions-/Substitutionstechnik oder mithilfe von uns) ein funktionales Verhalten des Kindes entwerfen. Dann setzen sich beide zurück auf die Ausgangsstühle und spielen die Szene ein drittes Mal nach. Dabei können die Betroffenen jetzt versuchen (im Sinne eines übenden Rollenspiels), ohne den Einfluss der Bewertersätze selbstbewusster aufzutreten und z. B. die Aufmerksamkeit der Mutter stärker einzufordern statt sich zurückzuziehen.

Am Schluss dieses Rollenspiels können (wie immer) Audiomemos aufgenommen, Merksätze formuliert und Übungen für die Zeit bis zur nächsten Sitzung vereinbart werden.

6.5.3 Rollenspiele mit Realsituationen

Die Dialogarbeit mit Stühlen (besonders die Zwei-Stühle-Dialoge) führt bereits relativ dicht an Rollenspiele mit Alltagssituationen heran. Bei den Rollenspielen wird aber nicht ein innerer Konflikt dargestellt, sondern eine reale Situation mit anderen Personen nachgestellt, um die Konfliktfähigkeit im Erwachsenenmodus zu verbessern. Alltagskonflikte entstehen in der Regel durch ein ungünstiges Aufeinandertreffen von Moduskonstellationen zwischen zwei Interaktionspartnern, die in automatisierten Abläufen gegenseitig ihre »Knöpfe« drücken (siehe Kap. 8.3.3), d. h. ihre Schemata gegenseitig auslösen. Rollenspiele trainieren das Interaktions- und Kommunikationsverhalten so, dass der Erwachsenenmodus die Kontrolle über die Situation behält. Ansonsten »zerren« die Betroffenen ihre Vergangenheitskonflikte immer wieder in die Gegenwart.

Defizite auf der Werkzeugebene erkennen. Viele Menschen konnten keine gute Kommunikations- und Konfliktfähigkeit erlernen bzw. hatten keine guten Modelle (entweder zu vermeidend oder zu aggressiv). Rollenspiele zeigen auf, wo konkrete Fähigkeiten bzw. Werkzeuge fehlen, ob Erwartungen realistisch sind, wie Bedürfnisse verbalisiert und wo kommunikationstechnisch Fehler gemacht werden. In den Rollenspielen wird in einem geschützten Raum spielerisch (und, wenn die gemeinsame Anfangshürde überwunden ist, auch mit einigem Spaß) neues Verhalten ausprobiert und eingeübt. So wurden z. B. mit einer Patientin Ausdrucke ihrer E-Mail-Kontakte mit dem Vorgesetzten in den Stunden durchgesprochen und genau ausgewogene Formulierungen erarbeitet und eingeübt.

Nicht »drüber reden«, sondern tun! Als Daumenregel gilt daher, gerade in **der zweiten Hälfte der Therapie** nicht ins »Plaudern« oder »über Probleme reden« zu verfallen, sondern so oft wie möglich, idealerweise in (fast) jeder Stunde, die aufgetretenen Probleme in Stühle-Dialogen oder Rollenspielen zu bearbeiten.

> Auch wir bewegen uns gerne in vertrauten Ordnungszuständen und scheuen verunsichernde Fluktuationssituationen. Wir sollten aber »kein Wasser predigen und Wein trinken«. Oder haben Sie es schon einmal bereut, vom »drüber reden« in eine Übung gewechselt zu haben?

Entscheidungen treffen. Wenn sich die Person in einer Situation nicht entscheiden kann, wird ihr für beide Optionen ein Stuhl angeboten (Pro-und-Kontra-Stuhl). Wir setzen uns jeweils neben den Stuhl, schließen beide die Augen und fragen: *»Lasse ein Bild entstehen, wie es dir geht, wenn du jetzt kündigst … Was ist dein Gefühl hier auf diesem Stuhl? … Was entlastet dich? … Was sind deine Ängste, Wünsche, Erwartungen?«* Dieses nicht nur kognitive, sondern umfassendere Vier-Felder-Schema auf Stühlen kann ergänzt werden durch eine Zeitprojektion (siehe Abschn. 6.2.10): *»Die Zeit geht weiter. Wir sind im nächsten Jahr … Was wirst du vielleicht vermissen? … Wie sieht dein Leben dann aus?«* Dann wird gewechselt und wir machen das gleiche auf dem anderen Stuhl. Wir fragen aus der **imaginativen Position** heraus, z. B.: *»Wenn du alles, was du jetzt über deinen Job* (oder die Partnerperson) *weist und du heute den Arbeitsvertrag* (oder dein Ja-Wort) *neu unterschreiben müsstest, unterschreibst du?«* Oder etwas anders: *»Wie fühlst du dich, wenn du dir vorstellst, für den Rest deines (Arbeits-)Lebens diese Arbeit weiterzumachen?* (bzw. in dieser Beziehung zu bleiben) … *Wie fühlt sich das in deinem Körper an?«* Umgekehrt können wir eine mit ihrer Beziehung unzufriedene Person fragen: *»Okay, Sie sind unzufrieden. Machen Sie bitte die Augen zu und gehen Sie die Bilder aller Menschen durch, die Sie kennen. Mit wem konkret möchten Sie lieber zusammen sein (Name, Telefonnummer, E-Mail-Adresse …)?«* Probieren Sie diese Übung gerne einmal selbst aus! Die Lösung wird eher auf einer Gefühls- bzw. intuitiven Ebene (Gigerenzer 2007) gesucht als auf einer kognitiven. Auf der Gedankenebene ist alles »denkbar«. Aufschlussreicher ist die vorgefühlte Auswirkung auf die emotionale Ebene.

6.5.4 Imaginative Rollenspiele zum konstruktiven Umgang mit Ärger

Ärger mobilisieren. In gewissem Umfang mobilisieren wir Ärger bei internalisierenden Menschen ja strategisch immer nach dem Perspektivwechsel, um die konstruktive Ärgerkraft (Greenberg et al. 2003) als Ressource zur funktionalen Selbstbehauptung nutzen zu können. Bei stark gehemmten Menschen können wir das imaginativ verstärken, indem wir auch kleine Zeichen von Ärger gezielt verstärken (amplifizieren). Dabei hilft besonders der Blick auf unbewusst eingesetzte Gesten (siehe Kap. 5.4.2). Wir markieren und validieren diese und laden dazu ein, sie zu verstärken: *»Sehen Sie, was Ihre Hand macht? … Ja, genau, da regt sich eine Aktivierung! Das ist gut! Lassen Sie uns mit der einmal arbeiten!«* Dann setzen wir uns neben die Person, schließen beide die Augen und verstärken die Bewegung. Wenn es der Person lieber ist, geht das auch mit offenen Augen. Nicht selten schwächt es die inneren Bewerter aber etwas ab, wenn wir die Augen schließen.

Das Kraftgefühl spüren. Wenn die Bewegung intensiver gemacht wurde, fragen wir nach dem Gefühl im Körper JETZT: *»Du machst das prima! Wie fühlt sich das jetzt im Moment in deinem Körper an, wenn du das so machst? Was spürst du in der Brust, was im Bauch? … Genau, die Brust wird weiter, weil du in deine Kraft kommst … Und im Bauch spürst du eine Energie, eine Kraft, die sich ausdehnen kann und will! … Super!«* Dann wird das Gefühl imaginativ unterstützt und ausgebaut: *»Und jetzt stelle dir vor, du bist drei Meter groß, hast ganz viel Kraft und kannst alles machen, was du willst ... Wen hast du jetzt vor Augen? ... Was willst du dieser Person sagen oder mit der machen? ... Es ist alles erlaubt, kein Mensch sieht uns ... Lege los, es ist nur eine Imagination, wir sind ganz frei ...!«* Das geht deutlich leichter, wenn beide dabei **aufstehen** und das Gegenüber auf dem leeren Stuhl gegenüber visualisieren. Am Schluss fragen wir: *»Wie fühlt sich das jetzt in deinem Körper an, so viel Kraft zu haben? ... Ja, du kannst dich so kräftig fühlen. Dein Gehirn kann das!«* Selbstverständlich werden auftauchende Bewerter markiert, validiert und heraussortiert.

Die Ärgerkraft konstruktiv einsetzen. Im letzten Schritt wird im Stehen über den Stühlen (jetzt mit offenen Augen) nach einer realistischen Lösung für die Ausgangsszene in der Sitzung gesucht. Dabei wird die Person im Erwachsenenmodus wieder gesiezt: *»Sehr gut! Wir sind ganz prima in Kontakt mit Ihrer* Ärgerkraft *gekommen. Die ist sehr wichtig, denn die brauchen Sie, um sich behaupten und durchsetzen zu können. Können Sie hier oben ihre beiden ›Beine‹ spüren? Ihre verletzbare, aber auch Ihre kraftvolle Seite? Jetzt versuchen wir mal, auch Ihre Kraft so einzusetzen, dass es funktioniert. Was wollen Sie der Person da unten in der Realität sagen?«* Dann gehen wir die Schritte aus Abschnitt 6.4.4 weiter durch.

Stopp-Übung. Eine besondere Variante von Rollenspielen stellt diese **Übung** dar, die bei Traumatisierten das **Setzen von Grenzen** übt. Auch hier mobilisieren wir gezielt die Kraft des konstruktiven Ärgers. Die Übung kann im Stehen oder Sitzen durchgeführt werden. Dazu ist ein Stuhl mit Rollen sehr nützlich, auf dem wir uns auf die Betroffenen zubewegen können. Wir nähern uns langsam in einer bedrohlich wirkenden Gestik und die Betroffenen haben den Auftrag, laut und deutlich »Stopp!« zu rufen, sodass wir auf einer vegetativ-emotionalen Ebene angesprochen werden (auf Deutsch: eine Gänsehaut bekommen).

Nicht gleich stoppen! Um das alte Schema der Grenzüberschreitung zu aktivieren, halten wir auch nicht an, wenn die Betroffenen nur leise »Stopp« sagen, sondern bewegen uns weiter auf die Person zu. Dies führt zu einer stärkeren emotionalen Aktivierung und sie werden (im Sinne des alten, dysfunktionalen Verhaltensmusters) noch leiser, ambivalent oder mit piepsiger Stimme »Stopp« sagen. Bei vielen setzt eine körperliche Ausweich- bzw. Unterwerfungsbewegung ein, anstatt angemessen aggressiv auf den grenzüberschreitenden »Gegner« zu reagieren. Wir spiegeln das Verhalten wohlwollend, aber kritisch und erarbeiten Optimierungsmöglichkeiten bzw. machen sie vor. Manchmal muss zunächst das laute »Stopp«-Sagen isoliert geübt werden. Die Übung wird dann unter unserer Moderation zehn- bis zwanzigmal wiederholt, bis die Person in Kontakt mit ihrer gesunden Selbstbehauptungskraft kommt und diese als positiv und Ich-synton erlebt. Typischerweise ändert sich dann auch die **Körperhaltung**. Am Ende soll die Person so laut »Stopp« sagen können, dass wir einen gewissen Schreck fühlen. Dann hat sie ihre gesunde Abgrenzungsfunktion wiedergewonnen.

Viele erleben diese Übung als sehr unterstützend und kräftigend. In gewisser Weise stellt sie die Fortsetzung der in der Imagination begonnenen Schemamodifikation auf einer interaktionellen Ebene im Realraum dar, die den Transfer in Alltagskonflikte deutlich fördert. Zuweilen sind die Betroffenen so stark aktiviert, dass sie z.B. sagen: *»Da habe ich wieder meinen Vater vor mir gesehen!«* Einen Schritt weiter als Rollenspiele geht die Einbeziehung der Partnerperson in die Therapie (siehe Kap. 8.3).

6.5.5 Imaginatives Rollenspiel zum Umgang mit Trauer

»Unabgeschlossene Dinge« abschließen (unfinshed business). Diese Übung kann und soll dabei helfen, Situationen, die wir im realen Leben nicht auflösen bzw. abschließen konnten, abzuschließen. Das kann durchaus auch zur inneren Vorbereitung auf ein reales Gespräch dienen. Manchmal muss auch die Tragik einer Situation anerkannt werden, wenn z.B. die inneren Antreiber einer Patientin Schuldgefühle wegen einer Abtreibung machen. In manchen Situationen gibt es keine »guten Lösungen«; manches kann nicht geheilt bzw. integriert werden, sondern ist in seiner Tragik zu akzeptieren. Die folgende Übung zur Trauerbearbeitung stellt eine Verbindung von imaginativem Arbeiten und dem Wechseln zwischen Stühlen dar, um verschiedene Positionen im Raum zu verorten und die innere Differenzierung zu fördern.

Allen eigenen Gefühlen Worte geben. Wir beginnen auf der Seite der behandelten Person. Wir sitzen daneben, gegenüber steht ein leerer Stuhl für eine andere (auch verstorbene) Person, aber auch für eine abstrakte Instanz wie das Schicksal, eine Naturkatastrophe, ein Unfall, eine Krankheit oder – wie eben erwähnt – für ein abgetriebenes Kind. Wir arbeiten während der gesamten Übung mit geschlossenen Augen. Um die Intensität zu erhöhen, bauen wir eine imaginative Vorstellung der anderen Person auf. Eventuell kann auch eine bildliche Vorstellung einer abstrakten Instanz aufgebaut werden. Das hängt von der Vorstellungskraft der Betroffenen ab und das können wir zusammen mit dieser entscheiden.

ÜBUNG

Wir beschreiben als Beispiel den Gesprächsverlauf zwischen einem Elternteil (in diesem Fall dem Vater) und der Tochter, die sich mit 20 Jahren suizidierte.

Aufbau einer Vorstellung der anderen Person (Augen geschlossen). *»Können Sie sich bitte vorstellen, Sie stünden an einer schmalen Brücke, die auf die andere Seite führt, und Ihre Tochter käme Ihnen aus einem hellen Nebel langsam entgegen. Können Sie sie sehen? Was hat sie an? Sie sitzt Ihnen jetzt gegenüber und kann Sie hören. Was spüren Sie jetzt, bis in Ihren* Körper?« (Wir siezen die Behandelten hier, weil wir mit der Person im Erwachsenenmodus sprechen und nicht mit inneren Aktivierungen arbeiten.)

Aussprechen aller Gefühle: *»Sie dürfen ihr alles sagen. Sie kann das ertragen. Sie ist auf der anderen Seite und hört uns zu. Jetzt darf alles raus ... Was möchten Sie ihr noch sagen? ... Sagen Sie es ihr direkt, sie hört Sie!«* Wir validieren und ermuntern, weiterzumachen: *»Ist da noch etwas, was Sie loswerden möchten? Sie dürfen alles sagen!«* Wenn wir das Gefühl haben, dass die Anspannung bzw. der Schmerz nachlassen, wechseln beide auf die andere Seite.
Reaktion der anderen Seite spüren. *»Jetzt sind wir auf der anderen Seite. Lassen Sie sich einen Moment Zeit, in der Rolle Ihrer Tochter anzukommen.«* (Wir duzen die Tochter, weil es sich um eine imaginäre Person handelt. Auch das Schicksal würden wir duzen). *»Danke, dass du gekommen bist. Du hast gehört, was dein Vater* (bzw. die andere Person) *gesagt hat und wie sie sich fühlt? ... Was macht das für ein Gefühl in dir bis in deinen Körper hinein? ... Was möchtest du jetzt aus diesem Gefühl heraus sagen? ... Was wünschst du dir für deinen Vater* (bzw. die andere Person)*? ... Sage es ihm, er kann dich hören!«*
Interessanterweise kommen an dieser Stelle eigentlich immer versöhnliche Aussagen, die der trauernden Person wünschen, dass es ihr gut gehen und sie bitte Verständnis für das gezeigte Verhalten aufbringen möge. Wir vermuten, dass das unserem bindungsorientierten Harmoniebedürfnis entspringt, das wieder in den Vordergrund tritt, wenn den zunächst dominierenden ärgerlichen (selbstbehauptungsorientierten) Gefühlen ausreichend Raum gegeben wurde. Laut Grawe (2004) sinken ausgedrückte Bedürfnisse in der Motivhierarchie ab.
Verändertes Gefühl auf der Ausgangsseite erfragen. Dazu setzen wir uns beide wieder auf den Ausgangsstuhl zurück: *»Sie haben gehört, was Ihre Tochter gesagt hat und was Sie sich für Sie wünscht. Was macht das jetzt für ein Gefühl in Ihnen? ... Was möchten Sie Ihrer Tochter jetzt noch sagen? ... Was wünschen Sie sich jetzt noch von ihrer Tochter? ... Was wünschen Sie Ihrer Tochter?«* Auch hier können wir vorsichtig eigene Assoziationen oder Gefühle einbringen: *»Ich kann mir vorstellen, dass da auch eine Enttäuschung oder sogar Ärger ist, dass Ihre Tochter Ihnen nicht einmal einen Abschiedsbrief hinterlassen hat und einfach so weggegangen ist ...«* Das kann die Tür zu sozial weniger akzeptierten Gefühlen öffnen. Dann wechseln wir noch einmal auf die andere Seite.
Weitere Reaktion der anderen Seite erfragen. *»Du hast gehört, dass dein Vater auch sehr enttäuscht und verletzt war, dass du einfach so gegangen bist. Was macht das jetzt für ein Gefühl in dir? ... Kannst du ihn verstehen? ... Was möchtest du ihm sagen? ... Möchtest du dich bei ihm entschuldigen? ... Kannst du ihm verzeihen?«* Wir sollten uns an dieser Stelle nicht scheuen, emotional aufgeladene Worte wie »entschuldigen« oder »verzeihen« zu benutzen, um den Prozess zu intensivieren. Diese Handlungen spielen in unserem interpersonalen Wertesystem eine bedeutende, sozial heilende Rolle. Falls eine von Ärger gefärbte Verstrickung mit der anderen Person bestand, kann eine sol-

che entschuldigende bzw. verzeihende Geste helfen, die Verkettung zwischen den beiden Personen aufzulösen. Wir können nichts ungeschehen machen, aber das Haften an vergangenen Ereignissen kann zur Verbitterung beitragen (siehe auch Kap. 7.7.2). Gegebenenfalls müssen wir zwischen den beiden Stühlen einige Male hin- und herwechseln. Wir enden auf dem Ausgangsstuhl unserer behandelten Person.

Abschluss der Übung. *»Wir haben nun beide Seiten gehört. Was ist Ihr Gefühl bis in den Körper hinein jetzt? ... Spüren Sie einen Unterschied zum Anfang der Übung? ... Möchten Sie Ihrer Tochter zum Abschluss noch etwas sagen oder wünschen?«* Gegebenenfalls kann durch eine **symbolische Handlung** wie z. B. das Schreiben eines Abschiedsbriefes, der dann verbrannt oder als Schiffchen oder Papierflieger losgelassen wird, die Übung abgerundet werden.

Auf unserem YouTube-Channel finden Sie ein Demonstrationsrollenspiel zu dieser Technik: www.youtube.com/watch?v=BIJf7a4eZ_E&t=7s.

Lasten zurückgeben. Umgekehrt können Verstorbenen oder aus anderen Gründen unerreichbaren Menschen »Lasten« zurückgegeben werden, die sie früher den behandelten Personen aufgebürdet haben und die in den inneren Antreibern oder Bestrafern weiterwirkten (Schwartz & Sweezy 2022). Die Betroffenen sagen dann zu der entsprechenden Person auf dem anderen Stuhl: *»Ich gebe dir deine unerbittlichen Ansprüche zurück. Es war dein Anspruch, perfekt zu sein, und weil ich dich als Kind liebte und bewunderte, wollte ich es dir recht machen und habe das übernommen. Aber ich brauche und will das nicht mehr. Hier hast du sie zurück!«* Dann kann ein **symbolisches Päckchen** (z. B. mit alten Zeugnissen) überreicht (und ggf. verbrannt) werden. Gleiches gilt für Schuld- oder Minderwertigkeitsgefühle: *»Ihr habt mir immer vermittelt, ich sein kein guter Mensch. Das war euer Bild. Ihr habt euren Frust an mir abgelassen. Ich war euer Mülleimer. Aber inzwischen kenne ich viele Menschen, die mich schätzen. Hier habt ihr euren Müll zurück!«* Ist mehr emotionale Beteiligung erwünscht, kann auch ein (festes) Kissen, begleitet von Beschimpfungen, mehrfach auf den Stuhl geworfen werden (siehe Kap. 5.4.2 bzw. Video »Spezielle Techniken«, www.schematherapie-frankfurt.de/index.php/materialien/videos/trainingsvideos). Hält jemand partout an der Verstrickung fest (z. B. im Sinne einer pathologischen Trauer oder einer sog. Verbitterungsstörung; Linden et al. 2004), wird geprüft, ob dies nicht auch einen Vermeidungscharakter hat.

6.5.6 Umgang mit emotionaler Vermeidung – Arbeit im Resonanzraum

Wenn Menschen auch in der mittleren Therapiephase immer wieder in den Sog ihrer Schemaaktivierungen geraten, liegt das meist daran, dass wesentliche, aber sehr unangenehme Gefühle immer noch vermieden werden (experiential avoidance; Hayes et al. 2012). Das Zulassen schwieriger Emotionen gilt aber als wichtiger allgemeiner Faktor zur Linderung psychischer Symptome (Barlow et al. 2004). Für einen nachhaltigen Therapieerfolg gilt es also, diese Stolpersteine zu bearbeiten. Aber nicht mit dem Ziel, sie »wegzutherapieren«, sondern sie als einen Teil des Selbst zu akzeptieren. In einem fortgeschritteneren Stadium der Therapie brauchen die Behandelten dazu nicht noch einmal auf den Kind-Stuhl zu wechseln. Nissen & Sturm (2018) schlagen in ihrem Konzept der »Arbeit im emotionalen Resonanzraum« vor, besser die Vermeidungsreaktionen, in denen sich die Selbstschutzmodi versteckten, konsequent zu markieren und zu unterbinden. Wir stellen hier eine modifizierte Form vor, die zu den von uns formulierten Therapieprozessen besser passt.

In die belastende Situation hineingehen. Wir lassen uns die schemaaktivierende Situation möglichst plastisch beschreiben (siehe Abschn. 6.1.2). Dabei sitzen wir uns zunächst gegenüber. Über das Öffnen oder Schließen der Augen können wir die Aktivierung moderieren.

Ausweichbewegungen markieren. Bei diesem Vorgehen wird das inhaltliche Abschweifen freundlich, aber bestimmt thematisiert. Statt in der »Man«-Form wird die Person wiederholt angehalten, in der »Ich«-Form zu sprechen. Das Ausweichen des Blicks wird angesprochen und die Person gebeten, uns in die Augen zu schauen. Das müssen wir natürlich selbst tolerieren können! Die Sitzhaltung ist offen, also die Beine nebeneinander und die Hände auf den Oberschenkeln. Motorische Abreaktionen (wie z. B. die Finger reiben) werden ebenfalls markiert und die Person aufgefordert, zu beobachten, was passiert, wenn sie diese unterlässt. Dies alles führt zu einem starken Anstieg der emotionalen Anspannung im Sinne einer emotionalen Exposition.

Emotionale Exposition. Dadurch brechen die vorher vermiedenen Gefühle durch (oft ist es eine Form von abgrundtiefer Angst, Ohnmacht und Hilflosigkeit bis hin zur Todesangst). Nach dem Aussprechen werden die Gefühle von uns paraphrasiert und dadurch im Sprachraum gehalten: *»Ja, da kommt große Panik hoch. Kannst du diese Panik spüren, wie sie da ist, wie sich das im Körper anfühlt, wie die Gedanken rasen? … Bleib bei dieser Panik. Sie ist nur ein Gefühl! Das kommt von dem Alarmsystem in deinem* Körper.« Wir setzen uns nun in die unterstützende Position neben die Person (siehe Kap. 5.2.3).

Als Beobachtende im Gefühl bleiben (Reaktionsmanagement). Dann wird der erwachsene Beobachter dazu geholt und gezielt angesprochen: *»Können Sie dieses panische Kind in sich sehen, wie es ganz aufgewühlt und ganz verwirrt ist? … Bleiben Sie in der Beobachterrolle und schauen Sie dem Kind in die Augen. Was fühlen Sie für dieses Kind? Können Sie dieses panische Kind annehmen?«* Diese simultane Co-Existenz von belastendem Gefühl UND wohlwollend-beobachtendem Erwachsenenmodus scheint ein zentraler Wirkfaktor zu sein, aus dem Erleben der erinnerten Gegenwart (Edelman 1995) auszusteigen und zu sehen, das »nichts passiert«, wenn die Gefühle kommen. Dies bringt die Person sozusagen forciert in das Erleben einer Vipassana-Meditation, in der wir (als Hilfs-Ich) stabilisieren, damit sie erleben kann, dass die Gefühle kommen und gehen, auch wenn wir gar nichts tun – außer dieses »Gefühlskino« achtsam zu beobachten: *»Merken Sie, wie Sie ausweichen möchten – wegschauen, in Gedanken abschweifen, etwas tun, sich ablenken? Nehmen Sie diesen Impuls wahr und lassen Sie ihn los. Schauen Sie einfach nur weiter hin.«*

Anspannung skalieren und modulieren. Um ein verdecktes Vermeiden (distanzierter Selbstschutzmodus) oder gar eine Dissoziation zu verhindern, skalieren wir die Anspannung mit den in Abschnitt 6.1.6 eingeführten SUD-Werten, z.B. auf einer Skala von 0 bis 10. Wenn die Anspannung zu hoch wird, wechseln wir in eine Fokussierung auf die Wahrnehmung der Atmung. Gegebenenfalls verlangsamen wir die Atmung durch Mitzählen beim verlängerten Ausatmen (siehe Stabilisierungstechniken in Kap. 5.4.5). Wenn die Anspannung wieder abgefallen ist, z. B. auf Werte um 5 bis 6, dann lassen wir das Bild wieder intensiver werden. So gehen wir ein paarmal hin und her, damit die Person erlebt, dass die Anspannung kommt und geht und von uns beeinflusst werden kann. Das erzeugt ein gewisses Gefühl der Sicherheit im Erwachsenenmodus und schwächt den Impuls, in vermeidende Bewältigungsmodi zu gehen, um sich sicher zu fühlen.

In die Trauer kommen. Nach einem Moment innerer Aufruhr weicht diese dann häufig einer Trauer. Es geht darum, die Menschen in der Tiefe dieses Erlebens zu begleiten und es zu akzeptieren, anstatt dem Impuls zu folgen, das Gefühl »wegzumachen«. Aus buddhistischer Sicht ist der Wunsch nach einem schmerzfreien Leben auch ein »Begehren«, das es loszulassen gilt, den es erzeugt nur mehr Schmerz, evtl. auf anderen Ebenen.

> Trauer ist das Verbrennen des Begehrens im Schmerz.

Verbale Unterstützung geben. Wir können diesen Integrationsprozess z.B. mit den Worten begleiten: *»Genau: Diese riesige Angst und Verzweiflung waren die ganze Zeit in Ihnen und das ist kaum auszuhalten. Daher haben Sie auch immer wieder getrunken* (oder andere Bewältigungsmodi eingesetzt). *Aber jetzt können wir diese Gefühle gemeinsam zulassen. Sie sterben nicht, auch wenn sich das so anfühlt. Das ist die alte Todesangst des völlig hilflosen Kindes. Die war im Hintergrund immer da, auch wenn Sie sie durch das Wegdrücken nicht immer gefühlt haben.«* Wenn Menschen an dieser Stelle sehr bedrückt sind, können wir im Sinne der begrenzten elterlichen Fürsorge ermutigend sagen: *»Wir gehen da zusammen durch. Der Schmerz ist da, aber da ist auch das Leben. Ich lasse Sie damit nicht allein!«* Die Betonung des »wir« borgt etwas Kraft.

Innere Perspektivwechsel. In dieser Arbeit wechselt die Person innerlich die Perspektive, nicht mehr durch einen Wechsel zwischen den Stühlen: *»Sie haben jetzt diese Angst gefühlt und sind dabeigeblieben. Das war großartig. Und Sie haben gesehen, dass es sich zwar furchtbar anfühlt, aber dass nichts passiert ist. Jetzt bitte ich Sie, mit den*

Augen der Erwachsenen auf diese Gefühle zu schauen. Können Sie diese Gefühle in sich annehmen? Wir wissen ja aus unserer früheren Arbeit, wo sie herkommen. Können Sie ›Ja‹ dazu sagen, dass es diese Gefühle immer noch in Ihnen gibt? ... Können Sie den Kindmodus in sich, der diese Gefühle hat, liebhaben? ... Können Sie das diesem Teil sagen? ... Sagen Sie das bitte jetzt dem verletzbaren Teil in Ihnen ... Was möchten Sie jetzt noch für diesen Teil in sich tun?« (siehe auch Schritt 10 in Abschn. 6.3.4)

Mit Erfahrungen Befürchtungen entmachten. Solche **emotionalen Expositionen** ermöglichen, den Spontanverlauf der Gefühle zu erleben und so zu spüren, dass sich die Befürchtungen (zu sterben oder die Gefühle nicht aushalten zu können) nicht einstellen, sondern dass diese Gefühle auch ohne die alten Bewältigungsstrategien wieder weggehen. Das gibt mehr innere Gelassenheit. Die induzierten, modifizierenden Gedankenbewegungen versuchen, das Denken wieder bewusst aus der emotionalen und damit selbstzentrierten Perspektive in eine überpersönliche, mitfühlende Beobachterperspektive zu lenken.

> Wir sollten **Befürchtungen** von **Beobachtungen** trennen. Dann können wir Befürchtungen (d. h. Bewerter bzw. Kritiker) durch Beobachtungen entmachten.

Die Gefühle kommen wieder. Wir müssen darauf vorbereiten, dass diese Gefühle wiederkommen werden, und auffordern, dann immer wieder entsprechend dem buddhistischen Lehrsatz zu reagieren: *»Kommt die Angst im Sitzen, wehre ich sie im Sitzen ab, kommt sie im Liegen, wehre ich sie im Liegen ab, kommt sie im Stehen, wehre ich sie im Stehen ab.«* Die inneren Antworten können als Audiodatei aufgenommen oder in ein Dialogblatt eingetragen werden (siehe Kap. 4.6.3).

FALLBEISPIEL

Eine Patientin mit schweren Panikanfällen konnte in der Imagination erkennen, dass das Panikgefühl mit Situationen verbunden ist, in denen sie als kleines Kind abends von den Eltern alleine zu Hause zurückgelassen wurde. Daraufhin konnte sie erkennen, dass auch heute noch in alltäglichen Verabschiedungssituationen (z. B. nach einem Kinobesuch mit ihren Freundinnen) ganz unerwartet ein tiefer Schmerz und ein Anflug von Panik in ihr hochsteigen. Bisher reagierte sie dann entweder anklammernd, indem sie sich von einer Freundin nach Hause begleiten ließ (unterordnend-anklammernde Bewältigung), oder mit einem sarkastischen Selbstschutzmodus mit selbstentwertender Tendenz (»da kommt mal wieder die Heulsuse durch, für die muss ich immer ein Päckchen Tempos extra mitnehmen«). Zuletzt begann sie, die Kinobesuche einzustellen und zu Hause zu bleiben (vermeidende Bewältigung). Einfache Selbstinstruktionen versagten, die Patientin kippte immer wieder in die Angst zurück (d. h. die beiden Attraktoren waren nicht miteinander verbunden). Die Patientin hat aber eine (inzwischen erwachsene) Tochter, die sie als Kind immer erfolgreich beruhigen konnte. Sie erhielt nun den Auftrag, den traurigen und ängstliche Kindmodus in sich genauso zu beruhigen, wie sie es bei ihrer Tochter getan hatte. Daraufhin gelang es ihr, die Panikgefühle durch innerliches Zusprechen und Ablenken zu beruhigen. Die Präsenz des Erwachsenenmodus im einfühlsamen inneren Dialog, der ihre verletzbare Seite ernst und »an die Hand« nahm, ermöglichte ihr, den Schmerz nicht zu vermeiden, sondern aufzulösen und im angemessenen Kontext in das Selbstbild zu integrieren.

7 Strategien für schwierige Therapiesituationen

Wir hatten in den einleitenden Kapiteln dargelegt, dass die Schematherapie bzw. eine schematherapeutisch informierte Verhaltenstherapie ein transdiagnostischer und störungsübergreifender Ansatz ist. Entsprechend sind die im vorigen Kapitel beschriebenen Interventionen grundsätzlich für die Behandlung aller interaktionellen Störungsanteile und des Schemahintergrundes ausreichend. Aber natürlich gibt es bestimmte Aspekte zu einigen besonders herausfordernden Interaktionsmustern bzw. Bewältigungsmodi, auf die wir bei der Beschreibung des allgemeinen Vorgehens nicht genügend eingehen konnten. Das möchten wir in diesem Kapitel ergänzen. Dabei werden wir immer wieder auf die entsprechenden Techniken des im vorigen Kapitel Dargestellten verweisen, um Redundanzen gering zu halten, soweit sie uns nicht didaktisch sinnvoll erschienen. Darüber hinaus gibt es auch noch störungsspezifische Aspekte, auf die wir im Rahmen dieses Grundlagenbuches nicht eingehen können. Dazu verweisen wir gerne auf die inzwischen verfügbaren Publikationen, insbesondere die umfassenden Bücher von Reusch & Valente (2015), Stromberg & Zickenheiner (2021), Valente & Reusch (2017) bzw. Zarbock (2008). Wir beginnen mit den internalisierenden Bewältigungsmodi und enden mit den externalisierenden Modi.

7.1 Die Freundlich-Abhängigen

7.1.1 Ablösungsphase und Therapiebeendigung bei abhängigen Menschen

Ausgangspunkt: Die Betroffenen sind freundlich und vordergründig kooperativ, vermeiden aber, in die Autonomie zu gehen.

Die Einleitung der Ablösungsphase beginnt im Grunde schon, wenn wir in regelmäßigen Abständen (z. B. jedes Vierteljahr anlässlich der Quartalsabrechnung) bzw. nach längeren Therapiepausen (z. B. Urlauben) gemeinsam eine Standortbestimmung vornehmen (siehe Tab. 7-1). Die Pausen unterbrechen den »Stundenautomatismus« und

1.	Grundsätzlich die Begrenztheit der Therapie bei Verlängerungsanträgen oder nach Unterbrechungen (z. B. Urlauben) ins Bewusstsein rufen und Therapieziele aktualisieren bzw. präzisieren
2.	Explizite Wertschätzung der bisher erreichten Erfolge durch Vergleiche mit der Situation bei Therapiebeginn (celebration time; McCullough 2000)
3.	Langsamer Übergang von aktiver Nachbeelterung zu mentalisierungsfördernden Fragen (z. B.: *»Welches der alten Bilder aktiviert sich gerade (Frage nach Schemata)?«, »In welchem Modus sind Sie gerade?«, »Was wäre eine erwachsene Reaktion?«, »Was denken Sie, würde ich Ihnen jetzt raten?«)*
4.	Durch die angekündigte Therapiebeendigung ausgelöste Modusaktivierungen bearbeiten (ggf. mit Imaginationen) und induzierte Gefühle validieren
5.	Möglichkeiten zur Selbststabilisierung und beruhigende Selbstverbalisierungen erarbeiten (unterstützt von Audioaufnahmen)
6.	Internalisierung der Therapeutin bzw. des Therapeuten durch Übergangsobjekte fördern (Tagebuch, Sprüche, Objekte, Postkarten)
7.	Reduktion der Sitzungsfrequenz auf 14-tägig; inhaltlich auf Krisenbewältigung und Verhaltensstabilisierung fokussieren; keine neuen Themen aufgreifen
8.	Gegebenenfalls Partnerpersonen einbeziehen und auf Auslösesituationen und Unterstützungsmöglichkeiten hinweisen
9.	Für verbliebene Themen eine begrenzte Anzahl von Sitzungen vereinbaren
10.	Restprobleme akzeptieren helfen; es kann und muss nicht alles verändert werden
11.	Kontaktmöglichkeiten in Krisen anbieten (E-Mail, Telefon, Briefe)
12.	Reduktion auf monatliche Sitzungen; Beschränkung auf Affirmationen; zwei bis drei Reststunden für Krisen aufheben (»Rettungsseil«), dann Beendigung der Therapie

Tab. 7-1: Schritte der Ablösungsphase.

zeigen, inwieweit die Betroffenen konflikthafte Situationen alleine lösen konnten. Unsere Nachfrage: *»Wie haben Sie es geschafft, diese Situation alleine zu bewältigen?«* lenkt das Bewusstsein der Person auf Ressourcen und fördert (verbunden mit einem Lob unsererseits) Selbstwirksamkeit und Regelextraktionen. Darüber hinaus sind alle in Tabelle 7-1 aufgelisteten Interventionen in etwa in der genannten Reihenfolge hilfreich.

> In der Therapie gelten dieselben Gesetze wie in der Pädagogik: Der wahrgenommene Erfolg nährt den Erfolg!

Regelmäßige Standortbestimmung. Möglicherweise betonen die Betroffenen daraufhin, wie sehr sie unsere Hilfe noch brauchen. Dies gibt Anlass zu einer systematischen Zwischenbilanz und der Reformulierung der verbleibenden Therapieziele. Es können auch begrenzte Stundenkontingente zur Bearbeitung bestimmter Themen vereinbart werden. Wie immer streben wir eine möglichst gute Balance zwischen Sicherheitgeben und Fördern-durch-Fordern an. Gegebenenfalls wird mittels einer empathischen Konfrontation (siehe Kap. 5.4.1) nach der Freude über den Wert, der der Therapie beigemessen wird, auf deren Grenzen hingewiesen und noch einmal verdeutlicht, was durch eine Therapie erreicht werden kann und soll. Selbstveränderung bleibt nach der Therapie eine lebenslange Aufgabe (Cicchetti & Rogosch 1997) und man ist auch nach einer Therapie nicht beschwerdefrei ist. Wir alle nehmen unaufgelöste Konflikte mit ins Grab.

Vorbereitung der Ablösungsphase. Im laufenden Therapieprozess leiten wir die Ablösung subtil ein, indem wir zunehmend die Beziehungsbalance vom Pol des aktiv-stützenden Verhaltens (begrenzte elterliche Fürsorge) zum fragend-fordernden Pol der empathischen Konfrontation verschieben (siehe Kap. 5.3).

Kurz gesagt: Wir gehen vom *Sagen* zum *Fragen* über.

Bildlich gesprochen wird die Patientin bzw. der Patient zwar »abgestillt«, aber sie können in Form der Audio-Memos eine Milchflasche als Übergangsobjekt mit nach Hause nehmen. Außerdem haben wir ihnen gezeigt, wie man Milch kocht. Durch die Fragen wird deutlich, wie weit die Mentalisierungs- bzw. Selbstreflexionsprozesse (z. B. die BEATE-Schritte; siehe Kap. 4.6.2) verstanden und verinnerlicht wurden und selbstständig durchgeführt werden können. Bei Defiziten wird punktuell nachgebessert und passives Verhalten in der beschriebenen Weise reflektiert und empathisch konfrontiert (siehe Kap. 5.4.1). Gegebenenfalls kann Bezug auf die Aktivierung alter Verlassenheitsschemata genommen werden, z. B.: *»Was ist Ihr Gefühl, wenn Sie daran denken, dass ich bald nicht mehr in der vertrauten Weise für Sie da sein könnte, woher kennen Sie das? ... Was kann Ihr Erwachsenenmodus für die verlassene Seite tun?«*, oder es können Kurzimaginationen eingesetzt werden (siehe Kap. 6.2.1).

Wir wollen noch einmal daran erinnern, dass wir keine Aussagen wie *»Ich bin solange da, wie Sie mich brauchen«* machen, auch wenn das verführerisch sein mag. Besser ist zu sagen: *»Ich verstehe gut, dass der Kindteil in Ihnen mich am liebsten für immer behalten möchte, und das darf er auch. Aber auf der Ebene unserer beider Erwachsenenmodi muss klar sein, dass Therapie immer eine zeitliche Begrenzung hat und davon lebt, dass Sie Fortschritte machen. Wie groß die Schritte sein können, werden wir gemeinsam besprechen. Das ist der Unterschied zu früher: Sie werden hier nicht vor vollendete Tatsachen gestellt, sondern Sie entscheiden mit. Aber Sie haben auch eine Mitverantwortung, dass es vorangeht.«*

Mit den vertrauten Werkzeugen konsequent eigenständig arbeiten. In Aktivierungssituationen werden Rollenspiele, Imaginationen oder Zwei-Stühle-Dialoge sowie Schema-Modus-Memos und das Zwei-Spalten-Dialogblatt (siehe Kap. 4.6.3) eingesetzt, um die Bewältigungskompetenzen zu stärken und zu üben.

Die Arbeitsblätter sind Übergangsobjekte, die den Übergang aus der Therapie in die Autonomie begleiten und die erhalten bleiben.

Während dieser **Erhaltungsphase** fokussiert die Arbeit auf die Nachbearbeitung von Krisen, möglichst anhand der Tagebuchaufzeichnungen. Eine autonomiefördernde Frage ist z. B.: *»Das war wieder Ihr bekanntes Verlassenheitsmuster. Das kennen wir nun. Und was haben Sie im Erwachsenenmodus gemacht, um da herauszukommen?«* In der Regel können die Betroffenen die Situationen mit den BEATE-Schritten und dem Tagebuch zunehmend strukturiert selbst lösen. Häufig sagen sie: *»Ich habe mich gefragt, was Sie mir in der Situation gesagt hätten, und das habe ich dann auch gemacht.«* In diesem Verhalten zeigt sich die zunehmende Internalisierung unserer Person (Vygotski 2002) bzw. der Aufbau des Lösungsattraktors in den Behandelten. Wir können die Ablösung erleichtern, indem wir in diesem Sinne sagen: *»Auch wenn wir uns nicht mehr sehen, lebe ich in Ihnen als ›gute Stimme in Ihrem Kopf‹ weiter. Ich bin also in gewisser Weise immer bei Ihnen.«*

Auf die zeitliche Begrenzung der Therapie hinweisen. Im Kapitel 4.2 haben wir den zeitlichen Aufbau und den Übergang in der Therapiemitte auf 14-tägige Intervalle beschrieben. Mit der Einleitung der Umstellung auf monatliche Sitzungeen thematisieren wir das Therapieende, damit genug Zeit zur **Ablösung** bleibt und sich die Patientinnen und Patienten weiterhin sicher fühlen und nicht in die Regression gehen, z. B.:

- durch einen inneren, resignativen Rückzug (Schemaerduldung)
- durch eine aggressive, entwertende Reaktion: *»Jetzt, wo ich mich auf Sie eingelassen habe, lassen auch Sie mich hängen! Das ist schlimmer, als wenn ich die Therapie gar nicht angefangen hätte. Jetzt geht es mir schlechter als vorher!«* (Schema-Kompensation bzw. -Inversion; siehe Kap. 3.4.1)
- durch selbstverletzendes oder anderes regressiv-selbstentwertendes Verhalten: *»Ich bin es ja gar nicht wert, dass Sie sich um mich kümmern, ich bin sowieso ein hoffnungsloser Fall!«*
- durch Flucht in eine Klinik (mit oder ohne Suizidversuch)
- indem sie einfach nicht mehr kommen, evtl. nachdem mehrmals Stunden abgesagt wurden (die letzten drei Reaktionen dienen der Vermeidung der Schemaaktivierung)

Die Ablösung aktiv gestalten. Es muss genug Zeit bleiben, um ggf. noch eine Umwandlung in eine LZT bzw. die Verlängerung der LZT beantragen zu können, damit reaktivierte Trennungsverletzungen in einem noch sicheren Rahmen bearbeitet werden können, ohne dass innerlich schon die Stunden gezählt werden, die noch verbleiben. Manche Menschen werden tatsächlich erst dann aktiv, wenn ihnen »das Wasser bis zum Hals steht«. Dann bleibt genug Zeit, um an den trennungsangstbedingten Schemaaktivierungen zu arbeiten. Es ist aus unserer Sicht besser, wenn Menschen sich langsam an die Autonomie adaptieren können, also die Therapie nicht zu forciert beenden, da sie sich ansonsten möglicherweise sehr rasch in eine neue Therapie begeben. Außer bei sehr komplexen Störungsbildern sollten die insgesamt 60 Sitzungen einer (verhaltenstherapeutischen) Langzeittherapie aber dazu ausreichen.

Wir wollen nicht über Emotionen reden, sondern mit Emotionen arbeiten, die JETZT gefühlt werden, und bis zum Ende nicht in einen »Kaffeekränzchenmodus« verfallen.

Unrealistische Wünsche ansprechen (z.B. nach privaten Kontakten): *»Ziel unserer Arbeit ist keine reale, private Beziehung, sondern meine Aufgabe ist, Ihnen zu helfen, gut für sich selbst zu sorgen, was ja tatsächlich schon ganz gut klappt. In diesem Sinne ist eine Therapie auch zeitlich begrenzt, bis Sie das selbst gut genug hinbekommen. Dann lebe ich in Ihnen als Teil des Erwachsenenmodus weiter. Das ist meine Aufgabe, unabhängig von meinen persönlichen Gefühlen. Da liegt die Grenze zwischen Therapie und Alltagsbeziehung. Das gilt für alle Therapien. In der Phase der Therapie, in der wir uns gerade befinden, ist Ihr Wunsch völlig normal, denn wir begegnen uns zunehmend auf Augenhöhe. Sie sind nicht mehr das ängstliche kleine Mädchen, das meinen Schutz und meine Unterstützung braucht, sondern es stellen sich erwachsenere Gefühle und Wünsche ein. Das ist gut und normal, darf aber nicht zu einer realen Verbindung, sondern muss in eine zunehmende Autonomie Ihrerseits und damit auch in eine natürliche Ablösung führen. Dann ist die Therapie optimal gelaufen. Ich kann mir vorstellen, dass das jetzt Ihrer verletzbaren Seite etwas wehtut und Sie sich im Erwachsenenmodus selbst trösten müssen. Die gute Nachricht ist, dass wir für den Verselbstständigungs- und Ablösungsprozess Zeit haben, sodass wir das gemeinsam gestalten können. Sie dürfen dabei auch durchaus ärgerlich auf mich sein. Das ist richtig so und damit werde ich auch umgehen können.«* Arnoud Arntz formuliert das sinngemäß recht konfrontativ so (wobei ihm natürlich zupasskommt, dass in den Studien die Anzahl der Sitzungen tatsächlich fest vorgegeben ist): »Die Therapie ist zeitlich begrenzt. Es liegt also in Ihrer Hand, was wir beide in dieser Zeit erreichen« (Arntz 2011b, S. 178).

Auf unsere eigenen Schemata achten. Beim Einleiten der Ablösungsphase besteht die Gefahr, dass wir infolge unserer eigenen Schemata von emotionaler Vernachlässigung den notwendigen Trennungsschmerz vermeiden wollen und aufgrund unserer Aufopferungsschemata und unerbittlichen Ansprüche (siehe Kap. 5.7) zu lange selbst aktiv bleiben, anstatt uns zurückzunehmen, damit die Patientinnen und Patienten aktiver werden. Wir verhalten uns dann wie überfürsorgliche Eltern, die lieber selbst die Schnürsenkel binden, weil es schneller und leichter geht. Die erwähnten Standortbestimmungen helfen, diesbezüglich wachsam zu bleiben. Wir sollten uns nicht irritiert zeigen, wenn jemand ärgerlich auf die Trennungsankündigung reagiert. Der Ärger auf uns ist zunächst Ausdruck der Selbstbehauptungskraft der Betroffenen. Wenn es gelingt, diese Kraft zur Autonomieentwicklung einzusetzen, kann der Raum frei werden für eine angemessene Trauer über die anstehende Trennung. Und Trauern ist eine wichtige menschliche Fähigkeit, für die am Ende der Therapie ggf. Raum sein sollte.

Krisenkontakte ermöglichen. Den Patientinnen und Patienten wird die Möglichkeit eingeräumt, in Krisen zusätzliche Stunden zu vereinbaren oder auf telefonische Kurzkontakte zurückzugreifen. Das gibt ein Gefühl einer Restkontrolle und hilft, sich auf die Ablösung einzulassen. Oft reichen fünfminütige Telefonate oder kurze E-Mails aus, um die Person wieder an die lösungsorientierten Verhaltensweisen zu erinnern. Dazu sind die Gesprächsziffern außerhalb der Richtlinien-Therapiekontingente eine große Hilfe. In der Studie von Marjon Nadort (Nadort et al. 2009) machten nur zwei von 62 Probanden von dieser Möglichkeit gebraucht. Entsteht in uns der Eindruck, dass ein anklammernder (ROTER) Bewältigungsmodus ausagiert wird, konfrontieren wir das empathisch mit den Stühle-Dialogen für Externalisierende (siehe Kap. 6.4).

Akzeptanz von Restproblemen. Wir dürfen vermitteln, dass es zeitlebens notwendig bleiben wird, sich »an den eigenen Haaren (kognitiv) aus dem (emotionalen) Sumpf zu ziehen«, wie weiland der Baron von Münchhausen. Auch der Verweis auf eine zumutbare Restsymptomatik im Sinne der »Universalität des Leides« (Yalom 1992) hilft uns, überhöhte Ansprüche empathisch konfrontierend zu relativieren. Die Betroffenen erleben meist nach fünf bis acht Sitzungen im Monatsabstand, dass sie die Therapie eigentlich nicht mehr brauchen. Dann ist es Zeit, sich gemeinsam über die erreichten Fortschritte zu freuen und die regelmäßigen Sitzungen zu beenden.

Wann ist eine längere Ablösungsphase notwendig? Bei Menschen mit sehr geringen Ressourcen kann es sinnvoll sein, auch über einen längeren Zeitraum von vielleicht zwei oder gar drei Jahren monatliche Sitzungen durchzuführen, weil sich die Betroffenen dann noch in Therapie fühlen und weiter kleine Fortschritte machen. Hier sind etwas Wohlwollen und Geduld manchmal segensreich. Viele schwer depravierte Menschen hatten keine guten Rollenmodelle und dadurch einen Mangel an sozialen Fertigkeiten. Dann sind ggf. praktische Hilfestellungen im Grenzbereich zur Sozialarbeit gefragt. Young (persönliche Mitteilung) sieht das aber durchaus als therapeutische Aufgabe im Rahmen seines erweiterten Verständnisses von Nachbeelterung an. Jeder von uns muss entscheiden, wie weit er oder sie dazu bereit ist. Die Gesprächsziffern geben uns den Rahmen, die Betroffenen langsam aus der Therapie herauswachsen zu lassen. Dadurch können mit einem kleinen Stundenkontingent über einen langen Zeitraum nachhaltige Effekte erzielt werden.

Restsitzungen für Krisen aufheben. Zuletzt werden die geplanten, regelmäßigen Sitzungen beendet. Es können jedoch zwei bis drei Reststunden für spätere Krisen verbleiben. In der Regel wird das nicht in Anspruch genommen. Wir empfehlen daher, zu diesem Zeitpunkt die Therapie offiziell zu beenden. Denn auch gut gestaltete Abschiede gehören zum Leben.

7.1.2 Umgang mit Unterordnenden oder Verliebten

Ausgangspunkt: Betroffene zeigen zu starke Gefühle für uns.

Für manche Menschen – besonders für solche mit starker emotionaler Vernachlässigung und/oder Missbrauchserfahrungen – ist die Beziehung zu uns die beste Beziehung, die sie bisher in ihrem Leben hatten. Menschen mit abhängiger Persönlichkeitsstruktur reagieren darauf öfter mit einer Idealisierung der Beziehung und zeigen ein übermäßig kooperatives bis unterordnendes Verhalten als Ausdruck einer zu starken Bindungsaktivierung. Das fühlt sich zwar gut an, reduziert aber die Mentalisierungsfähigkeit (siehe Kap. 1.4.4). Es überrascht daher nicht, dass diese Menschen uns ihre bedürftige Kindseite am liebsten »auf den Schoß setzen«, wollen nach dem Motto: »Ich kann mich zwar selbst nicht leiden, aber wenn du mich annimmst, geht es mir besser.« Damit wiederholen sie das Muster, mit dem sie auch sonst ihre Beziehungen gestalten, was leider zu immer wiederkehrenden Enttäuschungen führt. Sie übernehmen nicht selbst die Verantwortung für ihre bedürftige Kindseite, klammern sich an und bleiben in einer zu passiv-submissiven Opferhaltung hängen. Gleichzeitig vermeiden sie eine offene Auseinandersetzung mit dem Trennungsschmerz.

Bei Therapeutinnen und Therapeuten, die ebenfalls starke Bindungsbedürfnisse haben (siehe Kap. 5.7), kann dadurch eine unproduktive Modus-Kollusion entstehen (siehe Kap. 8.4; Neumann et al. 2013). Die beschriebene Circe-Falle (siehe Kap. 5.8) ist ein Beispiel dafür. Weitere Hinweise zum Umgang mit sich stark unterordnenden bzw. internalisierenden Menschen gibt Eva Frank-Noyon (2024).

Umgang mit Verliebtheit. Grundsätzlich ist es nicht alarmierend, wenn sich jemand in uns verliebt. Möglicherweise stimulieren die große Nähe und Vertrautheit in der Therapie, die es ja sonst nur in sehr intimen Situationen gibt, auf einer biologischen Ebene auf beiden Seiten »Fortpflanzungsimpulse« und entsprechende Gefühle.

> Wie bei anderen emotionalen Aktivierungen auch besteht die zentrale Intervention darin, die Gefühle anzusprechen, weil sie dann zwangsläufig schwächer werden.

Zur Bearbeitung bewegen wir uns auf der senkrechten Achse in Abbildung 5-1 (siehe Kap. 5.1) vom unteren zum oberen Pol hin. Dies bewirkt ein Erlebnis, als wenn am Ende eines Konzerts das Licht angeht: Es entsteht eine zwar wohlwollende, aber auch ernüchternde Atmosphäre. Etwas schärfer ausgedrückt: Die Gefühle sollen bewusst »zerredet« werden. Wir gehen bereits dann entschlossen diesen Schritt, wenn wir nur den Verdacht auf eine verstärkte Abhängigkeitstendenz haben oder dass tiefere Gefühle aktiviert sein könnten, und »sonnen« uns nicht in der positiven Atmosphäre.

Das Ansprechen kann Verleugnung, Scham oder auch ärgerliche Gefühle auslösen. In keinem Fall dürfen wir die Auseinandersetzung mit diesen Gefühlen meiden!

Das Thema offen ansprechen. In der Regel lösen sich die Gefühle nicht von selbst auf und blockieren eine ernsthafte therapeutische Arbeit. Je länger die Gefühle bestehen, umso höher wird die Schwelle, das Thema anzusprechen. Für Menschen, denen es schwerfällt, über ihre Gefühle offen zu sprechen, können E-Mails eine gute Alternative sein. Diese können auch nachts geschrieben und abgesendet und dann in der Sitzung besprochen werden.

Im Folgenden ein Beispiel, wie ein Therapeut in der nächsten Sitzung auf die E-Mail einer Patientin (mit früheren Missbrauchserfahrungen), in der sich diese offenbarte, antworten kann. Die Reaktion wirkt zunächst etwas sachlich-schroff. Gegebenenfalls müssen mehr bindungsorientierte bzw. Validierungstechniken eingesetzt werden (siehe Kap. 5.4.3). Die Patientin spricht von sich in der E-Mail in der dritten Person, was es ihr leichter macht, die Aussagen aufzuschreiben.

FALLBEISPIEL E-Mail-Text

Sie hat endlich einen normalen Mann kennengelernt und dummerweise ist er ihr Therapeut. Er ist bestimmt froh, wenn der letzte Patient weg ist. Dieser Mann erinnert sie an ihre alten Wünsche, die sie in sich begraben hat und die jetzt wehtun. Sie wollte auch mal ein normales Leben, eine Familie und einen ordentlichen Beruf haben. Dieser Mann sagt ihr, mit Recht, dass er »nur« ihr Therapeut ist und dass sie in seinem »normalen« Leben keinen Platz haben kann.

Dialog in der Sitzung

T: Ich möchte gerne über Ihre E-Mail sprechen, Susanne. Ich ahne, wie schwer Ihnen das Schreiben gefallen sein muss. Auf der einen Seite freue ich mich, dass Sie so großes Vertrauen zu mir haben. Auf der anderen Seite sollte unser Ziel aber sein, dass nicht ich, sondern Ihre erwachsene Seite sich um diese Gefühle kümmert, sonst bleiben Sie ja von mir abhängig! Genau wie wir das bei der Arbeit mit Stühlen in der letzten Sitzung geübt haben «

P: »Ja, aber ich brauche jemanden zum Anlehnen, ich will mich nicht immer selbst beruhigen. Man kann nicht zu sich selbst zärtlich sein!«

T: »Hm, in gewisser Weise denke ich schon. Menschen bauen in der Jugend auch dadurch ein gutes Gefühl zu ihrem Körper auf, dass sie sich selbst streicheln und den Körper gut behandeln.«

P: »Das ist aber nicht dasselbe!«

T: »Stimmt, aber ein Zwischenschritt, bis die erwachsene Seite gut genug für die emotionale Seite sorgen und eine Beziehung zu einem anderen Menschen aufbauen und durchhalten kann.«

P: »Finde ich trotzdem blöd!«

T: »Ja, die enttäuschten oder ärgerlichen Gefühle sind da, das ist die Kindseite auf den Stühlen, wissen Sie es noch? Die kleine Susanne ... sie reagiert stark, wenn ich Sie zurückweise, aber was können Sie im Erwachsenenmodus für diese emotionale Seite konkret tun, was wenigstens etwas guttut?«

P: »Natürlich kann ich mich irgendwie ablenken, aber das ist keine wirkliche Lösung!«

T: »Könnten Sie z. B. mit einem großen Stofftier kuscheln?«

P: »Das meinen Sie jetzt aber nicht ernst?!«

T: »Doch, schon. Es geht ja darum, dass Ihre Gefühle völlig in Ordnung sind, sich aber hier leider auf das falsche Objekt richten. Ich will Ihnen die Gefühle ja keinesfalls wegnehmen, wir müssen sie nur in die richtige Richtung lenken.«

P: »Aber ich will die Gefühle doch einem richtigen Menschen geben und auch etwas zurückbekommen, das ist doch klar, oder?«

T: »Ja, letztendlich wünsche ich Ihnen ja auch eine gute Partnerschaft. Aber ich kann das nicht sein. Das muss die Kindseite in Ihnen akzeptieren, sonst verliert sie mich auch als Therapeuten. Ich denke, es ist besser, wenn Sie sich als Erwachsene erst mal vorläufig trösten, damit wir weiterarbeiten können. Dann haben Sie mich wenigstens als Therapeut. Bis dahin muss ich mich Ihnen gegenüber nüchterner verhalten, damit die Gefühle keine Nahrung bekommen.«

P: »Na ja, vielleicht besser als nichts ...«

Die Atmosphäre muss sich normalisieren. Wir achten kritisch darauf, dass die Therapieatmosphäre nach der Intervention wieder angemessen sachlich wird, und sprechen im Zweifelsfall das Thema in Folgesitzungen wiederholt an.

Durch konsequentes Ansprechen löst sich erfahrungsgemäß das Verliebtheitsgefühl auf.

Den Schmerz des Getrennt-Seins annehmen. Es kann durchaus passieren, dass die submissive Freundlichkeit dann im Sinne einer Idealisierungs-/Entwertungswippe in Vorwürfe umkippt. Die Geringschätzung der Bewerter wird dann vom Selbst auf uns gedreht. Doch es führt kein (therapeutischer) Weg daran vorbei, den Schmerz des Getrennt-Seins anzunehmen, den unauflöslichen Rest an existenziellem Allein-Sein zu tragen, sich durch möglichst sinnvolle Betätigungen sanft abzulenken und einfach »weiterzumachen«. Das braucht eine gewisse Leidensfähigkeit und Duldsamkeit. Dann entsteht innerer Gleichmut. Der akzeptierte Schmerz lässt auch wieder Raum für freudige Erlebnisse. Das angenommene und positiv gestaltete Allein-Sein ermöglicht neue (und vielleicht bessere) Beziehungen. Das Leben geht weiter. Arnold Retzer nennt diese Haltung **resignative Reife** (Retzer 2015).

Parallel dazu verhalten wir uns tatsächlich nüchterner als vorher, damit die negativen Konsequenzen für die Betroffenen dosiert spürbar und die komplementären Moduszirkel konsequent unterbrochen werden. Der Arbeitsstil bleibt freundlich-sachlich, also stärker am rechten Pol in der waagerechten Achse in Abbildung 5-1 (siehe Kap. 5.1), um der Sehnsucht keine Nahrung zu geben.

Schwieriger ist das Vorgehen, wenn in uns selbst erotische Gefühle auftauchen.

Verliebtheitsgefühle auf Therapeutinnen- bzw. Therapeutenseite. Im ersten Schritt müssen wir an dieser Stelle zunächst uns selbst gegenüber ehrlich sein und Modusbewusstsein üben. Diese Gefühle dürfen ja da sein und sind – wie oben beschrieben – möglicherweise eine »Nebenwirkung« der großen Nähe in der Therapie. Solange wir es schaffen, die Gefühle auf unserer eigenen inneren bzw. hinteren Bühne zu halten, entsteht zunächst kein Schaden für die von uns behandelten Menschen.

Unsere ersten Konsequenzen sind auch hier der sanfte Übergang in einen etwas sachlicheren Arbeitsstil, die innere Distanzierung von diesen Gefühlen und Gedanken als therapieschädlich sowie ein Loslassen aus der Beobachterperspektive (siehe Kap. 5.2.4). Im ersten Schritt können wir innerlich »die Kamera anschalten« und uns vorstellen, Kolleginnen oder Kollegen würden uns im Video bei der Arbeit sehen. Wir können auch diese Gefühle auf einen Stuhl setzen und sie (am besten stehend) anschauen. Selbstverständlich wird alles unterlassen, was nicht zentral zur Therapiearbeit gehört, also alle Berührungen oder, soweit möglich, sonstige nachbeelternde Therapieelemente, ein Überziehen der Stunden oder zusätzliche E-Mail- oder Telefonkontakte ohne angemessenen Grund.

Kolleginnen und Kollegen ansprechen. Auch wenn wir erfahren sind, sollten wir uns nicht scheuen, in einer solchen Situation den Kontakt zu Kolleginnen und Kollegen zu suchen und unsere Gefühle offenzulegen. Dass Liebe blind macht (Bartels & Zeki 2004) und die professionell-rationale Urteilsbildung verzerrt, gilt auch für uns! Etwa 10 % der deutschen männlichen und 2,5 % der weiblichen Therapierenden begehen sexuelle Übergriffe. 80 % sind Wiederholungstäter. Nur zwei von 30 Fällen wurden angezeigt (Löwer-Hirsch 2017). Diese Gefühle zu verleugnen kann ein folgenschwerer Fehler sein. Wir brauchen eine Kultur, in der wir uns in kritischen Therapiephasen Hilfe von außen holen, um besser in die Erwachsenenperspektive wechseln zu können. Das kollegiale Gespräch hilft, die Gefühle abzuschwächen, so wie wir es auch in der Therapie einsetzen.

Gefühle in der Therapie offenlegen. Gelingt diese Beruhigung der Gefühle nicht, führt das in der Regel zu einer Verschlechterung unseres therapeutischen Könnens, zur Beeinträchtigung unserer professionellen Neutralität und – nicht unwichtig – zum persönlichen Leiden. Als Konsequenz beenden wir mit der Offenbarung des Problems und dem Hinweis auf die eigenen Grenzen die Therapie kontrolliert und suchen jemanden, der mit der betreffenden Person weiterarbeitet. Wir betonen dabei deutlich, dass die Beendigung keinesfalls durch die Patientin bzw. den Patienten bedingt ist, sondern durch unser eigenes Problem, die Gefühle adäquat regulieren zu können. Sie können ggf. Sitzungen anbieten, in denen die Betroffenen ihrer Enttäuschung und ihrem Ärger Ausdruck verleihen können. Möglicherweise müssen Sie dabei häufiger als sonst in die One-down-Position gehen (siehe Kap. 5.4.3). Das hilft, die Gefühle auf beiden Seiten zu verändern, und vielleicht ist es sogar möglich, nach dieser Ernüchterung gemeinsam weiterzuarbeiten. Weitere Hinweise gibt Angelika Neumann (2017).

7.2 Die Distanziert-Zurückgezogenen

Ausgangspunkt: Die Betroffenen beteiligen sich nicht aktiv am Therapieprozess, besonders bei der emotionsfokussierten Arbeit. Sie bleiben reaktiv und machen z. B. Hausaufgaben nicht.

Passives Verhalten kann eine Reihe von Ursachen haben, die systematisch abzuklären sind. Tabelle 7-2 gibt eine Übersicht über mögliche Ursachen und abgestufte Vorgehensweisen.

Situation	Mögliche Intervention
Ambivalenter Veränderungswunsch (Autonomie wurde bestraft)	▪ Bezug zu früheren Entscheidungssituationen ▪ Vier-Felder-Schema ▪ die Betroffenen aufteilen, evtl. Stühle-Dialoge (pro und kontra; siehe Kap. 6.5.3)
Alltagsprobleme hemmen den Therapieprozess	▪ genauere Verhaltensanalyse ▪ aktiv nach Alltagsproblemen fragen und in die Therapieplanung einbeziehen
Ein Selbstschutzmodus blockiert den Prozess	▪ Selbstschutzmodus umgehen (Stühle, Imagination)
Verdeckte, tief sitzende (Todes-)Ängste	▪ emotionale Exposition mit dosierter Unterstützung (siehe Kap. 6.5.6) ▪ Selbstberuhigungstechniken lehren (siehe Kap. 5.4.5)
Verdeckte Motive (z. B. Rentenbegehren)	▪ genauere Verhaltensanalyse ▪ mögliche Motive aktiv ansprechen ▪ Betroffene aufteilen ▪ Selbstoffenbarung unsererseits
Passiv-aggressive Versorgungserwartung (Opfer-Täter-Umkehr)	▪ empathische Konfrontation (siehe Kap. 5.4.1) ▪ Selbstoffenbarung mit Hinweis auf eigene Grenzen (und die des Systems)
Begrenzte Veränderungsressourcen	▪ Entpathologisieren, Psychoedukation ▪ Akzeptanzstrategien einsetzen
Existenzielle Krisen in realen Grenzsituationen	▪ auf die Universalität des Leides hinweisen ▪ an Restmöglichkeiten arbeiten ▪ flexible Unterstützung anbieten

Tab. 7-2: Mögliche Ursachen und Interventionen bei stockenden Therapieprozessen.

Ambivalenter Veränderungswunsch. Eine mögliche Ursache ist, dass die Betroffenen in einer Ambivalenz zwischen Veränderungswunsch und -angst festhängen. Wenn sie z. B. als Kinder durch *double-binds* (Bateson 1981), d. h. widersprüchliche Aufforderungen der Eltern, gelernt haben, »dass sowie alles falsch ist, was sie tun« bzw. wenn Autonomie bestraft wurde, war der vermeidende Bewältigungsstil der Lähmung bzw. des »Gar-nichts-Tun« damals eine adäquate Lösung. Wir ordnen das Muster vor dem biografischen Hintergrund ein und fordern im Sinne des Diskriminationslernens zu neuen Verhaltensexperimenten auf: *»Ich kann vor dem Hintergrund Ihrer lähmenden Erfahrungen mit Ihren Eltern verstehen, dass Sie gar keine Gefühle mehr gezeigt oder nichts mehr getan haben, wenn sowieso alles falsch ist, was Sie machen. Aber das hat Sie in eine Lähmung und Depression geführt. Ich möchte gerne, dass Sie die Erfahrung machen, dass das mit mir anders läuft. Für mich sind oft mehrere Lösungen möglich und richtig und Sie dürfen wählen, was Sie ausprobieren wollen und wie Sie sich danach fühlen. Ohne Experimente sind keine neuen Lernerfahrungen möglich.«*

Ist der Grund der Hemmung verstanden, können verschiedene Strategien eingesetzt werden, um mögliche Perspektiven und Handlungsoptionen zu prüfen, z. B. kognitiv mittels eines Vier-Felder-Schemas oder eher erlebnisaktivierend durch Aufteilen der Behandelten in Modusdialogen auf Stühlen, ggf. verbunden mit Imaginationstechniken (siehe Kap. 6.5.3).

Alltagsprobleme hemmen den Therapieprozess. Auch besonders belastende Alltagsbedingungen (Mehrfachbelastungen z. B. bei alleinerziehenden Eltern, süchtige, gewalttätige oder missbrauchende Partnerinnen oder Partner, finanzielle Sorgen, belastete Wohnsituationen mit Schwiegereltern, Pflege schwer kranker Angehöriger, Mobbing am Arbeitsplatz oder Migrationsprobleme), welche möglicherweise aus Scham nicht angesprochen werden, können die Fähigkeit zur Mitarbeit in der Therapie einschränken. Zu den Hauptursachen psychotherapeutischer Misserfolge zählt die Überschätzung bzw. Überforderung der Betroffenen, weil diese aufgrund objektiver Defizite nicht in der Lage sind, den von den Therapierenden vorgesehenen Lösungsweg erfolgreich zu beschreiten (McCullough 2000).

> Im Zweifelsfall hilft nur eine noch genauere Analyse der Problemsituation – sozusagen in Zeitlupe – weiter. Dazu müssen wir in eine offen-explorative Haltung wechseln.

Stagnation benennen. Anstatt einfach weiterzumachen (im Sinne von »mehr desselben«), wird die Stagnation benannt und in eine Explorationshaltung gewechselt (sinnvollerweise im Stehen). Dabei werden die Behandelten mit in die Verantwortung genommen, die bisher verborgenen Facetten des Erlebens bzw. Bedürfnisse aufzuspüren, damit sie im gemeinsamen Sprachraum geklärt werden können.

Eine passende Metapher ist die folgende Geschichte aus dem Talmud:
Ein Mann läuft im Dunkeln um eine Laterne herum und sucht seinen Schlüssel. Ein Passant kommt dazu und hilft suchen. Nach einer Viertelstunde fragt er: »Sind Sie sicher, dass Sie den Schlüssel hier verloren haben?« »Nein«, sagt der andere, »verloren habe ich ihn da hinten, aber hier ist mehr Licht zum Suchen!«

In einer Schematherapie sind wir nicht zur Abstinenz verpflichtet, sondern dürfen Partei ergreifen und vorsichtig eigene Lösungsvorschläge einbringen, »wo der Schlüssel liegen könnte« bzw. bei der konkreten Problemlösung unterstützen.

Selbstschutzmodi blockieren den Prozess. Immer dann, wenn uns die konkrete Lebenssituation der Betroffenen nicht innerlich lebendig und nachvollziehbar vor Augen steht, könnten Selbstschutzmodi (z. B. aus Gründen früherer schlechter Erfahrungen) den vollen Zugang blockieren. Unser freundliches, aber unerbittliches Nachfragen und geduldiges »Dranbleiben« untergräbt die Abwehrmauer der Beschützer (Columbo-Technik; Kanfer et al. 2012). Nicht selten sagen die Betroffenen nachher: *»Sie lassen sich aber auch gar nicht abschütteln! Danke, dass Sie drangeblieben sind.«*

Diese Hartnäckigkeit in Balance mit Feinfühligkeit und Geduld ist auch eine vertrauensbildende Maßnahme.

FALLBEISPIEL

Ein Patient (Sohn einer Alkoholikerin und eines Armeeangehörigen) beteuerte über Wochen, dass er »nichts fühlen und sich an nichts aus seiner Kindheit erinnern« könne. Innen sei in ihm nur ein »schwarzes Loch«. Der Therapeut benannte dies als Schutzfunktion in Verbindung mit der Metapher: *»Es kann in Ihrer Kindheit eine sehr vernünftige Reaktion gewesen sein, nicht viel zu fühlen und sich nichts zu merken. Aber heute sind Sie größer und weniger verletzbar und wir können gemeinsam versuchen, jetzt hinzuschauen. Wenn man im Dunkeln etwas sehen will, braucht es auch Zeit, bis die Augen sich angepasst haben. Lassen Sie uns das Wahrgenommene in einem gemeinsamen Entdeckungsprozess ganz langsam in Worte fassen. Wir haben Zeit!«* Danach wurden die Bedürfnisse des verletzbaren Kindmodus zunächst von außen betrachtet und der »kleine John« vom »großen John« versorgt. Der Patient konnte diesen Weg in Verbindung mit der Erklärung akzeptieren, dass ein verunsichertes, eingeschüchtertes oder depriviertes Kind nicht von sich aus fordern kann, sondern von außen versorgt werden muss. Damit war es für diesen pseudoautonomen Patienten möglich, therapeutische Unterstützung anzunehmen.

Dieses Beispiel zeigt auch, dass bei manchen Patienten (besonders Männern) mit unsicher-vermeidender Bindung ein sehr geduldiger und mit viel Psychoedukation verbundener Beziehungsaufbau notwendig ist. Das sollte beim Einsatz der im Folgenden dargestellten Strategien berücksichtigt werden, die schrittweise gewählt werden können, um Selbstschutzmodi zu umgehen und an verborgene Kindmodi heranzukommen.

Selbstschutzmodus benennen. Das gezeigte Verhalten markieren und als solches ansprechen: *»Dass Ihnen jetzt ›gar nichts‹ einfällt, ist okay. Ich glaube, da schiebt sich Ihr distanzierter Beschützer bzw. die ›Mauer‹ dazwischen. Mich interessiert, wonach sehnt sich der verletzbare Teil hinter der Mauer eigentlich?«*

Befragung des Selbstschutzmodus im Zwei-Stühle-Dialog (siehe Kap. 6.3.1). *»Seit wann bist du da, wofür bist du gut, was verhinderst du, was soll auf keinen Fall passieren, unter welchen Bedingungen kannst du schwächer werden …?«*

Funktion herausarbeiten und validieren. Wir beginnen mit einer wertschätzenden Psychoedukation über die Funktion des Selbstschutzmodus in der Vergangenheit und heutige Nachteile: *»Ja, früher war das die beste Möglichkeit, sich vor Verletzungen oder weiteren Entwertungen zu schützen. Aber die Mauer, die Sie damals schützte, wird jetzt zum Gefängnis.«* Dazu kann die Stadttor-Metapher (siehe Kap. 6.3.1) angeboten werden.

Hartnäckig bleiben. Peter Fonagy nennt das *inquisitive stance* (Fonagy et al. 2022). Jeffrey Young antwortete einmal in einem Interview mit dem Erstautor auf die Frage, was er als eine der wichtigsten Eigenschaften einer Schematherapie anwendenden Person erachte: Dinge nicht laufen lassen, sondern Menschen in Veränderungsprozesse »hinein zu schubsen« (Young 2011, S. 313). Das bedeutet, zunächst geduldig, aber aktiver nachzufragen (ggf. unterstützt durch eine **Selbstoffenbarung** wie *»das fällt mir jetzt selbst schwer, so hart nachzufragen, aber …«*) und dadurch die emotionale Spannung zu erhöhen, bis unser Gegenüber instabil wird und eventuell zunächst in einen aggressiven Beschützermodus und dann in einen Kindmodus kippt. Ein sehr anschauliches Beispiel dazu zeigt der Film »Good Will Hunting« (bei 1:44 h). Der Patient (Matt Damon) berichtet über Missbrauchserfahrungen in seiner Kindheit emotional distanziert, der Therapeut (Robin Williams) schaut ihn an und wiederholt sieben Mal den Satz »it's not your fault« (es ist nicht deine Schuld), wobei der Patient zunehmend angespannt, dann aggressiv und dann sehr emotional reagiert und den Therapeuten weinend umarmt.

Der Blick nach innen. Den Blick mit geschlossenen Augen auf das **Körpererleben** lenken: *»Das sagt Ihr Kopf, aber was fühlen Sie in der Brust oder im Bauch?«* Gegebenenfalls Körpergefühle anbieten (siehe Kap. 5.4.2). Für diese ungewohnte Perspektive haben »kopflastige« Menschen keine fertigen Antworten, was die Chance erhöht, dass sie wirklich JETZT hinschauen.

Auf Körpersymptome achten. Wir schauen auf Hände, Gesicht, Füße und sprechen an, was wir sehen, und lassen den Bewegungsimpuls ggf. verstärken (siehe Kap. 5.4.2): *»Was machen Sie da mit Ihren Händen?«, »Was ist da?«, »Was möchten die Füße vielleicht machen?«* Wenn jemand schon etwas am Kippen ist, aber nicht aus dem Selbstschutzmodus herauskommt, können wir einen Halt gebenden Körperstimulus anbieten (z. B. eine Hand zwischen die Schulterblätter legen oder beide Schultern seitlich halten). Eine solche aus der Körpertherapie kommende Intervention in Verbindung mit der sanft ausgesprochenen Formulierung: *»Was ist denn da noch für ein Gefühl?«* »stützt« die Betroffenen genau in den Regionen, in denen sie sonst die »Last« der inneren Bewerter spüren. Dieser positive Impuls hilft, in einen Kindmodus zu wechseln.

Experiment für diese Stunde vereinbaren. Wir bitten den Selbstschutzmodus, für diese Stunde zur Seite zu treten und zuzuschauen: *»Darf ich dich bitten, für diese Stunde zur Seite zu gehen, damit wir etwas Neues ausprobieren können? Du kannst gerne nach der Stunde wiederkommen und dafür sorgen, dass Susanne gut über die Zeit bis zur nächsten Sitzung kommt, so wie du das früher auch immer erfolgreich gemacht hast. Dann bin ich auch beruhigter«* (was ja auch tatsächlich so ist!).

Hinter den Beschützer gehen. Unser Stuhl bleibt auf unserer Seite. Der Stuhl, auf dem die Patientin bzw. der Patient normalerweise sitzt, wird als Beschützer-Stuhl benannt. Dahinter (auf der hinteren Bühne) stellen wir einen Stuhl für die Gefühle bzw. den Kindmodus auf. Die Betroffen setzen sich auf den Kind-Stuhl, wir daneben. Wir sprechen (hinter dem Rücken des Beschützers) mit sehr sanfter Stimme zum Kindmodus, wie zu einem kleinen, verängstigten Kind: *»Hallo, du sollst wissen, dass ich weiß, dass du da bist. Der Beschützer da vorne versucht mir zwar weiszumachen, dass es dich und deine Gefühle nicht gibt, aber ich sehe dich und möchte sehr gerne mit dir in Kontakt kommen. Du bist der Teil, für den ich mir diese Mühe mache, denn ich glaube, dass du die Therapie am meisten brauchst. Ich vermute, dass du sehr einsam da drinnen bist. Was macht das denn jetzt im Moment für ein Gefühl in deiner Brust und deinem Bauch, wenn ich so mit dir spreche?«* Viele reagieren darauf berührt. Dann fragen wir weiter: *»Was brauchst du denn jetzt wirklich?«* Wenn die Betroffenen antworten: *»Schutz!«*, validieren wir das und fragen: *»Ja, klar, zunächst einmal musst du dich sicher fühlen. Aber wenn du sicher bist, wonach sehnst du dich dann noch? ... Wenn du da raus könntest, was möchtest du dann am liebsten machen?«* Hier kann in eine Best day-Imagination übergegangen werden (siehe Kap. 6.2.4).

Eine gemeinsame Supervisionssitzung machen. Wir stehen beide auf und besprechen aus der Beobachterperspektive, was man gemeinsam tun könnte, evtl. mit Extensionstechnik (die beste Freundin dazuholen) oder Substitution (ein leibliches Kind auf den Kind-Stuhl hinter die Mauer setzen).

Selbstoffenbarung. Wir teilen unser Erleben mit, wie der Selbstschutzmodus uns selbst lähmt oder sogar ärgerlich macht, ggf. unter Aufteilung unserer selbst (siehe Kap. 5.4.1): *»Mich bedrückt es einfach, wenn ich sehe, wie die Kindseite hinter der ›Mauer‹ verhungert. Ich finde, das hat kein Kind verdient! Und das Schlimmste ist: Ich kann es da nicht rausholen. Ich brauche dazu Ihre Hilfe als erwachsene Person. Ich fühle mich von der Mauer total gelähmt und bin auch irgendwie sauer. Wenn wir da nicht weiterkommen, befürchte ich, dass ich aufgeben muss.«* Dann können wir uns noch einmal neben den Kind-Stuhl setzen und fragen: *»Was macht das mit dir, wenn du hörst, dass der Therapeut da drüben* (wir zeigen auf unseren ursprünglichen Stuhl) *den Gedanken hat, auf-*

zuhören? … Wenn du nicht willst, dass ich aufgebe, gib mir irgendein Zeichen! Schreibe oder zeichne mir etwas, egal, was …«

Kontaktangebote auf anderen Kanälen machen. Man kann die Betroffenen auffordern, uns **E-Mails** zu schreiben, besonders auch nachts, denn nachts (evtl. sogar unter Alkoholeinfluss) ist der Selbstschutzmodus schwächer! Die E-Mails können dann selbstwertschonend nachbesprochen werden (siehe Abschn. 7.1.2). Oder sie bringen uns Texte, Fotos bzw. Zeichnungen mit oder verweisen auf Filmausschnitte, um ihr Erleben zu beschreiben. Besonders Traumatisierte können oft leichter zeichnen als sprechen.

Uns als Therapeuten aufspalten und konfrontieren (siehe Kap. 5.4.1).
Stagnation benennen: Wir stehen zusammen auf, gehen in die Beobachterhaltung und fragen: »*Wenn wir jetzt auf die beiden da unten und das, was die in der Therapie machen, schauen: Was hat sich denn da in den letzten drei Monaten bei Susanne verändert?*« Wir können auch mit der Extensionstechnik die beste Freundin fragen, was sie an für uns nachvollziehbaren, beobachtbaren Verhaltensveränderungen wahrgenommen hat.

> Es geht in der zweiten Hälfte der Therapie zunehmend weniger darum, dass sich die Betroffenen besser fühlen, sondern ob es (noch) Verhaltensveränderungen gibt. Ansonsten würden wir in eine akzeptanzorientierte Haltung wechseln und die Therapie ausschleichen.

Eigene Begrenzung benennen: Wir stehen gemeinsam auf, schauen auf die zwei Stühle und gehen in die Position der kreativen Hoffnungslosigkeit (siehe Kap. 4.6.9): »*Der Therapeut da unten weiß jetzt auch nicht mehr weiter. Er hat alles versucht, was er gelernt hat, und ist jetzt mit seinem Latein am Ende. Was denken Sie denn, was der jetzt machen soll? … Was kann Susanne denn jetzt machen?*«

Therapiezeit begrenzen: »*Wenn sich nicht mehr viel ändert, müssen wir schauen, ob Sie sich noch mehr auf die Therapie einlassen können und die Hausaufgaben wirklich machen. Wir können das ja noch einmal für vier Sitzungen versuchen und dann neu entscheiden, wie es weitergehen kann. Woran will Susanne in diesen vier Sitzungen denn noch genau arbeiten?*« Gegebenenfalls kann akzeptanzorientiert in Richtung Therapiebeendigung noch etwas weitergearbeitet werden (siehe Kap. 4.6.9).

Akzeptanzorientiert weiterarbeiten: Wie bei allen kritischen Themen besprechen wir auch das Ausschleichen der Therapie am besten aus der gemeinsamen Beobachterposition im Stehen: »*Ich frage mich, ob die beiden da unten im Wesentlichen erreicht haben, was sie in der Therapie erreichen können. Bei einem Flug würde man sagen, sie haben die Reiseflughöhe erreicht. Jetzt geht es darum, diese zu halten. Was braucht die Patientin denn noch vom Therapeuten? Wir können ja in monatlichen Sitzungen schauen, auf welcher Höhe sich Susanne einpendelt.*«

Therapiepause: Wenn die Therapie nachhaltig stagniert, dürfen wir nicht im Sinne einer *Lösung erster Ordnung* (Watzlawick et al. 1969) »mehr desselben« tun. Oder anders ausgedrückt: Wir sollten uns nicht zum stabilisierenden Faktor eines maladaptiven Systems machen. Das wäre ein »rent a friend«-Modell und keine Therapie im engeren Sinn: *»Ich habe den Eindruck, wir hängen auf einer Sandbank fest. Das ist nicht schlimm. Wir müssen uns dann nur überlegen, was wir noch erreichen können. Therapie ist ja vom Prinzip her zielorientiert und zeitlich begrenzt. Wenn wir kein Ziel mehr haben, müssen wir eine Pause machen und schauen, wie sich die Dinge dann entwickeln. Wir können uns in einem Monat (drei Monaten) ja noch einmal zusammensetzen und neu schauen.«* Arnoud Arntz nennt das »Fuß in der Tür«-Technik (Arntz, Persönliche Mitteilung).

7.3 Essstörungen, Somatisierung oder komorbide somatische Erkrankungen

Ausgangspunkt: Betroffene verweisen anhaltend auf ihre körperlichen Probleme, während sie sich im Kontakt vordergründig kooperativ verhalten. Therapieangebote fruchten nicht.

In diesem Abschnitt wollen wir kurz auf verschiedene Störungsbilder eingehen, bei denen körperliche Symptome oder auch körperliche Erkrankungen eine Rolle spielen und in der Regel kein psychogenetisches, sondern ein somatisches Krankheitsverständnis besteht. Im psychodynamischen Kontext wird in diesem Zusammenhang auch von Alexithymie gesprochen (Nemiah et al. 1976), wobei kontrovers diskutiert wird, ob es sich dabei um eine primäre Störung der Wahrnehmung der Gefühle handelt oder um einen sekundären Bewältigungsversuch im Sinne eines distanzierten Selbstschutzmodus.

Essstörungen. Wir können im Rahmen dieses Buches nicht tiefer auf die komplexe und schwierige Behandlung von Essstörungen eingehen. Stattdessen möchten wir auf die weiterführende Literatur verweisen, z. B. auf Archonti et al. (2016), Reusch & Valente (2015) oder Simpson & Smith (2019).

Susan Simpson und Evelyn Smith (2019) beschreiben bei Essgestörten eine resignative Form internalisierenden Verhaltens, die keine Hilfe erwartet. Sie nennen diesen Modus »hopeless surrender«. Es fällt uns nicht leicht, diesen Terminus stimmig zu übersetzen, am ehesten verkürzt als »Selbstaufgabemodus«. Er ist natürlich nicht störungsspezifisch und kann auch in anderen Kontexten auftreten. Laut Simpson & Smith (2019) versuche diese Form der Problembewältigung, in einer Umgebung, die überlastet war und nicht auf das Kind eingehen konnte, einem inneren Schmerz über den Körper (z. B. in Form einer Essstörung) Ausdruck zu verleihen. Das Verhalten sei dem von Menschen mit einer Cluster-C-Persönlichkeitsstörung ähnlich, aber weniger unbewusst ärgerlich, sondern eher traurig und verzweifelt. Zumindest vordergründig, denn verdeckt (auf der hinteren Bühne) kann man durchaus angespannt-genervtärgerliches Erleben finden, wenn man z. B. Essgestörte an der Ausübung ihres restriktiven Essverhaltens oder den körperlichen Aktivitäten hindert.

Wir führen die Essstörungen auf, weil manche der unten genannten Interventionen auch hier angewendet werden können. Weitere Interventionen, die sich eher auf die selbstberuhigenden bzw. passiv-aggressiven Verhaltensweisen beziehen, finden Sie in den Abschnitten 7.4.2, 7.6 bzw. 7.7.

Zusammenfassend möchten wir aber betonen, dass schematherapeutische Techniken die Beziehungsgestaltung erleichtern können und die prozessbasierte Herangehensweise bei der Behandlung einer komorbiden Persönlichkeitsstörung eingesetzt werden kann, jedoch sollen sie keinesfalls die empirisch untersuchten behavioralen Strategien zur spezifischen Behandlung der Essstörung ersetzen.

Schmerz- oder Somatisierungsstörung. Für manche haben die Beschwerden (und die damit begründete Schonhaltung oder Inanspruchnahme von Ärztinnen oder Ärzten) eine Stabilisierungsfunktion. Diese Menschen haben unbewusst die Befürchtung, dass ihnen jemand mit einem psychologischen Erklärungsmodell diese »wegnimmt«. Gitta Jacob (Jacob & Arntz 2015) ordnet dieses Verhalten einem klagsamen Beschützer zu: *»Ich tue ja alles, was ich kann, aber es wird einfach nicht besser!«* Diese Menschen sehen den Locus of control (Rotter 1966) bei uns bzw. der Umwelt. Entsprechend erwarten sie die Lösung ihrer Probleme von außen, ohne mit ihrem seelischen Schmerz in Kontakt kommen zu müssen. Viele Ärztinnen und Ärzte nehmen diese »Retter«-Rolle zunächst an. Damit bleiben die Betroffenen aber in der passiven Opfer-Rolle. Sie klagen weiter über *körperliche* Schmerzen bzw. Beschwerden, sprechen jedoch nicht über ihren *seelischen* Schmerz. Durch diesen Bewältigungsmodus bewirken Sie mittelfristig genau den Rückzug der Anderen, mit denen ihre verletzbare, bindungsbedürftige Seite auf der hinteren Bühne eigentlich in Kontakt kommen möchte. Sie bekommen also nicht, was sie letztlich brauchen. Simpson benutzt dazu die Metapher des »zu laut gedrehten Radios« bzw. eines durstigen Menschen, der Meerwasser trinkt (Simpson & Smith 2019). Wir versuchen dann, in einer Selbstoffenbarung zu vermitteln, dass wir zwar die Klagen hören, aber nicht den Schmerz mitfühlen können.

Ein paralleles Angebot machen. Zu Behandlungsbeginn empfiehlt es sich, das somatische Erklärungsmodell zunächst nicht infrage zu stellen, sondern eine Parallelperspektive anzubieten: *»Es kann gut sein, dass Ihre Beschwerden ganz oder zu einem großen Teil durch eine körperliche Erkrankung bedingt sind. Darum kümmern sich die Ärztinnen und Ärzte. Aber neben dem Körper haben Sie ja auch noch eine Seele* (oder Psyche). *Ich kann Ihnen eine Art Test* (nämlich die Schemafragebögen) *anbieten, mit dem wir sehen können, was für ein Persönlichkeitstyp Sie sind. Das Ergebnis besprechen wir zusammen und dann werden wir sehen, was Sie damit anfangen können.«* Gerade hier bewährt sich der Einstieg über die Fragebögen und deren Besprechung, wie in Kapitel 4.3.4 beschrieben.

Symptome als Ausdruck der Kindmodi verstehen. Die Symptome können die körperliche Symbolisierung einer äußeren Belastung sein: das schnürt mir die Luft ab, das bricht mir das Kreuz, da fährt mir der Schreck in die Glieder. Schwindel kann körperlicher Ausdruck einer Orientierungslosigkeit oder Überforderung sein. Wir können uns neben die emotionale Seite (Kindmodus) setzen und diese mit geschlossenen Augen direkt befragen. Das Symptom – z. B. einen Schmerz – duzen wir:

- *»Was ist das für ein Gefühl da im Bauch?«*
- *»Wie hat es denn mit dem Schmerz angefangen?«*
- *»Was bräuchtest du* [der Schmerz], *damit es dir besser geht?«*
- *»Was macht dich* [den Schmerz] *stärker?«*
- *»Was würde der Schmerz sagen, wenn er sprechen könnte?«*
- *»Was würde der Schmerz (würdest du) am liebsten machen?«*

Durch das direkte Sprechen mit dem Symptom als eigener Instanz werden die gewohnten, automatisierten Sprachprozesse umgangen und es können neue Aspekte auftauchen bzw. ein Zugang zum Erleben und den Bedürfnissen des Kindmodus gewonnen werden.

Das Symptom heraussetzen. Wir können auch umgekehrt den Schmerz (bzw. jedes andere Symptom oder Verhalten) symbolisch auf einen separaten (leeren) Stuhl gegenüber der behandelten Person setzen. Wir sitzen neben der Person (beide mit geschlossenen Augen) und führen einen Zwei-Stühle-Dialog (siehe Kap. 6.3.1):

- *»Was macht das für ein Gefühl in deiner Brust und in deinem Bauch, wenn du an den Schmerz da drüben denkst bzw. ihn* (mit geschlossenen Augen) *vor dir siehst?«*
- *»Was möchtest du am liebsten mit dem Schmerz machen? Lasse deiner Fantasie freien Lauf!«*
- Wenn die Behandelten daraufhin Wut auf den Schmerz (oder ein beliebiges anderes Symptom oder Verhalten) spüren: *»Spüre die Energie und Kraft in deinem Körper. Das ist die Kraft deiner Selbstbehauptungsseite, die trotz des Schmerzes da drüben leben will. Du lässt dich nicht unterkriegen: Beschreibe mir wie in einem Film, was du mit dieser Kraft jetzt machen möchtest, an dem Schmerz vorbei sozusagen.«*
- Die Wunderfrage: *»Wenn über Nacht ein Wunder geschähe und der Schmerz da drüben weg wäre, was würdest du dann machen?«*

Die Idee ist, den Schmerz von der Person (bzw. dem Selbst) zu dissoziieren, um inneren Abstand zu gewinnen und Ressourcen mobilisieren zu können, die in der Fusion mit dem Schmerz blockiert sind (Disidentifikation; siehe Kap. 5.4.7).

»Geschickte« Patienten. Bei Menschen, die ohne klaren Auftrag zu uns überwiesen wurden, wird niedrigschwellig-nichtkonfrontativer eingestiegen: *»Ich weiß auch nicht, was genau sich die Kollegin gedacht hat. Nach dem Test können wir ja gemeinsam sehen, ob uns dazu etwas einfällt.«* Diese triangulierende Formulierung schafft eine gemeinsame, zieloffene **Beobachtungshaltung**. Nach der Besprechung der Fragebögen sind diese in der Regel überrascht, wie viel wir da »herauszulesen« vermögen (siehe beispielhafte Besprechung der Ergebnisse der Fragebögen in Kap. 4.3.4). Durch Verknüpfungen nach dem Prinzip des Szenischen Verstehens (siehe Kap. 4.4.3) wird plausibel, dass hinter der aktuellen Szene bzw. Aktualisierung ein altes Skript bzw. ein Schema steht. In vielen Fällen lassen sich die Betroffenen auf eine Arbeit mit dem Schemamodell ein, wenn man ihnen andeutet, dass sich die Bewältigungskompetenzen im Alltag dadurch verbessern: *»Egal, ob sich das auf Ihre körperlichen Symptome auswirkt oder nicht, Sie werden davon profitieren, wenn Sie aus den alten Mustern herauskommen. Das senkt Ihre innere Anspannung und manchmal gehen dann auch die körperlich-funktionellen Symptome zurück.«* Auch wenn die Betroffenen ihre Symptombildungen noch nicht loslassen können, ebnet ihnen der Aufbau einer alternativen Erklärungs- und Bewältigungsstrategie langfristig den Weg in eine psychotherapeutische (Mit-) Behandlung.

Ablehnung einer Medikation. Eine Ablehnung »chemischer« Medikamente (z. B. bei psychiatrischen Erkrankungen) wird (vertieft durch eine Imaginationsübung) vor dem Hintergrund früherer Erfahrungen verstanden. Viele Kinder sind damals von Ärzten verletzt bzw. in ihren Bedürfnissen nicht wahrgenommen worden oder die »eingreifenden« Medikamente aktivieren ein latentes Missbrauchsschema. Gelingt es, die aktuelle Ablehnung auf einen vermeidenden Bewältigungsstil zum Schutz des verletzbaren Kindmodus zurückzuführen, besteht in einem partnerschaftlich gestalteten Behandlungsversuch die Chance zu einer korrigierenden Erfahrung, wenn die Betroffenen z. B. in die Dosierung der Medikamente einbezogen werden. Später wird dann gemeinsam geprüft, wie sich die medikamentöse Behandlung tatsächlich auswirkt, welche Krankheitssymptome gebessert werden konnten und welche nicht und ob die Medikamente ggf. wieder abgesetzt werden können.

Komorbide körperliche Erkrankungen. Menschen, deren Erkrankung sowohl eine körperliche als auch eine psychische Ebene hat, z. B. Karzinom, Multiple Sklerose, Herzerkrankung oder Asthma in Verbindung mit einer Somatisierungs- oder Angststörung bzw. Depression, werden ebenfalls aufgeteilt und gefragt, welche Maßnahmen die körperliche Erkrankungsebene braucht und wie die psychische Ebene behandelt werden kann. Viele haben recht unwissenschaftliche Vorstellungen über die Wechselwirkungen zwischen Psyche und Soma, insbesondere was die psychische Verursachung körperlicher Erkrankungen angeht (*»Ich habe den Krebs nur, weil ich in meiner Ehe so unglücklich bin!«*). Während die körperliche Komponente akzeptanzorientierte Strategien, z. B. auch die (ungeliebte) Einnahme von Cortison, notwendig machen kann, wird für die psychischen Symptome zunächst möglichst unabhängig von der körperlichen Befindlichkeit der aktive Aufbau eines positiven Gesundheitsverhaltens angestrebt, z. B.: *»Egal, wie stark Sie körperlich beeinträchtigt sind, sehe ich meine Aufgabe darin, mit Ihnen daran zu arbeiten, dass Sie die verbleibenden Spielräume maximal nutzen und nicht resignieren. Eine Krankheit bringt nur die Beeinträchtigungen früher in Ihr Leben,* *die uns allen im Alter sowieso ins Haus stehen* (Universalität des Leides; Yalom 1992). *Die Jüngeren verdrängen das nur besser. Ich kann gut akzeptieren, dass ein Teil von Ihnen wütend und enttäuscht ist, dass es gerade SIE getroffen hat. Dieser Teil will auch, dass die Ärztinnen und Ärzte alles tun, um die Erkrankung/die Schmerzen möglichst zu beseitigen* (Veränderungsorientierung). *Je älter wir werden, desto mehr müssen wir aber lernen, mit Beeinträchtigungen zu leben* (Akzeptanzorientierung). *Dabei will ich Sie unterstützen.«*

> Eine Besserung der Psyche wird sich nur begrenzt auf den körperlichen Krankheitsprozess auswirken, kann aber die Lebensqualität erheblich steigern.

Weitere Hinweise zum Umgang mit distanzierten und emotionsvermeidenden Modi finden Sie bei Stromberg (2024).

7.4 Die Suizidalen und Selbstschädigenden

7.4.1 Suizidalität

Ausgangspunkt: Wir haben aufgrund von verbalen oder nonverbalen Äußerungen den Verdacht, dass die Betroffenen mit der Therapie nicht zufrieden, verzweifelt oder gar suizidal sind.

1. Eine gemeinsame Wahrnehmungsebene herstellen. Zum Einstieg thematisieren wir eine konkrete Wahrnehmung aus unserer Sicht (ohne Anspruch auf Richtigkeit), z. B.: *»Ich habe den Eindruck, dass Sie ziemlich verzweifelt sind«* oder *»Sie haben vorhin aus meiner Sicht auf die Frage, wie Sie letzte Woche klargekommen sind, ausweichend reagiert«.* Besteht ein Suizidverdacht, sollte dieser offen angesprochen werden: *»Erlauben Sie mir bitte diese offene Frage, aber ich würde gern wissen, ob Sie manchmal den Gedanken haben, nicht mehr leben zu wollen?«* Die Sorge mancher Therapeutinnen und Therapeuten, dass sie damit erst derartige Gedanken induzieren, ist unbegründet. Viele belastete Menschen haben diese Gedanken sowieso. Besteht der Eindruck auf eine diffuse Störung der Beziehung, wird die aktuell wahrgenommene Beziehungsqualität erfragt: *»Wenn ich mir Ihre Situation anschaue, frage ich mich, ob Sie unsere Beziehung hilfreich finden.«*

2. Das Bewältigungsverhalten biografisch einordnen und validieren. *»Ich vermute, dass Sie sich immer wieder in schwierigen Situationen alleingelassen gefühlt haben und dann dachten, die Situation sei aussichtslos, weil Ihnen sowieso niemand hilft. Dann ist klar, dass Sie sich auch hier in der Therapie eher zurückziehen.«* Oder bei jemandem, der sich in der Therapie möglicherweise nicht verstanden fühlt: *»Ich vermute, dass Sie immer* *wieder durch Fragen tatsächlich ›infrage‹ gestellt worden sind, und dann erleben Sie auch meine Fragen eher als nervig. Aber mir geht es wirklich darum, Sie besser zu verstehen.«*

3. Durch eine Selbstoffenbarung eine persönliche Beziehung zum verdeckten Kindmodus aufbauen. *»Ich merke, dass mich Ihre Situation berührt, und kann verstehen, dass Sie sich hinter die Mauer zurückziehen wollen. Ich würde gerne alles, was ich kann, für Sie tun, aber die Mauer weist mich zurück. Ich frage mich, ob Ihre einsame Seite das wirklich will? Mir jedenfalls sind Sie wichtig und Ihr Rückzug schmerzt mich. Vielleicht habe ich in den letzten Stunden auch etwas übersehen oder falsch gemacht.«*

Im positiven Fall führt diese Selbstoffenbarung dazu, dass die Betroffenen sich »gefühlt fühlen« (feeling felt; Siegel 2007), ihre projizierten Affekte wahrnehmen und den imperativen Handlungsdrang zurücknehmen können. Die zielgerichtete, handlungsorientierte Gestimmtheit weicht dann einer introspektionsorientierten Haltung. Das Problem wird nicht nur als von außen kommend gesehen, sondern das Anerkennen des eigenen Anteils schafft einen Gesprächsraum, in dem nach neuen Lösungen gesucht werden kann. Besonders Missbrauchte haben das früher so nicht erlebt.

4. Die Betroffenen aufteilen, um an den verletzbaren Teil heranzukommen. *»Ich glaube Ihnen, dass der allergrößte Teil in Ihnen völlig verzweifelt ist und nur noch tot sein will. Aber wenn da nicht ein minimaler Rest noch auf irgendetwas hoffen würde, hätten Sie sich schon getötet und säßen jetzt nicht hier bei mir. Und für diesen kleinen Teil möchte ich da sein und etwas tun. Wenn Sie sich jetzt umbringen, ist das Mord an diesem Teil, der noch etwas will, und das finde ich nicht richtig, auch wenn ich die Verzweiflung verstehen kann!«*

Durch diese gezielte Ansprache der unterschiedlichen Teile wird eine Ambivalenz und nachfolgend der therapeutisch angestrebte Ordnerübergang (siehe Kap. 1.2.7) gefördert: *»Was wünscht sich denn dieser Teil?«* In einer Krisensituation ist man gut beraten, hier nicht von »Kindmodi« zu sprechen, sondern von »Seiten« oder »Teilen« und diese auch nicht auf Stühle zu setzen. Dies kann den zarten Beziehungsfaden rasch abreißen lassen. Hier ist unserseits viel Fingerspitzengefühl (bzw. *attunement*; Siegel 2007) gefragt. Im Zweifelsfall hat immer die Bindung Vorrang.

5. Uns selbst aufteilen, um die Beziehung zu halten. Es ist wichtig, nicht zu druckvoll zu argumentieren, sondern den Betroffenen die Wahl zu lassen: *»Ein Teil von mir kann akzeptieren, wenn Sie sich letztlich umbringen, auch wenn ich um jeden Menschen traurig bin, der diesen Weg wählt. Der Therapeut in mir ist aber gewillt und auch verpflichtet, alles zu versuchen, ob es nicht noch eine Alternative gibt. Wenn Sie sich am Ende wirklich umbringen wollen, wird das kein Mensch verhindern können. Nur, wenn Sie sich töten, bevor wir alles versucht haben, ist die Reihenfolge falsch, denn dann gibt es kein Zurück mehr.«*

Entsprechend lässt sich das auch für einen angedrohten Therapieabbruch formulieren. Die emotionale Bindung wird stärker durch die von uns authentisch formulierte

Betroffenheit aufgebaut als durch vermeintlich gute Argumente, formale Gründe, einen Anti-Suizidvertrag oder gar Schuldinduktionen.

Um sich von den früheren Beziehungserfahrungen der Betroffenen deutlich abzugrenzen, werden alle diese Schritte partnerschaftlich verhandelt und kein emotionaler Druck ausgeübt. Es ist nicht immer leicht, eigene negative Gefühle konsequent zurückzuhalten!

6. Den Betroffenen die Entscheidung überlassen. Wir zeigen, dass wir grundsätzlich bereit sind, jede Entscheidung zu akzeptieren, obwohl wir sie – mit Blick auf den abgespaltenen Teil – nicht unterstützen können, denn die Betroffenen übergehen diesen abgespaltenen Teil bzw. tun ihm Gewalt an. Diese Akzeptanz unserseits ist sozusagen die Basis dafür, dass sich die Betroffenen überhaupt einlassen.

Viele schwer belastete Menschen können ihr Leben nur ertragen, weil sie wissen, dass ihnen der Suizid als »Notausgang« offensteht.

7. Ein Moratorium erreichen. *»Ich möchte Sie bitten, mir zu versprechen, dass Sie sich heute (bis zur nächsten Stunde bzw. im nächsten Monat) auf keinen Fall töten! Können Sie mir das versprechen?«* Gelingt es, einen emotionalen Bezug zur Bindungsseite aufzubauen, die Bedürfnisse dieses Teils zu explorieren und daraus konkrete Verhaltensalternativen zu formulieren, kann im nächsten Schritt ein erstes, zeitlich befristetes Verhaltensexperiment (innerhalb des Moratoriums) geplant werden.

8. Mögliche Verhaltensalternativen entwickeln. *»Was können wir denn konkret für diesen verzweifelten Teil in Ihnen tun, was verschafft Ihnen wenigstens ein klein wenig Entspannung oder Ablenkung?«* Wirksamer als kognitive Strategien kann der (metakognitive) Wechsel in eine Außenperspektive sein, um z. B. aus den Augen des »besten Freundes« gefundene Verhaltensalternativen zu den sich bisher aufdrängenden Bewältigungsstrategien zu entwerfen. Tabelle 7-3 zeigt eine Auswahl entsprechender ressourcenaktivierender Fragen. Da den Betroffenen im Sog ihres depressiven Attraktors häufig keine Lösungen einfallen, dürfen wir hier aktiv Möglichkeiten im Sinne des *Menu-of-techniques*-Aspektes der Motivierenden Gesprächsführung (siehe Kap. 5.6) einbringen, aus denen die Betroffenen dann selbst auswählen. Einer Patientin half es z. B., sich aus ihrer depressiven Selbstzentrierung zu lösen, indem sie sich einen Hund anschaffte, für den sie sorgen musste. Menschen, die sich gerade erst mühsam für einen Suizid als Lösung entschieden haben, bringen diese Absprachen zunächst wieder in eine unangenehme Ambivalenz bzw. einen labilen Übergangszustand (siehe Kap. 1.2.7). Wir müssen also viel in die Bindung zu ihnen investieren.

▪ »Wie haben Sie es geschafft, bis heute durchzuhalten?«
▪ »Wie würde jemand, der Sie gut kennt und mag, erklären, dass Sie es bis heute geschafft haben, bei all dem, was Sie durchgemacht haben?«
▪ »Wie haben Sie es geschafft, dass die Dinge nicht noch schlechter gegangen sind?«
▪ »Wie werden Sie in einem Jahr über die jetzige Situation denken?«
▪ »Gibt es irgendeinen Vorteil an der jetzigen Situation, der verhindert, dass sich die Dinge verändern? Was können Sie tun, um diesen Vorteil zu erhalten und Ihre Situation trotzdem ein bisschen zu verbessern?«
▪ »Was wäre das erste Zeichen, dass sich Ihre Situation ein klein wenig verbessert?«
▪ »Was hat in der letzten Woche wenigstens ein kleines bisschen besser geklappt?«
▪ »Wenn Sie nicht so gelähmt/deprimiert wären, was würden Sie tun, um ein kleines bisschen zufriedener/entspannter zu werden?«
▪ »Was würden Ihnen Ihre besten Freunde raten?«
▪ »Was hat früher schon einmal geholfen?« (so detailliert wie möglich nachfragen)
▪ »Wer oder was könnte Ihnen dabei helfen, das wieder zu tun?«

Tab. 7-3: Ressourcenaktivierende Fragen.

Besonders Menschen mit bilanzierenden Suizidideen stellen nur ungern ihren »endlich« getroffenen Entschluss wieder infrage und reagieren genervt auf unsere Bemühungen.

9. Verhaltensexperimente absprechen. Auch die Absprache zu einem Verhaltensexperiment erfolgt gemeinsam und ohne Vorurteile: *»Wenn das, was wir zusammen ausprobieren, nichts bringt, kann und will ich Sie nicht an Ihrer Entscheidung hindern. Wenn meine Vorschläge nichts bringen, werden Sie sie sowieso nicht umsetzen. Ich will Ihnen nur meine Entschlossenheit zeigen, geduldig an einer schrittweisen Verbesserung Ihrer Situation zu arbeiten, weil ich denke, dass da noch einiges geht, wenn wir mit kleinen Schritten zufrieden sind und der ungeduldige Teil in Ihnen oder die inneren Bewerter das nicht kaputt machen.«* Die Vereinbarung kann schriftlich festgehalten werden. Ein Versprechen in die Hand mit Blick in die Augen ist uns persönlich wichtiger. Formale **Anti-Suizidverträge** über die mündliche Zusage hinaus sehen wir kritisch, da dadurch eine kontrollorientierte Facette in die Beziehung hineinkommt, wo es unseres Erachtens um Vertrauen und den Aufbau von Bindung geht. Der Schritt muss für die Betroffenen in der Gesamtbilanz tragbar sein, damit sie ihn als Option für die Zukunft übernehmen können. Erst danach werden sie von sich aus bereit sein, dieses neue Verhalten in ihr Repertoire zu übernehmen.

10. Eine Therapiepause bzw. Beendigung anbieten (und die Tür offen halten). Konsequenterweise müssen wir auch eine negative Entscheidung akzeptieren, sofern in der Untersuchungssituation keine akute Suizidalität besteht. Unsere Zwangslage können wir z. B. so kommentieren: *»Ich bin als Therapeut nicht frei, Sie jetzt gehen zu lassen, wenn Sie mir sagen, dass Sie sich jetzt umbringen wollen. Dann muss ich Sie einweisen lassen. Nur wenn Sie sich jetzt von den Suizidimpulsen distanzieren können, beweisen Sie mir Ihre Steuerungsfähigkeit. Wenn Sie sich später töten, kann das niemand verhindern.«*

Falls die Person sich daraufhin nicht distanzieren kann/will, müssen wir noch einmal darauf hinweisen, dass es die Betroffenen sind, die diese Handlung und damit die Unterbrechung der Therapie erzwingen und ggf. eine Einweisung bewirken.

Die emotionale Bindung kann am besten dadurch gesichert werden, dass wir bewusst »die Tür offen halten« und so den Betroffenen ermöglichen, ohne Gesichtsverlust den Kontakt wieder aufzunehmen: *»Es ist für mich in Ordnung, wenn Sie die Therapie an dieser Stelle beenden. Manchmal brauchen Menschen eine Auszeit. Sie sollen nur wissen, dass ich hier erreichbar bin und mit Ihnen weitermache, wenn Sie das irgendwann wollen.«* Wir sollten unsere eigenen aktivierten Schemata in diesem Fall besonders aufmerksam wahrnehmen und ggf. als eigenen Affekt verbalisieren: *»Ehrlich gesagt bin ich schon etwas enttäuscht, dass Sie genau an dieser Stelle aufhören, wo es um die ersten konkreten Veränderungsschritte geht. Aber letztlich ist das mein Problem, denn Sie haben das Recht, zu entscheiden, wann Sie welchen Schritt gehen wollen. Aber Sie wissen ja, wo Sie mich finden ...«*

Keinesfalls sollten aus eigenen Schemaaktivierungen heraus Schuldvorwürfe oder Bestrafungstendenzen resultieren. Auch nicht in den Therapieberichten.

Überstandene Krisen stärken die Beziehung. Gelingt es, in solch zugespitzten Situationen die lösungsorientiert-sachliche Ebene einzuhalten, bewirkt das bei den Betroffenen eine positive Beziehungserfahrung, selbst wenn sie im Moment noch nicht darauf eingehen können (*rupture – repair;* Safran & Muran 2000). Jede Ambivalenz auf verbaler oder nonverbaler Ebene sollte aufmerksam wahrgenommen und vorsichtig verbalisiert werden. Nicht selten kommen Menschen nach einer zeitlichen Latenz zurück in die Behandlung und die Therapie kann unter deutlich besseren Bedingungen weitergehen.

7.4.2 Selbstschädigendes Verhalten

Ausgangspunkt: Selbstschädigendes Verhalten nimmt ein Selbst- oder therapiegefährdendes Ausmaß an (auch bei Essstörungen oder Suchterkrankungen).

Der Umgang mit selbstschädigendem Verhalten ähnelt dem oben beschriebenen Ablauf, weist jedoch ein paar Unterschiede auf. Spontan sind wir geneigt, dieses Verhalten als Ausdruck von Hilflosigkeit und Leid zu verstehen und mit verstärkter Zuwendung zu reagieren, was jedoch lerntheoretisch als Verstärkung wirken kann. Simpson & Smith (2019) beschreiben z. B. einen »flagellating overcontroller« (was wir mit Selbstbestrafungsmodus frei übersetzen). Dieser richtet den Ärger der inneren Bewerter auf sich selbst, um das Familiensystem nicht zu belasten, z. B. aus Angst, abgewiesen oder bestraft zu werden, wenn man Ärger nach außen zeigt. Die Dialektisch-Behaviorale Therapie (DBT; Linehan 1996) reagiert auf selbstschädigendes bzw. therapiegefährdendes Verhalten kontingent (sog. *Kontingenzmanagement*), indem das Verhalten nicht mit verstärkter Zuwendung, sondern mit Verhaltensanalysen und zeitlich begrenztem, reduziertem Kontakt (Time-out) beantwortet wird. Die Schematherapie versucht ein mittleres Vorgehen, indem zunächst mit einem klärungsorientierten Vorgehen versucht wird, die Dynamik des Verhaltens auf der hinteren Bühne zu analysieren (z. B. mittels eines Schema-Modus-Memos), um die im Hintergrund stehenden, zum Teil ambivalenten Motive zu verstehen und erst dann kontingent zu reagieren.

Nur wenn dadurch keine konstruktive Arbeitsbeziehung (wieder-)hergestellt werden kann, wird auf das dysfunktionale Verhalten kontingent reagiert. Es geht insbesondere um den Versuch, die in dem Verhalten eingebundene, destruktiv gewordene Wut-Komponente in den Prozess einzubeziehen und als fehlgeleitete konstruktive Kraft zu sehen, die in funktionalere Bahnen gelenkt werden kann, wenn sie aus dem Einfluss der verinnerlichten negativen Bewertungen herausgelöst wird.

Kurz gesagt: Wir reagieren kontingent auf maladpatives Bewältigungsverhalten, aber unterstützend bzw. co-regulativ auf die hintergründige emotionale und Bedürfnisebene.

1. Eine gemeinsame Wahrnehmungsebene herstellen. Hier gilt es, das Zielverhalten zu benennen, also z. B. selbstverletzendes, essgestörtes, süchtiges oder anderes therapiegefährdendes Verhalten: *»Ich möchte mit Ihnen heute über folgendes Verhalten sprechen.«* (Verhalten konkret benennen) Das verlangt im Zweifelsfall etwas Mut, sollte aber grundsätzlich nicht allzu schwierig sein.

2. Das Bewältigungsverhalten biografisch einordnen. Auch hier ergeben sich keine wesentlichen Unterschiede: *»Ich verstehe, dass früher dieses Verhalten für Sie vielleicht die einzige/eine gute Möglichkeit war, mit der Situation oder Ihrer inneren Anspannung zurechtzukommen. Daher haben wir dieses Verhalten ja auch als Selbstberuhiger eingeordnet.«*

3. Durch eine Selbstoffenbarung den schlecht behandelten Teil ins Spiel bringen. Diese Stelle ist schwierig, da die Betroffenen in der Regel weitgehend mit den inneren Bewertern identifiziert sind und diese als Ich-synton erleben, während sie den Körper verachten und Ich-dyston erleben (sonst könnten sie ihn ja auch nicht so schlecht behandeln). Entsprechend wird unser Mitgefühl mit dem verletzten Teil als Schwäche ausgelegt und ebenso verachtet. Dennoch ist es als Einstieg sinnvoll, auf diese Seite zunächst von außen (im Stehen) hinzuweisen: *»Ich sehe aber auch die Nachteile dieses Verhaltens für einen Teil von Ihnen (z. B. den Körper) und darüber möchte ich mit Ihnen sprechen. Der Therapeut da unten kann das nicht ignorieren und sieht sich als Anwalt dieser schlecht behandelten Seite. Da gibt es einen Konflikt.«* Dann setzen wir die Betroffenen auf den Stuhl der Bewerter und stellen gegenüber einen leeren Stuhl für den schlecht behandelten Teil bzw. den Körper auf (siehe Kap. 6.3.3). Bezogen auf die Positionen in Kapitel 5.1 sind die Bewerter in der konfrontierenden Position und der Körper auf der zu unterstützenden.

> Wenn wir uns zu sehr mit der verletzten Seite identifizieren, werden wir schnell als »Weichei« abgestempelt. Eine gewisse sachliche Haltung beugt dieser Entwertung vor und macht es leichter, uns ernst zu nehmen und sich aus der Identifikation mit den Entwertern zu lösen.

4. Die Betroffenen aufteilen, um an die hintergründigen, toxischen Bewertungen heranzukommen. Dann setzen wir uns neben die Patientin bzw. den Patienten auf den Bewerter-Stuhl und versuchen im Sinne eines *agent provocateur*, an die das selbstschädigende Verhalten vermeintlich rechtfertigenden Bewertungen bzw. Grundannahmen heranzukommen: *»Also nun mal ganz offen: Was haltet ihr von diesem Teil da drüben? ... Das ist doch längst nicht alles, ihr verachtet den doch, ihr findet den – offen gesprochen – doch den letzten Dreck. Ich merke das doch, so wie ihr den behandelt!«* Im positiven Fall lassen sich so zumindest einige der selbstentwertenden Gedanken entlocken. Es liegt an unserem Geschick, wie gut das gelingt. Mit Verweis auf unsere Resonanz können wir auch aktiv extrem negative Aussagen anbieten: *»Also ich frage mich, ob ihr die da drüben am liebsten nicht noch viel mehr verstümmeln würdet (oder gar nichts zu essen geben), wenn es nach euch ginge.«* Dieses Vorgehen verlangt viel Einfühlungsvermögen, damit wir tatsächlich dem inneren Erleben der Betroffenen »Worte geben«. Andererseits können wir sofort »zurückrudern« (bzw. in eine One-down-Position gehen; siehe Kap. 5.4.3), falls diese irritiert oder empört reagieren: *»Entschuldigung, wenn ich da über das Ziel hinausgeschossen bin. Das war nur so eine Idee von mir. Was denkt ihr denn selbst über die da drüben?«* Damit können wir den Faden wieder aufgreifen.

5. Durch Aufstehen einen äußeren Blick auf die Szene gewinnen. Da ein emotionaler Zugang zu der verletzbaren Seite oft (noch) nicht möglich ist, bleibt nur der Versuch, durch einen Blick von außen aus der Beobachterhaltung vorsichtig Ansätze für eine kognitive Dissonanz und damit eine Neubewertung anzulegen im Sinne des *develop discrepancies* der Motivierenden Gesprächsführung (siehe Kap. 5.4.3). Dazu wird der Teil auf dem Kind- bzw. Körper-Stuhl symbolisierend als eigene Person betrachtet, um konkreter arbeiten zu können. Vom Perspektivwechsel durch das Aufstehen allein ist kein Effekt zu erwarten, da die Betroffenen in der Regel die Bewerter-Perspektive auf die Reflexionsebene mitnehmen. Daher wird sinnvollerweise gleich mit der Extensions- oder Substitutionstechnik begonnen: *»Wenn ich Ihren Freund* [Name] *frage: Was ist das für ein Umgang mit einem anderen Menschen?«* oder: *»Wenn jemand Ihr Kind so behandeln würde, wie bewerten Sie das?«* Als letzte Möglichkeit bleibt, das Verhalten in den sozialen Raum zu verlegen und mit den üblichen Normen zu vergleichen: *»Entschuldigen Sie diesen harten Vergleich, aber ich frage mich, ob das, was die Bewerter mit dem Teil da drüben machen, nicht das ist, was z.B. die Nazis mit den Juden gemacht* *haben, nämlich diese zu verachten, zu misshandeln, verhungern zu lassen und letztlich vernichten zu wollen. Was die Bewerter wollen, ist gegen die Menschenrechte.«*

Diese Bezüge sind mit Fingerspitzengefühl einzusetzen und an die jeweilige Situation anzupassen, sie können (im Sinne einer Extensionstechnik) aber den destruktiven Kern des Verhaltensmusters demaskieren und die Betroffenen »aufwecken«.

6. Limits setzen und ein Moratorium anstreben. Anfangs kann es notwendig sein, eine kontingente Reaktion auf das selbstschädigende Verhalten in den Raum zu stellen und damit klare Grenzen aufzuzeigen. Das entspricht dem Vorgehen in der Dialektisch-Behavioralen Therapie (DBT; Linehan 1996). Im Sinne der Motivierenden Gesprächsführung (siehe Kap. 5.6) wird dabei immer die Wahlmöglichkeit und Eigenverantwortung der Betroffenen betont, während wir die eigene Position unmissverständlich einbringen: *»Mir tut diese Seite leid und ich empfinde Ärger gegenüber den Bewertern. Ich denke, Sie können verstehen, dass ich das nicht akzeptieren kann. Ich bin hier im Auftrag der Gesellschaft als Anwalt dieser Seite. Notfalls müssten wir die Bewerter mit Zwangsmaßnahmen daran hindern, diesem Teil weiter zu schaden. Ich hoffe aber, ich kann Sie hier oben, wenn Sie neben mir stehen, als vernünftigen Menschen dafür gewinnen, etwas anderes auszuprobieren. Wenn Sie es schaffen, die Bewerter daran zu hindern, in den nächsten drei Tagen den Teil dort zu schädigen, könnten wir weiter zusammenarbeiten. Ich würde Sie da gerne als Partnerin für diesen Versuch gewinnen. Danach können wir sehen, ob das funktioniert hat.«*

7. Mögliche Verhaltensalternativen entwickeln. Auch wenn die Betroffenen innerlich bestenfalls halbherzig folgen, kann auf diesem Wege im positiven Fall ein Fuß in die Tür gebracht und der Arbeitsprozess unter klar definierten Regeln einschließlich der drohenden Konsequenzen aufrechterhalten werden. Dabei machen wir positive Beziehungsangebote, die die Mitarbeit attraktiver machen sollen: *»Worauf können Sie sich denn von hier oben aus einlassen und sozusagen den Bewertern zumuten? Womit könnten wir von therapeutischer Seite diesen Prozess unterstützen? Was könnte Ihnen jetzt guttun?«* Die Hoffnung ist, dass unsere Haltung in ihrer Offenheit und Ehrlichkeit letztlich doch als fair erlebt wird und ein wenig Respekt aufbaut, auch wenn der Weg schmal und auf beiden Seiten abschüssig ist. Idealerweise machen die Betroffenen faire und ernst gemeinte Vorschläge, im negativen Fall bleiben sie in der Reserve, antworten im Sinne sozialer Erwünschtheit und ohne innere Beteiligung.

8. Klärung konkreter Schritte und der Konsequenzen. Das Wesentliche an dem beschriebenen Vorgehen ist nicht das Ergebnis, sondern der Prozess der Verhandlung. Letztlich haben wir es nicht in der Hand, ob die Betroffenen ihr Verhalten ändern. Wichtig ist, dass wir nicht unterordnend eine Opfer-Täter-Umkehr (Roediger 2024) mitmachen, nicht in eine Retter-Rolle gehen und nicht in eine überkompensatorisch-strafende »Gegenübertragung«, sondern auf der Erwachsenenebene transparente Limits und positive Anreize setzen und die Verantwortung für das Verhalten und die Konsequenzen bei den Betroffenen lassen. Im positiven Fall lassen sich diese – wie bockige Kinder – vorsichtig ein und »der Hunger kommt beim Essen«, d.h. sie bauen durch kleine, korrigierende positive Erfahrungen langsam Vertrauen auf und es entsteht ein Prozess. Oder sie brechen die Absprachen. In diesem Fall können wir uns aber auf die angekündigten Konsequenzen als Drittes berufen und brauchen uns nicht zum Schuldigen machen zu lassen. Das ändert zwar zunächst nicht viel am äußeren Ablauf, aber es ist besser für unser Selbstwertgefühl bzw. das des Teams, in einem stationären oder teilstationären Setting auch für die Atmosphäre auf der Station bzw. für die Mitpatientinnen und -patienten, die natürlich den Umgang mit dem dysfunktionalen Verhalten sehr genau beobachten. Und es lässt die Tür offen für einen späteren erneuten Behandlungsversuch.

7.5 Die komplex Traumatisierten

Ausgangspunkt: Die Betroffenen kommen mit einer Traumadiagnose in Behandlung oder das Trauma taucht während der Therapie auf.

Die Behandlung komplex traumatisierter Menschen stellt uns vor besondere Herausforderungen. Einerseits wegen der Intensität der Symptomatik, z. B. schwer kontrollierbare Flashbacks, Dissoziationsneigung bis hin zu dem Problem, den Körper kaum zu spüren, Misstrauen und Rückzugsneigung, anklammerndes Verhalten, dazu die Tendenz, stark mit der Vergangenheit verbunden zu sein (einschließlich Rachefantasien) sowie einer ausgeprägten Neigung, aktuelle Erlebnisse durch den Filter negativer früherer Erfahrungen zu sehen. Auf einige dieser Herausforderungen sind wir bereits eingegangen: Herausforderungen in der Beziehungsgestaltung (siehe Kap. 5.8), Modifikationen im Imagery Rescripting (siehe Kap. 6.1.5) und Stabilisierungstechniken (siehe Kap. 5.4.5). Auf »Behandlungsfallen« (pitfalls; Young et al. 2005) im Allgemeinen werden wir noch in Kapitel 8.4.3 eingehen. Hier folgen nun schlaglichtartig einige durchaus kritische, spezifischere Anmerkungen. Weitere praktische Hinweise finden Sie bei Roediger (2024).

7.5.1 Die Beziehungsgestaltung

Misstrauen durch Vorerfahrungen. Viele komplex Traumatisierte sind vergleichsweise ressourcenarm und sehr auf die dysfunktionale Familie bezogen in sogenannten Wagenburg-Familien aufgewachsen. Entsprechend fehlen ihnen soziale Kompetenzen im Umgang mit fremden Menschen. Bedingt durch ihre negativen Vorerfahrungen sind sie misstrauischer und reagieren stärker auf vermeintlich negative Signale (sog. epistemic mistrust; Fonagy & Campbell 2023). Auch durch das zu den Symptomen einer Posttraumatischen Belastungsstörung gehörende Hyperarrousal wirken sie angespannt und begegnen uns häufig misstrauisch.

Therapeutinnen- und Therapeutenschemata. Durch unsere starke Bindungsorientierung (siehe Kap. 5.7) sind viele von uns sehr geübt und bemüht, einen Zugang auch zu misstrauischen Menschen zu bekommen. Zusätzlich berührt uns das Leid Traumatisierter oft stark. Entsprechend möchten wir helfen, bemühen uns besonders anfangs um deren Vertrauen und kommen deren Bedürfnissen entgegen. Der Kontrast zwischen den früheren und den Alltagserfahrungen im Vergleich zur Therapiesituation ist daher erheblich. Der Wunsch, uns als Beziehungsperson zu haben und auch zu behalten, ist nachvollziehbar groß. Auf die Gefahr der Circe-Falle haben wir grundsätzlich in Kapitel 5.8 schon hingewiesen. Therapiefortschritte bringen die Betroffenen aber zwangsläufig der Ablösung aus dieser Beziehung näher. Das kann einer Besserung entgegenwirken.

> Mit keiner anderen Klientel werden so oft Sitzungen überzogen, zusätzlich angesetzt oder wird auch umsonst behandelt wie mit komplex Traumatisierten!

Besondere Herausforderung in der Beziehungsgestaltung. Traumatisierte sind nicht nur Opfer. Viele verfügen auch über subtile Strategien, ihre Interessen zu vertreten, denn irgendwie mussten sie ja in ihrer schwachen Position überleben. So können sie z. B. in uns Schuldgefühle induzieren, um uns in einer versorgenden bzw. unterstützenden Haltung zu halten. Das kann bis zur Androhung von selbstschädigendem oder suizidalem Verhalten führen, wenn wir uns zurückziehen. Man kann hier von einer subtilen Opfer-Täter-Umkehr sprechen. Diese zeigt sich in unserem eigenen Erleben (psychodynamisch in der sog. Gegenübertragung): Das anfängliche Mitgefühl wandelt sich dann – abhängig von unseren eigenen Schemata und Schema-Bewältigungsreaktionen – in Angst oder ablehnende Gefühle (siehe Kap. 5.8). Im Umgang mit diesen eigenen Schemaaktivierungen empfehlen wir, absolut ehrlich und authentisch zu sein. So können wir am effektivsten verdeckten bzw. manipulativen Kontrollstrategien begegnen. Die Klärung der Interaktionsmuster gelingt am leichtesten im Stehen und durch intensive Selbstoffenbarungen (siehe Kap. 5.4.1). Damit setzen wir deutlich andere Signale, als es die Betroffenen von den manipulativen und unaufrichtigen Strategien der Täterpersonen kennen. Wir sollten insbesondere keine Versprechungen oder falschen Hoffnungen machen, so groß die Versuchung aus unserem Mitgefühl heraus auch sein mag. Lieber teilen wir wiederholt in der unterstützenden Position den Schmerz und verweisen auf den Unterschied zwischen dem aktivierten inneren Schemaschmerz und der Situation jetzt in unserer Anwesenheit.

Das Hier-und-Jetzt betonen. Es fällt vielen Traumatisierten erstaunlich schwer, anzuerkennen, dass »jetzt im Moment alles gut ist«. Zu stark schiebt sich das alte Erleben in die Gegenwart hinein! Hier hilft nur konsequente Diskrimination und der Hinweis, dass die Betroffenen eine Wahl haben, welche Netzwerke sie in ihrem Gehirn aktivieren und damit stärken (siehe unten). Wir weisen daher immer wieder auf unsere eigenen Grenzen hin und fordern einen möglichst großen Einsatz der Betroffenen. Dabei ziehen wir zwangsläufig negative Gefühle auf uns, deren Bearbeitung ein wichtiger Schritt der Therapie darstellt.

Negative Gefühle auf uns zulassen. Es ist eine Facette der Circe-Falle, wenn wir nur »nett« sein möchten. Die Täterpersonen haben in den Traumatisierten nicht nur verletzbare Gefühle induziert, sondern auch Wut, gleichzeitig aber deren Ausdruck unterdrückt. Die Wahrnehmung von Wut, deren Integration in das Selbstbild und ein funktionaler Ausdruck derselben sind daher essenziell im Prozess der Ermächtigung, um Selbstwirksamkeit und Autonomie zu erlangen. Exemplarisch gelingt das in der Rescriptingphase der Imaginationen (siehe Kap. 6.1.3). Aber auch in der Interaktion mit uns tauchen Wut und Neid spontan auf. Der Umgang damit muss geübt werden.

> Beim Verlassen der Therapiesitzung drehte sich eine Patientin in der Tür noch einmal kurz um und warf dem Therapeuten zu: *»Sie haben gut reden! Sie haben ja alles!«*

Uns als ganze Person zeigen. Grundsätzlich sind solche Äußerungen zu begrüßen, denn sie geben uns die Chance, aus einer gemeinsamen erwachsenen Beobachterperspektive einen kontextuellen Blick auf unsere Gesamtsituation zu werfen. Wir können z. B. andeuten, dass es auch bei uns Lebensbereiche gibt, in denen wir kämpfen müssen. Wir können auch in Erweiterung der zeitlichen Perspektive betonen, dass wir nicht unbedingt auf Rosen gebettet aufgewachsen sind und uns über die Zeit entwickeln mussten (und das auch weiterhin tun wollen). Es wäre fatal, wenn wir nicht bereit wären, uns auch in unseren kritischen bzw. negativen Anteilen einzubringen. Wenn wir uns zu positiv präsentieren, vermitteln wir kein adäquates Rollenmodell. Die Therapie kann (auch) ein Rosengarten sein, aber Rosen haben eben auch Dornen, die wehtun können. Wenn uns die Betroffenen »scannen« und bei uns z. B. schlechte Laune oder Anspannung feststellen, sollten wir das unumwunden zugeben. Wir können dann diesen Teil von uns auf einen Stuhl setzen und damit arbeiten (siehe Kap. 5.4.1).

> Noch eine geschlechtsspezifische Anmerkung: Die Mütter waren häufig aktive oder passive Mittäterinnen (Kinzl 1997). Daher sollte in Therapien auch Raum für negative Gefühle gegenüber einer mütterlichen Repräsentation (z. B. in Person der Therapeutin) sein und nicht nur eine harmonische Stimmung herrschen. Sonst drohen diese Aspekte der Problematik unbearbeitet zu bleiben.

Nicht mit anderen vergleichen. Im weiteren Verlauf versuchen wir im Erwachsenenmodus eine idiografische (d. h. auf die individuelle Entwicklung bezogene) Perspektive zu fördern und nicht zu sehr mit anderen Menschen zu vergleichen, die unter besseren Bedingungen aufgewachsen sind und es daher leichter hatten. Die Betroffenen sind an einem viel schwierigeren Punkt gestartet. Wir versuchen, auf deren Entwicklungskurve zu schauen, und betonen auch kleine Fortschritte. Gleichzeitig bitten wir um Akzeptanz dafür, dass angesichts der schlechteren Ressourcen Fortschritte länger brauchen und Probleme bzw. Beeinträchtigungen bleiben können (siehe Ende Abschn. 7.1.1).

7.5.2 Spezielle Aspekte zur Traumaexposition

Wie viel Stabilisierung muss vor einer Traumaexposition sein? Aus der Anfangszeit der Arbeit mit komplex Traumatisierten Ende der 1990er-Jahre (die damals offiziell noch gar nicht so genannt wurden) gibt es ein Bonmot: Die Traumatherapie hat sieben Phasen: Stabilisierung, Stabilisierung, Stabilisierung, Stabilisierung, Stabilisierung, Stabilisierung, Exposition! Dissoziationen in der Therapie zu vermeiden ist grundsätzlich richtig, denn Dissoziationen in Sitzungen sind Prädiktor eines um bis zu 10 % schlechteren Therapieergebnisses (Arntz et al. 2015). Die Konsequenz, dass eine Exposition erst nach einer umfassenden Stabilisierung erfolgen sollte, wurde aber inzwischen von verschiedenen Seiten infrage gestellt (z. B. Neuner 2008). Auch Luise Reddemann, neben Ulrich Sachsse eine Pionierin der Traumatherapie in Deutschland, distanziert sich inzwischen von dieser sehr vorsichtigen Vorgehensweise (persönliche Mitteilung).

Daten zur frühen Exposition. Eine aktuelle Literaturrecherche zur Wirksamkeit von STAIR und STAIR/NT/-Adaptationen ergab ein heterogenes Ergebnis (Lorbeer et al. 2023). Im Vergleich wirkte Imagery Rescripting mehr als doppelt so stark auf die affektive und interpersonale Regulation: ImRs d = 1.59, STAIR 0.67; Warteliste 0.42) (Raabe et al. 2022). Eine Kombination von STAIR mit Imagery Rescripting im Vergleich zum Imagery Rescripting allein ergab keinen zusätzlichen Effekt des STAIR-Skillstrainings im Follow-up nach einem Jahr: ImRs alleine d = 2.55, Kombination ImRs und STAIR d = 2.6. Auch eine aktuelle Studie mit komplex Traumatisierten vom dissoziativen Subtyp erzielte hohe Therapieeffekte mit einer traumafokussierten Therapie ohne vorausgehende Stabilisierungsphase (Zoet et al. 2018). Ähnliche Studien wurden auch mit EMDR oder Prolongierter Exposition als Techniken der Traumakonfrontation durchgeführt (Bækkelund et al. 2021; Oprel et al. 2021; van Vliet et al. 2021).

Traumatisierte lange in der Stabilisierungsphase zu halten führt zwar zu keiner Verschlechterung, stellt jedoch eine Vorenthaltung einer wirksamen Intervention dar. Darüber hinaus vermittelt es die implizite Botschaft, dass sie »noch nicht weit genug« für die eigentliche Therapie in Form der Traumaexposition seien, was Vermeidungsverhalten unterstützt und das Vertrauen in die eigenen Ressourcen und Kompetenzen schwächt (Huntjens et al. 2019b).

Darüber hinaus zeigte ein systematisches Review, dass die Effekte einer verlängerten Exposition Traumatisierter auch deren komorbide dissoziative Symptome parallel zu den Traumasymptomen verbesserte, sowohl in der Selbst- als auch in der Fremdwahrnehmung (van Minnen et al. 2012). Die Bearbeitung dissoziativer Symptome ist also keine Voraussetzung für eine erfolgreiche Expositionsbehandlung, dem Herzstück der Traumatherapie. Folgerichtig integrieren Huntjens et al. (2019a) schrittweise Imagery Rescripting zur Traumabearbeitung in ihr Konzept der Pilotstudie zur Behandlung Dissoziativer Identitätsstörungen (siehe Abschn. 7.5.4). Sie beginnen mit neutralen Imaginationen (wie z. B. dem inneren Sicheren Ort; siehe Kap. 6.2.2) und machen auf diese Weise mit der Technik vertraut. Dann gehen sie graduiert zu den traumatischen Ereignissen über. Das Vorgehen entspricht dem in Kapitel 6.1.5 dargestellten, aber es wird langsamer und vorsichtiger vorgegangen (Huntjens et al. 2019a).

Eher früher kontrolliert exponieren. Insbesondere im stationären Setting, kann und sollte eher frühzeitig exponiert werden, so wie es auch bei der Dialektisch-Behavioralen Therapie für Patienten mit schwerer Posttraumatischer Belastungsstörung vorgesehen ist (Bohus et al. 2017). Bei entsprechender Schulung geht das auch ambulant. Ein Dissoziationsmanagement ist durch eine energische Ansprache, abgestuft bis hin zu ggf. einem Halt gebenden Körperkontakt möglich (siehe Kap. 5.4.3). Im Vergleich zur Exposition bei weniger belasteten Menschen ist es wichtig, anfangs in die aktiv-versorgende Rolle zu gehen (siehe Skript 1 in Kap. 6.1.4). Bei Menschen mit wenigen Ressourcen können das durchaus sechs bis acht derartige Sitzungen sein, in denen auf der emotionalen Ebene eine tiefe, »heilende« Erfahrung geschieht. Wie im nächsten Abschnitt beschrieben achten wir dann aber darauf, dass die Betroffenen abgestuft eine aktive Rolle übernehmen. Zunächst Soufflieren und das Vorgeschlagene anschließend mit eigenen Worten wiederholen lassen, ermöglicht einen sanften Übergang (siehe Kap. 5.4.7). Grundsätzlich sind bei der Exposition von komplex Traumatisierten ImRs und EMDR gleich wirksam (Boterhoven de Haan et al. 2020). Auf die Besonderheiten bei der Exposition in der Behandlung der Dissoziativen Identitätsstörung gehen wir in Abschnitt 7.5.4 noch einmal gesondert ein.

Funktionale Netzwerke stärken. Egal, wie stark sich die momentane Aktivierung der Trauma-Netzwerke im Default Mode Network (DMN) anfühlen mag, es gibt im Gehirn immer auch funktionale (erwachsene) bzw Executive Control-Netzwerke (ECN). Eine entsprechende Psychoedukation ist daher wichtig. Dabei kann das Videotutorial »Wahrnehmung und Imagination« (www.schematherapie-frankfurt.de/index.php/materialien/videos/tutorials) helfen. Die aktive Orientierung im ECN auf neutrale Gegenwartsreize sollte daher intensiv geübt werden. Das ist Aufgabe der Betroffenen (siehe Techniken in Kap. 5.4.5). Die ACT-Prozesse der Akzeptanz und der Defusion (siehe

Kap. 2.5.5) sind für diese Arbeit zentral: Wir müssen Flashbacks und dysphorische Stimmungen zunächst akzeptieren, jedoch sind sie nur vorübergehender Natur – entsprechend dem buddhistischen Lehrsatz: Alle Gefühle sind nur Gefühle, die kommen und gehen! Aber wir haben die Wahl, im ECN aktiv unsere Aufmerksamkeit und unser (körperliches) Tun zu lenken, was sekundär die Stimmung ändert. So können wir nach und nach – wenn auch manchmal nur in einem begrenzten Ausmaß – funktionale Netzwerke stärken oder aufbauen. Das gilt neben der emotionalen Stabilisierung sowohl für den Aufbau positiver Aktivitäten und den wohlwollenden Blick auf sich selbst (einschließlich des Körpers) als auch auf das, was einem im Alltag begegnet. Viele Traumatisierte haben einen negativen Wahrnehmungs-Bias und nehmen negative Ereignisse stärker wahr als positive. Sie reagieren verstärkt auf negative Rückmeldungen (in einem einfachen Bild ausgedrückt sehen sie auf der Straße mehr rote Ampeln als grüne). Eine hilfreiche Hausaufgabe ist daher das Führen eines positiven Tagebuchs (siehe Kap. 4.6.6). Falls daneben auch ein diagnostisches Tagebuch geführt werden soll, um z. B. verschiedenen »Teilen« (siehe Abschn. 7.5.4) eine Mitteilungsmöglichkeit zu geben, sollten die beiden Tagebücher getrennt geführt werden, also ein positives Tagebuch und ein »Gift-Tagebuch«.

7.5.3 Integrationsphase

Integration des Traumas in die Biografie. Wir sehen eine Facette der Circe-Falle (siehe Kap. 5.8) auch darin, dass wir mit den Betroffenen in der Fokussierung auf die Traumatisierung stecken bleiben. Natürlich drängt sich in den Flashbacks Traumaerleben immer wieder in den Alltag und die Deformationen der Persönlichkeitsentwicklung wirken nach. Das tut immer wieder weh und kann entmutigen. Viele klagen über die »verlorenen Jahre«, die ihnen niemand wiederbringen kann. Ebenso wahr ist aber auch, dass die Traumatisierungen Jahre zurückliegen und das heutige Leben besser ist bzw. sein kann. Nachdem in der Traumaexpositon das traumatische Erleben ausreichend wahrgenommen und alle Facetten des emotionalen Erlebens aktiviert, zugelassen und in das Selbstbild integriert wurden, sollten wir versuchen, den Blick zunehmend nach vorn zu lenken.

Umgang mit Wut. Eine besondere Herausforderung können dabei anhaltende Wut, Rachewünsche oder Erwartungen an eine Wiedergutmachung darstellen, die sich nicht im Imagery Rescripting auflösen lassen. Leider ist eine imaginative Bestrafung und Entmachtung nicht so realistisch, wie sich manche Traumatisierte das wünschen. Auch wirkt die Befriedigung über eine solche Bestrafung nur kurzfristig. Langfristig machen wir uns mit den Tätern gemein, wenn wir sie entsprechend dem Alttestamentarischen »Auge um Auge – Zahn um Zahn« bestrafen wollen.

Wut und Rachefantasien mögen kurzfristig eine selbstberuhigende Wirkung haben, binden aber an die Täter und verhindern, dass man die Vergangenheit hinter sich lassen kann (Ehring & Watkins 2008). Sie stellen ein Form der kognitiven Fusion dar.

Langfristig Erfolg versprechender sind eine Akzeptanz des Unveränderbaren und der anhaltende Versuch, den Blick in die Gegenwart und Zukunft zu lenken. Man muss nicht gleich neutestamentarisch verzeihen und vergeben, aber sich »lösen« hat etymologisch mit Loslassen zu tun. Das berührt natürlich auch die Frage nach realer Satisfaktion.

Strafanzeigen gegen Täterpersonen. Eine sehr kontrovers diskutierte Frage ist die nach der realen Täterkonfrontation, z. B. durch eine Strafanzeige und ggf. einen Prozess. Es wird Sie vermutlich nicht mehr überraschen, wenn wir diesen Überlegungen eher kritisch gegenüberstehen. Zum einen birgt ein Verfahren die Gefahr, sich erneut mental über längere Zeit mit dem Trauma und den damit verbundenen Affekten zu verbinden. Das wirkt einem Hinter-sich-Lassen, wie es gerade beschrieben wurde, eher entgegen. Zudem birgt eine Befragung in foro durch die anwaltliche Vertretung der Gegenpartei ein erhebliches Retraumatisierungspotenzial. Dazu kommt das grundsätzliche Problem, dass in Gerichtsverhandlungen nicht Recht gesprochen wird, sondern Urteile gefällt werden. Formale Verfahrensaspekte spielen eine überproportional große Rolle und die Urteile entsprechen oft nicht dem gesunden Menschenverstand. Zudem ist die Beweislage häufig schwierig, sodass nicht selten im Zweifelsfalle für die angeklagte Person entschieden wird. Auf all das muss man einen Menschen vorbereiten, wenn man diesen Weg gehen will.

Wir unterstützen die Betroffenen lieber bei einer inneren »Lösung«. Aber das soll und darf jeder Mensch für sich selbst entscheiden.

Das Anders-Sein akzeptieren. Wir hatten bereits in Kapitel 4.6.9 allgemein über den Aspekt der »emotionalen Behinderung« gesprochen. Das trifft auch auf viele Traumatisierte zu, die ihr ganzes Leben mit den Auswirkung der Verletzungen zu ringen haben. Hier können eine existenzielle Perspektive und eine realistische Einstellung zum Leben und dem Leid weiterhelfen (Noyon & Heidenreich 2012): Das Leben ist nicht fair! Die Betroffenen haben ihre Probleme nicht verursacht, müssen sie aber lösen. Das ist schmerzhaft, ungerecht und demütigend.

Es ist therapeutisch und im Sinne der Konsistenztheorie (siehe Kap. 4.6.9) letztlich leichter, die Erwartungen an das Leben anzupassen, als das Leben an die Erwartungen.

In Parenthese zur Akzeptanzförderung achten wir aber auch immer wieder auf die individuelle Entwicklungskurve der Behandelten. Darüber hinaus entwerten die inneren Kritiker die Fortschritte und Eigenlob wurde und wird nicht toleriert. Deshalb sollten wir der Hoffnungslosigkeit mit angemessen-realistischer Ermutigung begegnen. Das heißt, wir betonen immer wieder, dass der Weg lang ist, dass es Rückschläge gibt, dass auch in unserem eigenen Leben Dinge schiefgehen und wir manchmal auch zweifeln (Selbstoffenbarung), dass wir aber auch Fortschritte sehen (diese konkret benennen) und dass es sich lohnt, »weiterzukrabbeln«. Diese Formulierung nehmen die Betroffenen erstaunlich gut an, trifft sie doch deren Lebensgefühl.

Das Leben zurückerobern. Im letzten Schritt geht es in der Therapie darum, die blockierte Persönlichkeitsentfaltung und die Lebensqualität so weit wie möglich zu verbessern. Zusammenfassend betrachtet gibt es drei Einflussmöglichkeiten (siehe Abb. 4-10, Kap. 4.6.2):

Bei der **Stimuluskontrolle** geht es bei Traumatisierten z. B. darum, Trigger zu erkennen und biografisch einzuordnen, um mögliche Aktivierungen antizipieren zu können. Das angemessene Vermeiden von Triggern (z. B. Filme mit entsprechenden Inhalten) muss allerdings mit einem funktionalen Verhaltensaufbau ausbalanciert werden, z. B. ein Fitnessstudio oder Schwimmbad besuchen zu können. Eine wichtige Rolle spielen dabei die emotionalen **Selbstregulationsstrategien**, die zu einer höheren Toleranz negativer Emotionen beitragen. Wichtig ist im dritten Schritt der funktionale, selbstwertfördernde **Verhaltensaufbau** in möglichst vielen Lebensbereichen.

Umgang mit dem eigenen Körper. Bei Menschen, die sexueller Gewalt ausgesetzt waren, ist der Körper oft mit Ekel besetzt oder wird sogar gehasst und nicht selten durch selbstverletzendes Verhalten bestraft. Er wird dafür verantwortlich gemacht, dass man missbraucht wurde, und nicht selten wünschen sich Mädchen, lieber ein Junge zu sein. Wie erwähnt, kann durch Imagery Rescripting (ImRs) Ekel signifikant verringert werden (Raabe et al. 2022). Ressourcenaktivierende Imaginationen wie z. B. das ausführliche waschen und pflegen des Körpers in einer Badewanne, in der aller Schmutz abgewaschen wird und durch den Ablauf verschwindet, können die Selbstakzeptanz verbessern. Auch der Hinweis, dass (außer im Gehirn) alle Körperzellen nach sieben Jahren ausgetauscht werden, kann als Bild unterstützen, dass die Betroffenen inzwischen einen »neuen, eigenen« Körper haben, der eine liebevolle Behandlung verdient hat. Das sollte im Rahmen des Aktivitätenaufbaus unterstützt werden.

Aus »Zitronen Limonade machen«. Neben der oben beschriebenen Öffnung, gezielt Positives wahrzunehmen, kann der Ausbau angelegter Ressourcen zu einem *posttraumatic growth* beitragen (Tedeschi & Calhoun 1995). Viele Traumatisierte haben als Überlebensstrategie gelernt, ihre Umgebung genau zu beobachten – ja, geradezu zu scannen –, und darüber eine besondere Sensibilität entwickelt. Manchen gelingt es, diesem Erleben einen künstlerischen Ausdruck zu geben in Form von Texten bzw. Gedichten, Zeichnungen oder auch Plastiken. Bedenken Sie: Viele große Kunstwerke sind transformierter Schmerz. Dazu können wir ermutigen und so »aus Zitronen Limonade machen«. Die Idee ist, sich zwar als »anders«, aber nicht als »schlechter« zu erleben.

In Japan gibt es die Kunst des *Kintsugi* (golden joinery). Dabei werden zerbrochene Tassen oder Vasen mit flüssigem Gold wieder zusammengesetzt, was sie noch wertvoller erscheinen lässt und die »Schönheit des Unperfekten« zeigen soll.

Manche Traumatisierte schöpfen aus den bearbeiteten Erfahrungen die Motivation, anderen Menschen, die Ähnliches erlebt haben, helfen zu wollen. Wenn dies nicht zu sehr von revanchistischen (d. h. racheorientierten) Gefühlen gegen die Täter getrieben ist, sondern eher von Mitgefühl für die Opfer, kann das auch eine Form des posttraumatischen Wachstums und funktionaler Schemakompensation sein.

7.5.4 Dissoziative Identitätsstörung (DIS)

Phasenorientierte Traumatherapie. Bisher dominiert in der Arbeit mit Menschen mit Dissoziativer Identitätsstörung der Ansatz der phasenorientierten Traumatherapie (POTT) auf Basis des Modells der sog. strukturellen Dissoziation (Nijenhuis et al. 2010). Diese Arbeit ist sehr bindungsorientiert und sieht einen langsamen und stufenweisen Vertrauensaufbau mit emotionaler Stabilisierung über mehrere Jahre vor, währenddessen die innere Landschaft und die verschiedenen »Teile« exploriert, differenziert und mit den *anscheinend normalen Persönlichkeitsanteilen* (ANPs), den *emotionalen Persönlichkeitsanteilen* (EPs) und den *Täterintrojekten* eine Beziehung aufgebaut wird, um diese dann unter der Leitung eines integrierenden Anteils (*host*) zusammenzuführen bzw. diese zu moderieren. Im Grunde ähnelt diese Aufteilung den zentralen Modusgruppen, nämlich den emotionalen Anteilen (Kindmodi), den Handlungstendenzen (Bewältigungsmodi), den Gedankenmustern (den inneren Bewertern) und der funktionalen Regulation (Erwachsenenmodus). Das Vorgehen beim strukturellen Dissoziationsansatz ist sehr behutsam. Es wird postuliert, dass erst nach einer ausreichenden Stabilisierung eine Exposition erfolgen soll. Das führt dazu, dass viele Behandelte über den Abschnitt der Stabilisierung auch nach Jahren nicht hinauskommen (Huntjens et al. 2019a).

Der schematherapeutische Ansatz. Die Arbeitsgruppe um Arnoud Arntz (Huntjens et al. 2019a) versucht derzeit in einer Pilotstudie, Menschen mit DIS schematherapeutisch zu behandeln. Dem Konzept der strukturellen Dissoziation von untereinander abgetrennten »Teilen« mit unterschiedlichen episodischen, semantischen und prozeduralen Gedächtnisstrukturen (Nijenhuis et al. 2010) fehlt aus Sicht der genannten Arbeitsgruppe die wissenschaftliche Evidenz. Sie sehen das Dissoziieren der DIS-Personen aus einer trans-diagnostischen Perspektive schlicht als eine extreme Form eines distanzierten Selbstschutzmodus an. In Gedächtnisstudien beschrieben DIS-Betroffene subjektiv Amnesien für Ereignisse, die sie in einer anderen Identität erlebten. In freien Erinnerungsexperimenten zeigten sie ein ähnliches Erinnerungsprofil wie Versuchspersonen, die angewiesen waren, aufgeteilte Erinnerungsspeicher und Amnesien zu simulieren. In experimentellen Erinnerungstest zeigten DIS-Personen hingegen signifikant mehr Erinnerungen aus anderen Identitäten als die Simulierenden (Marsh et al. 2021). Die Autoren kennen keine einzelne methodisch hochwertige Studie, die eine wissenschaftliche Evidenz für die Existenz einer besonderen Form der Amnesie bei DIS-Personen liefert (Huntjens et al. 2020).

Bei den Erinnerungsdefiziten scheint es sich nicht um ein physiologisch-objektives, sondern vielmehr um ein subjektiv erlebtes (und damit auch therapeutisch auflösbares bzw. beeinflussbares) Phänomen zu handeln.

Es gibt keine getrennten Gedächtnisstrukturen. Alle kontrollierten Studien von sechs unterschiedlichen Forschungsgruppen mit verschiedenen Samples und Untersuchungen zu neutralen und Trauma-verbundenen Inhalten zeigen konsistent und robust einen Transfer von Informationen zwischen als getrennt erlebten Identitäten (Huntjens et al. 2016). Das ist insofern eine wichtige und gute Nachricht, weil wir damit in der Therapie der Amnesie der Betroffenen entschlossen begegnen und sagen können: *»Die Wissenschaft zeigt, dass alle Teile alles wissen können. Wir sollten daher daran arbeiten, dass wir die Teile wieder zusammenbringen. Das Aufteilen hatte die Funktion, negativen Erlebnissen auszuweichen. Das ist verständlich und wir müssen tapfer sein, uns dem Schmerz zu stellen. Aber vergessen Sie nicht, dass es sich um alte Gefühle handelt, die von längst vergangenen Ereignissen herrühren. Sie dürfen das alles hinter sich lassen. Heute können wir daran arbeiten, dass Ihnen so etwas nie wieder passiert, denn die Welt ist heute besser als die Welt des Kindes damals. Lassen Sie uns nach vorne gehen!«* Entsprechend gehen wir nach der Diagnostik und dem Aufbau der Therapiebeziehung in Schritten in die imaginative Arbeit (siehe Kap. 6.1.6).

Das Studienprotokoll. Die Arbeitsgruppe um Arnoud Arntz (Huntjens et al. 2019a) begrenzt das Protokoll auf 222 Sitzungen, in den ersten beiden Jahren je 80 Sitzungen (zwei pro Woche), dann 40 (wöchentliche) Sitzungen, gefolgt von monatlichen Boostersitzungen. Sie verweisen darauf, dass eine klare Begrenzung der Anzahl von Therapiesitzungen von Anfang an die Motivation zur aktiven Mitarbeit ebenso fördert wie die Adhärenz und Fokussierung an das Protokoll und die formulierten Therapieziele. So könne dem für DIS-Betroffene typischen Vermeidungsverhalten auf allen Ebenen am besten entgegengearbeitet werden (Menninga et al. 2019). Zudem bevorzugen sie in der ersten Therapiehälfte zwei Sitzungen pro Woche, da die dadurch mögliche Intensität der Behandlung bei insgesamt gleicher Sitzungsanzahl zu einer signifikant schnelleren Symptomlinderung und insgesamt besseren Ergebnissen führe (Gutner et al. 2016).

Umgang mit Selbstanteilen. Wir raten davon ab, die verschiedenen Teile zu stark auszudifferenzieren, auch wenn die Betroffenen das gerne möchten und entsprechendes Material anbieten. Das kann extreme Ausmaße annehmen, wie in dem Buch »Die 147 Personen, die ich bin« beschrieben (Bijnsdorp 2006). Je mehr Interesse wir für die innere Teilewelt zeigen, umso mehr werden uns die Betroffenen immer weitere Details anbieten, denn sie fühlen sich dabei natürlich ernst genommen und gesehen. Das befriedigt ihr Bindungsbedürfnis und wirkt verstärkend. Eine zu weitgehende Differenzierung der Innenwelt ist unseres Erachtens jedoch eine therapeutische Sackgasse und lenkt den Blick in die falsche Richtung (auf eine in der Vergangenheit entstandene Innenwelt). Die Lösungen liegen aber in der Gegenwart und in einem auf die Zukunft ausgerichteten Blick. Es kann sinnvoll sein, Namen für eine überschaubare Anzahl von inneren Anteilen bzw. States zu haben, aber die Richtung der Arbeit ist immer, diese zusammenzuführen und nicht zu differenzieren. Unser dimensionales Modell ist da sehr hilfreich, denn wir können alle Modi bzw. States irgendwo zwischen den Polen BLAU und ROT bzw. als Internalisierung, Rückzug oder Dominanz (Überkompensation) einordnen. Für das Handeln in der äußeren Welt ist es letztlich nur wichtig, herauszufinden, auf welchem »Bein« die Behandelten stehen (siehe Abb. 3-8, Kap. 3.8.3) und – entsprechend den in Kapitel 1 genannten Prägnanztypen – die schwächere(n) Seite(n) zu stärken. Mehr Ausdifferenzierung braucht es am Ende nicht, um heute funktionale Lösungen zu finden.

Nicht vom »Inneren Kind« sprechen. Wir raten auch davon ab, von einem »Inneren Kind« oder gar »Inneren Kindern« zu sprechen und mit diesen zu arbeiten. In uns gibt es kein »Inneres Kind« (siehe Kap. 3.5.3)! Das ist eine Symbolisierung bzw. im Sinne der Akzeptanz- und Commitment-Therapie ein subjektiv geschaffener Bezugsrahmen (siehe Kap. 2.5.2). Es gibt nur Erlebensweisen (Modi), die in der Kindheit in Form von Schemata angelegt wurden. Diese Symbolisierungen können aber sehr mächtig werden und gewissermaßen ein Eigenleben führen.

> Wir verwenden in unseren Praxen Stofftiere (z. B. einen großen Teddy), um Patientinnen dabei zu unterstützen, sich selbst zu trösten. Das kann man auf einem unserer Trainingsvideos sehen (https://schematherapie-frankfurt.de/index.php/materialien/videos/trainingsvideos). Diesen Teddy gab der Erstautor einer Patientin mit nach Hause, um Selbstfürsorge zu üben. Sie kam völlig übermüdet in die nächste Stunde und erzählte: »Ja, ich habe den Teddy gut behandelt. Er durfte in meinem Bett schlafen, ich bin auf die Couch gegangen!«

Die Fallkonzeption einfach halten. Konkret fragen wir nur nach den wichtigsten inneren Anteilen und deren Funktion. Das sollten aber nicht mehr als sechs bis sieben sein, idealerweise also die zwei Kindmoduspole, die inneren Bewerter und maximal vier Bewältigungsmodi entsprechend der in Kapitel 4.4.3 beschriebenen Modus-Landkarte. Eine beliebige Anzahl »Innerer Kinder« (egal welchen Alters) können wir in eine verletzbar-ängstlich-traurige (BLAUE) und eine angespannt-genervt-ärgerliche (ROTE) Gruppe zusammenfassen.

Der »Host« als Partner. In der Therapie arbeiten wir zunächst nicht mit diesen Teilen, sondern mit dem **Host**, also dem Teil, der Kontakt zu allen diesen inneren Anteilen hat bzw. haben kann. Dieser soll unsere Ideen an die inneren Teile weitergeben und umgekehrt das aufgesplitterte innere Erleben bündeln und an uns zurückmelden. Das ist der Keim des integrierenden Erwachsenenmodus. Auch hier gehen wir nicht auf die maladaptiven Bewältigungsmodi auf der vorderen Bühne ein, sondern markieren, validieren und sortieren diese in das Modusmodell ein. Dann arbeiten wir auf der hinteren Bühne weiter, anfangs viel im Stehen und in der 3. Person über die »Teile« sprechend. Der Host dient dabei als Vermittler bzw. »Übersetzer«. Auf diese Weise begrenzt man den sekundären Krankheitsgewinn, der mit diesem Störungsbild verbunden sein kann (siehe unten).

Arbeit mit nonverbalem Material. Es kann aber sinnvoll sein, sich Texte oder Zeichnungen von verschiedenen Anteilen geben zu lassen, um sie aufzuheben, damit sie nicht von Beschützeranteilen zerstört werden. Dann kann man mit ihnen arbeiten, indem man gemeinsam auf die Texte, Bilder oder Plastiken schaut und nach dem inneren Erleben bzw. der Geschichte hinter dem Werk fragt. Man kann die Bilder auch als Stimuli für eine Aktivierung des Trauma-Netzwerks und Einstieg in eine imaginative Überschreibung nutzen. Die Zeichnungen werden oft von Trauma-näheren Teilen geschaffen als von der im Alltag sichtbaren Außenperson. Für eine Integration des Trauma-Erlebens muss sich der Host in einer (aus unserer Sicht vorzugsweise imaginativen) Exposition schrittweise diesen Inhalten aussetzen.

Rituelle Traumatisierung. Die Frage, in welchem Ausmaß es in Deutschland Zirkel mit systematischer, ritualisierter sexueller Gewalt gibt, wird sehr kontrovers diskutiert. Auch eine von der Bundesregierung einberufene Expertenkommission konnte diesbezüglich wenig zur Klärung beitragen. Inzwischen gibt einen zunehmend kritischeren Diskurs zu diesem Thema, das wie kaum ein anderes Therapeutinnen und Therapeuten spaltet. Insbesondere die Frage nach gezielten »Programmierungen« durch Täterpersonen bzw. »Mind control«-Techniken, um steuerbare »Teile« zu installieren, wird inzwischen kritischer gesehen und entsprechende Publikationen wurden bzw. werden revidiert (z. B. Gysi 2022).

Wir vertreten die Position, dass es vermutlich einzelne derartiger Zirkel gibt, möglicherweise auch in Deutschland. Wir halten es aber für eher unwahrscheinlich, dass es viele sind, ohne dass über Jahrzehnte darüber etwas in die Öffentlichkeit gedrungen ist. Wie die Expertenkomission der Bundesregierung in ihrem Bericht (Unabhängige Kommission zur Aufarbeitung sexuellen Kindesmissbrauches, Bilanzbericht 2019, Band 1, S. 126 ff.) schreibt, bedauern auch wir, dass es zunehmend schwerer wird, einen sachlich-wissenschaftlichen Diskurs über dieses Thema zu führen, ohne Gefahr zu laufen, einem der »Lager« zugerechnet zu werden.

Sekundärer Krankheitsgewinn. Uns ist es mehrfach passiert, dass Menschen zu uns in Behandlung kamen, die sich bereits zu Therapiebeginn als »rituell traumatisiert« vorstellten. Wir haben dann versucht, emotional Anschluss an das tatsächliche Erleben zu bekommen, und wiederholt bemerkt, dass das kaum bzw. gar nicht möglich war. Auch das hier und da präsentierte Bild- oder Textmaterial wirkte eher steril und wenig berührend. In mehreren dieser Fälle wurde im Nachhinein deutlich, dass sich diese Personen in diese Identität hineingelebt hatten. Das erweckte in uns den Eindruck, dass es Menschen gibt, die unsere Offenheit und Fürsorge gegenüber schwer Traumatisierten nutzen, um sich besser zu fühlen. Wir kritisieren das nicht grundsätzlich, stellt es doch einen Versuch dar, die Grundbedürfnisse zu befriedigen. Dennoch empfehlen wir – wie oben beschrieben –, unsere eigenen Gefühle ernst zu nehmen und vorsichtig in eine empathische Konfrontation zu gehen.

Gutachten. Komplizierter gestaltet sich die Situation z. B. bei Entschädigungen im Rahmen des seit 2024 geltenden neuen sozialen Entschädigungsrechts oder bei der Beurteilung eines Grades der Behinderung (GdB). In diesem Zusammenhang können wir zu einem Befundbericht oder auch einer einfachen gutachterlichen Stellungnahme angefragt werden. Einerseits sind finanzielle Kompensationen angemessen, anderseits können sie zu einem Surrogat gegen seelisches Leid werden, das sie aber nicht lindern können. Diese Situationen sind immer eine Gelegenheit, kritisch den Verlauf anzuschauen, damit wir die Stellungnamen sachgerecht abgeben können. Dabei sollten wir wiederum einer empathischen Konfrontation nicht ausweichen.

ABSCHLIESSENDE BEMERKUNG

Zugegeben: Der Schwerpunkt unserer Anmerkungen stellt manche vertrauten, aber nicht evidenzbasierten Annahmen bzw. Mythen einzelner Traumatherapiekonzepte infrage (z. B. das von Michaela Huber [1995]). Wir wollen damit zu einem konstruktiven Diskurs beitragen. Die in diesem Kapitel wiederholt geäußerten kritischen Gedanken sollen nicht davon ablenken, dass es die Aufgabe einer Gesellschaft als Ganzes ist, Menschen, die von anderen Menschen so belastet wurden, Möglichkeiten der Heilung anzubieten. Dazu wollen wir beitragen. Die Integrationsphase kann bei schwer belasteten Menschen, die wenig soziale Unterstützung hatten, vergleichsweise lange dauern. Manche kann man nicht im Rahmen einer Richtlinienpsychotherapie befriedigend behandeln. Viele machen auch nach drei, vier oder mehr Jahren lege artis durchgeführter Therapien immer noch Fortschritte und profitieren von einer niederfrequenten Begleitung, um die Inhalte, die schon lange vorher bearbeitet wurden, zu verinnerlichen und nach und nach immer selbstständiger umzusetzen. Dazu reichen allerdings monatliche (oder bedarfsweise) Sitzungen aus, diese allerdings dann manchmal noch über zwei oder drei weitere Jahre. In schweren Fällen kann leider nur begrenzt auf (neben der Traumatisierung) vorhandene positive bzw. Ressourcenschemata zurückgegriffen werden und es geht nicht nur um Nachbeelterung, sondern um ein gutes Stück nachzuholende primäre Beelterung. Es ist zum Teil erschütternd, unter welchen anhaltend depravierenden Bedingungen manche Kinder »gehalten« oder sogar »abgerichtet« wurden. Als betroffener Mensch – oft nach Jahren eines dissoziativen Lebens – »aufzuwachen«, den Schmerz wieder zu spüren, das Ausmaß der Beschädigung und die »verlorenen Jahre« wahr- und anzunehmen, ist wahrlich eine extrem schwere Aufgabe, vor der wir nur größten Respekt haben können.

7.6 Die Selbstberuhiger

Ausgangspunkt: Betroffene zeigen Formen abhängigen Verhaltens und gefährden damit den Therapiefortschritt.

Alle Formen »süchtigen« Verhaltens ordnen wir den distanzierten Selbstberuhigen zu. Wir trennen auch nicht zwischen Selbstberuhigern und Selbststimulierern, denn die Übergänge sind fließend. Das Verhalten dient immer der Emotionsregulation und ist von den kurzfristigen Konsequenzen gesteuert, nicht von den langfristigen. Interpersonal gehen die Betroffenen aus dem Kontakt zu anderen und in ihre (besser kontrollierbare) »Blase«. Sie sind innerlich sympathikoton aktiviert, aber die Aktivität wird nicht in (nachhaltigen) sozialen Beziehung in die Welt gebracht, sondern auf sich selbst bezogen eingesetzt im Sinne eines »Hamsterrads«. Im Tiermodell Cannons (1915) entspricht das dem Fluchtverhalten. Leider können wir heute die Anspannung nur teilweise durch körperliche Aktivitäten abbauen bzw. vor der Belastung flüchten und uns dadurch beruhigen. Die selbstberuhigenden Verhaltensweisen, zu denen wir neben stoffgebundenen und -ungebundenen Abhängigkeiten auch Grübeln und Zwänge zählen (Roediger & Neumann 2021), dienen ebenfalls der Spannungsreduktion. Ehring & Watkins (2008) sehen dieses Verhalten als einen classifier (Prägnanztyp) im transdiagnostischen, dimensionalen Störungsverständnis (siehe Kap. 3.8). Dazu gehören auch Rachefantasien z. B. bei Traumatisierten. Brockman et al. (2023) sprechen vom »overanalyzer mode«. Im Rahmen dieses Buchs können wir leider nicht ausführlich auf die schematherapeutisch informierte Behandlung dieser Störungen eingehen, sondern verweisen stattdessen auf entsprechende Literatur (Stromberg 2024; Stromberg & Zickenheiner 2021; Valente & Reusch 2017; Zarbock 2008). In diesem Kapitel nehmen wir Alkoholmissbrauch als Beispiel, wobei die Grundregeln auch für andere Suchtmittel bzw. andere impulsive oder zwanghafte Verhaltensweisen gelten, wie etwa Spiel-, Ess-, Kauf-, Porno-, Internet- und auch Arbeitssucht (z. B. Arnhold & Hoppe 2020).

Sucht und Persönlichkeit gleichzeitig behandeln. Samuel Ball (1998) hat mit seiner *dual focus schema therapy* einen integrativen Ansatz skizziert, der sich für den Umgang mit Suchtproblemen mit komorbider Persönlichkeitsstörung eignet. Mit »dual focus« ist gemeint, das Suchtverhalten und die aufrechterhaltende Persönlichkeitsstruktur bzw. -Störung gleichzeitig zu behandeln, da diese sich ansonsten gegenseitig negativ beeinflussen und zu stagnierenden Therapieprozessen führen können. Obwohl die Idee sinnvoll erscheint, waren seine Behandlungsergebnisse nicht besser als die einer konventionellen Suchttherapie (Ball 2007). Sein Ansatz beruht allerdings primär auf dem Schemamodell und berücksichtigt nicht die heute aktuelle, wesentlich dynamischere Arbeit mit Modi. Möglicherweise sind mit einem aktualisierten Konzept bessere Ergebnisse zu erzielen, aber dazu gibt es bisher keine Publikationen. Innerhalb des in Deutschland gut ausgebauten eigenständigen Suchtbehandlungssystems scheint der Bedarf an einer schematherapeutischen Erweiterung der Konzepte nicht sehr groß. Wir wenden uns in diesem Kapitel daher an Menschen, die z. B. im ambulanten Setting Menschen mit komorbidem, schädlichem Substanzgebrauch behandeln, und möchten Anregungen geben, wie man mit dieser Thematik umgehen kann.

Auf Effekte fokussieren. Wir haben in diesem Kapitel als Beispiel den schädlichen Gebrauch von **Alkohol** bzw. eine fragliche Abhängigkeit gewählt, da die Thematik häufig ist und sich neben dem Umgang mit dem Verhalten selbst auch das Problem des labelings, also des Krankheitsbewusstseins der Betroffenen, darstellen lässt.

> Lassen Sie sich nicht auf die Labeling-Frage ein: *»Bin ich nun süchtig oder nicht?!«* Diese Frage bringt Sie in unsicheres Gelände. Benennen Sie das vorliegende (Trink-)Verhalten als interaktionelles Problem, so wie andere konflikthafte Verhaltensweisen auch.

Die Betroffenen fühlen sich besser verstanden, wenn wir Empathie für den starken Sog äußern, den emotionale Aktivierungen ausüben können. Für viele fühlt es sich stimmiger an, den intensiven Emotionen zu folgen, als »langweilig«-vernunftsorientiert zu handeln. Erst der konsequente Blick auf die langfristigen Konsequenzen hilft, Distanz zum Sog der aktuellen Emotionen aufzubauen, denn nicht alles, was sich momentan gut anfühlt, tut auch langfristig gut! Dies gilt für alle impulsiven Handlungen, besonders im Zusammenhang mit Abhängigkeiten. Hier sollte man nicht nur *ver*bieten (im Sinne von Vermeidungszielen), sondern auch etwas *an*bieten (im Sinne von Verhaltensalternativen bzw. Annäherungszielen). Ohne den Aufbau alternativen belohnenden Verhaltens wird eine Reduktion des exzessiven Verhaltens nicht gelingen. Leider ist der belohnende Effekt dieses alternativen Verhaltens kurzfristig immer schwächer als der des Indexverhaltens.

Motive verstehen. Die meisten Menschen mit einer Suchtproblematik kennen einfach keine bessere Lösung für den Umgang mit ihrer Anspannung bzw. ihrem emotionalen Schmerz. Angesichts bestimmter traumatischer Erlebnisse wirkt die Flucht in den Alkohol (oder in eine andere Sucht) als das geringste von zahlreichen Übeln. Das Suchtverhalten wird von Anfang an als distanzierter Selbstberuhigungsmodus in die Modus-Landkarte eingeordnet. Um ein besseres Verständnis der Motive zu bekommen können wir das Verhalten auf einen eigenen Stuhl setzen und diesen Bewältigungsmodus gezielt in einem Zwei-Stühle-Dialog befragen (siehe Kap. 6.3.1). Ein allzu statisches oder simplifizierendes Vorgehen ist zu vermeiden: Es gibt vermutlich so viele Gründe für übermäßigen Alkoholkonsum, wie es Alkoholmissbrauchende gibt. Es geht hier um eine individuelle Problemanalyse. Die Stuhlarbeit deckt die innere Dynamik auf einschließlich des Wechsels zwischen zwei oder mehreren Bewältigungsmodi (siehe Abb. 7-1). Im folgenden Fallbeispiel wird eine solche Dynamik dargestellt. Anschließend beschreiben wir mögliche Interventionen.

FALLBEISPIEL

Biografisch ist Peter ein typisches emotional vernachlässigtes Kind mit starken inneren Antreibern, der versucht, es »gut zu machen«. Bereits in der Jugend erlebte er, dass er seine innere Anspannung mit Alkohol auflösen kann. Er baute in sich ein situationsabhängiges Netzwerk auf, in dem Alkohol mit Entspannung verbunden ist. Wenn er sich heute von seiner Umwelt nicht verstanden oder zurückgesetzt fühlt, aktiviert das Ärgergefühle. Er erinnert sich an die guten Gefühle, die er wiederhaben möchte und »verdient« hat. Die Bewerter drehen sich nach außen auf die ungerechte Welt und »erlauben« seiner undisziplinierten Seite die Selbstberuhigung durch (etwas) Alkohol (»nur ein oder zwei Bier«). Nachdem das im Exzess endet, drehen sich die Bewerter wieder gegen ihn, er bekommt Angst vor den Konsequenzen und fühlt sich schuldig. Im Prinzip handelt es sich um eine emotional-instabile Schuld-Wut-Wippe (siehe Kap. 3.8.2).

Trinkmenge erfassen

Peter berichtet, seine Frau werfe ihm vor, dass er zu viel trinke. Er dagegen behauptet, in seinen Kreisen sei dieses Maß an Alkoholkonsum völlig normal. Im ersten Schritt erfassen wir sein Trinkverhalten. Idealerweise mit einem Trinkprotokoll, welches das täglich getrunkene Quantum mit Substanz, Menge und Uhrzeit erfasst. Das kann natürlich auch mit jedem anderen Verhalten (z. B. Pornokonsum oder Essanfällen) analog durchgeführt werden.

Effekte gemeinsam erfassen

In der nächsten Therapiestunde wird das Protokoll angeschaut. Wir stehen dazu gemeinsam auf und schauen herunter auf die beiden Stühle. Wir stellen noch einen Stuhl für die Ehefrau (oder auch ganz allgemein für die Außenwelt) dazu und fragen, welche negativen Konsequenzen die Außenwelt bemerkt bzw. schon angesprochen hat. Gegebenenfalls können wir auch die Empathieübung aus Kapitel 6.4.2 durchführen, um die Diskrepanz zwischen Selbst- und Fremdwahrnehmung herauszuarbeiten. So sollen auf eine erlebnisaktivierende Weise die interaktionellen Nachteile des Verhaltens deutlich werden. Das kann dann in einem konventionellen Vier-Felder-Schema schriftlich festgehalten werden und soll Nachdenklichkeit und die Bereitschaft zu einer Verhaltensänderung nichtkonfrontativ fördern.

Trinkexperiment vereinbaren
Sind die Betroffenen offen für ein Verhaltensexperiment, können wir die konkreten Bedingungen besprechen. Im Falle eines schädlichen Gebrauchs von Alkohol legen wir die Regeln für ein kontrollierte bzw. soziales Trinken gemeinsam fest. Das kann auch auf andere Verhaltensweisen übertragen werden. Im Falle eines fraglichen Alkoholismus sollten zusätzlich die entsprechenden Laborwerte abgenommen, uns vorgelegt und mit uns besprochen werden. Ein Zeitraum von einem Monat für das Verhaltensexperiment ist angemessen.

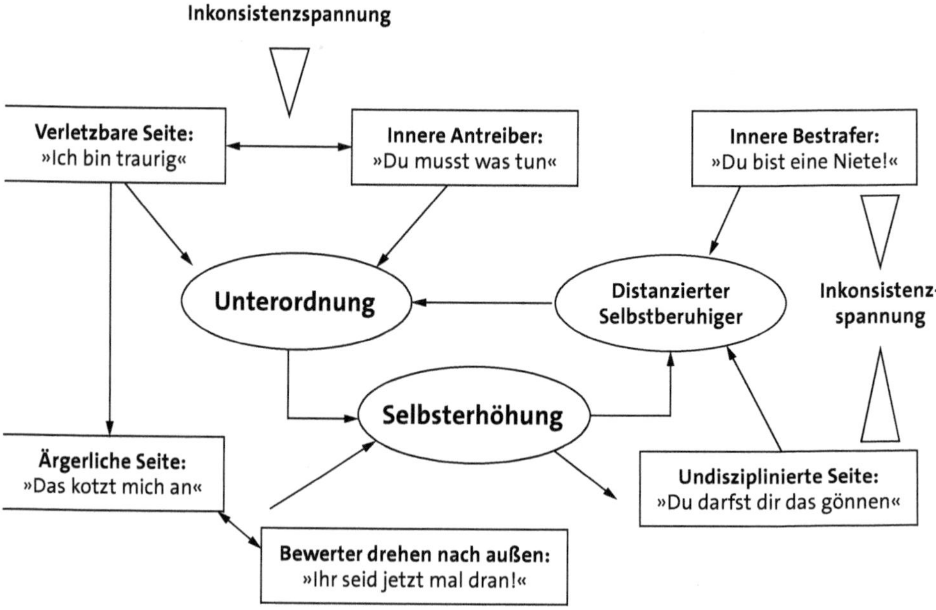

Abb. 7-1: Exemplarischer Trinkzirkel.

Tabelle 7-4 zeigt Regeln für ein soziales Trinken, sowohl auf das konkrete Trinkverhalten als auch den sozialen Umgang bezogen.

Trinkregeln und Konsequenzen festlegen. Die Behandelnden definieren, welche der angebotenen Regeln sie befolgen und wie viel sie konsumieren wollen. Es ist wichtig, zu Beginn die Konsequenzen zu vereinbaren und schriftlich in einer Art Therapievertrag festzuhalten für den Fall, dass es nicht gelingt, die Bedingungen einzuhalten. Das folgt dem Prinzip: Bona pacti – bene amici. Auf Deutsch: Man sollte Verträge abschließen, solange die Beziehung noch gut ist. Das bedeutet, VOR Beginn des sozialen Trinkexperiments die Maßnahmen festzulegen, auf die sich die Betroffenen als nächsten Schritt einlassen, wenn sie die Bedingungen NICHT einhalten können. Das könnte in unserem Fall der parallele Besuch einer Suchtberatungsstelle sein, während wir die Behandlung an den Interaktionsmustern und deren Hintergründen fortführen. Der-

Trinkverhalten
▪ Nehmen Sie sich mindestens eine halbe Stunde Zeit, um ein Glas zu leeren! ▪ Trinken Sie mindestens zehnmal an einem Glas, bevor Sie es austrinken! ▪ Trinken Sie niemals mehr als zwei Gläser pro Stunde, wenn Sie auf einem Fest sind! ▪ Trinken Sie ein nichtalkoholisches Getränk zwischen zwei Gläsern mit Alkohol! ▪ Besuchen Sie nicht mehr als zwei Feste pro Woche! ▪ Üben Sie sich darin, angebotene Getränke abzulehnen!
Trinksituationen
▪ Trinken Sie niemals alleine! ▪ Trinken Sie nicht mit fremden Menschen! ▪ Trinken Sie nie vor 18.00 Uhr abends! ▪ Trinken Sie keine hochprozentigen Alkoholika! ▪ Trinken Sie nur zu Mahlzeiten! ▪ Trinken Sie nicht mehr als ein Glas Bier oder Wein zu einer Mahlzeit! ▪ Trinken Sie nur, wenn Sie gut gelaunt sind, nie bei Angst oder Unsicherheit! ▪ Trinken Sie an zwei Tagen in der Woche gar keinen Alkohol! ▪ Trinken Sie niemals alkoholische Getränke, um den Durst zu löschen.

Tab. 7-4: Regeln für soziales Trinken.

artige Beratungsstellen als auch Selbsthilfegruppen gibt es inzwischen für sehr viele Formen von Abhängigkeiten bzw. Süchten, sowohl stoffgebundene als auch Stoff-ungebundene bis hin zu Essstörungen (www.nakos.de).

Parallel dazu können wir die schematherapeutische Arbeit fortsetzen und störungsspezifisch an der Interaktion der einzelnen Modi und den dahinterstehenden Schemata arbeiten.

Kontingent handeln. Nach der Auswertung des Verhaltensexperimentes müssen wir entscheiden, ob wir (im Falle einer ambulanten Maßnahme) die parallele Behandlung als erfolgreich einschätzen. Haben wir den Eindruck, dass die Betroffenen unehrlich sind, können wir das – wie in Kapitel 5.4.1 beschrieben – am sichersten über die Diskrepanz von Selbst- und Fremdwahrnehmung im Therapieraum angehen. Angaben von Dritten sind hier natürlich sehr hilfreich (z. B. Angehörige oder seitens des Arbeitsumfeldes). Wir können es z. B. zu unserer Bedingung zur Weiterarbeit machen, dass sich am Setting etwas ändert und die Betroffenen bereit zu einer zwischenzeitigen stationären Maßnahme sind. Als zusätzliche Motivation bieten wir an, nach dem erfolgreichen Abschluss der suchtspezifischen Maßnahme unsere ambulante Therapie fortzusetzen, evtl. unter Einbeziehung der Partnerperson. Bei stagnierenden Therapieprozessen wechseln wir in die Haltung der kreativen Hoffnungslosigkeit und schleichen die Therapie ggf. aus (siehe Kap. 4.6.9).

7.7 Die Passiv-Aggressiven

Ausgangspunkt: Wir fühlen uns gelähmt oder ärgerlich, weil die Patientinnen bzw. Patienten die gemeinsame Arbeitshaltung untergraben.

Fehlende Selbstwahrnehmung. Das zentrale Problem im Umgang mit von uns als passiv-aggressiv eingeschätzten Menschen besteht darin, dass diese sich selbst meist nicht als aggressiv, sondern als »Opfer« erleben. Wie schon im vorigen Abschnitt beschrieben, besteht also eine erhebliche Diskrepanz zwischen Selbst- und Fremdwahrnehmung, die nicht selten zu distanziert-distanzierten Moduszirkeln und damit stagnierenden Therapien oder sogar Abbrüchen führt (siehe Kap. 8.4). Face-to-face ist diese Diskrepanz kaum aufzulösen, mit den in Kapitel 5.4.1 beschriebenen Techniken der empathischen Konfrontation hingegen vergleichsweise gut.

Durch Aufteilen Raum für Ambivalenzen schaffen. Ein erster und zentraler Schritt bei der Fallkonzeptionserstellung besteht darin, die Betroffenen aufzuteilen und von einem »entweder – oder« zu einem »sowohl – als auch« zu kommen. Wir stellen dazu auf der hinteren Bühne je einen Stuhl für die angespannt-genervt-ärgerliche und die verletzbar-ängstlich-traurige Seite auf, schauen im Stehen auf beide Seiten und sagen: *»Das ist ja interessant, dass Sie Herrn Meier eher als verletzbar erleben. Das wäre dann der BLAUE Stuhl hier. Ehrlich gesagt sieht der Therapeut hier eher eine angespannte und etwas frustriert-genervte Seite, also die ROTE. Möglicherweise gibt es die ja beide und von außen sieht man eher die ROTE Seite. Können Sie das nachvollziehen, wenn Sie von außen auf Herrn Meier schauen?«* Das Vorgehen ist also im Prinzip dasselbe wie bei den externalisierenden Menschen (siehe Kap. 6.4). Ebenso können wir uns selbst z. B. in eine verständnisvolle und eine genervte Seite aufteilen (siehe Kap. 5.4.1). Dieses *Aufteilen* schafft Raum für Anteile bzw. Motive, die in den Bewältigungsmodi dysfunktional verschmolzen und damit nicht mehr erkenn- und verstehbar sind. So lösen sich die Widersprüche zwischen Selbst- und Fremdwahrnehmung auf und wir können aus der konflikthaften Prozessebene aussteigen und in einer Arbeitsbeziehung bleiben. Dann können wir mit den verdeckten bzw. blockierten ärgerlichen Anteilen weiterarbeiten. Unseres Erachtens besteht in diesen Techniken für sonst oft schwer therapierbare Menschen ein signifikanter Beitrag der Schematherapie.

Mit Ärger konstruktiv arbeiten. Wenn wir das volle Spektrum der in Kapitel 5 dargestellten bindungsfördernden und konfrontierenden Techniken beherrschen sowie wach, selbstkritisch und flexibel genug sind, können wir sofort auf therapiegefährdende Ärgeraktivierungen reagieren und die mobilisierte Energie bzw. Wutkraft zum Aufbau funktionalen Verhaltens nutzen. Die Techniken dazu haben wir in Kapitel 5.4.7 beschrieben. Ist der Ärger erst einmal mobilisiert, können wir mit dem im Abschnitt 7.8.2 beschriebenen Vorgehen fortfahren.

Ergänzend möchten wir im Folgenden noch eine etwas provozierende **Impact-Technik** vorstellen (siehe auch Kap. 4.6.8):

Körperliche Aktivierung. Dazu setzen wir die Person auf den Kind-Stuhl hinter den vorher so benannten Beschützer, wir nehmen gegenüber auf unserem Stuhl Platz: *»Gut, dann wollen wir den Beschützer mal richtig dicht vor dich stellen!«* Dann schieben wir den Beschützer-Stuhl relativ energisch an die Knie der Person auf dem Kind-Stuhl dahinter, sodass es durchaus etwas weh tun kann. Wenn die dann aufschreien und schimpfen: *»He, was soll denn das, spinnen Sie?!«*, und den Stuhl zurückschieben wollen, halten wir ihn fest und sagen: *»Ja super, schieben Sie mal richtig fest! Sehen Sie, da ist eine Menge Kraft in Ihnen!! Das ist doch Klasse! Machen Sie die Augen zu und drücken Sie, so fest Sie können! ... Spüren Sie die Kraft, die Sie da jetzt haben? ... Das ist nicht mehr die verletzbare, schwache Seite! Ich glaube, da kommt Ihre Wutkraft hoch ... Gut, dass Sie die jetzt zeigen können! ... Dann wollen wir doch mal sehen, was wir mit dieser raft anfangen können!«* Dann setzen wir uns daneben und gehen (mit geschlossenen Augen) in eine »Best day-Imagination, was die Betroffenen jetzt am liebsten machen würden, wenn alles möglich wäre (siehe Kap. 6.2.4).

7.7.1 Versteckter Ärger auf uns

Grund für einen blockierten Therapieprozess kann auch Ärger auf uns sein, den die Betroffenen (noch) nicht ausdrücken können. Diese können sich auf der vorderen Bühne durchaus kooperativ präsentieren, bleiben aber in ihrem Alltagsleben in einer »zähen Passivität« hängen und die Therapie geht nicht so recht voran. Hier ist es besonders hilfreich, minimale Ärgeraktivierungen in den Therapiesitzungen zu nutzen, um an die blockierte ROTE Seite heranzukommen. Dazu dürfen wir derartige Situationen aber nicht überspielen oder auf der Inhaltsebene ausdiskutieren und vorschnell lösen zu wollen. Solche Szenen sind oft Reinszenierungen früherer Beziehungserfahrungen und es lohnt sich, im Sinne des *Szenischen Verstehens* (siehe Kap. 4.3.3) mit diesem Material in der therapeutischen Beziehung zu arbeiten.

Mit »Mikro-Ärger« arbeiten. Wenn wir z. B. eine Stunde ausfallen lassen wollen – beispielsweise weil der Verlauf so gut ist, dass wir die Frequenz experimentell veringern möchten, oder auch, weil wir einen Kurzurlaub spontan geplant haben –, beobachten wir die Reaktion ganz genau. Bei diskreten Zeichen von Enttäuschung unterbrechen wir sofort: *»Entschuldigen Sie, dass ich nachfrage, was war da gerade für ein Gefühl in Ihnen, als ich sagte, dass ich die nächste Stunde ausfallen lassen will?«* Wir achten besonders auf kleine nonverbale Signale wie ausweichende Blicke, kurzes Zucken der Mundwinkel oder Handbewegungen: *»Sorry, haben Sie bemerkt, dass Ihr Blick kurz zur Seite weggegangen ist? Was ging Ihnen da gerade durch den Kopf?«* Wir sagen nicht »ausgewichen«, denn das ist zu wertend und wir wollen beschreibend und in der Diktion wohlwollend bleiben, um keine unnötigen Selbstbehauptungsreaktionen zu provozieren und so gut wie möglich in der Bindung und explorativen Haltung zu bleiben. Denn diese spontanen und unbewussten Reaktionen sind unverstellt und ermöglichen uns einen direkten Zugang zur hinteren bzw. inneren Bühne, besonders wenn wir die Person diese noch etwas verstärken lassen (siehe Kap. 5.4.2): *»Haben Sie bemerkt, was Ihre Hand da gerade gemacht hat? Machen Sie die Bewegung noch einmal und gerne etwas stärker ... Was macht das jetzt für ein Gefühl in Ihrer Brust und Ihrem Bauch?«* Auch eine Veränderung des Atemmusters kann das Signal sein, mit dem wir in ähnlicher Weise arbeiten. Wir verstehen Ärger als Kraftquelle für neues Verhalten im Sinne des »constructive anger«.

Pointiert formuliert: Der Körper lügt nicht!

Hartnäckig bleiben. Möglicherweise werden die Betroffenen abwiegeln und sagen, dass da gar nichts war. Es lohnt sich dann, hartnäckig zu bleiben und (auf ein beobachtetes Verhalten Bezug nehmend) nachzuhaken: *»Möglicherweise haben Sie es selbst nicht bemerkt, aber ich habe mich gefragt, ob ich da nicht für einen ganz kurzen Moment so etwas wie Enttäuschung wahrgenommen habe, als Sie kurz auf den Boden blickten (bzw. angespannter geatment haben)?«* Vielleicht sagen die Betroffenen im Selbstschutzmodus oder in der Unterordnung, dass wir den Kurzurlaub doch wirklich verdient hätten, bei unserer harten Arbeit. Wir insistieren trotzdem weiter sanft und sagen: *»Es freut mich, dass Sie mir den Urlaub gönnen, aber daneben könnte es ja auch einen Teil geben, der traurig ist, dass ich weg bin ...«* Diese **Aufteilung** fördert die Bereitschaft, das aversive und als gefährlich erlebte Gefühl zuzulassen. Nun können wir aus diesem Gefühl mit geschlossenen Augen eine emotionale Brücke zu Alltagssituationen bauen, in denen z. B. Freunde absagen, weil ihnen etwas anderes wichtiger ist, um dann in einem Float-Back zu der biografischen Szene zu kommen, in der z. B. die Eltern immer gearbeitet haben, statt sich mit den Betroffenen zu beschäftigen. Dieses *szenische Verstehen* ist besonders dann hilfreich, wenn der emotionale Gehalt verschiedener Schlüsselszenen in der Kindheit durch Imaginationen bereits erarbeitet wurde und nun durch szenische Bezüge das Muster der in die Alltagssituationen hineinwirkenden Kindheitserlebnisse erkannt werden soll.

FALLBEISPIEL

Bei der Frage einer anstehenden Verlängerung der Therapie (die möglichst zu einer Standortbestimmung bzw. Reflexion des bisherigen Therapieprozesses genutzt werden sollte; siehe Kap. 3.8) fühlt sich der Patient »zurückgesetzt und wie gelähmt« und meint, dass andere Menschen dem Therapeuten offensichtlich wichtiger seien als er. Der Therapeut erinnert sich an eine Schilderung des Patienten aus einer der letzten Stunden, in der dieser von einer Autofahrt berichtete, bei der er »hinten sitzen musste«, während der Vater (als Fahrer) und die Mutter vorne saßen und ihn ignorierten. Dem Vater (Therapeuten) war die Mutter (andere Patientin oder Patient) wichtiger. Der Patient erzählte, er habe aber nichts gesagt, sondern sich »wie versteinert« gefühlt (distanzierter Beschützer). Imaginativ zurücktreibend erinnerte er sich an eine Situation in der Schule, wo ihn ein Lehrer vor der Klasse gedemütigt hatte und er sich ebenfalls wie »versteinert« fühlte, *»sonst hätte ich ihn töten können«* (distanzierter Beschützer als Selbstschutz vor einer Überkompensation). Dann fiel ihm noch ein, dass er schon als Siebenjähriger ein Schlüsselkind war: *»Ich hatte immer das Gefühl, dass ich unerwünscht war und alles andere wichtiger war als ich.«* Die szenische Essenz besteht somit in dem Gefühl, »gelähmt bzw. versteinert und zurückgesetzt« zu sein. Mit dieser Essenz kann der Patient jetzt alltägliche Auslösesituationen gezielt daraufhin prüfen, ob sich diese Emotion wieder einstellt. Dies erleichtert ihm, das induzierte Gefühl als »alt« zu erkennen und sich durch eine Selbstinstruktion im Sinne der BEATE-Schritte (siehe Kap. 4.6.2) aus der Lähmung zu lösen. Der Therapiefokus richtet sich nun darauf, den hinter dem Selbstschutzmodus verborgenen wütenden Kindmodus zu integrieren und die inneren Bestrafer zu entmachten, indem der Patient z. B. unterstützt wird, seinen Ärger für eine Verlängerung der Therapie einzusetzen.

Den Fokus vom Opfer-Erleben dahin zu lenken, dass entscheidende Anteile des aktuellen Erlebens durch innere, alte Schemaaktivierungen bewirkt sind, ist ein wichtiger und anspruchsvoller Schritt in der Therapiearbeit hin zu einer aktiven Gestaltung der Gegenwart.

7.7.2 Blockaden durch andere Motive

Wenn all diese Strategien nichts ändern, sollten die im Folgenden beschriebenen Aspekte geprüft werden. Die genaue Analyse des Umfeldes der Symptomatik einschließlich der äußeren Lebenssituation braucht einen adäquaten Raum in der Therapie. Danach kann an den psychischen Problemen konkreter weitergearbeitet werden. Dazu ein Beispiel, wie nur durch sehr aktives Nachfragen im heiklen Bereich der Sexualität eine verstrickte Beziehungsgestaltung deutlich wurde.

FALLBEISPIEL

Eine Patientin ist von ihrem Mann verlassen worden. Wegen der gemeinsamen drei Kinder kommt er aber an Wochenenden zu Besuch und will dann auch mit ihr schlafen, was die Patientin immer wieder mitmacht. In der Therapie empört sie sich darüber, wie egoistisch er sei, wie wenig er für die Kinder tue und dass sie sich einfach nicht gegen ihn abgrenzen könne. Erst die »Zeitlupe«, wie es zum Beischlaf kommt, zeigt, dass sie es zwar anfangs (wie in der Therapie besprochen) schafft, ihm zu sagen, dass sie an diesem Tag nicht mit ihm schlafen wolle (worauf er sich murrend auf die Couch zurückzieht), dass sie aber dann selbst nicht einschlafen kann und zu ihm hinübergeht und anfängt, ihn zu streicheln. Erst nachdem die Abhängigkeit ihres einsamen Kindmodus in der Therapie klar ausgesprochen wird, kann sie sehen, wie sehr sie Sexualität einsetzt, um den Mann an sich zu binden und ihn zum »Täter« zu machen. Der Mann fühlt sich verstrickt in einer Mischung aus Wut und Schuld und zieht sich zurück (d. h. das Verlassenheitsschema der Patientin wird wieder aktiviert). Die Einbeziehung des Partners erlaubte dann, diese Spirale offenzulegen, die verschiedenen Wünsche und Bedürfnisse auszusprechen und für beide tragfähige Umgangsformen zu vereinbaren.

Verdeckte, tief sitzende (Todes-)Ängste. Auch bei Menschen ohne Borderline-Symptomatik können im Untergrund große Ängste bis hin zu einer latenten, diffusen Todesangst, möglicherweise als Ausdruck einer Bindungsstörung mit sehr frühen Trennungserfahrungen, bestehen. Besonders bei Menschen mit Panik- oder generalisierten Angststörungen. Hier muss ggf. gezielt nachexploriert werden.

Diese Schicht existenzieller Ängste zeigt sich im Alltagsleben oft in Trennungssituationen bzw. wenn das Therapieende näherkommt.

Die Betroffenen fühlen sich am Therapieende in ein emotionales Loch fallend und völlig überfordert. Manchmal zeigt sich erst dann das volle Ausmaß an Ohnmacht, Verzweiflung oder Angst, diese Gefühle nicht auszuhalten oder »diesen Tag nicht zu überleben« (Zitat einer Patientin). An dieser Stelle der Therapie stabilisieren wir aber nicht mehr, sondern begleiten lieber empathisch im Sinne einer emotionalen Exposition (siehe Kap. 6.5.6) durch dieses »Tal der Tränen«. Ohne diese Exposition und die Erfahrung, dass das Alleinsein ertragen werden kann, bleiben die Betroffenen in den alten Bewältigungsstrategien hängen und werden weiter »klammern«. Wenn nicht an uns, dann an andere. Daher wird hier auch nicht zu sehr nachbeeltert. Dazu zwei Beispiele:

FALLBEISPIELE

Eine Patientin klammerte sich immer wieder an Männer, um dadurch ihr innerlich »schreiendes Kind« vordergründig zu beruhigen. Aber weder die Männer noch sie selbst nahmen die Bedürfnisse dieser Kindseite wirklich wahr. Entsprechend dem Motto: »Lieber den als keinen« überdeckte das Verbleiben in schlechten Beziehungen die tiefe Angst, das Alleinsein schlicht nicht aushalten zu können. Dadurch blieb sie innerlich von den anderen abhängig und entwickelte eine entsprechende Unterordnungsneigung.

Eine andere Patientin wählte einen kompensierenden Bewältigungsstil: Sobald sich in einer Beziehung erste Enttäuschungen einstellten, leitete sie innerlich den Rückzug ein und flüchtete zum nächsten Partner mit der Kognition: »Dass ich mich nicht sicher fühle, ist ein schlechtes Zeichen, das kann nicht ›der Richtige‹ sein!« Dadurch wurde der tiefere Grund für ihr Unwohlsein externalisiert und nicht als Folge der Aktivierung ihres eigenen verletzbaren Kindmodus verstanden. Sie suchte eine äußere Lösung, statt ihrer verletzbaren Seite zu begegnen, und sagte: »Ich war eigentlich nie allein! Ich ging immer von einem zum anderen.«

Für die zweite Patientin aus unserem Fallbeispiel ist es eine Hilfe, wenn sie im Erwachsenenmodus lernt, so zu dem Kindmodus zu sprechen, wie es gute Eltern bzw. wir es tun: *»Du stirbst nicht, du bist nur allein, du kannst das ertragen, du bist eigentlich schon immer allein! Du hast das längst überlebt.«* (siehe Kap. 4.6.3 und 5.4.5) In diesem Selbstgespräch ist der Erwachsenenmodus für die Kindseite »hörbar« stabilisierend anwesend. Wird eine bessere Selbststabilisierung gelernt, können die anderen in Begegnungen als eigenständige Menschen gesehen werden und nicht nur als funktionalisierte Nähespender.

David Schnarch (2013), ein amerikanischer Paartherapeut, hat zu diesen funktionalisierten Beziehungen gesagt: Man sollte die andere Person WOLLEN und nicht BRAUCHEN.

Verdeckte Motive (Beispiel Rentenbegehren). Wenn der Therapieprozess stockt, ist – ggf. unter Aufteilung in verschiedene Teilperspektiven – zu eruieren, wo eine mögliche Ursache der Blockade liegen könnte. Bei einem Rentenwunsch mögen die nach innen gerichteten Antreiber durchaus an einer Wiederherstellung der Erwerbsfähigkeit interessiert sein. Wenn sich allerdings die nach außen gerichteten Forderer mit einem gierig-ärgerlichen Kindmodus verbünden und sagen: *»Wir haben lange genug gearbeitet, jetzt wollen wir mal von den anderen versorgt werden und etwas zurückbekommen!«*, wird dieses Verhalten zunächst als überkompensierend-fordernde Bewältigung, z. B. als klagsamer Beschützer, benannt. Die Ursprünge dieser Reaktion liegen möglicherweise im Kindheitserleben, wenn die Einsatzbereitschaft damals durch übermäßig-fordernde Bezugspersonen ausgebeutet wurde. Viele Menschen mit einer Somatisierungsstörung, Fibromyalgie oder einer von Michael Linden so genannten *Verbitterungsstörung* (Linden et al. 2004) zeigen solche Züge.

Menschen mit Rentenwünschen können parentifizierte Kinder gewesen sein. Sie haben sich möglicherweise über längere Zeit aufopfernd für andere eingesetzt, (zumindest subjektiv) zu wenig zurückbekommen und sind dann in einen frustrierten Rückzug gegangen.

Das heißt, diese Menschen haben schon als Kind eine Versorgerrolle für die Eltern oder die Geschwister übernommen und sich dabei verausgabt. Dann war ein passiv-aggressives Blockadeverhalten möglicherweise zunächst ein adäquater Schutz. Eine Anerkennung des Rentenanspruchs würde sie vom Druck der überfordernden inneren Antreiber befreien.

Statt überkompensierend »alle Menschen heilen zu wollen« oder unterordnend zu resignieren, streben wir eine mittlere Haltung an, die zunächst das gezeigte Verhalten als Selbstschutz für die verletzbare Seite validiert. Parallel dazu versuchen wir, Zeit für einen Veränderungsversuch zu gewinnen, um in kleinen Schritten Experimente zu machen, z. B.: *»Wenn Sie am Ende der Behandlung bzw. des Belastungsversuchs immer noch den Eindruck haben, dass es nicht geht, werde ich das im Abschlussbericht auch so* *dokumentieren. Ich will Sie wirklich nicht ›austricksen‹, wie Sie das früher vielleicht erlebt haben. Nur: ohne Experimente keine Lernerfahrung! Deshalb wünsche ich mir, dass wir es wenigstens versuchen. Meine Befürchtung ist, dass Sie mit der Arbeit auch viele Kontakte verlieren könnten. Das könnte zulasten Ihrer Bindungen und vielleicht auch zulasten Ihres Selbstwertes gehen. Deshalb sollte dieser Schritt gut überlegt sein.«* Zukunftsgerichtete Imaginationen (siehe Kap. 6.2.4) helfen, eine Vision der Zukunft zu entwickeln. Ambivalenzen zwischen zwei Optionen können in Stühle-Dialogen geklärt werden (siehe Kap. 6.5.3). Sind die dahinterstehenden Grundbedürfnisse erkannt, können wir erwachsen-kompromisshafte Lösungsstrategien anstreben, z. B. eine teilweise Erwerbsfähigkeitsminderung oder eine gestufte Wiederbelastung. Dies räumt der Kindseite die Möglichkeit ein, bei drohenden Überlastungen zu reagieren und sich nicht im Sinne eines dichotomen Alles-oder-nichts-Musters ausgeliefert zu fühlen, wenn erst einmal einer Wiederaufnahme der Arbeit zugestimmt wurde. Andererseits nimmt der Kompromiss den Antreibern den Wind aus den Segeln.

Passiv-aggressive Versorgungserwartung (Opfer-Täter-Umkehr). Neben Erwartungen an die Solidargemeinschaft können auch an uns gerichtete Versorgungs- oder Wiedergutmachungserwartungen zu einem Stagnieren des Veränderungsprozesses führen. Besonders bei Menschen mit einer **Posttraumatischen Verbitterungsstörung** (PTED, Posttraumatic Embitterment Disorder; Linden et al. 2004) werden in der Regel äußere Ereignisse als Ursache für die Beschwerden angegeben. Diese externe Kontrollattribution blockiert aber den Zugang zu den internen Lösungsmöglichkeiten. Erst wenn die Betroffenen bereit sind, das Geschehene faktisch anzuerkennen und ihren Anteil an der Bewältigung der Situation zu sehen, ist eine zumindest teilweise Auflösung bzw. Verbesserung möglich. Dabei kann eine imaginative Trauerarbeit helfen (siehe Kap. 6.5.5). Der oft latent ersehnte Wunsch, »wieder der (oder die) Alte zu werden«, ist leider nicht realistisch. Der Verweis auf die **Universalität des Leides** (Yalom 1992) zeigt, dass es anderen Menschen auch so geht und Gerechtigkeit eine Illusion ist. Hier dürfen wir edukativ werden und mit Fingerspitzengefühl (nicht belehrend) den Horizont erweitern, damit die Betroffenen nicht die Lernerfahrung machen, dass sie in einer Psychotherapie auch nicht verstanden werden. Dieser empathischen Konfrontation darf jedoch auch nicht ausgewichen werden.

> Ohne »Ent-Täuschung« kein »Ende der Täuschung«! Erst wenn das Unveränderbare akzeptiert ist, kann der Blick vorsichtig auf mögliche Fortschritte gelenkt werden.

Mögliche Fragen sind:

- *»Was hat sich in den letzten drei Monaten durch die Therapie verändert/verbessert?«*
- *»Wie schätzen gute Freunde bzw. Freundinnen von Ihnen den Therapieverlauf ein?«*
- *»Was würde Ihnen ohne die Therapie fehlen?«*

Bevor die Therapie in stillem, resignativem Einverständnis in ein Rent-a-friend-Setting übergeht und die Therapiestunden irgendwann »aufgebraucht« sind, wird die Stundenfrequenz reduziert, eine Therapiepause oder ein *Re-Assessment* (Kanfer et al. 2012) vereinbart und die Therapieziele werden angepasst. Letztlich haben wir auch eine Verantwortung für unsere Leistung gegenüber der Krankenkasse und der Solidargemeinschaft. Hier eröffnet die innere Aufteilung unsererseits ebenfalls einen Weg: *»Ein Teil von mir versteht Ihren Wunsch des bedürftigen Kindmodus nach Versorgung und Wiedergutmachung. Ein anderer Teil in mir versteht aber auch die Forderungen der Solidargemeinschaft, dass Sie sich maximal anstrengen. Daher möchte ich mit dem Erwachsenenmodus in Ihnen gemeinsam überlegen, welche kleinen Schritte wir konkret unternehmen können, damit Sie etwas selbstständiger werden. Ich will mit darauf achten, dass Ihre verletzbare Seite nicht wie früher ausgenutzt wird und unter die Räder kommt.«*

Verhalten sich Menschen über längere Zeit in der Übungsphase sehr passiv, kann das auch daran liegen, dass sie sich implizit noch in einer ohnmächtigen Kindrolle erleben und die entscheidenden Lösungsschritte von »mächtigen Anderen«, in diesem Fall von uns, erwarten. Dies wäre ein (BLAUER) »hilfloser Beschützer«. Hier hilft die Reflexion des Beziehungsmusters mit dem Ziel, dass die Betroffenen uns ent-idealisieren und die Eltern-Kind-Beziehungsfigur in eine partnerschaftliche transformiert wird. Im Sinne der Selbstoffenbarung können wir in die Rolle der kreativen Hoffnungslosigkeit (siehe Kap. 4.6.9) gehen und z. B. sagen: *»Ich habe Ihnen alles vermittelt, was ich kann, und habe jetzt auch keine neuen Ideen mehr«*, ohne vorwürflich zu werden oder die Betroffenen alleinzulassen. Bildlich gesprochen zeigen wir dem passiv-erwartenden Kindanteil unsere »leeren Taschen«, so wie ein Dompteur seinen Tieren den leeren Eimer, damit diese sehen, dass bei ihm »nichts mehr zu holen ist«. In den Raum, den wir so schaffen, können nun die Erwachsenenmodi erste Verbesserungsideen setzen.

Wer fordert, der fördert. Im Sinne eines **Kontingenzmanagements** (Linehan 1996) kann die Fortsetzung der Therapie auch an eigene Beiträge gekoppelt werden: *»Ich bin mit Ihrem aktiven Beitrag zur Therapie nicht ganz zufrieden und denke, es ist an der Zeit, dass ich weniger mache und Sie mehr. Bevor ich also jetzt einen Verlängerungsantrag schreibe, möchte ich, dass Sie zumindest eine Woche lang ein Tagebuch führen und wir gemeinsam schauen, was das bewirkt. Wir kommen sonst nicht weiter und irgendwann sind die Stunden aufgebraucht.«* Falls dies nicht zu einer Aktivierung führt, werden die Intervalle verlängert oder die Therapie unterbrochen (bis z. B. das Tagebuch geschrieben wurde; siehe Kap. 4.6.6). Hier ist eine sehr sensible Balance einzuhalten und eigene Schemaaktivierungen werden (ggf. wie in Kap. 3.3.2 beschrieben) unter Aufteilung in zwei Teile sehr ehrlich eingebracht, da sonst Menschen in einen Abbruch gedrängt werden könnten. Bevor eine Therapie anhaltend stagniert, kann dieses Vorgehen eine Ultima Ratio sein.

Begrenzte Veränderungsressourcen. Es sollte allerdings auch die Möglichkeit berücksichtigt werden, dass – aus welchen Gründen auch immer – manche Menschen nur über begrenzte Veränderungsressourcen verfügen. Bevor es durch ein zu konfrontativ-kontingenzorientiertes Vorgehen zum Abbruch der Therapie kommt, gibt es noch die Möglichkeit, die erreichten Therapiefortschritte als »den Spatz in der Hand« anzuerkennen und in Richtung »Akzeptanz« anstatt in Richtung »Veränderung« zu arbeiten. Manche Menschen sind durch ihre Konstitution oder schwerwiegende frühe negative Beziehungserfahrungen tatsächlich limitiert und zu hohe Erwartungen in die Therapie führen rasch zu Enttäuschungen auf beiden Seiten. Es ist wichtig, dass wir auf solche möglichen Begrenzungen, ggf. in Analogie zu körperlichen oder geistigen Behinderungen, in Form einer **»seelischen Behinderung«** (bzw. emotionalen Teilleistungsstörung; Linden & Vilain 2011; siehe auch Kap. 4.6.9) hinweisen.

> Tatsächlich sind viele Menschen in unserer Behandlung entlastet, wenn wir den Mut haben, mögliche Grenzen anzusprechen, denn es nimmt ihnen das Gefühl, persönlich versagt zu haben.

Ist der Schmerz über die nicht erreichbaren Ziele erst einmal verarbeitet, entsteht ein Korridor, in dem in der verbliebenen Zeit an realistischen Zielen – möglicherweise mit reduzierter Sitzungsfrequenz – weitergearbeitet werden kann.

Existenzielle Krisen in realen Grenzsituationen. Dies führt zu einem anderen Grenzbereich der Therapiearbeit, nämlich der Begleitung von Menschen mit existenziellen Grenzerfahrungen wie tödlich verlaufenden Erkrankungen, Verarbeitung von dramatischen Schicksalsschlägen oder Bewältigung einer unheilbaren Krankheit (Frankl 1981). Hier bestehen in der Regel weder typische Achse-I-Störungen noch Persönlichkeitsstörungen. Trotzdem können die Betroffenen im Sinne einer Anpassungsstörung (ICD-10, F43.2) bzw. einer akuten Belastungsreaktion (F43.0) sehr belastet sein. Daher sind eine klassische Verhaltensanalyse und Therapieplanung kaum möglich, sondern es wird in einem sehr individuellen Vorgehen (in der Regel eher ressourcen- und akzeptanzorientiert) gearbeitet, was den Menschen hilft, eine eigene Antwort auf ihre Lebenssituation zu finden (Fiedler 2010, S. 377 ff.). Ein Wechsel hin zu einer solchen Thematik in einer laufenden Therapie kann »das festsitzende Boot wieder von der Sandbank ziehen«. Imaginationen zur Trauerbearbeitung (siehe Kap. 6.5.5) oder zukunftsgerichtet zu verbliebenen Optionen z. B. ein modifiziertes Best day-Video (siehe Kap. 6.2.4) sind dabei hilfreiche Techniken. Um den Rahmen einer Psychotherapie einzuhalten, erfolgt eine Zielklärung und die Sitzungsfrequenz wird daran orientiert.

7.8 Die offen Anklagend-Aggressiven

7.8.1 Ärger auf Dritte

Ausgangspunkt: Die Betroffenen hängen in einem ärgerlich-externalisierenden Bewältigungsverhalten fest und belasten damit immer wieder ihre Bezugspersonen bzw. zerstören Beziehungen.

Das Vorgehen baut auf dem in Kapitel 6.4 beschriebenen Vorgehen auf, das teilweise jedoch energischer vorgetragen oder auch etwas modifiziert werden muss. Es können auch weitergehende Interventionen notwendig werden, die wir ergänzen.

Unterbrechung und Markieren der Szene. Nachdem man den Betroffenen höflichkeitshalber etwas Raum gelassen hat, dem ersten Ärger Luft zu machen, wird der Ablauf freundlich unterbrochen und das Ausdrucksverhalten markiert. Da der Ärger offensichtlich ist, können wir ihn direkt ansprechen: *»Ich bemerke, dass Sie ganz schön ärgerlich sind, so wie Sie sitzen und sprechen. Es könnte sein, dass wir da an einem wichtigen Punkt sind. Lassen Sie uns doch einmal gemeinsam anschauen, was da passiert ist.«* Dann stellen wir gegenüber einen leeren Stuhl auf.

Den Ärger rauslassen (venting anger). Im Gegensatz zu dem in Kapitel 6.4.1 beschriebenen Ablauf stehen wir aber nicht möglichst rasch auf, denn dann laufen wir Gefahr, dass der noch nicht ausreichend »ausgeatmete« Ärger auf die Beobachterebene mitgenommen wird. Dann kommt es zu keinem Perspektivwechsel. Daher geben wir dem Ärger zunächst ausreichend Raum in der Hoffnung, dass das befriedigte Bedürfnis in der Motivhierarchie absinkt (Grawe 1998). Das heißt: Wenn das Selbstbehauptungsbedürfnis ausgelebt wurde, möge Raum entstehen für das Bindungsbedürfnis. Der Ärger wird dann zu dem leeren Stuhl gegenüber ausgesprochen. Wir setzten uns neben die Patientin bzw. den Patienten und ermutigen, allen Ärger rauszulassen: *»Dort sitzt der Kollege, der Sie so genervt hat. Sagen Sie ihm jetzt mal ohne Vorbehalte, was Sie ihm alles sagen möchten!«* Gelingt das, folgt die Frage: *»Wie fühlt sich das an – auch im Körper –, wenn Sie das mal so richtig rauslassen?«* Dadurch wird die Aufmerksamkeit auf das lustvolle Erleben der Selbstbehauptungsseite gelenkt. *»Ja, das fühlt sich durchaus gut und kraftvoll an, stimmt! Jetzt möchte ich mir das gerne mal mit Ihnen zusammen von außen anschauen. Können wir beide dazu einmal aufstehen?«* In der Regel ist danach der Wechsel in die gemeinsame Beobachterhaltung leichter möglich, auch die folgenden Schritte der in Kapitel 6.4 beschriebenen Externalisiererübungen. Die Modifikationen bei eher narzisstischen Menschen beschreiben wir etwas ausführlicher in Abschnitt 7.9.

7.8.2 Umgang mit Ärger auf die Therapeutinnen bzw. Therapeuten

Ausgangspunkt: Wir selbst sind mehr oder weniger offen Gegenstand des Ärgers.

Unterbrechen der Interaktion. Wenn eine Situation zu entgleiten droht, wird zunächst der Ablauf möglichst rasch und konsequent unterbrochen, da sich die Betroffenen im Sog ihrer Attraktoren sonst immer weiter in die Situation hineinsteigern können. Dazu braucht es manchmal ein mehrfaches lautes »Stopp!« unsererseits, eventuell begleitet von einer Erklärung: *»Ich merke natürlich, dass Sie sich ärgern. Das ist völlig in Ordnung, ich möchte es nur feststellen und verstehen, was da in Ihnen los ist. Dazu müssen wir aber jetzt zunächst einmal anhalten, daher bitte Stopp!* [Limit setting] *Ich nehme Ihren Ärger ernst und will auch eine gute Lösung finden, aber wir müssen den Rahmen der Therapie einhalten. Deswegen müssen wir erst einmal kurz anhalten.«* Die Formulierung »wir« vermeidet eine Bewertung bzw. Schuldzuweisung und soll die Bindungsseite aktivieren. Lassen wir die Szene zu lange weiterlaufen, müssen wir nachher »zurückrudern«, was die Szene unscharf macht und uns in eine schwächere Position bringt. Falsche Höflichkeit im Sinne eines Unterordnungsschemas unsererseits ist hier eine Therapiefalle (siehe Kap. 5.8).

Aussagen wiederholen lassen. Bei beleidigenden Äußerungen kann als diskrete Markierung zunächst bewusst eine deutliche Pause gemacht werden, um die Aufmerksamkeit auf das Gesagte zu lenken und es in den Betroffenen nachklingen zu lassen, eventuell verbunden mit der Frage: *»Merken Sie, was Sie da gesagt haben?«* Dann bitten wir höflich darum, den Satz zu wiederholen: *»Können Sie das bitte noch einmal sagen?«* Das **Wiederholen** – so harmlos es klingen mag – ist eine **sehr wirksame Intervention**, um den Autopiloten (siehe Kap. 1.2.7) zu unterbrechen. In aller Regel wird der Satz abgeschwächt und wir können sagen: *»Okay, ich glaube, das haben Sie eben noch etwas anders gesagt!«* Die nun entstandene leichte Verlegenheit können wir nutzen, um wieder in die aktive Rolle zu kommen: *»Gut, dann lassen Sie uns die Szene noch einmal zusammen von außen anschauen, um sie besser zu verstehen.«* So leiten wir die Betroffenen elegant in eine Beobachtungshaltung im Stehen.

Auf der gleichen Ebene bleiben. Wenn die Behandelten aufspringen, stehen wir auch auf. Wir beharren nicht auf unserem Setting, sondern gehen mit dem Prozess, versuchen aber, die Führung wieder in die Hand zu nehmen und »vor die Lage zu kommen«: *»Es ist völlig okay, wenn wir im Stehen weitermachen. Aber lassen Sie uns diese Position gleich dazu nutzen, gemeinsam auf den Prozess zu schauen, der sich zwischen den beiden da unten gerade abgespielt hat. Um das zu verstehen, sind wir beide hier doch zusammengekommen. Egal, was es ist: Wenn wir beide das verstanden haben, werden wir auch herausfinden, wie wir am besten damit umgehen können.«* Dann versuchen wir die Betroffenen dazu zu bringen, sich in angemessenem Abstand neben uns zu stellen, damit wir aus der Face-to-face-Haltung in die gemeinsame Beobachterhaltung kommen (siehe Kap. 5.2.4): *»Kommen Sie doch gerne etwas mehr hier auf diese Seite, damit* *wir einen gemeinsamen Blick auf die Sache da unten werfen können. Ich danke Ihnen sehr, dass Sie dazu bereit sind.«* Möglicherweise müssen wir weitere bindungsorientierte Interventionen anbieten (siehe Kap. 5.4.3).

In der Bindung bleiben. Manche Menschen drängen auf eine rasche inhaltliche Lösung des Problems, über das sie sich geärgert haben, z. B. eine aus ihrer Sicht unberechtigte Ausfallhonorarrechnung oder ein wiederholt verspäteter Beginn der Sitzungen. Dann sollten wir uns deutlich entschuldigen und ggf. dabei auch in eine One-down-Position gehen (siehe Kap. 5.4.3): *»Es tut mir leid, dass ich Ihnen einen berechtigten Anlass geben habe, sich über mich zu ärgern. Das tut mir leid und ich glaube, ich würde mich genauso ärgern. Ich verstehe auch, dass Sie eine gute Lösung der Situation haben wollen. Ich verspreche Ihnen auch, dass ich alles in meiner Macht Stehende tun werde, um die zu finden. Aber vorher möchte ich mit Ihnen zusammen verstehen, was ich in Ihnen im Inneren ausgelöst habe. Das kann uns in der Therapie enorm weiterbringen. Ich bin Ihnen sehr dankbar, wenn Sie sich zunächst darauf einlassen und wir die konkrete Lösung für diese Situation suchen, wenn wir besser verstanden haben, was ich da in Ihnen aktiviert habe. Lassen Sie uns das doch mal zusammen versuchen.«* Die strategisch-submissive Haltung, die bindungsorientierte Wortwahl und das Versprechen, die Bedürfnisse ernst zu nehmen, tragen dazu bei, sich auf diesen Prozess einzulassen.

Verständnis zeigen. Wenn die Betroffenen sich schlecht beruhigen können, markieren wir das und setzen einen starken Impuls, das Muster durch eine Veränderung des körperlichen Zustandes zu unterbrechen: *»Ich verstehe Sie gut: Wenn man erst einmal richtig in dem Ärger drin ist, kommt man nicht so leicht wieder heraus, denn die im Gehirn aktivierten Muster wollen sich behaupten. Wut will wüten! Das ist ganz normal. Ich finde die* Ärgerkraft *auch wichtig, aber wir sollten beide versuchen, sie funktional einzusetzen. Dazu muss der Fluss aber wieder in sein Bett. Lassen Sie uns beide einmal aufstehen und ein paar Schritte im Raum herumlaufen. Ich bin sicher, dass wir dann auch weitermachen können. Bitte lassen Sie uns das jetzt einfach einmal ausprobieren!«* Gegebenenfalls müssen wir weitere bindungsfördernde Interventionen aus Kapitel 5.4.3 einsetzten, um in die gemeinsame Beobachterhaltung zu kommen.

Selbstoffenbarung. Eine sehr bindungsaktivierende Technik sind Selbstoffenbarungen in Verbindung mit einer One-down-Position (siehe Kap. 5.4.3), mit der wir– durchaus auch als Rollenmodell – unsere eigene verletzbare Seite zeigen: *»Ich muss Ihnen gestehen, dass mich die Situation selbst stark aktiviert. Dann bin ich kein guter Therapeut mehr. Sie haben jedoch verdient, den bestmöglichen Therapeuten in mir zu haben. Dazu muss ich aber mit Ihnen erst einmal aufstehen. Das ist also nicht für Sie, sondern für mich! Wollen Sie mir helfen?«*

Mit einem leeren Stuhl arbeiten. Wie im Abschnitt zuvor beschrieben, können wir jetzt den »blöden Therapeuten« auf den leeren Stuhl gegenüber setzen, wir uns hingegen neben die Betroffenen (sozusagen außerhalb der »Schusslinie«): *»Ich sehe Ihren*

Ärger und möchte den ernst nehmen. Ich habe diesen Ärger jetzt ausgelöst, aber wir haben ja schon gesehen, dass Sie nicht zum ersten Mal in Ihrem Leben wütend sind. Ich möchte gerne mit diesen Gefühlen mit Ihnen arbeiten. Okay, da drüben sitzt der blöde Therapeut. Sagen Sie dem ruhig mal die Meinung. Der kann das vertragen!« In dem Moment, in dem uns diese Aufteilung gelingt, steht uns auch die Tür offen zur Anwendung aller Techniken, die wir auch im Umgang mit externalisierendem Verhalten gegenüber anderen Menschen anwenden würden – wie etwa komplexe Stühle-Dialoge (siehe Kap. 6.4). Auch Imaginationsübungen mit Floatback und Rescripting können, vor allem in den ersten Phasen der Therapie, aus dieser Position begonnen werden. Der Ärger kann so in einer geschützten Weise Raum bekommen und bearbeitet werden, weil die Arbeitsbeziehung nebeneinander sitzend erhalten bleibt.

> Der entscheidende Punkt ist, dass wir die Spannung auf einem optimalen Niveau innerhalb des Toleranzfensters halten – sowohl die der Betroffenen als auch unsere!

Sehr entgrenzte oder gar bösartige Patientinnen und Patienten verweigern diese Bewegung und sagen z.B.: *»Das ist doch wieder eines Ihrer blöden Therapeutenmätzchen. Sie wollen sich doch nur wieder rausreden ...«*, und fahren mit ihren Vorwürfen fort. Um diese Menschen ernst zu nehmen, können wir eine Zeit lang auf unserem Stuhl ruhig sitzen bleiben und uns die Vorwürfe anhören, bis diese »leergelaufen« sind.

Den Ärger »leerlaufen lassen« (Rubber wall-Technik). Dazu lassen wir die Betroffenen (etwas böse gesagt) »gegen eine Gummiwand« laufen. Wir reagieren dabei nicht auf den Inhalt des Gesagten, sondern ermutigen nur, wirklich alles »auf den Tisch zu legen«, was sich möglicherweise aufgestaut hat: *»Mir ist wichtig, dass Sie jetzt erst einmal alles sagen, was Sie ärgert. Jetzt sind die Zeit und der Raum dafür da. Danach können wir sehen, was wir damit machen ... Okay, habe ich verstanden. Ist da noch etwas? ... Ist das wirklich alles oder ist da noch mehr?«* Durch dieses Energie-absorbierende Verhalten fehlt den Betroffenen der Interaktionspartner, den es für einen Streit braucht (metaphorisch gesprochen: it takes two to Tango oder mit einer Hand kann man nicht klatschen). Wie bei allen Venting-Anger-Varianten sinkt das Energieniveau binnen kurzer Zeit (d.h. in wenigen Minuten) von alleine ab. Wichtig ist eine *nichtreaktive Präsenz*.

> Dieses Aus- und Standhalten gibt den Menschen den Raum, den sie anfangs brauchen, um sich ernst genommen zu fühlen.

Schon zu deutliches Nicken kann allerdings aufgegriffen werden: *»Jetzt machen Sie wieder den Wackel-Dackel. Haben Sie eine Idee, wie mich das nervt? Mehr haben Sie wohl nicht drauf?!«* Es bedarf einer gewissen Übung, diese Balance zu halten und sich nicht provozieren zu lassen. Hilfreich ist, sich hinter dem externalisierenden Verhalten auf der vorderen Bühne das gedemütigte Kind vorzustellen und sich immer wieder zu sagen: *»Der (oder die) meint nicht dich persönlich. Der sieht dich gar nicht. Der ist in einer*

Schemaaktivierung und reagiert sich jetzt nur ab. Das geht vorbei! Das ist Teil deiner professionellen Rolle.« Wendy Behary (2014) empfiehlt, sich imaginativ ein Kindheitsfoto der Person neben die äußere Person zu stellen. Das geht leichter, wenn die Betroffenen in der Anamnesephase Kindheitsbilder mitgebracht hatten (siehe Kap. 4.3.1).

Häufig wollen die Betroffenen nach dem Ärgerausdruck den Raum verlassen und gehen. Das zeigt den Wechsel hin zu einem Selbstschutzmodus an. Wir sagen dann: *»Natürlich können Sie jetzt gehen! Aber wo Sie schon einmal da sind, können wir auch gerne noch ein paar Minuten weiterarbeiten und schauen, ob das etwas bringt. Geben Sie mir fünf Minuten?«*

EXKURS Therapiefalle: Projektive Identifikation (Thomä & Kächele 1985)
Diesem psychodynamischen Konzept zufolge provozieren Patientinnen und Patienten mit ihrem Verhalten uns unbewusst zu genau den Reaktionen, die sie von früher kennen und befürchten (z. B. den Abbruch der Beziehung mit Schuldzuweisungen an sie selbst). In der vor allem von den Psychoanalytikern Weiss et al. (1986) entwickelten *Control Mastery Theory* wird das als **Beziehungstests** gesehen, die getragen sind von der unbewussten Hoffnung, dass wir uns besser verhalten mögen als die früheren Interaktionspartner und nicht auf die »Beziehungsspiele« (Berne 2006; Sachse 2006) einsteigen. Auf keinen Fall wollen wir die vertrauten Muster einer symmetrischen Eskalation (Bateson 1981) bedienen, in der es nur Sieger oder Verlierer gibt, da dies Abbrüche fördert (Miller et al. 1993).

Musterunterbrechung. Bevor wir durch eigene Schemaaktivierungen tatsächlich aus der Rolle fallen, können wir körperlich die Ebene zu wechseln, ein paar Schritte im Raum zu gehen, vielleicht ein Fenster zu öffnen, etwas zu trinken oder auf die Toilette zu gehen. Durch die forcierte Veränderung der körperlichen Aktivierungsmuster kommen wir selbst leichter wieder in den Erwachsenenmodus.

Wechsel in die Selbstreflexionsebene. Im positiven Fall lassen sich die Betroffenen unterbrechen und gehen mit uns in die Beobachterperspektive. Gelingt dies nicht, sind weitere Interventionen notwendig. Behary (2014) schlägt folgende Strategien vor, um zunächst den Kontakt zu halten (die Reihenfolge ist optional):

- **Reaktion vorwegnehmen (»Tür zustellen«) und Einordnen in die Fallkonzeption.** *»Ich kann mir vorstellen, dass Sie das sehr ärgert, wenn ich Sie jetzt unterbreche, und dass Sie am liebsten rausrennen wollen. Das sind genau die Situationen, die wir von der Fallkonzeption her kennen. Jetzt können wir daran arbeiten, dass ich Sie noch besser verstehen lerne.«*
- **Wir-Gefühl herstellen.** *»Ich kann das gut verstehen: Wir ärgern uns alle, wenn wir nicht bekommen, was wir uns wünschen.«*
- **Verhalten als Bewältigung validieren und nach den Grundbedürfnissen schauen.** *»Ich habe den Eindruck, dass Sie einfach für sich sorgen wollen, wenn Sie jetzt so scharf mit mir sprechen. Sie haben früher die Erfahrung gemacht, dass Sie immer wieder nicht*

ernst genommen und übergangen wurden und jetzt wollen Sie einfach die Kontrolle behalten. Aber ich möchte Sie jetzt wirklich ernst nehmen.«

- **Diskrimination.** *»Wenn Sie mich jetzt im Moment anschauen, haben Sie dann das Gefühl, dass ich Sie wirklich verstehen und mit Ihnen arbeiten möchte? ... Gibt es etwas, das ich jetzt tun kann, um Ihnen zu zeigen, dass ich alles gebe, um die Situation mit Ihnen gut aufzulösen?«*
- **Audioaufnahmen zu Hause anhören lassen.** Das schafft eine akustische Beobachterhaltung: *»Ich möchte Ihnen wirklich nichts überstülpen. Aber bitte hören Sie sich zu Hause in aller Ruhe einmal selbst die Aufnahme an und achten Sie darauf, wie Ihre Stimme klingt, wie Sie mich unterbrechen, wie Sie versuchen, die Gesprächsführung in der Hand zu behalten, wie Sie auf meine Versuche, in die Beobachterhaltung zu wechseln, reagieren. Dann können wir gerne noch einmal gemeinsam in der nächsten Sitzung auf diesen Moduszirkel schauen.«*

Bewältigungsmodi immer wieder ansprechen und raussetzen. Manche Menschen kippen auch im Stehen immer wieder in den dominant-kontrollierenden Bewältigungsmodus. Dann müssen wir geduldig und mit viel Validierung und bindungsorientierten Techniken empathisch konfrontierend versuchen, Abstand zu diesem Modus aufzubauen: *»Merken Sie, in welchem Modus Sie sind, wenn wir hier oben so sprechen? ... Ja, so leid es mir tut, aber ich spüre, dass da immer noch sehr viel Energie und Aktivierung ist. Ich weiß, das kommt wie von selbst und ich glaube, Sie wollen das eigentlich gar nicht ... Ich weiß: Es ist so schwer, da rauszukommen. Und wenn ich Sie jetzt unterbreche, nervt das erst recht. Ich will wirklich nicht mit Ihnen kämpfen, aber ich darf mich jetzt auch nicht um des lieben Friedens willen unterwerfen. Also entschuldigen Sie bitte, wenn ich jetzt nerve und immer wieder den Prozess anhalte, wenn wir aufs ROTE Bein kippen. Es ist für einen guten Zweck, denn ich möchte ja gerne mit Ihnen arbeiten. Versuchen wir doch beide noch einmal, die innere Aktivierung auf den Stuhl da unten zu setzen.«*

Vor- und Nachteile des Bewältigungsstils abwägen. *»Klar können Sie sich durch Ihr kämpferisches Verhalten schützen und behalten die Kontrolle, aber Sie treiben mich von sich weg und dann geht die Bindung verloren.«*

Eigene Schemata andeuten. Auf der Beobachterebene – die ja auch uns als Alltagsperson selbst schützt – können wir gezielt bindungsorientierte Techniken einsetzen, z. B. den eigenen Anteil am entstandenen Moduszirkel ehrlich und authentisch benennen und eventuell sogar eigene Hintergründe andeuten, um zu zeigen, dass wir alle mit Schemaaktivierungen ringen müssen. Steven Hayes nennt das »being in the same stew« (Hayes et al. 2012), frei übersetzt: Wir sitzen alle in derselben Tinte (bzw. Suppe): *»Ehrlich gesagt aktiviert das aktive und vielleicht etwas dominante Verhalten von* [Vorname der Patientin, um Vertraulichkeit herzustellen] *in dem Therapeuten da unten einen Selbstbehauptungsimpuls. Der wird dann ganz schnell auch ziemlich ROT und dann wird es gefährlich. Das ist ihm auch schon mit anderen Frauen dieses Typs passiert. Sie können sich ja vielleicht vorstellen, woher das kommt.«* Zu dieser Selbstoffenbarung müssen wir natürlich bereit sein, aber warum eigentlich nicht? Patientinnen und Patienten reagieren jedenfalls sehr gut darauf!

Die weiteren Schritte hängen jetzt davon ab, wie berechtigt die Vorwürfe gegen uns sind. Sind sie zumindest teilweise berechtigt, geht es mit den Schritten im folgenden Abschnitt weiter. Haben sich die behandelten Personen hingegen in unangemessener Weise abreagiert, ist eine empathische Konfrontation oder sogar eine klare Begrenzung (limit setting) durch uns angebracht, besonders bei primär narzisstischen Menschen, die zu Grenzüberschreitungen neigen (siehe Abschn. 7.9).

Empathisch Grenzen setzen (limit setting). *»Ich kann verstehen, dass Sie sich verletzt fühlen und in gewohnter Weise versuchen, sich durch einen Angriff zu verteidigen. Aber wenn Sie so mit mir sprechen, verletzt mich das und wir rutschen schnell in eine Kampfsituation. Aber dann ist das keine Therapie mehr. Auch ich muss mich in der Therapie sicher fühlen. Dazu müssen wir den Kampf beenden und auf einer sachlichen Ebene im Erwachsenenmodus miteinander sprechen. Sonst macht Therapie keinen Sinn.«*

Wichtig ist, dass wir uns nicht scheuen, auch ROT zu sein, unsere eigenen Gefühle und Grenzen ehrlich benennen und nicht in einen aufopfernden Rettermodus gehen (und dabei möglicherweise unseren eigenen Schemata aufsitzen).

Therapiepause oder -beendigung. Als letzte Möglichkeit bleibt eine Therapieunterbrechung oder kontrollierte Beendigung im Sinne einer Nicht-Passung: *»Wir haben jetzt einiges versucht, aber kommen nicht so recht zusammen. Ich fühle mich damit auch nicht wohl und frage mich, ob wir vielleicht einfach nicht so richtig zusammenpassen. Wenn die Chemie nicht stimmt, schwimmt man immer gegen den Strom. Das kommt im Alltagsleben ja auch vor. Vielleicht kommen Sie mit einer anderen Person – oder Methode – weiter.«* Gegebenenfalls können wir eine entsprechende Empfehlung abgeben.

> Wichtig ist dabei, das (vorläufige) Scheitern nicht den Patientinnen oder Patienten anzulasten, sondern ggf. auf eigene Einschränkungen zu beziehen (One-down-Position).

7.8.3 Umgang mit berechtigter Kritik

Ausgangspunkt: Die Person bringt (mehr oder weniger offen) eine berechtigte Kritik an uns vor.

Validierung des Erlebens. Wenn jemand berechtigen Ärger ausdrückt, z. B. indem am Anfang der Folgestunde ein negatives Verhalten unsererseits aus der Stunde zuvor aufgegriffen wird, muss dieser Ärger zunächst angenommen werden: *»Ich kann Ihren Ärger über mich in dieser Situation absolut verstehen und aus Ihrer Sicht ist er auch* *berechtigt. Ich bin Ihnen dankbar, dass Sie wiedergekommen sind und mir das sagen. Sie hätten ja auch einfach wegbleiben können. Daher möchte ich Sie bitten, zu versuchen, diese Situation mit mir gemeinsam zu analysieren, damit ich Sie noch besser verstehen und auf Sie eingehen kann. Ich möchte nicht, dass sich Ihre schlechten Erfahrungen von früher wiederholen, in denen Sie sich unverstanden und ohnmächtig gefühlt haben. Wir beide zusammen können jetzt etwas dafür tun, dass Sie besser verstanden werden. Sie dürfen mich auch gerne kritisieren, denn auch ich mache Fehler oder verhalte mich ungeschickt.«* Es ist hilfreich, in der Anfangsphase bindungsorientiert den »Zeiger der Schuld« eher auf uns zu lenken als in die Selbstbehauptung zu gehen.

> Wir geben eigene Fehler unbedingt zu.

Entschuldigen. Eine mögliche Formulierung ist: *»Ja, es stimmt, ich sehe jetzt auch, dass ich letzte Stunde ungeduldig reagiert und nicht optimal auf Sie eingegangen bin. Das tut mir leid und ich will mich bemühen, das in Zukunft besser zu machen.«* In der Regel löst das eine komplementär-nachsichtige Haltung aus. Dadurch wird der alte Kampf- oder Fluchtattraktor geschwächt, es entsteht eine konstruktive Irritation und ein Ordnerübergang wird möglich (siehe Kap. 1.2.7). Eine solche Entschuldigung kann mehr bewirken als manche kognitiv gelungene »schlaue Intervention«: *»Ich kann mir vorstellen, dass es für Sie sehr ungewohnt ist, wenn ich mich in dieser Weise äußere. Wahrscheinlich befürchten Sie, dass da noch ein ›dickes Ende‹ nachkommen könnte, so wie Sie das früher vielleicht erlebt haben. Mir ist wichtig, dass Sie erkennen, dass die Dinge in der Therapie mit mir anders laufen als früher.«* So können alte Interaktionsregeln infrage gestellt, neue gelernt und das erschütterte Vertrauen in die eigenen Wahrnehmungen und Interaktionsfähigkeiten wieder aufgebaut werden (epistemic trust; Fonagy & Campbell 2023).

Konflikte nicht vermeiden. Bewältigte Konflikte festigen die therapeutische Beziehung und machen uns zu authentischen menschlichen Beziehungspersonen, denen man auch gerne eine Schwäche oder einen Fehler verzeiht. Die Therapie wird so zu einem Übungsfeld für eine faire, partnerschaftliche Kommunikations- und Beziehungsgestaltung (Safran & Muran 2000). Außerdem bieten wir damit ein **Rollenmodell** an, wie man mit eigenen Fehlern umgehen kann, ohne dass das nachteilige Folgen hat. Daher sollten Konflikte nicht unbedingt vermieden werden. (Dosierte) Reibung erzeugt Wärme! Außerdem erleichtert diese Ent-Idealisierung im weiteren Verlauf die Ablösung aus der Therapie. Ziehen wir uns hingegen emotional zurück bzw. verstecken uns unter einem »therapeutischen Neutralitätsdeckmäntelchen« und verweisen z. B. auf übergeordnete Abstinenz oder Setting-Regeln, aktiviert das eher symmetrische Kampfmuster bzw. einen resignativen Rückzug (siehe Kap. 8.4.3).

> Bewältigte Konflikte festigen Beziehungen (rupture and repair; Safran & Muran 2000).

7.9 Die Narzisstisch-Überheblichen

7.9.1 Differenziertes Störungsverständnis

Ansatzpunkt: Die Betroffenen zeigen gegenüber Dritten oder uns übermäßig selbstbezogenes Verhalten.

In der Literatur werden primär und sekundär narzisstische Menschen unterschieden (Jacobson 1973). Beide zeigen im Schemafragebogen »Young Schema Questionnaire« (YSQ; siehe Kap. 4.3.4) das Schema Grandiosität/Besonders-Sein.

Bei **primär-narzisstischen Menschen** entsteht dieses Schema typischerweise durch Verwöhnung und einen Mangel an Grenzsetzungen seitens der Bezugspersonen. Es handelt sich also um ein unkonditionales Schema. Entsprechend besteht die Herausforderung darin, im Rahmen der nachbeelternden therapeutischen Beziehung durch empathische Konfrontation eine Nachreifung und eine faire Balance zwischen den eigenen Bedürfnissen und denen anderer zu vermitteln. Allerdings ist das ist streng genommen keine Nachbeelterung, sondern das Nachholen einer adäquaten Beelterung. Letztlich sollten alle grenzsetzenden Maßnahmen der Gesellschaft diese Funktion erfüllen, vom Führerscheinentzug bis zum Gefängnisaufenthalt.

Bei **sekundär-narzisstischen Menschen** besteht hingegen zunächst eine emotionale Wunde, meist in Form unkonditionaler Schemata aus der ersten Domäne, z. B. emotionale Vernachlässigung, Im-Stich-Gelassen oder Unzulänglichkeit/Scham. Die Grandiosität und das Anspruchsdenken werden erst kompensatorisch im Sinne eines konditionalen Schemas als Bewältigungsreaktion auf Schemaebene aufgebaut (siehe Tab. 3-5, Kap. 3.4.3). Die Betroffenen tun (fast) alles, um nicht mit den unkonditionalen Schemata in Kontakt zu kommen. Sie greifen lieber ohne Rücksicht auf eigene Verluste an oder ziehen sich gekränkt zurück, als ihre Verletzbarkeit zu zeigen und sich ein- oder gar unterzuordnen (Dieckmann & Roediger 2021). Entsprechend bleiben in der Modus-Landkarte die Felder für die Unterordnung und den verletzbaren Kindmodus leer (siehe Kap. 4.4.3, »Dimensionale Modus-Landkarte«, und Abb. 4-7).

> Um nicht in die selbstwertschützenden Angriffe verstrickt zu werden, ist es eine große Hilfe, immer wieder aktiv (wie ein Foto) das Bild des kleinen verletzten Kindes neben die bedrohliche Erscheinung der Person zu stellen und sich zu sagen: *»Der (oder die) kompensiert nur so stark über, um das verletzte Kind in sich zu schützen! Lass dich davon nicht ins Bockshorn jagen!«*

Kontrollstrategien respektieren. In der Regel haben sekundär-narzisstische Menschen ein ausgeprägtes Kontrollbedürfnis, um ihre Bindungsfrustrationen zu kompensieren. Zur Vertrauensbildung sind professionell vermittelte psychoedukative Inhalte sehr hilfreich. Material dazu finden Sie auf der Website https://schematherapie-frankfurt.de/index.php/materialien oder in dem Therapiebuch »Raus aus den Lebensfallen« (Roediger 2023); sehr kritischen Menschen fällt vermutlich der Einstieg mit dem allgemein informierenden Buch »Wer A sagt ... muss noch lange nicht B sagen« (Roediger 2020) leichter. Aus demselben Grund erscheinen ausgedruckte Fragebogenergebnisse vertrauenerweckender als unsere persönlichen Einschätzungen. Das ist ein Vorteil des Computerprogramms zur Fragebogenauswertung (siehe Kap. 4.3.4). Umgekehrt kränkt es sie möglicherweise, wenn man ihnen eine vorgefertigte Modus-Landkarte vorlegt. Sie fühlen sich in einer individuellen Fallkonzeption (siehe Kap. 4.4.3, »Deskriptiv-taxonomische Modusskizze«, und Abb. 4-6) eher gewürdigt. Wenn die therapeutische Beziehung stabilisiert ist, kann auf die Modus-Landkarte übergegangen werden.

Über Stühle-Dialoge einsteigen. Wegen des Kontrollbedürfnisses lassen sich viele narzisstische Menschen ungern auf Imaginationsübungen ein. Stühle-Dialoge lassen ihnen mehr Kontrolle (werden allerdings anfangs auch oft als »Psycho-Spielchen« abgetan). Um sie für eine Stühle-Übung zu gewinnen, hilft der Bezug zur Modus-Landkarte und einer (sehr vereinfachten) neurobiologischen Perspektive: *»Im Grunde setzen wir auf den Stühlen nur die verschiedenen Funktionszustände in Ihrem Gehirn auseinander, die basalen Emotionen aus Ihrem limbischen System, die verinnerlichten Bewertungsmuster in der Hirnrinde und den Erwachsenenmodus im Frontalhirn, der aufpassen muss, dass wir nicht in den Autopilotenmodus der alten Bewältigungsreaktionen kippen.«* Hilfreich ist der Einstieg, die Modi der Fallkonzeption auf Stühle zu setzen und dann gemeinsam stehend die Dynamik sowie die Interaktion der Modi und die Wirkungen auf die Mitmenschen aus einer *Berater-Team-Perspektive* zu besprechen (siehe Kap. 5.2.4). Diesen Zugang sind die Betroffenen aus Psychotherapien nicht gewohnt; er nutzt die vorhandenen kognitiven Ressourcen bzw. Vorkenntnisse. Viele Menschen informieren sich inzwischen im Internet oder sind im Rahmen eines Coachings mit Psychotherapieinhalten und -techniken in Kontakt gekommen.

Wenn uns Menschen zeigen wollen, dass sie sich schon gut auskennen, fühlen wir uns dadurch nicht infrage gestellt, sondern validieren das als Ressource und Motivation.

»Prima, dass Sie schon so viele Vorkenntnisse haben. Dann können Sie optimal mitarbeiten und ich brauche Ihnen nicht alles von vorne zu erklären.« Viele narzisstische Menschen wären gerne unsere »Lieblings-Patientin oder -Patient« und im Grunde kränkt es sie, dass wir davor und danach auch noch mit anderen arbeiten. Das kann einer der Gründe sein, warum sie häufig etwas später kommen, denn so begegnen sie nicht den vorher Behandelten bzw. müssen nicht warten (was ein Verlassenheitsschema aktivieren kann).

Wie bei allen zur Externalisierung neigenden Menschen besteht der zentrale Therapieschritt darin, mit dem verborgenen, verletzbaren Kindmodus in Kontakt zu kommen (wenn er vorhanden ist).

Geduldig dranbleiben. Narzisstische Menschen erleben zunächst keinen inneren Konflikt, sondern nur die äußeren Schwierigkeiten bzw. aversiven Konsequenzen ihres übertrieben selbstbezogenen Handelns (Entlassungen, Insolvenzen, in Beziehungen verlassen werden, Führerscheinentzüge, Bestrafungen). Sie schicken – pointiert gesagt – lieber ihre Bezugspersonen in Therapie. Es dominieren emotional ein ärgerlicher Affekt und kognitiv nach außen gerichtete Entwerter. Die nach innen gerichteten Antreiber und Bewerter werden in der Regel durch ein hohes Leistungsverhalten ruhiggestellt. Die verletzbare, einsame, überforderte Kindseite zeigt sich am ehesten in klinischen Symptomen, wie z. B. in einer Herz-bezogenen Somatisierungsstörung. Nachfolgend wird der Abschnitt eines diagnostischen Stühle-Dialogs als Transkript wiedergegeben, in dem der Zugang zu dieser verletzbaren Kindseite gesucht wird.

FALLBEISPIEL Stühle-Dialog mit einer narzisstischen Patientin

Patient (P): »Sie glauben ja nicht, wie unfähig manche Mitarbeiter sind ...!«

Therapeut (T): »Hm. Was möchten Sie denn mit denen am liebsten machen?«

P: »Also wenn ich wirklich so könnte, wie ich wollte, und mir die Weicheier vom Betriebsrat und dieses blödsinnige Arbeitsrecht nicht dazwischenkämen: Ich würde die alle rausschmeißen! Als ich in Amerika war, da lief das echt anders ...«

T: »Gut, dann lassen wir diesen Film doch mal weiterlaufen. Sie haben alle Versager rausgeschmissen. Wie viele Mitarbeiter bleiben dann übrig?«

P: »Wenn ich wirklich konsequent wäre, vielleicht zwei oder drei, okay, vielleicht auch fünf.«

T: »Gut, wir spielen das mal so durch: Sie haben bis auf fünf alle rausgeschmissen und kommen morgen früh in Ihr Büro, sehen die leeren Arbeitsplätze, wie geht es Ihnen jetzt?«

P: »Ja, ist auch Scheiße!«

T: »Was heißt das?«

P: »So geht es auch nicht!«

T: »Okay, dann gehen wir doch beide mal in die Helikopter-Perspektive. Sie sind jetzt meine Co-Pilotin und wir schauen uns das Ganze im Stehen mal von oben an.«

Dann kann im Sinne der Externalisiererübung (siehe Kap. 6.4) weitergearbeitet werden. Es ist hilfreich, im Sinne der sog. Systemimmanenz Bilder zu verwenden, die zu der Erlebens- bzw. Wertewelt der Betroffenen passen. Dabei ist »Helikopter-« besser als »Vogelperspektive«. Entsprechend sind Beispiele aus der Technik, der Bankenwelt oder aus dem Fußball günstiger als aus Haus, Garten oder der Welt der Kindererziehung. Grundsätzlich müssen wir relativ virtuos und uneitel zwischen den verschiedenen Techniken wechseln können, immer darauf bedacht, die Beziehung nicht zu verlieren, denn: Wer konfrontiert, verliert (zumindest die Behandelten, das haben die Videoanalysen von Miller et al. [1993] eindeutig ergeben).

Imaginationsarbeit stärkt die Bindung und schafft Modusbewusstsein. Sowohl beim primären als auch beim sekundären Narzissmuss spielen die Kindheitserfahrungen eine sehr zentrale Rolle im Sinne der O-Variable und der Entwicklung von Schemata und Bewältigungsreaktionen. Wir versuchen, möglichst bald in die vergangenheitsorientierte Arbeit mit Imaginationsübungen mit Überschreibung einzusteigen. Unsere aktive Rolle beim Rescritping im Skript 1 (siehe Kap. 6.1) unterstützt sowohl die Bindungsfähigkeit unseres Patienten als auch die Aktivierung unseres eigenen CARE-Systems, was insgesamt den Beziehungsaufbau sehr unterstützt. Es ist in der Tat viel leichter, mit einem hilflosen Kind in der Imagination mitzufühlen, als mit einem ärgerlich-angespannten, abweisenden oder arroganten erwachsenen Menschen.

> Imaginative Arbeit mit narzisstischen Menschen stärkt die Beziehung und unsere eigene Motivation in der Behandlung.

Neben der beziehungsstärkenden Komponente werden während der ImRs-Arbeit implizit konkrete Fertigkeiten modelliert. Denn prozessorientiert trainieren wir mit solchen Übungen, insbesondere wenn wir mit Float-Back aus einer aktuellen Situation starten, in die wir nach dem Rescritping zurück kommen, die diskriminative Wahrnehmung der Situation im hier und jetzt (Gegenwärtigkeit im ACT-Kontext, Schema- und Modusbewusstsein in schematherapeutischer Sprache). Aber auch emotionale (Selbst-)Aktzeptanz und kognitive Umstrukturierung bzw. Defusion werden beim ImRs im Umgang mit den alten Bildern so intensiv trainiert, dass wir in der Arbeit mit aktuellen Konfliktsituationen und Aktivierungen im hier und jetzt in den Folgesitzungen gut davon profitieren werden.

7.9.2 Spezielle Interventionen

Die wichtigsten Interventionen haben wir bereits in Kapitel 6.4 als Übungen für Externalisierende beschrieben. Die besondere Herausforderung besteht vor allem darin, sich nicht ablenken zu lassen, sondern auf dem beschriebenen Weg zu bleiben. In der Märchensprache darf sich Rotkäppchen nicht vom bösen Wolf in den Wald zu den schönen Blumen locken lassen, sondern muss auf dem Weg zur Großmutter bleiben. Und narzisstische (noch mehr histrionische oder manipulative) Menschen sind sehr geschickt darin, uns ihre Agenda »aufzudrücken«, denn auf ihrem Terrain sind sie geübt und fühlen sich entsprechend sicherer. Entsprechend dem Spruch: »When the going gets tough, the tough gets going« gehen wir also besonders bedacht und langsam vor. Das Tempo herausnehmen, sich in der *Columbo-Technik* bzw. dem *not knowing stance* (siehe Kap. 4.4.3, »Schematherapeutische Verhaltensanalyse«) etwas »dumm« stellen erleichtert uns, den Prozess unsererseits in der Hand zu behalten.

Respektvolle Begegnung auf Augenhöhe. Besonders bei prominenten oder sehr erfolgreichen Menschen können wir leicht in eine One-down-Position gehen und deren Verdienste und Fähigkeiten angemessen bewundern. Dadurch fühlen sie sich bei uns angenommen und sicher. Im Gegenzug bitten wir um Verständnis dafür, dass wir in der Therapie vielleicht doch ein gewisses Expertenwissen mitbringen und sie sich bitte ein wenig darauf einlassen mögen – zumindest im Sinne eines Experiments. Wiederum im Gegenzug garantieren wir, dass sie jederzeit den Prozess anhalten können und ein Anrecht darauf haben, das, was wir machen, zu verstehen. Entsprechend verweisen wir auch darauf, dass alles in Büchern oder auf Webseiten nachgelesen werden kann.

> Wir sollten auch Prominente oder reiche Menschen genauso behandeln wie alle anderen (und z. B. in diesem Buch beschrieben). Dann sind wir am sichersten.

Infrage stellende Aussagen freundlich auspendeln. Narzisstische Menschen haben eine ausgeprägte Fähigkeit, die (vermeintlichen) Schwachpunkte ihrer Gegenüber zu erkennen und schamlos anzusprechen: *»Sie sind ja noch recht jung. Meinen Sie, Sie können mir mit Ihrer Lebenserfahrung helfen? Unter uns: Sie könnten meine Tochter sein!«* Oder: *»Entschuldigen Sie bitte, wenn ich etwas nachfrage, aber man möchte ja wissen, wem man sich anvertraut. An welcher Uni haben Sie denn wissenschaftlich gearbeitet?«* Oder: *»Nehmen Sie mir das jetzt bitte nicht übel, aber wenn ich mir Ihr Büro (oder Ihre Kleidung) anschaue, ist das ganz nett, aber glauben Sie, dass Sie sich in meine Lage hineinversetzen können, täglich Millionen hin- und herzuschieben?«* Oder: *»Sie sind ja schon eine reifere Persönlichkeit und haben sicher viel Lebenserfahrung. Ich bin mir aber nicht so sicher, ob Sie noch auf dem aktuellen Stand sind. Kennen Sie die XY-Therapie? Dazu habe ich etwas gelesen und das klang sehr überzeugend!«*

Ein Experiment vorschlagen. An dieser Stelle wäre es schön, gleich aufzustehen, um die Szene von außen zu betrachten und mehr Prozesskontrolle zu bekommen. Das ist allerdings für narzisstische Menschen aversiv und sie machen das nur bedingt mit: *»Also mal unter uns: Können Sie mir eine ganz normale Frage nicht einfach mal ganz normal beantworten, ohne sich hinter Ihren Therapietechniken zu verstecken?«* Deshalb werden wir nicht umhinkommen, erst einmal mittels der in Kapitel 5.4.3 zusammengestellten bindungsorientierten Interventionen in Kontakt zu bleiben, um dann auf die Beobachterebene wechseln zu können. Wir validieren zunächst die Aussage, um dann (aber nur sehr begrenzt inhaltlich) in einen Prozess einzusteigen: *»Ich verstehe gut, wenn Sie irritiert sind über mein junges Alter, und natürlich haben Sie viel mehr Lebenserfahrung* (oder Geld) *als ich. Aber ich habe eine ganz gute Ausbildung und kann Ihnen anbieten, meine Fähigkeiten so gut ich kann einzubringen. Ich lade Sie ein, das mit mir auszuprobieren. Dann können Sie ganz frei entscheiden, ob Ihnen das etwas bringt oder nicht. Wollen wir anfangen?«*

Ein begrenztes Probekontingent vereinbaren. *»Ihre Frage ist berechtigt. Natürlich kenne ich nicht alle Therapieansätze auf der Welt. Ich glaube, es gibt inzwischen über 500. Ich biete Ihnen aber gerne alles an, was ich kann, und ich verspreche Ihnen, dass ich mir Mühe gebe. Lassen Sie es uns doch einmal in vier Sitzungen versuchen. Dann können Sie sehen, ob Ihnen das genug bringt. Ich bin der Letzte, der Sie dann hier in der Therapie festhalten will!«*

Eigene Bedürfnisse benennen. *»Es ist für mich wichtig, dass ich ein paar Sitzungen Zeit habe, um in Ruhe etwas mit Ihnen anzulegen. Dann werden wir ganz offen darüber sprechen, ob wir zusammenpassen und ich Ihnen weiterhelfen kann. Man kann auch nicht Beton ausgießen und gleich drüberlaufen wollen, man muss ihm etwas Zeit geben, auszuhärten. Dann kann man sehen, ob die Decke trägt.«* Oder: *»Wenn Sie einen Kuchen backen wollen, können Sie auch nicht alle fünf Minuten die Ofentür aufmachen und nachschauen, wie weit er ist.«*

Eine Therapie muss von beiden gewollt werden. Eine etwas konfrontierende Intervention ist, zu betonen, dass wir zwar Dienstleister sind, aber nicht käuflich: *»Herr Meier, mir ist schon klar, dass Sie gewohnt sind, dass zu bekommen, was Sie möchten. Dafür haben Sie auch viel im Leben getan und sehr viel erreicht. Es ist nun aber so, dass eine Therapie eine Entscheidung von uns beiden ist und ich muss die Therapie auch wollen. Daher schlage ich vor, dass wir beide erst einmal vier Sitzungen machen und dann gemeinsam entscheiden, ob das passt und Erfolg versprechend ist.«* Zu einem späteren Zeitpunkt können wir diese Intervention verschärfen und (im Stehen!) auf die Stühle schauend sagen: *»Herr Meier, ich kenne den Therapeuten da unten gut und weiß, was er denkt. Wollen Sie es wissen? … Ich sage es Ihnen ganz ehrlich: Der fühlt sich in der Therapie nicht sehr wohl und fragt sich, ob er die weitermachen will. Er muss diese Therapie nämlich nicht machen …«* (siehe Kap. 5.4.1). Eine sehr humorvolle Variante, wie wir besser nicht enden sollten, zeigt der Film »Reine Nervensache«, in dem Robert de Niro einen Maffiaboss therapieren soll.

Extensionstechnik (Best Friend-Perspektive). Wenn es uns gelungen ist, gemeinsam aufzustehen, kann es hilfreich sein, schnell in die Extensionstechnik zu gehen: *»Herr Meier, danke, dass Sie mit mir aufgestanden sind. Das schafft etwas Abstand und erleichtert den Überblick. Wir können diesen Effekt noch etwas verstärken, indem wir Ihren besten Freund bitten, uns zu helfen.«* Das interessante an dieser bereits mehrfach beschriebenen Intervention ist bei narzisstischen Menschen, dass diese eben häufig wenige bis keine echten Freunde (bzw. diese lange nicht gesehen) haben, sondern stattdessen zahlreiche »Bekannte«. Das können wir nun mit einer Columbo-Technik (siehe Kap. 4.4.3, »Schematherapeutische Verhaltensanalyse«) indirekt empathisch konfrontieren: *»Okay, ich verstehe. Sie haben in letzter Zeit wenig Gelegenheit gehabt, Ihre Freunde zu treffen, weil Sie wirklich viel arbeiten mussten. Aber wer steht Ihnen dann am nächsten? … Wie oft treffen Sie sich … wann haben Sie sich denn zum letzten Mal gesehen? … Wie viel weiß Markus von Ihren aktuellen Problemen? … Wer weiß überhaupt davon, dass Sie* [benennen, was Anlass der Therapie war]*?«* Diese konkreten Nachfragen, bei denen wir häufig auf konkrete Zahlenangaben freundlich insistieren müssen, demaskieren, dass die letzten freundschaftlichen Kontakte in der Uni-Zeit oder am Anfang der Berufstätigkeit lagen. Allein diese Einsicht wirkt schon empathisch-konfrontierend.

Bezug zum Modusmodell herstellen. Wir versuchen dann, im Stehen das Verhalten deskriptiv als externalisierend zu benennen, zu validieren und einzusortieren: *»Wenn Sie an die drei sozialen Rollen denken, geht Herr Meier eher in aktive, gestalten wollende, die Initiative ergreifende, in die kooperativ, nachgebend, unterordnende oder in die sich zurückziehende Rolle?«* Wir benutzen bewusst nur die positiv gefärbten Formulierungen und lassen »dominant« bei der Beschreibung der Rollen weg, um keinen Widerspruch zu provozieren. In der Regel antworten die Betroffenen sonst mit Rechtfertigungen: *»Ich bin nicht dominant, ich habe einfach recht und kann doch wohl erwarten, dass die anderen das einsehen?!«*

Erst Pacen, dann Leaden. Diese Formulierung kommt aus der Hypnotherapie bzw. dem Neurolinguistischen Programmieren (Bandler & Grinder 1981) und meint: Wir müssen erst die Betroffenen im Boot haben, dann können wir sie dahin führen, wo wir mit Ihnen arbeiten wollen. Dabei ist »Weniger mehr«. Das bedeutet: Wir versuchen, kleine Schritt zu machen und Fragen so zu formulieren, dass die Behandelten zustimmen bzw. mitgehen (müssen). Steve de Shazer und Insoo Kim Berg (de Chazer & Dolan 2024) nennen das ein Yes set: Wir formulieren also so, dass die Behandelten »ja« sagen, d.h. zustimmen. Dann gehen wir ein Schrittchen weiter. Dieses behutsame, kleinschrittige Vorgehen ist effektiver, als große Schritte zu versuchen und dann ein »Nein« bzw. einen Widerspruch oder komplizierte Nachfragen zu bekommen. Dann müssen wir nämlich »zurückrudern«, was viel aufwendiger ist und uns unsicherer macht (»langsamer ist schneller«).

> Wir formulieren die Fragen so, dass die Behandelten eingeladen sind, sie im Sinne unseres Modells und der von uns angestrebten Prozesse zu beantworten.

Mit der eigenen Verletzbarkeit in Kontakt kommen. Wenn wir die gemeinsame Einordnung in die Modus-Landkarte geschafft haben ist der nächste Schritt, Nachdenklichkeit bezüglich des dominant-externalisierenden Verhaltens aufzubauen und mit der eigenen verletzbaren Seite auf der hinteren Bühne in Kontakt zu kommen. Das geht am besten mit der **Empathieübung** aus Kapitel 6.4.2. Viele erfolgreiche narzisstische Menschen haben sich in ihrem aktuellen Leben mittels ihrer Bewältigungsstrategien ganz komfortabel eingerichtet. Sie blenden in ihrem Bewusstsein aus, dass auch sie an den »Toren des Lebens« (also als Kleinkind und als alter Mensch) von anderen Menschen hochgradig abhängig waren und wieder sein werden. Daher ist sowohl der Bezug zum Still face-Video (siehe Kap. 1.4.1), die Altersheim-Imagination (siehe Kap. 6.2.10) oder auch die imaginative Antizipation einer Therapiebeendigung durch uns (siehe Kap. 6.2.9) eine gute Möglichkeit, diese Verletzbarkeit ins Bewusstsein zu rufen und dann mit dieser verletzbaren Seite zu arbeiten.

7.9.3 Verdeckter, vulnerabler Narzissmus

Einem Konzept von Ronningstam (2009) zufolge ist der Subtyp des vulnerablen Narzissmus durch eine subtile Brüchigkeit des Selbstwertgefühls hinter einer selbstbewundernden Fassade auf der vorderen Bühne gekennzeichnet, verbunden mit einer erhöhten Sensibilität gegenüber Zurückweisung und negativen Emotionen, die sich aus einer geringen Selbstwirksamkeit und einem instabilen Selbstkonzept ergeben können. Im DSM-5 wird der vulnerable Narzissmus nicht als eigenständige Störung aufgeführt, sondern als Teil des Spektrums des Narzissmus betrachtet. Das Konzept und das therapeutische Vorgehen sind nicht grundsätzlich anders, nur imponieren die Betroffenen weniger grandios, sondern eher fragil. In unserem Modell ordnen wir sie als »ROT, BLAU eingepackt« ein (siehe Kap. 6.4.1).

Praktisches Vorgehen. Die Fragilität des Selbstkonzeptes verlangt im Vergleich zu grandios-narzisstischen Menschen ein weniger konfrontativeres Vorgehen mit mehr Validierung und anderen bindungsfördernden Interventionen (siehe Kap. 5.4.3). So kann der manchmal »anstrengende«, Anerkennung, Bestätigung bzw. Bewunderung suchende Teil als Bewältigungsmodus auf einen eigenen Stuhl auf der vorderen Bühne herausgesetzt werden (wie die Symptome in Kap. 6.3.2), um dann mit dem verletzbaren Teil auf der hinteren Bühne unterstützend weiterzuarbeiten. Das geht vergleichsweise leichter als beim grandiosen Typ, da die Fassade auf der vorderen Bühne deutlich brüchiger ist.

Skeptisch bleiben. Wir dürfen uns jedoch nicht zu sicher fühlen, wirklich (und vor allem verlässlich) mit der verletzbaren Seite in Kontakt zu sein. Vulnerabel-narzisstische Menschen neigen dazu, sich im Sinne eines sozial erwünschten Verhaltens vordergründig angepasst zu zeigen, ohne wirklich tief berührt zu sein. Entsprechend kippen sie rasch wieder in den Selbstbezug (und damit aufs ROTE Bein). Manche setzen Verletzbarkeit-Zeigen auch manipulativ ein. Eine gute und selbstwertschonende Intervention ist dann: *»Ich höre, was Sie sagen, aber ein Teil von mir ist skeptisch, weil er das nicht wirklich fühlen kann.«* Dann kann der »skeptische Therapeut« auf den Stuhl gegenüber gesetzt werden, wir neben die Betroffenen (siehe Kap. 5.4.1). Wir versuchen dann mit geschlossenen Augen in der imaginativen Haltung mit den authentischen Emotionen der verletzbaren Seite in Kontakt zu kommen.

7.9.4 Umgang mit primären Narzissten

Hinter einem narzisstischen Verhalten kann auch ein unkorrigiertes (»erduldetes«) Grandiositätsschema stecken. Wir empfehlen, mit diesen Menschen sehr viel im Stehen und reflexionsfördernd zu arbeiten. Eine Regel ist, nie direkt zu widersprechen, weil das nur Rechtfertigungstendenzen aktiviert.

> Pointiert gesagt: Wir sagen in der Schematherapie niemals NEIN – wir sagen immer JA – aber!

Raum für mehrere Perspektiven schaffen. Damit ist gemeint, dass wir die Perspektive der Betroffenen immer als gegeben, als einen (von mehreren) Blickwinkeln bzw. als eine Möglichkeit des Verhaltens benennen und akzeptieren, aber dafür eintreten, dass man die Dinge auch anders sehen KANN (siehe Smartphone-Metapher in Kap. 1.2.7). Dann stehen wir so schnell wie möglich zusammen auf und wechseln in die Beobachterhaltung. Wir lassen uns nicht auf eine inhaltliche Diskussion ein, denn darin sind die meisten narzisstischen Menschen gut geübt oder sie setzen verbale Macht oder sogar Gewalt ein, um ihrer Position Nachdruck zu verleihen. Wie schon in Kapitel 5.4.3 beschrieben, ist die beste Strategie, nicht gegen diese Kraft zu gehen, sondern sie aufzugreifen und – wie im Tai-Chi – von uns weg in eine etwas andere Richtung zu lenken.

Auf die langfristigen Konsequenzen achten. Mit moralischen Argumenten kann man diese Menschen in der Regel nicht überzeugen, auch nicht unbedingt mit logischen. Man bekommt oft die Antwort: *»Jaaaaa, das sehen Sie so mit Ihrem begrenzten Horizont, aber ich kann Ihnen sagen, wie die Dinge wirklich sind, wenn Sie das mit Ihrem begrenzten Verstand nachvollziehen können!«* Durch die Existenz »alternativer Fakten« ist die Sache nicht einfacher geworden. Der effektivste Hebel, um Nachdenklichkeit zu erzeugen, ist, auf die langfristigen Effekte des Verhaltens zu schauen. In der Regel schaffen es sozial effektive narzisstische Menschen durch strategisch geschicktes Verhalten oder die Belohnung von Günstlingen, sich Respekt zu verschaffen und einen Kreis von submissiven Menschen um sich zu versammeln, die sie bewundern oder zumindest zum eigenen Vorteil benutzen. Die Achillesferse ist, dass auch primär-narzisstische Menschen ein gewisses Bindungsbedürfnis haben und sich nach wirklicher Wärme bzw. Liebe sehnen. Das ist ja letztlich auch der Ansatzpunkt der in Kapitel 6.4.3 beschriebenen Übung für externalisierende Menschen.

> Wer zu sehr bei sich selbst ist, verliert die anderen! Bewunderung oder Respekt ist nicht das gleiche wie Liebe. Liebe ist ein Kind der Freiheit, die kann man nicht kaufen bzw. erzwingen. Metaphorisch: Nachtigallen haben einen sehr schönen Gesang. Wenn man eine Nachtigall für sich haben will, sie fängt und in einen Käfig sperrt, hört sie auf zu singen.

Wir validieren bei der Analyse der Rollenwahl im Stehen aber immer bewusst die dominante Rolle als eine Möglichkeit, die viele Vorteile hat und die sich im bisherigen Leben auch durchaus bewährt hat. Wenn primär narzisstische Menschen in Therapie kommen, sind sie aber irgendwo gescheitert. Häufig betrifft das die intimen Beziehungen, nicht selten den Beruf, körperliche Erkrankungen (»Herzneurosen« bzw. Panikanfälle) oder Bestrafungen nach Rechtsverletzungen, aus denen sie auch ihre guten Anwälte nicht »herauspauken« konnten. Das ist dann unser Ansatzpunkt. Selbstredend haben narzisstische Menschen immer Erklärungen, warum etwas schiefgelaufen ist, und in aller Regel sind andere daran schuld. Darauf gehen wir inhaltlich aber nicht ein.

Check the facts. Wir schauen konsequent auf die Effekte (d.h. die faktisch gegebene, aktuelle Situation) und was die Betroffenen tun können, um diese negativen Effekte zu verringern: *»Herr Meier, das kann schon alles sein. Aber seien Sie mir bitte nicht böse. Ich befürchte, das hilft uns jetzt nicht wirklich weiter. Lassen Sie uns doch von außen ganz sachlich auf die Situation schauen.«* Gegebenenfalls holen wir im Rahmen der Extensionstechnik den »besten Freund« (den viele Betroffene eben nicht haben) oder sagen: *»Stellen Sie sich vor, wir sehen die Situation von Herrn Meier durch eine Kamera, die keinen Ton aufzeichnet, was sehen wir da?«* Mit dem Abschalten des Tons fallen die Narrative weg und es bleibt die beobachtbare szenische Essenz übrig. Wenn wir einen gemeinsamen Blick auf die Szene haben, können wir nach Lösungen zur Verbesserung der Lage suchen.

Funktionale Schemakompensation. Im Schemamodell ist das Ziel der Therapie mit einem primär narzisstischen Menschen (insbesondere im forensischen Kontext) eher nicht, Einsicht oder Mitgefühl zu bewirken. Es geht darum, aus Vernunftsgründen instrumentell sozial angepassteres Verhalten aufzubauen. Das heißt, das Grandiositätsschema nicht weiter unkritisch auszuleben (also zu »erdulden«), sondern in einem gewissen Ausmaß ins Gegenteil zu wenden (zu kompensieren) und sich vordergründig kooperativer, angepasster und ausreichend sozial zu verhalten, um nicht wieder straffällig zu werden (siehe Beispiel in Tab. 3-5, Kap. 3.4.2). Das kann man als Mimikry bezeichnen, kann aber auch ein angemessener Therapieeffekt sein: *»Herr Meier, ich erwarte nicht wirklich, dass Sie das innerlich fühlen oder gar richtig finden. Ich persönlich finde es ausreichend, wenn Sie im Kopf verstanden haben, dass Sie weniger Scherereien haben, wenn Sie sich zumindest vordergründig an gewisse Regeln halten. Die Frage ist doch, ob das Risiko, das Sie mit dem antisozialen Verhalten eingehen, den Gewinn wert ist, oder ob es nicht entspannter und letzten Endes sicherer ist, wenn Sie sich da etwas mehr anpassen. Das ist auch eine Frage der Vernunft und der Ökonomie.«*

Damit sind wir am Ende der Beschreibung unserer wichtigsten Therapiestrategien angekommen. Wir hoffen, dass unsere Ausführungen für Sie nachvollziehbar waren und wir Ihnen die eine oder andere Anregung für die Gestaltung Ihrer Therapien geben konnten.

8 Spezielle Aspekte

8.1 Empirische Absicherung und Stand der Forschung

Zum Schluss des Buches wollen wir noch auf einige spezielle Themen und andere Settings als die konventionelle Einzeltherapie eingehen. Zunächst zur Datenlage. Da das Buch eher der praktischen Anwendung verpflichtet und der Umfang begrenzt ist, können wir nur kurz die wichtigsten Studien zur empirischen Absicherung der Schematherapie vorstellen. Es gibt zwar immer noch zu wenige hochwertige Studien, doch die Ergebnisse sind durchaus ermutigend. Die wichtigsten Untersuchungen haben wir zum Teil in Tabellen zusammengestellt. Eine aktuelle und ausführliche Zusammenfassung der Forschungsergebnisse geben Brockman et al. (2023).

Zunächst wurde die Effektivität der Schematherapie für die Borderline-Persönlichkeitsstörung (BPS) im Einzel- und Gruppensetting untersucht, inzwischen aber auch für andere Persönlichkeitsstörungen. Wir beginnen mit Studien zur BPS, danach folgen Hinweise auf die Evidenzlage bei anderen Persönlichkeits- und bei Symptomstörungen.

Borderline-Persönlichkeitsstörung (BPS). In der ersten, 2006 publizierten Studie von Giesen-Bloo et al. mit 86 Patienten mit einer Borderline-Persönlichkeitsstörung (BPS) waren in der Schematherapiegruppe im Vergleich zu einer Übertragungsfokussierten Therapie (Transference-focused Psychotherapy, TFP) nach Kernberg (2020) sowohl die Therapieeffekte besser als auch die Abbruchquoten niedriger (Giesen-Bloo et al. 2006; siehe Tab. 8-1). Das Risiko eines frühzeitigen Therapieabbruchs war bei der Schematherapie deutlich geringer. Verglichen mit der Ausgangssituation führte die Schematherapie zu einer Verminderung der gesellschaftlichen Kosten für Menschen mit BPS, sodass im Gesamteffekt trotz der Ausgaben für die ambulante Schematherapie Kosten eingespart wurden (van Asselt et al. 2008). In einer naturalistischen Implementierungsstudie mit 62 Menschen mit BPS konnten Nadort et al. (2009) zeigen, dass auch mit einem Sitzungskontingent von etwa 70 Stunden starke Effekte (1.55 – alle Effektstärken als Cohens d) erreicht werden konnten (siehe Tab. 8-1). Dies zeigt, dass auch im Rahmen eines Richtlinienverfahrens eine effektive schematherapeutisch-erweiterte Behandlung möglich ist.

Randomisierte Multicenterstudie mit 86 Borderline-Patienten (Giesen-Bloo et al. 2006)			Naturalistische Multicenterstudie mit 62 Borderline-Patienten (Nadort et al. 2009)
Ergebnisse[1]	**Schematherapie**	**Übertragungsfokussierte Psychotherapie**	**Naturalistische Implementierungsstudie mit durchschnittlich 70 Sitzungen über 1,5 Jahre**
Dropout 1 Jahr	7 %	31 %	–
Dropout 1–3 Jahre	27 %	50 %	19 % (1,5 J.)
BPDSI »Cured«	45 %	25 %	42 %
BPDSI »Improved«	66 %	42 %	56,8 %
Effektstärken	2.96	1.85	1.55

BPDSI = Borderline Personality Disorder Severity Index
[1] Alle Ergebnisse beziehen sich auf eine »Intention-to-treat«-Analyse.

Tab. 8-1: Ergebnisse randomisierter Multicenterstudien mit Borderline-Persönlichkeitsstörung.

Die bisher vorliegenden Ergebnisse zeigen, dass auch unter alltagsnahen Bedingungen gute Ergebnisse bei Menschen mit einer Borderline-Störung erzielt werden konnten.

Niedrige Abbruchquoten. Die gute Akzeptanz der Schematherapie zeigt sich auch in vergleichsweise niedrigen Abbruchquoten in Metaanalysen verschiedener Therapieschulen (Arntz et al. 2023). Die Abbruchquoten von 9100 Behandelten in 111 Studien nach einem Jahr Behandlung betrugen für die Schematherapie 23 %, die Mentalisierungsbasierte Therapie (MBT) 30 %, die Dialektisch-Behaviorale Therapie (DBT) 41 %, die Übertragungsfokussierte Therapie (TFP) 47 % und die Kognitiv-Behaviorale Therapie (CBT) 50 %. **Netzwerkanalysen** favorisieren die Schematherapie bei Menschen mit einer Borderline-Persönlichkeitsstörung gegenüber TAU (treatment as usual) mit −1.10, die Mentalsieriungsbasierte Therapie (MBT) mit −0.52, die Übertragungsfokussierte Therapie (TFP) mit −0.44, die Dialektisch-Behaviorale Therapie (DBT) mit −0.39 und die Kognitive Verhaltenstherapie (CBT) mit −0.27 (Setkowski et al. 2023). Zur Unterstützung der Therapie gibt es ein in einem RCT erfolgreich evaluiertes **Online-Programm** (PRIOVI; Klein et al. 2021), das von den gesetzlichen Krankenkassen erstattet wird.

Schematherapie bei BPS im Gruppensetting. In einer kontrollierten und randomisierten Intention-to-treat-**Pilotstudie** mit einem Add-on-Design erwiesen sich 30 zusätzliche wöchentliche, 90-minütige schematherapeutische Gruppesitzungen (n = 16) über acht Monate gegenüber der Borderline-Standardbehandlung (n = 16) als signifikant wirksamer (Farrell & Shaw 2009). Im Vergleich zur Behandlung ohne spezifische Gruppen-Schematherapie (TAU) gab es in der Schematherapiegruppe keine Abbrüche (gegenüber 25 % in der TAU-Gruppe), nur noch 6 % hatten bei Behandlungsende noch eine Borderline-Diagnose (nach dem Revised Diagnostic Interview for Borderline Patients, DIB-R) gegenüber 75 % in der TAU-Bedingung. Im Sechs-Monats-Follow-up hatte niemand in der Schematherapiegruppe mehr eine Borderline-Diagnose gegenüber 83 % in der TAU-Bedingung.

In einer großen kontrollierten und randomisierten **Gruppentherapiestudie** mit 15 Zentren in fünf Ländern und mit 495 Behandelten wurden drei aktive Bedingungen verglichen (Arntz et al. 2022): das zentrumsspezifische treatment as usual (TAU), eine (fast ausschließliche) Gruppenschematherapiebedingung (zwei Sitzungen pro Woche im ersten und eine Sitzung im zweiten Jahr) sowie eine kombinierte Therapie mit je einer schematherapeutischen Einzel- und Gruppensitzung pro Woche. Am Ende der Behandlung war die Haltequote in der kombinierten Behandlung signifikant höher als in der reinen Gruppen- und TAU-Bedingung ($d = 0.74$ vs. 0.62 vs. 0.64). Gruppenschematherapie und TAU unterschieden sich nicht. Nach einem Jahr Follow-up war der Therapieeffekt in der kombinierten Gruppe deutlich höher als in der reinen Gruppentherapie ($d = 0.94$, $p = .03$) und TAU ($d = 1.14$, $p < 0.01$). Die Autoren empfehlen daher die **kombinierte Einzel- und Gruppentherapie.**

Die Kombination von Einzel- und Gruppentherapie ist signifikant wirksamer als eine (fast) reine Gruppentherapie.

Schematherapie vs. DBT. In einer randomisierten und kontrollierten Vergleichsstudie mit diesem Setting mit einem Schematherapie- und einem dialektisch-verhaltenstherapeutischen (DBT) Arm wurden 164 Menschen (davon 21 % männlich) mit einer schweren Borderline-Persönlichkeitsstörung (BPDSI = 32,8; 3,99 komorbide Diagnosen) über 1,5 Jahre in beiden Armen mit einer Einzel- und einer Gruppensitzung wöchentlich behandelt. Die Symptomatik der Borderline-Persönlichkeitsstörung und weiterer damit assoziierter Symptome hatte in beiden Gruppen auch im Follow-up nach einem Jahr deutlich abgenommen (DBT: $d = 2.45$; ST: $d = 1.78$; Assmann et al. 2024). Es gab keine wesentlichen statistisch signifikanten Unterschiede in den Behandlungsergebnissen, auch nicht beim nicht-suizidalen selbstverletzenden Verhalten (NSSI) oder der Suizidalität.

Schematherapie und DBT sind also beide geeignet, auch Menschen mit schwerer Borderline-Persönlichkeitsstörung zu behandeln.

Lebensqualität. Uns erscheint noch der Hinweis wichtig, dass sich in der Pilotstudie zu der genannten großen Gruppentherapiestudie (Dickhaut & Arntz 2014) nicht nur die Borderline-Symptomatik deutlich besserte (prä-post $d = 2.72$), sondern sich auch die Lebenszufriedenheit auf das Niveau der nicht-klinischen Kontrollgruppe fast normalisierte ($d = 1.77$). Diese Besserung der Lebensqualität ist in DBT-Studien nicht in diesem Ausmaß zu beobachten (z. B. Zanarini et al. 2003). Wir führen das darauf zurück, dass in der Schematherapie nicht nur symptomorientiert bzw. an der Emotionsregulation gearbeitet wird, sondern auch an den biografischen Hintergründen der Persönlichkeitsentwicklung, was dem Bedürfnis von uns Menschen nach Sinn entspricht (Frankl 1981). Möglicherweise tragen auch die positiven interpersonalen Erfahrungen im Rahmen der Nachbeelterung zu einer besseren Selbstakzeptanz und Selbstfürsorge bei.

Andere Persönlichkeitsstörungen. Schematherapie ist jedoch keine Borderline-spezifische Methode, sondern zeigte in einer randomisierten und kontrollierten Studie (RCT) mit 323 Behandelten in drei aktiven Armen auch bei anderen Persönlichkeitsstörungen, insbesondere aus dem Bereich des sogenannten Cluster C des DSM-IV, mit einer mittleren Effektstärke von d = 1.76 im Vergleich zur klärungsorientierten Therapie mit d = 1.27 (Sachse 2008) und einem treatment as usual mit d = 1.1 gute Ergebnisse (Bamelis et al. 2014; siehe Tab. 8-2).

Follow-up	Schematherapie	COP	TAU
Recovery from PD	81,4 %	60,0 %	51,8 %
Coheńs d	1.76	1.27	1.1
Dropout gesamt (1. vs. 2. Kohorte)	16 % (28 vs. 5 %)		
RCT mit 323 Menschen mit 6 Persönlichkeitsstörungen (Vermeidende, Abhängige, Zwanghafte, Histrionische, Narzisstische und Paranoide Persönlichkeitsstörung) ST: 147; TAU: 135; Klärungsorientierte Psychotherapie (nach R. Sachse): 41 TAU: ca. 22 Sitzungen; Klärungsorientierte Psychotherapie: ca. 51 Sitzungen ST-Protokoll mit 50 Sitzungen (1. Jahr 40 Sitzungen; 2. Jahr 10 Sitzungen; Follow-up nach 3 Jahren)			

Tab. 8-2: Cluster-C-Studie (Leitung Arnoud Arntz; nach Bamelis et al. 2014).

Des Weiteren zeigte eine Multicenter-Pilotstudie zu schematherapeutischer Gruppentherapie mit 137 Cluster-C-Persönlichkeitsstörungen signifikante Symptomverbesserungen mit hohen Effektstärken insbesondere in der Gruppe der Patienten mit Ängstlich-Vermeidender Persönlichkeitsstörung (Wibbelink et al. 2023). Eine Arbeitsgruppe um Groot et al. (2022) führt derzeit eine große randomisierte kontrollierte Studie mit Patienten mit Cluster-C-Persönlichkeitsstörungen durch, bei der schematherapeutische Gruppentherapie mit Einzel-Schematherapie und TAU verglichen wird. Die Ergebnisse dieser Studie liegen aktuell jedoch noch nicht vor.

Schematherapie in der Forensik. In Holland wurde eine randomisierte und kontrollierte Studie mit 103 forensischen Patienten aus acht forensischen Kliniken mit drei Jahren Schematherapie im Vergleich zum Setting-üblichen TAU durchgeführt (Bernstein et al. 2023). 54 % wurden wegen Gewaltverbrechen eingewiesen, 26 % wegen Sexualdelikten. 60 % erfüllten die Kriterien für eine Antisoziale, 21 % für eine Narzisstische, 17 % für eine Borderline-Persönlichkeitsstörung. Dabei zeigte sich eine Überlegenheit der Schematherapie bei den Veränderungen der Schemata, der Ausprägung der Persönlichkeitsstörungen sowie eine schnellere Besserung, was zu einer rascheren Entlassung in die Bewährung und damit zu einer Kostenersparnis führte. Entsprechend wird in den Niederlanden Schematherapie mittlerweile als erstes evidenzbasiertes Verfahren zur Behandlung persönlichkeitsgestörter Patienten im forensischen Setting empfohlen.

Andere psychische Störungen. In einer randomisierten und kontrollierten Studie in Neuseeland mit 100 Patienten mit Major Depression (Carter et al. 2013) waren Schematherapie und Kognitive Verhaltenstherapie etwa gleich wirksam. Bereits 2008 wurde in einer kleinen, sequenziellen stationären Studie eine psychodynamische Kohorte (n = 18) mit einer schematherapeutisch-informierten Kognitiven VT-Kohorte (n = 24) mit Agoraphobie verglichen (Gude & Hoffart 2008). Letztere zeigte danach weniger Vermeidungsverhalten und interpersonale Probleme.

Es gibt unkontrollierte Pilotstudien zu Essstörungen (Simpson et al. 2010) sowie Menschen mit KVT-therapieresistenten Zwangsstörungen (Thiel et al. 2016). Eine Studie mit 25 Gruppensitzungen bei Menschen mit Essstörungen ist zur Veröffentlichung eingereicht (Smith et al., submitted). Die Essstörungssymptome besserten sich mit mittlerer Effektstärke, dysfunktionale Schemata besserten sich signifikant und die Lebenszufriedenheit (wellbeing) stieg an.

Stationäre bzw. teilstationäre Behandlung. Im stationären Bereich gibt es bisher nur erste Hinweise auf eine Wirksamkeit der Schematherapie (Reiss et al. 2014). In einem stationären Setting im Münchner Max-Planck-Institut für Psychiatrie (MPI) mit 292 depressiven Behandelten in einem Schematherapie-, einem Kognitiven Verhaltenstherapie- und einen unterstützenden Therapie-Arm unterschieden sich beide Bedingungen nicht signifikant bzw. war die Schematherapie der Kognitiven Verhaltenstherapie (KVT) nicht unterlegen (Kopf-Beck et al. 2024). In einer psychosomatischen Abteilung mit gemischter Klientel konnte in ca. einem Monat insbesondere die depressive Symptomatik mit d = 1 gebessert werden (Roediger et al. 2018a). In der Vorbereitung zur Publikation befindet sich eine Studie des Zweitautors (Valente et al., voraussichtlich 2025) mit einer gemischten stationären Population mit verschiedenen Persönlichkeitsstörungen aus der Psychosomatischen Abteilung des Klinikums am Weissenhof (Weinsberg) mit sehr hohen Effektstärken. Das Konzept ist publiziert (Smesny & Valente 2016). Aktuell läuft noch eine teilstationäre Studie an der Universität Jena. Das Studiendesign ist publiziert (Smesny & Reichenbach 2024; für einen Vergleich der beiden Konzepte siehe Smesny & Valente 2016).

Insgesamt sind weitere Studien notwendig, insbesondere von unabhängigen Forschergruppen, um sogenannte Allegiance-Effekte auszuschließen. Auf die Wirksamkeit der in der Schematherapie eingesetzten erlebnisaktivierenden Techniken, insbesondere Imagery Rescripting und (eingeschränkt) Stühle-Dialoge, wurde bereits in den Kapiteln 4.5 und 6 hingewiesen.

8.2 Online arbeiten

Eine der wenigen positiven Konsequenzen der Corona-Krise ist die Möglichkeit, online zu arbeiten. Das hat viele neue Möglichkeiten eröffnet, sowohl bei Behandlungen als auch bei Fortbildungen. Während die imaginative Arbeit online genauso gut geht wie vor Ort, mussten wir die Stühle-Dialoge anpassen. Insbesondere auf der Seite der Patientinnen und Patienten ist es häufig nicht möglich, mehr als zwei Stühle aufzustellen. Inzwischen sind die meisten unserer Stühle-Dialoge so konzipiert, dass sie, wenn erforderlich, mit zwei (oder auf unserer Seite drei) Stühlen ohne Qualitätsverlust durchgeführt werden können. Wir erleben bei unserer Art der Arbeit, insbesondere durch die häufig geschlossenen Augen, keine wesentliche Beeinträchtigung bei der Online-Arbeit. Dies gilt auch für die Arbeit mit Paaren, die wir auch nur mit zwei Stühlen effektiv durchführen können (siehe Kap. 8.3). Ob man online auch mit Gruppen arbeiten kann, können wir nicht beurteilen, da wir das nicht machen.

Eine gute Audioverbindung. Das Wichtigste zuerst: Für die Onlinearbeit brauchen wir eine gute Audioverbindung (und natürlich ein stabiles Internet)! Das geht nur sehr begrenzt mit den in die Geräte eingebauten Mikrofonen und Lautsprechern – die Investition in gute Technik lohnt sich. Wir präferieren die Arbeit mit einem guten Headset bzw. mit Airpods, wenn möglich auch aufseiten der Patientin bzw. des Patienten. Denn damit ist es möglich, z. B. bei Imaginationen den Betroffenen im verletzbaren Kindmodus gewissermaßen ins Ohr zu flüstern und dadurch sehr nahe zu sein. Dadurch entsteht (besonders bei geschlossenen Augen) eine fast noch größere Nähe, als sie im Behandlungsraum möglich ist. Ein weiterer Grund, viel mit geschlossenen Augen zu arbeiten! Auch bei den Stühle-Dialogen. Unsere Übungen sind daher alle so aufgebaut.

Mit nur zwei Stühlen arbeiten. Wir arbeiten online überwiegend nur mit zwei Stühlen aufseiten der Betroffenen (also mit der konfrontierenden und der unterstützenden Position). Diese beiden Stühle stehen sich gegenüber, also quer zur Blickachse in die Kamera. Wenn wir in der Alltagsposition (z. B. am Anfang und am Ende der Sitzungen) mit der Person face-to-face sprechen, schauen beide in die Kamera. Sobald wir in eine Imagination oder einen Stühle-Dialog wechseln, drehen wir und die Betroffenen den Stuhl, auf dem wir anfangs sitzen, um 90° quer zur Kamera und stellen den zweiten Stuhl gegenüber dazu. Der eigene Stuhl wird zur unterstützenden bzw. erlebenden Position, der andere gegenüber zur konfrontierenden Position. Auf unserer Seite setzen wir uns dann jeweils neben den leeren Stuhl für die Betroffenen. Das heißt, wenn diese z. B. als innere Bewerter vom konfrontierenden Stuhl zu der verletzbaren Seite sprechen, sitzen wir auch auf der Bewerter-Seite und wechseln dann beide auf den Stuhl für die verletzbare Seite. Dabei schauen wir immer gemeinsam auf den gegenüberliegenden Stuhl bzw. schließen gemeinsam die Augen. So sind wir immer in der *joint perspektive* (siehe Kap. 5.2.4).

Stofftiere als Symbol. Am Anfang der Therapie empfehlen wir, auf unserer Seite große Stofftiere einzusetzen, um zu zeigen, auf welchem Stuhl die Person gerade sitzt und wir zu ihr. Das erspart längere und verwirrende Erklärungen und schafft eine freundliche Atmosphäre (Stofftiere sind Sympathieträger). Auf der (englischsprachigen) Website www.schematherapy-roediger.org/index.php/resources/video-tutorials können Sie sich im Tutorial »Keeping working online with chairs simple« anschauen, wie das aussieht.

Auch online aufstehen. Selbstverständlich stehen wir auch beim Online-Arbeiten auf! Das führt zunächst dazu, dass die Köpfe nicht mehr zu sehen sind. Wir empfehlen, die Kamera so einzustellen, dass im Sitzen gerade noch die Schulterpartie und die Köpfe zu sehen sind und im Stehen immer noch die Köpfe. Wenn wir im Stehen mit dem Erwachsenenmodus sprechen, schauen wir in die Kamera. Dabei müssen die Stühle auf der Seite der Betroffenen nicht zu sehen sein. Wenn wir aber im Stehen über die Personen bzw. Modi auf den Stühlen sprechen, schauen wir auf beiden Seiten konsequent die Stühle an (und bitten die Betroffenen, das gleiche zu tun), sonst entsteht keine Beobachterperspektive. Darauf müssen wir wirklich konsequent achten und unsere Patientinnen und Patienten in diesem Sinne anleiten, sonst verwässern wir die Perspektivwechsel als wichtiges Element unseres Settings. Wir selbst müssen natürlich immer wieder einmal in die Kamera schauen, um zu sehen, was sie tun.

Visualisierungen der Stühleanordnung. Es ist besonders am Anfang der Therapie hilfreich, auf unserer Seite die Bewältigungsmodi auf der vorderen und die beiden emotionalen Pole bzw. auch die Bewerter auf der hinteren Bühne auf verschiedenen Stühlen sichtbar zu machen. Dazu gibt es mehrere Möglichkeiten:

- Sie haben auf Ihrer Seite eine zweite Kamera mit einem größeren Blickwinkel, die mehrere Stühle zeigen kann. Dann brauchen Sie aber eine drahtlose Kopfhörerverbindung. In den ersten Sitzungen wechseln Sie dann zwischen der eingebauten und der zusätzlichen Kamera.
- Sie benutzen ein Tablett mit kleinen (ggf. sogar bunten) Spielzeugstühlen, die die Positionen der Stühle zeigen und das Sie in die Kamera halten.
- Sie nehmen die Folien von unserer Webseite mit der Anordnung der Stühl und teilen diese Folie im Screen sharing-Modus. Oder sie malen auf dem eingebauten Whiteboard des verwendeten Programms live etwas auf (wenn Sie wissen, wie das geht). Die Verwendung eines Flipchart hingegen dürfte online kaum möglich sein.

Ist die Person mit den Positionen erst einmal vertraut, brauchen Sie die Visualisierungen nicht mehr und können auch auf Ihrer Seite mit den zwei (bzw. drei) Stühlen arbeiten. Dann können Sie auf das jeweilige Bein verweisen. Das geht besonders gut im Stehen. Störende Bewertergedanken können vorübergehend symbolisch auf einen dritten Stuhl herausgesetzt werden. Später kommen sie auf den Stuhl für die konfrontierende Position (siehe Kap. 5.2.1), sodass wir wieder mit zwei Stühlen arbeiten.

Aufzeichnungen der Sitzungen. Während wir vor Ort die Betroffenen bitten, die Sitzungen auf ihr Smartphone aufzunehmen, kann online sogar das Video datenschutzrechtskonform auf deren Rechner abgespeichert und zwischen den Sitzungen angeschaut werden. Das ist tatsächlich noch etwas intensiver als die Arbeit mit den Audioaufnahmen. Ein weiterer Vorteil der Online-Arbeit. Auch für uns ist es online einfacher und diskreter, Sitzungen z. B. für die Supervision auf unserem Rechner aufzuzeichnen, sofern die Betroffenen damit einverstanden sind (siehe Abschn. 8.4.4).

8.3 Einbeziehung der Partnerperson

Im deutschsprachigen Raum dominiert die Einzeltherapie. Paartherapie wird (bis auf die Einbeziehung von Partnerpersonen für wenige Stunden) zumindest in Deutschland nicht von den Kassen übernommen. In anderen Ländern, in denen Psychotherapie grundsätzlich kaum oder gar nicht erstattet wird, ist das Interesse an Paartherapie spürbar größer. Zu Recht, denn paarbezogene Interventionen reduzieren den partnerschaftlichen Stress. 70 % der Paare sind danach zufriedener und die Effekte halten mindestens zwei Jahre an (Lebow & Snyder 2022). Eine gute Partnerschaft ist eine der wichtigsten Ressourcen und Faktor für ein zufriedenes Leben (Wernhart & Neuwirth 2007). Sie führen auch zu einer besseren körperlichen Gesundheit (Eisenberger & Cole 2012).

Der Blick auf die Paarbeziehungen, in denen sich ja die Mehrheit unserer Patientinnen und Patienten befinden, bietet somit einen wichtigen Hebel, um die Lebensqualität und -zufriedenheit und damit auch die psychische Gesundheit zu verbessern. Immerhin können erfolgreiche Paartherapien den gleichen Effekt auf die Verbesserung depressiver Symptome haben wie eine störungsspezifische Einzeltherapie (Barbato & D'Avanzo 2008).

In diesem Kapitel beschreiben wir nur die vorübergehende Einbeziehung einer Partnerperson. Das können durchaus auch Eltern oder Kinder sein, mit deren Erziehung die Betroffenen z. B. überfordert sind. Allein diese kurze Einbeziehung einer Partnerperson bewirkt schon viele hilfreiche Veränderungen. Die eigentliche paartherapeutische Arbeit haben wir an anderer Stelle ausführlich beschrieben (siehe Roediger et al. [2015] zu den Grundlagen oder Roediger & Frank-Noyon [2021] zur Arbeit mit dem von uns entwickelten Modulsystem). Einen Überblick gibt auch die Website https://schematherapie-frankfurt.de/index.php/paartherapie/modulsystem.

8.3.1 Warum die Partnerperson einbeziehen?

Die andere Seite sehen. Wer einmal begonnen hat, mit Paaren zu arbeiten, dem wird rasch klar, welche Artefakte eine ausschließliche Einzeltherapie zwangsläufig mit sich bringt. Es ist praktisch nicht zu vermeiden, dass wir subjektiv gefärbt informiert werden und geneigt sind, diese Sichtweise – zumindest teilweise – zu übernehmen und aus diesem Blickwinkel heraus wiederum zu intervenieren. Aufgrund unserer Spiegelneuronen können wir gar nicht anders, als die Welt des Gegenübers in uns abzubilden, wenn wir uns ihr wohlwollend zuwenden. Das ist die neuronale Grundlage unserer Bindungsfähigkeit. Therapeutinnen und Therapeuten sind in der Regel sehr bindungsorientiert und haben vermutlich entsprechend viele Spiegelneurone. Schon nach einem einzelnen Gespräch unter Einbeziehung der Partnerin bzw. des Partners ändert sich das fundamental. Wir werden von Stund an bei jeder Aussage sofort das eigene, lebendige Bild der Partnerperson vor unserem inneren Auge haben. Das schafft eine viel ausgewogenere Arbeitsgrundlage.

Einzeltherapien sind autonomiefördernd. Der zweite Nachteil einer ausschließlich Individuums-zentrierten Arbeit resultiert aus dem ersten: Durch die Einseitigkeit der Perspektive ergibt sich ebenfalls fast zwangsläufig ein eher autonomieorientiertes Vorgehen. Das wiederum führt zur Belastung einer bestehenden Paarbeziehung, denn – wie uns die systemische Perspektive lehrt – bewirkt die Veränderung einer Seite einen Akkommodationsdruck bei der anderen. Ist diese Person nicht ausreichend bindungsorientiert und kooperationswillig, besteht eine erhöhte Trennungsgefahr. Das muss nicht unbedingt ein Fehler sein. Doch wäre es fairer, der Bezugsperson auch die Chance zu geben, die eigene Perspektive in die Therapie einzubringen.

Loyalitätskonflikte vermeiden. Umgekehrt: Wenn die behandelte Person eher bindungsorientiert ist, kommt sie in einer autonomieorientierten Behandlung in einen Loyalitätskonflikt zwischen privater und therapeutischer Bezugsperson. Da im Zweifelsfall die Bindung an den Partner oder die Partnerin stärker ist, steigt das Risiko eines Therapieabbruchs oder eines Rückfalls in alte Beziehungsmuster, wenn die Therapie beendet werden soll.

Veränderungen gemeinsam gestalten. Ist die Bezugsperson zumindest teilweise in die Therapie einbezogen, können die Auswirkungen auf die Beziehung antizipiert und vorbereitet werden. Im besten Fall gewinnt man die Bezugsperson für eine ausbalanciertere und flexiblere Beziehungsgestaltung und sie ist bereit, positiv auf die neue Situation zu reagieren, statt dem Veränderungsprozess (vielleicht nur unbewusst) entgegenzuarbeiten. Das mag folgende Drehtür-Metapher verdeutlichen:

DREHTÜR-METAPHER

Stellen wir uns die Therapie wie eine Drehtür vor. Wenn die Bezugsperson den Fuß in die Tür stellt, wird sie mit wenig Aufwand den Prozess blockieren. Gelingt es, sie dazu zu bewegen, sich auf den Prozess einzulassen und den Fuß aus der Tür zu nehmen (vielleicht erst einmal nur versuchsweise), dreht sich die Tür viel leichter. So können beachtliche Synergieeffekte und rasche Fortschritte entstehen.

Kurz zusammengefasst: Wir möchten an dieser Stelle energisch dafür plädieren, in einer Einzeltherapie die Bezugspersonen soweit wie möglich einzubeziehen.

8.3.2 Schritte der Einbeziehung

Die Einbeziehung einer Bezugsperson kann in mehreren, sehr kleinen Schritten geschehen. Wir werden im folgenden Abschnitt auf die einzelnen Schritte genauer eingehen. Hier zunächst eine Übersicht:

1. **Einen leeren Stuhl aufstellen.** In einer Einzeltherapie wird ein leerer Stuhl für die andere Person aufgestellt und überlegt, wie diese die Situation sieht und wie sie vermutlich auf die intendierten Veränderungen reagieren wird. Diese interpersonale Perspektive ist bereits Inhalt dieses Buches im Sinne einer *Paartherapie ohne Partner/-in*. Insbesondere unser Vorgehen bei Externalisierenden ist so aufgebaut (siehe Kap. 6.4).
2. **Ein diagnostisches Gespräch führen.** Die Partnerperson wird zu einem diagnostischen Gespräch eingeladen. Dadurch können wir einen lebendigen Eindruck von ihr bekommen, eine Fremdanamnese erheben und nach deren Erwartungen (oder Befürchtungen) bezüglich der Therapie fragen. Das erweitert unseren Blickwinkel erheblich. Tatsächlich sind viele Bezugspersonen zu einem solchen Gespräch bereit, auch wenn das unsere Patientinnen und Patienten oft bezweifeln. Es kann sinnvoll sein, die Bezugsperson in Anwesenheit unserer Patientinnen oder Patienten selbst anzurufen und einzuladen. Das Gespräch müssen wir allerdings gut vorbereiten (siehe unten).
3. **Das Modusmodell der behandelten Person besprechen.** Sind die Bezugspersonen an Informationen zur Therapie interessiert, können wir (das Einverständnis unserer Patientinnen und Patienten vorausgesetzt) das Therapierational, die Fallkonzeption, das Modusmodell und die Therapieziele teilen. Damit geben wir den Partnerpersonen eine Art »Bedienungsanleitung« und können für mehr Verständnis werben.
4. **Um Unterstützung für die Therapieziele werben.** Im Idealfall gelingt es uns, zu zeigen, welche Vorteile sich aus einem höheren Funktionsniveau und einer besseren inneren Balance der von uns behandelten Person für die Beziehung ergeben könnten, z.B. weniger Einschränkungen durch Symptome, eine höhere Belastbarkeit, mehr Partizipation bei der Bewältigung von Alltagsaufgaben, mehr gemeinsam Lebensfreude, intensivere (auch intime) Begegnungen.
5. **Die dysfunktionalen Moduszirkel benennen.** Sobald die Bezugsperson Interesse an und Vertrauen in unserer Art der Arbeit gefunden hat, können wir den Blickwinkel auf das Interaktionsmuster erweitern und vorsichtig zusammen (selbstredend im Stehen) die Modi auf beiden Seiten in eine gemeinsame, einfache Fallkonzeption (das Moduszirkel-Memo) einbeziehen (siehe Abb. 8-3, Abschn. 8.3.3).

6. **Moduszirkel unterbrechen (Time-out).** Aufbauend auf eine interaktionsbezogene Psychoedukation (unter Einbeziehung der sog. Smartphone-Metapher; siehe Kap. 1.2.7 sowie das entsprechende Video-Tutorial unter www.schematherapie-frankfurt.de/index.php/materialien/videos/tutorials) leiten wir das Paar an, die dysfunktionalen Interaktionsmuster im Sinne einer Schadensbegrenzung zunächst ohne Wenn und Aber zu unterbrechen, um wieder in eine innere Balance zu kommen.
7. **Eine funktionale Kommunikation anlegen.** Erst wenn beide Seiten in einer ausreichend akzeptierenden, kooperativen bzw. wohlwollenden Grundstimmung sind, können wir neue Kommunikationsmuster anlegen, um die Probleme auf der inhaltlichen Ebene zu lösen.
8. **Funktionale Interaktionsmuster fördern.** Das wäre dann der Übergang in eine kombinierte Einzel- und Paartherapie. So kann z. B. nach jeweils drei Einzelsitzung eine gemeinsame Sitzung stattfinden. Dieses Setting ermöglicht uns, in den Einzelsitzungen an den Schemata und deren Aktivierung der ursprünglich behandelten Person zu arbeiten, während wir in den Paarsitzungen auf die Auswirkung der Schemata auf die Paarinteraktion schauen, um gemeinsam die resultierenden Moduszirkel aufzulösen. In den Paarsitzungen können wir auch positive Interaktionsmuster als Ressourcen anstoßen. Die in dieser »Laborsituation« aufgebauten interaktionellen Kompetenzen können dann auch auf andere Kontexte (z. B. den Arbeitsplatz) übertragen werden. Unseres Erachtens ist ein solches Setting immer noch eine erweiterte Einzeltherapie, in deren Fokus die Probleme unserer Patientinnen und Patienten stehen, die wir nur in einem lebensnäheren Kontext bearbeiten, ähnlich wie bei einer Exposition in vivo.

Wie bereiten wir unsere Patientinnen und Patienten auf die Paarsitzungen vor? Bevor auf die einzelnen Elemente einer interpersonell erweiterten Einzeltherapie eingehen, wollen wir Sie kurz darauf hinweisen, dass (und vor allem auch wie) wir die bisher alleine von uns behandelte Person auf die Einbeziehung der Partnerperson vorbereiten müssen. Wir dürfen diese Veränderung des Settings nämlich nicht unterschätzen! Die Betroffenen sind es gewohnt, in den Sitzungen unsere ungeteilte Aufmerksamkeit und Unterstützung zu bekommen, ähnlich wie ein erstgeborenes Kind die Eltern exklusiv für sich hat und bei der Geburt mit dem Geschwisterkind teilen muss. Annähernd so zurückgesetzt fühlen sich auch unsere Patientinnen und Patienten, wenn »plötzlich« die Partnerperson im Therapieraum sitzt. Diese Situation wird dadurch verschärft, dass wir in der gemeinsamen Sitzung unsere Aufmerksamkeit zunächst bevorzugt der Partnerperson zuwenden, denn wir wollen von dieser sowohl Informationen erhalten als auch das Vertrauen in unsere Arbeit gewinnen. Das aktiviert in unseren Patientinnen und Patienten zwangsläufig Muster (bzw. Schemata) des sich Zurückgesetzt-Fühlens. Darauf müssen wir vor der gemeinsamen Sitzung proaktiv hinweisen. Wir können anbieten, dass sich unsere Patienten melden, wenn sie sich zu sehr ausgegrenzt fühlen, bzw. sie unsererseits immer wieder aktiv einbeziehen. Vor allem geben wir aber die Gewissheit, dass wir in der nächsten Einzelsitzung wieder ganz für sie da sein werden.

8.3.3 Elemente einer interpersonalen Perspektive

Die gemeinsame Fallkonzeption. Bereits der Fokus der Einzel-Schematherapie liegt auf der Behandlung von Persönlichkeitsstörungen, die im Kern Interaktionsstörungen sind (Fiedler & Herpertz 2022). Eine gewisse interpersonale Perspektive ist der Schematherapie daher immanent. Deshalb lag es nahe, das Schema-Modus-Modell explizit auf Paare auszuweiten (Roediger et al. 2015). Aus der Einzeltherapie kommend und (wie oben angedeutet) schrittweise Bezugspersonen mehr und mehr einzubeziehend, konzipieren wir auch die Paararbeit als Interaktion zweier Einzelpersonen. Die Schnittmenge zwischen beiden sind die sich begegnenden bzw. interagierenden Bewältigungsmodi, die einen Moduszirkel bilden (Young et al. 2005, S. 101; siehe hier Abb. 8-2 bzw. Abb. 1-13 in Kap. 1.4). Wie in der Einzeltherapie ist das Ziel, alle aktivierten Modi bewusst zu machen, zu benennen und in die Fallkonzeption (das Moduszirkel-Memo; siehe Abb. 8-3) einzuordnen. Auf der hinteren Bühne wird dann auf beiden Seiten neben den Stuhl für die aktivierte Basisemotion ein weiterer Stuhl für die verdeckte oder blockierte Basisemotion gestellt (siehe Abb. 8.1).

FALLBEISPIEL

Die Unsicherheit und Angst der Handy-kontrollierenden Frau aus Kapitel 3.3.2 (siehe Abschn. »Dominant-überkompensierende Modi«, 7a) wird dem BLAUEN Stuhl, ihre Anspannung, die sie in die dominante Schemakompensation treibt, dem ROTEN

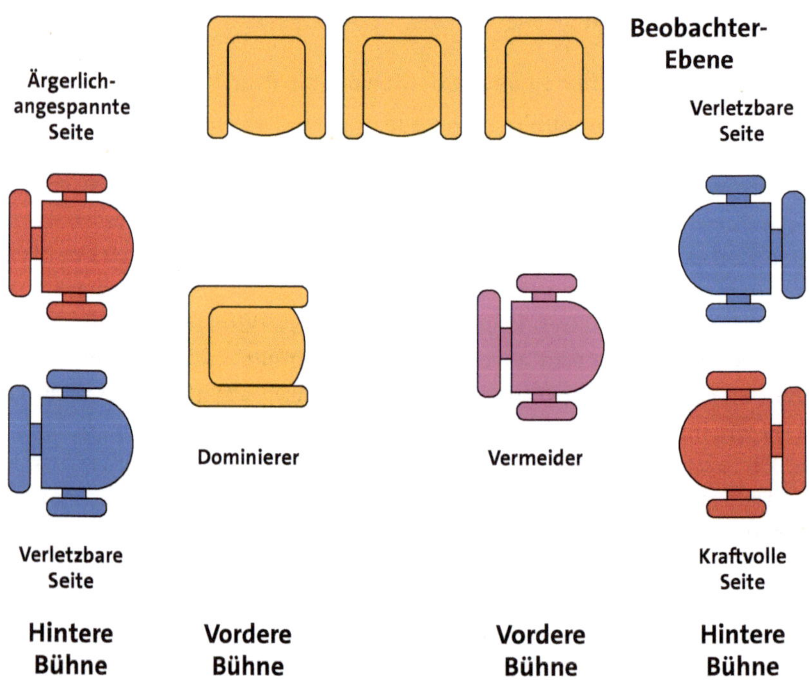

Abb. 8-1: Anordnung der Stühle bei der Einbeziehung einer Partnerperson.

Stuhl zugeordnet (siehe Abb. 8-1). Der genervt-reagierende Mann nimmt auf der vorderen Bühne nur die Anspannung wahr, während sich die Frau selbst auf ihrer hinteren Bühne verletzbar fühlt. Diese Verletzbarkeit ist aber von der aktivierten Anspannung verdeckt und für den Mann nicht wahrnehmbar. Somit befinden sich beide auf »unterschiedlichen Seiten des Smartphones«. Im Moduszirkel-Memo (siehe Abb. 8-3) können die beiden Emotionen als »sichtbar« bzw. »verdeckt« eingetragen werden. Wir nennen diese Konstellation »BLAU-ROT eingepackt« (Roediger & Frank-Noyon 2021), um beiden Seiten gerecht zu werden. Damit löst das Modell das Missverstehen auf der vorderen Bühne hin zu einem Verstehen auf der hinteren Bühne auf.

Sind beide Grundbedürfnisse bewusst und »stehen die Betroffenen auf beiden Beinen«, kann im Stehen (im Erwachsenenmodus) nach einer möglichst funktionalen Lösung des Ausgangskonfliktes gesucht werden, die beide Bedürfnispole in der Interaktion mit der anderen Person im Rahmen der Möglichkeiten ausbalanciert.

Das zentrale Konstrukt – der Moduszirkel und das Moduszirkel-Memo. Der Moduszirkel setzt sich aus den beiden Bewältigungsmodi zusammen, die auf der vorderen Bühne miteinander interagieren. Das wäre im Sinne einer systemischen Perspektive der »gemeinsame Dritte«. Er ist der Ansatzpunkt unserer Interventionen. Typischerweise kommen Paare in eine Therapie, weil sie Konflikte haben. Dann ist mindestens eine Person auf dem dominant-ROTEN Bein, die andere in einem BLAU-distanzierten, oft aber auch ROT-distanzierten Modus. Etwa 80 % der Paare, die in die Therapie kommen, sind in diesem Zirkel zwischen einer dominanten und einer vermeidenden Seite (siehe Abb. 8.2). Dieser Zirkel entspricht dem Zirkel von Verfolgenden und Zurückziehenden im Modell der emotionsfokussierten Therapie (EFT; Johnson 2004). Dieser Zirkel neigt zur Eskalation, da sich beide Seiten gegenseitig ihre »Knöpfe drücken«: Je dominanter die eine Person, desto vermeidender die andere. Natürlich können die Paare ihre Zirkel wechseln, z. B. die Rollen tauschen, beide kurz in einen (sehr instabilen) dominant-dominant Zirkel oder auch in einen Vermeider-Vermeider-Zirkel gehen

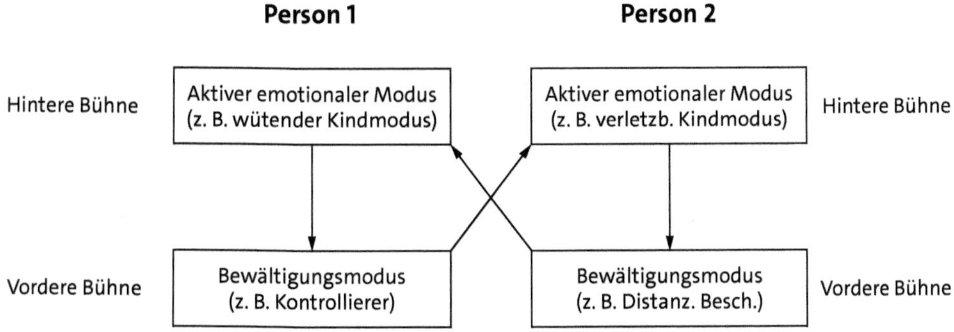

Abb. 8-2: Typischer Moduszirkel.

(schauen Sie sich aus diesem Blickwinkel einmal die Interaktion von Martha und George in »Wer hat Angst vor Virginia Wolf?« von Edward Albee an.

Der Moduszirkel als »gemeinsamer Feind«. Ein Modus ist nicht per se gut oder schlecht. Es kommt auf den Kontext an. Im Krieg seinen Feind schneller zu erschießen als er mich, ist »funktional ROT«. Sich als Kriegsgefangener zu unterwerfen, ist »funktional BLAU«. Den Anpöbelungen eines angetrunkenen Jugendlichen auszuweichen, ist funktional-vermeidend. Das Problem sind die Effekte im Zirkel. Die »Opfer« der Zirkel sind die unbefriedigten Bedürfnisse, die im aktuellen Bewältigungsmodus nicht befriedigt werden. Zu Beginn der Paararbeit besteht der implizite Auftrag meist darin, uns auf die eigene Seite zu ziehen, »Recht« zu bekommen und den Partner oder die Partnerin zu »korrigieren« (fix him – or her!). Wir schauen stattdessen konsequent auf den Zirkel, zu dem BEIDE in irgendeiner Weise beitragen, und machen ihn zum »gemeinsamen Feind«.

> Es tragen immer beide zum Moduszirkel bei, denn »mit einer Hand kann man nicht klatschen«. Selbst wenn eine Hand nichts aktiv tut, sondern nur stillhält, bietet sie der schlagenden Hand den Widerstand, den diese braucht, damit das Klatschgeräusch entsteht.

Wo setzt die Arbeit an? Wir arbeiten immer mit dem Zirkel, der sich gerade in der Sitzung zeigt – in der Annahme, dass es sich um den typischsten handelt. Welches der bevorzugte Zirkel des Paares ist, ist letztlich egal, weil wir versuchen, alle Zirkel zum Erwachsenenmodus hin aufzulösen. Wir gehen davon aus, dass die von den im Hintergrund aktivierten Schemata und Schemabewältigungsprozessen angeschobenen Bewältigungsmodi und der resultierende Moduszirkel das Kernproblem der Paarinteraktion sind, die das Paar daran hindern, in den Erwachsenenmodus zu kommen. Dies geschieht im *automatic processing* (Kanfer et al. 2012) bzw. im Autopilotenmodus (Kabat-Zinn 1990; siehe auch Kap. 1.2.7). Gelingt es, diese dysfunktionalen Zirkel zu stoppen, das Paar in den Erwachsenenmodus und in Kontakt mit beiden Bedürfnispolen zu bringen, ist es besser imstande, die gemeinsamen Probleme auf der inhaltlichen Ebene im Rahmen der gegebenen Möglichkeiten so gut wie möglich zu lösen, egal, worum es sich handelt. Das ist der Grund, warum wir so wenig wie möglich auf die *Inhalte* der Auseinandersetzungen des Paares und die damit verbundenen Narrative eingehen, sondern im Sinne des funktionalen Kontextualismus weitestgehend mit dem vorherrschenden Zirkel und seinen funktionellen Auswirkungen arbeiten (Hayes et al. 2012).

> Wir arbeiten immer mit den aktuell präsentierten Zirkeln und gehen nicht auf Inhalte, Begründungen, Rechtfertigungen oder Vergangenes ein. Das gibt uns die Prozesskontrolle.

Den Moduszirkel analysieren. Um einen Moduszirkel bewusst zu machen, wird dieser in der Sitzung unterbrochen und alle drei stehen gemeinsam auf. Das kann durchaus schon nach wenigen Minuten der Fall sein. Falls sich das Paar in der Stunde zusammennimmt, fragen wir einfach nach dem letzten Streit, dann wird sich der Zirkel im Therapieraum sofort wieder manifestieren. Im Stehen werden die Stühle, auf denen das Paar saß, aus der Beobachterperspektive grob einem der drei grundlegenden Bewältigungsmodi zugeordnet:

1. aktiv-die Initiative ergreifend-dominant
2. kooperativ-nachgebend-sich unterordnend
3. distanziert-vermeidend

Parallel dazu kann auf einem Flipchart oder einem Blatt das **Moduszirkel-Memo** (siehe Abb. 8-3) ausgefüllt werden. In der zweiten Zeile wird das gezeigte Verhalten bzw. werden die Bewältigungsmodi eingetragen, in den mittleren Feldern der dritten Zeile die antreibenden Basisemotionen: entweder die angespannt-genervt-ärgerliche (ROTE) oder die verletzbar-ängstlich-traurige (BLAUE) Seite. Das Ziel der Intervention ist, dem Paar die jeweils vernachlässigte Seite (bzw. das Bein und damit Grundbedürfnis) ins Bewusstsein zu rufen. Das wird in die äußeren Felder in der dritten Zeile eingetragen. Gelingt das, wird in der gleichen oder einer folgenden Stunde (immer noch im Stehen) nach dem entsprechenden Wunsch (4. Zeile) und einem funktionalen Ausdrucksverhalten (5. Zeile) gesucht und dieses schrittweise eingeübt. Wie wir bei stockenden Prozessen weiterarbeiten können, beschreiben wir am Ende dieses Kapitels.

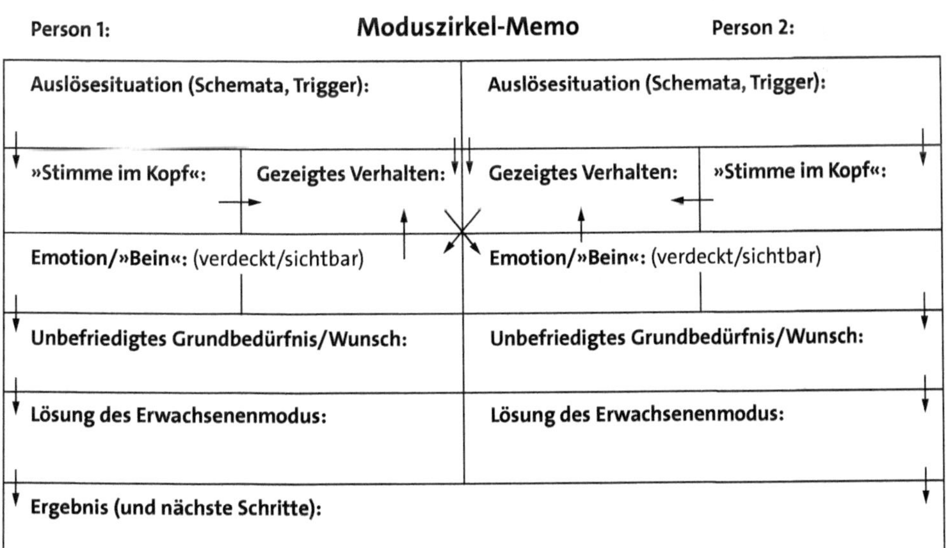

Abb. 8-3: Moduszirkel-Memo (mod. nach Roediger et al. 2015).

Time-out – den Moduszirkel unterbrechen. Der erste und entscheidende Schritt ist das bedingungslose Unterbrechen und Aussteigen aus dem Moduszirkel. Das klingt leichter gesagt als getan, denn es erfordert ein Mindestmaß an Geistesgegenwart bzw. Modusbewusstsein. Einer der großen Vorteile einer gemeinsamen Arbeit ist, dass einer der beiden Beteiligten den Einstieg in den Zirkel bemerkt, die andere Person in einer geeigneten Weise darauf hinweisen kann und es dann gelingt, den Zirkel zu unterbrechen. Voraussetzung ist, dass wir das Signal der anderen Person nicht als Bedrohung, sondern als Hilfe zur Selbstwahrnehmung betrachten. Das wird in der Sitzung geübt, als Hausaufgabe besprochen und als Audio aufgezeichnet. So können sich beide anhand der Aufnahme wechselseitig an die Absprache erinnern. Unsere Anweisung an das Paar am Ende der Sitzung lautet wie folgt:

Einleitung des Time-out: *»Nun sind Sie vertraut mit Ihren wichtigsten Moduszirkeln. Sich in einem eskalierenden Moduszirkel zu befinden, gleicht einem Kugelhagel in einer kriegerischen Auseinandersetzung. Es gibt keinen Gewinner, es fließt nur Blut. Im Beziehungskontext bedeutet das, dass die emotionale Substanz Ihrer Beziehung weiter aufgebraucht wird. Das ist der Grund, warum der Moduszirkel ohne Wenn und Aber angehalten werden muss, indem Sie in der Situation schlicht die ›Pausentaste‹ drücken. Es spielt keine Rolle, wer von Ihnen zuerst den Moduszirkel bemerkt. Ich möchte mit Ihnen folgendes vereinbaren: Wer den Zirkel bemerkt, darf ihn am besten mit den folgenden, neutralen Worten unterbrechen: ›Ich glaube, wir kommen gerade wieder in einen Zirkel. Lass uns bitte stoppen!‹ Sie können das mit einem Handzeichen unterstützen. Wenn ich einen Vorschlag machen darf: Am besten funktioniert das mit dem ›Time-out‹-Zeichen aus dem Basketball oder Eishockey. Kennen Sie das?«* Zeigen Sie Ihnen das T-Zeichen, evtl. nur mit gekreuzten Fingern, denn das ist diskreter. *»Glauben Sie, das könnte funktionieren? Sobald jemand von Ihnen dieses Zeichen gibt, muss der oder die andere das Gespräch sofort beenden. Wenn es geht, atmen Sie beide einmal tief durch, machen eine Pause im Gespräch und versuchen, aus der inneren Anspannung durch die Sympathikus-Aktivierung wieder in die innere Mitte zu kommen. Wut will wüten! Solange wir von der Aktivierung nicht runterkommen, geht gar nichts! Wenn das gemeinsam in einem Raum nicht gelingt, gehen Sie ohne weitere Diskussionen in getrennte Räume. Das verhindert, dass Sie sich gegenseitig weiter antriggern. Sie können den Alltag erst fortsetzen, wenn Sie wieder auf beide »Beine« kommen. Die Person, die unterbricht muss aber sagen, wann sie bereit ist, den Alltag ohne Streit fortzusetzen, z. B. nach fünf oder 15 Minuten.«*

In die innere Balance kommen: *»Wenn Sie in den getrennten Räumen angekommen sind, bleiben Sie am besten stehen und stellen zwei Stühle für sich beide hin. Denken Sie an unser Modell mit den zwei Beinen. Überlegen Sie, auf welchem Bein Sie gerade stehen, und versuchen Sie, mit dem anderen Bein in Kontakt zu kommen. Überlegen Sie sich aus dem inneren Abstand, warum Sie diese Beziehung eingegangen sind und wofür sie gut ist. Versuchen Sie so, wieder auf beiden Beinen zu stehen, bevor Sie sich wieder begegnen, und setzen Sie dann den Tag ohne Diskussionen fort. Verhalten Sie sich so, wie Sie sich am Arbeitsplatz oder einer befreundeten Person gegenüber verhalten, und versuchen Sie, sich sachlich zu verständigen* [freundliche Fremde]. *Ihr Gehirn kann das! Grundsatzdiskussionen können Sie sehr gerne hier in der Stunde führen bzw. nachdem wir zusammen eine* *verbindende Gesprächsführung eingeübt haben. Gibt es Fragen hierzu? Sind Sie mit diesem Vorgehen einverstanden?«*

Im Streit sind wir übermäßig auf die aktuelle Situation fokussiert (Zoom-Einstellung). Durch den inneren Abstand im Time-out können wir den Blick wieder auf die positiven Aspekte der anderen Person weiten (Weitwinkel-Einstellung) und Anschluss finden an das Verbindende (in der Vergangenheit oder für die Zukunft).

Natürlich kann dieser Prozess nicht von jedem Paar am Anfang der Therapie problemlos durchlaufen werden. Häufig braucht es mehrere Anläufe. Wir fragen in der Stunde, ob es dem Paar überhaupt gelungen ist, wenigsten einmal zu unterbrechen, und wie sich beide dann gefühlt haben im Vergleich zu einem eskalierenden Zirkel (Diskrimination). Dann ermutigen wir, es einfach so oft wie möglich zu versuchen, und geben ggf. noch einmal genauere Anweisungen, z. B. wirklich frühzeitig zu unterbrechen.

Das Hauptproblem beim Time-out ist, dass die Paare **zu spät** unterbrechen. Je stärker die Sympathikus-Aktivierung ist, desto schwerer kommt man aus dem Zirkel heraus.

Meist betonen die Paare, dass sie aber doch ihre Probleme besprechen müssten. Wir fragen (suggestiv), wie lange sie das schon auf die bisherige Weise versucht haben und ob sie erfolgreich gewesen seien. Dann bitten wir um Geduld für ein schrittweises Vorgehen und stellen die Anleitung zu verbindenden Paargesprächen in Aussicht, was aber nur funktioniert, wenn sich beide in einer hinreichend kooperativen (BLAUEN) Stimmung bzw. Grundhaltung befinden. Das heißt, der gute Wille, zusammenzukommen, muss größer sein als die Tendenz zur Selbstbehauptung.

Kurz gesagt: Auf dem ROTEN Bein belasten wir unsere Beziehungen, auf dem BLAUEN Bein bauen wir Beziehungen auf.

Eine funktionale Kommunikation anlegen. Wir betrachten diese verbindenden Paargespräche (connection dialogue) als den Generalschlüssel, um inhaltliche Probleme konkret und lösungsorientiert anzugehen, egal welchen Inhalts. Die Therapie bis zu diesem Punkt hat das Ziel, die Interaktion des Paares soweit funktional zu machen, dass sie in den Erwachsenenmodus kommen, um ein sachliches Gespräch zu führen, das möglichst wenig von Schemaaktivierungen untergraben wird. Durch diese Art des sehr kontrollierten und langsamen Gesprächs sollen die Emotionen herunterreguliert und die Erwachsenenmodi wieder die Führung übernehmen.

8.3.4 Verbindende Gespräche (connection dialogue)

Der formale Rahmen. Damit das verbindende Paargespräch erfolgreich verlaufen kann, braucht es einen verlässlichen, stabilen Rahmen. Hier die wichtigsten Elemente:

- Die Paargespräche sind eine **verbindliche Verabredung**, wie ein anderer Termin auch, der eingehalten werden sollte. Wenn eine Seite die Verabredung nicht einhalten kann, hat er oder sie die Verantwortung, einen Ersatztermin zu arrangieren.
- Es soll **keine Störungen** geben (Handy aus, Kinder versorgt, ein ruhiger Raum).
- Es ist ein **ernstes Gespräch**. Also bitte einander gegenübersitzen (oder nebeneinander laufen). Nicht im Liegen, kein Alkohol, keine romantische Stimmung. Evtl. eine Kerze als Symbol anzünden.
- Bitte am Anfang die Gespräche auf ca. **30** Minuten begrenzen. Es geht (zumindest anfangs) nicht darum, ein Ergebnis zu erzielen, sondern die Erlebenswelt der anderen Person kennenzulernen und diese zunächst als Basis für eine funktionale Problemlösung als gegeben zu akzeptieren.
- Regelmäßigkeit ersetzt Kraft! Versuchen Sie, sich anfangs **zweimal in der Woche** für 30 Minuten zum »Gesprächstraining« zu verabreden.
- Setzen Sie einen »**Redestab**« ein (z. B. einen dicken Filzstift). Wer den Stab hat, darf reden. Die andere Person hört zu, bis sie den Stab hat.
- In der Mitte, *zwischen* den beiden, liegt ein **freier Raum**. In diesen sollen die Aussagen hineingestellt, nicht der anderen Person an den Kopf geworfen werden! Dort ist Platz für unterschiedliche Meinungen, die nebeneinanderstehen dürfen.

Ablauf: Die Stufen des verbindenden Paargesprächs. Abbildung 8-4 zeigt die Schritte der ersten und zweiten Stufe des konstruktiven Paargesprächs. Davor gibt es noch die offene Form des *Zwiegesprächs* (Möller 2002), in der beide jeweils beliebig lange ihr eigenes Erleben möglichst in Ich-Form beschreiben, ohne aufeinander einzugehen. Das hat eher eine kathartische, entlastende Wirkung und stellt daher häufig nur eine Vorstufe des eigentlichen verbindenden und lösungsorientierten Paargesprächs dar. Bei ausreichend kooperativen Paaren funktioniert diese offene Gesprächsform.

In der ersten Stufe unseres verbindenden Paargesprächs werden nur die beiden ersten Schritte aus Abbildung 8-4 über Pfeil 1, also *Differenzierung* und *Akzeptanz*, durchlaufen, bis beide (zumindest theoretisch) die Welt der anderen Person so gut kennen wie ihre eigene (d. h. beide Seiten des Smartphones sehen können; siehe Kap. 1.2.7). Erst dann ist die Grundlage gelegt für ein erfolgreiches Durchlaufen der zweiten Stufe über Pfeil 2 mit den Schritten *Hinwendung* (d. h. Wünsche äußern und Angebote machen) bis zur *Absprache* über eine Lösung.

Vorstufe: Offenes Zwiegespräch. Es wird kein Thema festgelegt. Beide sprechen abwechselnd, jede/-r so lange, wie er oder sie mag. Einzige Regel: Beide sprechen von sich, ihrem Erleben, möglichst ohne Bewertungen der anderen Person und sie versuchen, »auf ihrer Seite des Zauns« zu bleiben. Es geht darum, das eigene Erleben (mit-)zu teilen, ohne ein Ergebnis zu erzielen. Gegebenenfalls kann die Redezeit (mit einer Eier-

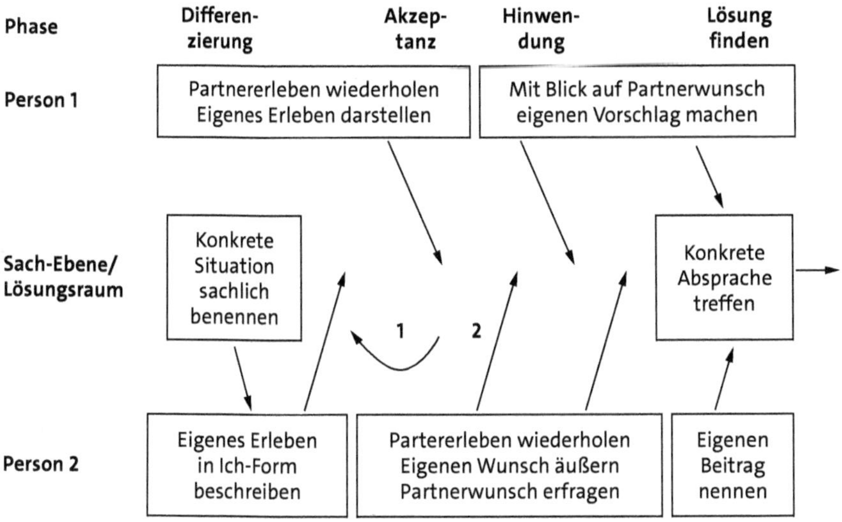

Abb. 8-4: Ablauf eines verbindenden Paargesprächs.

uhr) begrenzt werden (z.B. auf 5 min). Diese Gesprächsform gelingt bei eher reflektierten Paaren im Erwachsenenmodus oder – auf der anderen Seite – als erster Schritt in einer eskalierten Situation, um erst einmal Dampf abzulassen und überhaupt ins Gespräch zu kommen. Es kann dabei eine wichtige Erfahrung sein, die tollen Argumente, die man gerade »abfeuern« könnte, auf der Zunge wie Schokolade schmelzen lassen zu müssen, bis man endlich dran ist.

1. Stufe: Differenzierung und Akzeptanz

1. **Das Thema.** Worüber genau soll gesprochen werden? Es empfiehlt sich die Eingrenzung auf eine ganz konkrete Situation. Am besten beginnt man mit einem aktuelleren Problem, das noch gut in Erinnerung ist
2. **Eigene Aussage.** Das eigene Erleben, die Gefühle und Gedanken werden als *Ich-Botschaft* in den freien Raum gestellt. Möglichst ohne Verallgemeinerungen wie »du ... schon immer!«. Höchstens ein oder zwei (möglichst gut überlegte) Sätze. Mehr kann das Gegenüber sich nicht merken. Das Gegenüber hört möglichst empathisch zu.
3. **Wiederholung des Gesagten.** Nun wiederholt die andere Person das Gehörte. Bitte nicht mechanisch (wie ein Papagei), sondern sinngemäß, mit eigenen Worten. Die erste Person bestätigt kurz oder korrigiert (dabei sollte der Redestab zurückgegeben werden). Die beiden werden das Echo-Hören anfangs ziemlich leidvoll erleben, aber diese Vorgehensweise *entschleunigt* den Prozess. Außerdem lernen sie so, sich auf das *Wesentliche* zu begrenzen und kurz zu sprechen, weil der/die andere es sonst nicht wiederholen kann. Mit der Zeit entsteht wirklich ein Gefühl, gehört zu werden, ein basales Gefühl von Verbindung. Das fördert die Akzeptanz der Position der anderen Seite. Tatsächlich findet beim Wiederholen die Welt der anderen Per-

son in uns einen neuronalen Abdruck. Die Gehirnaktivitäten nähern sich messbar funktionell etwas an (Menon 2023, S. 9). Das *verbindet* und ist ein kritischer Wendepunkt in der Konfliktkultur des Paares.

4. **Rollenwechsel.** Die andere Person trägt ihre Sicht und ihre Gefühle vor, während die vorher aktive Person nun zuhört, das Gesagte in sich aufnimmt und ihrerseits wiederholt. Es braucht häufig mehrere Runden, bis beide ein tieferes Verständnis dafür bekommen, was der oder die andere ausdrücken möchte. Idealerweise bekommt die Meinung der anderen Person im Inneren (fast) das gleiche Gewicht wie die eigene. Das ist dann eine gute Basis, um eine tragfähige und faire Lösung für das anstehende Problem zu finden. Es reicht völlig aus, wenn in den ersten Paargesprächen nur diese Schritte gegangen werden (siehe Pfeil 1 in Abb. 8-4).
5. **Fragen stellen.** Wer Aussagen macht, besetzt mit seinen Vorstellungen den Gesprächsraum. Das heißt, er oder sie nimmt Raum ein und ist damit auf dem ROTEN Bein. Wer Fragen stellt, gibt der anderen Person Raum und ist auf dem BLAUEN Bein.

Erst wenn beide Personen in einer ausreichend wohlwollenden Stimmung sind (d. h. auf dem BLAUEN Bein), ist die Basis für eine konstruktive Lösung gelegt.

2. Stufe: Wünsche, Angebote und Absprachen

1. **Eigene Wünsche äußern.** Auf der Basis des Verstandenen stellt man nun seine Wünsche in den Raum (siehe Pfeil 2 in Abb. 8-4). Idealerweise berücksichtigen die das Erleben und die Möglichkeiten der anderen Person. Diese wiederholt und stellt dann im Gegenzug ihre Wünsche dazu.
2. **Eigene Angebote bzw. Vorschläge.** Basierend auf den unterschiedlichen Wünschen versuchen nun beide, auszuloten, inwieweit sie sich jeweils entgegenkommen können. Aber bitte in kleinen Schritten, immer in Balance zwischen dem Selbstbehauptungs- und dem Bindungsbein. Selbstaufgabe zum Zwecke einer schnellen Lösung wäre unsinnig, ebenso wie ein allzu hartes Ringen. Beiden wird in diesem Stadium Geduld und Wohlwollen abverlangt. Wünsche äußern und Angebote machen kann über mehrere Runden gehen. Auch Angebote sollen wiederholt werden!
3. **Verbindliche Absprache.** Wenn es dann tatsächlich vorangeht, kann eine Problemlösung versucht werden. Die Vereinbarung sollte das erwünschte Verhalten beider Seiten präzise beschreiben. Wenn es um ein sehr wichtiges Thema geht, die Absprache gerne schriftlich festhalten. Eine »Vertragsverletzung« kann in der folgenden Sitzung thematisiert werden.

Zunächst üben wir diesen Ablauf in den Sitzungen. Wir müssen anfangs oft unterbrechen und korrigieren, z. B. weil sich beide ins Wort fallen, in Bewertungen oder Anklagen abrutschen oder (sehr häufig) das Wiederholen vergessen. Derartige »Fouls« können mit »gelben Karten« geahndet werden. Etwas Humor kann an dieser Stelle nicht schaden, denn der Prozess ist sehr ungewohnt und es ist für das Paar eine große

Anstrengung, ihn zu erlernen. Entsprechend brauchen beide viel Ermutigung. Sobald das Paar das Prinzip verstanden hat und einigermaßen umsetzen kann, soll es zu Hause regelmäßig üben. Die Aufnahmen aus den Sitzungen helfen dabei.

8.3.5 Weitere Aspekte

Positive Interaktionen starten. Neben dem Unterbrechen der dysfunktionalen und dem Aufbau funktionaler Interaktionsmuster sind positive gemeinsame Aktivitäten das »Öl im Getriebe«, durch die sich das Paar besser fühlt. Mögliche Hausaufgaben sind:

- sich zur Begrüßung und zum Abschied umarmen und kurz in die Augen schauen
- sich jeden Abend fünf Minuten vom jeweiligen Tag erzählenn (Sharing); die andere Person hört zu, ohne in Kommentare oder Problemlösungen einzusteigen
- sich (mindestens) einmal am Tag ein Kompliment machen
- eine Liste mit positiven Eigenschaften der anderen Person aufschreiben
- einen Abend in der Woche zu zweit verbringen (nicht vor dem Fernseher)
- gemeinsam alte Fotos anschauen (oder die Aufnahme der Sitzung anhören)
- gemeinsame Hobbys finden

Umgang mit stockenden Therapieprozessen. Wenn die von uns primär behandelte Person in ihrem Bewältigungsmodus verhaftet bleibt, sind deren Schemaaktivierungen noch zu stark. Das können wir in Einzelsitzungen weiterbearbeiten, z.B. imaginativ oder in Stühle-Dialogen. Zeigt auch die Bezugsperson eine mangelnde Flexibilität, empfiehlt sich zunächst eine weitere gemeinsame paartherapeutische Arbeit (im Selbstzahlermodus). Die entsprechenden Module einer Paartherapie sind in dem Buch »Paare bewegen« (Roediger & Frank-Noyon 2021) bzw. auf der Website https://schematherapie-frankfurt.de/index.php/paartherapie/modulsystem beschrieben. Besteht aufseiten der Bezugsperson auch eine behandlungswürdige psychische Störung, kann unseres Erachtens diese von uns ebenfalls in Behandlung genommen werden.

Einzeltherapie mit beiden Personen? Ist es sinnvoll, beide Personen in Einzeltherapie zu nehmen und diese mit intermittierenden Paargesprächen zu verbinden? Aus unserer Sicht ja, auch wenn das kontrovers diskutiert wird. Zwar sind die Herausforderungen an uns groß, da wir immer wieder die Perspektive wechseln und uns abwechselnd emotional auf die eine und dann wieder die andere Person einstimmen müssen. Dabei übernehmen wir natürlich zwangsläufig immer ein wenig die Perspektive der Person, mit der wir gerade arbeiten. Diese tragen wir dann in das Einzelgespräch mit der anderen Person, in der das Gleiche andersherum geschieht. So bildet sich in uns die Erlebenswelt beider Seiten ab, die wir in uns gewissermaßen synchronisieren. Das Ziel ist eine *ausbalancierte Parteilichkeit*. Der Gewinn besteht darin, dass wir alle Informationen in uns in einer Person im Sinne einer intersubjektiven Erwachsenenperspektive zusammentragen können, die wir dann mit beiden Seiten teilen. Bildlich gesprochen bauen wir so eine *Brücke* zwischen den beiden zunächst getrennten Seiten. Der Aufbau einer solchen gemeinschaftlichen, verbindenden Perspektive ist kaum möglich, wenn beide Einzeltherapien und die Paartherapie von unterschiedlichen Personen durchgeführt werden.

Vertraulichkeit. Die Informationen aus den Einzelgesprächen unterliegen zunächst der Vertraulichkeit. Darauf weisen wir beide Seiten zu Beginn der gemeinsamen Arbeit hin. Dennoch versuchen wir, so viele Informationen der einen Seite in die Einzelgespräche mit der jeweils anderen Person zu tragen, bis beide imstande sind, in gemeinsamen Gesprächen in die Perspektive der anderen Person zu wechseln. Dann ist die Voraussetzung geben, dass wir mit beiden (wie oben beschrieben) an einer funktionalen Kommunikation arbeiten können. In zwei getrennten Einzeltherapien ist das aus den eingangs beschriebenen Gründen kaum möglich. Das genaue Vorgehen ist in dem erwähnten Buch »Paare bewegen« (Roediger & Frank-Noyon 2021) beschrieben.

Fragen zur Abrechnung. Zumindest in Deutschland sind Paartherapien bisher keine Kassenleistung. Vermutlich auch, weil die Abgrenzung zu Beratungsleistungen unscharf ist. Wenn ein Paar gemeinsam kommt, muss es demzufolge selbst zahlen.

Anders gestaltet sich die Situation, wenn eine Person in eine bereits laufende Therapie einbezogen wird. Im Rahmen der Richtlinienverfahren ist das für drei bis fünf Sitzungen möglich, wobei das nicht genau festgeschrieben ist. In diesem Zeitrahmen können die ersten Schritte der Einbeziehung laufen. Zeichnet sich dabei ab, dass die einbezogene Person auch belastet ist, können mit dieser zur Klärung einer Therapieindikation ebenfalls probatorische Sitzungen stattfinden und abgerechnet werden. Stellt sich heraus, dass auch die einbezogene Person an einer Störung von Krankheitswert leidet, kann für diese ein eigener Therapieantrag gestellt werden. Auch hier ist wiederum im genannten Rahmen die Einbeziehung der Bezugsperson möglich. Anders als bei Kindern und Jugendlichen werden dafür aber keine zusätzlichen Sitzungen bewilligt und honoriert. In einem gewissen Ausmaß kann also im Rahmen der Psychotherapierichtlinien mit beiden gearbeitet werden.

8.4 Moduszirkel in der therapeutischen Beziehung

Das Moduszirkelmodell mit seinen »zwei Beinen« ist universell und kann auf jede Interaktion zwischen zwei Parteien angewendet werden, seien es Individuen in einer privaten, beruflichen oder therapeutischen Interaktion, Gruppen oder gar Nationen. Jede Interaktion wird im Sinne des hier dargestellten Modells von den Schemata und Modi beider Seiten geprägt und führt daher in Therapiebeziehungen auch zu Schemaaktivierungen auf unserer Seite (Zimmer 2011). Wir sollten daher unsere eigenen Schemaaktivierungen bzw. die entsprechenden Modi erkennen, verbalisieren und zu dem

Nr.	Pat.-Modus	Ther.-Modus	Beispiel
1	Unterordnung	Unterordnung	»Freundliche« Zusammenarbeit ohne Fortschritte. Pat. werden nicht autonom
2	Unterordnung	Vermeidung	Die Bedürfnisse der Pat. werden wie früher frustriert, die Pat. erdulden das
3	Unterordnung	Dominanz	Die Th. dominieren, Pat. ordnen sich unter. Probleme bei Ablösung am Therapieende
4	Vermeidung	Unterordnung	Die Th. »schwitzen mehr als die Pat.«
5	Vermeidung	Vermeidung	Es passiert nichts in der Therapie
6	Vermeidung	Dominanz	Die Th. fordern zu stark, klagen an oder entwerten, die Pat. brechen evtl. ab
7	Dominanz	Unterordnung	Die Th. lassen sich ausnutzen und entwerten
8	Dominanz	Vermeidung	Die Pat. klagen die Th. an, diese lassen die Pat. »gegen die Wand laufen«
9	Dominanz	Dominanz	Machtkampf von Beginn an, es entsteht keine Therapie, sondern ein Abbruch

Tab. 8-3: Moduskonstellationen in der Therapie (mod. nach Neumann et al. 2013).

Verhalten der behandelten Personen in Beziehung setzen können, um nicht in einen dysfunktionalen Interaktionszirkel zu geraten. Young et al. (2005, S. 236) sprechen von »Schemakollisionen«. Für die entsprechende Selbsterfahrung wird von einigen VT-Ausbildungsinstituten bereits eine schemafokussierte Perspektive genutzt. Eine Beschreibung einer schemainformierten Supervision geben Neumann et al. (2013). Auf die häufigsten Schemata bei Therapeuten und Therapeutinnen (»Verlassenheit«, »unerbittliche Ansprüche« und »Aufopferung«) hatten wir bereits in Kapitel 5.7 hingewiesen. Unsere Bewältigungsmodi interagieren ebenfalls zirkulär mit den Bewältigungsmodi der behandelten Personen. Tabelle 8-3 gibt eine Übersicht über die möglichen Moduskonstellationen in der Therapie.

8.4.1 Das Moduszirkel-Memo in der Therapiebeziehung

Das in Abschnitt 8.3.3 eingeführte Moduszirkel-Memo (MZM; siehe Abb. 8-3) lässt sich auch auf die therapeutische Zweierbeziehung anwenden. Begonnen wird mit der aktuellen Auslösesituation. In der nächsten Zeile werden zunächst die Bewältigungsmodi beider Seiten eingetragen. Aufseiten der behandelten Person ist das relativ einfach, da sich die Bewältigungsmodi im sichtbaren Verhalten zeigen. Auf unserer Seite werden auch die inneren Bewältigungsimpulse (z. B. aggressiv-dominante Fantasien) wahrgenommen und eingetragen. In der dritten Zeile tragen wir die hinter dem aktuell gezeigten (oder als Impuls gefühlten) Bewältigungsmodus stehenden basalen Emotionen ein, die den Moduszirkel aufrechterhalten (entlang der kleinen Pfeile), daneben die nicht aktiven Basisemotionen. Danach fragen wir nach dem eigentlichen Wunsch bzw. dem Ziel der behandelten Person in der Therapie und versuchen, mit den dazu notwendigen Gefühlen in Kontakt zu kommen. Bei Personen, die zur (offenen oder verdeckten) Externalisierung neigen, wird das eher ein verletzbar-kooperationswilliges (BLAUES) Gefühl sein. Bei selbstunsicheren Therapeuten bzw. Therapeutinnen kann hingegen eine konstruktive (ROTE) Ärgerkraft die notwendige Ressource sein, um eine übergriffige oder passiv-aggressive Person in der Therapie empathisch konfrontieren zu können. Neumann (2024) hat das Moduszirkel-Memo inzwischen modifiziert.

8.4.2 Imaginative Selbsterfahrung

Imaginationen sind ein sehr hilfreicher Zugang zu den in der Therapie aktivierten Schemata der Therapeutinnen und Therapeuten. Auf der Website des Frankfurter Schematherapieinstituts (IST-F) finden Sie eine Audioanleitung für eine Imagination mit Überschreibung (https://schematherapie-frankfurt.de/index.php/materialien/therapiematerialien/uebungsanleitungen). Diese kann an die Arbeit mit einer Therapiesituation angepasst werden. Dazu wird als Ausgangssituation eine belastende Situation aus einer unserer Therapien visualisiert. Die Fokussierung auf die aktivierten Gefühle (bis in den Körper hinein) und der Float-Back in die Kindheit verlaufen komplett analog, ebenso die Vergegenwärtigung unseres eigentlichen Bedürfnisses in der Kindheitssituation. Dann betreten wir wie im Skript 2 (siehe Kap. 6.1.4) als erwachsene Person von heute gemeinsam die Szene, entmachten die Bezugspersonen und versorgen unser verletzbares Selbst. Mit den aktivierten funktionalen Emotionen (Selbstbehauptungskraft und Selbstmitgefühl) und dem veränderten Körpergefühl gehen wir zuletzt in die aktuelle Therapiesituation zurück und versuchen, die Szene so funktional wie möglich aufzulösen. In der Supervision üben wir das analog.

8.4.3 Der Umgang mit dysfunktionalen Moduszirkeln

Alle Moduskonstellationen aus Tabelle 8-3 können hinderlich für eine optimale Therapie werden, wenn auch in unterschiedlichem Ausmaß und mit mehr oder weniger dramatischen Konsequenzen. Hier werden daher eine schlaglichtartige Beschreibung der jeweils wichtigsten Aspekte und die Konsequenzen für die Supervision im Sinne des dargestellten Modells gegeben (Details siehe Neumann et al. 2013). Verweise zu früheren Kapiteln geben wir jetzt nicht mehr. Wir verwenden im Folgenden abwechselnd die männliche und die weibliche Form.

1. **Unterordnungs-Unterordnungs-Zirkel** können dazu führen, dass zentrale, konflikthafte Themen in der Therapie nicht angesprochen werden und die behandelten Personen nicht mit der Kraft ihres gesunden Ärgers in Kontakt kommen. Diese werden zwar nicht aktiv geschädigt, aber in ihrer Autonomieentwicklung nicht optimal gefördert. Ziel der Supervision ist, die Therapeutin ihrerseits in Kontakt mit ihrem aktiv-ärgerlichen Kindmodus zu bringen, damit sie sich traut, die Patientin stärker zu fordern und zu ermutigen, mehr Konfrontation zu wagen. Das sollte in Rollenspielen geübt werden.
2. Bei einem Zirkel aus **unterordnendem Patienten** und **vermeidendem Therapeuten** bewirkt dagegen das distanziert-emotionsarme Verhalten des Therapeuten eine Wiederholung möglicher emotionaler Vernachlässigungssituationen der Kindheit und wirkt daher direkter schädigend. Grundsätzlich sollten mehr oder weniger durchgängig emotionsvermeidende Therapeuten bereit sein, diese Vermeidungsmuster zu verändern, ggf. in einer Eigentherapie. Eine gewisse Nähe bis hin zu einer moderaten »Übertragungsliebe« seitens der Patienten zuzulassen trägt zu einem positiven Verlauf bei. Die Supervisoren sollten dies unbedingt thematisieren. Da sich die Patienten, bedingt durch ihren Unterordnungsmodus, kaum wehren können, haben bei dieser Konstellation Supervisoren eine besondere Verantwortung, die Patienten zu schützen.
3. Noch kritischer sind für **unterordnende Patientinnen** überkompensierend-dominante Therapeutinnen. Im positiven Fall dominiert die Therapeutin zwar den Prozess, verfolgt dabei aber für die Patientin adäquate Ziele, so wie sie es unter Umständen als parentifiziertes Kind gelernt hat (siehe Tab. 3-2 und Abschn. 8.4.5). Das Problem besteht dann darin, dass die Therapeutin die Selbstwirksamkeit und damit die Autonomie der Patientin nicht optimal fördert. Dies fällt manchmal erst auf, wenn die Therapeutin die Beendigung der Therapie anstrebt. Da deren Dominanz in der Regel einhergeht mit einem mangelnden Bewusstsein ihrer eigenen (kompensierten) verletzbaren Seite, ist es die Aufgabe der Supervisorin, die Therapeutin mit ihren eigenen Verletzbarkeits- und Ohnmachtsgefühlen in Kontakt zu bringen und diese anzunehmen, damit sie in der Therapie weniger aktionistisch sein muss. Sie soll lernen, den Patientinnen mehr Raum und Zeit zu lassen, die eigenen Fähigkeiten zu entwickeln. Im negativen Fall missbraucht die Therapeutin die Patientin zur Selbstwerterhöhung (Kanfer et al. 2012), was von der Supervisorin klar thematisiert und konfrontiert werden muss, um die Patientin zu schützen.
4. Bei **unterordnenden Therapeuten** und **distanzierten Patienten** leiden eher Erstere, weil sie Gefahr laufen, früher oder später auszubrennen oder zumindest frustriert zu werden. Hier müssen die Supervisoren vielmehr die Therapeuten als die Patienten schützen, indem sie den Zugang zu der blockierten Ärger-Ressource eröffnen und die Therapeuten in Rollenspielen ermutigen, besser für sich zu sorgen und sich zu trauen, die Patienten empathisch zu konfrontieren und mehr zu fordern.
5. Befinden sich **beide Seiten in der Vermeidung**, stagniert die Therapie. Dann gilt es ebenfalls, die Therapeutin in Kontakt mit ihrem konstruktiven Ärger zu bringen und zur empathischen Konfrontation zu ermutigen. Das ist in Rollenspielen zu

üben. Ähnlich wie bei Punkt 1 besteht aber keine Gefahr der aktiven Schädigung der Patientinnen. Die Supervisorin wird hier eher zum Anwalt des Versorgungssystems bzw. der Gemeinschaft der Versicherten, solche unproduktiven Therapien zu verhindern.

6. Treffen **distanziert-vermeidende Patienten** auf **dominante Therapeuten**, droht ebenfalls kein unmittelbarer Schaden für die Patienten, denn diese schützen sich in der bewährten Weise. Aber es kommt vermutlich auch nicht zu einer positiven Veränderung. Bevor die Therapeuten die Patienten durch unempathische Überaktivität in den Abbruch treiben, sollten die Supervisoren versuchen, die Therapeuten in Kontakt mit ihrer verletzbaren Seite zu bringen, damit diese aus dieser Haltung heraus empathischer auf den verletzbaren Kindmodus der vermeidenden Patienten zugehen können.
7. Bei überkompensierend-dominanten (z. B. narzisstischen oder gar antisozialen) **Patientinnen** besteht die Gefahr, dass eine **unterordnende Therapeutin** missbraucht und emotional geschädigt wird. Hier ist die Supervisorin aufgerufen, klar und entschlossen die Therapeutin zu warnen und ihr aktiv (z. B. in Rollenspielen) bei der Korrektur des Behandlungssettings und der Begrenzung der Patientin zu helfen. Gelingt dies nicht, sollte die Therapeutin ermutigt werden, der Patientin ihre eigenen Grenzen offenzulegen und von sich aus die Therapie zu beenden, um sich nicht weiter deren Übergriffen auszusetzen.
8. **Distanzierte Therapeuten** leiden weniger unter **dominanten** (z. B. kontrollierenden) **Patienten**, bekommen aber in der Regel auch keinen emotionalen Zugang zu den verletzbaren Kindmodi derselben, weshalb der Therapieerfolg begrenzt bleiben dürfte. Möglicherweise gelingt es den Supervisoren, den Therapeuten zu vermitteln, dass gerade dann, wenn wir Therapeuten modellhaft zeigen, wie wir selbst mit unseren verletzbaren Anteilen umgehen, eher ein Zugang zu den verletzbaren Kindmodi der Patienten möglich ist, weil sich diese dann weniger bedroht fühlen.
9. Zwischen **zwei Dominanten bzw. Externalisierenden** kommt es rasch zu einer symmetrischen Eskalation und die Patientin bricht häufig unter Entwertungen der Therapeutin die Behandlung ab. Das schadet zwar niemandem, aber das therapeutische Fenster der Patientin droht sich zu schließen und sie wird vermutlich zunächst keine weitere Therapie aufsuchen, weil sie sich in ihren Vorurteilen über die Therapie bestätigt sieht. Daher sollte die Therapeutin darin unterstützt werden, sich die hintergründigen Verletzbarkeiten auf beiden Seiten ins Bewusstsein zu rufen, das Tempo zu verlangsamen und zumindest strategisch eine weniger konfrontative Haltung einzunehmen. Der schwierige Umgang mit solchen Eskalationssituationen bedarf intensiver Übung in Rollenspielen, da die Therapeutinnen in der Regel selbst stark emotional beteiligt sind.

8.4.4 Videobasierte Supervision

Ein wesentlicher Baustein in der Zertifizierung ist die Beurteilung des Videobandes einer ganzen Therapiesitzung durch eine neutrale Rater-Person. Eine Fallbesprechung, die nur auf dem Narrativ der behandelnden Person beruht, kann die tatsächliche Interaktion, die ja auch viele nonverbalen Elemente enthält, nicht wiedergeben. Daher werden in der Supervision regelmäßig Videoaufnahmen von Sitzungen gemeinsam angeschaut. Hier kann die Interaktion unmittelbar unter den Aspekten des Einschwingens (Atunement), der Synchronie und des Rapports beobachtet werden. Beim Betrachten des Bandes befinden sich die supervidierende und die supervidierte Person in einer gemeinsamen Beobachterhaltung. Wie beim Aufstehen in den Sitzungen ist es auch hier (in der dritten Person sprechend und gemeinsam auf die Video-Interaktion schauend) viel leichter, kritische Kommentare zu geben. Anschließend kann in einem Rollenspiel eine funktionalere Interaktion eingeübt werden.

Wie bekommt man das Einverständnis für Videoaufnahmen? Viele Menschen möchten nicht gerne fotografiert oder gar auf Video aufgenommen werden. Um dieser kritischen Haltung zu begegnen, gibt es verschiedene Möglichkeiten:

- **Die Befürchtungen erfragen.** Nicht nur aufseiten der Patienten, auch bei vielen Therapeuten bestehen diffuse Befürchtungen, dass die Aufnahmen im Internet erscheinen könnten. Wie auch sonst in der Therapie können wir also sowohl die Patienten als auch uns selbst fragen: Ist das eine *Befürchtung* oder eine *Beobachtung*? Uns ist kein Fall bekannt, in dem Aufnahmen aus Therapien ohne unser Einverständnis im Internet aufgetaucht sind. Es dürfte sich also um eine Befürchtung (im Sinne der kognitiven Fusion; siehe Kap. 2.5.4) handeln. Möglicherweise bestehen noch weitere Ängste seitens der Patienten, die wir erfragen können: *»Können wir irgendetwas tun, um diesen Befürchtungen zu begegnen?«*
- **Vertraulichkeit zusichern.** Wir garantieren den Patientinnen, dass die Aufnahmen auf unserem Rechner bleiben und dass wir sie nur gemeinsam mit einigen uns gut vertrauten Kolleginnen anschauen. Wenn die PatientInnen es wollen, können wir die Aufnahmen direkt danach löschen.
- **Gemeinsam lernen.** Wir erklären den PatientInnen, dass wir zur andauernden Fortbildung verpflichtet sind. Gemeinsam mit anderen Therapeutinnen die Aufnahmen anzuschauen hilft uns, bessere Therapien zu machen, was letztlich den Patientinnen selbst wieder zugutekommt. Sie helfen uns damit, uns und unsere Arbeit zu verbessern (One-down-Position; siehe Kap. 5.4.3).
- **Beobachterperspektive normalisieren.** Bevor es Videoaufzeichnungen gab, war es normal, dass Therapien vor einer Einwegscheibe gemacht wurden und dahinter die Auszubildenden saßen. Das gilt sowohl für die systemische Therapie (sie konnten sogar mit einem Telefon in die Therapie eingreifen), aber auch für psychodynamische Ausbildungen. Das war also »schon immer« so. Heute machen wir das nur mittels Video.
- **Ein Experiment wagen.** Wenn wir vor der Sitzung nach dem Einverständnis fragen,

bekommen wir oft ein »Nein«. In der Therapie fordern wir die Patienten ja immer wieder auf, Dinge erst auszuprobieren und dann zu schauen, was wirklich passiert (committed action; siehe Kap. 2.5.4). Wir können entsprechend um ein Experiment bitten: *»Ich schlage vor, dass wir die Sitzung erst einmal aufnehmen. Nach der Sitzung frage ich Sie dann noch einmal, ob Sie einverstanden sind, dass ich mir die Aufnahme mit Kollegen anschaue. Wenn Sie das dann immer noch nicht wollen, werde ich die Aufnahme vor Ihren Augen löschen.«*

8.4.5 Anregungen zur Selbstfürsorge

Schematherapeutische Beziehungen sind intensive Beziehungen. Die emotionale Energie, die während erlebnisaktivierender Übungen entsteht, belebt auch uns und trägt uns durch den therapeutischen Alltag. Aber das Leid der Patientinnen ist nicht unser Leid! Wir dürfen und müssen uns zwischen den Sitzungen abgrenzen. Nur wer selbst ein gut ausbalanciertes, befriedigendes Privatleben führt, wird dauerhaft die Kraft haben, Patientinnen empathisch mitschwingend zu begleiten und zu ermutigen, aber auch loslassen zu können. Hier zeichnet sich wiederum eine Parallele zum Umgang mit Kindern ab: Wir haben die Verantwortung, unsere eigenen emotionalen Bedürfnisse im Privatleben zu erfüllen, nicht in der Therapie (bzw. an den Kindern).

Modusbewusstsein üben. Tatsächlich ist es der beste Weg, ein Gespür für Modusaktivierungen und das subtile Pendeln zwischen BLAUEM und ROTEM Bein zu entwickeln, wenn wir das in unserem eigenen Lebensalltag üben. Jede Handlung tendiert mehr in Richtung ROT oder BLAU. Das können wir an unseren Mitmenschen beobachten – aber auch bei uns selbst! Eine einfache Übung dazu ist, in Übergangssituationen (z. B. beim Gang auf die Toilette oder beim Warten an einer Ampel) kurz »die Kamera einzuschalten« und sich von außen zu betrachten: Wie ist meine Stimmung, was geht mir durch den Kopf, wie ist meine körperliche Aktivierung, wie bewege ich mich gerade? Das kostet keine Zeit und übt ernorm!

Emotionsregulation und Aufmerksamkeitslenkung selbst üben. Das verlangt von uns die gleichen Fähigkeiten zur Emotionsregulation, wie wir sie den Patienten vermitteln. Wir sollten nicht »Wasser predigen und selbst Wein trinken«, sondern mit gutem Beispiel vorangehen. Konkret sollten wir die Techniken und Übungen, die wir in der Therapie anwenden bzw. vermitteln wollen, auch selbst ausprobiert haben bzw. praktizieren (Segal et al. 2002). Das gilt insbesondere für den Umgang mit den eigenen Emotionen, Gedanken und der Lenkung der Aufmerksamkeit (siehe Kap. 5.4.4). Dafür gibt es Seminare, auch an unseren Instituten. Zarbock et al. (2012) haben dazu ein achtwöchiges Übungsprogramm veröffentlicht. Aus dem Anwenden von Techniken wird dann nach und nach eine Haltung sich selbst und dem Leben gegenüber, die uns in unserem eigenen Leben hilft, und wir können ein gutes Rollenmodell werden.

Abgrenzung und Fordern mit Bindung und Unterstützung ausbalancieren. Wer einem unglücklichen Menschen zu Hilfe kommen will, verliert leicht die nötige Distanz. Wir sind nicht immun gegen das, was Bauer (2005) als emotionale Ansteckung (contangion) beschreibt, nämlich die unbewusste Übernahme der Stimmung und der Affekte der Patientinnen und Patienten. Das gilt besonders für Menschen mit sehr bedrückenden Erfahrungen, z. B. komplex Traumatisierte (siehe Kap. 7.5). Dennoch gilt:

> Metaphorisch betrachtet darf ein Rettungsschwimmer bei dem Versuch, einen anderen Menschen zu retten, nicht selbst untergehen. Vorher sollte er diesen Menschen loslassen.

Wir müssen auf einen gesunden Abstand achten und dürfen uns von der Not und der nachvollziehbaren Verzweiflung unserer Patientinnen nicht anstecken lassen. Das erfordert, sich nicht in den Sog negativer Gedanken und Emotionen hineinziehen zu lassen (die ja zu einem großen Teil durch Schemaaktivierungen entstehen), sich auf das Hier-und-Jetzt zu konzentrieren, sich an die Agenda bzw. »road map« des therapeutischen Vorgehens zu halten und z. B. konsequent Ressourcennetzwerke zu aktivieren, die es neben den Schemanetzwerken auch gibt (siehe Kap. 1.2.7). Das arbeitet der Entmutigung entgegen, begrenzt übergroße Erwartungen, lenkt überbordende emotionale Reaktionen wieder in handhabbare Bahnen und führt zu ersten konkreten, kleinen (Fort-)Schritten. Lassen Sie sich einerseits nicht zu schnell entmutigen und fühlen Sie sich andererseits nicht für die »Rettung« der von Ihnen behandelten Menschen verantwortlich. Zwischen diesen beiden Polen finden Sie am besten einen guten Weg.

Selbsterfahrung. Selbsterfahrung wird in der Fortbildung zur Schematherapie dringend empfohlen, ist aber kein verpflichtender Bestandteil. Im deutschsprachigen Raum wird vor einer schematherapeutischen Vertiefung eine grundständige Therapieausbildung vorausgesetzt, zu der eine mehr oder weniger tiefgehende Selbsterfahrung gehört. Laut Young (2011) beinhaltet eine schematherapeutische Supervision in hohem Ausmaß Selbsterfahrungselemente. Insbesondere wenn wir mit Videobändern arbeiten, sehen wir die Interaktion im Therapieraum sehr genau – einschließlich der Aktivierungen auf Therapeutenseite. Das ermöglicht uns eine punktgenaue Bearbeitung der für die therapeutische Arbeit relevanten Schemata (Neumann et al. 2013). Die supervidierenden Personen dürfen sich ihrerseits aber nicht scheuen, »den Finger in die (schemabedingten) Wunden zu legen«. Aus der gemeinsamen Beobachterhaltung beim Betrachten des Videos fällt das leichter (siehe Abschn. 8.4.4). Gegebenenfalls helfen einige Stunden Eigentherapie. Darüber hinaus empfehlen wir, die am Ende dieses Abschnitts beschriebenen Anregungen zu einer guten Selbstentwicklung umzusetzen. Weitere Anregungen dazu gibt das Buch »Besser leben lernen« (Roediger 2006). Eine umfassende Lehrtherapie ist unseres Erachtens nur bei häufigen und starken Schemaaktivierungen notwendig. Das bringt uns zum nächsten Punkt.

Der »verwundete Heiler«. Carl Gustav Jung hat am Beispiel des Zentauren Chiron aus der griechischen Mythologie den Archetyp des verwundeten Heilers beschrieben (Jaffè 1971), der aus seiner eigenen Heilung das Mitgefühl und die Kraft zur Heilung anderer bezieht. Dieser Typus ist auch in der Psychotherapie häufig anzutreffen, insbesondere in Form *parentifizierter Kinder* (Boszormenyi-Nagy & Spark 2013). Hier besteht die Gefahr eines maladaptiven Moduszirkels zwischen in der Versorgunghaltung aufgehenden Therapeutinnen und bedürftigen Patientinnen, die dann länger als nötig in der Therapie gehalten werden (siehe Abschn. 8.4.3). Abgesehen davon, dass hier ggf. Ressourcen des Solidarsystems uneffektiv eingesetzt werden, betrachten wir das als eine milde Form des emotionalen Missbrauchs. Therapeutische Beziehungen sollen und können private Beziehungen nicht ersetzen, auch wenn wir dort viele unserer Bedürfnisse befriedigen können. Intervision, Supervision und ggf. eine Eigentherapie sind korrigierende Maßnahmen, in denen wertschätzend und verständnisvoll diese kompensierten Schemata auf unserer Seite reflektiert und abgestuft bearbeitet werden können (und sollten).

Selbstoffenbarung und realistische Erwartungen. Sind wir uns unserer eigenen Schemata und Reaktionstendenzen bewusst, können wir (im besten Sinne des Wortes) »Selbst-bewusst« damit umgehen. Das heißt, wir müssen uns nicht mehr kompensatorisch rechtfertigen oder um Kompetenz ringen, sondern können zu unseren Schwächen und Grenzen stehen, sowohl im Alltag als auch in der Therapie. Dazu gehört auch, zu vermitteln, dass wir selbst am Ringen, Üben und (hoffentlich) Wachsen sind. Patienten denken oft, dass wir »alles im Griff haben und bei uns alles super läuft«. Dazu trägt eine abstinente Haltung bei, die Raum für idealisierende Projektionen lässt. Eine authentische, realistische Präsentation unsererseits wirkt hingegen viel ermutigender. Daher raten wir in einem dosierten Ausmaß zur Selbstoffenbarung, um zu zeigen, dass wir auch zu kämpfen haben, nicht alles klappt und wir nicht da angefangen haben, wo wir heute stehen. Diese Selbstoffenbarungen sind aber immer auf die Situation der Patienten bezogen und dienen nicht zu unserer emotionalen Entlastung. Die suchen wir uns im privaten bzw. Kollegenkreis.

Gut für sich selbst sorgen. Zum Schluss noch einige konkrete bzw. praktische Hinweise. Norcross & Guy (2007) haben dazu ein hilfreiches Buch über therapeutische Selbstfürsorge geschrieben, nämlich »Lassen Sie es in Ihrer Praxis«. Es enthält u. a. folgende Vorschläge:

- Denken Sie regelmäßig über Ihre **Werte** nach. Werte geben unserem Handeln Richtung. Dabei kann ein Werte-Fragebogen hilfreich sein (z. B. aus der Akzeptanz- und Commitment-Therapie; http://thehappinesstrap.com/upimages/Russ_Harris_Deutsche_Version.pdf). Auch die in Kapitel 6.2.10 beschriebene Imagination des »80. Geburtstag« hilft uns, zu erkennen, mit welchen Menschen wir langfristig verbunden sein werden. Unsere Patientinnen gehören vermutlich nicht dazu.
- Um **Abstand** zwischen der Arbeit und dem Privatleben zu schaffen, kann ein »Dekompressionsritual« helfen, z. B. Musikhören auf der Fahrt von der Arbeit nach Hause.

- Fördern Sie das **Positive** in Ihrem Leben. Das klingt banal, aber wir sollten die Anregungen, die wir unseren Patienten geben, auch selbst befolgen. Das heißt: Jeden Tag (mindestens) eine gute Tat – für uns selbst. Wir ersparen Ihnen die an dieser Stelle sonst gerne gegebenen Tipps. Sie werden schon wissen, was Ihnen guttut. Das Problem ist: Es gibt nichts Gutes, außer man tut es, wie Erich Kästner so treffend reimte. Wenn Sie wirklich Anregungen brauchen (auch in Richtung geistige Entwicklung und Meditation), könnte das bereits erwähnte Buch »Besser leben lernen« (Roediger 2006) helfen.
- Pflegen Sie gesunde Formen der **Entspannung**, sorgen Sie für körperliche **Bewegung**, eine gute **Ernährung** und insgesamt für Ihre körperliche Gesundheit. Für sich alleine oder besser noch zusammen mit anderen. Beherzigen Sie selbst, was Sie Ihren Patientinnen über Sport und Bewegung erzählen. Der Schuster sollte nicht die schlechtesten Schuhe tragen!
- Bauen Sie in Ihrem Leben **Rituale** auf. Rhythmus ersetzt Kraft! Wenn Sie konsequent jeden Morgen joggen, ersparen Sie sich morgens die Diskussion mit sich selbst, ob Sie bei diesem Wetter wirklich raus wollen.
- Um Routinen aufzubauen, müssen wir das angestrebte Verhalten etwa einen Monat lang täglich ausführen. Nur **Wiederholungen** führen zu Bahnungen im Gehirn und damit zum Aufbau von Gewohnheiten. Dabei kann ein Selbstfürsorge-Tagebuch eine innere Unterstützung geben und zu mehr Verbindlichkeit uns selbst gegenüber führen.
- Wenn Sie dafür offen sind, nutzen Sie **spirituelle Ressourcen**, wie Meditation, Achtsamkeit, Einkehrtage oder Beten. Ein Acht-Wochen-Programm zum Aufbau von Achtsamkeit für Therapierende finden Sie bei Zarbock et al. (2012; für ein Review siehe Rudaz et al. 2017).
- Schließen Sie sich einer Peer-**Intervisionsgruppe** an. Auch eine regelmäßige individuelle Supervision ist eine gute Unterstützung. Die Entwicklung in der Therapie gehen weiter. Wir können voneinander lernen und uns gemeinsam weiterentwickeln.
- Unterziehen Sie Ihre Praxis einem Audit: Wie angenehm ist Ihr **Arbeitsplatz**? Bitten Sie einen Kollegen oder eine Kollegin, sich in Ihren Räumen umzuschauen und ein Feedback zu geben. Vielleicht wäre es eine gute Idee, an einem geeigneten Ort kleine Erfrischungen bereitzuhalten – frisches Obst, Getränke und ein paar Müsliriegel – für den Fall, dass am Nachmittag die Energiekurve abfällt.
- **Unterstützung holen.** Ein Zwischenfall in der Therapie muss möglichst schnell nachbesprochen werden. Wir agieren zu oft als Einzelkämpfer bzw. Einzelkämpferin! Suchen Sie sich jemanden, den oder die sie sofort anrufen können. Aus der Traumatherapie wissen wir, dass das Mitteilen einer Belastung sehr entlastend wirkt (indem es z. B. unsere inneren Bewerter dämpft) und eine wichtige Ressource bei der Bewältigung darstellt. Geteiltes Leid ist halbes Leid. Wir müssen uns nur trauen! Glauben Sie uns: Jede Person, die ein paar Jahre Therapie macht, hat jemanden durch Suizid »verloren«. Darüber müssen wir sprechen können. Wenn wir Menschen vermitteln, dass das Zeigen von Verletzbarkeit und Schwäche bei ande-

ren das CARE-System aktiviert (siehe Kap. 1.3.6), sollten wir das auch selbst glauben, danach handeln und uns Unterstützung holen.

8.5 Fortbildungsmöglichkeiten

Das wachsende Interesse an der Schematherapie schafft eine entsprechende Nachfrage nach Fortbildungsmöglichkeiten. Wie bereits in der Einleitung erwähnt, wirkt das Konzept der Schematherapie auf viele vertraut und gut verständlich. Die Ausführungen in diesem Buch zur Anwendung der Schematherapie machen jedoch auch deutlich, dass die Umsetzung erheblicher therapeutischer Kompetenzen und Erfahrung bedarf.

Anforderung	Standard-Zertifizierung	Advanced-Zertifizierung
Theoriestunden	25 (Zeit-)Stunden	25 (Zeit-)Stunden
Supervidierte Rollenspiele in Kleingruppen	mind. 15 (Zeit-)Stunden	mind. 15 (Zeit-)Stunden
Supervision	20 Einzelsupervisionen (je 50–60 min) oder 20 Einzelstunden-Äquivalente als Gruppensupervision	40 Einzelsupervisionen (je 50–60 min) oder 40 Einzelstunden-Äquivalente als Gruppensupervision
Selbsterfahrung	optional (aber empfohlen), max. 3 Sitzungen können auf die Supervision angerechnet werden	optional (aber empfohlen), max. 6 Sitzungen können auf die Supervision angerechnet werden
Peer-Supervision	optional (aber empfohlen)	optional (aber empfohlen)
Behandlungsfälle und Therapiestunden	2 Fälle mit mind. je 25 Schematherapiesitzungen (davon 1 Fall mit einer Borderline-Persönlichkeitsstörung)	4 Fälle mit mind. je 25 Schematherapiesitzungen (davon jeweils 1 Fall mit einer Borderline-Persönlichkeitsstörung und mit einer anderen schweren psychischen Störung)
Mindestanzahl der Therapiestunden	80 Sitzungen	160 Sitzungen
Zertifizierungsvideo	1 Band mit mind. 4,0 auf der Schematherapie-Kompetenzskala (STCRS)	2 Bänder mit mind. 4,5 auf der Schematherapie-Kompetenzskala (STCRS)

Tab. 8-4: Mindestanforderungen der International Society of Schema Therapy (ISST) für eine Zertifizierung.

Daher nimmt die Supervision in den Fortbildungscurricula einen großen Raum ein (siehe auch Neumann et al. 2013). Voraussetzung zur Lizenzierung durch die Internationale Gesellschaft für Schematherapie (ISST; https://schematherapysociety.org/) ist außerdem, dass ein Video (für die Advanced-Zertifizierung zwei Videos) von unabhängigen Rater-Personen ausreichend gut bewertet wird. Young (2011, S. 311) folgend ist eine Zertifizierung für Approbierte sowohl auf verhaltenstherapeutischer als auch psychodynamischer Grundlage möglich. Die Kriterien zeigt Tabelle 8-4.

In Deutschland, der Schweiz und Österreich gibt es ein Netzwerk von ISST-zertifizierten Fortbildungsinstituten mit aufeinander abgestimmten Curricula, deren Module

AVM-Salzburg	(AVM)	https://institut-avm.at/weiterbildungen
Bad Dürkheim	(IFKV)	www.ifkv.de
Uni Basel	(UPK)	www.stbs.ch/weiterbildung/
Berlin	(IST-B)	www.ist-b.de/
Bochum/Köln	(IST-RR)	https://schematherapie-rhein-ruhr.de/
Dresden	(aap)	www.aap-dresden.de/schematherapie/
Frankfurt	(IST-F)	www.schematherapie-frankfurt.de
Freiburg	(IST-FR)	www.schematherapie-freiburg.de
Graz	(IST-G)	www.schematherapie-graz.at
Hamburg	(IST-HH)	www.schematherapie-hamburg.de
Kassel	(IST-KS)	www.ist-ks.de
Köln	(IST-K)	https://schematherapie-koeln.de
Konstanz	(IST-KN)	www.schematherapie-konstanz.de
Littenheid	(IST-OS)	www.istos.ch
Mainz	(IPSTI)	https://ipsti-mz.de
Marburg	(IST-MR)	www.ist-mr.de
München	(IST-M)	www.schematherapie-muenchen.de
Münster	(APV)	www.apv-muenster.de/hauptnavigation-1
Nürnberg	(NEST)	www.nest-schematherapie.de
Stuttgart	(IST-S)	www.schematherapie-stuttgart.de
Ulm	(IST-U)	www.ist-ulm.de
Wien	(IST-W)	www.schematherapie-wien.at

Tab. 8-5: Schematherapie: – Fortbildungsinstitute.

die ISST-Standards erfüllen (z. B. bezüglich der Gruppengröße und des Anteils von praxisbezogenen Kleingruppenübungen). Sie sind kompatibel und werden wechselseitig anerkannt (siehe Tab. 8-5). Denjenigen, die keine ISST-Zertifizierung anstreben, kann die Teilnahme an einem Curriculum der genannten Institute bescheinigt werden, sodass auch so eine Qualifizierung in Schematherapie nachgewiesen werden kann.

Menschen informieren sich heutzutage sehr aktiv im Internet und viele kommen buchstäblich mit dem Buch von Young & Klosko (2006) oder einem der anderen, aktuelleren Einführungsbücher unter dem Arm in die Therapie. Besonders für solch motivierte Menschen ist es wichtig, dass auch »Schematherapie drin ist, wo Schematherapie draufsteht«. Derzeit steht einer großen Nachfrage nach Schematherapie ein begrenztes Angebot an qualifizierten Therapeutinnen und Therapeuten gegenüber, das zudem auch noch regional sehr unvorteilhaft verteilt ist. Eine ISST-Zertifizierung haben derzeit in Deutschland ungefähr 500 Menschen (Tendenz steigend). Es ist also wünschenswert, dass mehr Kollegen und Kolleginnen diese Qualifikationen erwerben. Durch die intensive Fortbildungs- und Supervisionstätigkeit der Institute beginnt sich die Lage im Interesse der Menschen, die eine Therapieplatz suchen, langsam zu verbessern. Unter www.schematherapysociety.org/Find-a-Therapist können nach Akzeptieren des end user agreements die zertifizierten Schematherapeutinnen und -therapeuten eingesehen werden. Diejenigen, die eine schematherapeutisch-informierte Therapie machen möchten, können sich auch an die regionalen Institute wenden, die wissen, wer sich an den jeweiligen Orten in einer schematherapeutischen Fortbildung und Supervision befindet. Eine Liste mit Personen, die sich zumindest in schematherapeutischer Supervision befinden, wird derzeit zusammengetragen und kann danach auf der Seite des DVT unter www.verhaltenstherapie.de/fachgruppen-ags/fachgruppe-schematherapie eingesehen werden. Dort finden interessierte Kolleginnen und Kollegen auch eine umfassende Auflistung aller aktuellen Kursangebote bundesweit.

Literatur

Abatista AGF, Cova F (2023). Are Self-transcendent Emotions One Big Family? An Empirical Taxonomy of Positive Self-transcendent Emotion Labels. Affect Sci 4(4): 731–743.

Adenauer H, Schuchardt J (2024). Schematherapie-Journal: Begleiter für die ambulante Schematherapie. Paderborn: Junfermann.

Adolphs R (2003). Cognitive neuroscience of human social behaviour. Nat Rev Neurosci 4(3): 165–178.

Agrawal HR, Gunderson J, Holmes BM, Lyons-Ruth K (2004). Attachment studies with borderline patients: a review. Harv Rev Psychiatry 12(2): 94–104.

Ainsworth MD, Blehar MC, Waters E, Wall S (1978). Patterns of attachment: A psychological study of the strange situation. Hillsdale, NY: Erlbaum.

Alexander F, French TM (1946). Psychoanalytische Therapie. New York, NY: Ronald Press.

Alexander R (1990). How did Humans Evolve? Reflections on a Uniquely Unique Species. Ann Arbor: University of Michigan Press.

American Psychiatric Association, DSM-5 Task Force (2013). Diagnostic and statistical manual of mental disorders: DSM-5™. 5th ed. American Psychiatric Publishing, Inc.

Andersen T (1987). The reflecting team: dialogue and meta-dialogue in clinical work. Fam Process 26: 415–428.

Anderson T, Ogles BM, Patterson CL, Lambert MJ, Vermeersch DA (2009). Therapist effects: facilitate interpersonal skills as a predictor of therapist success. J Clin Psychol 65(7): 755–768.

Antonovsky A (1997). Salutogenese – zur Entmystifizierung der Gesundheit. Tübingen: dgvt.

Archonti C, Roediger E, de Zwaan M (2016). Schematherapie bei Essstörungen. Weinheim: Beltz.

Argelander H (1979). Die kognitive Organisation psychischen Geschehens. Ein Versuch zur Systematisierung der kognitiven Organisation in der Psychoanalyse. Stuttgart: Klett-Cotta.

Arias JA, Williams C, Raghvani R, Aghajani M, Baez S, Belzung C, Booij L, Busatto G, Chiarella J, Fu CH, Ibanez A, Liddell BJ, Lowe L, Penninx BWJH, Rosa P, Kemp AH (2020). The neuroscience of sadness: A multidisciplinary synthesis and collaborative review. Neurosci Biobehav Rev 111: 199–228.

Arnhold J, Hoppe H (2020). Verhaltenssüchte erfolgreich behandeln. Ein schematherapeutisches Praxisbuch. Paderborn: Junfermann.

Arntz A (2011a). Imagery Rescripting for Personality Disorders. Cogn Behav Pract 18(4): 466–481.

Arntz A (2011b). Schematherapie für Patienten mit Cluster-C-Persönlichkeitsstörungen. In: Roediger E, Jacob G (Hrsg). Fortschritte der Schematherapie. 2. Aufl. Göttingen: Hogrefe; 146–181.

Arntz A, van Genderen H (2022). Schematherapie bei Borderline Persönlichkeitsstörung. 2. Aufl. Weinheim: Beltz.

Arntz A, Weertman A (1999). Treatment of childhood memories: theory and practice. Behav Res Ther 37: 715–740.

Arntz A, Rauner M, van den Hout M (1995). »If I feel anxious, there must be danger«: ex consequentia reasoning in inferring danger in anxiety disorders. Behav Res Ther 33: 917–925.

Arntz A, Stupar-Rutenfrans S, Bloo J, van Dyck R, Spinhoven P (2015). Prediction of treatment discontinuation and recovery from Borderline Personality Disorder: Results from an RCT comparing Schema Therapy and Transference Focused Psychotherapy. Behav Res Ther 74: 60–71.

Arntz A, Rijkeboer M, Chan E, Fassbinder E, Karaosmanoglu A, Lee CW, Panzeri M (2021).

Towards a reformulated theory underlying schema therapy: Position paper of an international workgroup. Cogn Ther Res 45: 1007–1020.
Arntz A, Jacob GA, Lee CW, Brand-de Wilde OM, Fassbinder E, Harper RP, Lavender A, Lockwood G, Malogiannis IA, Ruths FA, Schweiger U, Shaw IA, Zarbock G, Farrell JM (2022). Effectiveness of Predominantly Group Schema Therapy and Combined Individual and Group Schema Therapy for Borderline Personality Disorder: A Randomized Clinical Trial. JAMA Psychiatry 79(4): 287–299.
Arntz A, Mensink K, Cox W, Verhoef R, van Emmerik A, Rameckers SA, Badenbach T, Grasman R (2023). Dropout from psychological treatment for borderline personality disorder: a multilevel survival meta-analysis. Psychol Med 53: 668–686.
Askari A (2021). New Concepts of Schema Therapy (The 6 Copying Styles). Amazon Kindle Direct Publishing. ISBN-13: 979-8538360130.
Assagioli R (1982). Die Schulung des Willens. Paderborn: Junfermann.
Assmann N, Schaich A, Arntz A, Wagner T, Herzog P, Alvarez-Fischer D, Sipos V, Jauch-Chara K, Klein JP, Hüppe M, Schweiger U, Eva Fassbinder (2024). The Effectiveness of Dialectical Behavior Therapy Compared to Schema Therapy for Borderline Personality Disorder: A Randomized Clinical Trial. Psychother Psychosom 93(4): 249–263.
Attneave F (1954). Informational aspects of visual perception. Psychol Rev 61(3): 183–193.
Baars BJ (1997). In the theater of consciousness: Global workspace theory, a rigorous scientific theory of consciousness. J Consciousness Studies 4: 292–309.
Bach B, Bernstein DP (2019). Schema therapy conceptualization of personality functioning and traits in ICD-11 and DSM-5. Curr Opin Psychiatry 32(1): 38–49.
Bækkelund H, Karlsrud I, Hoffart A, Arnevik EA (2021). Stabilizing group treatment for childhood-abuse related PTSD: A randomized controlled trial. Eur J Psychotraumatol 12(1): 1859079.
Ball SA (1998). Manualized treatment for substance abusers with personality disorders: dual focus schema therapy. Addict Behav 23: 883–891.
Ball SA (2007). Comparing individual therapies for personality disordered opioid dependent patients. J Pers Disord 21(3): 305–321.
Bamber M (2004). The good, the bad and the defenceless Jimmy! A single case study of schema mode therapy. Clin Psychol Psychother 11: 425–438.
Bamelis L, Evers S, Spinhoven P, Arntz A (2014). Results of a multicenter randomized controlled trial of the clinical effectiveness of schema therapy for personality disorders. Am J Psychiatry 171: 305–322.
Bandler R, Grinder J (1981). Metasprache und Psychotherapie. Die Struktur der Magie I. Paderborn: Junfermann.
Bandura A (1977). Self-efficacy: towards a unifying theory of behavioural change. Psychol Rev 84: 191–215.
Barbato A, D'Avanzo B (2008). Efficacy of couple therapy as a treatment for depression: A meta-analysis. Psychiatr Q 79(2): 121–132.
Barlow DH, Farchione TJ, Sauer-Zavala S, Latin HM, Ellard KK, Bullis JR, Bentley KH, Boettcher HT, Cassiello-Robbins C (2019). Transdiagnostische Behandlung emotionaler Störungen. Therapeutenmanual. Bern: Hogrefe.
Barlow HB (1961). Possible principles underlying the transformations of sensory messages. In: Rosenblith WA (ed). Sensory Communication. Cambridge MA: MIT Press; 217–234.
Barlow J, Curry R, Wardle D, Bayer S, Trejo Tinoco M (2004). Implementing Telecare: Strategic Analysis and Guidelines for Policy Makers, Commissioners and Providers. Public Sector National Report. London: Audit Commission.
Bartels A, Zeki S (2004). The neural correlates of maternal and romantic love. Neuroimage 21: 1155–1166.
Bartels M (2015). Genetics of wellbeing and its components satisfaction with life, happiness,

and quality of life: A review and meta-analysis of heritability studies. Behav Genet 45(2): 137–156.
Bartling G (1992). Problemanalyse im therapeutischen Prozeß: Leitfaden für die Praxis. Stuttgart: Kohlhammer.
Bateson G (1981). Ökologie des Geistes. Frankfurt/M.: Suhrkamp.
Bauer CCC, Whitfield-Gabrieli S, Díaz JL, Pasaye EH, Barrios FA (2019). From State-to-Trait Meditation: Reconfiguration of Central Executive and Default Mode Networks. eNeuro 6(6): ENEURO.0335-18.2019.
Bauer J (2005). Warum ich fühle, was du fühlst. Hamburg: Hoffmann & Campe.
Bauer J (2015). Selbststeuerung. Die Wiederentdeckung des freien Willens. München: Blessing.
Beaulieu D (2005). Impact-Techniken für die Psychotherapie. Heidelberg: Carl-Auer.
Beck AT (1967). Depression. Causes and Treatment. Philadelphia: University Press.
Beck AT, Rush AJ, Shaw BF, Emery G (1979). Cognitive Therapy of Depression. New York, NY: Guilford Press.
Beebe B, Steele M (2013). How does microanalysis of mother–infant communication inform maternal sensitivity and infant attachment? Attach Hum Dev 15(5-6): 583–602.
Behary W (2014). Mit Narzissten leben. Wie Sie selbstbezogene Menschen entlarven und dabei wachsen können. 2. Aufl. Paderborn: Junfermann.
Bennet-Goleman T (2002). Emotionale Alchemie. Frankfurt/M.: Fischer-Krüger.
Berbalk H, Kempkensteffen J (2000). Die Bedeutung des »Momentanen personalen Gesamtzustandes« für die Arbeit in der Depressionstherapie. Psychotherapeuten Forum: Praxis und Wissenschaft 3.
Berbalk H, Young JE (2008). Schematherapie. In: Margraf J, Schneider B (Hrsg). Lehrbuch der Verhaltenstherapie. Heidelberg: Springer.
Berne E (1961). Spiele der Erwachsenen. Reinbeck bei Hamburg: Rowohlt.
Berne E (2006). Die Transaktionsanalyse in der Psychotherapie. 2. Aufl. Paderborn: Junfermann.
Bernstein DP, de Jonge E, Jonkers P (2011). Schematherapie bei forensischen Patienten. In: Roediger E, Jacob G (Hrsg). Fortschritte der Schematherapie. Göttingen: Hogrefe; 198–213.
Bernstein DP, Keulen-de Vos M, Clercx M, de Vogel V, Kersten GCM, Lancel M, Jonkers PP, Bogaerts S, Slaats M, Broers N J, Deenen TAM, Arntz A (2023). Schema therapy for violent PD offenders: A randomized clinical trial. Psychol Med 53(1): 88–102.
Berntsen D, Rubin DC (2006). Emotimon and vantage point in autobiographical memory. Cogn Emot 20: 1193–1215.
Beauchamp TL, Childress JF (2001). Principles of Biomedical Ethics. 5th ed. Oxford: University Press.
Bion WR (1990). Eine Theorie des Denkens. In: Bott Spillius E (Hrsg). Melanie Klein heute. Bd. 1. München, Wien: Verlag Internationale Psychoanalyse.
Bishop SR, Lau M, Shapiro S, Carlson L, Anderson ND, Carmody J, Segal ZV, Abbey S, Speca M, Velting D, Devins G (2004). Mindfulness: A proposed operational definition. Clin Psychol Sci Pract 11(3): 230–241.
Bijnsdorp L (2006). Die 147 Personen, die ich bin. Dramen und Heilung einer multiplen Persönlichkeit. 2. Aufl. Stuttgart: Freies Geistesleben & Urachhaus.
Bohne M (2010). Klopfen mit PEP. Heidelberg: Carl Auer.
Bohus M, Steil R, Priebe K, Dyer A (2017). Dialektisch Behaviorale Therapie für Patienten mit schwerer PTBS nach sexuellem Missbrauch in der Kindheit. Stuttgart: Kohlhammer.
Bollmann S, Köhler S, Guhn A, Schamong I, Sterzer P, Brakemeier EL (2021). Differentielle Beziehungsgestaltung in der Verhaltenstherapie: Auf dem Weg zu einer evidenzbasierten individualisierten Beziehungsgestaltung. Verhaltenstherapie 31(4): 267–285.
Bostock S, Crosswell AD, Prather AA, Steptoe A. (2019). Mindfulness on-the-go. Effects of a mindfulness meditation app on work stress and well-being. J Occup Health Psychol 24(1): 127–138.

Boston Change Process Study Group (2008). Forms of relational meaning: Issues in the relations between the implicit and reflective-verbal domains. Psychoanal Dialogues 18(2): 125–148.

Boszormenyi-Nagy I, Spark GM (2013). Unsichtbare Bindungen. Die Dynamik familiärer Systeme. Stuttgart: Klett-Cotta.

Boterhoven de Haan KL, Lee CW, Fassbinder E, van Es SM, Menninga S, Meewisse ML, Rijkeboer M, Kousemaker M, Arntz A (2020). Imagery rescripting and eye movement desensitisation and reprocessing as treatment for adults with post-traumatic stress disorder from childhood trauma: randomised clinical trial. Br J Psychiatry 217(5): 609–615.

Bowlby J (1969). Attachment and Loss. New York, NY: Basic Books.

Bremer B, Wu Q, Mora Álvarez MG, Hölzel BK, Wilhelm M, Hell E, Tavacioglu EE, Torske A, Koch K (2022). Mindfulness meditation increases default mode, salience, and central executive network connectivity. Sci Rep 12(1): 13219.

Brockman RN, Simpson S, Hayes C, van der Wijngaart R, Smout M (2023). Cambridge Guide to Schema Therapy. Cambridge MA: Cambridge University Press.

Brosch T, Sander D (2013). Comment: The Appraising Brain: Towards a Neuro-Cognitive Model of Appraisal Processes of Emotion. Emotion Rev 5(2): 163–168.

Brouillette R (2023). Your Coping Skills Aren't Working: How to Break Free from the Habits that Once Helped You But Now Hold You Back. Oakland, CA: New Harbinger.

Busch MA, Maske UE, Ryl L, Schlack R, Hapke U (2013). Prävalenz von depressiver Symptomatik und diagnostizierter Depression bei Erwachsenen in Deutschland: Ergebnisse der Studie zur Gesundheit Erwachsener in Deutschland (DEGS1). Bundesgesundheitsbl 56(5-6): 733–739.

Calvert F, Smith E, Brockman R, Simpson S (2018). Group schema therapy for eating disorders: study protocol. J Eat Disord 6(1): 1–7.

Calzoni R (2015). Zum Einsatz von Impact-Techniken in der Schematherapie. Verhaltensther Verhaltensmed 36(4): 378–388.

Cândea DM, Szentagotai-Tătar A (2018). Shame-proneness, guilt-proneness and anxiety symptoms: A meta-analysis. J Anxiety Disord 58: 78–106.

Cannon WB (1915). Bodily changes in pain, hunger, fear and rage: An account of recent researches into the function of emotional excitement. New York, NY: D. Appleton & Company.

Carter JD, McIntosh VV, Jordan J, Porter RJ, Frampton CM, Joyce PR (2013). Psychotherapy for depression: a randomized clinical trial comparing schema therapy and cognitive behavior therapy. J Affect Disord 151: 500–505.

Carvalho Silva R, Martini P, Hohoff C, Mattevi S, Bortolomasi M, Menesello V, Gennarelli M, Baune BT, Minelli A (2024). DNA methylation changes in association with trauma-focused psychotherapy efficacy in treatment-resistant depression patients: a prospective longitudinal study. Eur J Psychotraumatol 15(1): 2314913.

Casey BJ, Caudle K (2013). The Teenage Brain: Self Control. Curr Dir Psychol Sci 22: 82–87.

Caspar F (2010). Wie allgemein ist Grawes »Allgemeine Psychotherapie«? PID 11: 15–21.

Caspar F (2018). Beziehungen und Probleme verstehen. Eine Einführung in die psychotherapeutische Plananalyse. 4. Aufl. Bern: Huber.

Caspar F, Belz M (2017). Motivorientierte Beziehungsgestaltung. In: Brakemeier EL, Jacobi F (Hrsg). Verhaltenstherapie in der Praxis. Weinheim: Beltz.

Caspar F, Grawe K (1982). Vertikale Verhaltensanalyse (Forschungsbericht). Bern: Huber.

Cattell RB (1946). The description and measurement of personality. New York, NY: Harcourt Brace Jovanovich.

Chopich E, Paul M (1996). Aussöhnung mit dem inneren Kind. Freiburg: Bauer.

Clark A (2016). Surfing uncertainty: Prediction, action, and the embodied mind. Oxford: Oxford University Press.

Clark A (2023). The experience machine: How our minds predict and shape reality. London: Penguin Books.

Clark A, Chalmers D (1998). The extended mind. Analysis 58(1): 7–19.
Cicchetti D, Rogosch FA (1997). The role of self-organisation. Dev Psychopathol 9: 797–816.
Cohen PM (1984). Violence in the family. An act of loyalty? Psychotherapy 21: 249–253.
Colquitt JA, Scott BA, LePine JA (2007). Trust, trustworthiness, and trust propensity: A meta-analytic test of their unique relationships with risk taking and job performance. J Appl Psychol 92(4): 909–927.
Congron S, Zhihong R, Chunxiao Z, Tao Z, Sunny Ho-Wan C (2021). Shame, guilt, and posttraumatic stress symptoms: A three-level meta-analysis. J Anxiety Disord 82: 102443.
Costa PT Jr, McCrae RR (1992). Revised NEO Personality Inventory and NEO Five-Factor Inventory. Odessa, FL: Psychological Assessment Ressources.
Craske MG, Kircanski K, Zelikowsky M, Mystowski J, Chowdhury N, Baker A (2008). Optimizing inhibitory learning during exposure therapy. Behav Res Ther 46: 5–27.
Craven MP, Fekete EM (2019). Weight-related shame and guilt, intuitive eating, and binge eating in female college students. Eat Behav 33: 44–48.
Csíkszentmihályi M (2008). Flow. Das Geheimnis des Glücks. Stuttgart: Klett-Cotta.
Dalai Lama (1999). Die vier edlen Wahrheiten – die Grundlagen des Buddhismus. Frankfurt/M.: Krüger.
Dalgleish T, Black M, Johnston D, Bevan A (2020). Transdiagnostic approaches to mental health problems: Current status and future directions. J Consult Clin Psychol 88(3): 179–195.
Damasio AR (2000). Ich fühle also bin ich. München: List.
Damasio AR (2004). Descartes Irrtum: Fühlen, Denken und das menschliche Gehirn. Berlin: List.
Damasio AR, Grabowski TJ, Bechara A, Damasio H, Ponto LL, Parvizi J, Hichwa RD (2000). Subcortical and cortical brain activity during the feeling of self-generated emotions. Nat Neurosci 3: 1049–1056.
Davies P (2012). The epigenome and topdown causation. Interface Focus 2: 42–48.
Davis KL, Montag C (2019). Selected Principles of Pankseppian Affective Neuroscience. Front Neurosci 12: 1025.
De Shazer S, Dolan Y (2024). Mehr als ein Wunder. Lösungsfokussierte Kurzzeittherapie heute. 9. Aufl. Heidelberg: Carl Auer.
De Vignemont F, Singer T (2006). The empathic brain: how, when and why? Trends Cogn Sci 10: 435–441.
Deecke L (2012). There are conscious and unconscious agendas in the brain and both are important. Our will can be conscious as well as unconscious. Brain Sci 2: 405–420.
DeRubeis RJ, Hollon SD, Amsterdam JD, Shelton RC, Young PR, Salomon RM, O'Reardon JP, Lovett ML, Gladis MM, Brown LL, Gallop R (2005). Cognitive therapy vs. medication in the treadtment of moderate to severe depression. Arch Gen Psychiatry 62: 409–416.
Dibbets P, Arntz A (2016). Imagery rescripting: Is incorporation of the most aversive scenes necessary? Memory 24(5): 683–695.
Dickhaut V, Arntz A (2014). Combined group and individual schema therapy for borderline personality disorder: A pilot study. J Behav Ther Exp Psychiatry 45(2): 242–251.
Dieckmann E, Roediger E (2021). Schematherapie. In: Doering S, Hartmann HP, Kernberg OF (Hrsg). Narzissmus. Grundlage – Störungsbilder – Therapie. Stuttgart: Schattauer; 649–658.
Dijkstra N, Fleming SM (2023). Subjective signal strength distinguishes reality from imagination. Nat Commun 14(1): 1627.
Doidge N (2015). The Brain's Way of Healing. Brunswick, Australia: Scribe.
Donabedian A (1966). Evaluating the quality of medical care. Milbank Mem Fund Quart 44: 166–203.
Downing G (2007). Körper und Wort in der Psychotherapie. Leitlinien für die Praxis. 2. Aufl. München: Kösel.
Drummond DC, Cooper T, Glautier SP (1990). Conditioned learning in alcohol dependence: implications for cue exposure treatment. Br J Addict 85: 725–743.

Dunbar R (2011). Evolutionary basis of the social brain. In: Decety J, Cacioppo JT (eds). The Oxford Handbook of Social Neuroscience. Oxford: Oxford University Press.
Dweck CS (2017). From needs to goals and representations: Foundations for a unified theory of motivation, personality and development. Psychol Rev 124(6): 689–719.
Edelman GM (1987). Neural Darwinism. The Theory of Neuronal Group Selection. New York, NY: Basic Books.
Edelman GM (1995). Göttliche Luft, vernichtendes Feuer. München: Piper.
Edwards D (2007). Restructuring implicational meaning in memory-based imagery: some historical notes. J Behav Ther Exp Psychiatry 38: 306–316.
Edwards D (2022). Using Schema Modes for Case Conceptualization in Schema Therapy: An Applied Clinical Approach. Front Psychol 12: 763670.
Ehring T, Watkins ER (2008). Repetitive Negative Thinking as a transdiagnostic process. Int J Cogn Ther 1(3): 192–205.
Ehring T, Herzog E, Wittekind CE, Wolkenstein L (2022). Imagery Rescritping in der Behandlung der Posttraumatischen Belastungsstörung. Verhaltenstherapie 32: 128–138.
Eisenberger L (1995). The social construction of the human brain. Am J Psychiatry 152: 1563–1575.
Eisenberger NI, Cole SW (2012). Social neuroscience and health: neurophysiological mechanisms linking social ties with physical health. Nat Neurosci 15(5): 669–674.
Ekman P (2003). Emotions revealed: Recognizing faces and feelings to improve communication and emotional life. New York, NY: Times Books.
Elliott J, Elliott TK (2000). Disarming Your Inner Critic. Lafayette, LA: Anthetics Institute Press.
Eysenck HJ (1947). Dimensions of Personality. London: Methuen.
Eysenck HJ (1967). The biological basis of personality. Springfield: Thomas.
Farah M (1998). Why does the somatosensory homunculus have hands next to the face and feet next to genitals? A hypothesis. Neural Comput 10: 1983–1985.
Farrell J, Shaw IA (2009). A schema-focused approach to group psychotherapy for outpatients with borderline personality disorder: a randomized controlled trial. J Behav Ther Exp Psychiatry 40: 317–328.
Farrell J, Shaw I (2013). Schematherapie in Gruppen. Therapiemanual für die Borderline-Persönlichkeitsstörung. Weinheim: Beltz.
Feeney BC, Kirkpatrick LA (1996). Effect of adult attachment and presence of romantic partners on physiological responses to stress. J Pers Soc Psychol 70: 255–270.
Feldman R (2017). The neurobiology of human attachments. Trends Cogn Sci 21(2): 80–99.
Ferenczi S (1933). Sprachverwirrung zwischen dem Erwachsenen und dem Kind. Schriften zur Psychoanalyse II. Frankfurt/M.: Fischer; 303–313.
Fiedler P (2010). Verhaltenstherapie – mon amour. Mythos, Fiktion, Wirklichkeit. Stuttgart: Schattauer.
Fiedler P (2012). Persönlichkeitsstörungen. Weinheim, Basel: Beltz.
Fiedler P, Herpertz S (2022). Persönlichkeitsstörungen. 8. Aufl. Weinheim: Beltz.
Fischer A, Halperin E, Canetti D, Jasini A (2018). Why we hate. Emot Rev 10(4): 309–320.
Fiske DW (1949). Consistency of factorial structures of personality ratings from different sources. J Abnorm Soc Psychol 44: 329–344.
Flew A (1964). Body, Mind and Death. New York, NY: Macmillan.
Foa EB, Kozak MJ (1986). Emotional processing of fear: exposure to corrective information. Psychol Bull 99: 20–35.
Fonagy P, Campbell C (2023). Epistemic trust and mistrust in helping systems. In: Fuggle P, Talbot L, Campbell C, Fonagy P, Bevington D (eds). Adaptive Mentalization-Based Integrative Treatment (AMBIT) for people with multiple needs. Applications in practice. Oxford: Oxford University Press.

Fonagy P, Gergely G, Jurist EL, Target M (2022). Affektregulierung, Mentalisierung und die Entwicklung des Selbst. 8. Aufl. Stuttgart: Klett-Cotta.
Förstl H, Hautzinger M, Roth H (Hrsg) (2006): Neurobiologie psychischer Störungen. Berlin: Springer.
Francis D, Diorino J, Liu D, Meaney M (1999). Nongenomic transmission across generations of maternal behavior and stress responses in the rat. Science 286: 1155–1158.
Frank JD (1973). Persuasion and Healing. 2nd ed. Baltimore: Johns Hopkins University Press.
Frank-Noyon E (2024). Unterwerfungsmodus und Internalisiererinnen. In: Stromberg C (Hrsg). Praxisbuch Schematherapie. Umgang mit dysfunktionalen Bewältigungsmodi und Aufbau des Gesunden Erwachsenenmodus. Stuttgart: Kohlhammer; 95–111.
Frankl V (1981). Die Sinnfrage in der Psychotherapie. München: Piper.
Fredrickson BL (2003). The value of positive emotions. Am Sci 91: 330–335.
Fredrickson BL (2014). Die Macht der Liebe. Ein neuer Blick auf das größte Gefühl. Frankfurt/M.: Campus.
Freud S (1920). Jenseits des Lustprinzips. GW XIII. Frankfurt/M.: Fischer.
Frith C (2007). Making Up the Mind. How the Brain Creates Our Mental World. Oxford: Blackwell Publishing.
Fuchs T, Sattel H, Henningsen P (2010). The Embodied Self. Dimensons, Coherence and Disorders. Stuttgart: Schattauer.
Fuhrhans C (2016). Wie wirken Impact-Techniken in der Schematherapie? Verhaltensther Verhaltensmed 37(1): 87–98.
Gál É, Ştefan S, Cristea IA (2021). The efficacy of mindfulness meditation apps in enhancing users' well-being and mental health related outcomes: a meta-analysis of randomized controlled trials. J Affect Disord 279: 131–142.
Ganis G, Thompson WL, Kosslyn SM (2004). Brain areas underlying visual mental imagery and visual perception: an fMRI study. Cogn Brain Res 20: 226–241.
Gauggel S (2006). Neuropsychotherapie: Anmerkungen eines Neuropsychologen. Verhaltenstherapie 16: 133–138.
Gendlin ET (1997). Focusing-orientierte Psychotherapie. Stuttgart: Pfeiffer bei Klett-Cotta.
George C, Kaplan N, Main M (1985). Adult Attachment Interview. Unpublished manuscript. Berkeley, CA: University of California.
Germer C, Neff C (2021). Achtsames Mitgefühl unterrichten. Freiburg: Arbor.
Geuter U (2015). Körperpsychotherapie: Grundriss einer Theorie für die Klinische Praxis. Berlin: Springer.
Giesen-Bloo J, van Dyck R, Spinhoven P, van Tilburg W, Dirksen C, van Asselt T, Kremers I, Nadort M, Arntz A (2006). Outpatient psychotherapy for borderline personality disorder: a randomized trial of schema-focused therapy vs transference-focused psychotherapy. Arch Gen Psychiatry 63: 649–658.
Gigerenzer G (2007). Bauchentscheidungen: Die Intelligenz des Unbewussten und die Macht der Intuition. München: Goldmann.
Gilbert P (2010). Compassion Focused Therapy: Distinctive Features. The CBT Distinctive Features Series. London, New York: Routledge.
Gilbert P (2013): Compassion Focused Therapy. Paderborn: Junfermann.
Gillath O, Karantzas GC, Fraley RC (2016). Adult Attachment: A concise introduction to theory and research. Amsterdam: Elsevier.
Goethe JW (1975). Naturwissenschaftliche Schriften. Bd. 1. Dornach: Rudolf Steiner Verlag.
Goldfried MR (2003). Cognitive-behavior therapy: reflections on the evolution of a therapeutic orientation. Cogn Ther Res 27: 53–69.
Goleman D (1995). Emotionale Intelligenz. München: Hanser.
Goulding MM, Goulding R (1997). Changing Lives Through Redecision Therapy. New York, NY: Grove Press.

Graeber D, Wengrow D (2024). Anfänge. Eine neue Geschichte der Menschheit. Stuttgart: Klett-Cotta.
Grawe K (1986). Schematheorie und interaktionelle Psychotherapie (Bericht No 1986/1). Bern: Universität, Psychologisches Institut.
Grawe K (1998). Psychologische Therapie. Göttingen: Hogrefe.
Grawe K (2004). Neuropsychotherapie. Göttingen: Hogrefe.
Grawe K, Donati R, Bernauer E (1994). Psychotherapie im Wandel: von der Konfession zur Profession. Göttingen: Hogrefe.
Greenberg L, Rice LN, Elliot R (2003). Emotionale Veränderung fördern. Grundlagen einer prozess- und erlebensorientierten Therapie. Paderborn: Junfermann.
Greenberger D, Padesky CA (2015). Mind over mood: Change how you feel by changing the way you think. 2nd ed. London: Taylor & Francis.
Groot IZ, Venhuizen ASM, Bachrach N, Walhout S, de Moor B, Nikkels K, Dalmeijer S, Maarschalkerweerd M, van Aalderen JR, de Lange H, Wichers R, Hollander AP, Evers SMAA, Grasman RPPP, Arntz A (2022). Design of an RCT on cost-effectiveness of group schema therapy versus individual schema therapy for patients with Cluster-C personality disorder: the QUEST-CLC study protocol. BMC Psychiatry 22(1): 637.
Gross JJ (2002). Emotion regulation: affective, cognitive and social consequences. Psychophysiology 39: 281–291.
Gross JJ (2007). Handbook of Emotion Regulation. New York, NY: Guilford.
Grüsser SM, Heinz A, Raabe A, Wessa M, Podschuss J, Flor H (2002). Stimulus-induced craving and startle potentiation in abstinent alcoholics and controls. Eur Psychiatry 17: 188–193.
Gude T, Hoffart A (2008). Change in interpersonal problems after cognitive agoraphobia and schema-focused therapy versus psychodynamic treatment as usual of inpatients with agoraphobia and Cluster C personality disorders. Scand J Psychol 49(2): 195–199.
Gunderson JG, Shea MT, Skodol AE, McGlashan TH, Morey LC, Stout RL, Zanarini MC, Grilo CM, Oldham JM, Keller MB (2000). The Collaborative Longitudinal Personality Disorders Study: development, aims, design, and sample characteristics. J Pers Disord 14(4): 300–315.
Gutner CA, Suvak MK, Sloan DM, Resick PA (2016). Does timing matter? Examining the impact of session timing on outcome. J Consult Clin Psychol 84: 1108–1115.
Gysi J (2022). Diagnostik von Traumafolgestörungen: Multiaxiales Trauma-Dissoziations-Modell nach ICD-11. 2. Aufl. Göttingen: Hogrefe.
Habermas J (2004). Freiheit und Determinismus. Deutsche Zeitschrift für Philosophie 52(6): 871–890.
Hackmann A, Bennett-Levy J, Holmes E (2011). Oxford Guide to Imagery in Cognitive Therapy. Oxford, UK: Oxford University Press.
Haken H (1983). Synergetics. An Introduction. 3rd ed. Berlin: Springer.
Hand I (1993). Exposition – Reaktion – Managament (ERM) in der strategisch-systemischen Verhaltenstherapie. Verhaltenstherapie 3: 61–65.
Handrock A, Zahn CA, Baumann M (2016). Schemaberatung, Schemacoaching, Schemakurzzeittherapie. Weinheim: Beltz.
Harris R (2019). ACT made simple: an easy-to-read primer on acceptance and commitment therapy. 2nd ed. Oakland, CA: New Harbinger Publications.
Hasler F (2012). Neuromythologie. Eine Streitschrift gegen die Deutungsmacht der Hirnforschung. Bielefeld: Transscript.
Hatfield E, Cacioppo JT, Rapson RL (1994). Emotional Contagion. Cambridge, MA: Cambridge University Press.
Hayes AM, Andrews LA (2020). A complex systems approach to the study of change in psychotherapy. BMC Med 18: 1–13.
Hayes SC, Hofmann SG (eds) (2018). Future directions in CBT and evidence-based therapy. In:

Process-based CBT: The science and core clinical competencies of cognitive behavioral therapy. Oakland, CA: New Harbinger; 427–438.
Hayes SC, Strohsal KD, Wilson KG (2012). Acceptance and Commitment Therapy: The Process and Practice of Mindful Change. 2nd ed. New York, NY: Guilford Press.
Hayes SC, Hofmann SG, Ciarrochi J (2020). A process-based approach to psychological diagnosis and treatment: The conceptual and treatment utility of an extended evolutionary meta model. Clin Psychol Rev 82: 101908.
Hayes SC, Ciarrochi J, Hofmann SG, Chin F, Balijinder S (2022). Evolving an idionomic approach to precesses of change: Towards a unified personalized science of human improvement. Behav Res Ther 156: 104155.
Heidenreich T, Michalak J (2023). Verhaltenstherapie in Bewegung. Weinheim: Beltz.
Heim C, Shugart M, Craighead WE, Nemeroff CB (2010). Neurobiological and psychiatric consequences of child abuse and neglect. Dev Psychobiol 52: 671–690.
Heim C, Mayberg HS, Mletzko T, Nemeroff CB, Pruessner JC (2013). Decreased cortical representation of genital somatosensory field after childhood sexual abuse. Am J Psychiatry 170: 616–623.
Heinz A, Siessmeier T, Wrase J (2004). Correlation between dopamine D-2-receptors in the ventral striatum and central processing of alcohol cues and craving. Am J Psychiatry 161: 1783–1789.
Henn-Mertens G, Zimmek GF (2021). Körperorientierte Techniken in der Schematherapie. Weinheim: Beltz.
Herpertz SC, Steinmeyer EM, Saß H (1994). Patterns of comorbidity among DSM-III-R and ICD-10 personality disorders as observed with a new inventory fort the assessment of personality. Eur Arch Psychiatry Clin Neuroscience 244: 161–169.
Hilton L, Hempel S, Ewing BA, Apaydin E, Xenakis L, Newberry S, Colaiaco B, Maher AR, Shanman RM, Sorbero ME, Maglione MA (2017). Mindfulness Meditation for Chronic Pain: Systematic Review and Meta-analysis. Ann Behav Med 51(2): 199–213.
Hofmann SG, Hayes SC, Lorscheid DN (2021). Learning PBT: A skills manual for targeting the core processes of psychological change practice. Oakland: Context Press.
Holmes EA, Mathews A (2005). Mental imagery and emotion: a special relationship? Emotion 5: 489–497.
Holmes EA, Mathews A (2010). Mental imagery in emotion and emotional disorders. Clin Psychol Rev 30: 349–362.
Holmes EA, Coughtrey AE, Connor A (2008). Looking at or through rose-tinted glasses? Imagery perspective and positive mood. Emotion 8: 875–879.
Huber M (1995). Multiple Persönlichkeiten. Überlebende extremer Gewalt. Frankfurt/M.: Fischer.
Hummell HJ, Sodeur W (2010). Netzwerkanalyse. In: Wolf C, Best H (Hrsg). Handbuch der sozialwissenschaftlichen Datenanalyse. Wiesbaden: Verlag für Sozialwissenschaften; 575–603.
Huntjens RJC, Wessel I, Ostafin BD, Boelen, PA, Behrens F, vanMinnen A (2016). Trauma-related selfdefining memories and future goals in Dissociative Identity Disorder. Behav Res Ther 87: 216–224.
Huntjens RJC, Rijkeboer MM, Arntz A (2019a). Schema therapy for Dissociative Identity Disorder (DID): rationale and study protocol. Eur J Psychotraumatol 10(1): 1571377.
Huntjens RJC, Rijkeboer MM, Arntz A (2019b). Schema therapy for Dissociative Identity Disorder (DID): further explanation about the rationale and study protocol. Eur J Psychotraumatol 10: 1684629.
Huntjens RJC, Rijkeboer MM, Arntz A (2020). Schematherapy in DID: treatment length and related studies on dissociative amnesia. Eur J Psychotraumatol 11: 1, 1711638.
Jacob G (2024). Leben geht nur vorwärts: Wann es Zeit ist, das innere Kind in Ruhe zu lassen und durchzustarten. Weinheim: Beltz.

Jacob G, Arntz A (2015). Schematherapie in der Praxis. 2. Aufl. Weinheim: Beltz.
Jacob G, van Genderen H, Seebauer L (2017). Andere Wege gehen. 2. Aufl. Weinheim: Beltz.
Jacobi F, Höfler M, Strehle J, Mack S, Gerschler A, Scholl L, Busch MA, Hapke U, Maske U, Seiffert I, Gaebel W, Maier W, Wagner M, Zielasek J, Wittchen HU (2015). Twelve-months prevalence of mental disorders in the German Health Interview and Examination Survey for Adults – Mental Health Module (DEGS1-MH): a methodological addendum and correction. Int J Methods Psychiatr Res 24(4): 305–313.
Jacobs I, Lenz L, Wollny A, Horsch A (2020). The Higher-Order Structure of Schema Modes. J Pers Disord 34(3): 348–376.
Jacobs TP, McConnell AR (2022). Self-transcendent emotion dispositions: Greater connections with nature and more sustainable behavior. J Environmental Psychol 81: 1–11.
Jacobson E (1973). Das Selbst und die Welt der Objekte. Frankfurt/M.: Suhrkamp.
Jaffè A (1971). Erinnerungen, Träume, Gedanken von C. G. Jung. Olten: Walter.
Jenßen L (2021). What affects the arrogant, proud or ashamed pre-service teacher in mathematics? Effects of social comparison, gender and self-concept on self-conscious emotions. Soc Psychol Educ 24(5): 1105–1123.
Johnson SM (2004). The practice of emotionally focused couple therapy: Creating connection. 2nd ed. New York, NY: Brunner-Routledge.
Jung CG (1971). Die Dynamik des Unbewussten. Gesammelte Werke. Band 8. Olten: Walter.
Jungclaussen E (Hrsg) (2000). Aufrichtige Erzählungen eines russischen Pilgers. Freiburg: Herder.
Kabat-Zinn J (1990). Full Catastrophe Living. New York, NY: Delta.
Kabat-Zinn J (1994). Gesund durch Meditation. Frankfurt/M.: O. W. Barth.
Kabat-Zinn J (2013). Achtsamkeit für Anfänger. Freiburg: Arbor.
Kanfer FH, Schefft BC (1988). Guiding the process of therapeutic change. Champaign, IL: Research Press.
Kanfer FH, Reinecker H, Schmelzer D (2012). Selbst-Management-Therapie. 5. Aufl. Berlin: Springer.
Karaosmanoglu HA, Ates N, Karaca BH, Aytac M (2022). A new viewpoint to schema modes and mode domains through polyvagal theory: Could schema modes be just a way of coping? Current Psychology; https:/doi.org/10.1007/s12144-022-03176-x.
Karpman S (1968): Fairy tales and script drama analysis. Transact Anal Bull 7(26): 39–43.
Kavaliers M, Ossenkopp KP, Tyson CD, Bishnoi IR, Choleris E (2022). Socialfactors and the neurobiology of pathogen avoidance. Biol Lett 18: 20210371.
Kazantzis N, Luong HK, Usatoff AS, Impala T, Yew RY, Hofmann SG (2018). The processes of cognitive behavioral therapy: A review of meta-analyses. Cogn Ther Res 42(4): 349–357.
Kellogg S (2015). Transformational Chairwork: Using Psychotherapeutic Dialogues in Clinical Practice. London: Rowman & Littlefield.
Kelly AE, Yuan KH (2009). Clients' secret keeping and the working alliance in adult outpatient therapy. Psychother 46: 193–202.
Kensche M, Schweiger U (2014). Die Bezugsrahmentheorie – Eine Grundlage zum Verständnis von kontextuellen Psychotherapiemethoden. Fortschr Neurol Psychiatr 83: 290–302.
Kernberg OF (1988). Schwere Persönlichkeitsstörungen: Theorie, Diagnose, Behandlungsstrategien. Stuttgart: Klett-Cotta.
Kernberg OF (2020). Behandlung schwerer Persönlichkeitsstörungen: Bewältigung der Aggression und Befreiung der Erotik. Stuttgart: Klett-Cotta.
Kiesler DJ (1983). The 1982 Interpersonal Circle: A taxonomy for complementarity in human transactions. Psychol Rev 90(3): 185–214.
Kim S, Thibodeau R, Jorgensen RS (2011). Shame, guilt, and depressive symptoms: A meta-analytic review. Psychol Bull 137(1): 68–96.

Kinzl H (1997). Die Bedeutung der Familienstruktur für die Langzeitfolgen von sexuellem Missbrauch. In: Amann G, Wipplinger R (Hrsg). Sexueller Missbrauch. Tübingen: dgvt; 140–150.
Klein JP, Hauer-von Mauschwitz A, Berger T, Fassbinder E, Mayer J, Borgwardt J, Wellhöfer J, Schweiger U, Jacob G (2021). Effectiveness and safety of the adjunctive use of an internet-based self-management intervention for borderline personality disorder in addition to care as usual: results from a randomized controlled trial. BMJ Open 11: e047771.
Klinger-König J, Erhardt A, Streit F, Völker MP, Schulze MB, Keil T, Fricke J, Castell S, Klett-Tammen CJ, Pischon T, Karch A, Teismann H, Michels KB, Greiser KH, Becher H, Karrasch S, Ahrens W, Meinke-Franze C, Schipf S, Mikolajczyk R, Führer A, Brandes B, Schmidt B, Emmel C, Leitzmann M, Konzok J, Peters A, Obi N, Brenner H, Holleczek B, Moreno Velásquez I, Deckert J, Baune BT, Rietschel M, Berger K, Grabe HJ (2024). Kindheitstrauma und somatische sowie psychische Erkrankungen im Erwachsenenalter – Ergebnisse der NAKO Gesundheitsstudie. Dtsch Arztbl Int 121(1): 1–8.
Köhler H, Grünwald L (2011). Begutachtung von Verhaltenstherapieanträgen, die schematherapeutische Überlegungen berücksichtigen. In: Roediger E, Jacob G (Hrsg). Fortschritte der Schematherapie. 2. Aufl. Göttingen: Hogrefe; 104–112.
Kool M, Van H, Arntz A, Bartak A, Peen J, Dil L, de Boer K, Dekker J (2024). Dosage effects of psychodynamic and schema therapy in people with comorbid depression and personality disorder: four-arm pragmatic randomised controlled trial. Br J Psychiatry 225(1): 274–281.
Kopf-Beck J, Müller CL, Tamm J, Fietz J, Rek N, Just L, Spock ZI, Weweck K, Takano K, Rein M, Keck ME, Egli S (2024). Effectiveness of Schema Therapy versus Cognitive Behavioral Therapy versus Supportive Therapy for Depression in Inpatient and Day Clinic Settings: A Randomized Clinical Trial. Psychother Psychosom 93(1): 24–35.
Kosslyn SM, Thompson WL, Kim I, Alpert NM (1995). Topographical representations of mental images in primary visual cortex. Nature 378: 496–498.
Kriston L, Schäfer J, Jacob GA, Härter M, Hölzel LP (2013). Reliability and validity of the German version of the Young Schema Questionnaire – Short Form 3 (YSQ-S3). Eur J Psychol Assess 29(3): 205–212.
Kröger F, Valente M, Harr H (2010). Diagnosen in der stationären Psychosomatik und Psychotherapie. Arztl Psychother 5: 48–53.
Krueger RF, Hobbs KA (2020). An Overview of the DSM-5 Alternative Model of Personality Disorders. Psychopathology 53(3-4): 126–132.
Kühlewind G (1998). Aufmerksamkeit und Hingabe – die Wissenschaft des Ich. Stuttgart: Freies Geistesleben.
Kuhl J (2001). Motivation und Persönlichkeit. Interaktion psychischer Systeme. Göttingen: Hogrefe.
Laireiter AR (2009). Briefe an den Herausgeber. Verhaltenstherapie 19: 191–193.
Lambert MJ (ed) (2013). The Efficacy and Effectiveness of Psychotherapy. In: Bergin and Garfield's Handbook of Psychotherapy and Behavior Change. 6th ed. Hoboken: Wiley; 169–218.
Lammers CH (2017). Therapeutische Beziehung und Gesprächsführung. Weinheim: Beltz.
Lazarus G, Rafaeli E (2023). Modes: Cohesive personality states and their interrelationships as organizing concepts in psychopathology. J Psychopathol Clin Sci 132(3): 238–248.
Lazarus G, Sened H, Rafaeli E (2020). Subjectifying the Personality State: Theoretical Underpinnings and an Empirical Example. Eur J Personality 34(6): 1017–1036.
Leahy RL (2001). Overcoming Resistance in Cognitive Therapy. New York, NY: Guilford Press.
Lebow J, Snyder DR (2022). Couples Therapy in the 2020s: current status and emerging developments. Fam Process 61(4): 1359–1385.
LeDoux JE (1998). Das Netz der Gefühle – Wie Emotionen entstehen. Wien: Carl Hanser.
LeDoux JE (2003). Das Netz der Persönlichkeit. Wie unser Selbst entsteht. Düsseldorf: Walter.
Leslie AM (1987). Pretence and metarepresentation: The origin of »theory of mind«. Psychol Rev 94: 412–426.

Levine P (2011). Sprache ohne Worte: Wie unser Körper Trauma verarbeitet und uns in die innere Balance zurückführt. München: Kösel.
Levy J, Goldstein A, Zagoory-Sharon O, Weisman O, Schneiderman I, Eidelman-Rothman M, Feldman R (2015). Oxytocin selectively modulates brain response to stimuli probing social synchrony. Neuroimage 124(Pt A): 923–930.
Lewis DJ (1990). The experimental and theoretical foundation of behaviour modification. In: Bellack AS, Hersen M, Kadzin AE (eds). International Handbook of Behaviour Modification and Therapy. New York, NY: Plenum; 27–51.
Liao YF (2023). Recognizing Authentic Pride and Hubristic Pride from Static Expressions. Open Access Library J 10: e10781.
Lieberman MD, Eisenberger NI, Crockett MJ, Tom SM, Pfeiffer JH, Way BM (2007). Putting feelings into words. Affect labeling disrupts amygdala activity in response to affective stimuli. Psychol Sci 18: 421–428.
Liem T, Neuhuber W (2021). Kritik an der Polyvagaltheorie. Dtsch Z Osteopathie 19: 34–37.
Linden DE (2006). How psychotherapy changes the brain – the contribution of functional neuroimaging. Mol Psychiatry 11: 1–11.
Linden M, Vilain M (2011). Emotionale Teilleistungsstörungen und »first impression formation« bei Persönlichkeitsstörungen. Nervenarzt 82: 25–36.
Linden M, Schippan B, Baumann K, Spielberg R (2004). Die posttraumatische Verbitterungsstörung (PTED). Abgrenzung einer spezifischen Form der Anpassungsstörungen. Nervenarzt 75: 51–57.
Linehan M (1996) Dialektisch-Behaviorale Therapie der Borderline-Persönlichkeitsstörung. München: CIP-Medien.
Livesley W, Jang KL, Vernon PA (1998). Phenotypic and genetic structure of traits delineating personality disorder. Arch Gen Psychiatry 55: 941–948.
Lobbestael J, van Vreeswijk M, Arntz A, Spinhoven P, t'Hoen T (2005). The Schema Mode Inventory-revised. Maastricht: Maastricht University.
Lobbestael J, van Vreeswijk M, Arntz A (2008). An empirical test of schema mode conceptualisations in personality disorders. Behav Res Ther 46: 854–860.
Lobbestael J, van Vreeswijk M, Spinhover P, Schouten E, Arntz A (2010). Reliability and validity of the short Schema Mode Inventory (SMI). Behav Cogn Psychother 38(4): 437–458.
Lockwood G, Perris, P (2012). A now look at core emotional needs. In: van Vreeswijk M, Broesen J, Nadort M (eds). The Wiley Handbook of Schema Therapy. Theory, Research, Practice. Hoboken, NJ: Wiley; 41–66.
Loevinger J (1976). Ego Development. San Francisco, CA: Jossey-Bass.
Löwer-Hirsch M (2017). Sexueller Missbrauch in der Psychotherapie. Fallgeschichten und Psychodynamik. Gießen: Psychosozial.
Loftus EF (1993). The reality of repressed memories. Am Psychol 5: 518–537.
Loose C, Graaf P, Zarbock G (Hrsg) (2024). Schematherapie mit Kindern und Jugendlichen. Mit Online-Material. 2. Aufl. Weinheim, Basel: Beltz.
Lorbeer N, Knaevelsrud C, Niemeyer H (2023). STAIR and STAIR/NT as a Treatment for Posttraumatic Stress: A Systematic Review Subject Area: Psychiatry and Psychology. Verhaltenstherapie 33(2-3): 53–63.
Louis JP, Wood AM, Lockwood G, Ho MH, Ferguson E (2018). Positive clinical psychology and schema therapy (ST): The development of the Young Positive Schema Questionnaire (YPSQ) to complement the Young Schema Questionnaire 3 Short Form (YSQ-S3). Psychol Assess 30(9): 1199–1213.
Luborsky L, Crits-Christoph P (1990). Understanding Transference. New York: Basic Books.
Lyubomirsky S, Sheldon KM, Schkade D (2005). Pursuing happiness: The architecture of sustainable change. Rev Gen Psychol 9: 111–131.

Maclean PD (1952). Some psychiatric implications of physiological studies on frontotemporal portion of limbic system (visceral brain). Electroencephalogr Clin Neurophysiol 4: 407–418.
Margraf J, Schneider S (1990). Panik – Angstanfälle und ihre Behandlungen. Berlin: Springer.
Marlatt A (1994). Addiction, mindfulness, and acceptance. In: Hayes SC, Jacobson NS, Folette VM, Dougher MJ (eds). Acceptance and Change: Content and Context in Psychotherapy. Reno: Context Press; 175–197.
Marsh RJ, Dorahy MJ, Butler C, Middleton W, de Jong PJ, Kemp S, Huntjens R (2021). Inter-identity amnesia for neutral episodic self-referential and autobiographical memory in Dissociative Identity Disorder: An assessment of recall and recognition. PLoS One 16(2): e0245849.
Martínez CA, van Prooijen JW, Van Lange PAM (2022). Hate: Toward understanding its distinctive features across interpersonal and intergroup targets. Emotion 22(1): 46–63.
Mayo O, Gordon I (2020). In and out of synchrony – Behavioral and physiological dynamics of dyadic interpersonal coordination. Psychophysiology 57(6): e13574.
McCrae RR, Jang KL, Livesley WJ, Riemann R, Angleitner A (2001). Sources of structure: genetic, environmental and artificial influences of the covariation of personality traits. J Pers 69: 511–535.
McCullough JP (2000). Treatment for chronic depression: Cognitive Behavioral Analysis System of Psychotherapy. New York: Guilford.
McCullough JP (2006). Treating chronic depression with disciplined personal involvement. Cognitive behavioral analysis system of psychotherapy (CBASP). Berlin: Springer.
McEwen BS, Gianaros PJ (2011). Stress- and Allostasis-Induced Brain Plasticity. Annu Rev Med 62: 431–445.
McGinn LK, Young JE (1996). Schema-focused therapy. In: Salkovskis P (ed). Frontiers of Cognitive Therapy. New York, NY: Guilford Press; 182–207.
McRae K, Hughes B, Chopra S, Gabrieli JG, Gross JJ, Ochsner KN (2010). The neural basis of distraction and reappraisal. J Cogn Neurosci 22: 248–262.
Meichenbaum DH (1979). Cognitive-Behavior Modification. New York, NY: Plenum.
Meltzoff A, Moore MK (1989). Imitation in newborn infants: exploring the range of gestures imitated and the underlying mechanisms. Dev Psychol 25: 954–962.
Menninga S, Van Es SM, Boterhoven De Haan KL, Lee CW, Fassbinder E, Koehne S, Vermeulen FH, Arntz A (2019). Patients' perspective on the effective working mechanisms in ImRs and EMDR treating childhoodtrauma-related PTSD: A qualitative study. Eur J Psychotraumatol 10(sup1): 13.
Menon V (2023). 20 years of the default mode network: A review and synthesis. Neuron 111(16): 2469–2487.
Messer SB (2001). Introduction to the special issue of assimilative integration. J Psychother Integr 11: 1–4.
Metzinger T (2000). Neural Correlates of Consciousness – Empirical and Conceptual Questions. Cambridge, MA: MIT Press.
Metzinger T (2013). The myth of cognitive agency: subpersonal thinking as a cyclic recurring loss of mental autonomy. Front Psychol 4: 931.
Mikulincer MR, Shaver P (2020). Enhancing the «Broaden and Build" Cycle of Attachment Security in Adulthood: From the Laboratory to Relational Contexts and Societal Systems. Int J Environ Res Public Health 17(6): 2054.
Miller WR, Rollnick S (1999). Motivierende Gesprächsführung. Ein Konzept zur Beratung von Menschen mit Suchtproblemen. Freiburg: Lambertus.
Miller WR, Benefield RG, Tonigan JS (1993). Enhancing motivation for change in problem drinking: A controlled comparison of two therapist styles. J Consult Clin Psychol 61: 455–461.
Miltner WH, Krieschel ST, Hecht H, Trippe RH, Weiß T (2003). Angstmotivierte Aufmerksamkeitsanomalie: Psychologische Grundlagen und neuronale Aspekte ihrer therapeutischen

Modifikation. In: Schiepek G (Hrsg). Neurobiologie der Psychotherapie. Stuttgart: Schattauer; 378–403.
Mischel W (2015). Der Marshmallowtest. Willensstärke, Belohnungsaufschub und die Entwicklung der Persönlichkeit. München: Siedler.
Möller ML (2002). Die Wahrheit beginnt zu zweit. Das Paar im Gespräch. Reinbeck bei Hamburg: Rowohlt.
Moncrieff M, Lienard P (2024). From envy to radicalization. Evol Psychol Sci 10(1): 70–86.
Montag C, Elhai JD, Davis KL (2021). A comprehensive review of studies using the affective neuroscience personality scales in the psychological and psychiatric sciences. Neurosci Biobehav Rev 125: 160–167.
Moreno JL (1959). Gruppenpsychotherapie und Psychodrama. Stuttgart: Thieme.
Moscovitch DA, Moscovitch M, Sheldon S (2023). Neurocognitive Model of Schema-Congruent and -Incongruent Learning in Clinical disorders: Application to Social Anxiety and Beyond. Perspect Psychol Sci 18(6): 1412–1435.
Mowrer OH (1960). Learning Theory and Behaviour. New York: Wiley.
Nadort M, Arntz A, Smit JH, Giesen-Bloo J, Eikelboom M, Spinhoven P, van Asselt T, Wensing M, van Dyck R (2009). Implementation of schema therapy for borderline personality disorders with versus without crisis support by the therapist outside office hours: a randomized trial. Behav Res Ther 47: 961–973.
Nelson K (2003). Narrative and the Emergence of the Conscious Self. In: Fireman GD, McVay T, Flanagan O (eds). Narrative and Consciousness. Oxford: Oxford University Press.
Nelson SK, Layous K, Cole S, Lyubomirsky S (2016). Do unto others or treat yourself? The effects of porsicial and self-focused behavior on psychological flourishing. Emotion 16(6): 850–861.
Nemiah CJ, Freyberger H, Sifneos HPE (1976). Alexithymia: A view of the psychosomatic process. In: Hill OW (ed). Modern Trends in Psychosomatic Medicine. New York, NY: Appleton-Century-Crofts; 430–439.
Neumann A (2017). Sexuelle Gefühle und Verliebtheit in der Psychotherapie und deren schematherapeutische Bearbeitung. Verhaltensther Verhaltensmed 38(1): 55–64.
Neumann A (2024). Schematherapeutisch basierte Supervision – Interaktionelle Analyse mit Hilfe des Moduszirkels. Verhaltensther Verhaltensmed 44(4): 492–502.
Neumann A, Roediger E, Laireiter AR, Kus C (2013). Schematherapeutische Supervision in verhaltenstherapeutischer Aus- und Fortbildung – ein integratives Supervisionskonzept. Göttingen: Hogrefe.
Neuner F (2008). Stabilisierung vor Konfrontation in der Traumatherapie—Grundregel oder Mythos? Verhaltensther 18(2): 109–118.
Newton-Howes G, Marsh R (2013). Personality dysfunction and social functioning in schizophrenia. Pers Mental Health 7(2): 114–121.
Newton-Howes G, Tyrer P, Johnson T (2006). Personality disorder and the outcome of depression: meta-analysis of published studies. Br J Psychiatry 188: 13–20.
Niesser U (1967). Cognitive Psychology. New York, NY: Appleton-Century-Crofts.
Nijenhuis E, van der Hart O, Steele K (2010). Traumarelated structural dissociation of the personality. Activitas Nervosa Superior 52(1): 1–23.
Nissen L, Sturm M (2018). Emotionsvermeidung überwinden. Eine integrative Methode zur Regulierung des inneren Alarmsystems. Paderborn: Junfermann.
Norcross JC, Guy JD (2007). Leaving it at the office: A guide to psychotherapist self-care. New York, NY: Guilford Press.
Noyon A, Heidenreich T (2012). Existenzielle Perspektiven in Psychotherapie und Beratung. Weinheim: Beltz.
Nummenmaa L, Glerean E, Hari R, Hietanen JK (2014). Bodily maps of emotions. Proc Natl Acad Sci U S A 111(2): 646–651.

O'Connor K, Aardema F, Pélissier MC (2005). Beyond reasonable doubt: Reasoning processes in Obesessive-Compulsive and related disorders. Hoboken, NJ: Wiley.
O'Hanlon H, Hexum A (1994). Milton Ericksons gesammelte Fälle. Stuttgart: Klett-Cotta.
Ochsner K, Ray R, Cooper J, Robertson E, Chopra S, Gabrieli J, Gross F (2004). For better or for worse: neural systems supporting the cognitive down- and up-regulation of negative emotion. Neuro Image 23: 483–499.
Ogden P (2009). Emotion, Mindfulness and Movement. Expanding the regulatory boundaries of the window of affect tolerance. In: Fosha D, Siegel D, Solomon MF (eds). The healing power of emotion: Affective neuroscience, development and clinical practice. New York, NY: Norton; 204–231.
Ogden P, Fisher J (2015). Sensorimotor Psychotherapy: Interventions for Trauma and Attachment. New York, NY: Norton.
Oldham JM, Morris LB (1992). Ihr Persönlichkeitsporträt. Hamburg: Kabel.
Oprel DAC, Hoeboer CM, Schoorl M, de Kleine RA, Cloitre M, Wigard IG, van Minnen A, van der Does W (2021). Effect of Prolonged Exposure, intensified Prolonged Exposure and STAIR+ Prolonged Exposure in patients with PTSD related to childhood abuse: a randomized controlled trial. Eur J Psychotraumatol 12(1): 1851511.
Panksepp J (1998). Affective Neuroscience: The Foundations of Human and Animal Emotions. New York, NY: Oxford University Press.
Panksepp J (2011). Cross-species affective neuroscience decoding of the primal affective experiences of humans and related animals. PLoS One 6(9): e21236.
Panksepp J, Biven L (2012). The archaeology of mind: Neuroevolutionary origins of human emotions. New York, NY: Norton & Company.
Pawelzik MR (2013a). Psychotherapie des sozialen Gehirns. Teil 1. Verhaltensther Verhaltensmed 34(1): 43–74.
Pawelzik MR (2013b). Psychotherapie des sozialen Gehirns. Teil 2. Verhaltensther Verhaltensmed 34(2). 143–177.
Peichl J (2013). Die inneren Trauma-Landschaften. Borderline – Ego-State – Täter-Introjekt. 2., überarb. Aufl. Stuttgart: Schattauer.
Pennebaker JW (1997). Opening up: The Healing Power of Expressing Emotions. New York, NY: Guildford
Perls FS (1973). The Gestalt Approach & Eye Witness to Therapy. Palo Alto, CA: Science and Behaviour Books.
Piaget J (1976). Die Äquilibration der kognitiven Strukturen. Stuttgart: Klett.
Porges SW (2010). Die Polyvagal-Theorie. Neurophysiologische Grundlagen der Therapie. Paderborn: Junfermann.
Powers WT (1973). Behaviour, the Control of Perception. New York, NY: Aldine.
Premack D (1962). Reversibility of the reinforcement relation. Science 136: 255–257.
Prochaska JO, DiClemente CC (1986). Toward a comprehensive model of change. In: Miller WR, Heather N (eds). Treating Addictive Behaviors. Processes of change. New York, NY: Plenum; 3–27.
Raabe S, Ehring T, Marquenie L, Arntz A, Kindt M (2022). Imagery Rescripting as a stand-alone-treatment for posttraumatic stress disorder related to childhood abuse: A randomized controlled trial. J Behav Ther Exp Psychiatry 77: 101769.
Reddemann L (2016). Imagination als heilsame Kraft. Ressourcen und Mitgefühl in der Behandlung von Traumafolgen. 24. Aufl. Stuttgart: Klett-Cotta.
Reddemann L (2021). Psychodynamisch Imaginative Traumatherapie – PITT. Ein Mitgefühls- und Ressourcen-orientierter Ansatz in der Psychotraumatologie. 11. Aufl. Stuttgart: Klett-Cotta.
Reiss N, Lieb K, Arntz A, Farrell J, Shaw I (2014). Responding to the treatment challenge of patients with severe BPD: results of three pilot studies of inpatient schema therapy. Behav Cogn Psychother 42: 355–367.

Renner F, Lobbestael J, Peeters F, Arntz A, Huibers M (2012). Early maladaptive schemas in depressed patients: Stability and relation with depressive symptoms over the course of treatment. J Affect Disord 136: 581–590.
Retzer A (2015). Systemische Paartherapie. 5. Aufl. Stuttgart: Klett-Cotta.
Reusch Y (2024). Der Körper kennt den Weg: Warum es sich lohnt, Körperprozessen mehr Beachtung zu schenken. In: Stromberg C (Hrsg). Praxisbuch Schematherapie. Umgang mit dysfunktionalen Bewältigungsmodi und Aufbau des Gesunden Erwachsenenmodus. Stuttgart: Kohlhammer; 60–94.
Reusch Y, Valente M (2015). Störungsspeifische Schematherapie. Anwendungen im stationären Setting. Weinheim: Beltz.
Riess H (2011). Biomarkers in the Psychotherapeutic Relationship: The Role of Physiology, Neurobiology, and Biological Correlates of E.M.P.A.T.H.Y. Harvard Rev Psychiatry 19: 162–174.
Rizzolatti G, Fadiga L, Gallese V, Fogassi L (1996). Premotor cortex and the recognition of motor actions. Cogn Brain Res 3: 131–141.
Roediger E (2006). Besser leben lernen. Stuttgart: Freies Geistesleben; Urachhaus.
Roediger E (2008). Stationäre Schematherapie auf einer psychosomatischen Akutstation. Verhaltensther Psychosoz Prax 40: 41–54.
Roediger E (2012). Why are Mindfulness and Acceptance Central Elements for Therapeutic Change? An Integrative Perspective. In: van Vreeswijk M, Broersen J, Nadort M (eds). Handbook of Schema Therapy. Theory, Research and Practice. Oxford, New York: Wiley; 239–248.
Roediger E (2016). Ressourcenaktivierung durch Perspektivwechsel. Stehen Sie doch einfach einmal auf! Ein Plädoyer für mehr Bewegung(en) in der Verhaltenstherapie. Verhaltenstherapie 26(2): 117–123.
Roediger E (2020). Wer A sagt ... muss noch lange nicht B sagen. Lebensfallen verstehen und hinter sich lassen. 5. Aufl. München: Kösel.
Roediger E (2023). Raus aus den Lebensfallen. Das Schematherapie-Patientenbuch. 3. Aufl. Paderborn: Junfermann.
Roediger E (2024). Schematherapie bei komplex traumatisierten Patientinnen. In: Stromberg C (Hrsg). Praxisbuch Schematherapie. Umgang mit dysfunktionalen Bewältigungsmodi und Aufbau des Gesunden Erwachsenenmodus. Stuttgart: Kohlhammer; 175–200.
Roediger E, Frank-Noyon E (2021) (Hrsg). Paare bewegen. Schematherapie mit Paaren in der Praxis. Tübingen: dgvt.
Roediger E, Jacob G (Hrsg) (2011). Fortschritte der Schematherapie. Göttingen: Hogrefe.
Roediger E, Neumann A (2021). Was kann eine schematherapeutische Komponente bei zur Behandlung von komplexen Zwangsstörungen beitragen? Verhaltensther Verhaltensmed 42(1): 20–35.
Roediger E, Simeone-DiFranceso C, Stevens B (2015). Paare in der Schematherapie. Von der Einbeziehung des Partners bis zur Paartherapie. Weinheim: Beltz.
Roediger E, Dörner S, Noyon A (2018a). Die Wirksamkeit der Schematherapie in einem stationären psychotherapeutischen Setting. Psychotherapeut 63(5): 409–415.
Roediger E, Zarbock G, Frank-Noyon E, Hinrichs J, Arntz A (2018b). The Effectiveness of Imagery Work in Schema Therapy with Couples: A Clinical Experiment comparing the Effects of Imagery Rescripting and Cognitive Interventions in brief Schema Couples Therapy. Sexual Relationship Therapy 35(3): 320–337.
Rogers CR (1973). Entwicklung der Persönlichkeit. Stuttgart: Klett-Cotta.
Rolls ET (2023). Emotion, motivation, decision-making, the orbitofrontal cortex, anterior cingulate cortex, and the amygdala. Brain Struct Funct 228: 1201–1257.
Ronningstam E (2009). Narcissistic personality disorder: Facing DSM-V. Psychiatric Annals 39(3): 111–121.
Rotenberg KJ, Fonseca AC (2023). The relationship between mistrust and aggression from childhood to adulthood. Aggress Behav 50(1): 1–8.

Roth G (2001). Fühlen, Denken, Handeln. Wie das Gehirn unser Verhalten steuert. Frankfurt/M.: Suhrkamp.
Roth G (2004). Wir sind determiniert. Die Hirnforschung befreit von Illusionen. In: Geyer C (Hrsg). Hirnforschung und Willensfreiheit. Frankfurt/M.: Suhrkamp; 218–222.
Rotter JB (1966). Generalized expectancies for internal versus external control of reinforcement. Psychol Monogr 80: 1–28.
Rudaz M, Twohig MP, Ong CW, Levin ME (2017). Mindfulness and acceptance-based trainings for fostering self-care and reducing stress in mental health professionals: A systematic review. J Context Behav Sci 6(4): 380–390.
Rudolf G (2020). Strukturbezogene Psychotherapie. 4. Aufl. Stuttgart: Schattauer.
Rule NO, Freeman JB, Ambady N (2013). Culture in social neuroscience: a review. Soc Neurosci 8(1): 3–10.
Sachse R (2006). Therapeutische Beziehungsgestaltung. Göttingen: Hogrefe.
Sachse R (2008). Klärungsorientierte Schemabearbeitung. Dysfunktionale Schemata effektiv verändern. Göttingen: Hogrefe.
Saddichha S, Kumar A, Pradhan N (2012). Cognitive schemas among mental health professionals: Adaptive or maladaptive? J Res Med Sci 17: 523–526.
Safran JD, Muran JC (2000). Negotiating the Therapeutic Alliance: A Relational Treatment Guide. New York, NY: Guilford.
Salkovskis PM, Clark DM, Hackmann A, Wells A, Gelder MG (1999). An experimental investigation of the role of safety-seeking behaviours in the maintenance of panic disorder with agoraphobia. Behav Res Ther 37: 559–574.
Scharff C (2000). Chasing fate and function of new neurons in adult brains. Curr Opin Neurobiol 10: 774–783.
Schiele MA,Thiel C, Deckert J, Zaudig M, Berberich G, Domschke K (2020). Monoamine oxidase A hypomethylation in obsessive compulsive disorder: Reversibility by successful psychotherapy? Int J Neuropsychopharmacol 23: 319–323.
Schiepek G (2006). Die neuronale Selbstorganisation von Persönlichkeit und Identität. Psychotherapie 11: 192–201.
Schmidbauer W (1977). Die hilflosen Helfer. Über die seelische Problematik helfender Berufe. Reinbeck: Rowohlt.
Schmidt LR, Dlugosch G (1992). Psychologische Grundlagen der Patientenschulung und Patientenberatung. In: Petermann F, Lechler J (Hrsg). Patientenschulung. Grundlagen. München-Diesenhofen: Dustri; 15–40.
Schmucker M, Köster R (2014). Praxishandbuch IRRT. Stuttgart: Klett-Cotta.
Schnarch D (2013). Intimität und Verlangen: Sexuelle Leidenschaft in dauerhaften Beziehungen. Stuttgart: Klett-Cotta.
Schoenleber M, Johnson LR, Berenbaum H (2023). Self-conscious emotion traits & reactivity in narcissism. Curr Psychol 43(13): 11546–11558.
Schore AN (1997). Early organization of the nonlinear right brain and development of a predisposition to psychiatric disorders. Dev Psychopathol 9: 595–631.
Schore AN (2003). Affect regulation and the repair of the self. New York: W. W. Norton & Company.
Schuchardt J, Roediger E (2024). Schematherapie. 2. Aufl. Tübingen: Psychotherapie-Verlag.
Schulte D (1996). Tailor-made and standardized therapy: complementary tasks in behavior therapy a contrarian view. J Behav Ther Exp Psychiatry 27: 119–126.
Schulte D, Eifert GH (2002). What to do when manuals fail? The dual model of psychotherapy. Clin Psychol Sci Pract 9: 312–328.
Schulze A, Streit F, Zillich L, Awasthi S, Hall ASM, Jungkunz M, Kleindienst N, Frank J, Schwarze CE, Dahmen N, Schott BH, Nöthen M, Mobascher A, Rujescu D, Lieb K, Roepke S, Herpertz SC, Schmahl C, Bohus M, Ripke S, Rietschel M, Lis S, Witt S (2023). Evidence for a shared

genetic contribution to loneliness and borderline personality disorder. Transl Psychiatry 13(1): 398.
Schultz-Venrath U (2010). Vorlesung Mentalisieren, Lindauer Psychotherapiewochen.
Schwartz RC, Sweezy M (2022). Systemische Therapie mit der inneren Familie. 2. Aufl. Stuttgart: Klett-Cotta.
Seebauer L, Froß S, Dubaschny L, Schönberger M, Jacob GA (2014). Is it dangerous to fantasize revenge in imagery exercises? An experimental study. J Behav Ther Exp Psychiatry 45: 20–25.
Segal ZV, Williams JM, Teasdale JD (2002). Mindfulness-based Cognitive Therapy for Depression: A New Approach to Preventing Relapses. New York, NY: Guilford Press.
Seligman ME (2011): Flourish: A Visionary New Understanding of Happiness and Well-being. New York: Free Press Diagnosis and Mental Health Treatment. Oakland, CA: New Harbinger; 225–251.
Setkowski K, Palantza C, van Ballegooijen W, Gilissen R, Oud M, Cristea IA, Noma H, Furukawa TA, Arntz A, van Balkom AJLM, Cuijpers P (2023). Which psychotherapy is most effective and acceptable in the treatment of adults with a (sub)clinical borderline personality disorder? A systematic review and network meta-analysis. Psychol Med 53(8): 3261–3280.
Sezer I, Pizzagalli DA, Sacchet MD (2022). Resting-state fMRI functional connectivity and mindfulness in clinical and non-clinical contexts: A review and synthesis. Neurosci Biobehav Rev 135: 104583.
Shapiro F (1989). Eye movement desensitization: a new treatment for post-traumatic stress disorder. J Behav Ther Exp Psychiatry 20: 211–217.
Siegel DJ (2006). Wie wir werden die wir sind. Paderborn: Junfermann.
Siegel DJ (2007). The mindful brain. Reflection and Attunement in the Cultivation of Well-Being. New York, NY: Norton.
Siegel DJ, Bryson TP (2012). The whole-brain child: 12 revolutionary strategies to nurture your child's developing mind. New York, NY: Bantam Books.
Siegel EH, Sands MK, Van den Noortgate W, Condon P, Chang Y, Dy J, Quigley KS, Barrett LF (2018). Emotion fingerprints or emotion populations? A meta-analytic investigation of autonomic features of emotion categories. Psychol Bull 144: 343–393.
Simpson S, Smith E (2019). Schema therapy for eating disorders: Theory and practice for individual and group settings. New York, NY: Routledge.
Simpson S, Morrow E, van Vreeswijk M, Reid C (2010). Group schema therapy for eating disorders: A pilot study. Front Psychology 1(182): 1–10.
Singer W (2002). Consciousness from neurobiological perspective. In: Metzinger T (ed). Neural Correlates of Consciousness. Cambridge MA: MIT Press; 121–137.
Skinner BF (1953). Science and human behavior. Macmillan.
Skodol AE, Gunderson JG, Shea MT, McGlashan TH, Morey LC, Sanislow CA, Bender DS, Grilo CM, Zanarini MC, Yen S, Pagano ME, Stout RL (2005). The Collaborative Longitudinal Personality Disorders Study (CLPS): overview and implications. J Pers Disord 19(5): 487–504.
Smesny S, Reichenbach J (2024). Biological Effects of Schema Therapy. ClinicalTrials. gov Identifier: NCT06367907; https://clinicaltrials.gov/study/NCT06367907?cond=NCT06367907&viewType=Card&rank=1.
Smesny S, Valente M (2016). Variables Setting, gleiche Akzeptanz – Wie schematherapeutische Behandlungselemente in stationäre und tagesklinische Settings implementiert werden können. Verhaltensther Verhaltensmed 37(4): 450–465.
Smith E, Maguire G, Brockman R, Veremeenko K, Richards P, Skewes SA, Samson R, van Vreeswijk M, Middleton N, Simpson S (submitted). Open Trial of Group Schema Therapy for the Treatment of Eating Disorders.
Smith JL, Allen JW, Haack C, Wehrmeyer K, Alden K, Lund MB, Mascaro JS (2021). The Impact of App-Delivered Mindfulness Meditation on Functional Connectivity and Self-Reported Mindfulness Among Health Profession Trainees. Mindfulness 12(1): 92–106.

Spangler G, Grossmann KE (1993). Biobehavioral organization in securely and insecurely attached infants. Child Dev 64: 1439–1450.
Spitzer C, Stieglitz RD, Freyberger HJ (2015). Fragebogen zu dissoziativen Symptomen (FDS). 3. Aufl. Bern: Huber.
Spitzer M (2002a). Musik im Kopf. Stuttgart, New York: Schattauer.
Spitzer M (2002b). Der Muster- und Regelgenerator. Nervenheilkd 21: 326–328.
Sroufe LA (2021). Then and now: the legacy and future of attachment research. Attach Hum Dev 23(4): 396–403.
Stangier U (2019). Prozessbasierte Kognitive Verhaltenstherapie. Psychother J 18: 236–244.
Stangier U, Strauß B, Rief W, Hofmann SG (2024). Prozessbasierter Ansatz in der Psychoherapie. Psychotherapie 69: 15–23.
Steiner R (2020). Nervosität und Ichheit. Stressbewältigung von innen. Dornach: Steiner.
Steinhausen HC (2002). The outcome of anorexia nervosa in the 20th century. Am J Psychiatry 159(8): 1284–1293.
Sterelny K (2003). Thought in a Hostile World. London: Blackwell.
Stern DN (1998). The process of therapeutic change involving implicit knowledge: some implications of the developmental observations for adult psychotherapy. Infant Mental Health J 19: 300–308.
Sterzer P, Adams RA, Fletcher P, Frith C, Lawrie SM, Muckli L, Petrovic P, Uhlhaas P, Voss M, Corlett PR (2018). The Predictive Coding Account of Psychosis. Biol Psychiatry 84(9): 634–643.
Storch M, Cantieni B, Hüther G, Tschacher W (2022). Embodiment. Die Wechselwirkung von Körper und Psyche verstehen und nutzen. 4. Aufl. Bern: Huber.
Streit F, Zillich L, Frank J, Kleineidam L, Wagner M, Baune BT, Klinger-König J, Grabe HJ, Pabst A, Riedel-Heller SG, Schmiedek F, Schmidt B, Erhardt A, Deckert J; NAKO Investigators; Rietschel M, Berger K (2023). Lifetime and current depression in the German National Cohort (NAKO). World J Biol Psychiatry 24(10): 865–880.
Stromberg C (Hrsg) (2024). Distanzerter und Ärgerlicher Beschützer sowie Aktiver Selbstberuhiger: Zum Umgang mit emotionsvermeidenden Modi. In: Praxisbuch Schematherapie. Umgang mit dysfunktionalen Bewältigungsmodi und Aufbau des Gesunden Erwachsenenmodus. Stuttgart: Kohlhammer; 112–134.
Stromberg C, Zickenheiner K (2021). Emotionale Regulation bei psychischen Störungen: Praxis der Verhaltenstherapie schematherapeutisch erweitert. Berlin: Springer.
Stuntz WC (1973). Elements of Encounter. Big Sur: Joy Press.
Sulz SK, Hauke G (2010). Was ist SBT? Und was war SKT? »3rd wave«-Therapie bzw. Kognitiv-Behaviorale Therapie (CBT) der dritten Generation. Psychotherapie 15: 10–21.
Sung B, Septianto F, Stankovic M, Duong C (2023). The Tango of pride and envy: does others' envy lead to the feeling of pride? Eur J Marketing 57(12): 3072–3098.
Svitak M, Hofmann SG (2022). Prozessbasierte Psychotherapie. Individuelle Störungs-dynamiken verstehen und verändern. Göttingen: Hogrefe.
Tabibnia G, Lieberman MD, Craske MG (2006). The lasting effects of words on feelings: Psychophysiology and fMRI investigations of long-term habituation to aversive stimuli after repeated exposure with and without words. Los Angeles: University of California (unpublished manuscript).
Tangney JP, Dearing RL (2004). Shame and guilt. New York, NY: Guilford Press.
Task Force of the European Society of Cardiology (1996). Heart rate variability, standards of measurement, physiological interpretation, and clinical use. Circulation 93: 1043–1065.
Taubner S (2015). Konzept Mentalisieren. Eine Einführung in Forschung und Praxis. Gießen: Psychosozial-Verlag.
Teasdale JD (1993). Emotion and two kinds of meaning: cognitive therapy and applied cognitive science. Behav Res Ther 31: 339–354.

Tedeschi RG, Calhoun LG (1995). Trauma and transformation: Growing in the aftermath of suffering. Newbury Park: Sage Publications.

Teismann T, Hanning S (2023). Metakognitive Therapie. In: Heidenreich T, Michalak J (Hrsg). Verhaltenstherapie in Bewegung: Störungsspezifische und transdiagnostische Perspektiven. Weinheim: Beltz; 225–245.

Tenore K, Basile B, Mancini F, Luppino OI (2018). A Theoretical Integration of Schema Therapy and Cognitive Therapy in OCD Treatment. Conceptualization and Rationale (Part II). Psych 09: 2278–2295.

Thiel N, Jacob GA, Tuschen-Caffier B, Herbst N, Külz AK, Hertenstein E, Nissen C, Voderholzer U (2016). Schema therapy augmented exposure and response prevention in patients with obsessive-compulsive disorder: Feasibility and efficacy of a pilot study. J Behav Ther Exp Psychiatry 52: 59–67.

Thom J, Kuhnert R, Born S, Hapke U (2017). 12-month prevalence of self-reported medical diagnoses of depression in Germany. J Health Monit 2(3): 68–76.

Thomä H, Kächele H (1985). Lehrbuch der Psychoanalyse. Berlin, Heidelberg, New York: Springer.

Tognoli E, Kelso JS (2014). The metastable brain. Neuron 81(1): 35–48.

Torgersen S, Lygren S, Oien PA, Skre I, Onstad S, Edvardsen J, Tambs K, Kringlen E (2000). A twin study of personality disorders. Compr Psychiatry 41(6): 416–425.

Tuschen-Caffier B, Hoyer J (2014). Die sogenannte dritte Welle? Evidenzbasiert, nützlich oder überflüssig. Ein Pädoyer für Skeptizismus. Z Klin Psychol Psychother 43(4): 279–284.

Uddin LQ, Yeo BTT, Spreng RN (2019). Towards a Universal Taxonomy of Macro-scale Functional Human Brain Networks. Brain Topogr 32(6): 926–942.

Uhlhaas PJ, Roux F, Singer W, Haenschel C, Sireteanu R, Rodriguez E (2009). The Development of neural synchrony reflects late maturation and restructuring of functional networks in humans. Proc Natl Acad Sci U S A 106: 9866–9871.

Unabhängige Kommission zur Aufarbeitung sexuellen Kindesmissbrauchs (2019). Geschichten die zählen. Bilanzbericht 2019 – Band 1. www.aufarbeitungskommission.de/wp-content/uploads/2019/05/Bilanzbericht_2019_Band-I.pdf.

Valente M (2015). Was kann Schematherapie in einem stationären Setting leisten? Erfahrungen nach 10 Jahren klinischer Anwendung. Verhaltensther Verhaltensmed 36(4): 389–400.

Valente M (2021). Schematherapie: Ein Leitfaden für die Praxis. Stuttgart: Kohlhammer.

Valente M, Reusch Y (2017). Selbstregulation und Impulskontrolle durch Schematherapie aufbauen. Weinheim: Beltz.

Valente M, Roediger E (2020). Schematherapie. Psychotherapie kompakt. Stuttgart: Kohlhammer.

Valk SL, Bernhardt, BC, Trautwein FM, Böckler A, Kanske P, Guizard N, Collins DL, Singer T (2017). Structural plasticity of the social brain: Differential change after socio-affective and cognitive mental training. Sci Adv 3(10): e1700489.

Van Asselt AD, Dirksen CD, Arntz A, Giesen-Bloo JH, van Dyck R, Spinoven P, van Tilburg W, Kremers IP, Nadort M, Severens JL (2008). Outpatient psychotherapy for borderline personality disorder: cost-eff ectiveness of schema-focused therapy vs. transference-focused psychotherapy. Br J Psychiatry 92: 450–457.

Van de Wijngaart R (2021). Imagery Rescripting: Theory and Practice. Teddington, UK: Pavilion.

Van der Hart O, Steele K, Boon S, Brown P (1995). Die Behandlung traumatischer Erinnerung: Synthese, Bewußtwerdung und Integration. Hypn Kogn 12: 34–67.

Van der Kolk BA (1994). The body keeps the score: memory and the evolving psychobiology of posttraumatic stress. Harv Rev Psychiatry 1: 253–265.

Van der Kolk BA, Burbridge JA, Suzuki J (1997). The psychobiology of traumatic memory: Clinical implications of neuroimaging studies. Ann NY Acad Sci 821: 99–113.

Van Minnen AV, Harned MS, Zoellner L, Mills K (2012). Examining potential contraindications for prolonged exposure therapy for PTSD. Eur J Psychotraumatol 3. doi: 10.3402/ejpt.v3i0.18805.

Van Vliet NI, Huntjens RJC, van Dijk MK, Bachrach N, Meewisse ML, de Jongh A (2021). Phase-based treatment versus immediate trauma-focused treatment for post-traumatic stress disorder due to childhood abuse: Randomised clinical trial. B J Psych Open 7(6). doi: 10.1192/bjo.2021.

Van Vreeswijk M, Broesen J, Schurink G (2012). Achtsamkeit und Schematherapie Praxishandbuch. Lichtenau: Probst.

Vinkers CH, Geuze E, van Rooij SJH, Kennis M, Schür RR, Nispeling DM, Smith AK, Nievergelt CM, Uddin M, Rutten BPF, Vermetten E, Boks MP (2021). Successful treatment of post-traumatic stress disorder reverses DNA methylation marks. Mol Psychiatry 26(4): 1264–1271.

Videler AC, van Alphen SPJ, van Royen RJJ, van der Feltz-Cornelis CM, Rossi G, Arntz A (2018). Schema therapy for personality disorders in older adults: A multiple-baseline study. Aging Mental Health 22(6): 738–747.

Vygotski L (2002). Denken und Sprechen. Weinheim: Beltz.

Vythilingam M, Heim C, Newport J, Miller AH, Anderson E, Bronen R, Brummer M, Staib L, Vermetten E, Charney DS, Nemeroff CB, Bremner JD (2002). Childhood trauma associated with smaller hippocampal volume in women with major depression. Am J Psychiatry 159(12): 2072–2080.

Waddington C (1942). Canalisation of development and the inheritance of acquired characters. Nature 150: 563–564.

Wager TD, Phan KL, Liberzon I, Taylor F (2003). Valence, gender, and lateralization of functional brain anatomy in emotion: a meta-analysis of findings from neuroimaging. Neuroimage 19: 513–531.

Wager TD, Kang J, Johnson TD, Nichols TE, Satpute AB, Feldman Barrett L (2015). A Bayesian model of category-specific emotional brain responses. PLOS Comput Biol 11(4): e1004066.

Walker P (2024). The 4Fs: A Trauma Typology in Complex PTSD. www.pete-walker.com/fourFs_TraumaTypologyComplexPTSD.htm. Letzter Zugriff: 22. 06. 2024.

Wampold BE, Emel ZE, Flückiger C (2018). Die Psychotherapie-Debatte. Was Psychotherapie wirksam macht. Bern: Hogrefe.

Watkins JG (1992). Hypnoanalytic Techniques: The Practice of Clinical Hypnosis (Vol. 2). New York: Irvington.

Watkins JG, Watkins HH (2003). Ego-States. Theorie und Therapie. Heidelberg: Carl-Auer-Systeme.

Watson JB (1913). Psychology as the Behaviorist Views it. Psychol Rev 20: 158–177.

Watzlawick P (1976). Wie wirklich ist die Wirklichkeit? Wahn, Täuschung, Verstehen. München: Piper.

Watzlawick P (2011). Man kann nicht nicht kommunizieren: Das Lesebuch. Göttingen: Hogrefe.

Watzlawick P, Beavin JH, Jackson DD (1969). Menschliche Kommunikation. Formen, Störungen, Paradoxien. Bern: Huber.

Weertman A, Arntz A (2007). Effectiveness of treatment of childhood memories in cognitive therapy for personality disorders: a controlled study contrasting methods focusing on the present and methods focusing on childhood memories. Behav Res Ther 45: 2133–2143.

Weiss J, Sampson H, Group at MZPR (eds) (1986). The Psychoanalytic Process: Theory, Clinical Observation, and Empirical Research. New York, NY: Guilford.

Weizsäcker V v (1950). Der Gestaltkreis. Theorie der Einheit von Wahrnehmen und Bewegen. 4. Aufl. Stuttgart: Thieme.

Wells A, Clark DM, Salkovskis PM, Ludgate J, Hackmann A, Gelder M (1995). Social phobia: the role of in-situation safety behaviors in maintaining anxiety and negative beliefs. Behav Ther 26: 153–161.

Wendisch M (2000). Beziehungsgestaltung als spezifische Intervention auf vier Ebenen. Verhaltensther Verhaltensmed 21: 359–380.

Wernhart G, Neuwirth N (2007). Eine Analyse zum subjektiven Wohlbefinden in Österreich: wie glücklich machen Partnerschaft, Kinder und Einkommen wirklich? Happiness Research auf Basis des ISSP 2002. USB Köln.

Wibbelink CJM, Venhuizen ASM, Grasman RPPP, Bachrach N, van den Hengel C, Hudepohl S, Kunst L, de Lange H, Louter MA, Matthijssen SJMA, Schaling A, Walhout S, Wichers KR, Arntz A (2023). Group schema therapy for cluster-C personality disorders: A multicentre open pilot study. Clin Psychol Psychother 30(6): 1279–1302.

Wilker S, Vukojevic V, Schneider A, Pfeiffer A, Inerle S, Pauly M, Elbert T, Papassotiropoulos A, de Quervain D, Kolassa IT (2023). Epigenetics of traumatic stress: The association of NR3C1 methylation and posttraumatic stress disorder symptom changes in response to narrative exposure therapy. Translat Psychiatry 13: 14.

Winnicott DW (1973). Vom Spiel zur Kreativität. Stuttgart: Klett.

Wiswede D, Taubner S, Buchheim A, Münte TF, Stasch M, Cierpka M, Kächele H, Roth G, Erhard P, Kessler H (2014). Tracking functional brain changes in patients with depression under psychodynamic psychotherapy using individualized stimuli. PLoS One 9: e109037.

Wolpe J (1958). Psychotherapy by Reciprocal Inhibition. Standford, CA: Stanford University Press.

Yakın D, Grasman R, Arntz A (2020). Schema modes as a common mechanism of change in personality pathology and functioning: Results from a randomized controlled trial. Behav Res Ther 126: 103553.

Yalcin O, Marais I, Lee C, Correia H (2022). Revisions to the Young Schema Questionnaire using Rasch analysis: The YSQ-R. Australian Psychologist 57: 8–20.

Yalom ID (1992). Theorie und Praxis der Gruppenpsychotherapie. München: Pfeiffer.

Yerkes RM, Dodson JD (1908). The relation of strength of stimulus to rapidity of habit-formation. J Comp Neurol Psychol 18: 459–482.

Young JE (1990). Cognitive Therapy for Personality Disorders: A Schema-focused Approach. Sarasota: Professional Resources Press.

Young JE (1995). Young Compensation Inventory. New York: Cognitive Therapy Center of New York.

Young JE (2011). Verhaltenstherapie ist wirklich integrativ. In: Roediger E, Jacob G (Hrsg). Fortschritte der Schematherapie. 2. Aufl. Göttingen: Hogrefe; 306–311.

Young JE, Klosko JS (2006). Sein Leben neu erfinden. Paderborn: Junfermann.

Young JE, Klosko JS, Weishaar ME (2003). Schema Therapy – a Practitioner's Guide. New York: Guilford Press.

Young JE, Klosko JS, Weishaar ME (2005). Schematherapie – ein praxisorientiertes Handbuch. Paderborn: Junfermann.

Zanarini MC, Frankenburg FR, Hennen J, Silk KR (2003). The longitudinal course of borderline psychopathology: 6-year prospective follow-up of the phenomenology of borderline personality disorder. Am J Psychiatry 160(2): 274–283.

Zarbock G (2008). Praxisbuch Verhaltenstherapie. Grundlagen und Anwendung biografisch-systemischer Verhaltenstherapie. Lengerich: Pabst.

Zarbock G, Ammann A, Ringer S (2012). Achtsamkeit für Psychotherapeuten und Berater. Weinheim: Beltz.

Zimmer D (2011). Selbsteinbringung. In: Linden M, Hautzinger M (Hrsg). Verhaltenstherapiemanual. Heidelberg: Springer, 261–264.

Zoet HA, Wagenmans A, van Minnen A, de Jongh A (2018). Presence of the dissociative subtype of PTSD does not moderate the outcome of intensive trauma-focused treatment for PTSD. Eur J Psychotraumatol 9(1): 1468707.

Sachverzeichnis

F

G

K

Z